Imaging Cardiovascolare TC e RM

Carlo Catalano
Michele Anzidei
Alessandro Napoli
(a cura di)

Imaging Cardiovascolare TC e RM

Dalla tecnica all'interpretazione clinica

Presentazione a cura di
Roberto Passariello

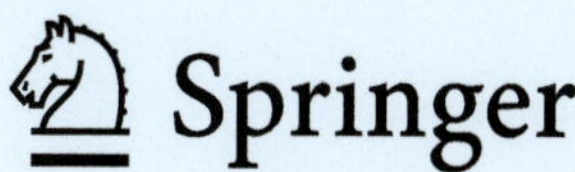

Carlo Catalano
Michele Anzidei
Alessandro Napoli
Dipartimento di Scienze Radiologiche,
Policlinico Umberto I,
Sapienza Università di Roma,
Roma

ISBN 978-88-470-2603-2 ISBN 978-88-470-2604-9 (eBook)

DOI 10.1007/978-88-470-2604-9

9 8 7 6 5 4 3 2 1 2012 2013 2014 2015

Layout copertina: Ikona S.r.l., Milano
Impaginazione: Ikona S.r.l., Milano
Stampa: Grafiche Porpora, Segrate (MI)

Springer-Verlag Italia S.r.l., Via Decembrio 28, I-20137 Milano
Springer fa parte di Springer Science+Business Media (www.springer.com)

Presentazione

Per chi, come me, ha iniziato la propria attività di Radiologo Vascolare, essenzialmente impegnato nella diagnostica invasiva, vivere oggi le un tempo impensabili possibilità diagnostiche della TC e della RM in campo cardiovascolare è motivo di compiacimento, nonché di consapevolezza di un futuro che lo sviluppo tecnologico rende e renderà sempre più ricco di risultati.

Compiacimento anche per due fattori, uno personale e uno generale:

- quello personale riguarda il fatto che a questo progresso della diagnostica cardiovascolare hanno brillantemente contribuito miei giovani Collaboratori, cresciuti e affinatisi con l'esperienza di Carlo Catalano, che ha coordinato il loro lavoro, arricchendolo con le conoscenze da lui maturate fin dall'inizio della sua attività nel settore, svolta all'Università dell'Aquila con i primi impianti TC e RM idonei, se pur in maniera primordiale, ad acquisizioni cardiovascolari di tipo angiografico;
- quello generale consiste nella constatazione che il progresso tecnologico, a livello di velocità e qualità sia dell'acquisizione che dei software di ricostruzione ha dato al Radiologo la possibilità di studiare il circolo coronarico, che, fino all'avvento delle nuove tecnologie d'immagine, gli era stato solo scarsamente e indirettamente accessibile.

È conseguentemente con vivo piacere e con orgoglio che presento quest'opera, curata da Carlo Catalano, la quale in 17 capitoli tratta in maniera sintetica, ma esauriente, la tecnica di esecuzione degli esami, il trattamento e la processazione delle immagini, con la loro ricostruzione di tipo angiografico, e i risultanti quadri diagnostici nelle principali condizioni patologiche dei vari distretti cardiovascolari.

Roma, febbraio 2012

Prof. Roberto Passariello
Dipartimento di Scienze Radiologiche,
Policlinico Umberto I,
Sapienza Università di Roma,
Roma

Prefazione

Lo sviluppo negli ultimi anni delle tecniche di diagnostica per immagini, soprattutto della tomografia computerizzata e della risonanza magnetica, è stato tale da consentire applicazioni fino a pochi anni fa impensabili. In particolare, sono divenute possibili applicazioni specifiche che hanno consentito di superare la necessità di eseguire esami invasivi a scopi puramente diagnostici. Tra queste, e probabilmente è la più importante, l'imaging vascolare.

La diffusione sul territorio di apparecchiature performanti consente di effettuare nella pratica clinica radiologica studi vascolari di altissima qualità, in grado di definire nel minimo dettaglio l'anatomia e quadri patologici.

L'acquisizione di esami di alta qualità richiede, comunque, l'utilizzo di protocolli di acquisizione, sia con tomografia computerizzata che con risonanza magnetica, accurati e specifici. Al tempo stesso è fondamentale porre la dovuta attenzione alla somministrazione del mezzo di contrasto sia iodato che paramagnetico. Nel testo vengono riportati con attenzione, utilizzando sempre lo stesso formato, i protocolli per ogni singola applicazione clinica, in modo che il lettore possa trovarli facilmente e soprattutto, poi, applicarli nella propria attività quotidiana.

Particolare attenzione è stata posta all'iconografia e alla corretta modalità di documentare gli esami. Infatti un aspetto fondamentale di ogni esame diagnostico vascolare è rappresentato proprio dalla ricostruzione sulle stazioni di post-processing delle immagini, con tecniche sempre più sofisticate bi e tridimensionali, in grado di rendere gli esami comprensibili ai colleghi clinici.

Vorrei ringraziare le persone – giovani interni, specializzandi, dottorandi e assegnisti di ricerca – che hanno collaborato, con entusiasmo e dedizione, a questa opera.

Infine vorrei dedicare questo testo, anche a nome dei coautori, Alessandro Napoli e Michele Anzidei, al Prof. Roberto Passariello, Maestro di Radiologia, ma non solo, del sottoscritto e di tanti radiologi italiani.

Roma, febbraio 2012 *Prof. Carlo Catalano*

Indice

1 Angio-TC ... 1
Michele Anzidei, Guendalina Menichini, Carlo Catalano

1.1 Tecnica d'esame ... 1
Acquisizione volumetrica ... 1
Parametri di scansione ... 3
Parametri di acquisizione ... 4
Parametri di ricostruzione ... 4
Rapporto segnale-rumore ... 7
1.2 Somministrazione del mezzo di contrasto ... 9
Controindicazioni all'impiego dei mezzi di contrasto in TC ... 9
Strategia di somministrazione ... 10
Volume di mdc ... 12
Soluzione salina ... 12
Tempo di circolo e modello additivo ... 12
Iodine Delivery Rate ... 14
Fattori determinanti l'enhancement vascolare ... 15
Massa corporea ... 15
Frazione di eiezione cardiaca ... 16
Velocità di somministrazione del mdc ... 16
Volume del mdc ... 17
Concentrazione di iodio del mdc (mgI/mL) ... 17
kVp ... 18
Timing ... 18
1.3 Considerazioni dosimetriche ... 20
1.4 Artefatti ... 21

2 Angio-RM ... 23
Michele Anzidei, Guendalina Menichini, Carlo Catalano

2.1 Apparecchiature ... 23
2.2 Controindicazioni ... 23
Assolute ... 23
Relative ... 24
Limitanti ... 24
2.3 Fenomeni da flusso ... 24
Flow-void ... 24
In-flow ... 25

Phase-shift ... 27
Tecniche di acquisizione ... 27
Tecniche di angio-RM senza mezzo di contrasto ... 28
Sequenze dark-blood ... 28
Sequenze bright-blood ... 29
Sequenze ToF ... 29
Sequenze Phase-Contrast ... 31
Tecniche di angio-RM con mezzo di contrasto ... 32
Sequenze Gradient-Echo ... 35
Determinanti dell'intensità di segnale ... 36
Somministrazione del mezzo di contrasto ... 36
Tecniche di valutazione del timing ... 38
Strategie di campionamento del K spazio ... 38
Parallel imaging ... 39
Imaging time-resolved ... 41
Controindicazioni all'impiego del mezzo di contrasto ... 41
2.4 Variabili determinanti la qualità delle immagini ... 43
Risoluzione temporale e risoluzione spaziale ... 43
SNR ... 43

3 Post-processing ... 45
Pietro Sedati, Fulvio Zaccagna, Carlo Augusto Mallio

3.1 Ricostruzioni planari ... 47
3.2 Tecniche di post-processing avanzato ... 48
MPR ... 48
CPR ... 49
Multi-path CPR ... 51
MIP ... 52
MinIP ... 55
VR ... 56
Qual è il metodo ottimale di visualizzazione? ... 58

4 La placca aterosclerotica ... 59
Ilaria Iacucci, Luca Saba, Michele Anzidei

4.1 Anatomia della parete vascolare ... 59
4.2 Biomeccanica e fisiologia del flusso ematico ... 60
Flusso laminare ... 60
Flusso turbolento ... 60
4.3 L'evoluzione della placca aterosclerotica ... 61
4.4 Imaging di placca con RM ... 63
Protocollo di acquisizione ... 63
4.5 Valutazione qualitativa dei componenti di placca ... 64
Calcificazioni ... 64
Emorragia intraplacca ... 65
Core lipidico ... 65
Cappuccio fibroso ... 66
4.6 Imaging di placca con TC ... 67

4.7 Caratteristiche cliniche della placca ... 72
Placca stabile ... 72
Placca instabile ... 73
Rimodellamento vascolare ... 76

5 Il circolo intracranico ... 79
Eytan Raz, Emanuele Tinelli, Francesca Caramia, Ferdinando D'Ambrosio

5.1 Anatomia e varianti anatomiche ... 79
Circolazione anteriore ... 79
Circolazione posteriore ... 80
Circolo di Willis ... 82
Anatomia del circolo venoso ... 83
5.2 Tecnica di studio TC e RM ... 84
5.3 Patologia aneurismatica ... 84
5.4 Malformazioni vascolari ... 91
5.4.1 Malformazione artero-venosa ... 91
5.4.2 Fistola artero-venosa durale ... 93
5.4.3 Sinus pericranii ... 93
5.4.4 Teleangectasia capillare ... 95
5.4.5 Angioma venoso ... 96
5.4.6 Malformazione cavernosa ... 96
5.5 Aterosclerosi ... 97
5.6 Vasculite ... 100
5.7 Trombosi delle vene intracraniche ... 101

6 Arterie carotidi ... 103
Beatrice Cavallo Marincola, Eugenio Marotta, Michele Anzidei

6.1 Anatomia e varianti anatomiche ... 103
6.2 Tecnica di studio TC ... 105
Preparazione del paziente ... 105
Acquisizione delle immagini ... 106
6.3 Tecnica di studio RM ... 107
Preparazione del paziente ... 107
Acquisizione delle immagini ... 107
Sequenze ToF ... 107
Sequenze Phase-Contrast ... 108
Sequenze 3D Gradient-Echo ... 109
Sequenze time-resolved ... 110
Sequenze ad alta risoluzione (Steady State) ... 110
6.4 Patologia aterosclerotica ... 111
6.5 Aneurisma carotideo e pseudoaneurisma ... 118
6.6 Fistole artero-venose ... 120
6.7 Fibrodisplasia carotidea ... 122
6.8 Eagle syndrome ... 122
6.9 Dissezione carotidea ... 123
6.10 Paraganglioma carotideo ... 125
6.11 Arterie vertebrali ... 126

7 Aorta toracica 129
Nicola Galea, Matteo Mangia, Ilaria Iampieri

7.1 Anatomia e varianti anatomiche 129
7.2 Tecnica di studio TC 131
Preparazione del paziente 131
Acquisizione delle immagini 132
Cardiosincronizzazione 132
7.3 Tecnica di studio RM 134
Preparazione del paziente 134
Acquisizione delle immagini 134
Sequenze black blood 2D ECG-gated Turbo Spin Echo (TSE) T1 e T2 pesate 134
Sequenze ECG-gated PC 135
Sequenze True Fisp ECG-gated (balanced Steady-State Free Precession o bSSFP) 135
Sequenze 3D GRE T1 pesate 137
Sequenze time-resolved 138
7.4 Patologia malformativa 138
Anomalie dell'arco 138
Pervietà del dotto arterioso di Botallo 141
Coartazione e pseudo-coartazione 142
7.5 Sindromi aortiche acute 143
Dissezione aortica 144
Ematoma intramurale 148
Ulcera penetrante 150
Lesione aortica da trauma chiuso 152
7.6 Patologia aneurismatica 154
Aneurismi micotici 157
7.7 Imaging postoperatorio 158
Endoprotesi aortica 158
Endoleak 160
Altre complicanze 161
Infezione endoprotesi 161
Protesi chirurgica 164
Sostituzione valvolare aortica 164
Protesi aortica 165
Sostituzione del bulbo aortico 165
Origine dei vasi epiaortici 165
Intervento combinato 165
Deiscenza anastomotica 167
Intervento per coartazione 168
7.8 Valvulopatia aortica 169
Stenosi valvolare aortica 170
Insufficienza valvolare aortica 172
7.9 Disordini ereditari del connettivo. Sindrome di Marfan, sindrome di Ehler-Danlos 172

8 Circolo polmonare 175
Alessandro Napoli, Federica Ciolina, Luca Bertaccini

8.1 Anatomia del circolo arterioso e varianti anatomiche 175
8.2 Anatomia del circolo venoso e varianti anatomiche 177
Ritorno venoso anomalo parziale 178
Ritorno venoso anomalo totale 179
8.3 Tecnica di studio TC 181
Preparazione del paziente 181
Acquisizione delle immagini 181
8.4 Tecnica di studio RM 182
Preparazione del paziente 182
Acquisizione delle immagini 182
Sequenze balanced Steady-State Free Precession (bSSFP) 182
Sequenze 3D Gradient-Echo (GRE) 183
Sequenze time-resolved 184
8.5 Embolia polmonare 185
8.6 Ipertensione polmonare 191
8.7 Ipertensione polmonare primitiva 193
8.8 Malformazioni artero-venose 195
8.9 Fibrillazione atriale 197
8.10 Patologia neoplastica 203
8.11 Triple rule-out 204
Considerazioni sulla dose di radiazioni 205
Acquisizione delle immagini 206
8.12 Imaging postchirurgia 207

9 Circolo coronarico 209
Marco Francone, Francesco Vullo, Bettina Conti, Giuseppe Cannavale

9.1 Anatomia e varianti anatomiche 209
Anomalie di origine e decorso 214
Bridging intramiocardico 215
Segmentazione coronarica e territori di irrorazione miocardica 215
9.2 Tecnica di studio TC 216
Preparazione del paziente 216
Acquisizione delle immagini 217
Gating prospettico 219
Gating retrospettivo 219
Ricostruzione dei dati 220
Calcium scoring 220
9.3 Tecnica di studio cardio-RM 222
Preparazione del paziente 222
Acquisizione delle immagini 222
Acquisizione dei piani scout (sequenze Localizer) 222
Sequenze STIR-T2 pesate 222
Sequenze di primo passaggio 222
Sequenze Cine Steady-State Free Precession (SSFP) 224
Sequenze di Delayed Enhancement (DE) 225

Consigli pratici e valutazione degli artefatti ... 226
9.4 Tecnica di studio coronaro-RM ... 227
Acquisizione delle immagini ... 227
Sequenze Gradient-Echo 3D ... 227
Sequenze Gradient-Echo 2D ... 227
Sequenze 3D-SSFP Whole Heart ... 227
Consigli pratici e valutazione degli artefatti ... 228
Indicazioni cliniche alla coronaro-RM ... 229
9.5 La patologia aterosclerotica: TC ... 230
Indicazioni e controindicazioni alla cardio-TC ... 233
Dati dalla letteratura ... 234
Limitazioni della cardio-TC ... 235
Dosimetria in cardio-TC ... 235
9.6 La patologia aneurismatica ... 238

10 Aorta addominale ... 239
Eugenio Marotta, Maurizio Del Monte, Carlo Catalano

10.1 Anatomia e varianti anatomiche ... 239
10.2 Tecnica di studio TC ... 240
Preparazione del paziente ... 240
Acquisizione delle immagini ... 240
10.3 Tecnica di studio RM ... 241
Preparazione del paziente ... 241
Acquisizione delle immagini ... 241
Sequenze SSFP ... 241
Sequenze GRE T1 3D ... 242
Sequenze time-resolved ... 242
10.4 Patologia aneurismatica ... 243
10.5 Aortite e aneurisma infiammatorio ... 258
10.6 Fibrosi retroperitoneale ... 260
10.7 Ulcera penetrante ... 261
10.8 Dissezione ... 261
10.9 Fistola aorto-enterica ... 264
10.10 Sindrome di Leriche ... 264

11 Arterie renali e vasi splancnici ... 267
Pietro Sedati, Fulvio Zaccagna, Riccardo Rosati

11.1 Anatomia e varianti anatomiche ... 267
Arterie renali ... 267
Tronco celiaco ... 270
Arteria mesenterica superiore ... 273
Arteria mesenterica inferiore ... 276
11.2 Tecnica di studio TC ... 276
Preparazione del paziente ... 276
Acquisizione delle immagini ... 277
11.3 Tecnica di studio RM ... 278
Preparazione del paziente ... 278

Acquisizione delle immagini 278
Sequenze senza mdc 279
Sequenze con mdc 279
11.4 Patologia steno-occlusiva 280
Aterosclerosi delle arterie renali 280
Aterosclerosi dei vasi splancnici: ischemia intestinale acuta e cronica 281
Displasia fibromuscolare 284
Sindrome del legamento arcuato 285
Patologia aneurismatica 286
11.5 Dissezioni 290
11.6 Sanguinamento da vasi splancnici 292

12 Arti superiori 295
Alessandro Napoli, Gaia Cartocci, Pier Luigi Di Paolo

12.1 Anatomia e varianti anatomiche 295
12.2 Tecnica di studio TC 298
Preparazione del paziente 298
Acquisizione delle immagini 300
12.3 Tecnica di studio RM 300
Preparazione del paziente 300
Acquisizione delle immagini 300
Sequenze Time of Flight (ToF) 301
Sequenze 3D Gradient Echo (GRE) T1 301
12.4 Occlusione arteriosa acuta 301
12.5 Malattia di Raynaud 303
12.6 Sindrome dell'egresso toracico superiore 304
12.7 Fistole artero-venose dialitiche 306
12.8 Aneurismi 307
12.9 Sindrome del furto della succlavia 308
12.10 Aterosclerosi 310

13 Arti inferiori 311
Beatrice Cavallo Marincola, Giulia Brachetti, Carlo Catalano

13.1 Anatomia e varianti anatomiche 311
13.2 Tecnica di studio TC 316
Preparazione del paziente 316
Acquisizione delle immagini 317
13.3 Tecnica di studio RM 320
Preparazione del paziente 320
Acquisizione delle immagini 320
Sequenze Time of Flight (ToF) 320
Sequenze 3D Gradient Echo (GRE) T1 pesate 321
Sequenze time-resolved 322
Sequenze ad alta risoluzione (Steady State) 323
13.4 Patologia aterosclerotica 325
Claudicatio intermittens 325

Ischemia critica 328
Ischemia acuta 330
Dati dalla letteratura 331
13.5 Imaging postoperatorio 335
Angioplastica con stenting 335
Endoarterectomia 336
Bypass 337
13.6 Patologia aneurismatica 340
13.7 Patologia malformativa 344
Entrapment 344
13.8 Patologia traumatica 345
13.9 Conclusioni 347

14 Whole body 349
Alessandro Napoli, Fulvio Zaccagna, Luisa Di Mare, Flavio Malpassini

14.1 Tecnica di studio TC 349
Preparazione del paziente 349
Acquisizione delle immagini 349
Preparazione del paziente 351
14.2 Tecnica di studio RM 353
Preparazione del paziente 353
Acquisizione delle immagini 353

15 Malformazioni artero-venose 369
Fabrizio Fanelli, Pierleone Lucatelli, Massimiliano Allegritti

Quadro clinico e diagnosi 369
Classificazione 369
Clinica 370
Diagnosi 370
Imaging e refertazione 370
Preparazione del paziente 370
Tecnica di studio TC 370
Tecnica di studio RM 371
Punti essenziali nella refertazione 372
Diagnosi differenziale 372
Trattamento 372
Casi clinici 377

16 Vasculiti 383
Chiara Zini, Vincenzo Noce, Fabrizio Boni

16.1 Arterite di Takayasu 384
16.2 Arterite gigantocellulare o arterite di Horton 388
16.3 Malattia di Kawasaki 390
16.4 Poliarterite nodosa 393

17 Sistema venoso 397
Francesco Fraioli, Goffredo Serra, Matteo Paoletti

17.1 Anatomia e varianti anatomiche 397
Vene del collo 398
Vene degli arti superiori 398
Vene degli arti inferiori 399
Cenni di sviluppo embrionale del sistema venoso 399
Sviluppo della vena cava inferiore 402
17.2 Principali anomalie congenite 403
Vena cava superiore 403
Vena cava inferiore 404
Vene renali 405
17.3 Tecnica di studio TC 406
17.4 Tecnica di studio RM 407
Senza mezzo di contrasto 407
Con mezzo di contrasto 407
17.5 Sindrome dello "schiaccianoci" 408
17.6 Sindrome dell'egresso toracico superiore 409
17.7 Insufficienza venosa 410
17.8 Trombosi venosa 411

Letture consigliate 421

Elenco degli Autori

Massimiliano Allegritti, Dipartimento di Scienze Radiologiche, Policlinico Umberto I, Sapienza Università di Roma

Michele Anzidei, Dipartimento di Scienze Radiologiche, Policlinico Umberto I, Sapienza Università di Roma

Luca Bertaccini, Dipartimento di Scienze Radiologiche, Policlinico Umberto I, Sapienza Università di Roma

Fabrizio Boni, Dipartimento di Scienze Radiologiche, Policlinico Umberto I, Sapienza Università di Roma

Giulia Brachetti, Dipartimento di Scienze Radiologiche, Policlinico Umberto I, Sapienza Università di Roma

Giuseppe Cannavale, Dipartimento di Scienze Radiologiche, Policlinico Umberto I, Sapienza Università di Roma

Francesca Caramia, Servizio di Neuroradiologia, Dipartimento di Scienze Neurologiche, Policlinico Umberto I, Sapienza Università di Roma

Gaia Cartocci, Dipartimento di Scienze Radiologiche, Policlinico Umberto I, Sapienza Università di Roma

Carlo Catalano, Dipartimento di Scienze Radiologiche, Policlinico Umberto I, Sapienza Università di Roma

Beatrice Cavallo Marincola, Dipartimento di Scienze Radiologiche, Policlinico Umberto I, Sapienza Università di Roma

Federica Ciolina, Dipartimento di Scienze Radiologiche, Policlinico Umberto I, Sapienza Università di Roma

Bettina Conti, Dipartimento di Scienze Radiologiche, Policlinico Umberto I, Sapienza Università di Roma

Ferdinando D'Ambrosio, Servizio di Neuroradiologia, Dipartimento di Scienze Neurologiche, Policlinico Umberto I, Sapienza Università di Roma

Maurizio Del Monte, Dipartimento di Scienze Radiologiche, Policlinico Umberto I, Sapienza Università di Roma

Luisa Di Mare, Dipartimento di Scienze Radiologiche, Policlinico Umberto I, Sapienza Università di Roma

Pier Luigi Di Paolo, Dipartimento di Scienze Radiologiche, Policlinico Umberto I, Sapienza Università di Roma

Fabrizio Fanelli, Dipartimento di Scienze Radiologiche, Policlinico Umberto I, Sapienza Università di Roma

Francesco Fraioli, Dipartimento di Scienze Radiologiche, Policlinico Umberto I, Sapienza Università di Roma

Marco Francone, Dipartimento di Scienze Radiologiche, Policlinico Umberto I, Sapienza Università di Roma

Nicola Galea, Dipartimento di Scienze Radiologiche, Policlinico Umberto I, Sapienza Università di Roma

Ilaria Iacucci, Dipartimento di Scienze Radiologiche, Policlinico Umberto I, Sapienza Università di Roma

Ilaria Iampieri, Dipartimento di Scienze Radiologiche, Policlinico Umberto I, Sapienza Università di Roma

Pierleone Lucatelli, Dipartimento di Scienze Radiologiche, Policlinico Umberto I, Sapienza Università di Roma

Carlo Augusto Mallio, Dipartimento di Radiologia, Università Campus Biomedico, Roma

Flavio Malpassini, Dipartimento di Scienze Radiologiche, Policlinico Umberto I, Sapienza Università di Roma

Matteo Mangia, Dipartimento di Scienze Radiologiche, Policlinico Umberto I, Sapienza Università di Roma

Eugenio Marotta, Dipartimento di Scienze Radiologiche, Policlinico Umberto I, Sapienza Università di Roma

Guendalina Menichini, Dipartimento di Scienze Radiologiche, Policlinico Umberto I, Sapienza Università di Roma

Alessandro Napoli, Dipartimento di Scienze Radiologiche, Policlinico Umberto I, Sapienza Università di Roma

Vincenzo Noce, Dipartimento di Scienze Radiologiche, Policlinico Umberto I, Sapienza Università di Roma

Matteo Paoletti, Dipartimento di Scienze Radiologiche, Policlinico Umberto I, Sapienza Università di Roma

Eytan Raz, Servizio di Neuroradiologia, Dipartimento di Scienze Neurologiche, Policlinico Umberto I, Sapienza Università di Roma

Riccardo Rosati, Dipartimento di Scienze Radiologiche, Policlinico Umberto I, Sapienza Università di Roma

Luca Saba, Dipartimento di Scienze delle Immagini, Azienda Ospedaliero-Universitaria Polo di Monserrato, Cagliari

Pietro Sedati, Dipartimento di Radiologia, Università Campus Biomedico, Roma

Goffredo Serra, Dipartimento di Scienze Radiologiche, Policlinico Umberto I, Sapienza Università di Roma

Emanuele Tinelli, Servizio di Neuroradiologia, Dipartimento di Scienze Neurologiche, Policlinico Umberto I, Sapienza Università di Roma

Francesco Vullo, Dipartimento di Scienze Radiologiche, Policlinico Umberto I, Sapienza Università di Roma

Fulvio Zaccagna, Dipartimento di Scienze Radiologiche, Policlinico Umberto I, Sapienza Università di Roma

Chiara Zini, Dipartimento di Scienze Radiologiche, Policlinico Umberto I, Sapienza Università di Roma

Angio-TC

1

Michele Anzidei, Guendalina Menichini, Carlo Catalano

Sin dalla sua introduzione, la tomografia computerizzata (TC) è stata oggetto, in parallelo, di un continuo miglioramento tecnologico e di un'ottimizzazione delle prestazioni per una maggiore implementazione nella pratica medica quotidiana. Nei primi anni Novanta del secolo scorso il passaggio dalle apparecchiature spirali monostrato a quelle multistrato ha consentito una significativa riduzione dei tempi di acquisizione, permettendo un eccellente bilanciamento tra risoluzione spaziale e temporale, requisiti fondamentali per gli studi vascolari. Le varie tecniche di angiografia con TC (angio-TC) rivestono attualmente un ruolo di primaria importanza nello studio non invasivo delle patologie cardiovascolari, sostituendo pressoché completamente, dal punto di vista diagnostico, l'angiografia convenzionale.

1.1 Tecnica d'esame

Gli elementi necessari alla realizzazione di un studio angio-TC di qualità adeguata sono due:

- *acquisizione volumetrica* a strato sottile;
- adeguata *somministrazione del mezzo di contrasto* (mdc) e corretto *timing*.

Acquisizione volumetrica

Il presupposto geometrico fondamentale è rappresentato dalla scansione volumetrica (Fig. 1.1) le cui principali caratteristiche sono:

- un'acquisizione continua durante il movimento costante del tavolo lungo l'asse *z*, con pattern spirale in una singola apnea respiratoria;
- impiego di sistemi rilevatori multidetettore (due o più schiere di detettori) che durante la scansione ruotano solidalmente alla fonte radiogena attorno al paziente (tecnologia di III generazione).

I vantaggi di questo tipo di scansione sono:

- *minor tempo di acquisizione* (Fig. 1.2);
- possibilità di esaminare ampi volumi *a strato sottile*;
- possibilità di ottenere voxel isotropici necessari per ricostruzioni di alta qualità con le varie tecniche di post-processing.

I sistemi multidetettore possono essere progettati con tre differenti tipi di tecnologia (Fig. 1.3):

- *detettori a matrice*: multiple file di detettori di *identico spessore*;
- *detettori adattabili*: multiple file di detettori di *spessore variabile*;
- *detettori ibridi*: multiple file di detettori di *due spessori diversi.*

C. Catalano, M. Anzidei, A. Napoli, *Imaging Cardiovascolare TC e RM*,

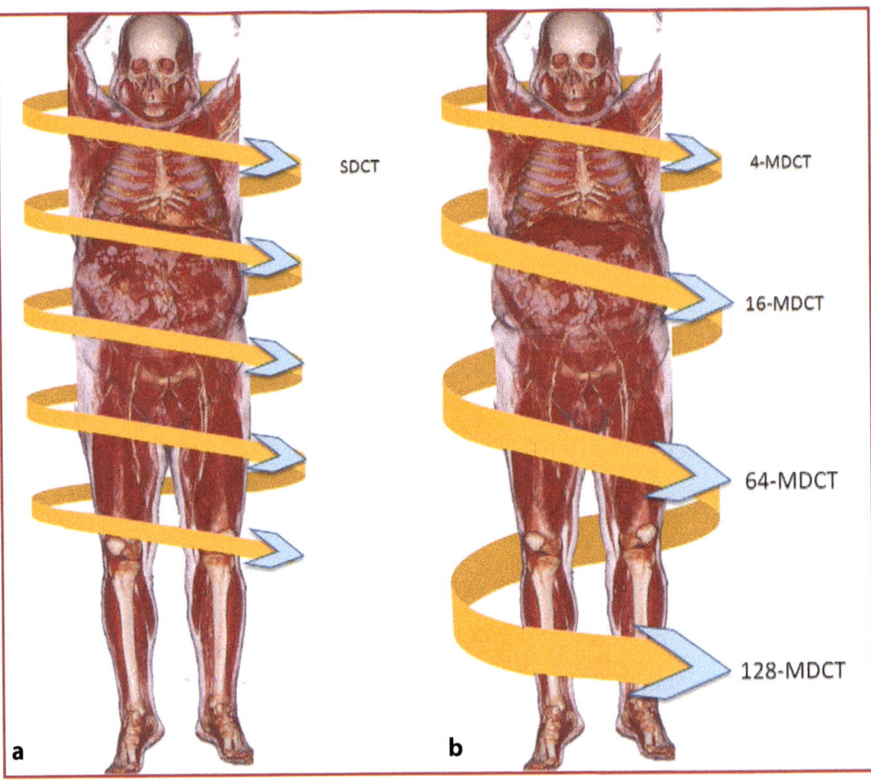

Fig. 1.1 Scansione spirale monostrato (**a**) con acquisizione di un unico strato per ogni rotazione del complesso tubo-detettori. Scansione spirale volumetrica (**b**): all'aumentare del numero di detettori aumenta l'ampiezza della copertura di ogni singola spirale sull'asse *z*

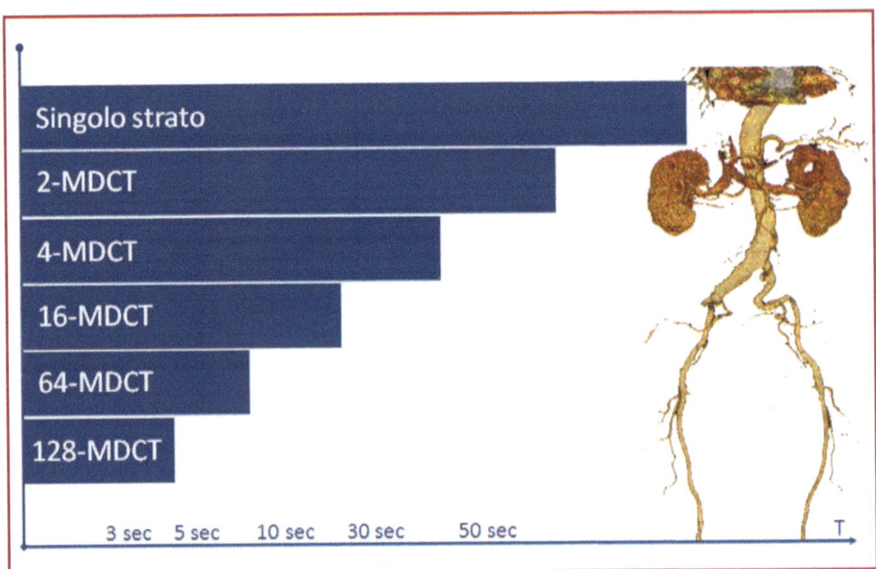

Fig. 1.2 All'aumentare del numero di strati di detettori diminuisce il tempo di acquisizione di un volume di medesima ampiezza: la durata di una scansione dell'aorta si riduce a tempi adeguati con l'utilizzo di apparecchiature con un minimo di 4 strati di detettori

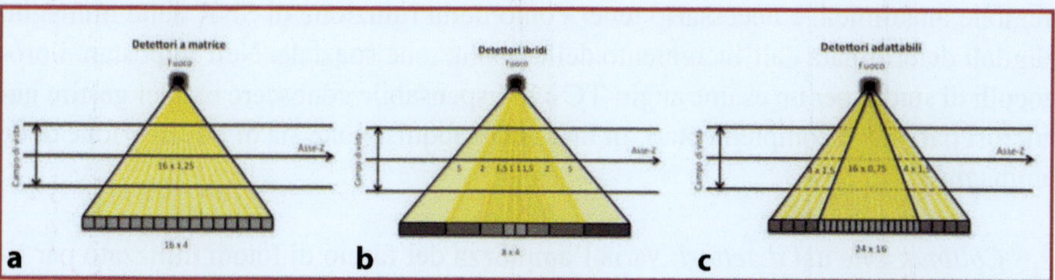

Fig. 1.3 Illustrazione dei diversi sistemi TC multidetettore: **a** detettori a matrice; **b** detettori ibridi; **c** detettori adattabili

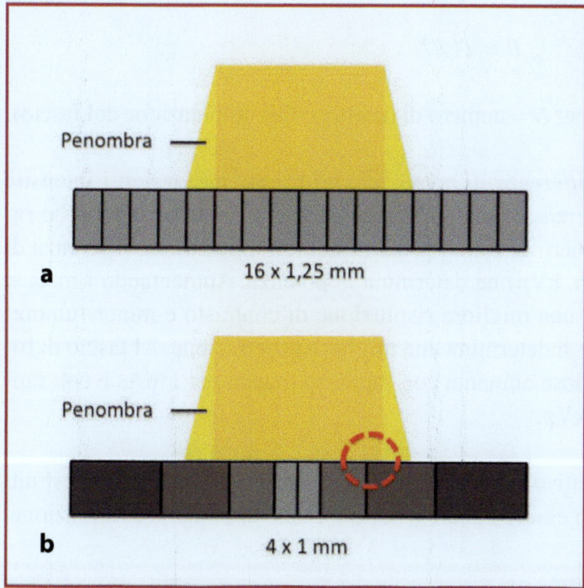

Fig. 1.4 **a** L'efficacia geometrica di un sistema dipende dall'entità dell'effetto "penombra" (quantità di radiazione diffusa) rispetto alla quota totale di radiazioni che raggiungono la superficie utile del detettore. **b** Riducendo il numero di interfacce nelle regioni periferiche della corona di detettori si aumenta il numero di fotoni registrati (anche quelli con inclinazione obliqua) incrementando l'efficienza del detettore e quindi l'efficacia geometrica della dose

Il razionale alla base dello sviluppo degli ultimi due sistemi è rappresentato dal fatto che perifericamente il fascio di raggi X incide sui detettori con un angolo progressivamente più acuto; qualsiasi interfaccia perpendicolare a esso nella porzione più periferica del detettore interferisce con la rilevazione delle componenti più angolate del fascio, diminuendo l'efficienza del detettore. Riducendo il numero di interfacce nelle porzioni periferiche si aumenta l'efficacia geometrica della dose (Fig. 1.4), con minore produzione di radiazione diffusa.

Parametri di scansione

Lo studio delle strutture vascolari, e in particolare di quelle di piccole dimensioni (per esempio i vasi coronarici), presuppone l'utilizzo della massima risoluzione spaziale possibile, con particolare riguardo alla selezione di un adeguato spessore di strato. Nel medesimo tempo è inoltre indispensabile rispettare le condizioni tecniche alla base del compromesso esistente tra risoluzione spaziale, risoluzione temporale e qualità (rapporto segnale/rumore, *Signal to Noise Ratio* o SNR) delle immagini: con apparecchiature di vecchia generazione [<16 *Multidetector Computed Tomography* (MDCT)] non è possibile effettuare studi angio-TC ad alta risoluzione (<1,5-3 mm) in tempi ridotti e su ampi volumi, mentre con le apparecchiature di nuova generazione (64-128-320 MDCT), benché sia possibile acquisire strati submillimetrici in qualsiasi regione anatomica, è necessario tener conto della riduzione di SNR delle immagini digitali determinata dall'incremento della risoluzione spaziale. Nell'impostare i protocolli di studio per un esame angio-TC è indispensabile conoscere e saper gestire numerosi parametri complementari, in fase sia di acquisizione sia di ricostruzione delle immagini.

Parametri di acquisizione

- *Collimazione dei detettori*: varia l'ampiezza del fascio di fotoni utilizzato per rilevare i profili di attenuazione dell'oggetto in esame. È determinata dal grado di apertura e dal numero di detettori impiegati nella configurazione selezionata.
- *Pitch*: è il rapporto tra velocità di avanzamento del tavolo e velocità di rotazione del gantry moltiplicata per la collimazione del fascio:

$$P = TF/(N \times C)$$

(TF = Table Feed per rotazione; N = numero di detettori; C = collimazione del fascio).

- *Intensità di corrente e differenza di potenziale alla fonte radiogena*: l'intensità della corrente (milliampere/secondo, mAs) presente nel conduttore del tubo radiogeno determina il numero di fotoni prodotti dal tubo, mentre la differenza di potenziale (kilovolt picco, kVp) ne determina la potenza. Aumentando i mAs si ottengono immagini con una migliore risoluzione di contrasto e minor rumore; aumentando i kVp invece si determina una migliore penetrazione del fascio di fotoni (Figg. 1.5, 1.6). La dose aumenta con rapporto lineare per i mAs e con rapporto esponenziale per i kVp.

Parametri di ricostruzione

- *Spessore di strato*: è l'effettivo spessore in millimetri degli strati contigui ricostruiti sul piano trasversale. Può essere uguale o superiore al valore della collimazione,

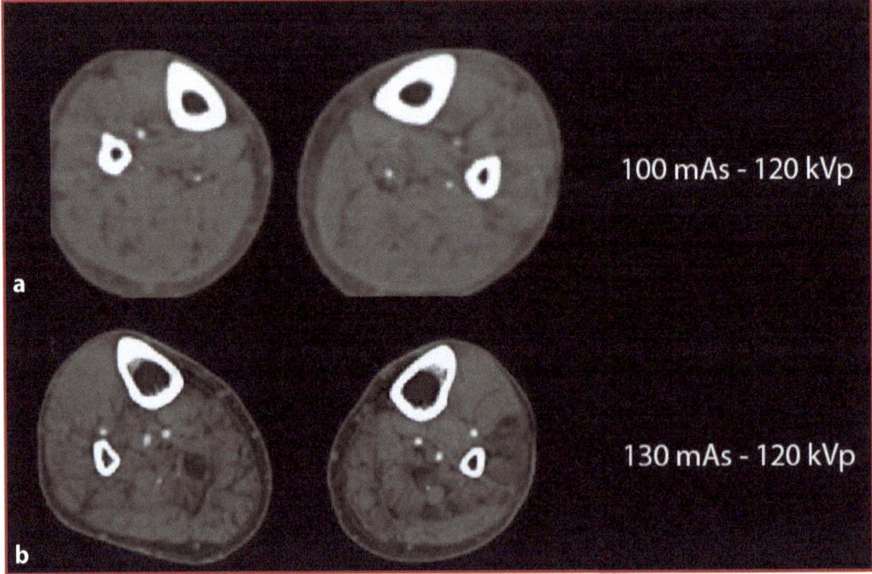

Fig. 1.5 Studio del circolo periferico in due pazienti con analoga massa corporea, valutati entrambi a *120 kVp* ma con *100 mAs* (**a**) e *130 mAs* (**b**). L'impiego di una maggiore quantità di mAs produce un'immagine con minor rumore e maggiore risoluzione di contrasto

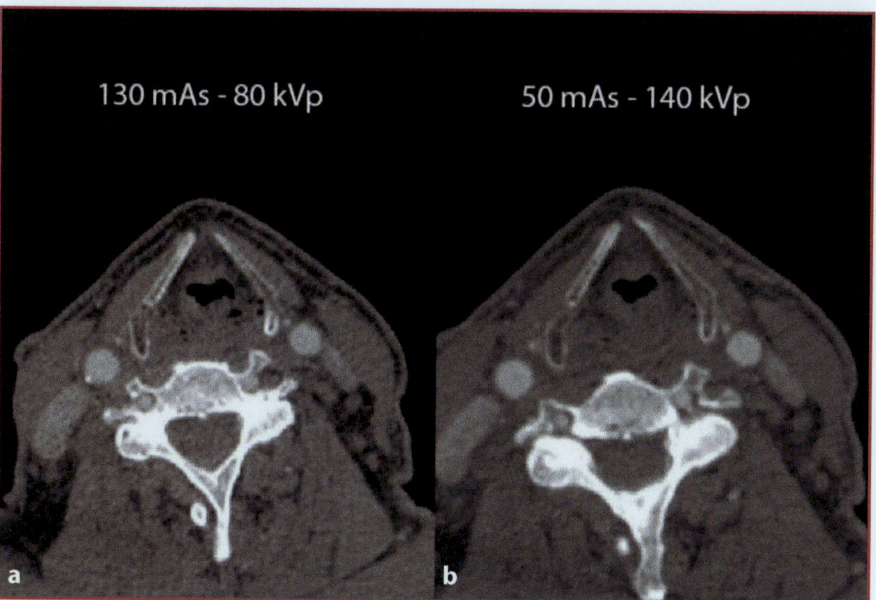

Fig. 1.6 Esame eseguito con tecnica Dual-Energy su apparecchiatura a doppia fonte, utilizzando nello stesso paziente valori variabili di kVp e mAs. Riducendo il valore dei kVp (**a**) si ottiene un'immagine con risoluzione di contrasto sovrapponibile a quella di un'immagine ottenuta utilizzando un kilovoltaggio molto superiore (**b**). Tuttavia, nonostante l'incremento di valore dei mAs nella scansione con kVp ridotti (**a**), il parametro con maggior effetto sul SNR rimane la potenza effettiva dei fotoni anziché il loro numero (maggior rumore nell'immagine a elevati valori di mAs e bassi valori di kVp)

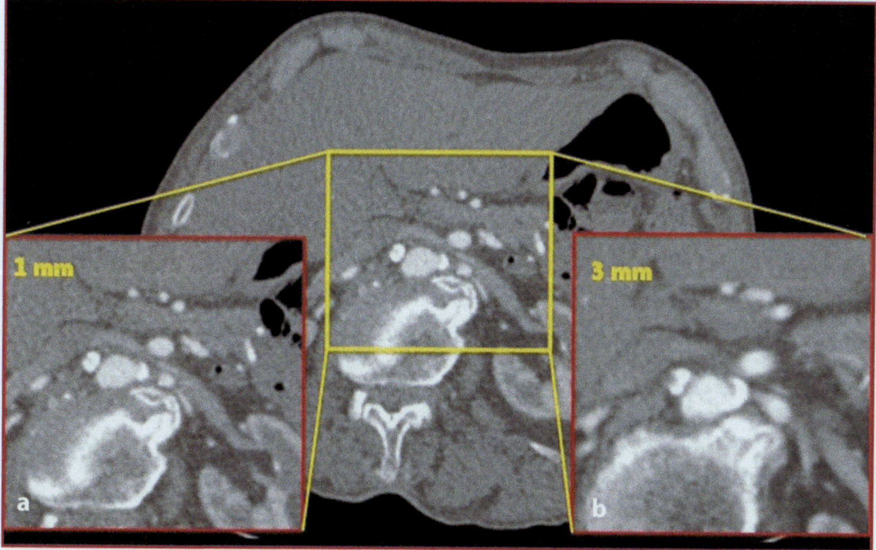

Fig. 1.7 Dettaglio dei vasi addominali con immagine ricostruita con spessore di strato a 1 mm (**a**) e a 3 mm (**b**): la maggiore risoluzione spaziale aumenta la visibilità dei dettagli fini ma riduce il SNR

ma non inferiore a essa. Gli strati possono essere ricostruiti con spessore maggiore della collimazione per ottenere dataset costituiti da un minor numero di immagini e con rumore ridotto (Fig. 1.7).

- *Intervallo di ricostruzione (IR)*: rappresenta il grado di sovrapposizione in millimetri di due strati contigui. Può essere impostato su valori maggiori, uguali o inferiori allo spessore di strato, ottenendo strati rispettivamente distanziati, adiacenti o sovrapposti. Ricostruire strati con spessore relativamente elevato (per esempio 3 mm), ma con IR ridotto (1-1,5 mm), può consentire di riprodurre un'adeguata risoluzione spaziale sull'asse *z* anche con apparecchiature meno performanti.
- *Campo di vista (Field of View, FoV)*: esprime le dimensioni in millimetri dell'area planare delle immagini ricostruite su piani trasversali. Le dimensioni del FoV devono essere selezionate in base al compromesso esistente tra risoluzione spaziale planare e rumorosità delle immagini: i FoV più piccoli, necessari alla valutazione di strutture di dimensioni ridotte, comportano un aumento del rumore (Fig. 1.8).
- *Matrice di ricostruzione*: indica il numero di pixel che costituiscono l'immagine. Normalmente è fissa (512 x 512), ma può essere variata negli studi dinamici (per esempio per le valutazioni della cinetica in cardio-TC) al fine di ridurre le dimensioni dei dati archiviati.
- *Algoritmi di ricostruzione (o filtri di convoluzione)*: vengono utilizzati per ricostruire le immagini dai dati grezzi. Prima della produzione dell'immagine finale, le informazioni riguardanti i profili di attenuazione dell'oggetto in esame vengono rielaborate mediante algoritmi matematici che applicano opportune funzioni di correzione dei dati. Mediante il loro impiego si esercita la più alta influenza su qualità e carattere dell'immagine planare ricostruita (Fig. 1.9).

In tutte le apparecchiature TC sono disponibili vari tipi di filtri per variare il grado di definizione dei profili dell'immagine (filtri per osso, per tessuti molli ecc.). La scelta

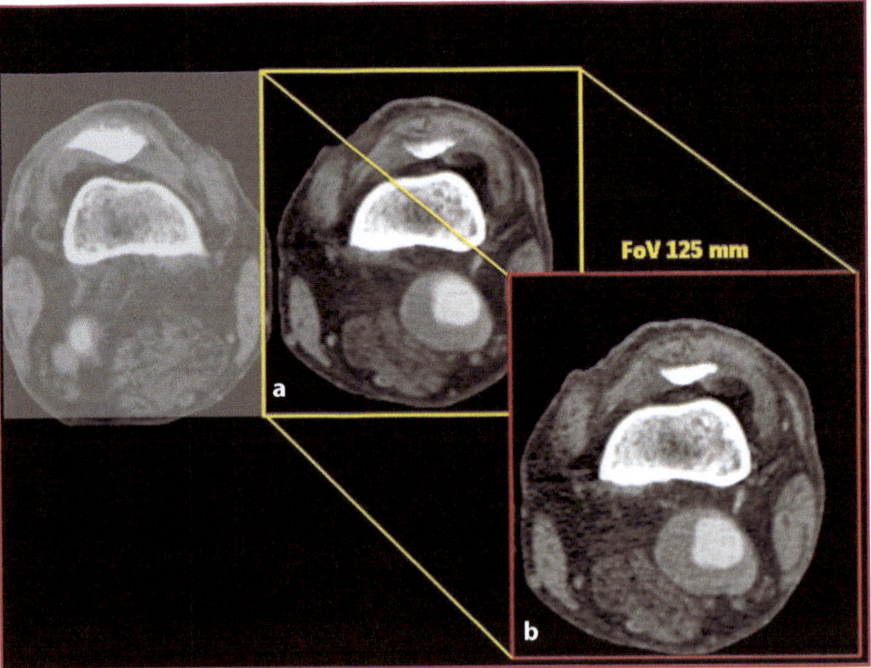

Fig. 1.8 Dettaglio dei vasi di gamba con FoV di 350 mm per entrambi gli arti (**a**) e con FoV di 125 mm per il solo arto interessato da patologia (**b**): anche in questo caso la maggiore risoluzione spaziale determina riduzione del SNR

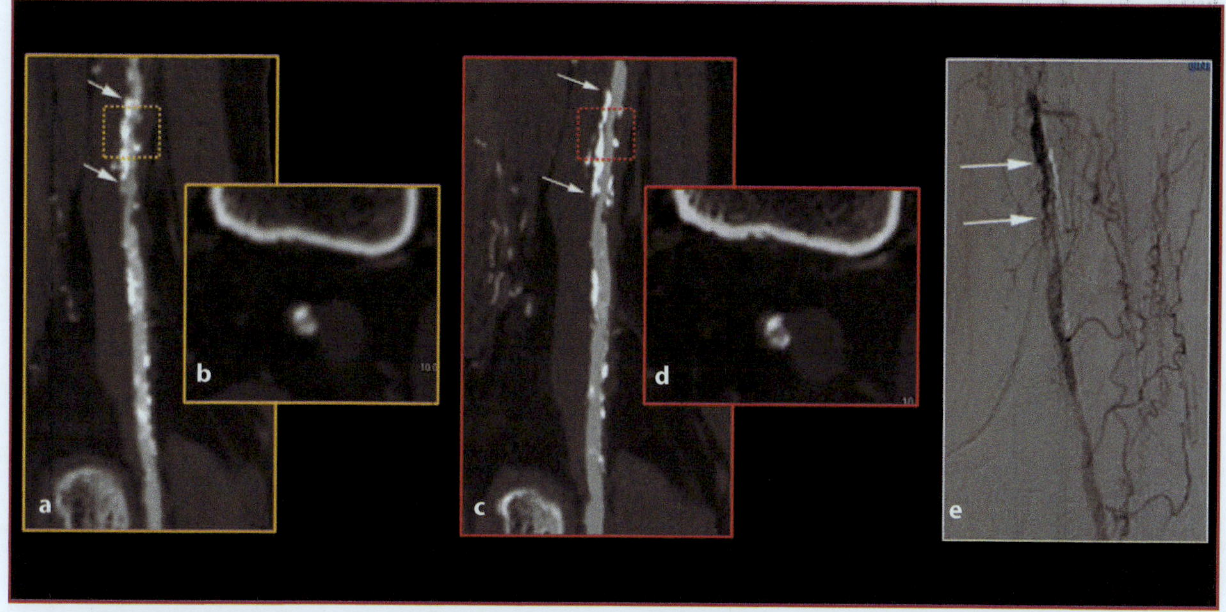

Fig. 1.9 Dettaglio dei vasi femorali in un paziente con patologia steno-ostruttiva (*frecce*). L'utilizzo del filtro sharp (**c,d**) consente una migliore delineazione dei profili della parete vascolare e delle interfacce placca/lume rispetto all'utilizzo di un filtro più morbido (**a,b**). **e** L'angiografia convenzionale conferma la presenza di multiple alterazioni steno-ostruttive (*frecce*)

del filtro più opportuno è finalizzata a modificare una caratteristica intrinseca dell'immagine acquisita (per esempio la risoluzione spaziale planare negli studi del parenchima polmonare), riducendone o enfatizzandone l'effetto in fase di ricostruzione. L'impiego di filtri ad alta definizione (*sharp*) aumenta la risoluzione spaziale, ma anche la rumorosità dell'immagine; l'utilizzo di quelli morbidi (*smooth*) ne riduce la definizione, ma anche la rumorosità.

Rapporto segnale-rumore

Tutte le variazioni dei parametri descritti, in fase sia di acquisizione sia di ricostruzione, contribuiscono a determinare la qualità dell'immagine, misurabile quantitativamente con SNR, definito come "una grandezza numerica che mette in relazione la potenza del segnale utile rispetto a quella del rumore in un qualsiasi sistema di acquisizione, elaborazione o trasmissione dell'informazione":

$$SNR = segnale/rumore$$

con 0 < SNR > ¥.

In TC il rumore è generalmente distinto in "rumore quantico" e "rumore elettronico".

Il rumore quantico è l'espressione della natura probabilistica dell'interazione delle radiazioni ionizzanti con la materia, mentre il rumore elettronico è dovuto all'approssimazione dei procedimenti di calcolo che presiedono alla ricostruzione delle immagini. In generale la presenza del rumore è legata a errori casuali o sistematici dovuti alla scelta dei parametri di acquisizione dell'immagine o anche da fattori intriseci al paziente, come la massa corporea.

I parametri descritti e i relativi effetti sull'immagine sono illustrati nelle Figure 1.10 e 1.11.

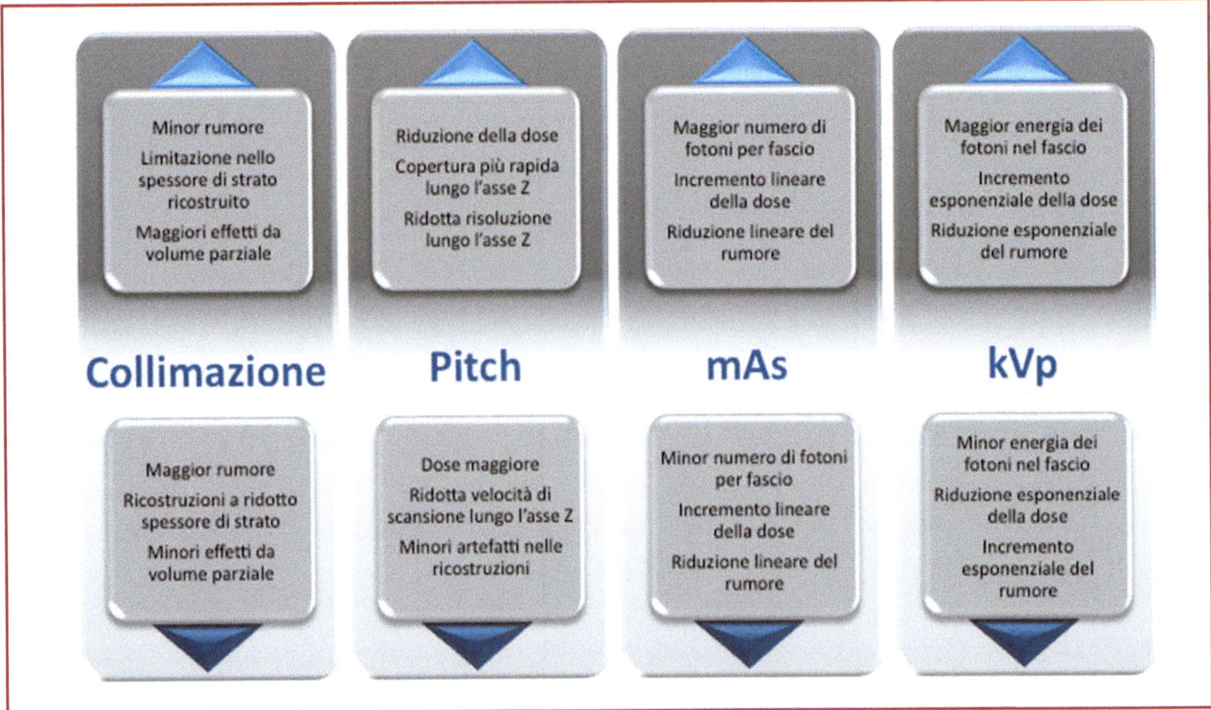

Fig. 1.10 Lo schema mostra gli effetti conseguenti alle variazioni dei differenti parametri di acquisizione

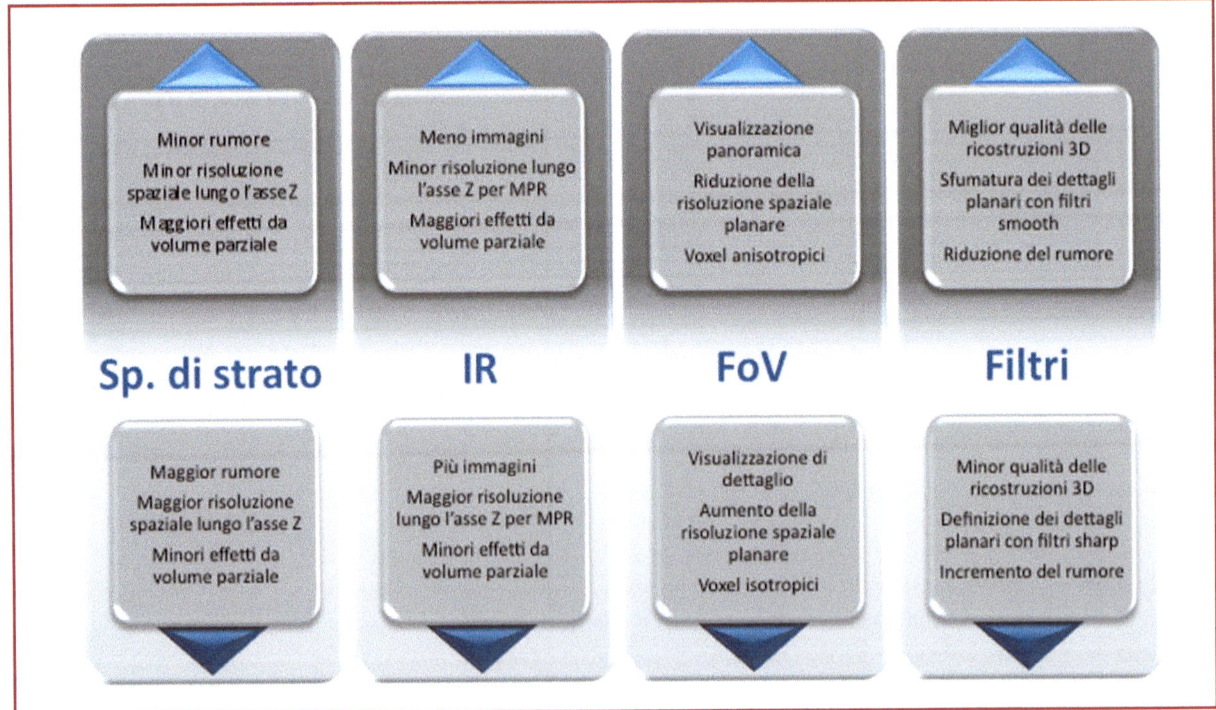

Fig. 1.11 Lo schema mostra gli effetti conseguenti alle variazioni dei differenti parametri di ricostruzione

1.2 Somministrazione del mezzo di contrasto

I mdc organo-iodati impiegati in TC sono sostanze a base di iodio (elevato numero atomico), in grado di determinare attenuazione dei raggi X. Ne consegue che, a parità dei parametri di somministrazione (dose totale di mdc e velocità in mL/s) e di scansione (mAs e kVp), *maggiore è la concentrazione di iodio* (espressa in mgI/mL) *del mdc, maggiore sarà l'enhancement ottenuto*.

I mdc organo-iodati attualmente in commercio, diversi tra loro per caratteristiche chimico-fisiche e concentrazione iodica, sono molecole idrosolubili la cui tossicità risulta notevolmente minore di quella delle vecchie molecole iodate di tipo ionico (Tabella 1.1). Questi mdc sono molecole a biodistribuzione di tipo interstiziale, la cui farmacocinetica può essere riassunta nella Figura 2.13. Una volta somministrati per *via endovenosa*, dopo una prima fase di emivita vascolare, si distribuiscono a livello interstiziale.

Controindicazioni all'impiego dei mezzi di contrasto in TC

Le condizioni che richiedono una particolare cautela nella somministrazione di mdc iodati comprendono:

- pregressi eventi allergici collegati al mdc o anamnesi positiva per *atopia* (rinite, orticaria, allergia alimentare, asma allergico). In questi casi deve essere effettuata apposita terapia medica (linee guida ESUR: prednisolone 30 mg 12 h e 2 h prima dell'esame);
- *insufficienza renale* (velocità di filtrazione glomerulare <30 mL/min): richiede idonea idratazione del paziente prima e dopo l'esame, riduzione della dose totale di mdc somministrata ed eventualmente trattamento dialitico nei soggetti con insufficienza renale avanzata;
- *insufficienza cardiaca*: in questo caso la pericolosità della somministrazione di mdc non è legata agli effetti chemiotossici, ma a un'eventuale alterazione cardiocircolatoria da sovraccarico idrico che può essere ovviata riducendo al minimo il volume di mdc somministrato;
- *gravidanza e allattamento*: anche se non esistono informazioni definitive, è possibile che una quota di mdc possa essere temporaneamente secreta nel latte ed è pertanto consigliabile sospendere l'allattamento per circa 24 h dopo l'esame;
- *mieloma multiplo e paraproteinemia di Waldenström*;

Tabella 1.1 Classificazione dei mdc organo-iodati. I composti evidenziati in rosso sono quelli attualmente utilizzati nella pratica clinica

Ionici	Non ionici
Monomerici	
Diatrizoato Iotalamato Metrizoato Ioxitalamato Iodamide Ioglicato	Iopamidolo (Iopamiro) Iohexolo (Omnipaque) Ioversolo Iopentolo Iopromide (Ultravist) Ioxilan Iobitridolo (Xenetix) Metrizamide Iomeprolo (Iomeron)
Dimerici	
Ioxaglato	Iodixanolo Iotrolan

- pazienti in trattamento con *farmaci nefrotossici* (FANS e soprattutto metformina, farmaco a escrezione renale la cui prolungata emivita plasmatica può comportare acidosi metabolica): sospendere la terapia almeno 48 h prima, per riprenderla a 48 h dall'esame, una volta accertata la normale funzionalità renale.

I casi elencati rappresentano condizioni di aumentato rischio per lo sviluppo di reazioni avverse scarsamente prevedibili, nonché per l'insorgenza di condizioni relativamente prevedibili come la *Contrast Induced Nephropatia* (CIN), entità clinica caratterizzata dal deterioramento acuto della funzionalità renale 48-72 h dopo la somministrazione di mdc in assenza di altre possibili cause.

Le reazioni allergiche che possono insorgere a seguito della somministrazione di mdc organo-iodati, in base alla gravità del quadro clinico, vengono classificate in:

- *effetti indesiderati* (nausea, vomito, alterazione del gusto, sudorazione ecc.);
- *lievi* (prurito, orticaria, tosse, starnuti ecc.);
- *moderate* (dispnea, broncospasmo, ipotensione ecc.);
- *severe* (perdita di coscienza, convulsioni, aritmie, arresto cardiocircolatorio);

e in base al tempo di insorgenza in:

- *precoci*;
- *tardive* (da 1 fino a 7 giorni dalla somministrazione del mdc).

Strategia di somministrazione

La strategia di somministrazione del mdc è uno dei punti cruciali nella realizzazione di un corretto esame angio-TC e sicuramente quella di più complessa gestione.

La necessità tecnica è quella di ottenere un'opacizzazione costante e completa del lume arterioso per l'intera durata della scansione, evitando la sovrapposizione di vasi venosi (Fig. 1.12).

Una curva di distribuzione ideale del mdc nel distretto vascolare in esame dovrebbe essere rappresentata da un picco di enhancement elevato e costante durante tutta la fase di acquisizione; nella realtà la distribuzione del mdc corrisponde piuttosto a un andamento a parabola variabile interindividualmente (Fig. 1.13) e, pertanto, i protocolli di somministrazione necessitano di adattamenti particolari per raggiungere e mantenere un livello di opacizzazione vascolare adeguato durante tutto l'esame.

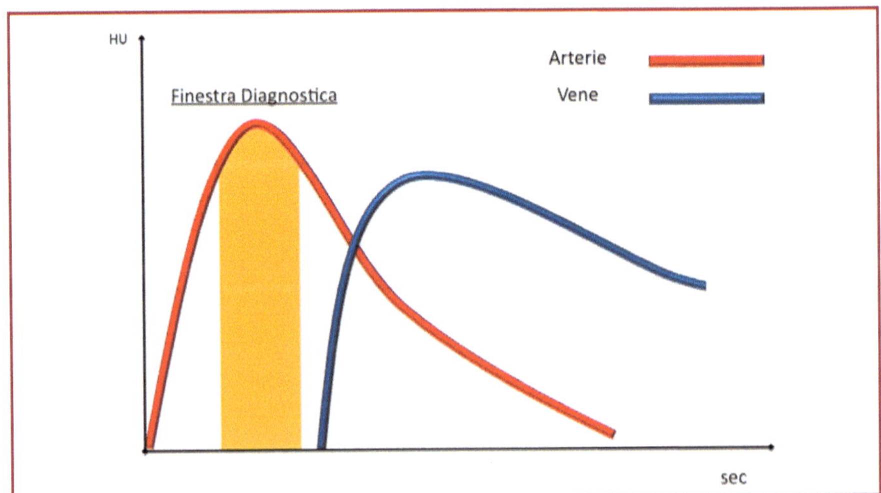

Fig. 1.12 La finestra diagnostica di uno studio vascolare (*in giallo*) ricade durante la fase di picco arterioso (*curva rossa*); è indispensabile concludere l'acquisizione prima del passaggio del mdc nel sistema venoso (*curva blu*)

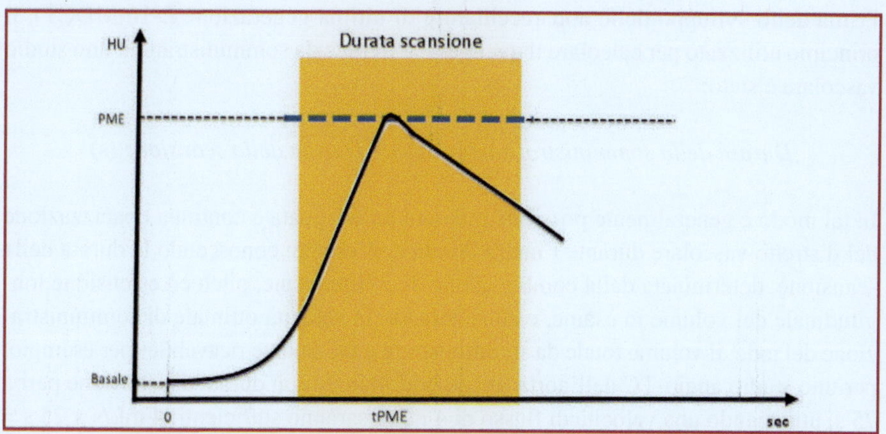

Fig. 1.13 Illustrazione della distribuzione intravascolare del mdc in una curva di enhancement ideale (*in giallo*) e in una curva reale (*in nero*) rispetto alla scansione (*in blu tratteggiato*). *PME*, picco di massimo enhancement; *TPME*, tempo per il picco di massimo enhancement. Cortesia di N. Mollet Erasmus, MC, Rotterdam

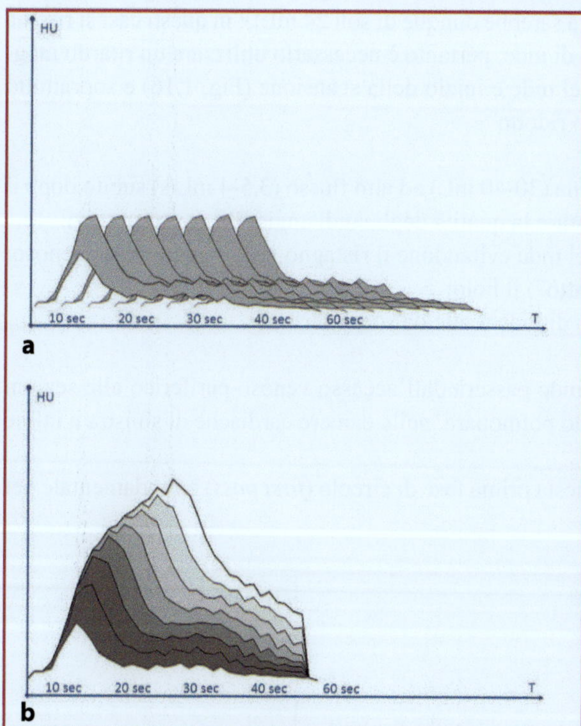

Fig. 1.14 La somministrazione continua delle singole frazioni di un bolo di mdc (**a**) determina un andamento a parabola dell'enhancement vascolare (**b**) dovuto all'accumulo di iodio nel sangue, o effetto additivo

Dopo la fase arteriosa di circolo il mdc filtrerà nell'interstizio delle strutture parenchimali (enhancement parenchimale); una quota minore del mdc entrerà tuttavia in una fase di "ricircolo" passando, così, nuovamente nel distretto vascolare: ciò avviene per la presenza di distretti anatomici con un circolo arterioso particolarmente rappresentato e ad alta velocità (encefalo e reni). In relazione a queste basi fisiologiche, è pertanto possibile considerare un unico bolo di mdc come l'insieme di molteplici frazioni di volume che, sottoposte ai fenomeni di ricircolo, contribuiscono a determinare un enhancement maggiore e più duraturo ("modello additivo", Fig. 1.14).

Volume di mdc

Prima dello sviluppo delle apparecchiature di ultima generazione (>16 MDCT), il principio utilizzato per calcolare il quantitativo di mdc da somministrare in uno studio vascolare è stato:

Durata della somministrazione (mL/s) = *Durata della scansione* (s)

In tal modo è generalmente possibile ottenere un'adeguata e continua opacizzazione del distretto vascolare durante l'intera durata dell'esame: conoscendo la durata della scansione, determinata dalla combinazione di collimazione, pitch ed estensione longitudinale del volume in esame, e considerando la velocità ottimale di somministrazione del mdc, il volume totale da somministrare è facilmente ricavabile (per esempio, per uno studio angio-TC dell'aorta toraco-addominale con durata di scansione pari a 25 s, utilizzando una velocità di flusso di 4 mL/s saranno sufficienti: 4 mL/s × 25 s = 100 mL di mdc).

L'introduzione delle apparecchiature di ultima generazione con elevato numero di detettori (64-128-320 MDCT) e la conseguente riduzione dei tempi di acquisizione *ha reso questo approccio obsoleto* (Fig. 1.15). Nell'esempio precedente, la durata della scansione con un'apparecchiatura >16 MDCT potrebbe essere ipoteticamente di 6 s (la dose di mdc suggerita sarebbe dunque di soli 24 mL!): in questi casi si rischia di superare in velocità il bolo di mdc, pertanto è necessario utilizzare un ritardo maggiore tra somministrazione del mdc e inizio della scansione (Fig. 1.16) e soprattutto un volume di mdc non troppo ridotto.

Soluzione salina

Somministrare soluzione salina (30-40 mL) ad alto flusso (3,5-4 mL/s) subito dopo il mdc può contribuire a migliorare la qualità degli studi angio-TC per tre motivi:

- facilita la progressione del mdc evitandone il ristagno nel sito di accesso venoso;
- rende omogeneo ("compatto") il bolo;
- può ridurre il quantitativo di mdc totale da somministrare.

Tempo di circolo e modello additivo

Una volta somministrato, il mdc passerà dall'accesso venoso periferico alle sezioni cardiache di destra, nel circolo polmonare, nelle camere cardiache di sinistra e infine nella circolazione arteriosa.

Il tempo impiegato per questa prima fase di circolo (*first pass*) è fondamentale per

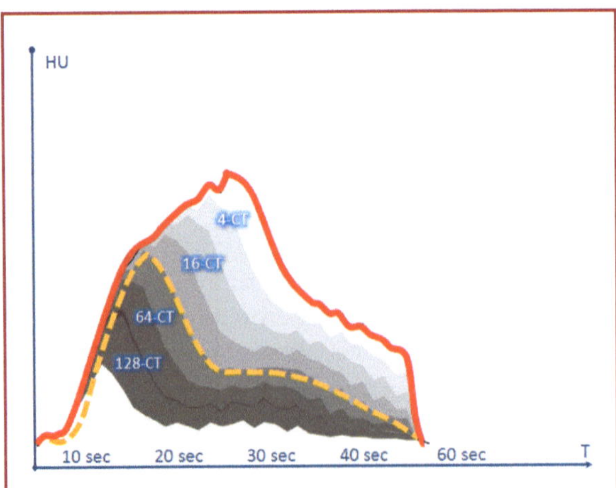

Fig. 1.15 Maggiore è il numero di detettori della macchina, minore è il tempo di acquisizione e più ridotto di entità e di durata temporale il picco di enhancement sfruttabile durante la somministrazione di mdc

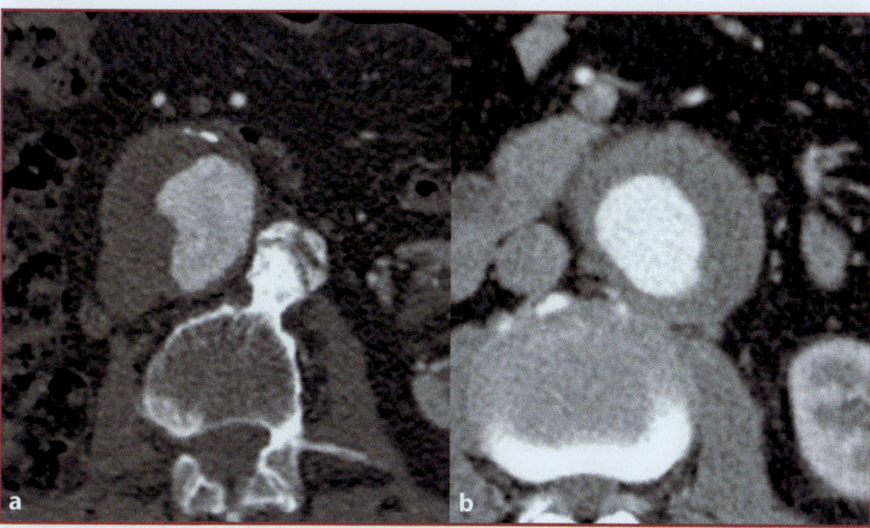

Fig. 1.16 **a** Scansione precoce rispetto all'arrivo del mdc in un paziente con aneurisma dell'aorta addominale sottorenale, con incompleto e disomogeneo enhancement del lume aortico. **b** Corretta sincronizzazione tra somministrazione del mdc e inizio della scansione con omogeneo enhancement

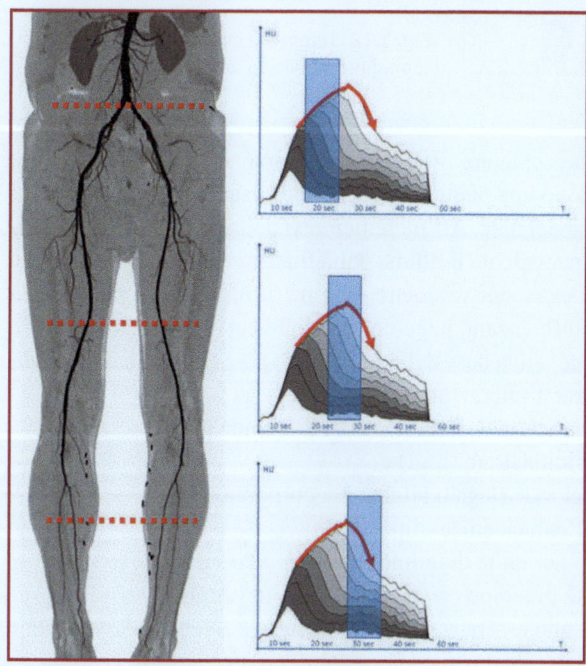

Fig. 1.17 Sincronizzazione dell'acquisizione con la fase di picco di enhancement vascolare per uno studio di circolo periferico: per un'adeguata qualità diagnostica dell'esame e un ottimale enhancement vascolare è opportuno che l'acquisizione sia effettuata durante la fase di maggiore concentrazione del mdc come descritto dal modello additivo

definire la sincronizzazione delle scansioni angio-TC [tempo di circolo del mdc, *CM transit time* (*tCMT*)]. È solo a partire da questo istante, infatti, che la concentrazione del mdc e l'attenuazione vascolare inizieranno ad aumentare sino a un valore ottimale per la scansione (Fig. 1.17).

I tCMT dall'accesso venoso ai vari distretti arteriosi sono riportati in Figura 1.18.

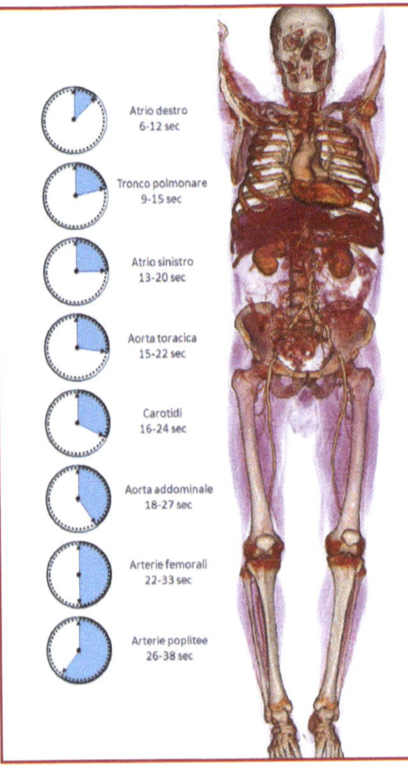

Fig. 1.18 Tempi di circolo del mdc dopo somministrazione da una vena periferica

Iodine Delivery Rate

Con l'introduzione delle apparecchiature multistrato si sono resi possibili esami diagnostici vascolari che richiedono una pianificazione complessa della scansione e dei protocolli di somministrazione del mdc. All'incrementarsi della velocità di scansione di un medesimo volume appare evidente il ridursi della finestra temporale disponibile per ottenere un adeguato enhancement vascolare. Al fine di illustrare le modalità di variazione dei parametri che influenzano la geometria delle curve di enhancement, è ora utile introdurre alcuni concetti alla base della loro fisiologia e una particolare grandezza impiegata per descriverne l'interazione.

Mentre per uno *studio parenchimale* l'enhancement dipende da:

- *volume totale* di iodio somministrato (mgI) e
- *volume di distribuzione* del mdc (legato alla massa corporea, in kg),

per uno *studio vascolare* l'enhancement dipende da:

- somministrazione di iodio per unità di tempo (*flusso iodico*, in mgI/s) e
- volume di sangue per unità di tempo (*gittata cardiaca*, in L/min).

Questi due parametri possono essere riassunti dallo *Iodine Delivery Rate* [IDR = (mgI/mL) × (mL/s)]. L'IDR descrive dunque *la quantità di molecole iodiche totali rilasciate in un volume fluido nell'unità di tempo*. A parità di volume di mdc somministrato, maggiori saranno la concentrazione iodica e la velocità di somministrazione, maggiori l'IDR e l'enhancement vascolare. Il fattore più importante che influenza l'IDR indipendentemente dalla concentrazione iodica è la velocità di somministrazione: da ciò consegue, pertanto, che il parametro fondamentale per gli studi angio-TC è la velocità di somministrazione, mentre per uno studio parenchimale è la quantità di contrasto. Per gli studi vascolari non sono quindi indispensabili grandi quantità di mdc, ma alte velocità di somministrazione (3,5- 6 mL/s).

Fattori determinanti l'enhancement vascolare

I fattori che influenzano l'enhancement vascolare sono molteplici, alcuni legati a caratteristiche intrinseche del paziente (gittata cardiaca, massa corporea), altri modificabili dall'operatore (volume di mdc, concentrazione iodica, velocità di somministrazione, scelta del ritardo della scansione e parametri della scansione) (Fig. 1.19). In particolare, per quanto concerne i parametri di scansione, è necessario sottolineare come al diminuire dei kVp l'energia dei fotoni sia minore e l'attenuazione dei tessuti (mdc incluso) maggiore, con conseguente maggior enhancement. Impiegare bassi valori di kVp è una strategia utile da adottare nei casi in cui, utilizzando un ridotto volume di mdc (disfunzione renale o cardiaca, pazienti pediatrici), si voglia incrementare il grado di enhancement vascolare.

In particolare, per aumentare il picco di enhancement si può agire sui seguenti parametri:

- la *concentrazione iodica*;
- la *velocità di flusso*;
- la *quantità totale di mdc*.

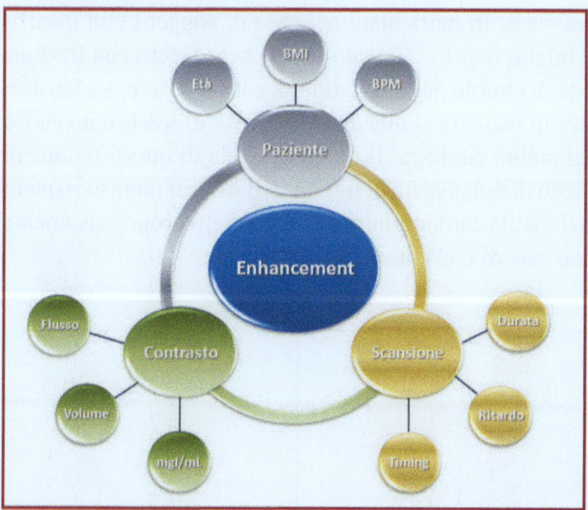

Fig. 1.19 Fattori intrinseci ed estrinseci influenzanti l'enhancement vascolare (*BMI*, Body Mass Index: *BPM*, battiti per minuto)

Massa corporea

È opportuno sottolineare che, per calcolare la quantità adeguata di mdc da somministrare negli studi angio-TC, è necessario tenere conto anche della *massa corporea del paziente*. Questa, infatti, influenza il volume di distribuzione del mdc e la sua farmacodinamica e farmacocinetica (Fig. 1.20). Adeguare la quantità di contrasto in rela-

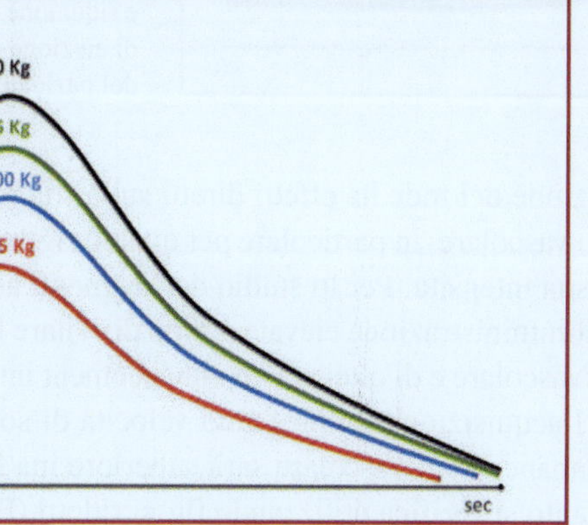

Fig. 1.20 Correlazione tra picco dell'enhancement vascolare e massa corporea del paziente

zione al peso corporeo costituisce anche un approccio adeguato per limitare le differenze di enhancement arterioso legate alle caratteristiche individuali. In soggetti con elevata massa corporea, il mdc si diluisce maggiormente nel sangue, con conseguente minore concentrazione di iodio e minor enhancement. In generale, la correzione della dose di mdc per la massa corporea è necessaria per soggetti con peso inferiore a 60 kg o superiore a 90 kg (riducendo o incrementando, rispettivamente, del 20% il volume di mdc standard e variando della stessa percentuale la velocità di somministrazione). Per esempio, se per uno studio angio-TC dell'aorta addominale in un paziente del peso di 70 kg sarà necessario somministrare circa 110 mL di mdc a 4 mL/s, per lo stesso studio in un paziente del peso di 90 kg saranno indicati 130 mL di mdc somministrato a 4,5 mL/s.

Frazione di eiezione cardiaca

La frazione di eiezione cardiaca influenza direttamente la velocità di distribuzione del mdc a livello dell'albero vascolare, con particolare effetto sulla concentrazione arteriosa durante il primo passaggio. Nell'impostare uno studio angio-TC è pertanto opportuno considerare gli effetti delle variazioni della frazione di eiezione cardiaca del paziente sull'enhacement vascolare, in particolare nel caso di soggetti con insufficienza cardiaca: in questi casi infatti, rispetto a quanto accade nei soggetti con frazione di eiezione normale, la velocità di circolo del mdc è ridotta e il suo arrivo nei territori vascolari in esame è rallentato. In maniera simile anche l'effetto di wash-out venoso è rallentato dalla ridotta funzionalità cardiaca. Il risultato finale di questi fenomeni concomitanti è pertanto un picco di enhancement più tardivo ma più intenso rispetto a quanto avviene con una funzionalità cardiaca normale, con effetti progressivamente più evidenti al ridursi della frazione di eiezione (Fig. 1.21).

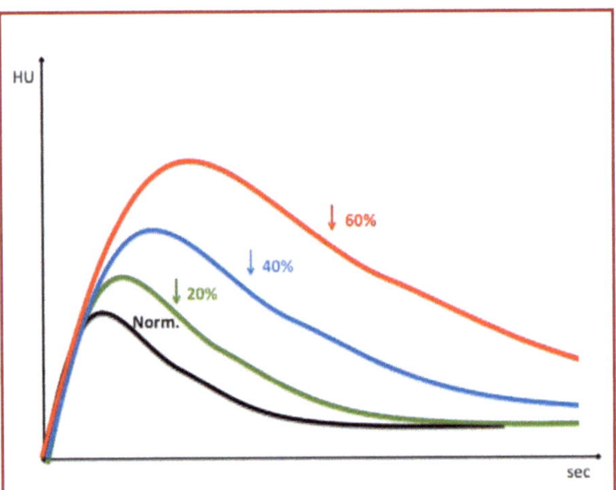

Fig. 1.21 Correlazione tra picco e durata dell'enhancement vascolare e riduzione della frazione di eiezione cardiaca del paziente

Velocità di somministrazione del mdc

La velocità di somministrazione del mdc ha effetti diretti sulla sua rapidità di distribuzione a livello dell'albero vascolare, in particolare per quanto riguarda la durata del picco di enhancement e la sua intensità. Per lo studio dei segmenti arteriosi è necessario utilizzare velocità di somministrazione elevate al fine di evitare la diluizione del bolo all'interno dell'albero vascolare e di ottenere un enhancement intenso e di durata sufficiente per completare l'acquisizione. Impiegando velocità di somministrazione maggiori, l'intensità dell'enhancement vascolare sarà superiore ma la sua durata risulterà ridotta rispetto a quanto si verifica utilizzando flussi ridotti (Fig. 1.22).

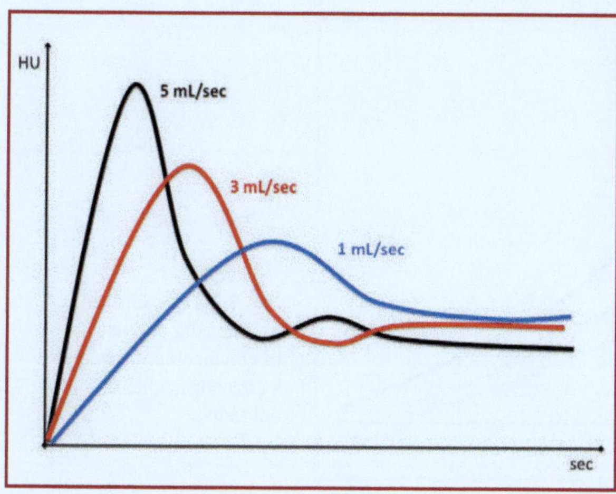

Fig. 1.22 Correlazione tra picco e durata dell'enhancement vascolare e velocità di somministrazione del mdc

Volume del mdc

In un esame angio-TC, assumendo come costante la velocità di somministrazione del mdc, la variazione del volume totale di mdc può determinare variazioni significative della geometria del profilo di enhancement. L'utilizzo di volumi di mdc maggiori determina un enhancement vascolare di maggior intensità e durata, ma con insorgenza più lenta, mentre un volume di mdc ridotto produce un enhancement più rapido, ma meno intenso e di durata ridotta. L'utilizzo di volumi di mdc maggiori è genericamente previsto per lo studio di segmenti vascolari più ampi (circolo periferico, aorta toraco-addominale, studio whole-body), mentre volumi di mdc ridotti sono sufficienti per la valutazione di regioni anatomiche di piccole dimensioni (vasi epiaortici, circolo coronarico) (Fig. 1.23).

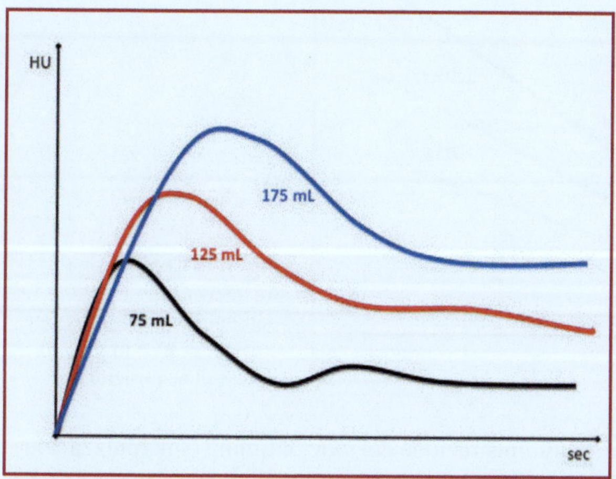

Fig. 1.23 Correlazione tra picco e durata dell'enhancement vascolare e volume del mdc

Concentrazione di iodio del mdc (mgI/mL)

Assumendo come costante la velocità di somministrazione ed il volume di mdc utilizzato per uno studio angio-TC, la variazione della quantità totale di iodio somministrato, ovvero della concentrazione iodica nella soluzione del mdc espressa in mgI/mL, influenza direttamente l'intensità del picco di enhancement vascolare. In particolare, all'aumentare della concentrazione iodica nel mdc il picco di enhancement è nettamente incrementato (Fig. 1.24). Per gli studi vascolari è pertanto indicato l'impiego di mdc ad elevata concentrazione di iodio (350-400 mgI/mL).

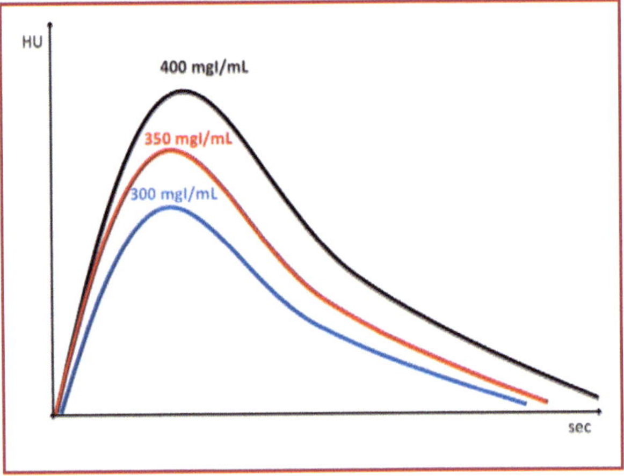

Fig. 1.24 Correlazione tra intensità del picco di enhancement vascolare e concentrazione di iodio del mdc

kVp A parità della fisiologia di circolo (frazione di eiezione cardiaca) dei parametri di somministrazione del mdc (velocità e volume) e del mdc impiegato (concentrazione iodica), è possibile incrementare l'intensità dell'enhancement vascolare aumentando l'attenuazione dei fotoni. Il valore di attenuazione è inversamente proporzionale all'energia utilizzata per la produzione del fascio a livello della fonte radiogena; in particolare, la differenza di potenziale del tubo (kVp) è il parametro con maggior effetto sull'attenuazione dei fotoni. L'impiego di fasci a potenza ridotta, ovvero prodotti con bassi valori di kVp, determina un evidente incremento dell'attenuazione vascolare (Fig. 1.25).

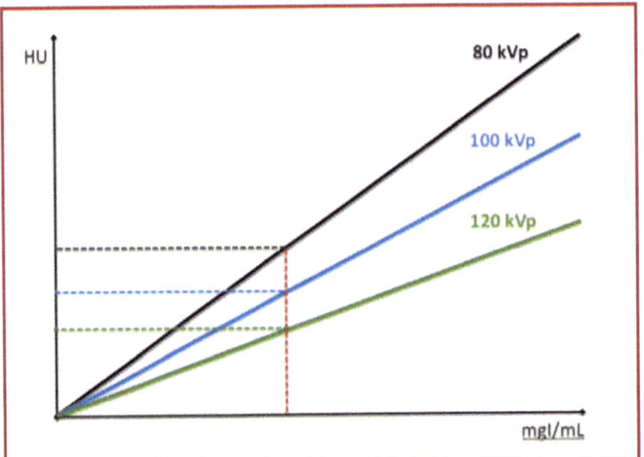

Fig. 1.25 Correlazione tra intensità dell'enhancement vascolare e valore di kVp impiegato in fase di acquisizione

Timing Parallelamente alle strategie di somministrazione del mdc, il timing (sincronizzazione) della scansione è un elemento fondamentale per la riuscita degli studi angio-TC. Per acquisire le immagini durante il picco di enhancement nel distretto vascolare in esame esistono tre metodi, descritti qui di seguito.

- *Ritardo fisso*: ormai obsoleto, è basato sull'utilizzo di ritardi preimpostati tra la somministrazione del mdc e l'inizio della scansione. Per i fattori di variabilità della fisiologia individuale già descritti, il rischio di iniziare la scansione in una fase di circolo inadeguata è elevato per gli esami angio-TC di qualsiasi distretto.
- *Test bolus*: è basato sulla somministrazione di un piccolo quantitativo di mdc (15-20 mL) e sulla successiva acquisizione di scansioni continue (dinamiche) a bassa

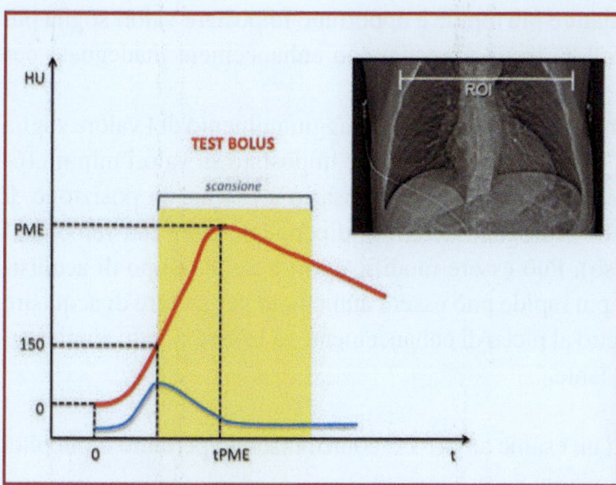

Fig. 1.26 Test bolus: una piccola dose di mdc (*curva blu*) è somministrata per la valutazione del tempo di insorgenza del picco di massimo enhancement (PME) nel distretto vascolare in esame: il tempo di transito così calcolato viene utilizzato per impostare il ritardo della scansione angio-TC, aggiungendo 4-6 s per consentire la somministrazione del bolo di maggiori dimensioni (*curva rossa*) (*RoI*, Region of Interest)

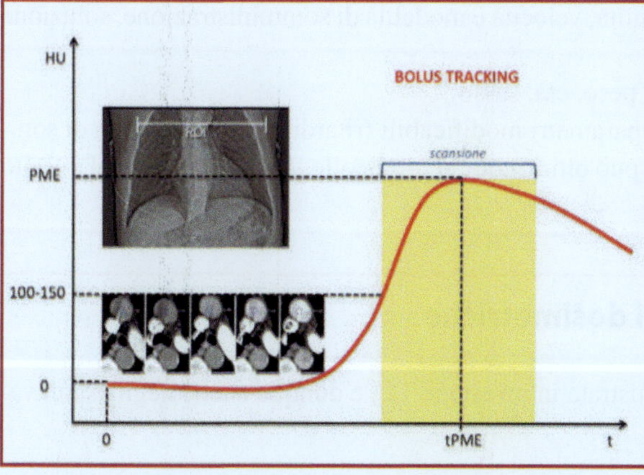

Fig. 1.27 Bolus tracking: il mdc è somministrato durante il monitoraggio dell'attenuazione (HU) nel distretto vascolare in esame: raggiunto il valore soglia (picco di massimo enhancement) può avere inizio la scansione

dose a livello di una singola sezione trasversale della regione in esame (per esempio l'aorta toracica), per calcolare il tempo necessario al raggiungimento del picco di enhacement, successivamente utilizzabile nella scansione angio-TC (Fig. 1.26). Il test bolus è un metodo tecnicamente valido, solo recentemente sostituito dalla più semplice e rapida tecnica del bolus tracking.

- *Bolus tracking*: nelle apparecchiature più rapide (>4 MDCT) sfrutta il principio del test bolus (monitoraggio dell'enhacement in tempo reale) e la possibilità di iniziare con estrema velocità la scansione (Fig. 1.27). Utilizzando una misura continua dell'attenuazione su una piccola regione di interesse posizionata nel lume vascolare, è possibile selezionare un valore soglia (in HU) per iniziare automaticamente (o in alcuni casi manualmente) la scansione angio-TC.
  Nella tecnica di bolus tracking, per ottenere un'ottimale sincronizzazione tra somministrazione del mdc e inizio della scansione è fondamentale modulare alcuni parametri.
- *Ritardo per l'inizio della scansione di bolus tracking*: è il tempo intercorrente tra l'inizio della somministrazione del mdc e l'inizio della scansione di bolus tracking (generalmente compreso tra 8 e 10 s).
- *Valore soglia di attenuazione (in HU)*: è il valore di attenuazione, superato o raggiunto il quale inizia la scansione. È variabile in base ai distretti in esame (carotidi 70-90 HU, aorta 150-200 HU, arterie polmonari 50-60 HU) e alla velocità di ac-

quisizione (con apparecchiature più rapide è opportuno impostare valori soglia più elevati per evitare acquisizioni troppo precoci con enhancement inadeguato per superamento del bolo).

- *Ritardo del trigger*: è il tempo intercorrente tra il raggiungimento del valore soglia e l'inizio della scansione. Negli esami angio-TC è impostato su valori minimi (6-8 s) permessi dall'apparecchiatura (tempo necessario a portare in posizione di scansione il complesso tubo radiogeno-detettori, dipendente dalla sua velocità di rotazione e quindi dal peso). Può essere modificato in base al tempo di acquisizione: in apparecchiature più rapide può essere aumentato per evitare di acquisire troppo precocemente rispetto al picco di enhancement; va invece ridotto al minimo nelle apparecchiature più lente.

A influenzare la qualità di un esame angio-TC contribuiscono pertanto molteplici parametri legati a:

- scansione (durata, ritardi, timing);
- mdc (concentrazione, quantità, velocità e modalità di somministrazione, soluzione salina);
- paziente (gittata cardiaca, peso, età, sesso).

È tuttavia agendo sui soli parametri modificabili (ritardi, timing, velocità di somministrazione del mdc) che si può ottimizzare il protocollo di studio in base al quesito clinico.

1.3 Considerazioni dosimetriche

La dose di radiazioni somministrata in un esame TC, e dunque anche negli esami vascolari, è influenzata da:

- mAs e kV impiegati;
- collimazione di strato;
- durata della scansione.

In TC la dose somministrata al paziente è misurata dal CTDIvol, ovvero *la dose media locale in un dato volume di scansione*; la sua unità di misura è il *milligray (mGy)*. Il CTDIvol viene automaticamente calcolato sulla base del pitch, dei mAs, del kVp e di parametri specifici dell'apparecchiatura (Tabella 1.2).

Nei pazienti con massa corporea media, un CTDIvol di 5-6 mGy e di 8-15 mGy è generalmente il massimo consigliato, rispettivamente, per lo studio angio-TC del torace e dell'addome. Nei pazienti con massa corporea sopra la media è necessario utilizzare dosi più elevate per mantenere un'accettabile qualità delle immagini. In questo contesto è utile inoltre sottolineare come l'impiego di bassi kVp (80-100), possibile con masse corporee medie, può incrementare l'attenuazione iodica.

Tabella 1.2 Parametri di esposizione suggeriti, che vanno adattati alle esigenze personali, perché dose efficace e filtri variano da apparecchiatura ad apparecchiatura

Paziente standard (70 kg/170 cm)	Kernel	Spessore di strato (mm)	kVp	CTDIvol
Angio-TC torace	Smooth	1,5-3	100-120	6 mGy o inferiore
Angio-TC addome	Smooth	1,5-5	120	10 mGy
Paziente obeso (100 kg/170 cm)	Kernel	Spessore di strato (mm)	kVp	CTDIvol
Angio-TC torace	Smooth	1,5-3	120	10-15 mGy o inferiore
Angio-TC addome	Smooth	2-5	140 o superiore	20-30 mGy

Nell'impostare i protocolli di scansione per un esame angio-TC è indispensabile considerare che, modificando parametri quali la collimazione del fascio, i valori di mAs, kVp e pitch, è possibile determinare una variazione sia della dose somministrata al paziente sia della qualità dell'immagine. Recentemente sono state implementate tecniche di modulazione della corrente del tubo radiogeno (mAs) in tempo reale durante l'avanzamento lungo l'asse *z*, impostate sulla base della rilevazione dello spessore corporeo, con riduzione della dose fino a circa il 20-30%, a seconda del distretto corporeo esaminato. L'utilizzo di queste tecniche, se disponibili, rappresenta ormai uno standard consolidato, con produzione di immagini di adeguata qualità diagnostica.

1.4 Artefatti

Possono essere causati da movimenti del paziente e dalla tecnica di esecuzione (somministrazione del contrasto, ritardi, ECG-gating). Possono essere riassunti come segue.

- *Pulsazione cardiaca e respirazione*: dovuti alla pulsazione che crea un cambiamento di diametro, forma e posizione delle strutture vascolari adiacenti al cuore, questi artefatti si manifestano come un "doppio contorno" del vaso in esame (aorta toracica ascendente, arterie coronarie). Le tecniche di ECG-gating sono utili per ridurre gli effetti della pulsazione.
- *Iperconcentrazione del mdc*: tipicamente a livello del tronco venoso brachiocefalico, riduce la qualità delle immagini per artefatti da indurimento del fascio a livello dell'arco aortico e dell'origine dei vasi epiaortici. È ridotta dalla somministrazione di un bolo di soluzione fisiologica immediatamente dopo quella del mdc.
- *Flusso turbolento e rallentato*: causa l'opacizzazione non uniforme di un vaso per scarsa e disomogenea concentrazione del mdc. Gli esempi tipici sono rappresentati dalle disomogeneità indotte dalle turbolenze di flusso nelle sacche aneurismatiche e dall'asimmetria di opacizzazione dei vasi distali di gamba nei pazienti con circolo lento.
- *Calcificazioni, stent, protesi e materiali embolizzanti*: se la capacità di identificare le calcificazioni parietali è un innegabile vantaggio dell'angio-TC, essa può anche costituire una limitazione per la riduzione della visualizzazione del lume vascolare con sovrastima del grado di stenosi per effetto "blooming". Alterazioni analoghe sono possibili in presenza di materiali metallici (protesi, stent e agenti embolizzanti). L'effetto di questi artefatti può essere ridotto con l'utilizzo di ricostruzioni con maggiore risoluzione spaziale e di filtri di rielaborazione ad alta definizione.

Angio-RM

2

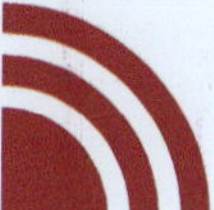

Michele Anzidei, Guendalina Menichini, Carlo Catalano

Sviluppata precedentemente all'introduzione dell'angio-TC, l'angiografia con risonanza magnetica (angio-RM) è rimasta a lungo limitata a campi ristretti di studio (circolo intracranico) per l'indisponibilità di risorse tecnologiche adeguate. Nell'ultimo decennio il costante progresso tecnologico ha tuttavia consentito un costante incremento dell'affidabilità delle sue prestazioni diagnostiche con ampia diffusione clinica, soprattutto grazie al perfezionamento delle tecniche di acquisizione, all'ormai vasto utilizzo di magneti ad alto campo (1,5 T e 3 T) e ai relativi vantaggi sull'angio-TC, in particolare per l'uso di mezzi di contrasto (mdc) non nefrotossici e per l'assenza di radiazioni ionizzanti.

2.1 Apparecchiature

Benché tecnicamente sia possibile effettuare esami angio-RM con apparecchiature di vecchia generazione, a bassa intensità di campo magnetico statico, con sistemi di gradienti piuttosto lenti e bobine non performanti, l'introduzione e la diffusione clinica di scanner ad alto campo magnetico, di sistemi di gradienti rapidi e ultrarapidi e di bobine phased-array multicanale hanno consentito un miglioramento significativo delle prestazioni diagnostiche dell'angio-RM, tale da rendere clinicamente inaccettabile l'impiego di tecnologie non performanti. Attualmente, anche tra le apparecchiature della medesima fascia tecnologica esistono sistemi con performance tecniche nettamente più elevate rispetto ad altre: in particolare, gli elementi hardware con maggiore influenza sulla qualità degli esami angio-RM sono rappresentati dal sistema dei gradienti e soprattutto dal complesso di bobine per la ricezione del segnale, in special modo dai sistemi combinati multibobina e multicanale, con possibilità di utilizzo degli algoritmi di imaging parallelo ad alto fattore di accelerazione.

2.2 Controindicazioni

Assolute

- Pacemaker non RM-compatibili.
- Clip ferromagnetiche intracraniche.
- Protesi del cristallino con anse ferromagnetiche.
- Corpi estranei ferromagnetici in adiacenza di strutture vascolari o nervose.
- Dispositivi metallici ferromagnetici (elettrodi, protesi acustiche, neurostimolatori).

La lista dei device non RM-compatibili si riduce costantemente grazie all'impiego di leghe e materiali tecnologicamente avanzati in sostituzione dei metalli convenzionalmente utilizzati: per una lista completa e aggiornata dei device compatibili e non compatibili si raccomanda il riferimento al sito internet *www.mrisafety.com.*

Relative

- Gravidanza (non esiste evidenza, clinica o non clinica, dell'eventuale potenziale teratogeno dei campi magnetici nelle fasi embriogenetiche precoci): la valutazione del potenziale beneficio derivante dall'esame dovrà essere effettuata caso per caso e confrontata con l'ipotetico rischio indotto.
- Clip ferromagnetiche o corpi estranei a livello sottocutaneo (possibili lesioni da riscaldamento o mobilizzazione sotto l'effetto del campo magnetico).

Limitanti

- Claustrofobia.
- Pazienti non collaboranti (movimenti involontari, incapacità di mantenere l'apnea).
- Dispositivi ferromagnetici nella regione in esame (artroprotesi coxofemorale).
- Suture o placche metalliche post craniotomia o sternotomia.

2.3 Fenomeni da flusso

Il sangue è un fluido organico che per caratteristiche biochimiche e fisiche presenta tempi di rilassamento T1 e T2 relativamente lunghi e pertanto, se ipoteticamente si trovasse in condizioni di assenza di flusso o di velocità di flusso estremamente lente (ad esempio nei casi di dissezione o trombosi acuta di un'arteria), presenterebbe un'intensità di segnale modicamente elevata nelle sequenze T2 pesate e ridotta in quelle T1 pesate. Il sangue, tuttavia, è un fluido in rapido e costante movimento e solo raramente le condizioni emodinamiche corrispondono a quanto descritto. Per studiare i vari distretti vascolari e le loro patologie è quindi indispensabile adottare sequenze RM dedicate, definite nel complesso tecniche angio-RM.

Per comprendere più facilmente il principio fisico alla base del funzionamento delle sequenze utilizzate in angio-RM, è necessario conoscere i fenomeni cui sono soggetti i fluidi in movimento sottoposti a un campo magnetico statico, conosciuti come *effetti* o *fenomeni da flusso*.

I fenomeni da flusso possono essere classificati in base a una modificazione:

- della magnetizzazione longitudinale dei protoni del sangue in entrata o in uscita dal volume anatomico in analisi rispetto a quella degli spin del tessuto stazionario (fenomeni del *flow-void* e dell'*in-flow*);
- della magnetizzazione trasversale dei protoni del sangue rispetto agli spin del tessuto stazionario indotta dal loro movimento lungo la direzione di un gradiente di campo magnetico (fenomeno del *phase-shift* o dello *spostamento di fase*).

Flow-void

Il *flow-void* o *assenza di flusso* è un fenomeno rilevabile nei fluidi in movimento (sangue e altri fluidi, tra cui il contenuto della vescica o delle anse intestinali). L'induzione del flow-void è legata al fatto che per generare segnale nelle sequenze RM (per semplicità si utilizzerà l'esempio di una sequenza spin-echo) si applica un impulso di radiofrequenza (RF) orientato a 90° seguito da un impulso di rifocalizzazione a 180°. Solo i protoni sottoposti a entrambi gli impulsi mostreranno fenomeni di eccitazione e rilassamento e, quindi, parteciperanno alla generazione del segnale; i protoni in movimento attraverseranno lo strato in esame prima di essere sottoposti all'impulso di rifocalizzazione, senza fornire segnale (Fig. 2.1). Il fenomeno è maggiormente evidente nelle sequenze T2 pesate per il più lungo tempo di eco (TE) utilizzato. L'assenza di flow-void in vasi a flusso elevato può essere indice di rallentamento di flusso, trombosi (Fig. 2.2) o dissezione. L'entità del fenomeno di flow-void aumenta all'aumentare dello spessore dello strato in esame, e viceversa (Tabella 2.1).

In-flow

Il fenomeno dell'*in-flow* si osserva in particolare nelle sequenze gradient-echo ed è il principio fisico sfruttato nelle sequenze angio-RM *Time-of-Flight* (ToF). Quando i protoni dei tessuti stazionari del volume in analisi sono sottoposti a continui impulsi RF a tempi di ripetizione (TR) estremamente brevi (TR < T1 dei tessuti stazionari), il segnale derivante da essi sarà nullo, per una costante saturazione della loro magnetizzazione longitudinale. I protoni del sangue in movimento, affluendo nel volume in analisi lungo una traiettoria perpendicolare a esso (l'angolo tra vaso in esame e strato

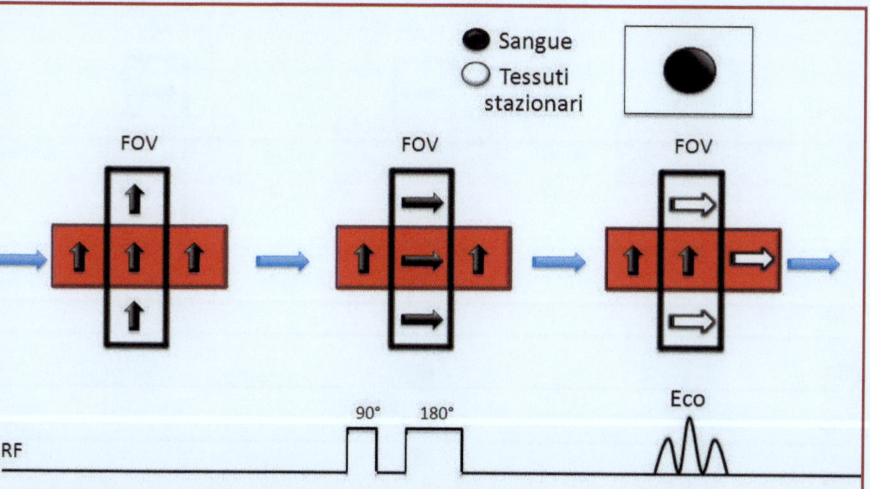

Fig. 2.1 Fenomeno del flow-void in una sequenza di impulsi spin-echo. I protoni del sangue in movimento non vengono sottoposti all'impulso di rifocalizzazione a 180° e non forniscono segnale al momento della ricezione dell'eco, avendo ormai attraversato il *Field of View* (FoV) del volume in analisi

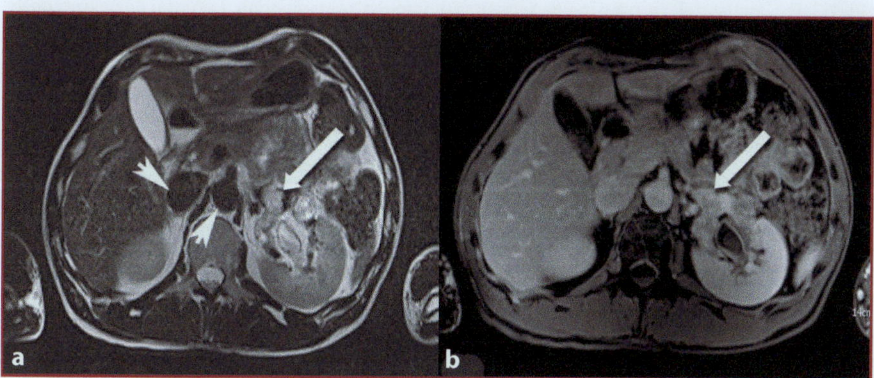

Fig. 2.2 a Sequenza turbo spin-echo T2 pesata: estesa trombosi della vena renale principale e dei rami segmentari di sinistra con assenza del normale flow-void (*freccia*), invece osservabile in aorta e vena cava (*punte di freccia*). **b** Nella sequenza gradient-echo T1 pesata ottenuta dopo somministrazione di mdc il trombo è ben visibile come difetto di riempimento nella vena renale (*freccia*)

Tabella 2.1 Effetto delle variazioni dello spessore di strato sui fenomeni di flow-void e in-flow

	Sequenza	Spessore di strato
Flow-void	Spin-echo T2 pesata	> se alto
In-flow	Gradient-echo T1 pesata	> se basso

di acquisizione deve essere quanto più possibile prossimo a 90°) e attraversandolo a una velocità costante ed elevata, non saranno sottoposti a saturazione della magnetizzazione longitudinale dai continui impulsi RF e rilasceranno, quindi, il segnale più alto tra i protoni del volume in analisi al momento della ricezione dell'eco, determinando l'enhancement vascolare per effetto in-flow (Figg. 2.3, 2.4). È fisicamente possibile che tale fenomeno avvenga anche nelle sequenze spin-echo T1 pesate, sebbene la sua entità sia ridotta per la coesistenza dell'effetto flow-void. L'entità del fenomeno

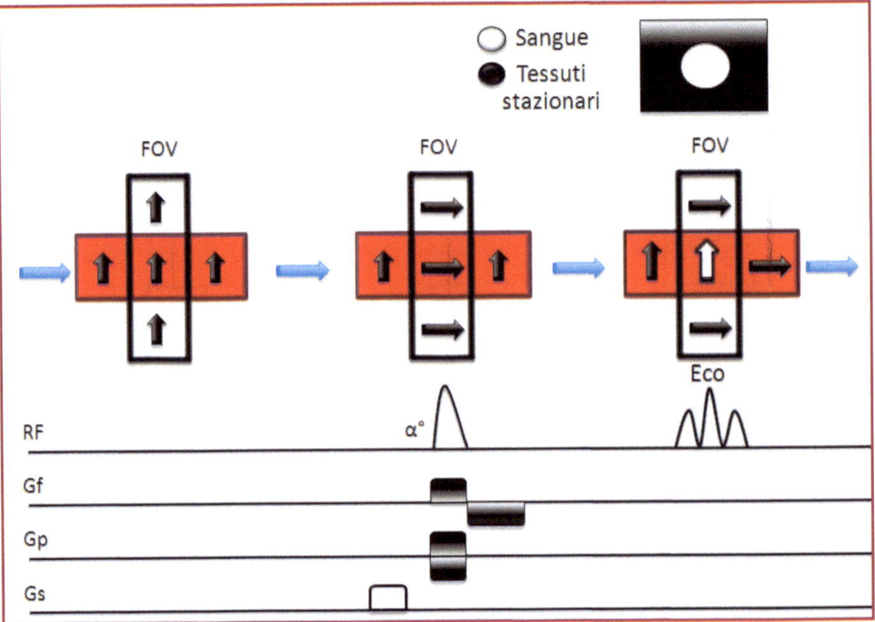

Fig. 2.3 Fenomeno dell'in-flow in una sequenza di impulsi gradient-echo. I protoni dei tessuti tazionari sono saturati dai continui impulsi RF a TR breve. I protoni del sangue in afflusso allo strato in esame non subiscono gli effetti di saturazione e sono in grado di rilasciare segnale al momento della ricezione dell'eco

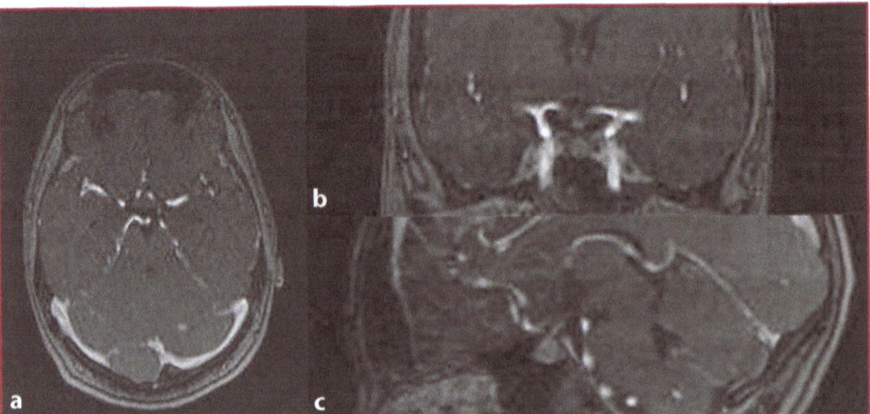

Fig. 2.4 Angio-RM del circolo intracranico ottenute con tecnica ToF, sfruttando il fenomeno dell'in-flow, senza impiego di mdc. **a** Immagine nativa. **b** Immagine ricostruita sul piano coronale. **c** Immagine ricostruita sul piano sagittale

dell'in-flow aumenta (con incremento del segnale vascolare) al diminuire dello spessore dello strato in esame, e viceversa (Tabella 2.1).

Phase-shift

L'effetto *phase-shift* o di *spostamento di fase* si osserva quando a un volume in analisi all'interno di un campo magnetico statico vengono applicati consecutivamente due gradienti magnetici di uguale intensità e ampiezza ma con segnale opposto, inducendo una modificazione del vettore della magnetizzazione trasversale. L'intensità di tale vettore risulterà nulla per i protoni dei tessuti stazionari, ma presenterà un valore >0 per quelli delle sostanze in movimento rapido come il sangue. La differenza di fase, e quindi l'intensità di segnale del fluido, sarà direttamente proporzionale alla velocità di flusso lungo la direzione del gradiente (Fig. 2.5). Il phase-shift è il fenomeno fisico alla base delle sequenze *Phase-Contrast* o PC (Fig. 2.6).

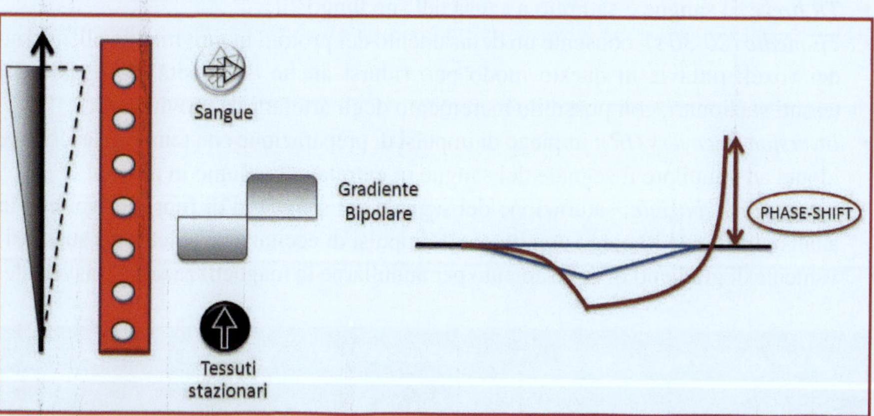

Fig. 2.5 Schema riassuntivo del fenomeno dell'effetto di phase-shift. L'applicazione di due gradienti magnetici di uguale intensità e ampiezza e di verso opposto al sangue in movimento determina una modificazione del vettore magnetizzazione trasversale degli spin in movimento diversa da zero e proporzionale alla velocità del flusso lungo la direzione di gradiente

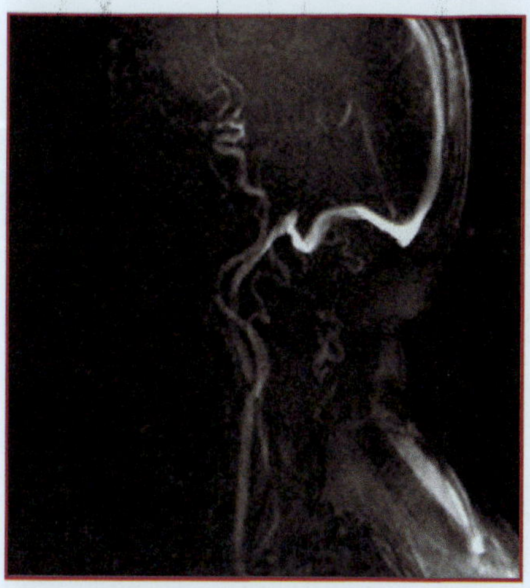

Fig. 2.6 Angio-RM del circolo carotideo ottenuta con tecnica PC, sfruttando il fenomeno di phase-shift, senza impiego di mdc

Tecniche di acquisizione

In relazione all'utilizzo dei fenomeni di flusso descritti o all'impiego di mezzi di contrasto a base di gadolinio (Gd), le tecniche angio-RM possono essere suddivise in due gruppi:

- senza utilizzo di mdc; in base alle caratteristiche di segnale del sangue le tecniche utilizzate per gli studi vascolari possono essere suddivise in:
  - tecniche *dark-blood (a sangue nero)*, in cui il segnale intravascolare sarà inferiore a quello dei tessuti stazionari circostanti;
  - tecniche *bright-blood (a sangue bianco)*, in cui il segnale intravascolare sarà maggiore rispetto ai tessuti stazionari circostanti.
- con somministrazione di mdc (*Contrast Enhanced Magnetic Resonance Angiography*, CE-MRA).

Tecniche di angio-RM senza mezzo di contrasto

Sequenze dark-blood

Sono tecniche impiegate prevalentemente per lo studio del miocardio, delle pareti dei vasi (Fig. 2.7) e della patologia trombotica associata a stenosi serrate. Prevedono l'utilizzo di sequenze T1 pesate in cui la riduzione del segnale intraluminale viene ottenuta mediante l'uso combinato dei seguenti accorgimenti tecnici:

- *TR breve*: il sangue è saturato a causa del suo lungo T1;
- *TE medio (20-30 s)*: consente un defasamento dei protoni in movimento all'interno dei voxel; tuttavia in questo modo può ridursi anche l'intensità di segnale dei tessuti stazionari, con possibile incremento degli artefatti da movimento;
- *Inversion Recovery (IR)*: impiego di impulsi di preparazione con tempi di inversione idonei ad annullare il segnale del sangue in entrata nel volume in analisi;
- *saturazione spaziale*: saturazione del segnale del sangue al di fuori del volume in analisi, mediante impiego combinato di impulsi di eccitazione selettiva e successivamente di gradienti di defasamento per annullarne la magnetizzazione trasversale;

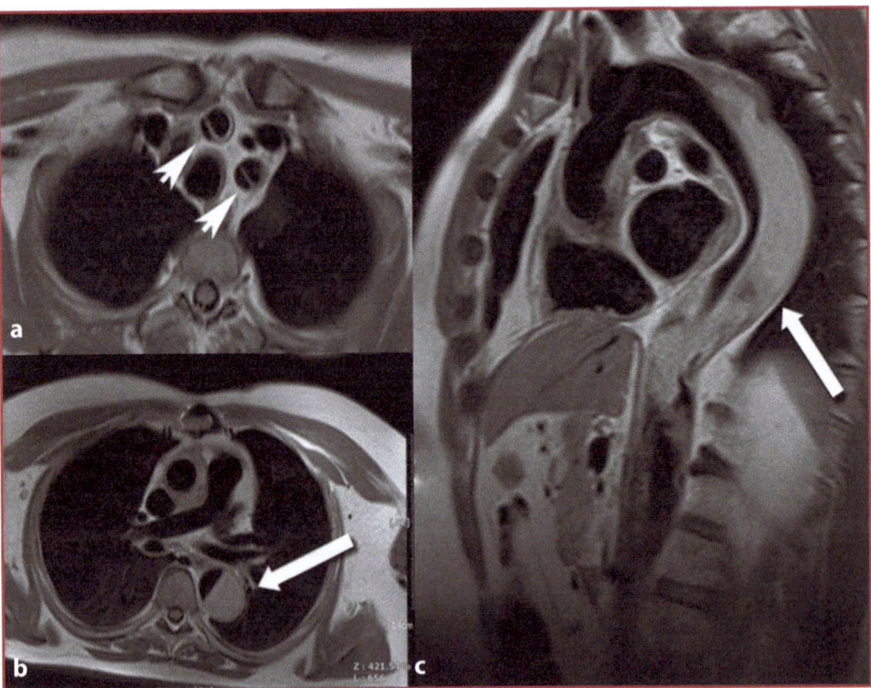

Fig. 2.7 Immagini spin-echo inversion recovery (SE IR) T1 pesate ottenute con tecnica dark-blood in un paziente con dissezione aortica di tipo I. La soppressione del segnale del sangue all'interno del lume aortico consente un'ottimale valutazione di parete, con adeguata definizione dei flap di dissezione a livello dei vasi epiaortici (**a** *punte di freccia*) e del trombo all'interno del falso lume aortico (**b,c** *frecce*), iperintenso per assenza del normale flow-void presente nelle strutture vascolari con flusso conservato

- *wash-out 90-180°*: ottenuto nelle sequenze spin-echo quando il sangue lascia lo strato in esame tra l'applicazione dell'impulso RF a 90° e quello a 180°, non subendo rifocalizzazione e, pertanto, non potendo dare origine a segnale;
- *sfasamento di gradiente*: si aumenta lo sfasamento di coerenza di fase del sangue all'interno dei voxel in esame indotto dal movimento, ad esempio evitando l'impiego di tecniche che annullano il momento di gradiente.

Sequenze bright-blood

Sono tecniche impiegate per la valutazione del lume vascolare ma con minore definizione della parete rispetto a quelle dark-blood, sfruttando sequenze in cui il lume vascolare appare iperintenso. Oltre alle sequenze il cui utilizzo è ormai consolidato in angio-RM (ToF e PC), a questo gruppo di tecniche appartengono le sequenze *balanced* che, sfruttando la magnetizzazione trasversale residua del sangue in movimento sottoposto a impulsi RF con TR molto bassi, e amplificandola mediante l'impiego di gradienti aggiuntivi, consentono acquisizioni veloci con elevato segnale intravascolare (Fig. 2.8). L'utilizzo di queste sequenze senza particolari accorgimenti (trigger cardiaco) non permette tuttavia una valida differenziazione tra strutture arteriose e venose, riducendone allo stato attuale l'effettiva applicabilità per gli studi angio-RM su molte apparecchiature.

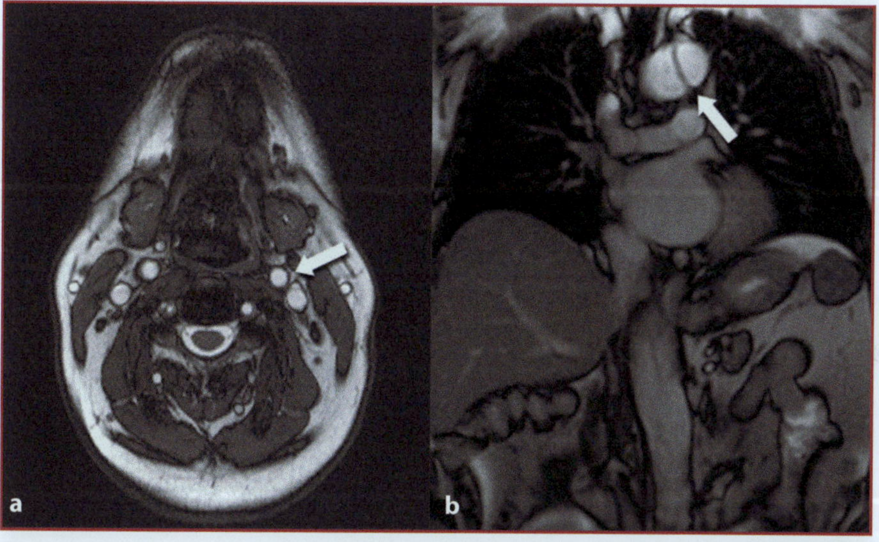

Fig. 2.8 Immagini balanced ottenute con tecnica bright-blood in un paziente con dissezione aortica. **a** Il lume vascolare appare ben valutabile, ma senza adeguata differenziazione tra vene e arterie (*freccia*). **b** È comunque ben evidente il flap intimale a livello dell'aorta toracica con estensione all'arco aortico (*freccia*)

Sequenze ToF

Le sequenze ToF sfruttano il fenomeno dell'in-flow per gli studi angio-RM. Attualmente queste sequenze sono utilizzate come prima scelta diagnostica nella valutazione del circolo intracranico e come seconda opzione per la valutazione dei vasi epiaortici, dopo le sequenze con mdc. Le sequenze ToF, nonostante l'elevata risoluzione spaziale planare e longitudinale ottenibile, sono infatti molto sensibili ad *artefatti da movimento* dovuti al respiro o ai lunghi tempi di acquisizione, e ad *artefatti da defasamento dei protoni con perdita del segnale per riduzione della velocità di flusso* in presenza di stenosi severe o in vasi con decorso tortuoso, con rischio di sovrastima del grado di stenosi (Fig. 2.9).

L'angio-RM con sequenze ToF può essere effettuata con acquisizioni *2D* o *3D*; in passato è stato dimostrato come l'accuratezza diagnostica delle acquisizioni 2D sia particolarmente gravata da artefatti da defasamento protonico in presenza di stenosi severe con rischio di sovrastima del grado di stenosi, soprattutto a livello carotideo. L'introduzione delle sequenze ToF 3D a spessore di strato sottile e con multipli volumi parzialmente sovrapposti (*Multiple Overlapping Thin Slab Acquisition*, MOTSA) ha determinato un evidente incremento della risoluzione spaziale e dell'accuratezza diagnostica di questa tecnica, rendendola una potenziale alternativa alle sequenze con mdc in pazienti selezionati. Un'acquisizione ToF tecnicamente adeguata necessita di alcuni accorgimenti nell'esecuzione dell'esame:

- piano di acquisizione perpendicolare al vaso e al flusso in esame (Fig. 2.10);

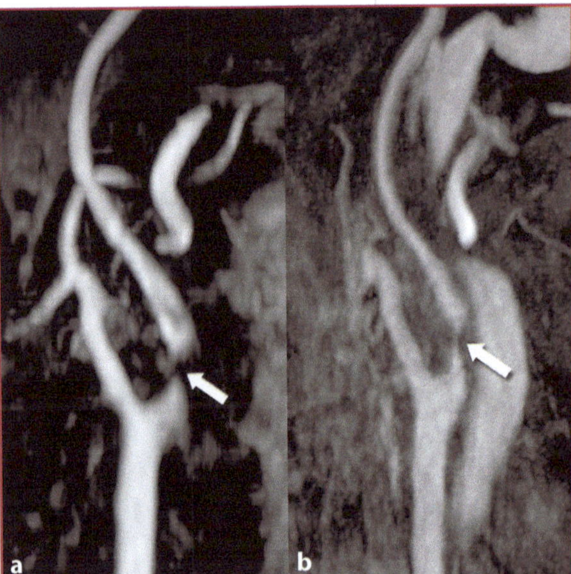

Fig. 2.9 Immagini ToF ottenute in un paziente con stenosi carotidea. **a** La morfologia e il decorso del vaso sono correttamente valutabili, così come la placca evidente alla base della carotide interna di sinistra. Il flusso estremamente lento e turbolento nel sito della stenosi determina tuttavia un defasamento dei protoni del sangue, con perdita dell'effetto in-flow e assenza di segnale all'interno del lume (*freccia*) e con sovrastima del grado di stenosi rispetto a quanto valutabile nelle immagini ottenute con mdc (**b**), in cui non sono presenti artefatti da defasamento dei protoni a livello della placca (*freccia*)

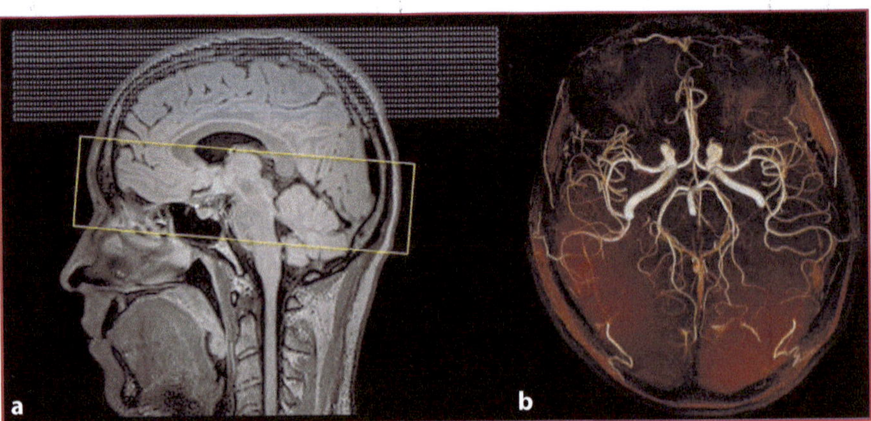

Fig. 2.10 **a** Inclinazione perpendicolare del volume in analisi con sequenze ToF (*in giallo*) rispetto all'asse longitudinale dei vasi in esame, in questo caso per lo studio del circolo arterioso intracranico. L'utilizzo di una banda di saturazione spaziale (*in blu*) applicata cranialmente al volume in esame consente la saturazione del flusso venoso in entrata. **b** Ciò comporta la formazione di immagini in cui l'intensità di segnale è determinata dalle sole strutture arteriose

- impulsi di presaturazione spettrale per sostanze con T1 brevi che possono risultare iperintense, analogamente al sangue all'interno dei vasi (grasso, metaemoglobina e coaguli);
- utilizzo delle sequenze ToF 2D per lo studio dei vasi venosi e delle ToF 3D per i vasi arteriosi;
- impulsi di presaturazione spaziale (bande di saturazione) per saturare il flusso in entrata nel volume in analisi in direzione opposta a quello da visualizzare (ad esempio, saturazione del sangue venoso in entrata per ottenere selettivamente informazioni arteriose o viceversa).

Le caratteristiche delle sequenze ToF sono riassunte in Tabella 2.2.

Tabella 2.2 Caratteristiche delle sequenze ToF

Vantaggi
Semplicità d'uso
Alta risoluzione spaziale
Brevi tempi di acquisizione se 3D
Svantaggi
Bassa sensibilità ai flussi lenti
Studio di piccoli distretti
Piano necessariamente perpendicolare al vaso in esame
Artefatti da iperintensità per sostanze con alto T1 (ad esempio emoglobina)
Impiego
Carotidi
Circolo intracranico
Vasi distali di gamba

Sequenze Phase-Contrast

Le sequenze PC sfruttano la velocità dei cambi di fase dei protoni del sangue che si muovono parallelamente al campo magnetico statico. Attraverso l'attivazione di una coppia di gradienti bipolari che defasano e rifasano sequenzialmente gli spin dei protoni del volume in analisi durante l'acquisizione, vengono ottenute immagini in cui l'intensità di segnale dei pixel corrisponde direttamente ai valori della velocità di movimento dei protoni del sangue, con totale saturazione del segnale dei protoni statici nei tessuti stazionari: variando i parametri di codifica della velocità (*Velocity Encoding*, VENC) è possibile ottenere un imaging selettivo di strutture arteriose (fattore VENC >40 cm/s) o venose (fattore VENC <20 cm/s). La selezione del valore di VENC prima dell'acquisizione delle sequenze PC determina il valore massimo delle velocità di cambio di fase rappresentate nell'immagine in modo non ambiguo (una velocità di spostamento >VENC può essere rappresentata in modo artefattuale come flusso con direzione opposta a quella reale). A causa dei tempi di acquisizione estremamente lunghi, le sequenze PC trovano impiego ristretto allo studio del circolo intracranico, in particolare dei vasi venosi (Fig. 2.11). In altri distretti anatomici, tra i quali quello carotideo, l'applicazione delle sequenze PC presenta un'utilità limitata, principalmente per i prolungati tempi di acquisizione e la scarsa immediatezza nell'interpretabilità delle immagini in ambito clinico-chirurgico; sono state tuttavia de-

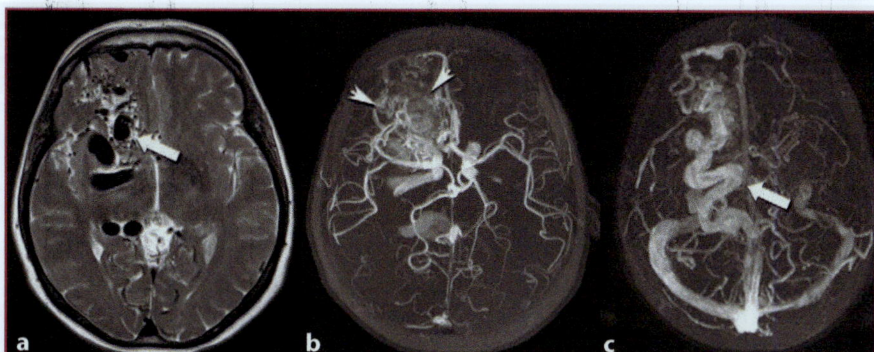

Fig. 2.11 **a** Immagine spin-echo T2 pesata che mostra un'alterazione vascolare (*freccia*) a livello dell'emisfero cerebrale destro, con artefatto da flow-void; i reperti sono compatibili con la presenza di una malformazione artero-venosa. **b** Sequenza ToF che evidenzia la componente arteriosa della malformazione (*punte di freccia*). **c** Sequenza PC che evidenzia la componente venosa dell'alterazione (*freccia*)

Tabella 2.3 Caratteristiche delle sequenze PC

Vantaggi
Eccellente soppressione dei tessuti stazionari
Sensibilità ai flussi lenti
Quantificazione dei flussi
Svantaggi
Lunghi tempi di acquisizione
Necessaria conoscenza della velocità di flusso in esame
Artefatti da turbolenze di flusso
Impiego
Studio delle dinamiche di flusso
Carotidi
Aorta
Circolo intracranico
Distretto venoso

scritte interessanti prospettive nello studio delle alterazioni emodinamiche negli aneurismi e nelle dissezioni, patologie in cui l'alterazione morfologica della parete vasale è frequentemente associata a perturbazioni della velocità e della direzione del flusso ematico.

Le caratteristiche delle sequenze PC sono riassunte in Tabella 2.3.

Tecniche di angio-RM con mezzo di contrasto

Le sequenze angio-RM con somministrazione di mdc a base di chelati di Gd hanno subito nel corso degli anni una crescente ottimizzazione tecnica, con incremento dell'accuratezza diagnostica e una conseguente maggiore implementazione nella pratica clinica quotidiana, essendo a oggi tra gli esami di prima scelta per l'imaging vascolare. Il principio fisico alla base delle sequenze angio-RM con somministrazione di mdc è rappresentato dalla capacità del Gd di ridurre il T1 del sangue, indipendentemente dalla velocità di flusso. Queste sequenze, pertanto, sono maggiormente accurate nell'identificare la patologia vascolare associata a fenomeni di rallentamento o turbolenza di flusso (ad esempio nelle stenosi carotidee) rispetto a quelle ottenute senza somministrazione di mdc.

I mdc utilizzati in angio-RM possono essere suddivisi in base alla loro biodistribuzione in:

- extracellulari a distribuzione interstiziale;
- extracellulari a distribuzione blood-pool.

I mdc a distribuzione interstiziale, immediatamente dopo la somministrazione endovenosa periferica, raggiungono il cuore, attraversano la circolazione polmonare e si distribuiscono nello spazio macrovascolare, capillare e interstiziale. Non attraversano la barriera emato-encefalica integra e hanno un'escrezione prevalentemente renale, o in alcuni casi epatica, in tempi piuttosto rapidi, con progressiva riduzione della quota intravascolare residua di mdc a ogni ricircolo. Utilizzando questi mdc l'acquisizione delle immagini angio-RM è limitata dal tempo di enhancement vascolare utile (circa 60-80 s). Nell'imaging delle strutture arteriose è inoltre indispensabile completare l'acquisizione durante la fase di primo passaggio del mdc (Fig. 2.12), prima che esso si distribuisca nel sistema venoso, con sovrapposizione delle varie strutture vascolari nell'immagine finale.

Nonostante per gli studi angio-RM sia possibile utilizzare tutti i mdc interstiziali disponibili sul mercato, è stato dimostrato che alcune molecole presentano caratteristiche maggiormente adeguate alle necessità tecniche degli studi vascolari rispetto alle altre: quelle con migliori prestazioni riportate in letteratura sono il gadobenato dime-

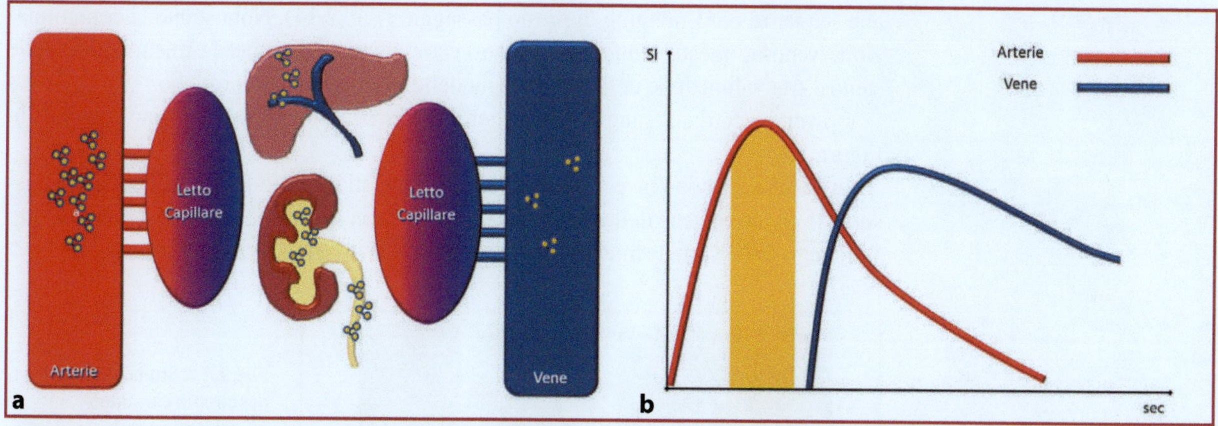

Fig. 2.12 a Biodistribuzione dei mdc interstiziali. **b** Enhancement vascolare e finestra diagnostica in angio-RM con mdc interstiziali: nell'imaging arterioso, l'acquisizione delle immagini deve essere completata entro una ristretta finestra diagnostica (*in giallo*) che ricada all'interno del picco di enhancement arterioso (*curva rossa*), terminando prima dell'enhacement venoso (*curva blu*)

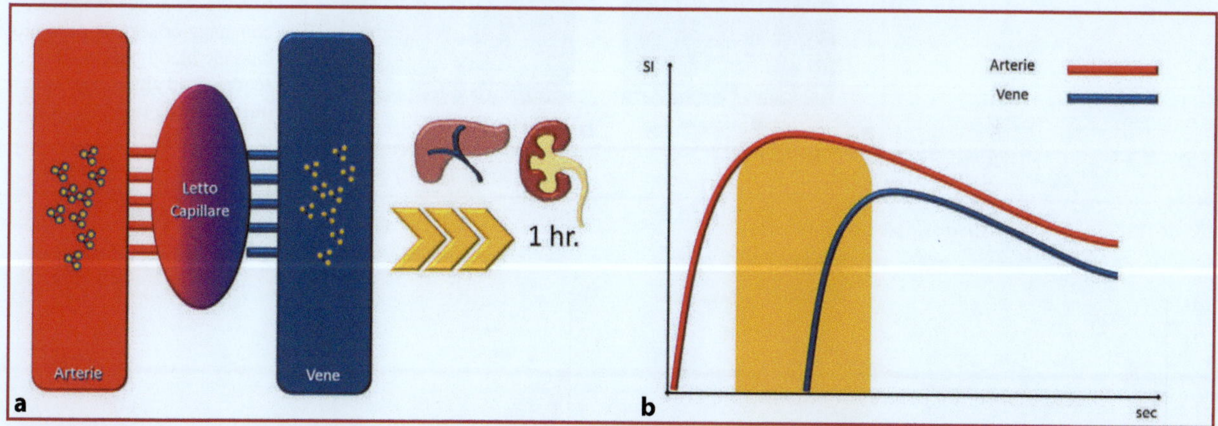

Fig. 2.13 a Biodistribuzione dei mdc blood-pool. **b** Enhancement vascolare e finestra diagnostica in angio-RM con mdc blood-pool. La finestra diagnostica più ampia (*in giallo*) consente di estendere le acquisizioni oltre il semplice imaging arterioso, ottenendo sequenze in cui la sovrapposizione dell'enhancement arterioso (*curva rossa*) e di quello venoso (*curva blu*) non influenzi l'accuratezza diagnostica dell'esame

glumina (Gd-BOPTA) (lega debolmente l'albumina sierica con un'emivita plasmatica lievemente più lunga e un maggiore effetto sul T1 ematico rispetto alle altre molecole) e il gadobutrolo (ha una concentrazione in soluzione per via endovenosa pari a 1,0 M vs 0,5 M delle altre molecole). Il gadobutrolo, dunque, viene utilizzato a dosi dimezzate rispetto a quelle normalmente utilizzate per gli altri mdc.

I mdc a distribuzione blood-pool sono invece rappresentati da una classe di molecole con capacità di legame forte ma reversibile con l'albumina sierica e a prolungata permanenza nell'albero vascolare, con ritardata estrazione nell'interstizio. Questi mdc permettono l'acquisizione di immagini angio-RM fino a 50-60 min dalla somministrazione endovenosa (Fig. 2.13). L'unica molecola blood-pool attualmente commercializzata è il gadofosveset trisodium.

L'estensione della finestra temporale ottenibile con i mdc blood-pool e, a quanto dimostrato recentemente, anche con il Gd-BOPTA, consente l'acquisizione di immagini durante la fase di equilibrio di circolo del mdc (concentrazione arteriosa = concentrazione venosa), utilizzando sequenze a risoluzione spaziale elevata e maggiore rispetto alle sequenze per l'imaging di primo passaggio (Fig. 2.14). Nonostante la contaminazione venosa, queste sequenze risultano estremamente utili per la misurazione delle stenosi e la valutazione della morfologia delle placche aterosclerotiche.

I diversi effetti sul sangue degli agenti interstiziali e blood-pool sono illustrati in Figura 2.15.

In Tabella 2.4 sono invece riportati i mdc utilizzati in angio-RM. La Tabella 2.5 riassume le caratteristiche delle sequenze angio-RM con mdc. Nella Tabella 2.6 è descritto l'impiego delle varie tecniche di angio-RM in relazione al distretto corporeo.

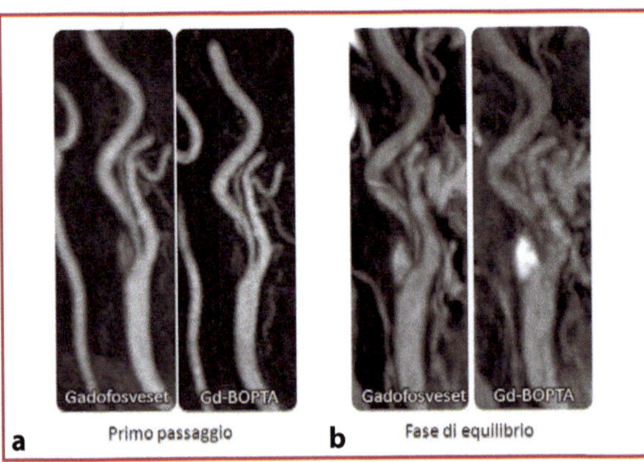

Fig. 2.14 Studio comparativo del circolo carotideo effettuato con mdc blood-pool e interstiziale. L'enhancement vascolare nelle sequenze acquisite durante il primo passaggio (**a**) è simile tra le due molecole, con maggior segnale prodotto dal mdc blood-pool nelle sequenze ad alta risoluzione ottenute nella fase di equilibrio (**b**)

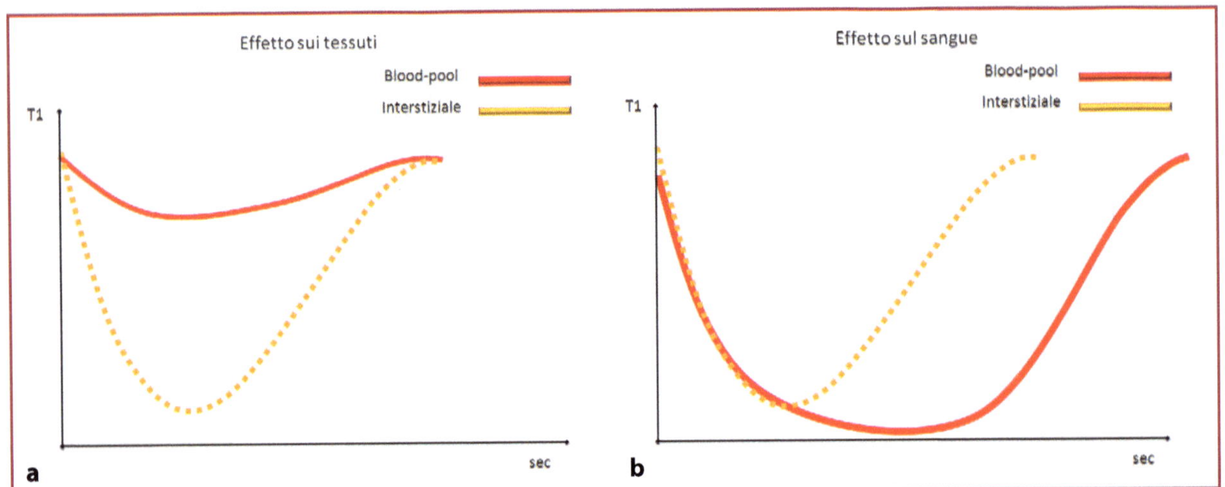

Fig. 2.15 Effetti dei mdc interstiziali (*curva gialla*) e dei mdc blood-pool (*curva rossa*): **a** sul T1 dei tessuti extravascolari, **b** sul T1 del sangue. La riduzione del T1 indotta dalle molecole blood-pool nel sangue è maggiore e più prolungata di quella indotta dalle molecole interstiziali, ma l'effetto sul T1 tissutale extravascolare è praticamente nullo

Tabella 2.4 Sostanze impiegate come mdc in RM e loro caratteristiche biochimico-fisiche.

	Magnevist	Omniscan	Dotarem	ProHance	Multihance	Gadovist	Vasovist
Molecola	Gadopentato dimeglumina	Gadodiamide	Gadoterato dimeglumina	Gadoteridolo	Gadobenato dimeglumina	Gadobutrolo	Gadofosveset
Struttura	Lineare ionico	Lineare non ionico	Macrociclico ionico	Macrociclico non ionico	Lineare ionico	Macrociclico non ionico	Lineare ionico
Relassività, R1 ($L/mmol^{-1}s^{1}$)	4,9	4,8	4,3	4,6	9,7	5,6	19

Nel riquadro rosso sono evidenziati i mdc di maggiore impiego nella pratica clinica quotidiana.

Tabella 2.5 Caratteristiche delle sequenze angio-RM con mdc

Vantaggi
Valutazione delle stenosi Valutazione morfologica Buoni tempi di acquisizione
Svantaggi
Impiego del mdc Compromesso tra risoluzione spaziale e temporale
Impiego
Carotidi Aorta Circolo intracranico Circolo periferico Distretto venoso

Tabella 2.6 Impiego delle varie tecniche di angio-RM nei diversi distretti corporei

	ToF	PC	CE-MRA
Carotidi	++	+	+++
Aorta	– – –	– – –	+++
Circolo periferico	– – –	– – –	+++
Circolo intracranico	+++	++	– – –
Distretto venoso	+	++	– – –

Sequenze Gradient-Echo

Per sfruttare al massimo la riduzione del T1 del sangue indotta dal mdc si impiegano sequenze 3D gradient-echo T1 pesate, acquisite con bassi valori di TR (3-5 ms) e *Flip Angle* (FA, 25-45°), per ottimizzare la differenza dell'intensità di segnale tra sangue e tessuti stazionari, e bassi valori di TE (1-2 ms), per minimizzare gli effetti T2*. L'impiego di TR particolarmente bassi, al di sotto dei tempi di rilassamento T2 della maggior parte dei tessuti del corpo umano (150 ms), dà origine a fenomeni di *steady state* della magnetizzazione trasversale dei protoni (Fig. 2.16), con il rischio di creare un'immagine con contrasto sia T1 sia T2 dipendente, per la presenza di una componente residua della magnetizzazione trasversale, e con riduzione degli effetti di enhancement vascolare indotti dal mdc. L'impiego di un gradiente aggiuntivo a tempi prestabiliti dell'acquisizione (gradiente *spoiler*) permette di eliminare lo steady state raggiunto dai protoni dopo qualche TR, determinando una pesatura dell'immagine unicamente T1 senza effetti da magnetizzazione trasversale residua.

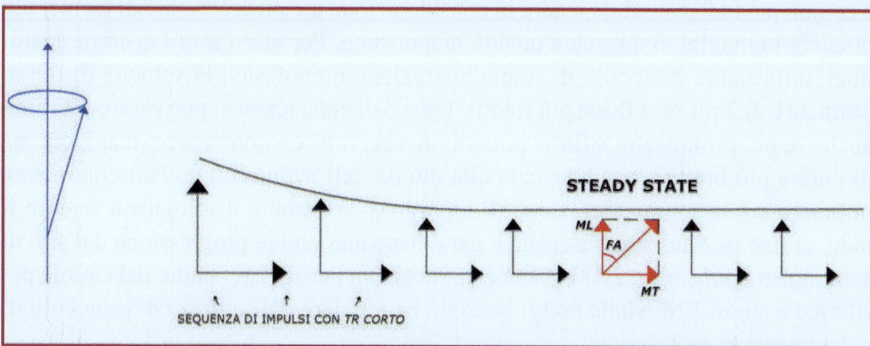

Fig. 2.16 Raggiungimento dello steady state della magnetizzazione trasversale (*MT*) dopo alcuni impulsi RF con TR estremamente brevi e riduzione della dipendenza della pesatura dell'immagine dalla sola magnetizzazione longitudinale (*ML*)

Al fine di incrementare la risoluzione di contrasto intrinseca alle immagini e ridurre l'influenza del segnale derivante dai tessuti a T1 breve (soprattutto il tessuto adiposo), è consigliabile effettuare due acquisizioni consecutive, prima e dopo la somministrazione del mdc: mediante tecniche di sottrazione digitale è possibile rimuovere il segnale dei voxel della sequenza senza mdc (o maschera) da quello dei voxel della sequenza con mdc, annullando il segnale delle strutture anatomiche extravascolari e ottenendo un'immagine in cui il segnale prodotto sia dipendente unicamente dalla distribuzione del mdc all'interno dei vasi.

Determinanti dell'intensità di segnale

Nell'impostare un protocollo angio-RM con mdc è necessario considerare che la variazione di alcuni parametri di acquisizione nelle sequenze gradient-echo può influenzare l'intensità di segnale delle strutture vascolari. In particolare, è consigliabile attenersi ad alcune semplici regole tecniche.

- Il TE e il TR devono essere mantenuti al minimo al fine di massimizzare la pesatura in T1 delle sequenze e ridurre gli effetti da T2*.
- Gli effetti di riduzione del T1 sono direttamente proporzionali alla relassività, o R1, proprietà intrinseca della molecola relativamente stabile tra 0,5 T e 3 T.
- Il FA è in grado di influenzare l'intensità di segnale dei tessuti in dipendenza dal loro T1 e dal TR della sequenza e, pertanto, può determinare modificazioni nell'intensità di segnale vascolare, indotte dal mdc. La relazione esistente tra FA, TR e T1 è calcolabile utilizzando l'*equazione di Ernst* [$\cos \alpha = \exp(-TR/T1)$], in cui è descritto il FA che produce la massima intensità di segnale per dati valori di TR e TE: assumendo di conoscere il T1 del sangue in un dato momento dalla somministrazione di un mdc a effetto R1 noto e stabile al momento dell'acquisizione, i determinanti dell'intensità di segnale sono costituiti dai soli TR e FA. Al fine di massimizzare l'effetto T1, l'equazione di Ernst prescrive pertanto di adottare *FA maggiori se si utilizzano TR più lunghi* e *FA minori quando il T1 del sangue aumenta*. Queste osservazioni sono particolarmente importanti per l'adattamento dei protocolli di acquisizione con utilizzo di mdc con effetto R1 ridotto o per le acquisizioni effettuate in fasi di circolo non corrispondenti al picco di concentrazione arteriosa del mdc, ad esempio con mdc blood-pool in fase di equilibrio (Fig. 2.17), in cui il T1 del sangue aumenta.

Somministrazione del mezzo di contrasto

Benché in angio-RM l'influenza della pianificazione dei protocolli di somministrazione del mdc sia meno rilevante rispetto a quanto descritto per gli studi angio-TC, è comunque indispensabile tenere in considerazione alcuni accorgimenti tecnici per ottenere immagini di adeguata qualità diagnostica. Per quasi tutti i distretti anatomici, utilizzando protocolli di somministrazione monofasici, la velocità di flusso ottimale è di 2 mL/s; a flussi più ridotti il picco di enhancement può essere inferiore anche se più prolungato; a flussi più alti, invece, il picco potrà essere maggiore ma di durata più breve e non adeguata alla durata dell'acquisizione. Particolarmente importante è la somministrazione di un bolo di soluzione fisiologica a seguire il mdc, al fine di ridurne la viscosità e garantirne una rapida progressione dal sito di somministrazione (Fig. 2.18). Alcune applicazioni particolari (studio del circolo periferico e angio-RM whole body) possono beneficiare dall'utilizzo di protocolli di somministrazione bifasici.

Rispetto agli esami angio-TC, l'influenza del tempo di acquisizione sulla qualità diagnostica delle immagini angio-RM è invece maggiore, considerando anche la durata relativamente prolungata delle sequenze. In particolare, acquisendo le immagini

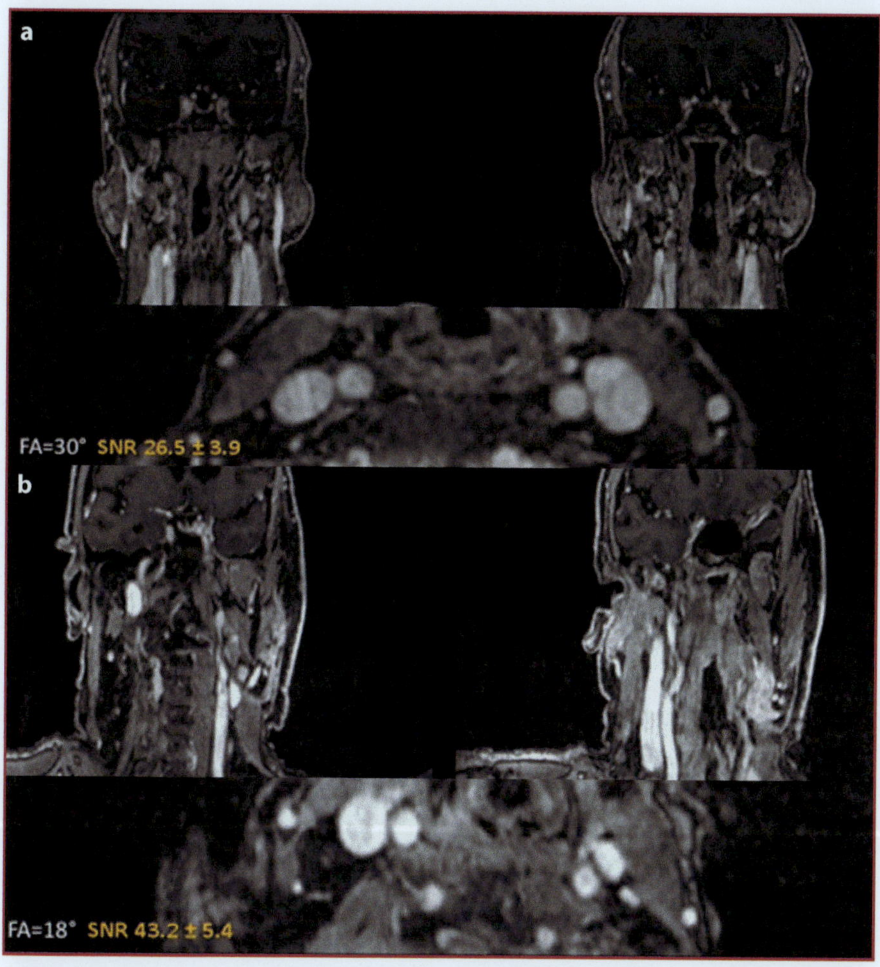

Fig. 2.17 Angio-RM con mdc e sequenze ad alta risoluzione acquisite in fase di equilibrio (**a**) con FA non ottimizzato (*FA = 30°*) e (**b**) ottimizzato (*FA = 18°*) rispetto al TR e al T1 secondo l'equazione di Ernst: il rapporto segnale-rumore (*SNR*) aumenta nelle sequenze con FA ottimizzato

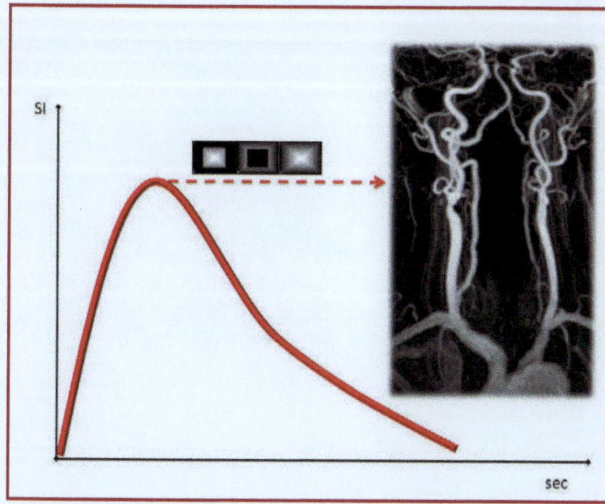

Fig. 2.18 Curva di intensità di segnale nel tempo e rapporto tra picco di enhancement e inizio dell'acquisizione per un esame arterioso dei vasi epiaortici

troppo precocemente o troppo tardivamente rispetto al picco di enhancement arterioso, è consistente il rischio di un ridotto enhancement vascolare o di una significativa contaminazione venosa, con effetti potenzialmente negativi soprattutto sulla valutazione delle strutture arteriose di piccole dimensioni, quali i vasi del collo o quelli del circolo periferico. Parallelamente, è tuttavia necessario considerare che nelle sequenze angio-RM, analogamente a qualsiasi altro tipo di acquisizione RM, la risoluzione temporale è inversamente proporzionale alla risoluzione spaziale, pertanto sequenze estremamente rapide e correttamente sincronizzate al picco di enhancement vascolare potrebbero essere inadeguate alla valutazione di dettagli anatomici particolarmente fini, mentre sequenze ad alta risoluzione spaziale potrebbero non essere acquisite nei tempi richiesti.

Tecniche di valutazione del timing

Per pianificare esami angio-RM di qualità diagnostica adeguata in tempi di acquisizione contenuti sono indispensabili la disponibilità di alcune tecnologie hardware e software e l'utilizzo di alcuni accorgimenti tecnici. Il *timing*, ovvero la sincronizzazione tra somministrazione del mdc e acquisizione delle immagini, può essere gestito con differenti approcci, analogamente a quanto descritto per gli studi angio-TC. Esistono, in particolare, due modalità di valutazione del tempo di ritardo tra raggiungimento del picco di enhancement e inizio dell'acquisizione:

- il *test-bolus* è basato sulla somministrazione di un piccolo bolo di contrasto (1-2 mL), con acquisizione di ripetute immagini 2D T1 pesate a brevissimi intervalli di tempo a livello di un singolo strato nel distretto vascolare in esame, e sul successivo calcolo del tempo di circolo;
- il *real-time bolus tracking* è basato sull'identificazione visiva (con tecnica fluoro-RM) o mediante misure quantitative (con tecniche di rilevazione del riempimento del K spazio) dell'incremento dell'intensità di segnale prodotto dal mdc a livello del segmento vascolare in esame, con inizio manuale o automatico dell'acquisizione una volta raggiunto un enhancement adeguato.

Strategie di campionamento del K spazio

Le variazioni delle modalità di *campionamento del K spazio* influenzano la cronologia dell'acquisizione delle informazioni (risoluzione di contrasto e risoluzione spaziale) che compongono le immagini angio-RM (Fig. 2.19).

- Rispetto al campionamento utilizzato per le sequenze di studio dei tessuti extravascolari (modalità sequenziale), il *campionamento centrico* impiegato nelle sequenze

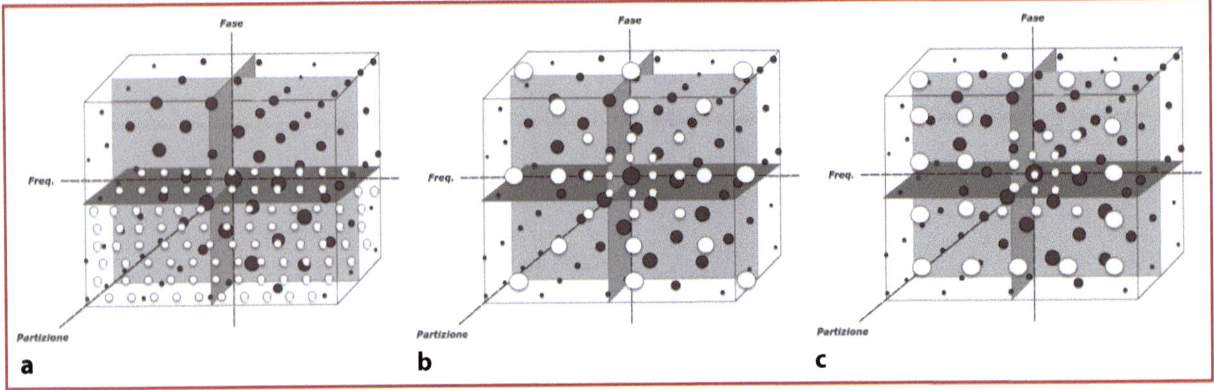

Fig. 2.19 Modalità di campionamento del K spazio: **a** sequenziale, **b** centrico, **c** ellittico-centrico

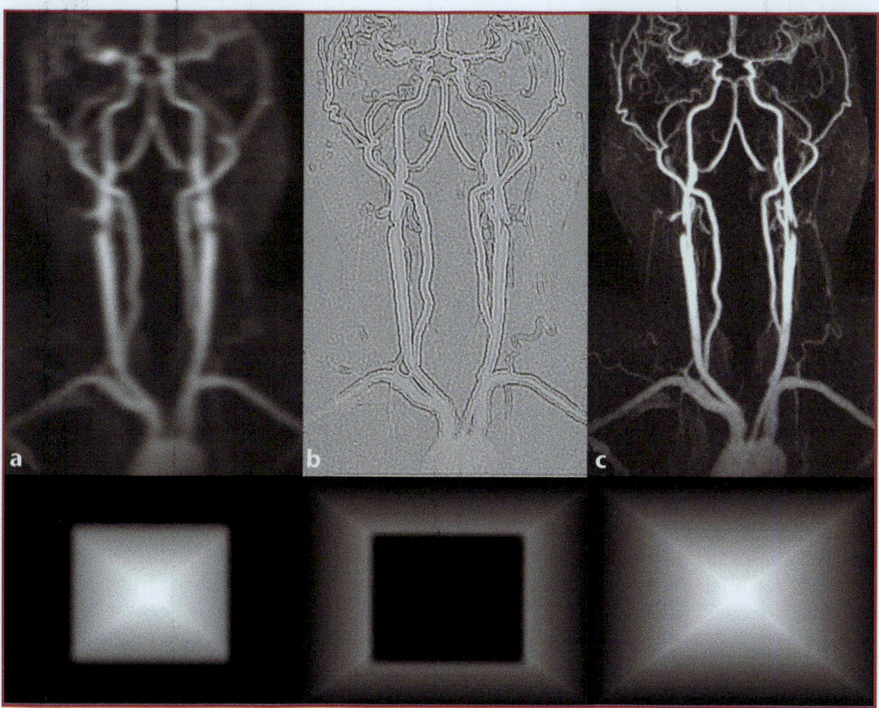

Fig. 2.20 Utilizzo del campionamento centrico in un esame angio-RM dei vasi epiaortici. **a** La porzione centrale del K spazio, contenente le informazioni sulla risoluzione di contrasto ma non su quella spaziale, è campionata nella fase di picco della contrazione vascolare del mdc. **b** Successivamente è campionata la porzione periferica del K spazio, contenente dati relativi alla risoluzione spaziale delle immagini ma non a quella di contrasto. **c** Al termine dell'acquisizione i dati ottenuti vengono elaborati complessivamente per fornire l'immagine finale contenente tutte le informazioni acquisite nel K spazio

angio-RM (Fig. 2.20) consente una più rapida acquisizione delle informazioni sulla risoluzione di contrasto (centro del K spazio) corrispondente alla fase del picco di enhancement, durante la quale la concentrazione intravascolare del mdc e il suo effetto T1 sono massimi, con successiva acquisizione delle informazioni sulla risoluzione spaziale (periferia del K spazio).

- Una variante del campionamento centrico è rappresentata dal *campionamento ellittico-centrico*, in cui la componente centrica si accompagna a una componente ad andamento a spirale diretta dal centro verso la periferia del K spazio, con migliore performance nella rilevazione sia delle informazioni riguardanti la risoluzione di contrasto sia di quelle relative alla risoluzione spaziale.

È tuttavia necessario considerare che, utilizzando il campionamento centrico o le sue varianti, è indispensabile non iniziare l'acquisizione in una fase di circolo troppo precoce: se il centro del K spazio è campionato completamente prima che la concentrazione del mdc sia adeguatamente elevata e la riduzione del T1 ematico sia significativa, potranno prodursi particolari artefatti con enhancement del solo margine del vaso (Fig. 2.21).

Parallel imaging

Il parallel imaging è una tecnica che sfrutta la possibilità di effettuare un campionamento frazionato del K spazio, utilizzando i diversi canali di ricezione di una o più bobine phased-array, la cui sensibilità spaziale consente di fornire informazioni spaziali sull'immagine (altrimenti ottenute con il tradizionale metodo della trasformata di Fou-

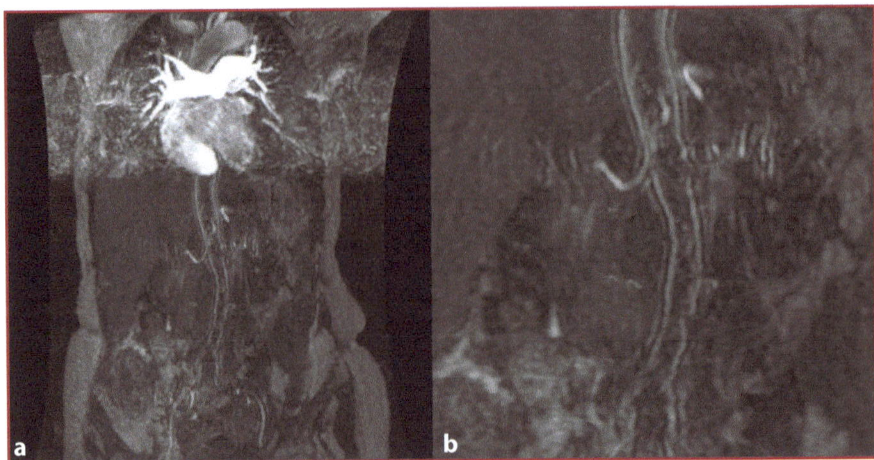

Fig. 2.21 Inadeguata sincronizzazione tra somministrazione del mdc e inizio dell'acquisizione, con sequenze a campionamento centrico del K spazio per lo studio angio-RM dell'aorta addominale. **a** L'acquisizione ha avuto inizio troppo precocemente rispetto all'arrivo del mdc che, nelle immagini ricostruite con la totalità dei dati (centro e periferia del K spazio), è visualizzabile a livello del circolo arterioso polmonare. **b** Il particolare dell'aorta addominale mette in evidenza l'enhancement delle sole pareti del vaso (artefatto "Maki"), a causa della scarsa concentrazione vascolare del mdc durante il campionamento delle porzioni centrali del K spazio

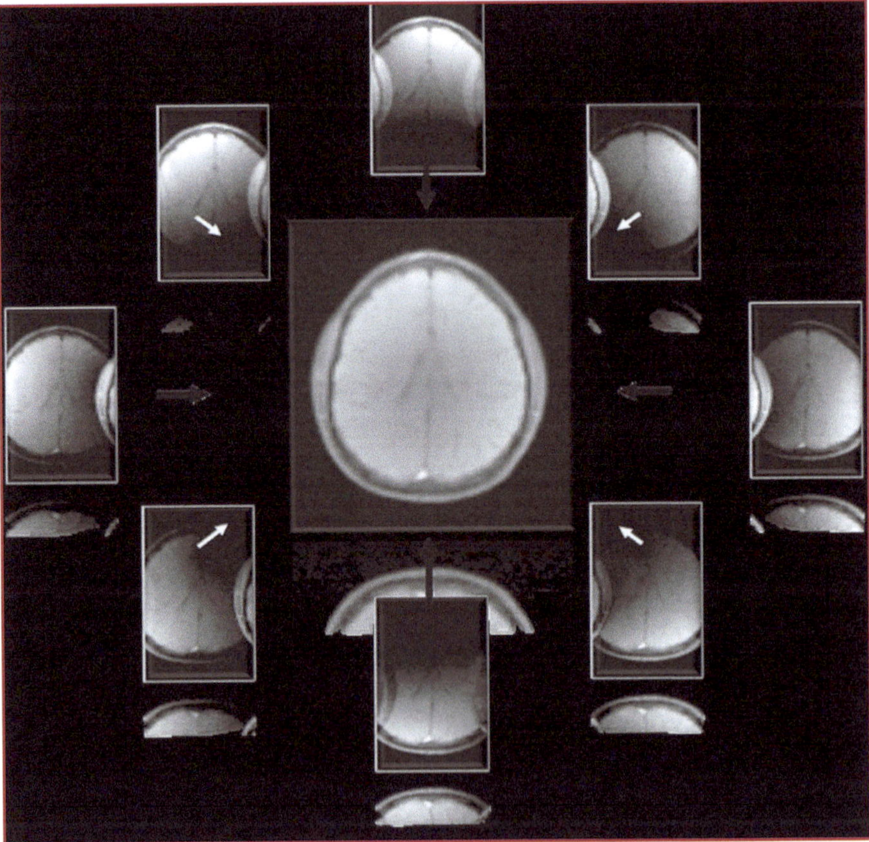

Fig. 2.22 Illustrazione schematica dell'"acquisizione parallela" effettuata dalle bobine phased-array su un segmento corporeo (cranio in questo esempio)

rier) al fine di ridurre il tempo di acquisizione. In altre parole, l'imaging parallelo determina una riduzione del numero di campionamenti della codifica di fase necessaria per produrre immagini con adeguata risoluzione spaziale (Fig. 2.22). Impiegando questa tecnica è possibile aumentare la velocità di acquisizione, diminuendo il tempo di acquisizione per fattori fino a 3-4 volte quello normalmente ottenibile con le sole bobine phased-array, senza influire sugli altri parametri di acquisizione (dimensioni della matrice, Ny, numero di medie, spessore di strato). L'imaging parallelo consente pertanto di mantenere un buon compromesso tra rapporto segnale-rumore (*Signal to Noise Ratio*, SNR) e risoluzione spaziale, con vantaggi particolari per gli studi angio-RM. In particolare, riducendo i tempi di acquisizione nelle sequenze con mdc è possibile diminuire il rischio di contaminazione venosa nei distretti con tempo di circolo rapido (vasi renali, carotidi e circolo periferico) e con vasi di dimensioni limitate, in cui il contenimento dei tempi di acquisizione attraverso la riduzione della risoluzione spaziale non rappresenta una scelta tecnicamente fattibile. In alternativa, la riduzione dei tempi di acquisizione ottenuta con l'impiego dell'imaging parallelo può essere utilizzata per migliorare la risoluzione spaziale: è infatti possibile diminuire gli spessori di strato e le dimensioni dei FoV e incrementare le matrici, pur mantenendo il tempo di acquisizione totale su valori costanti. In questo caso è necessario comunque considerare che l'impiego dell'imaging parallelo, in combinazione con un'incrementata risoluzione spaziale, potrà determinare una riduzione del SNR: tale limitazione può in ogni modo essere bilanciata dall'uso di bobine multicanale avanzate (8-16-32 canali) o con l'acquisizione di sequenze con maggior numero di eccitazioni.

Imaging time-resolved

Combinando l'utilizzo delle bobine phased-array multicanale, dei protocolli di imaging parallelo e di innovative tecniche di campionamento del K spazio di recente introduzione, è stato possibile progettare sequenze angio-RM con risoluzione spaziale adeguata agli studi vascolari e allo stesso tempo con risoluzione temporale idonea alla valutazione dinamica dei flussi ematici (angio-RM *time-resolved*). Le sequenze time-resolved sono basate su rapide e ripetute acquisizioni volumetriche per la valutazione di dati morfologici e funzionali (imaging 4D). Nonostante i principi tecnici alla base delle sequenze prodotte dalle varie aziende (Keyhole, Tricks da General Electric, Twist da Siemens, 4D-Track da Philips e DRKS da Toshiba) siano lievemente differenti, il requisito fisico comune è rappresentato da una modalità di campionamento del K spazio in grado di alternare rilevazioni di frazioni della porzione centrale e di quella periferica durante ripetute acquisizioni dello stesso volume a brevissimi intervalli temporali (Fig. 2.23): a tal fine il K spazio è diviso in varie regioni lungo la direzione di codifica di fase, iniziando l'acquisizione dalle regioni con frequenze più basse. I volumi completi sono ricostruiti retrospettivamente combinando i dati acquisiti nelle singole regioni per ottenere immagini a elevata risoluzione temporale. Rispetto alle sequenze angio-RM convenzionali, il notevole incremento della velocità di acquisizione nelle sequenze time-resolved comporta una lieve riduzione della risoluzione spaziale massima ottenibile; pertanto, l'utilizzo di questa tecnica è preferito nella valutazione di patologie in cui siano prevalenti gli aspetti emodinamici (malformazioni artero-venose, dissezioni, fistole e shunt congeniti) anziché nella diagnostica di alterazioni vascolari particolarmente fini (stenosi, ulcerazioni).

Controindicazioni all'impiego del mezzo di contrasto

La somministrazione dei mdc a base di Gd è solitamente controindicata:

- in pazienti con funzionalità renale gravemente compromessa (*velocità di filtrazione glomerulare <30 mL/min*);

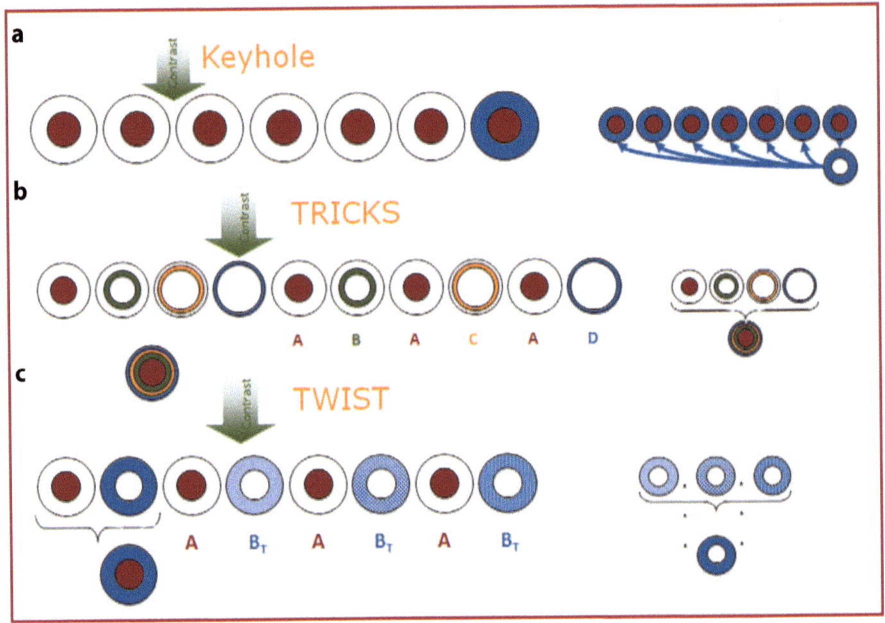

Fig. 2.23 Varie strategie di campionamento del K spazio (*a sinistra*) e di ricostruzione retrospettiva dei dati (*a destra*) impiegate nelle sequenze time-resolved. **a** Nelle sequenze Keyhole si ottengono ripetute acquisizioni del centro del K spazio (*in rosso*) contenente i dati riguardanti la risoluzione di contrasto, variabili nel tempo in relazione alla concentrazione vascolare del mdc; nell'ultimo campionamento vengono rilevati i dati della porzione periferica del K spazio (*in blu*) relativi alla sola risoluzione spaziale, stabili nel tempo e pertanto retrospettivamente applicabili anche agli altri campionamenti. **b** Nelle sequenze Tricks si ottengono ripetute acquisizioni del centro del K spazio (*in rosso*) intervallate da rapide rilevazioni di frazioni di K spazio via via più periferiche (*in verde, giallo e blu*), contenenti progressivamente maggiori informazioni sulla risoluzione spaziale delle immagini; il profilo finale del contenuto del K spazio è ricostruito combinando tra loro i vari campionamenti ottenuti a diversi intervalli temporali. **c** Nelle sequenze Twist si ottengono ripetute acquisizioni del centro del K spazio (*in rosso*) intervallate a rilevazioni di frazioni differenti dei dati della porzione periferica (*nelle varie tonalità di blu*); le informazioni riguardanti la periferia vengono infine riunite in un unico profilo e applicate ai vari campionamenti

- in pazienti che sono stati o sono in attesa di essere sottoposti a *trapianto di fegato*;
- nei pazienti pediatrici di età <1 anno, poiché la funzionalità renale potrebbe non essere completamente matura.

Queste controindicazioni sono correlate all'aumento del rischio di sviluppare NSF.

Altra controindicazione è rappresentata dall'*ipersensibilità nota* a uno dei componenti del mdc e/o da pregressa *reazione allergica* dopo somministrazione dell'agente (evento molto raro per le sostanze a base di Gd rispetto ai mdc organo-iodati impiegati in TC). Analogamente a quanto descritto per i mdc organo-iodati, anche in seguito alla somministrazione di mdc a base di Gd si possono verificare reazioni avverse di variabile severità per la cui prevenzione e trattamento si suggerisce la consultazione delle linee guida della European Society of Urogenital Radiology (ESUR).

Recentemente è stato segnalato il rischio di insorgenza di fibrosi sistemica nefrogenica (*Nephrogenic Systemic Fibrosis*, NSF) in pazienti con riduzione della funzionalità renale (velocità di filtrazione glomerulare <30 mL/min) sottoposti a somministrazione di mdc a base di Gd: benché tale associazione sia stata descritta solo sporadicamente, al fine di ridurne la potenziale incidenza l'utilizzo di mdc a base di Gd è sconsigliato in pazienti con segni di insufficienza renale.

2.4 Variabili determinanti la qualità delle immagini

Le variabili che principalmente influenzano la qualità diagnostica di un esame RM, e in particolare delle applicazioni vascolari, sono:

- risoluzione temporale e risoluzione spaziale;
- SNR.

Risoluzione temporale e risoluzione spaziale

Gli esami angio-RM convenzionali sono nella maggioranza dei casi pianificati per lo studio del circolo arterioso e pertanto limitati all'acquisizione nella fase di circolo di primo passaggio, durante il picco di enhancement arterioso prodotto dal mdc: la durata dell'acquisizione dovrà dunque essere contenuta, non potendosi estendere oltre il tempo di passaggio nel sistema venoso per evitare la sovrapposizione di arterie e vene nelle stesse immagini. Considerando, inoltre, le spesso esigue dimensioni delle strutture vascolari nella maggioranza delle regioni anatomiche potenzialmente in esame (vasi intracranici e del collo, vasi viscerali e del circolo periferico), è facilmente intuibile la necessità di ottenere un compromesso tra opposte e simultanee necessità di risoluzione temporale e spaziale. Ai fini di una più completa comprensione delle relazioni intercorrenti tra i parametri che influenzano risoluzione temporale e risoluzione spaziale, si riporta l'equazione che descrive il tempo di acquisizione (TA) in RM:

$$TA = TR \cdot Ny \cdot Nex$$

in cui TR è il tempo di ripetizione, Ny è il numero di linee del K spazio lungo la codifica di fase e Nex è il numero di eccitazioni del volume o medie. La modifica di parametri di acquisizione legati a tali i fattori (ad esempio variazioni di ampiezza delle matrici dell'immagine con effetto su Ny) potranno determinare effetti rilevanti sul TA.

SNR

Analogamente alle variazioni legate alla risoluzione temporale e spaziale, la qualità diagnostica degli esami angio-RM può essere influenzata dal SNR: nelle immagini con eccesso di rumore digitale può infatti essere particolarmente difficile, se non impossibile, l'identificazione di dettagli anatomici molto fini, ma rilevanti dal punto di vista diagnostico. Le variazioni di SNR possono essere determinate da numerosi parametri geometrici e fisici, sia intrinseci al tipo di sequenza sia modificabili in fase di pianificazione dell'acquisizione (Figg. 2.24, 2.25). In particolare, il SNR è direttamente proporzionale a TR e Nex e inversamente proporzionale alla risoluzione spaziale: in altre parole, immagini a bassa risoluzione spaziale planare (matrice) e volumetrica (spessore di strato) con lunghi TR e multipli Nex avranno SNR alto, e viceversa. È pertanto facilmente intuibile la difficoltà intrinseca nel pianificare protocolli di acquisizione angio-RM in grado di conciliare breve durata, elevata risoluzione spaziale e alto SNR.

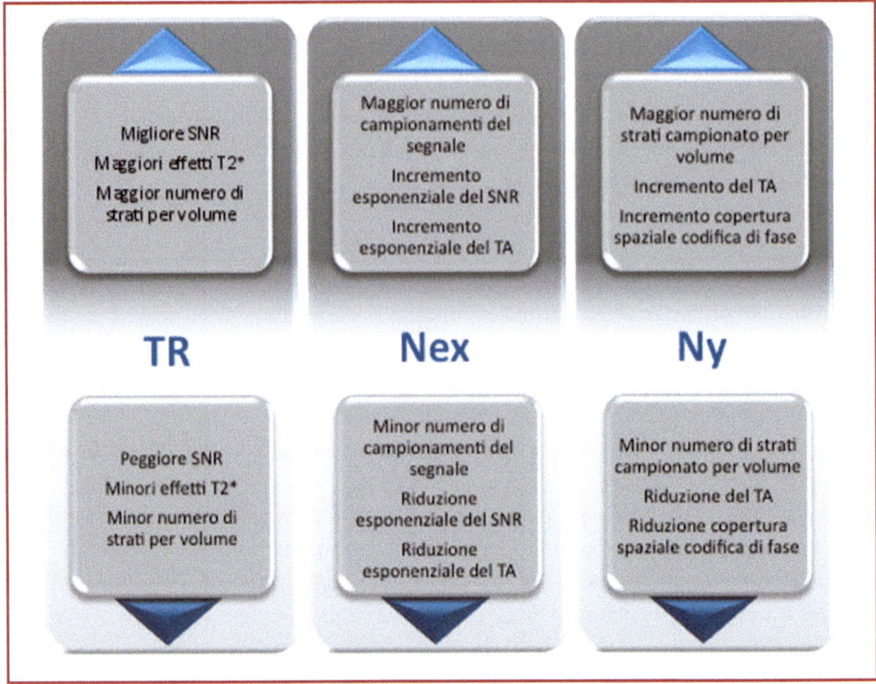

Fig. 2.24 Relazione tra parametri fisici delle acquisizioni, SNR e TA

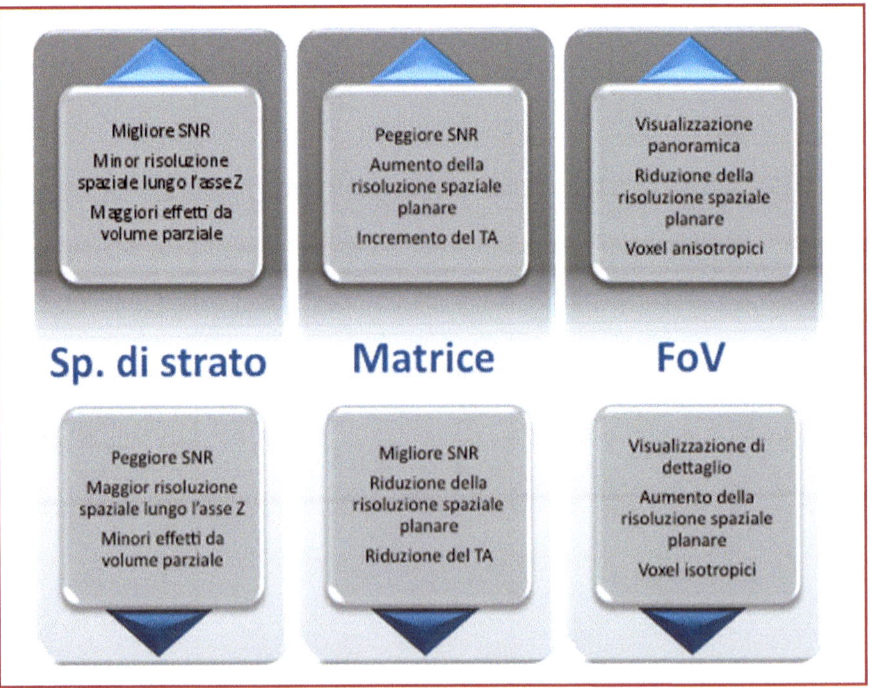

Fig. 2.25 Relazione tra parametri geometrici delle acquisizioni, SNR e risoluzione spaziale

Post-processing

3

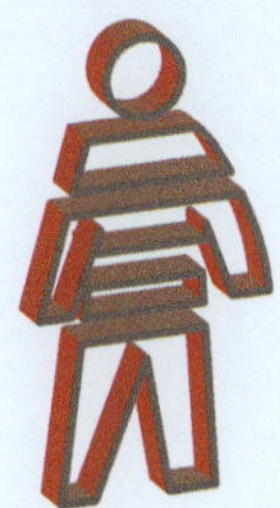

Pietro Sedati, Fulvio Zaccagna, Carlo Augusto Mallio

Le moderne apparecchiature per tomografia computerizzata (TC) e risonanza magnetica (RM) sono in grado di ottenere in rapidissimi tempi di acquisizione sezioni submillimetriche del volume in esame: considerata l'elevata risoluzione raggiungibile nei tre assi dello spazio (x, y, z) l'elemento fondamentale costituente l'immagine diagnostica digitale è dotato di vere e proprie caratteristiche morfodimensionali volumetriche (voxel), essendo l'intervallo tra due sezioni contigue estremamente sottile. Pertanto, l'insieme delle immagini generate per ogni esame costituisce una raccolta di partizioni di un vero e proprio volume; tuttavia, la rappresentazione convenzionale delle immagini TC e RM avviene spesso sul solo piano trasversale. Non è facile, quindi, per l'osservatore derivare dalle immagini assiali un'immagine volumetrica tridimensionale.

Le tecniche di post-processing dei dati TC e RM consentono di visualizzare le immagini in modo conforme all'anatomia umana didattica e chirurgica, rendendo di facile comprensione agli specialisti delle aree clinico-chirurgiche caratteristiche anatomiche e patologiche difficilmente deducibili dalle immagini assiali convenzionali.

Tuttavia, le ragioni che rendono il post-processing non solo utile, ma *necessario* sia in angio-TC sia in angio-RM vanno ben oltre la sola rappresentazione anatomica dei dati acquisiti. Molte anomalie e alterazioni patologiche vascolari necessitano, per una corretta interpretazione clinica, di ricostruzioni orientate perpendicolarmente all'asse longitudinale del vaso di interesse (coassiali); i vasi, però, hanno un decorso tortuoso e l'unica struttura rispetto alla quale le immagini assiali convenzionali risultano effettivamente coassiali è il lettino dello scanner (Fig. 3.1). Persino l'aorta, che attraversa il corpo in senso longitudinale, mostra tortuosità fisiologiche che rendono indispensabile riorientare gli assi delle immagini ricostruite per poterne valutare con accuratezza le dimensioni del lume, le caratteristiche delle pareti e quelle dei tessuti circostanti. Tali accorgimenti sono inoltre irrinunciabili nei pazienti che eseguono esami seriati (ad esempio nei casi di follow-up di un aneurisma dell'aorta addominale), per la necessità di uniformare gli assi dei diversi esami al fine di confrontare con oggettività i diametri e definirne con accuratezza le variazioni.

In un'epoca in cui l'approccio percutaneo con l'impiego di stent, endoprotesi e altri dispositivi terapeutici endovascolari domina la gestione della patologia vascolare, le tecniche di post-processing consentono una pianificazione adeguata ed estremamente precisa delle procedure e una scelta mirata dei dispositivi da utilizzare.

Da un punto di vista organizzativo e di pianificazione del work-flow, il post-processing appare sempre più necessario a causa della cosiddetta "esplosione dei dati" determinata dall'incremento delle performance degli scanner disponibili sul mercato: un esame angio-TC dell'aorta addominale e degli arti inferiori, ricostruito con sezioni di 1 mm,

C. Catalano, M. Anzidei, A. Napoli, *Imaging Cardiovascolare TC e RM*,

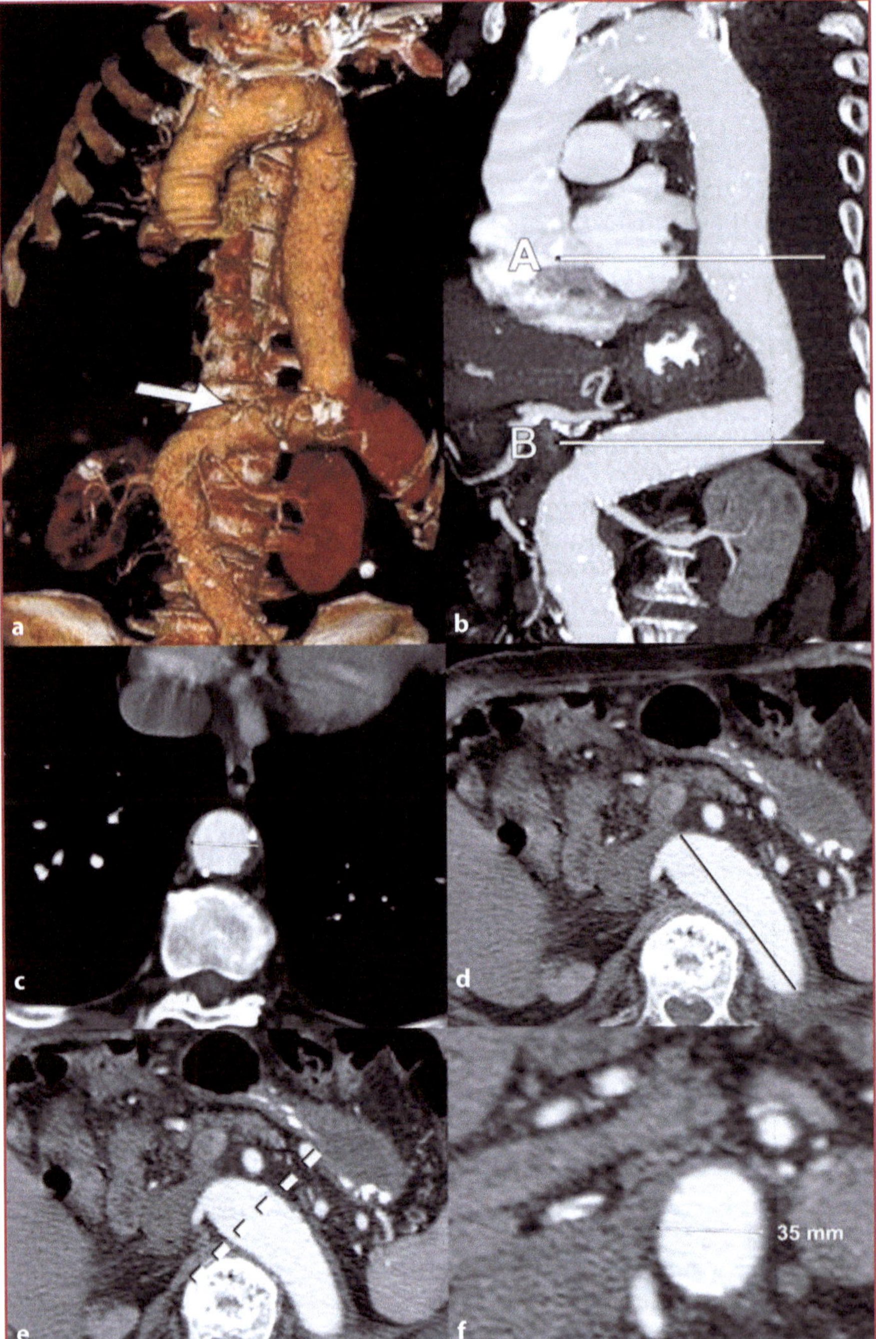

Fig. 3.1 Angio-TC dell'aorta toraco-addominale. Riarrangiamento degli assi secondo piani ortogonali al decorso del vaso. **a** La ricostruzione 3D *Volume Rendering* consente di delineare il decorso scoliotico dell'aorta a livello dello hiatus diaframmatico (*freccia*). **b** Le ricostruzioni primarie trasversali arbitrariamente orientate su piani perpendicolari al lettino dello scanner consentono una corretta misurazione del diametro aortico a livello medio toracico (*linea A* e **c**), ma risultano oblique rispetto all'asse lungo del vaso a livello diaframmatico (*linea B* e **d**) falsando la misurazione del diametro massimo luminale. **e** Per ottenere una misurazione precisa del diametro massimo dell'aorta a livello dello hiatus diaframmatico occorre riarrangiare gli assi di ricostruzione dell'esame ortogonalmente all'asse lungo del vaso (*linea tratteggiata* e **f**)

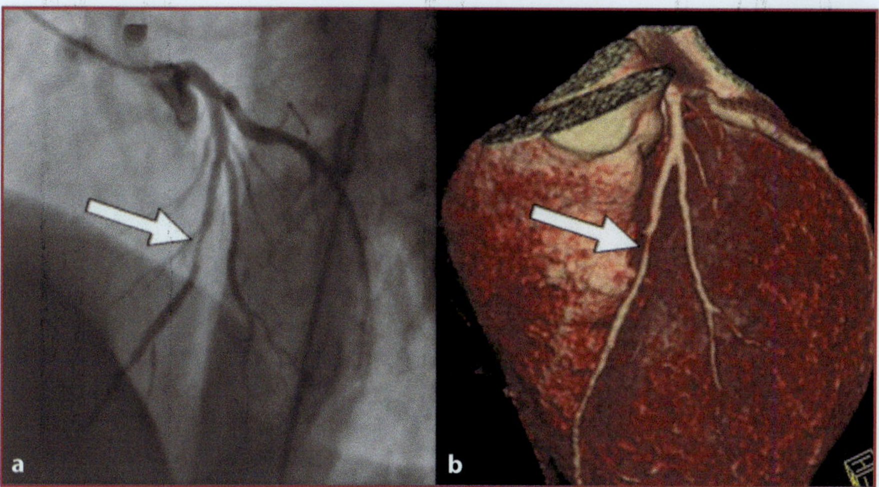

Fig. 3.2 Stenosi coronarica. Confronto tra lo studio coronarografico (**a**) e la ricostruzione 3D VR (**b**) dell'emisistema coronarico di sinistra, sede di stenosi severa non calcifica del tratto medio dell'arteria discendente anteriore

genera circa 2400 immagini assiali. Considerando circa 3 secondi per la valutazione di una singola immagine, saranno necessarie circa 2 ore per lo studio dell'intero volume esaminato: sintetizzare le informazioni anatomiche mediante le varie tecniche di post-processing può quindi rendere più agevole e veloce la valutazione dei dati.

In ultimo, le tecniche di post-processing hanno introdotto una maggiore semplicità nella trasmissione delle informazioni ai medici non specialisti in diagnostica per immagini e ai pazienti, riducendo sensibilmente la distanza generata dalla difficoltà interpretativa della semeiotica radiologica convenzionale (Fig. 3.2).

Le tecniche di post-processing avanzato (*Multiplanar Reconstruction*, MPR; *Curved Planar Reformation*, CPR; *Maximum Intensity Projection*, MIP; *Minimum Intensity Projection*, MinIP; *Volume Rendering*, VR) rappresentano l'argomento di questo capitolo; non si deve tuttavia sottovalutare l'importanza della gestione delle ricostruzioni planari che, soprattutto negli studi angio-TC e in minor misura anche in quelli angio-RM, costituiscono la base fondamentale per generare un dataset volumetrico adeguato a ricostruzioni 3D di buona qualità.

3.1 Ricostruzioni planari

Le principali variabili da definire nelle ricostruzioni planari sono descritte qui di seguito.

- Filtri di ricostruzione (solo per angio-TC): l'utilizzo dei filtri di ricostruzione sharp, benché possa determinare una maggiore definizione dei contorni vascolari nelle immagini planari, introduce una riduzione del *Signal to Noise Ratio* (SNR) globale non desiderabile nelle ricostruzioni tridimensionali, per la buona riuscita delle quali è preferibile disporre di dataset ricostruiti con filtri smooth.
- Livello e ampiezza della "finestra" di visualizzazione (solo per angio-TC): il lume del vaso non deve mai essere rappresentato con i valori più alti della scala dei grigi (quindi con il bianco). Se il lume è reso a questi valori, allora la scala dei grigi viene troncata ed è possibile travisare, ad esempio, le dimensioni del vaso o confondere le calcificazioni parietali, gli stent metallici o i graft chirurgici con il lume vasale opa-

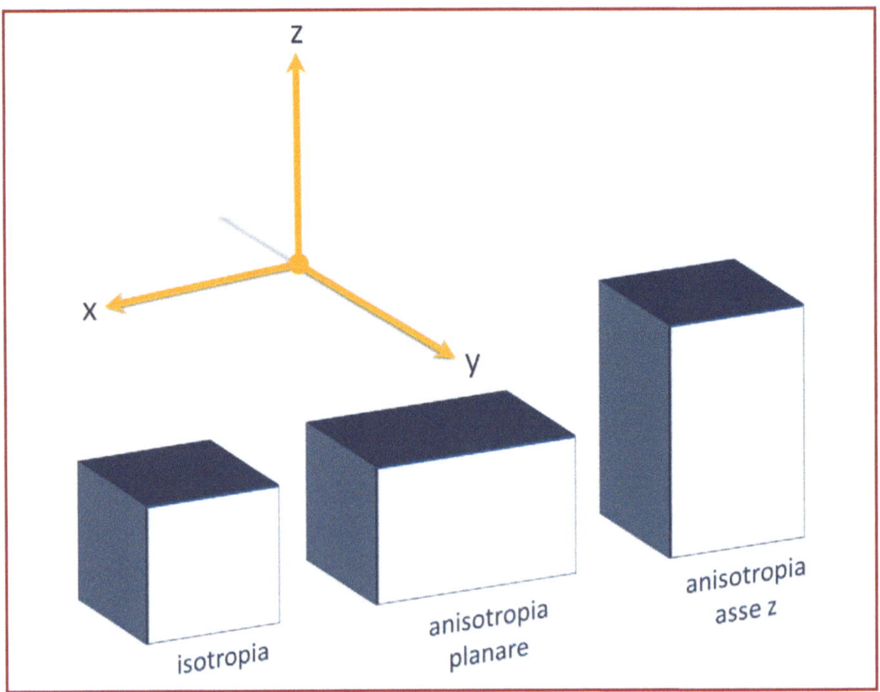

Fig. 3.3 Rappresentazione schematica della geometria dei voxel. Un voxel viene definito "isotropico" quando le dimensioni lungo i tre assi cartesiani (x, y, z) sono identiche. Quando una delle dimensioni del voxel predomina sulle altre, viene definito "anisotropico" (anisotropia planare o lungo l'asse z)

cizzato dal mezzo di contrasto (mdc); le calcificazioni e il metallo possono, quindi, essere indistinguibili dal lume vasale ed è possibile commettere errori come la sottostima di una stenosi luminale.

- Geometria di ricostruzione (per angio-TC) e di acquisizione (per angio-RM): le dimensioni del campo di vista planare (*Field of View*, FoV), l'ampiezza della matrice, lo spessore di strato e l'intervallo di ricostruzione sono i parametri che interagiscono nel determinare le dimensioni dei voxel. Per un'adeguata qualità delle ricostruzioni, le dimensioni lungo i tre assi di ciascun voxel dovrebbero essere quanto più possibile simili (isotropia) (Fig. 3.3); l'anisotropia dei voxel può infatti introdurre indesiderati artefatti in tutti i tipi di ricostruzione, il più comune dei quali è determinato da una distorsione delle immagini lungo l'asse z per eccessiva dimensione dei voxel su questo asse (spessore di strato elevato), con tipici artefatti "a scalino".

3.2 Tecniche di post-processing avanzato

MPR

La tecnica MPR appartiene agli approcci 2D e prevede ricostruzioni secondo sezioni orientate in piani differenti da quelli delle ricostruzioni dirette. Se la ricostruzione diretta è trasversale, le immagini MPR possono essere orientate arbitrariamente in senso sagittale, coronale o con vari gradi di obliquità. Il principale vantaggio della tecnica MPR è rappresentato dalla rapidità di calcolo per la sua esecuzione nella maggioranza dei sistemi di refertazione e, pertanto, dalla pronta disponibilità di tali immagini direttamente in sede di refertazione.

Considerando, tuttavia, che le strutture vascolari presentano decorso curvo (raramente perpendicolare, laterale o frontale rispetto al tavolo TC o RM), è necessario orientare adeguatamente gli assi di ricostruzione sulla struttura in esame.

La principale limitazione delle tecniche MPR nello studio dell'apparato cardiovascolare è costituito dalla natura bidimensionale: non potendo disporre in un'unica immagine di tutte le informazioni sul volume in esame, è necessario utilizzare le funzioni di scroll per esplorare progressivamente i vari segmenti dello stesso vaso.

È inoltre da considerare che nelle immagini MPR non si eliminano le informazioni derivanti dai voxel extravascolari (osso e parenchimi) e, pertanto, non si ottiene una valutazione puramente angiografica. D'altra parte ciò consente di valutare alterazioni dei parenchimi viscerali quali reni, fegato, milza, cuore e polmoni, che possono coesistere con alterazioni vascolari.

CPR

Le ricostruzioni planari curve 2D consentono di superare i limiti delle tecniche MPR nella valutazione di strutture vascolari tortuose: queste ricostruzioni vengono generate tracciando con punti di riferimento progressivi una linea curva attraverso il volume delle immagini durante lo scroll (sia esso planare o su MPR); successivamente le strutture giacenti lungo la linea curva vengono rappresentate su un unico piano. Questo tipo di ricostruzione costituisce il mezzo migliore per lo studio bidimensionale delle strutture vascolari ed è di fondamentale importanza per l'interpretazione di patologie quali trombosi, dissezioni, flap intimali o nella valutazione di materiale endoluminale a elevata densità, come nel caso di calcificazioni parietali o stent metallici endovascolari (Figg. 3.4, 3.5).

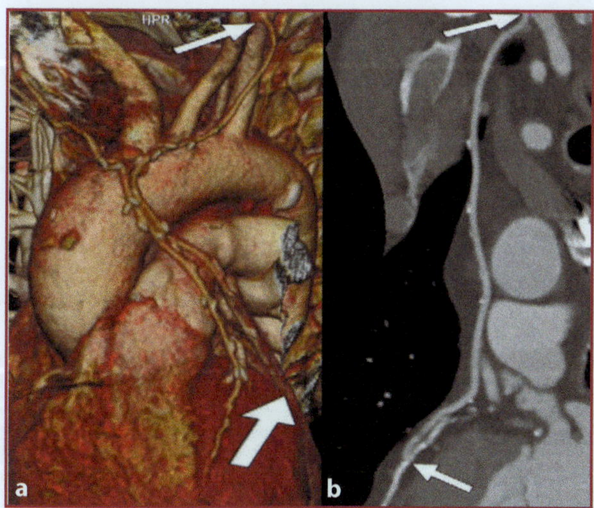

Fig. 3.4 Riformattazioni planari curve. **a** Ricostruzione 3D VR sul piano frontale di esame angio-TC eseguito in regime di follow-up a seguito di intervento di by-pass aorto-coronarico con entrambe le arterie mammarie interne. **b** La CPR è una ricostruzione multiplanare che segue una traccia curva all'interno del volume di dati acquisito: in questo esempio, essa consente di valutare il lume dell'arteria mammaria interna di sinistra dalla sua origine a livello dell'arteria succlavia di sinistra all'anastomosi distale sulla diramazione marginale ottusa dell'arteria circonflessa (*frecce*)

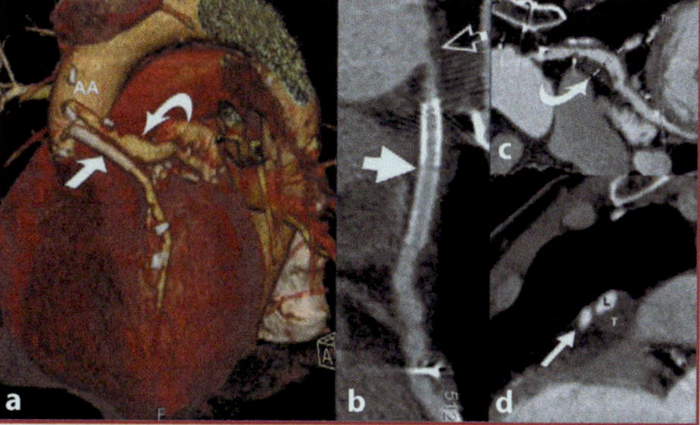

Fig. 3.5 Ricostruzione CPR di duplice bypass aorto-coronarico venoso. **a** La ricostruzione 3D VR orientata su piano obliquo dimostra la presenza di due bypass venosi di cui l'anteriore (*freccia*), diretto all'arteria discendente anteriore, mostra nel tratto prossimale uno stent metallico la cui pervietà non è valutabile nelle immagini 3D VR; il bypass posteriore (*freccia curva*), diretto al ramo marginale ottuso appare ectasico e diffusamente irregolare. **b** La ricostruzione planare curva (CPR) del bypass diretto all'arteria discendente anteriore consente di visualizzare il lume dello stent (*freccia*) e definirne la pervietà. In sede ostiale (*freccia aperta*) è presente una placca ateromasica fibro-lipidica "morbida" che determina una riduzione del calibro vasale di grado moderato. **c** La ricostruzione CPR del bypass diretto al ramo marginale ottuso evidenzia la presenza di un aneurisma vasale con lume parzialmente trombotico. **d** La ricostruzione planare, ortogonale all'asse lungo del bypass, ottenuta a livello della dilatazione aneurismatica, permette di visualizzare il lume vasale pervio (L), il trombo parietale (T) e consente di quantificare il grado di stenosi luminale così come il diametro massimo dell'aneurisma

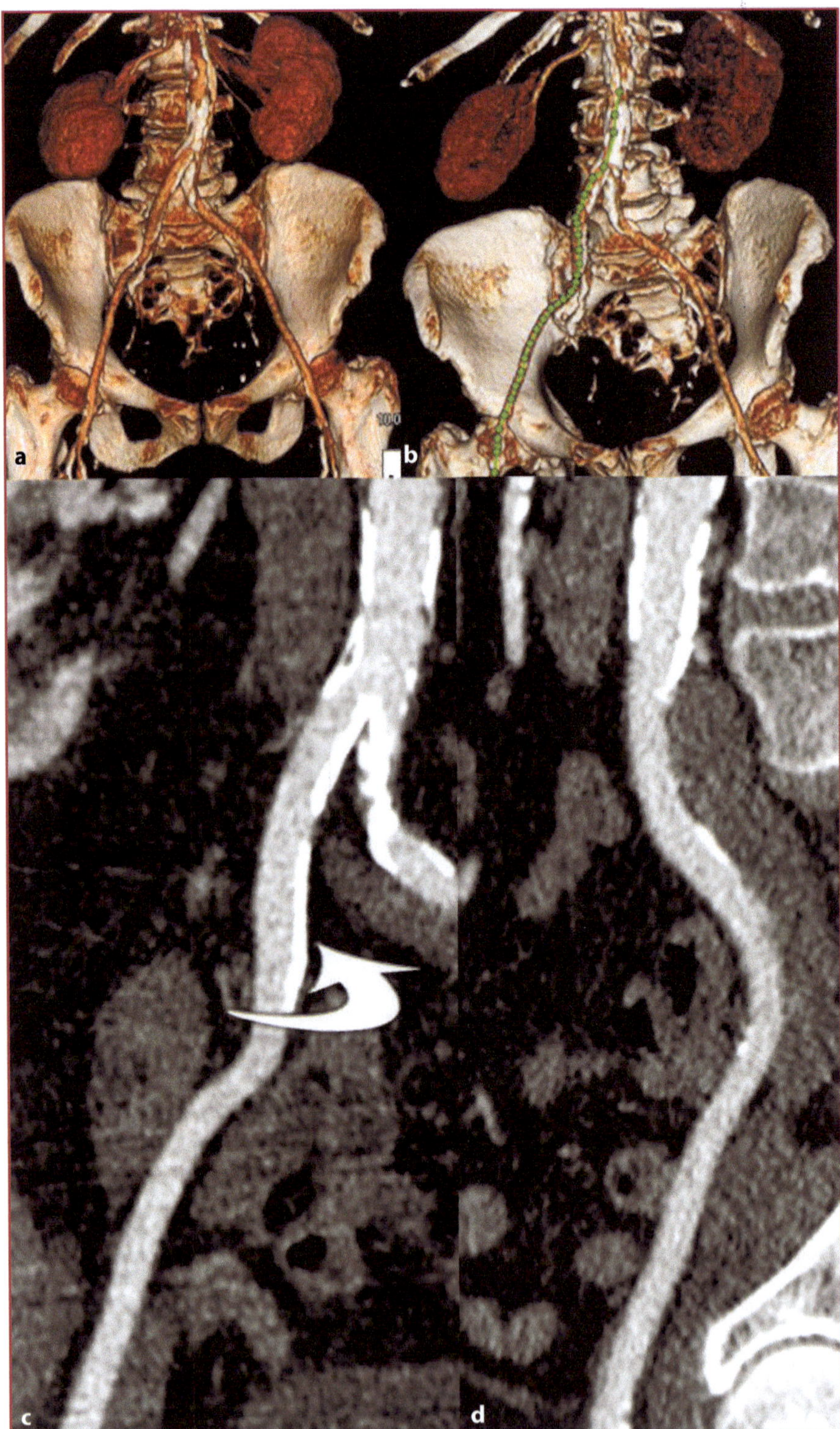

Fig. 3.6 Immagine CPR ottenuta con il metodo della segmentazione manuale. **a** Ricostruzione 3D VR orientata sul piano frontale. **b** Il decorso del vaso viene definito posizionando manualmente i punti di segmentazione lungo il tratto di interesse. **c** Ricostruzione CPR: è possibile "ruotare" la ricostruzione curva sull'asse centrale del vaso. **d** Ricostruzione CPR ruotata di 180° rispetto all'immagine in **c**

La CPR è inoltre il metodo più accurato per la quantificazione di stenosi luminali: è auspicabile pertanto che il suo impiego, peraltro rapido e intuitivo, costituisca in futuro l'approccio standard in tutti i centri diagnostici.

Fino a pochi anni fa le ricostruzioni CPR venivano effettuate solo manualmente (tracciando punto per punto la traiettoria curva lungo la quale effettuare la ricostruzione) con discreto dispendio di tempo; più recentemente sono stati sviluppati numerosi software per la creazione automatica delle CPR utilizzando solo il punto d'inizio e quello finale come riferimenti forniti dall'operatore, riducendo notevolmente il tempo di generazione delle ricostruzioni. Questi software presentano però alcuni limiti: non sempre viene identificato il corretto asse vascolare e la linea tracciata dal software può cadere al di fuori del lume o formare giri (artefatti "loop") in corrispondenza di grosse efferenze vascolari. Per evitare errori, pertanto, è sempre necessaria una rapida revisione del processo automatico da parte dell'operatore (Fig. 3.6).

È possibile inoltre generare più immagini CPR da una stessa ricostruzione, con rotazione attorno all'asse maggiore della struttura di interesse a intervalli angolari prestabiliti (ad esempio 5°). In tal modo si possono valutare in maniera accurata sia gli ispessimenti sia le apposizioni ateromasiche parietali e determinarne con esattezza la morfologia e l'estensione (placche concentriche, eccentriche).

In aggiunta, è possibile visualizzare le sezioni coassiali all'asse maggiore dell'immagine vascolare generata con CPR, consentendo misure del lume molto precise (area, diametro, stenosi) (Fig. 3.7).

Multi-path CPR

La limitazione principale delle tecniche CPR è rappresentata dalla restrizione alla ricostruzione di un singolo segmento vascolare alla volta, con riduzione della rapidità di visualizzazione nelle anatomie vascolari complesse (circolo femorale e di gamba,

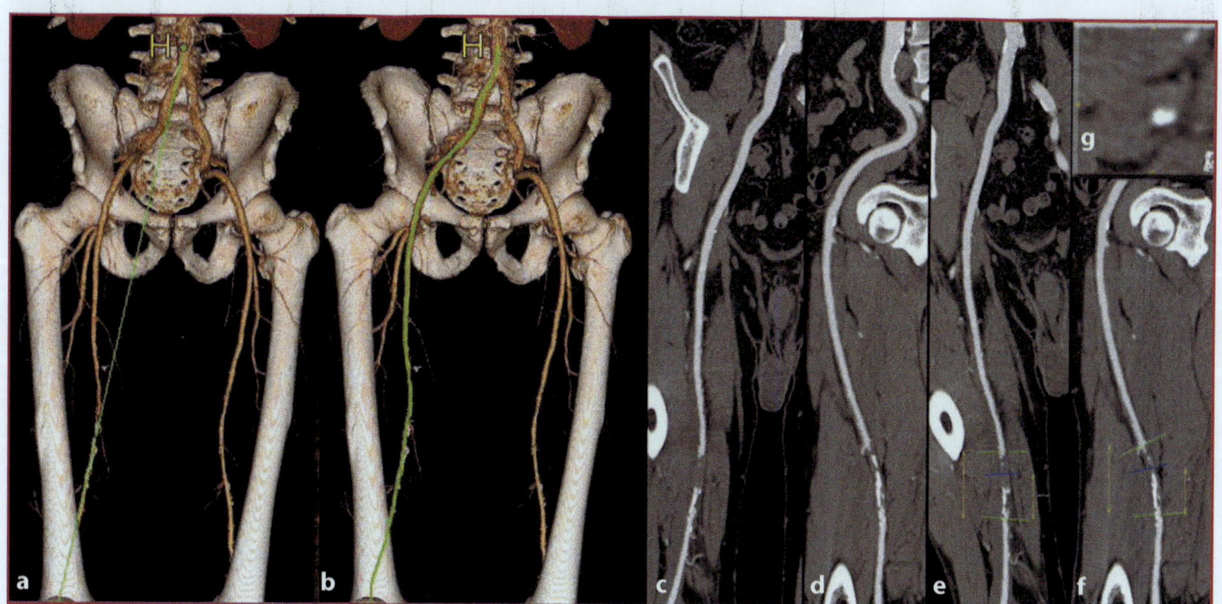

Fig. 3.7 Immagine CPR ottenuta con il metodo della segmentazione automatica. **a,b** Posizionando due punti di riferimento a livello dell'arteria femorale destra e dell'arteria poplitea, il software genera automaticamente una traiettoria curva all'interno del vaso che deve essere verificata dall'operatore. **c** La ricostruzione CPR ottenuta evidenzia un'occlusione dell'arteria femorale di destra a livello del terzo medio-distale. **d** Ricostruzione CPR ortogonale rispetto all'immagine in **c**. **e** Sull'immagine CPR è possibile misurare con esattezza la lunghezza del tratto di vaso occluso. **f** Il software genera automaticamente sezioni perpendicolari al decorso del vaso (**g**)

arti superiori) (Fig. 3.8). Solo recentemente sono state introdotte nella pratica clinica ricostruzioni planari curve multivasali con l'obiettivo di contenere il tempo necessario alla visualizzazione e alla caratterizzazione, con particolare successo nella valutazione della malattia aterosclerotica del circolo periferico.

Sviluppate presso l'Università di Vienna in collaborazione con il gruppo di Stanford sotto la guida del professor D. Fleischmann, queste ricostruzioni consentono la visualizzazione simultanea di tutto l'albero arterioso periferico, provvedendo in tal modo una "mappa" vascolare complessiva di fondamentale importanza sia per ridurre i tempi di refertazione sia per pianificare la strategia terapeutica più opportuna. Sono inoltre facilmente paragonabili alle tradizionali immagini angiografiche ottenute tramite cateterismo selettivo dei vasi periferici (Figg. 3.8, 3.9).

MIP

Le ricostruzioni MIP fanno parte delle tecniche 3D e sono state introdotte per la prima volta nel 1980 nella valutazione dell'angio-RM. Sono basate sul processo di "casting ray", ovvero sulla proiezione computerizzata dei dati riguardanti l'intensità di segnale presente in ognuno dei voxel del dataset in esame secondo una traiettoria parallela alla direzione di visione.

Il processo di casting ray può essere adattato per esaltare differenti caratteristiche dei voxel presenti nel volume in esame (massima intensità, minima intensità, codifica di colore). Nel caso specifico delle ricostruzioni MIP, per la creazione dell'immagine

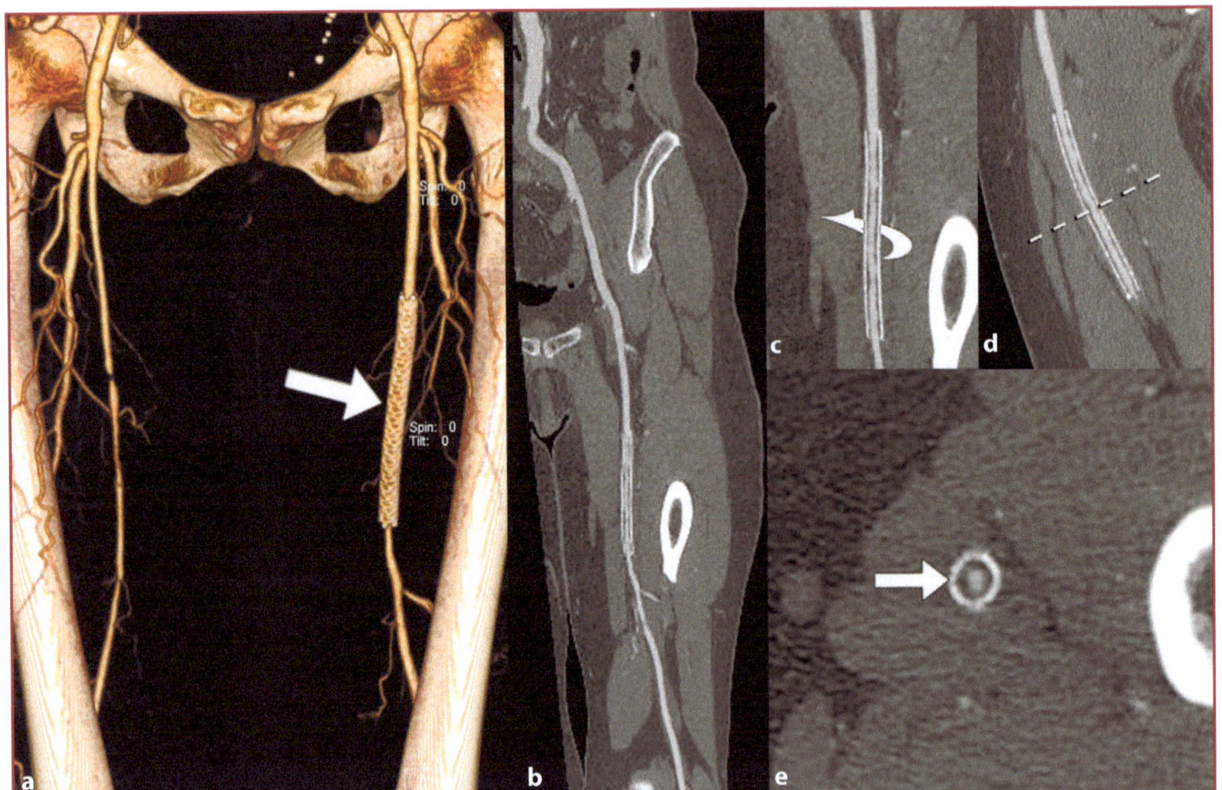

Fig. 3.8 a Paziente con stent metallico al terzo medio dell'arteria femorale sinistra, ricostruzione VR. **b** La ricostruzione CPR consente di visualizzare il lume dello stent in tutta la sua estensione. **c** È possibile ruotare la ricostruzione (**d**) e generare sezioni perpendicolari all'asse lungo il vaso (**e**), che consentono di quantificare l'entità della re-stenosi causata da fenomeni di iperplasia neointimale

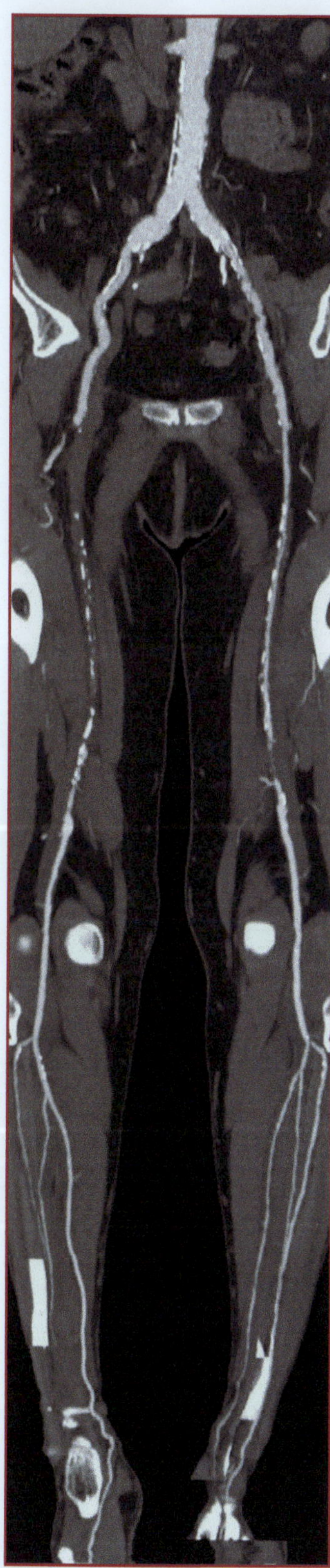

Fig. 3.9 Multi-path CPR

finale viene codificata la massima intensità sulla scala dei grigi incontrata nei voxel lungo la direzione di visione (Fig. 3.10).

Dato che i vasi sono le strutture caratterizzate dalla massima intensità in quasi tutte le acquisizioni angio-RM (sia nelle tecniche senza contrasto sia dopo somministrazione di mdc), è intuitivo comprendere come le ricostruzioni MIP possano essere uno strumento efficace e rapido per visualizzare le strutture vascolari. Occorre considerare che, utilizzando le ricostruzioni MIP negli studi angio-RM con mdc, è indispensabile disporre di un dataset acquisito in condizioni basali con funzione di maschera per la sottrazione del segnale del tessuto adiposo, pena la sua inclusione come fonte artefattuale nelle ricostruzioni.

Differentemente, nelle acquisizioni angio-TC l'elemento che fornisce la massima intensità di grigio all'interno dei voxel non è il mdc iodato, bensì il calcio (ateromi, compatta ossea) o il metallo (protesi, clip, mezzi di sintesi), e ciò limita notevolmente l'utilità delle ricostruzioni MIP (nella maggioranza dei casi non è prevista l'acquisizione basale con funzione di maschera, per ovvie considerazioni dosimetriche).

È inoltre da considerare, nelle sedi di complesse ramificazioni vascolari, la sovrapposizione dei voxel a elevata intensità, che può rendere difficoltosa la definizione del decorso dei singoli

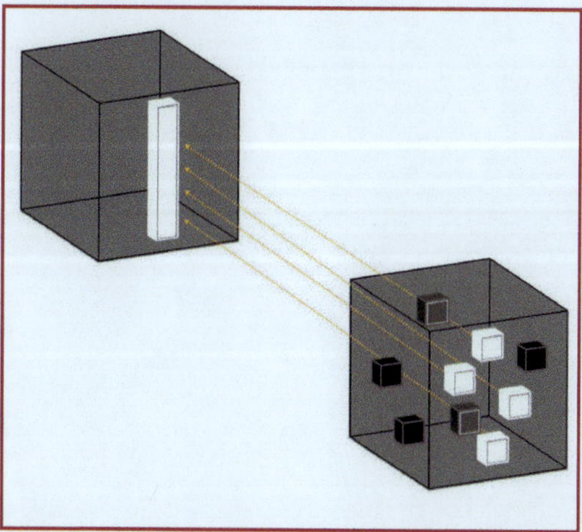

Fig. 3.10 Rappresentazione schematica di una ricostruzione con tecnica MIP. Tramite il processo di casting ray viene rappresentato sull'immagine ricostruita il voxel con la maggiore intensità sulla scala dei grigi per ogni direzione di visione

rami vasali generando errori di interpretazione: tali limiti sono particolarmente evidenti a livello dei vasi splancnici, laddove è frequente la sovrapposizione tra l'origine degli stessi e il lume aortico opacizzato. Un esempio paradigmatico è quello dello studio della porzione prossimale delle arterie renali (Fig. 3.11).

Le moderne workstation di ricostruzione sono peraltro dotate di software che limitano automaticamente tale inconveniente delle ricostruzioni MIP; in particolare, selezionando partizioni di strati anziché l'intero volume come fonte di informazioni per le ricostruzioni (ossia effettuando ricostruzioni a strato sottile) si riduce il rischio di includere nelle immagini MIP voxel non vascolari (osso e metallo) a elevata intensità (Fig. 3.12).

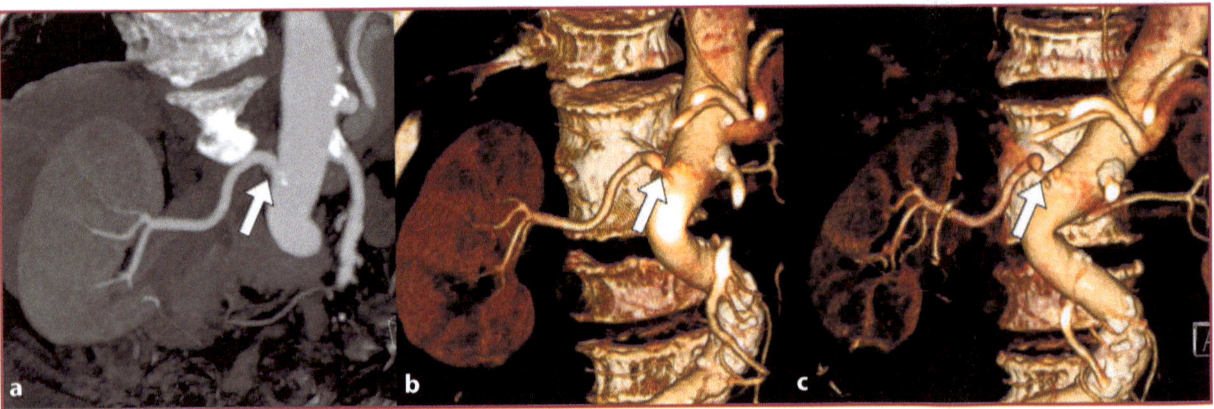

Fig. 3.11 Stenosi dell'arteria renale. **a** La ricostruzione MIP "nasconde" l'origine dell'arteria renale di destra e non consente di visualizzare la stenosi ostiale. **b, c** Le ricostruzioni 3D VR consentono di visualizzare la presenza di una stenosi severa a livello dell'origine dell'arteria renale di destra

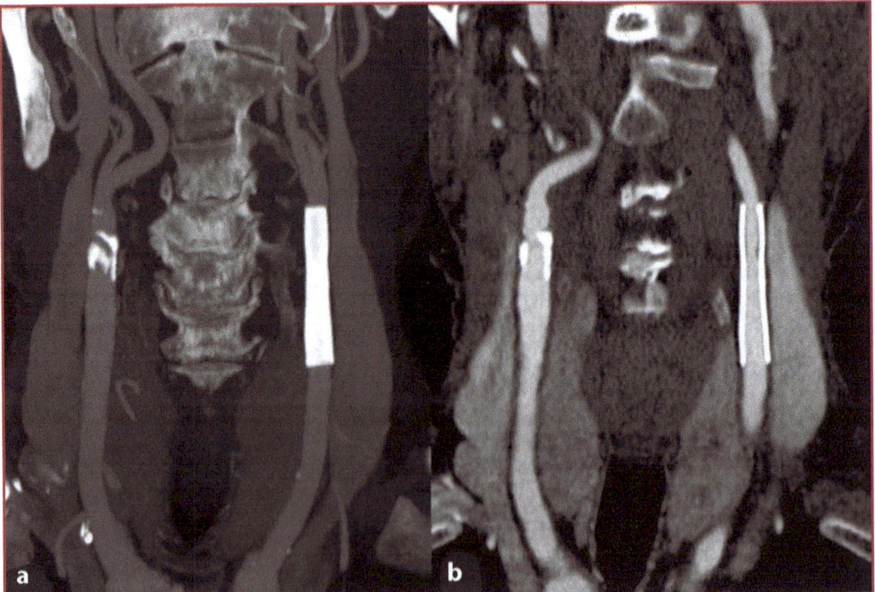

Fig. 3.12 Ricostruzione MIP di stent carotideo su piano coronale utilizzando differenti spessori di strato. **a** Utilizzando uno spessore di strato di 30 mm la sovrapposizione dei voxel ad elevata densità della struttura metallica dello stent non consente di visualizzare il lume dello stent. **b** Riducendo a 4 mm lo spessore di strato della ricostruzione MIP è possibile apprezzare la pervietà del vaso

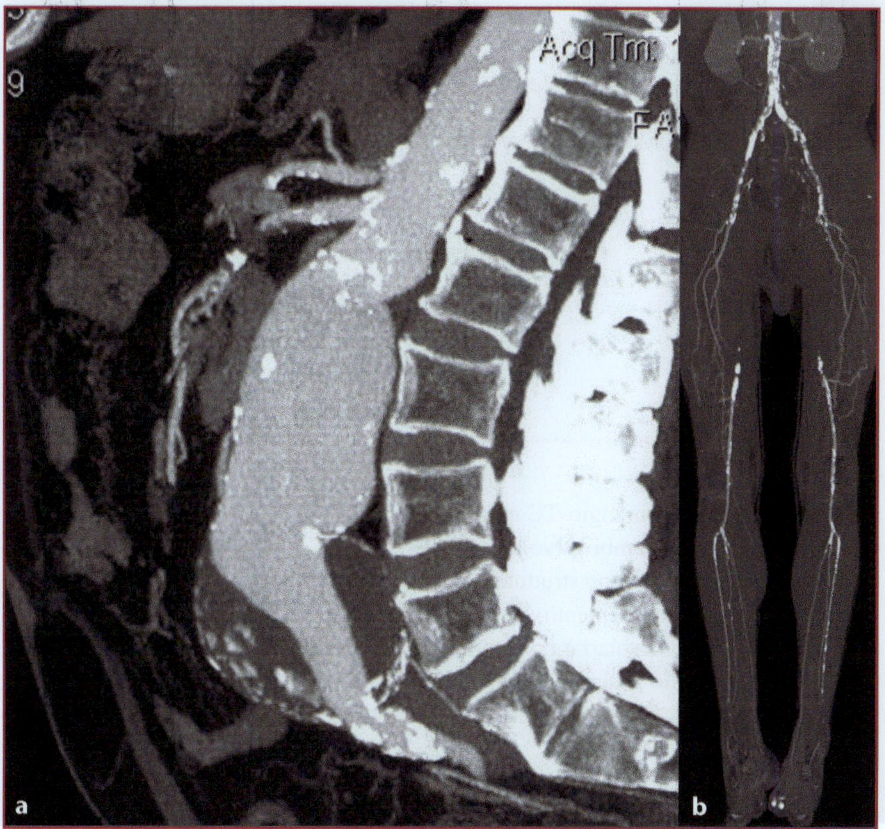

Fig. 3.13 Mappa di distribuzione del calcio. **a** La ricostruzione MIP sul piano sagittale consente un'ottimale visualizzazione della distribuzione delle placche ateromasiche calcifiche in un paziente con dilatazione aneurismatica dell'aorta addominale. **b** Ricostruzione multi-path CPR (cortesia del Prof. Fleischmann) dell'aorta addominale e del circolo arterioso periferico che dimostra l'estesa ateromasia calcifica diffusa in tutto l'albero vascolare

Con software avanzati è inoltre possibile impiegare una varietà di processi di segmentazione con rimozione dei voxel delle strutture ad alta intensità (tecniche di "bone removal") particolarmente utili negli esami angio-TC. Tuttavia, l'intensità dei voxel contenenti calcificazioni della parete arteriosa viene attualmente eliminata con difficoltà, e costituisce quindi ancora una rilevante limitazione all'impiego delle MIP in angio-TC.

Anche se in presenza di estese calcificazioni della parete arteriosa le ricostruzioni MPR e CPR sono preferibili, le immagini MIP possono comunque essere un mezzo molto efficace per la creazione di una mappa di distribuzione ed estensione delle placche di calcio negli studi di pianificazione prechirurgica (Fig. 3.13).

Come anticipato, la tecnica di ricostruzione MIP a strato sottile consente di migliorare la qualità e l'affidabilità diagnostica riducendo il volume di interesse in partizioni più sottili (*slab*), corrispondenti a strati di spessore modulabile da pochi millimetri ad alcuni centimetri.

MinIP

Le ricostruzioni MinIP si basano sul processo di casting ray, ma con principi sostanzialmente opposti rispetto a quelli delle ricostruzioni MIP. Per la creazione dell'immagine di output viene codificata la minima intensità sulla scala dei grigi incontrata nei voxel lungo la direzione di visione (Fig. 3.14). Attualmente le ricostruzioni MinIP

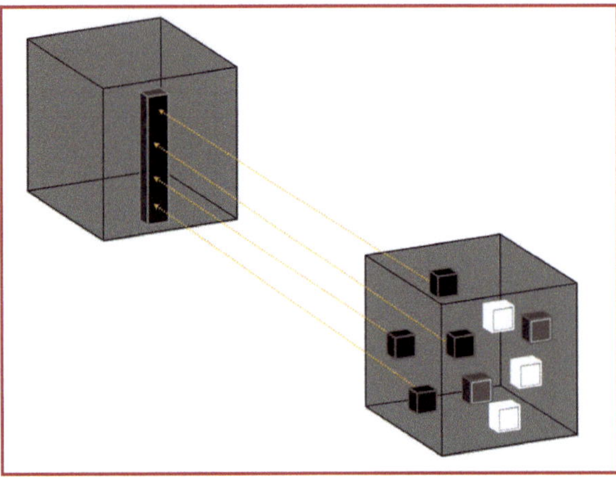

Fig. 3.14 Rappresentazione schematica di una ricostruzione con tecnica MinIP. Tramite il processo di casting ray viene rappresentato sull'immagine ricostruita il voxel con la minore intensità sulla scala dei grigi per ogni direzione di visione

trovano impiego solo in angio-TC e, in particolare, nello studio dei difetti di riempimento vascolari e dei lembi valvolari cardiaci.

Le valvole cardiache sono strutture molto difficili da studiare a causa dello spessore sottile e del continuo movimento. Pertanto, per una più accurata rappresentazione iconografica dei lembi valvolari è consigliabile selezionare strati di spessore pari a 5-20 mm, orientati secondo il piano valvolare, applicando ricostruzioni MinIP con o senza inversione della scala di grigi (Fig. 3.15).

VR Gli algoritmi di ricostruzione VR sono anch'essi basati sul processo di casting ray, ma sfruttano l'introduzione di una fonte di luce artificiale e soprattutto del colore. In particolare, ai voxel del volume in esame vengono assegnati una particolare colorazione (secondo palette preimpostate ma modificabili) e un valore di opacità (da 0% = opacità completa a 100% = trasparenza completa) in base al valore di attenuazione (angio-TC) o di intensità di segnale (angio-RM) presente al suo interno (Fig. 3.16). In tal modo diversi voxel possono contribuire all'immagine di output (non solo quelli a massima o minima intensità), veicolando informazioni da tessuti con caratteristiche differenti (osseo, vasi con mdc, parenchimi, tessuti molli). Negli studi angio-RM e angio-TC, con l'uso delle funzioni di trasferimento di opacità si mette in risalto il mdc all'interno delle strutture vascolari rispetto ai tessuti molli e ai parenchimi che non hanno ancora concentrato il mdc.

Questo obiettivo viene in genere realizzato impiegando una scala di opacità con tre zone distinte: zone trasparenti, zona di transizione e plateau. Modulando le variazioni di pendenza nella zona di transizione si può influire sulla visualizzazione dei contorni delle varie strutture.

Un'altra applicazione delle ricostruzioni VR è costituita dalla possibilità di ottenere visualizzazioni endovascolari (angioscopia virtuale), rendendo trasparenti il sangue e le pareti del vaso e accentuando l'opacità delle strutture circostanti (Fig. 3.17).

L'utilizzo di fonti di luce artificiali consente inoltre di garantire un effetto di profondità nettamente più evidente rispetto alle ricostruzioni MIP, con adeguata dimostrazione e differenziazione delle anatomie vascolari più complesse. Nel processo di formazione delle immagini 3D, gli effetti di luce svolgono infatti un ruolo particolarmente importante: posto che una superficie discreta non può essere calcolata mediante il VR, le fonti di illuminazione vengono generate dal computer in relazione al valore dei gradienti di attenuazione/intensità dei singoli voxel. Maggiori sono le escursioni

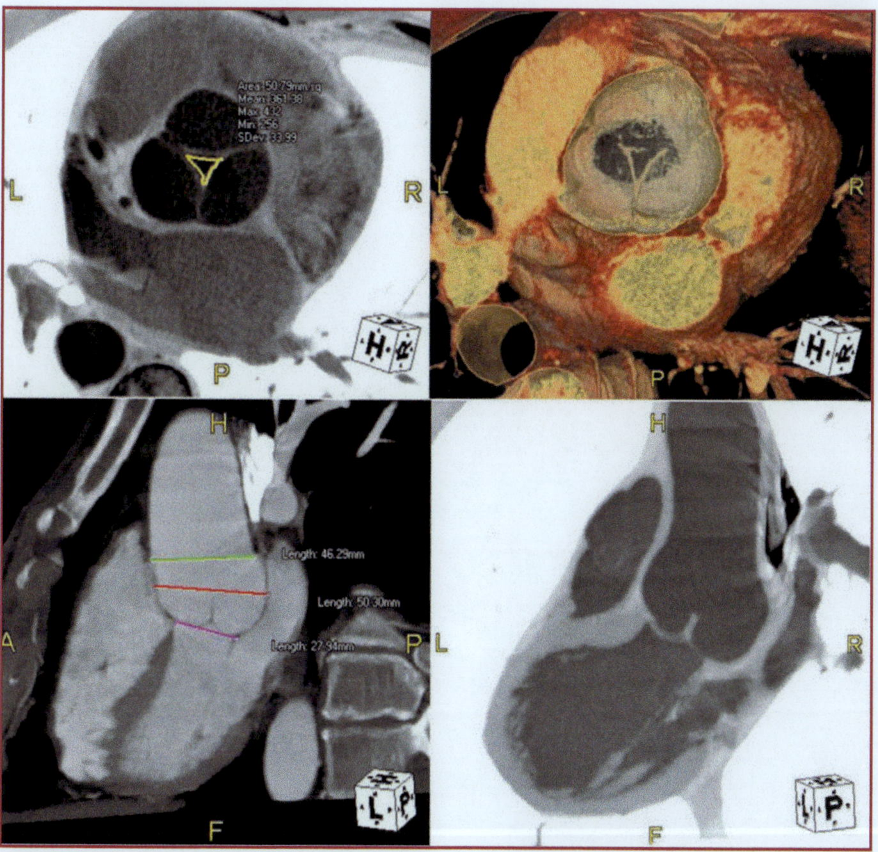

Fig. 3.15 Differenti tecniche di post-processing per la visualizzazione della valvola aortica in un paziente affetto da sindrome di Marfan. La radice aortica è ectasica e la valvola aortica tricuspide evidenzia incompleta chiusura dei lembi valvolari

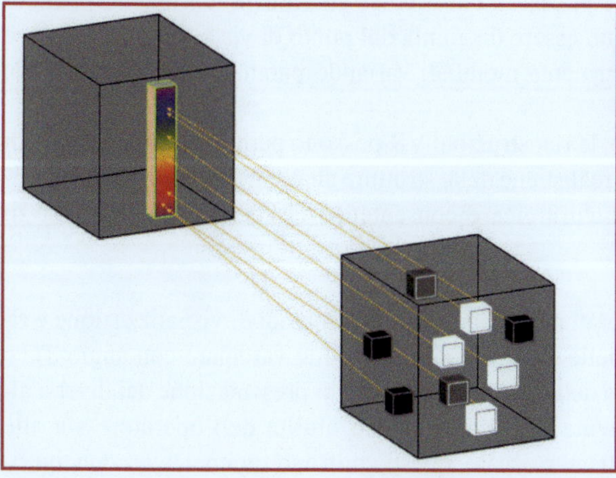

Fig. 3.16 Rappresentazione schematica di una ricostruzione con tecnica VR. Dopo l'inserimento di una luce artificiale, l'immagine viene ricostruita tramite un processo di casting ray assegnando a ogni voxel un valore di opacità in relazione alla sua densità (TC) o alla sua intensità di segnale (RM). Diversamente da quanto accade nelle tecniche MIP e MinIP, tutti i voxel contribuiscono alla formazione dell'immagine

tra voxel adiacenti, maggiori saranno gli effetti di luce, come ad esempio nel caso dei contorni delle strutture vascolari con mdc; a tale proposito si parla di regioni ad alto gradiente spaziale. Dove invece voxel adiacenti presentano valori simili, verranno generati effetti di illuminazione di minima entità.

Nel VR viene tipicamente usata una fonte di illuminazione che origina dalla stessa

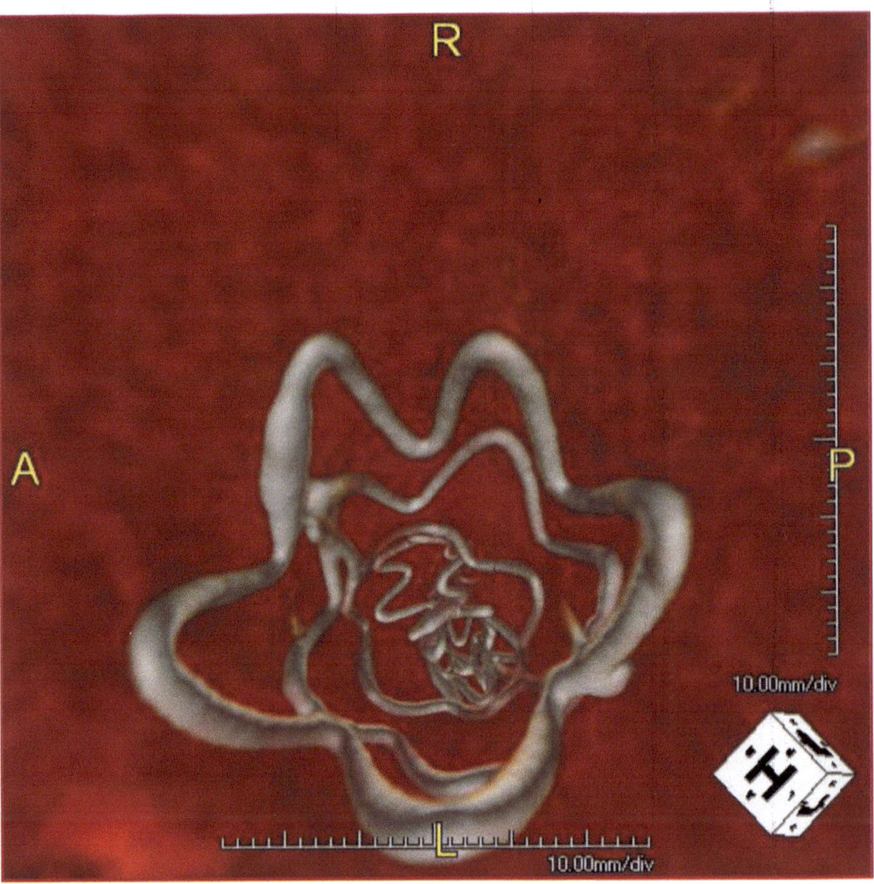

Fig. 3.17 Ricostruzione 3D VR del lume di uno stent

posizione del punto di vista. Nei casi in cui occorre accentuare le irregolarità di superficie, la sorgente di luce può essere disgiunta dal punto di vista; gli effetti di luce possono inoltre essere ulteriormente modulati variando parametri quali luminosità, contrasto e luce ambientale.

Se applicate correttamente, le ricostruzioni VR possono permettere la creazione di immagini straordinariamente realistiche delle strutture anatomiche, facilitandone l'interpretazione in sede clinico-chirurgica e consentendo la corretta informazione di colleghi e pazienti.

Qual è il metodo ottimale di visualizzazione?

Sono molti gli articoli in letteratura che confrontano i metodi di visualizzazione e ricostruzione delle immagini nelle applicazioni di imaging vascolare con angio-TC e angio-RM. Purtroppo, a causa della grande variabilità di presentazione dei diversi algoritmi di ricostruzione, dovuta sia alle differenti abilità dell'operatore sia alle differenti workstation presenti sul mercato, questi confronti raramente producono risultati conclusivi e generalizzabili. In base alla nostra esperienza, tuttavia, il metodo più potente ed efficace per l'analisi dei dati nell'imaging cardiovascolare è costituito dall'interazione con un ambiente di visualizzazione che permetta di passare rapidamente tra i vari approcci di ricostruzione in maniera intuitiva: solo l'utilizzo integrato delle diverse tecniche di post-processing consente di apprezzare nella sua interezza il volume di dati ottenuto e di interpretare in maniera corretta l'anatomia e la patologia.

La placca aterosclerotica

4

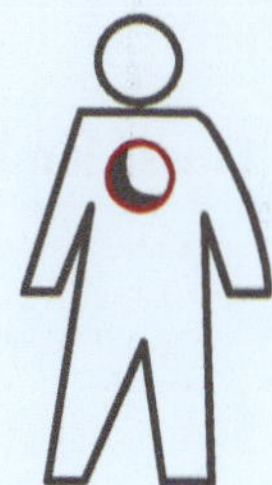

Ilaria Iacucci, Luca Saba, Michele Anzidei

4.1 Anatomia della parete vascolare

L'aterosclerosi è istologicamente caratterizzata da lesioni intimali (ateromi o placche ateromasiche) che interessano la parete vascolare (Tabella 4.1 e Fig. 4.1) determinando stenosi del lume e indebolendo la tonaca media sottostante.

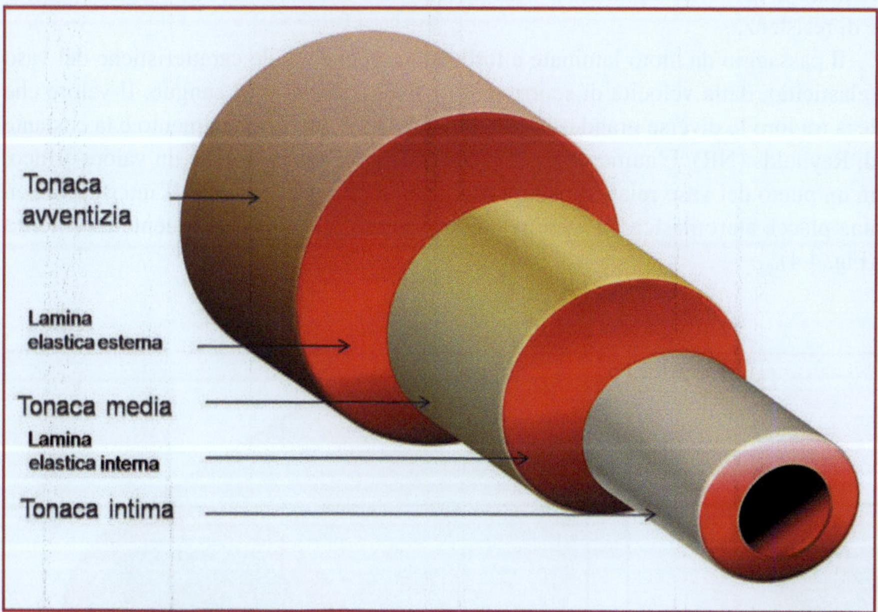

Fig. 4.1 Struttura istologica delle arterie

Tabella 4.1 Struttura anatomica delle arterie

Tonaca intima (endotelio)
Lamina elastica interna
Tonaca media (cellule muscolari lisce)
Lamina elastica esterna
Tonaca avventizia (tessuto connettivo contenente fibre nervose e vasa vasorum)

C. Catalano, M. Anzidei, A. Napoli, *Imaging Cardiovascolare TC e RM*,

4.2 Biomeccanica e fisiologia del flusso ematico

Flusso laminare

In un vaso con pareti regolari si può assumere che un liquido si muova come un insieme di lamine di scorrimento parallele tra loro. Le lamine, di spessore infinitesimale, scorrono a velocità diversa: quelle a contatto con la parete, per fenomeni di microattrito, sono pressoché stazionarie; tuttavia, la velocità incrementa in maniera direttamente proporzionale alla distanza dalla parete (velocità massima al centro del vaso). Il flusso laminare ha, quindi, un fronte di avanzamento parabolico (Fig. 4.2).

Flusso turbolento

Le alterazioni del profilo di parete inducono una perturbazione del flusso laminare determinando l'insorgenza di moti vorticosi (Fig. 4.3).

La riduzione della sezione del vaso a livello della placca determina un'accelerazione del flusso, al fine di mantenere costante la portata ematica. Secondo la legge di H. Poiseuille la velocità del flusso è inversamente proporzionale alla quarta potenza del raggio:

$$F = \pi \, \Delta \, P \, r^4 / 8 \, \eta \, l$$

Il raggio del vaso, che compare nell'equazione alla quarta potenza, rappresenta il parametro le cui variazioni incidono maggiormente nel determinare variazioni di flusso e di resistenza.

Il passaggio da moto laminare a turbolento dipende dalle caratteristiche del vaso (elasticità), dalla velocità di scorrimento e dalla viscosità del sangue. Il valore che lega tra loro le diverse grandezze che influenzano il tipo di scorrimento è la costante di Reynolds (NR). L'aumento della velocità di scorrimento v oltre un valore critico, in un punto del vaso relativamente poco distendibile, ad esempio all'interfaccia con una placca ateromasica, determina un aumento di NR con conseguente turbolenza (Fig. 4.4).

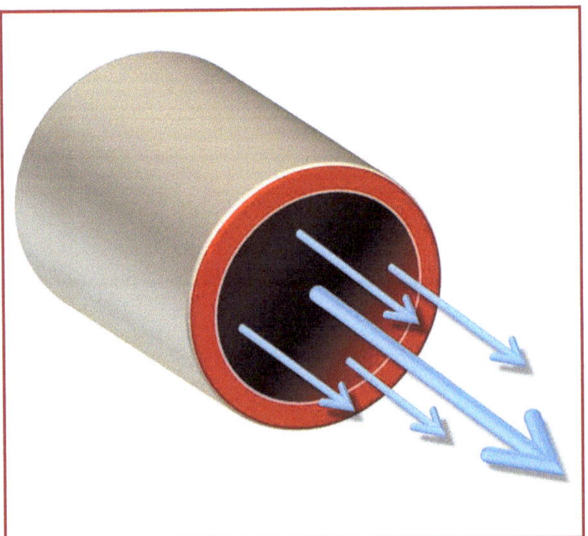

Fig. 4.2 Flusso laminare

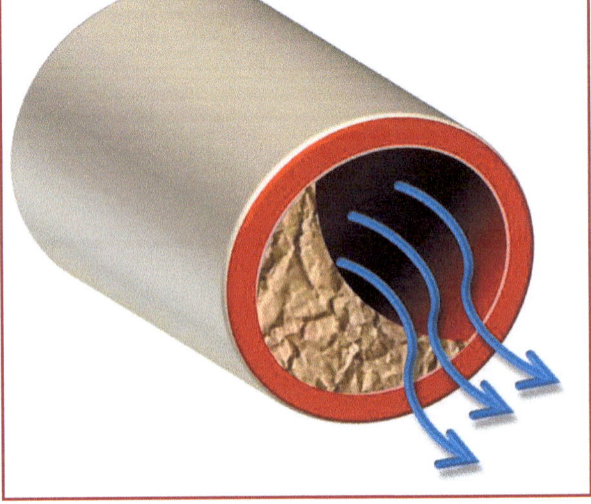

Fig. 4.3 Flusso turbolento

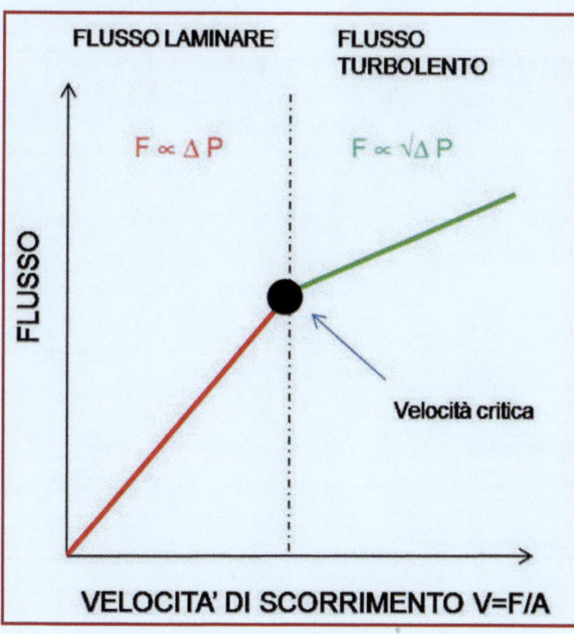

Fig. 4.4 Costante di Reynolds: rappresentazione grafica del passaggio da flusso laminare a flusso turbolento. *V*, velocità di scorrimento; *F*, flusso; *A*, sezione del vaso

Il flusso turbolento crea una condizione di stress di parete da attrito, con alterazione della geometria delle cellule muscolari lisce della tonaca media e riduzione dell'elasticità del vaso.

4.3 L'evoluzione della placca aterosclerotica

La classificazione dell'American Heart Association (AHA) (Tabella 4.2) suddivide le lesioni aterosclerotiche in sei categorie, iniziando dalla presenza isolata di cellule schiumose, passando per le strie lipidiche, gli ateromi e i fibroateromi, fino allo sviluppo delle cosiddette lesioni complicate (ematoma, emorragia, trombo). La prevalenza e la gravità della patologia aterosclerotica in determinati individui dipendono da particolari fattori, alcuni dei quali costituzionali, altri acquisiti e quindi potenzialmente controllabili. I fattori di rischio che predispongono all'aterosclerosi sono rappresentati in Tabella 4.3

Le strie lipidiche sono la lesione più precoce dell'aterosclerosi e, non essendo significativamente rialzate sul piano intimale, non causano alcuna alterazione di flusso. Le strie lipidiche si presentano sotto forma di macule giallastre che tendono poi a convergere in strie allungate. La relazione tra strie lipidiche e placche aterosclerotiche è complessa e legata agli stessi fattori di rischio notoriamente associati all'aterosclerosi. A ciò si aggiungono le alterazioni che si verificano all'interno della stria lipidica stessa (disfunzione endoteliale, adesione/migrazione di monociti, migrazione di cellule muscolari lisce nell'intima, accumulo di lipidi). Generalmente le placche sono soggette a evoluzione, aumentando progressivamente le loro dimensioni attraverso fenomeni di morte e degenerazione cellulare, di sintesi e degradazione (rimodellamento) della matrice extracellulare. Le lesioni complicate dell'aterosclerosi hanno un'elevata probabilità di andare incontro a rottura, ulcerazione, erosione ed emorragia. La trombosi

Tabella 4.2 Classificazione dell'AHA delle lesioni ateromasiche nell'uomo

Nomenclatura e principali caratteristiche istologiche	Sequenza in progressione	Principale meccanismo di crescita	Inizio del processo patogenetico	Correlazione clinica
Lesione di tipo I (iniziale) Macrofagi isolati e cellule schiumose	I		Dalla I decade	
Lesione di tipo II (stria lipidica) Accumulo intracellulare di lipidi	II	Crescita dovuta all'accumulo lipidico		Clinicamente
Lesione di tipo III (intermedia) Piccola quantità di lipidi extracellulari	III		Dalla II decade	Silente
Lesione di tipo IV (ateroma) Tipo II + nucleo centrale di lipidi extracellulari	IV			Clinicamente
Lesione di tipo V (fibroateroma) Nucleo centrale di lipidi e cappuccio fibroso	V	Accelerato incremento delle cellule muscolari e del collagene	Dalla III decade	Silente o manifesto
Lesione di tipo VI (complicata) Difetto di superficie, ematoma, emorragia, trombo	VI	Trombosi, ematoma		

Tabella 4.3 Fattori di rischio sistemici dell'aterosclerosi

Ipercolesterolemia
Diabete
Sindrome metabolica (obesità, alterata regolazione glicemica, trigliceridi elevati, bassi livelli di colesterolo HDL, elevata pressione arteriosa)
Sovrappeso Obesità Adiposità addominale
Familiarità per malattia coronarica
Immunocomplessi, amine vasoattive circolanti, infezioni virali
Ipersedentarietà Abitudine al fumo
Età e sesso

si sovrappone generalmente a lesioni danneggiate. La dilatazione aneurismatica è un'altra delle possibili conseguenze del processo aterosclerotico, in seguito all'atrofia della sottostante tonaca media con perdita di tessuto elastico che determina un indebolimento della parete vascolare. La storia naturale, le caratteristiche morfologiche e i principali stati patogenetici della placca sono riassunti in Fig. 4.5.

Sebbene l'intero albero vascolare arterioso sia esposto agli effetti aterogeni dei fattori di rischio sistemici, le lesioni aterosclerotiche si formano in specifiche regioni (siti di origine di tratti collaterali o diramazioni vascolari, di biforcazione, di curvatura dei vasi, parete posteriore dell'aorta), sede di flusso turbolento e aumentato stress a livello delle pareti vascolari, in particolar modo delle tonache intima e media. Le aree di flusso turbolento sono predisposte all'aterosclerosi, mentre quelle con normale flusso laminare appaiono protette, per l'inibizione di meccanismi infiammatori e l'induzione di geni che proteggono dallo sviluppo e dalla progressione delle lesioni ateromasiche.

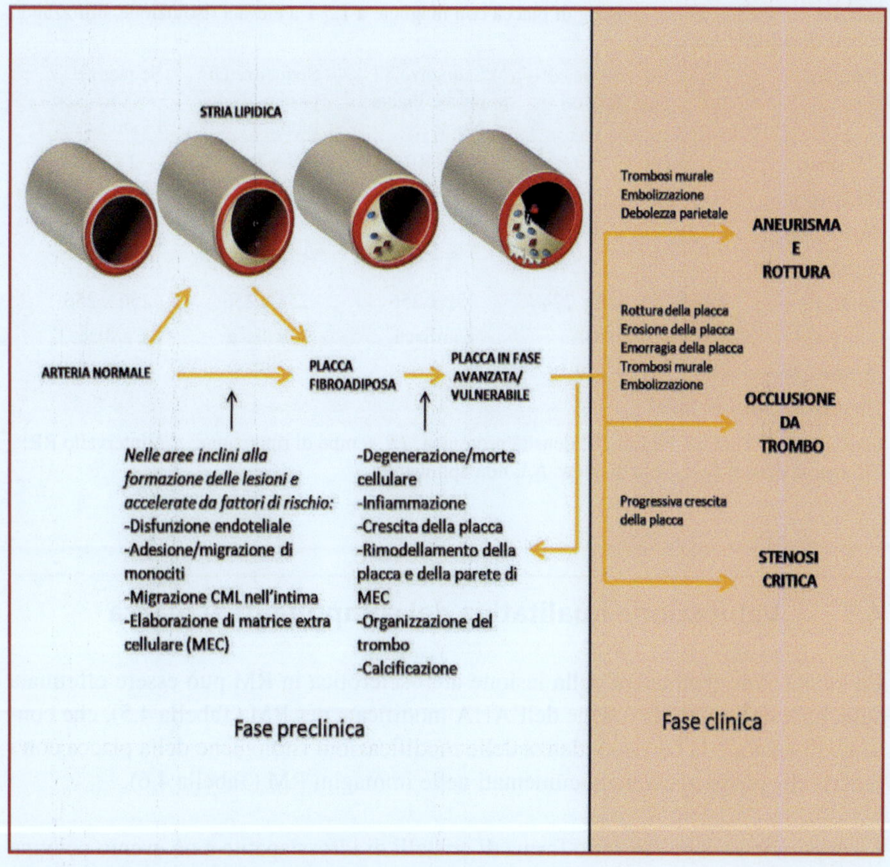

Fig. 4.5 Fisiopatologia ed evoluzione della placca aterosclerotica

4.4 Imaging di placca con RM

La RM, attraverso l'utilizzo di bobine di superficie dedicate, permette di ottenere immagini multicontrasto ed elevata risoluzione spaziale della parete vascolare in vivo. Attualmente l'imaging RM di placca può essere utilizzato per discriminare le differenti componenti dell'ateroma (core lipidico, emorragia intraplacca, calcificazioni e cappuccio fibroso) e consentire un'adeguata caratterizzazione delle placche aterosclerotiche (stabili e instabili) per una migliore stratificazione del rischio.

Protocollo di acquisizione

L'acquisizione delle immagini presuppone l'utilizzo di un magnete ad alto campo (1,5-3T) e di una coppia di bobine di superficie dedicate multicanale, con una copertura longitudinale di 10 cm. Le lesioni aterosclerotiche sono identificate con sequenze angiografiche convenzionali senza mezzo di contrasto (mdc) [(3D Phase Contrast, 2D *Time of Flight* (ToF)]. Successivamente sono acquisite immagini multi contrasto [T1-T2-densità protonica (DP)] (con e senza saturazione del segnale del tessuto adiposo) ad elevata risoluzione spaziale, con voxel submillimetrici (voxel = 250 x 250 µm) (Tabella 4.4); per incrementare la risoluzione di contrasto tra il contenuto del vaso e le lesioni parietali, è possibile combinare l'utilizzo di sequenze dark blood e bright blood.

Tabella 4.4 Parametri per imaging di placca con magnete a 1,5 T a elevata risoluzione, utilizzando bobine di superficie dedicate

Parametri	Sequenze 3D ToF	Sequenze T1 pesate black blood	Sequenze DP pesate black blood	Sequenze T2 pesate black blood
TR (ms)	30	1 x RR	2 x RR	2 x RR
TE (ms)	6,9	9	16-20	50
FoV (mm)	130	130	130	130
Spessore (mm)	2,2	3	3	3
Matrice	288 x 224	352 x 256	256 x 256	256 x 256
Sincronizzazione	NA	Cardiaca	Cardiaca	Cardiaca
Numero di sezioni	20	8	8	8
Tempo di scansione (min)	4	4-5	4-6	4-6

Legenda: *ToF,* Time-of-Flight; *DP,* densità protonica; *TR,* tempo di ripetizione; *RR,* intervallo RR; *TE,* tempo di eco; *FoV,* Field of View; *NA,* non applicabile.

4.5 Valutazione qualitativa dei componenti di placca

La valutazione qualitativa della lesione aterosclerotica in RM può essere effettuata sulla base della classificazione dell'AHA modificata per RM (Tabella 4.5), che consente di valutare la corrispondenza delle modificazioni istologiche della placca con i reperti che possono essere documentati nelle immagini RM (Tabella 4.6).

Calcificazioni

La deposizione di calcio sotto forma di cristalli di idrossiapatite è un evento comune nell'evoluzione delle lesioni aterosclerotiche e la sua presenza è un indice istologico di stabilità della placca. I cristalli di idrossiapatite, a causa della loro bassa densità protonica e degli artefatti da suscettività magnetica, determinano una ridotta intensità di segnale in tutte le sequenze di impulsi.

Tabella 4.5 Caratterizzazione della placca in RM con la classificazione AHA modificata per RM secondo Cai

Classificazione convenzionale	Classificazione AHA modificata
Tipo I: lesione iniziale con cellule schiumose	Tipo I-II: normale spessore di parete, senza calcificazioni
Tipo II: multiple cellule schiumose	
Tipo III: preateroma con lipidi extracellulari	Tipo III: diffuso ispessimento intimale o placca eccentrica senza calcificazioni
Tipo IV: ateroma con core centrale lipidico (extracellulare)	Tipo IV-V: placca con core lipidico o necrotico circondata da tessuto fibroso, con possibili calcificazioni
Tipo V: fibroateroma	
Tipo VI: placca complicata con possibili irregolarità di superficie, emorragia e trombi	Tipo VI: placca complicata con possibili irregolarità di superficie, emorragia e trombi
Tipo VII: placca calcifica	Tipo VII: placca calcifica
Tipo VIII: placca fibrotica senza core lipidico	Tipo VIII: placca fibrotica senza core lipidico o con piccole calcificazioni

Tabella 4.6 Caratterizzazione dei componenti di placca con RM

Componente della placca	Sequenze 3D ToF	Sequenze T1 pesate	Sequenze DP pesate	Sequenze T2 pesate
Core lipidico	Isointenso	Isointenso/ Iperintenso	Isointenso/ Iperintenso	Ipointenso
Tessuto fibroso	Isointenso	Isointenso/ Iperintenso	Isointenso/ Iperintenso	Isointenso/ Iperintenso
Sangue acuto (<1 settimana) recente (1-6 settimane)	Iperintenso Iperintenso	Iperintenso Iperintenso	Isointenso/Ipointenso Iperintenso	Isointenso/Ipointenso Iperintenso
Calcificazioni	Marcatamente ipointense	Marcatamente ipointense	Marcatamente ipointense	Marcatamente ipointense

Tabella 4.7 Pattern cronologici di emorragia intraplacca e variazione del segnale dell'emorragia intraplacca nelle differenti fasi temporali

Tempi evolutivi dell'emorragia	Stato di degradazione dell'emoglobina	Segnale nelle sequenze T1 pesate	Segnale nelle sequenze T2 pesate
Emorragia iperacuta (0-6 ore)	Ossiemoglobina	Isointenso	Iperintenso
Emorragia acuta (7-96 ore)	Deossiemoglobina	Isointenso	Ipointenso/ Iperintenso
Emorragia subacuta precoce (4-7 giorni)	Metaemoglobina intracellulare	Isointenso/ Iperintenso	Ipointenso
Emorragia subacuta tardiva (1-4 settimane)	Metaemoglobina extracellulare	Iperintenso	Iperintenso
Emorragia cronica precoce (alcuni mesi)	Metaemoglobina extracellulare diluita	Iperintenso/ Ipointenso	Iperintenso/ Iperintenso
Emorragia cronica tardiva (anni)	Coagulo in fase di risoluzione	Ipointenso	Iperintenso/ Ipointenso

Emorragia intraplacca

Il sanguinamento all'interno di un ateroma è spesso conseguente a uno stato infiammatorio cronico con indebolimento dei microvasi parietali e predispone alla frammentazione della placca e alla formazione di materiale trombotico sulla sua superficie, con conseguenti manifestazioni sintomatologiche. L'intensità di segnale dell'emorragia intraplacca è influenzata dallo stato evolutivo dei prodotti di degradazione dell'emoglobina.

Possono riconoscersi alcuni pattern cronologici di emorragia intraplacca (Tabella 4.7), riassumibili nei seguenti stadi evolutivi:

- *emorragia acuta*, metaemoglobina intracellulare;
- *emorragia recente*, metaemoglobina extracellulare;
- *emorragia cronica*, emosiderina.

Core lipidico

I principali componenti del core lipidico sono il colesterolo e gli esteri del colesterolo. Le dimensioni del core lipidico sono direttamente proporzionali alla fragilità della placca (possibile frammentazione dell'ateroma) e al rischio di embolizzazione distale. Non contenendo trigliceridi, l'intensità di segnale del core lipidico non risulta abbattuta dall'utilizzo di sequenze fat-sat.

Cappuccio fibroso

Il cappuccio fibroso riveste le componenti più fragili della placca e, pertanto, il suo spessore e la sua morfologia sono determinanti, pur in associazione con gli altri fattori, nella manifestazione dei sintomi. Può essere classificato (Tabella 4.8 e Fig. 4.6) in:

- *intatto e spesso*, basso rischio di frammentazione della placca;
- *intatto e sottile*, medio rischio di frammentazione della placca;
- *rotto*, alto rischio di frammentazione della placca.

È stato dimostrato che tale componente, dopo somministrazione di mezzo di contrasto (mdc), presenta maggiore potenziamento rispetto al core lipidico; è pertanto indicato, al fine della sua identificazione, l'impiego di sequenze con mdc.

Le calcificazioni possono costituire un ostacolo nella diagnosi e nella valutazione del cappuccio fibroso. In particolare nelle sequenze ToF, poiché il cappuccio fibroso è visualizzato come banda ipointensa, può essere facilmente sovrapponibile a una macroscopica calcificazione, e viceversa. È pertanto indicato l'utilizzo di sequenze T2 pesate che consentono di differenziare la componente calcifica ipointensa da quella fibrosa, iperintensa.

In relazione alla composizione istologica prevalente, le lesioni aterosclerotiche vengono definite (Fig. 4.7):

- *calcifiche*, se l'ateroma va incontro a calcificazione;
- *lipidiche*, se all'interno del nucleo necrotico profondo prevale la componente lipidica (soprattutto colesterolo ed esteri del colesterolo);
- *fibrose*, se all'interno del nucleo necrotico profondo prevale la componente cellulare

Tabella 4.8 Classificazione del cappuccio fibroso secondo Hatsukami et al. (2000)

Caratteristiche del cappuccio fibroso	Immagini ToF 3D
Cappuccio fibroso spesso	Banda ipointensa tra il lume e la parete
Cappuccio fibroso sottile	Assenza della banda ipointensa tra il lume del vaso e la parete
Rottura recente del cappuccio	Assenza della banda ipointensa con evidenza di una regione iperintensa adiacente al lume, con o senza irregolarità della superficie

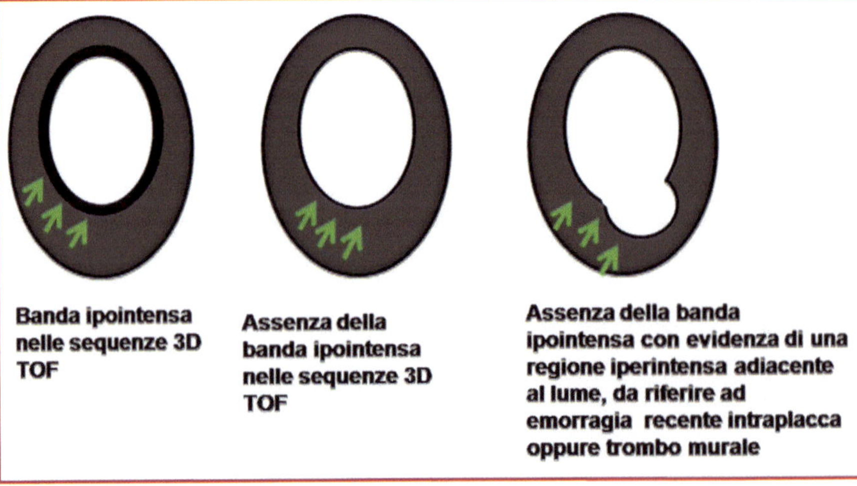

Fig. 4.6 Rappresentazione schematica del cappuccio fibroso

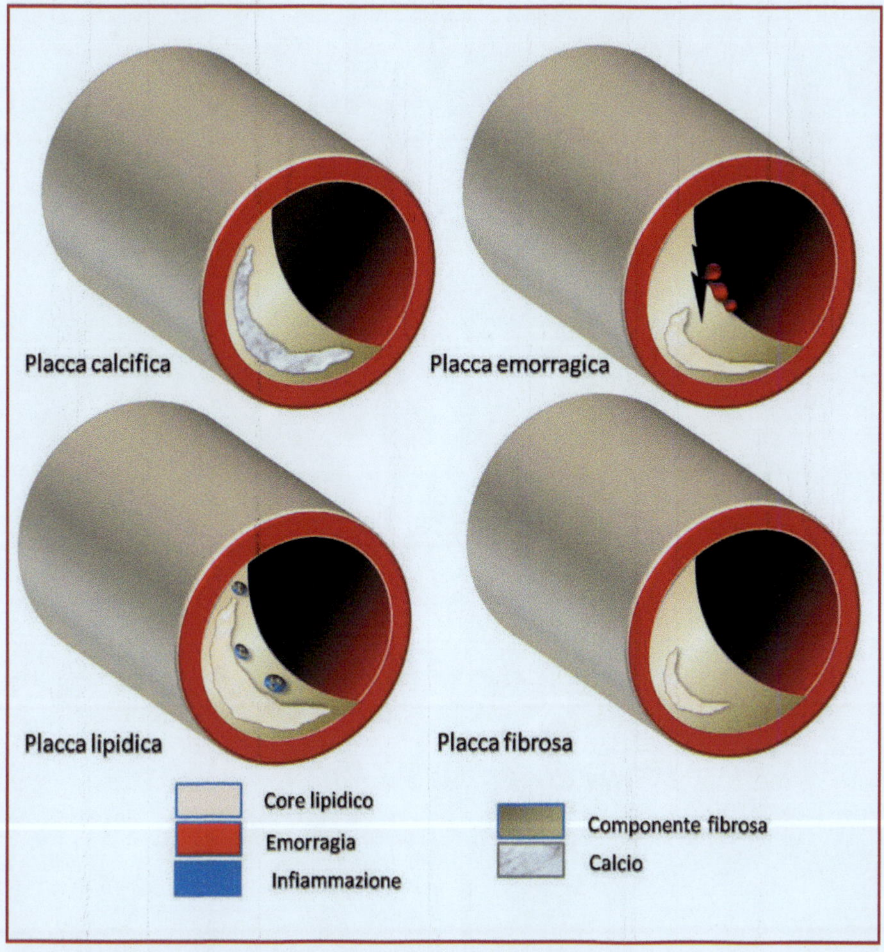

Fig. 4.7 Rappresentazione schematica dei componenti della placca

(soprattutto detriti cellulari, cellule schiumose, fibrina e altre proteine plasmatiche);

- *emorragiche*, se si verifica la rottura del cappuccio fibroso o di uno dei capillari che lo vascolarizzano (Fig. 4.8).

4.6 Imaging di placca con TC

A differenza di quanto ottenibile con la RM, lo studio TC delle placche aterosclerotiche, pur essendo avvantaggiato da una maggiore rapidità e dall'elevatissima risoluzione spaziale della metodica, è significativamente limitato dalla ridotta risoluzione di contrasto. È infatti noto come uno studio TC convenzionale, anche utilizzando protocolli ottimizzati, non consenta un'accurata differenziazione delle componenti non calcifiche dell'ateroma (in particolare core lipidico e cappuccio fibroso).

Tuttavia, la recente introduzione di software dedicati ha consentito l'impiego di algoritmi matematici per l'analisi automatizzata dei dati TC con una migliore possibilità di discriminare le varie componenti di placca. Tale analisi si basa sulla rile-

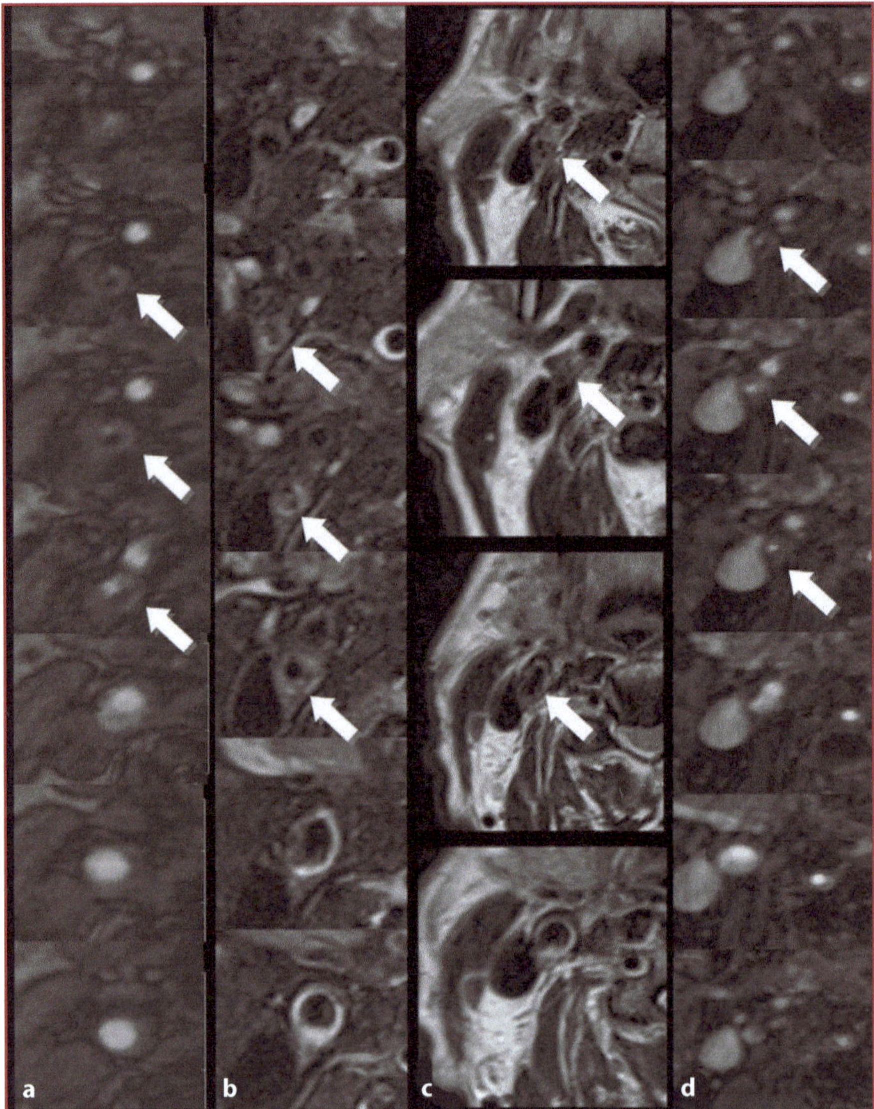

Fig. 4.8 a Immagini assiali RM ToF 2D: placca concentrica (*frecce*) che determina stenosi del lume di grado severo (90% circa), con evidenza di area ipointensa sul versante posteriore. **b, c** Immagini assiali T2 fat-sat e *Turbo Spin Echo* (TSE) T2: confermano la stenosi. L'area centrale, che appare sempre ipointensa e non presenta abbattimento del segnale, è compatibile con componente emorragica non recente (*frecce*). **d** Immagini assiali angio-RM steady state: evidenziano ulteriormente il core centrale ipointenso di natura emosiderinica (*frecce*)

vazione di sottili differenze dei valori di attenuazione nel contesto dell'ateroma, rappresentate con mappe colorimetriche sovrapposte all'immagine anatomica. Attraverso un algoritmo di classificazione automatizzato vengono segmentati i contorni esterno e interno della parete vasale per localizzare la placca e, in relazione ai valori di attenuazione, viene assegnato un colore a ciascun pixel, che identificherà qualitativamente i diversi componenti della placca (Fig. 4.9). Il valore medio di attenuazione per ogni pixel viene usato per stimare la quota relativa dei vari componenti di

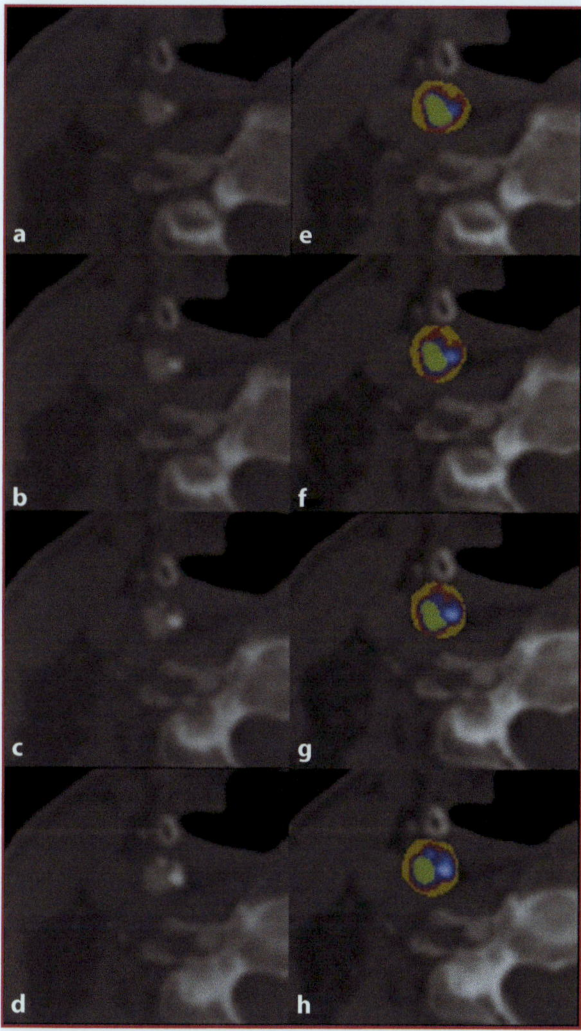

Fig. 4.9 Esempio di analisi automatizzata di placca mediante TC multidetettore. **a-d** Immagini assiali della carotide interna. **e-h** Corrispondenti sezioni con calcolo automatizzato della densità della placca. Il colore verde rappresenta il lume opacizzato con mdc, mentre i colori blu, rosso e giallo rappresentano rispettivamente le componenti, calcifiche, miste e molli

placca e assegnare la classe colorimetrica, ricorrendo a modelli di riferimento noti (serie TC ottenute su ateromi successivamente valutati all'istologia). In alcuni studi clinici questo approccio tecnico è stato confrontato con successo con l'esame istologico.

Rispetto ad un esame angio-TC convenzionale, lo studio dedicato delle placche necessita dell'utilizzo di parametri di ricostruzione dedicati: in particolare è indispensabile impiegare un FoV di dimensioni ridotte e uno spessore di strato minimo (Tabella 4.9).

È inoltre opportuno tenere in considerazione le difficoltà diagnostiche legate alla valutazione delle placche calcifiche, in particolare dovute agli artefatti da iperattenuazione del fascio, che determinano un apparente aumento dimensionale delle lesioni nelle immagini ricostruite (artefatto da blooming). L'utilizzo di filtri di convoluzione ad alta risoluzione (sharp) consente di ridurre gli artefatti da indurimento del fascio, consentendo un'omogeneizzazione delle informazioni che rende le immagini a elevata densità più nitide, con conseguente quantificazione più precisa della stenosi e migliore valutazione della superficie delle placche (Fig. 4.10).

Tabella 4.9 Parametri per imaging di placca delle arterie carotidi con TC multidetettore. Il FoV utilizzato è inferiore e la risoluzione spaziale è maggiore rispetto a quelli utilizzati nelle sequenze angio-TC

Parametri di scansione	MDCT (64 strati)
Collimazione	16 (64) x 0,75 mm
Pitch	1
Differenza di potenziale	120 kVp
Intensità di corrente	180 mAs
Dose	2,6 mSv
Quantità di mdc	40-50 mL (370-400 mg/mL)
	80 mL (*)
Quantità di soluzione salina	40 mL
Velocità di flusso	4 mL/s
Parametri di ricostruzione	
FoV	120 mm
Matrice	512 x 512
Risoluzione	0,6 x 0,6
Spessore di fetta	1 mm
Incremento di spessore	0,6 mm

* per TC 16 strati.

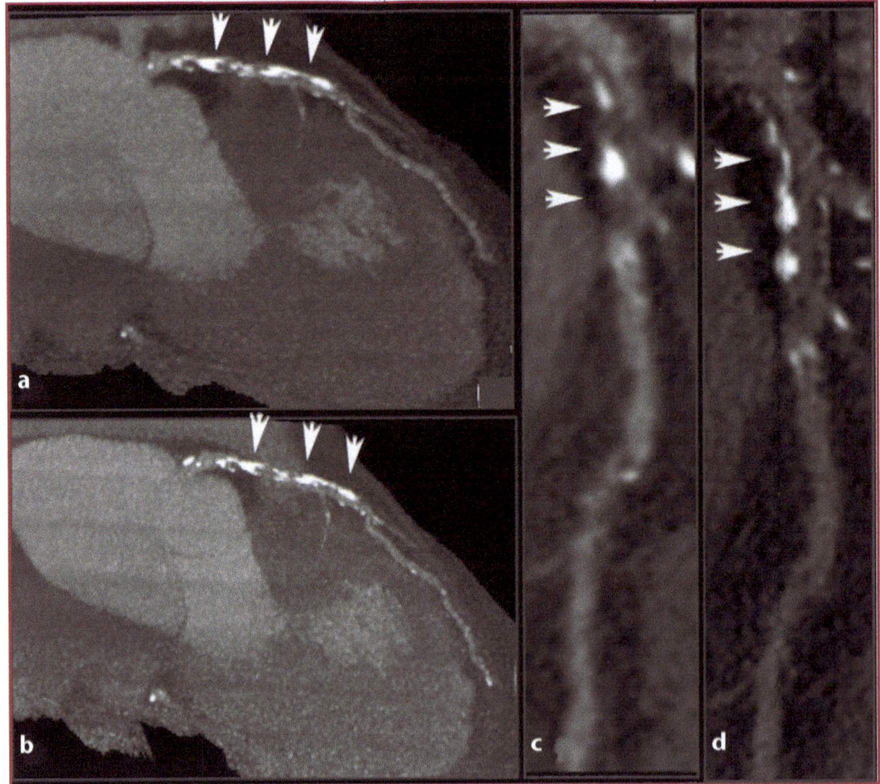

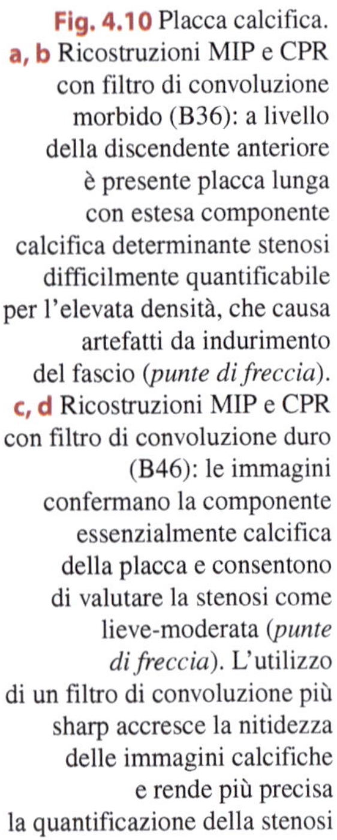

Fig. 4.10 Placca calcifica. **a, b** Ricostruzioni MIP e CPR con filtro di convoluzione morbido (B36): a livello della discendente anteriore è presente placca lunga con estesa componente calcifica determinante stenosi difficilmente quantificabile per l'elevata densità, che causa artefatti da indurimento del fascio (*punte di freccia*). **c, d** Ricostruzioni MIP e CPR con filtro di convoluzione duro (B46): le immagini confermano la componente essenzialmente calcifica della placca e consentono di valutare la stenosi come lieve-moderata (*punte di freccia*). L'utilizzo di un filtro di convoluzione più sharp accresce la nitidezza delle immagini calcifiche e rende più precisa la quantificazione della stenosi

In considerazione dei vantaggi e delle limitazioni descritte, TC e RM risultano tecniche sostanzialmente complementari nello studio della placca: la maggior risoluzione spaziale della TC consente una valutazione ottimale della morfologia delle placche con tempi di acquisizione ridotti ma senza una reale affidabilità nella discriminazione dei vari componenti di placca; la RM offre, d'altra parte, una più accurata identificazione delle componenti di placca attraverso l'utilizzo di sequenze multicontrasto al costo, tuttavia, di acquisizioni prolungate (Tabelle 4.10, 4.11).

Tabella 4.10 Vantaggi e svantaggi dello studio di angio-TC

Vantaggi	Svantaggi
Esame preferito in urgenza	Utilizzo di radiazioni ionizzanti
Elevata risoluzione spaziale	Necessità dell'utilizzo di mdc iodato
Rapidità di acquisizione (con minore interferenza di artefatti da movimento)	Rischio di reazioni allergiche al mdc
Possibilità di studiare qualsiasi distretto vascolare, compreso l'albero coronarico, attraverso l'utilizzo di gating cardiaco	Forti limitazioni nell'interpretazione del grado di stenosi nelle placche calcifiche, per la presenza di artefatti da indurimento del fascio (con sovrastima del grado di stenosi)
Accurata valutazione del grado di stenosi e della morfologia della placca soft. Migliore valutazione e interpretazione delle immagini attraverso l'utilizzo di algoritmi di ricostruzione (MIP, MPR, CPR, VR)	Controindicato in caso di insufficienza renale cronica, insufficienza cardiaca, ipersensibilità nota al mdc iodato

Legenda: *MIP,* Maximum Intensity Projection; *MPR,* Multiplanar Reconstruction; *CPR,* Curved Planar Reformation; *VR,* Volume Rendering.

Tabella 4.11 Vantaggi e svantaggi dello studio di angio-RM

Vantaggi	Svantaggi
Elevata risoluzione di contrasto, con più accurata valutazione delle componenti della placca	Esame di elezione Ridotta risoluzione spaziale rispetto alla TC
L'ipointensità del calcio nelle sequenze RM e l'assenza di artefatti da indurimento del fascio consentono una migliore valutazione del grado di stenosi nelle placche calcifiche rispetto alla TC	Più lunghi tempi di acquisizione rispetto alla TC, con maggior rischio di artefatti da movimento che riducono la qualità diagnostica dell'esame e la possibilità di valutare correttamente la stenosi
Possibilità di ottenere immagini con ottima risoluzione di contrasto anche senza utilizzare il mdc, grazie alle sequenze ToF e phase contrast	Forti limitazioni nello studio dell'albero coronarico
Assenza di radiazioni ionizzanti	Controindicato in pazienti con pace-maker, clip chirurgiche endocraniche e fibrosi sistemica nefrogenica nei pazienti con insufficienza renale cronica
Gli effetti collaterali legati al mdc paramagnetico sono giudicati meno severi e meno frequenti rispetto a quelli legati al mdc iodato	Artefatti da suscettività magnetica in caso di stent metallici o clip in prossimità dei vasi, che aumentano il rischio di falsi positivi nelle diagnosi di stenosi

4.7 Caratteristiche cliniche della placca

Utilizzando gli approcci tecnici descritti è possibile effettuare la caratterizzazione delle placche aterosclerotiche e la differenziazione delle placche stabili da quelle potenzialmente instabili, consentendo pertanto una migliore stratificazione del rischio di eventi cardiovascolari avversi. L'impiego dell'angio-TC, dell'angio-RM o delle tecniche RM multicontrasto per la valutazione di questi paramenti è certamente influenzato dalla disponibilità tecnologica (ad esempio bobine RM dedicate allo studio di placca) e dalla familiarità dell'operatore con le varie metodiche diagnostiche. Nei casi riportati oltre si forniranno alcuni criteri universali per la valutazione degli ateromi ottenibile con le varie tecniche di imaging, in correlazione con gli aspetti istologici propri di ogni sottoclasse.

Placca stabile

Le placche stabili (Fig. 4.11) risultano più spesso clinicamente asintomatiche, in relazione ad una minor propensione allo sviluppo di eventi emorragici, trombotici ed emboligeni. Nella maggioranza dei casi le placche stabili presentano superficie liscia ed esente da interruzioni all'interfaccia con il lume vascolare e pertanto, dal punto di vista morfologico, hanno un aspetto regolare (Fig. 4.12).

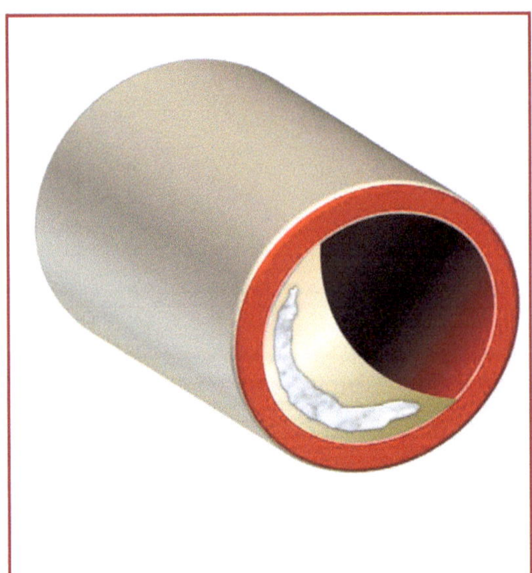

Fig. 4.11 a Rappresentazione schematica della placca stabile

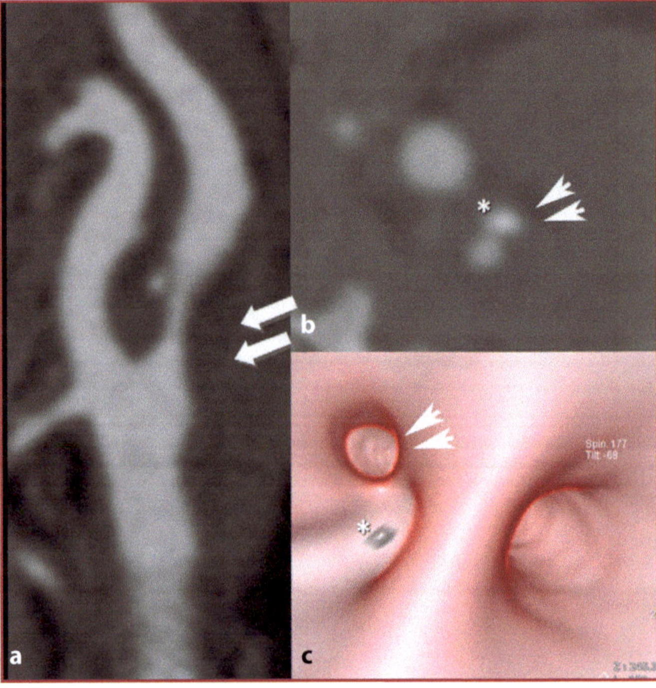

Fig. 4.12 Angio-TC. **a** Esempio di placca prevalentemente fibrosa (*frecce*). **b** Sezioni assiali. **c** Angiografia virtuale: placca eccentrica regolare (*punte di freccia*) con piccolo core calcifico periferico (*asterisco*)

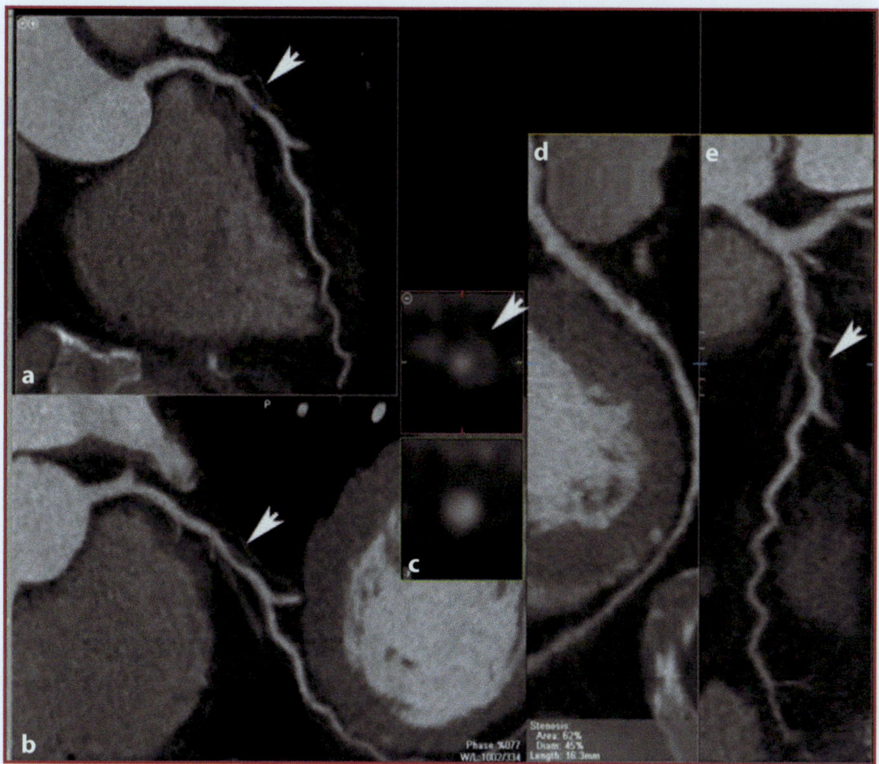

Fig. 4.13 Placca morbida. **a-d** Ricostruzione CPR dell'arteria discendente anteriore. A livello del III medio-distale del vaso è presente una placca eccentrica morbida che determina stenosi ai limiti della significatività (*punte di freccia*). **e** Sequenze angiografiche: confermano i reperti visualizzati con TC (*punte di freccia*)

Dal punto di vista istologico questo tipo di ateromi presenta cappuccio fibroso continuo e spesso, con prevalente componente fibrosa ed eventuali calcificazioni, mentre il core lipidico è scarsamente rappresentato, se non del tutto assente (Fig. 4.13).

I segni di infiammazione sono scarsi e le complicanze (rottura, emorragia, trombosi) assenti.

Placca instabile

Le placche instabili (Fig. 4.14) sono quelle che risultano clinicamente sintomatiche [attacchi ischemici transitori (TIA), stroke, infarto miocardico, trombosi ed eventi emboligeni], in relazione a una maggiore propensione alla fragilità e alla frammentazione.

Nella maggioranza dei casi le placche instabili presentano una superficie con fini irregolarità all'interfaccia con il lume vascolare in assenza di vere e proprie interruzioni della superficie intimale; in caso di frammentazione della superficie dell'ateroma, possono essere evidenti erosioni ulcerative con denudamento intimale, visualizzato come una lesione a nicchia più o meno profonda (Figg. 4.15, 4.16 con correlato istologico nella Fig. 4.17). Le stenosi severe (>70%) sono molto più frequenti rispetto a quanto osservabile nelle lesioni stabili.

Dal punto di vista morfologico la placca stabile e quella instabile differiscono inoltre per la disposizione all'interfaccia con il lume e per i conseguenti meccanismi dello stress di parete legato al flusso: a tale riguardo è stato dimostrato come lo sviluppo delle placche instabili, frequentemente eccentrico rispetto all'asse maggiore del vaso,

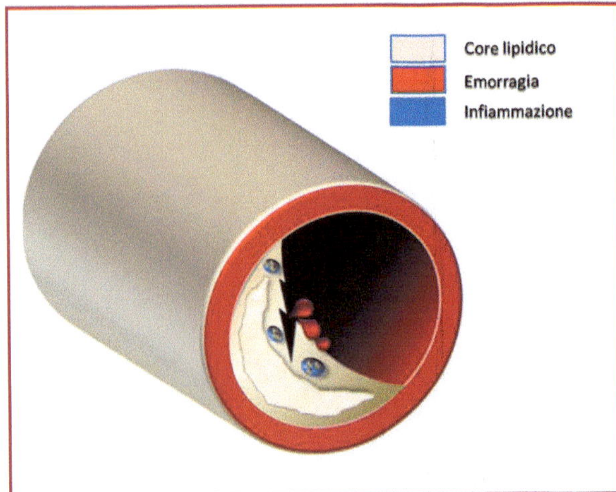

Fig. 4.14 Rappresentazione schematica della placca instabile

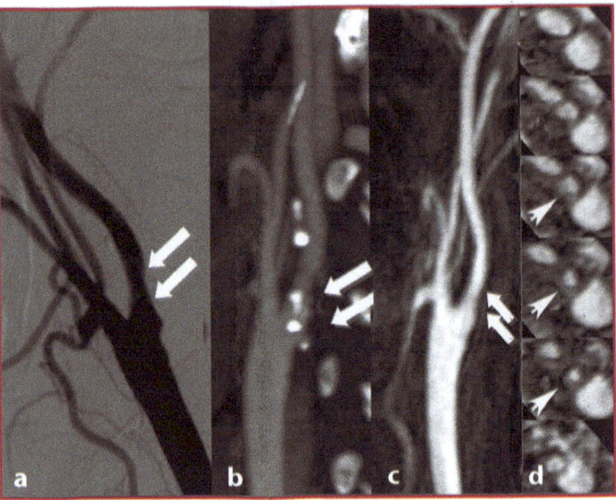

Fig. 4.15 Placca irregolare. **a** Sequenze angiografiche: irregolarità della parete della carotide interna. **b** Angio-TC: a livello della biforcazione carotidea, sul versante della carotide interna, è presente una placca fibrocalcifica, eccentrica, che determina stenosi di grado moderato. La superficie della placca è irregolare (*frecce*). **c, d** Sequenze angio-RM e steady state: confermano l'irregolarità della superficie della placca (*punte di freccia*)

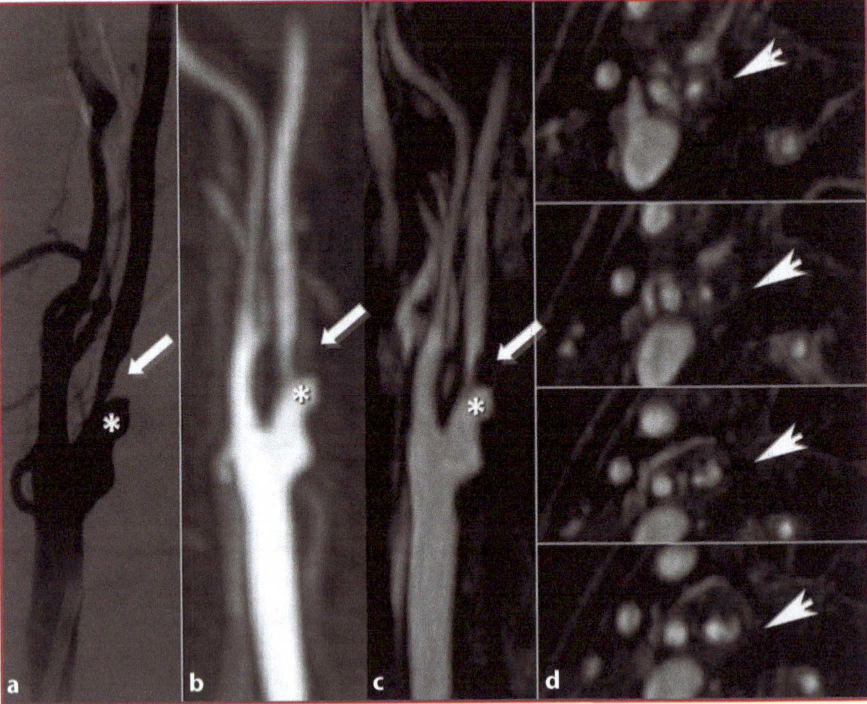

Fig. 4.16 Placca ulcerata. **a** Angiografia: a livello della carotide interna è visibile una riduzione significativa del lume (*frecce*), con evidenza di un'ampia e profonda nicchia sul profilo parietale dell'aorta carotide interna, compatibile con ulcerazione (*asterisco*). **b, c** Esame di angio-RM e steady state: confermano la stenosi (*freccia*) e la presenza di un'ulcerazione ampia e profonda sulla superficie della placca (*asterisco*). **d** Steady state: immagini assiali della riduzione del lume (*punte di freccia*)

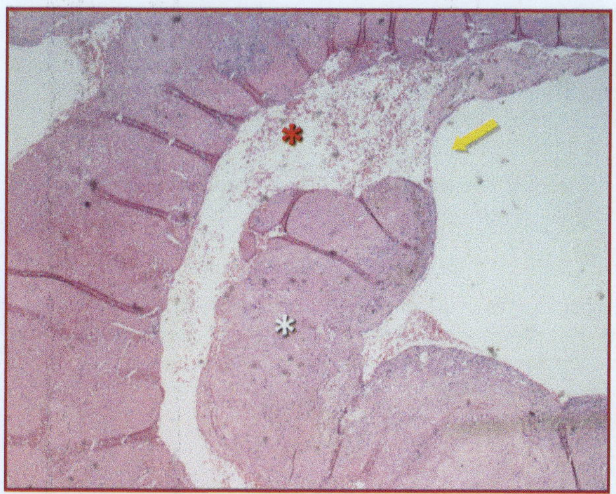

Fig. 4.17 Immagine di microscopia elettronica: placca ulcerata con fissurazione dell'intima in due punti (*freccia gialla*), slaminamento della parete nel contesto della tonaca media (*asterisco rosso*) e formazione di flap intimale (*asterisco bianco*)

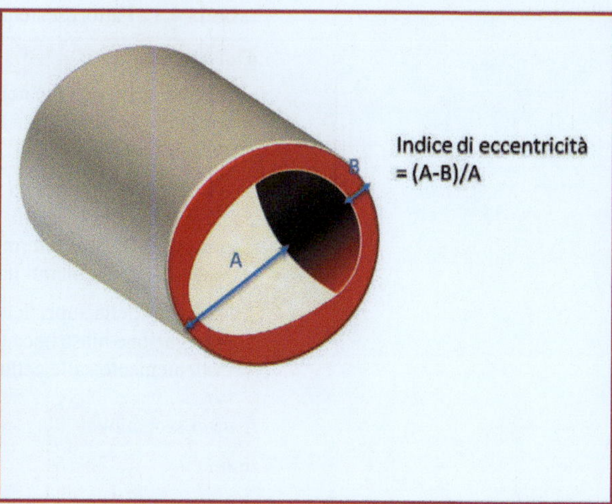

Fig. 4.18 Indice di eccentricità della placca

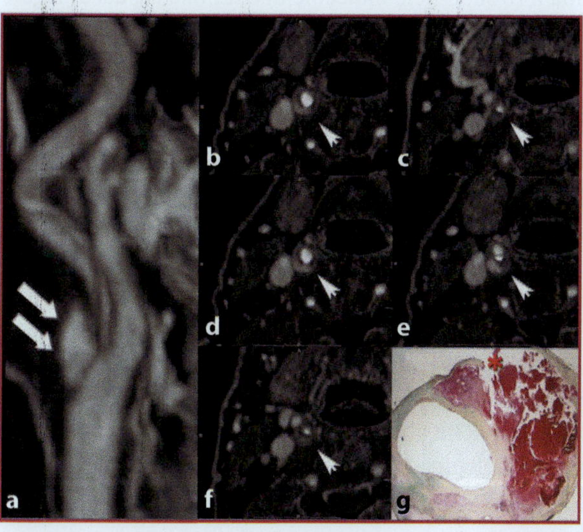

Fig. 4.19 Placca emorragica. **a** Angio-RM sequenze steady state: placca eccentrica che coinvolge la biforcazione, con stenosi di grado severo. La placca mostra caratteristiche del segnale compatibili con emorragia (*frecce*). **b-f** Sezioni steady state assiali evidenziano meglio il core centrale iperintenso emorragico (*punte di freccia*). **g** Il correlato istologico conferma la presenza di materiale ematico (*asterisco rosso*)

favorisca la tendenza all'aggregazione piastrinica e monocitaria rispetto a quanto osservabile nelle lesioni stabili, più spesso a sviluppo concentrico. L'indice di eccentricità di placca (Fig. 4.18) può essere considerato tra le misurazioni utili per valutare il rischio di fenomeni trombotici, in associazione con il grado di stenosi e con la morfologia della superficie delle lesioni.

Nelle placche instabili, gli studi istologici documentano frequentemente un cappuccio fibroso molto sottile o discontinuo, ampio core lipidico e fenomeni di emorragia intraplacca (Fig. 4.19).

Altro aspetto istologico peculiare delle lesioni instabili è la frequente infiltrazione da parte di cellule infiammatorie che spesso si sovrappone a preesistenti condizioni di emorragia e ulcerazione: in condizioni fisiologiche il normale endotelio non consente l'adesione dei globuli bianchi, ma già nelle fasi precoci dell'aterosclerosi le cel-

Tabella 4.12 Fattori scatenanti l'infiammazione della placca

Fattori locali
Adesione, penetrazione nell'intima e proliferazione di macrofagi, che producono mediatori proinfiammatori (interleuchina-1, fattore di necrosi tumorale, *Monocyte Chemoattractant Protein-1* o MCP-1)
Attivazione dell'immunità umorale a opera di fattori che amplificano i meccanismi di flogosi: • antigeni batterici e virali • proteine dello shock termico • nuovi antigeni generati dalla modificazione di alcuni componenti della parete arteriosa
Ulcerazioni della superficie della placca e fenomeni emorragici intraplacca, che favoriscono l'aggregazione piastrinica (le piastrine producono mediatori dell'infiammazione che agiscono prevalentemente sulle cellule muscolari lisce)
Fattori sistemici
Fumo
Ipertensione
Diabete e dislipidemia grave
Infezioni

lule endoteliali esprimono sulla loro superficie molecole di adesione capaci di legare selettivamente differenti classi di leucociti. I monociti, dopo aver aderito all'endotelio, migrano tra le cellule endoteliali e si trasformano in macrofagi che si infarciscono di lipoproteine HDL, producendo intermedi reattivi dell'ossigeno e fattori di crescita che contribuiscono alla proliferazione delle cellule muscolari lisce; in tale stadio comincia l'attivazione dei linfociti T che determina un ulteriore aggravamento dei processi flogistici e dell'iperplasia parietale, con potenziamento da parte di fattori locali e sistemici (Tabella 4.12).

In queste fasi le tecniche convenzionali di imaging non sono in grado, nella maggioranza dei casi, di dimostrare l'attivazione della cascata infiammatoria; alcuni studi hanno proposto l'utilizzo dei mdc RM a distribuzione reticolo-endoteliale, al fine di identificare lo stato infiammatorio degli ateromi; ciononostante a oggi, in ambito clinico, la valutazione dell'infiammazione di placca avviene prevalentemente in modo indiretto, attraverso l'identificazione delle alterazioni morfologiche da essa indotte, quindi in uno stadio spesso sintomatologico (frammentazione, trombosi ed embolizzazione).

Rimodellamento vascolare

Il rimodellamento vascolare (Fig. 4.20) è un fenomeno adattativo indotto in risposta all'accumulo di materiale ateromasico a livello della tonaca media, in corrispondenza di una stenosi.

Può essere differenziato in *rimodellamento vascolare negativo* (*restringimento del vaso*) e *rimodellamento vascolare positivo* (*slargamento del vaso*).

Il rimodellamento vascolare negativo è caratteristico delle placche stabili ed è legato all'accumulo di abbondante materiale fibrocalcifico, responsabile della riduzione del calibro del vaso (Fig. 4.21).

Il rimodellamento vascolare positivo è la conformazione anatomica vascolare più frequente nelle placche a prevalente componente lipidica e maggiormente instabili, si evidenzia nelle fasi iniziali di malattia e ha la finalità di preservare il flusso ematico nonostante l'accumulo di materiale ateromasico sul versante intimale (Fig. 4.22).

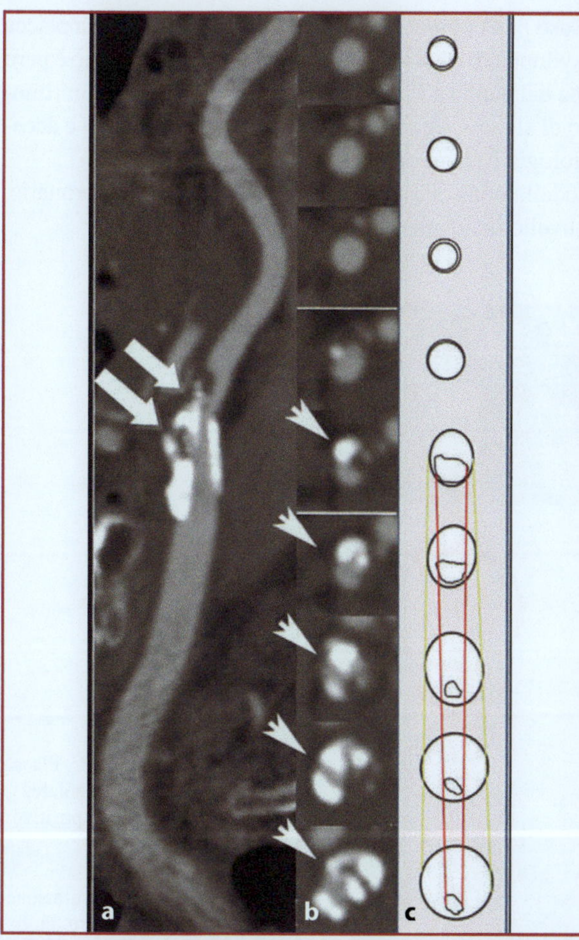

Fig. 4.20 a Angio-TC: placca concentrica mista, prevalentemente calcifica, all'origine della carotide interna, che determina stenosi di grado severo (*frecce*). **b, c** Sezioni assiali con schema esemplificativo: nel punto di stenosi si osserva un aumento del calibro del vaso per fenomeni di rimodellamento positivo. Come dimostrato dallo schema, infatti, il calibro a valle della stenosi è significativamente inferiore rispetto a quello a livello della placca

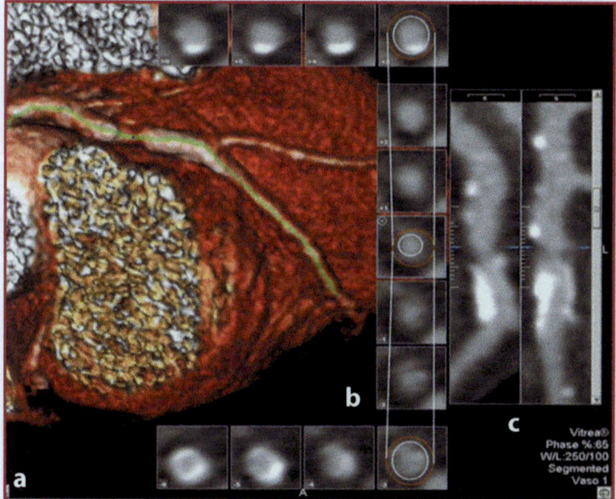

Fig. 4.21 a Ricostruzioni VR: placca mista prevalentemente calcifica con stenosi di grado moderato-severo. **b,c** Ricostruzioni CPR: nel punto della stenosi le ricostruzioni mostrano rimodellamento vascolare negativo. Si osserva come l'accumulo di materiale determini una significativa riduzione di calibro del vaso

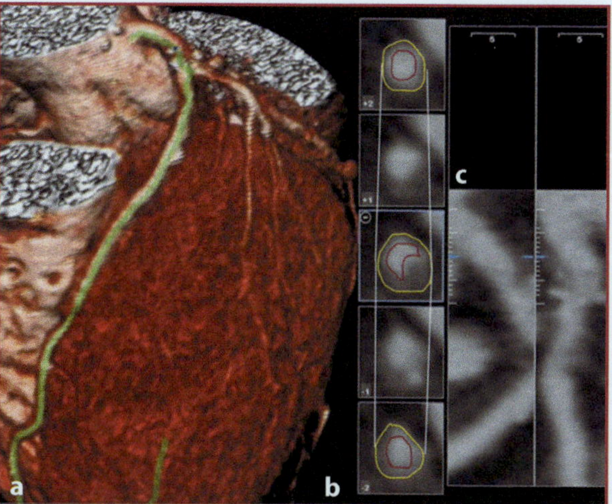

Fig. 4.22 a Ricostruzioni VR: placca lunga morbida a livello dell'arteria circonflessa. **b,c** Ricostruzioni CPR: nel punto di massima stenosi, pur in presenza di un ateroma di discrete dimensioni, il lume utile del vaso è preservato per fenomeni di rimodellamento positivo, con riduzione della significatività della stenosi

L'aumento del calibro del vaso può compensare la progressiva crescita della placca aterosclerotica, ritardando lo sviluppo di stenosi significative. Tale meccanismo è però inadeguato a preservare il lume dal danno a lungo termine e può evolvere in un rimodellamento negativo nel punto di stenosi, aggravando la riduzione del calibro e accelerando l'insorgenza della patologia ischemica.

Sebbene il concetto di rimodellamento sia stato introdotto per le arterie coronarie, ora è ben dimostrato anche a livello delle arterie carotidi (Fig. 4.23).

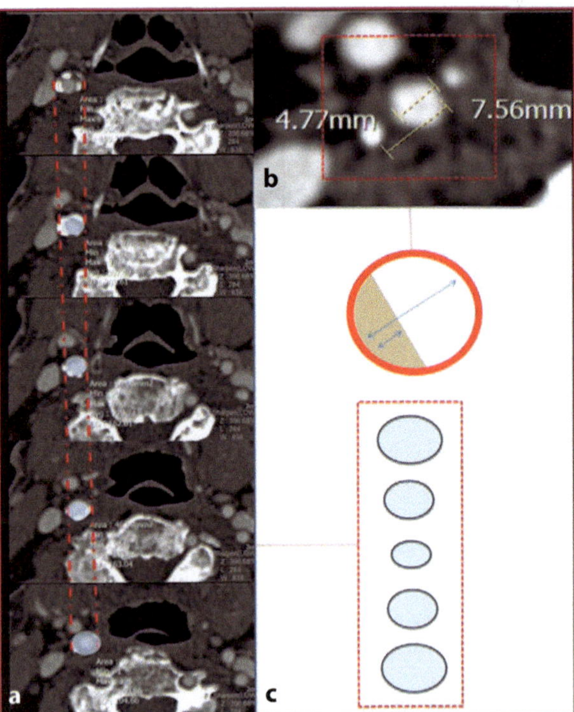

Fig. 4.23 a Angio-TC. Placca eccentrica mista irregolare, con rimodellamento positivo del vaso nel punto di massima stenosi. **b** Angio-TC con misurazione dell'indice di eccentricità. **c** Schema esemplificativo dell'indice di eccentricità e del rimodellamento positivo

Il circolo intracranico

5

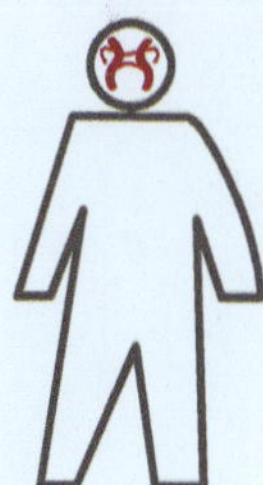

Eytan Raz, Emanuele Tinelli, Francesca Caramia,
Ferdinando D'Ambrosio

5.1 Anatomia e varianti anatomiche

La circolazione arteriosa intracranica viene suddivisa in:

- circolazione anteriore, costituita dall'arteria carotide interna (ICA) e dai suoi rami, dall'arteria comunicante anteriore (ACoA) e dall'arteria comunicante posteriore (PCoA);
- circolazione posteriore, costituita dalla porzione terminale delle arterie vertebrali (VA), dall'arteria basilare (BA) e dai suoi rami.

Circolazione anteriore

In senso prossimo-distale, l'ICA dà come rami collaterali l'arteria oftalmica, l'arteria corioidea anteriore (AChoA) e la PCoA; i rami terminali dell'ICA sono l'arteria cerebrale anteriore (ACA) e l'arteria cerebrale media (MCA).

L'ICA si divide in un tratto cervicale (C1) e sei segmenti (C2, C3, C4, C5, C6, C7) (Fig. 5.1).

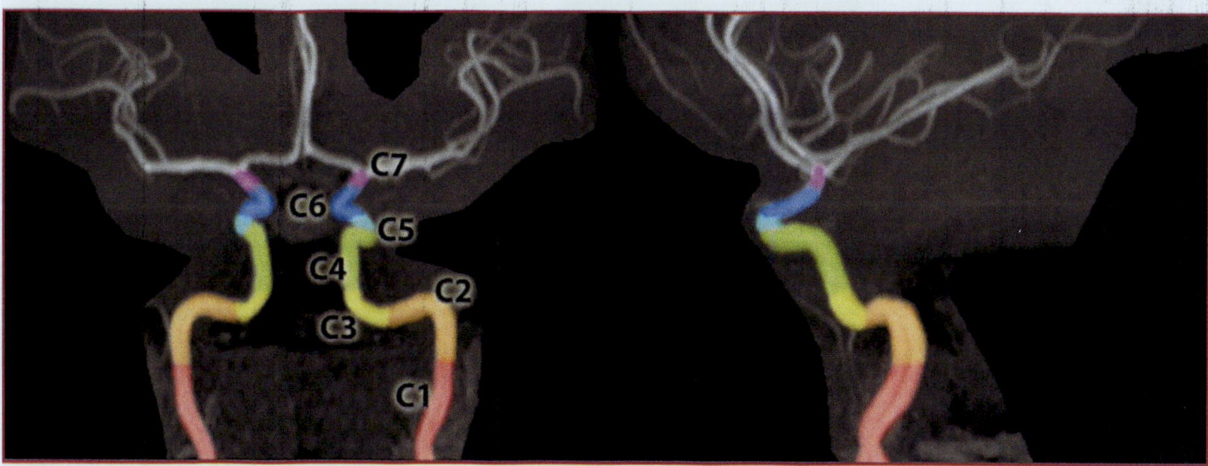

Fig. 5.1 Esame di angio-RM raffigurante i segmenti dell'arteria carotide interna (da wikipedia.org, cortesia di Behrang Amini). *C1*, Tratto cervicale. *C2*, Segmento petroso: è il segmento orizzontale contenuto all'interno dell'osso temporale. *C3*, Segmento lacero: è un piccolo segmento che si estende dall'apice petroso passando al di sopra del forame lacero anteriore; è coperto dal ganglio di Gasser. *C4*, Segmento cavernoso, il cosiddetto "sifone carotideo", costituito da tre segmenti: verticale posteriore, orizzontale e verticale anteriore. Dà come rami il tronco meningoipofisario e il tronco inferolaterale. *C5*, Segmento clinoideo: termina all'entrata dell'ICA nello spazio subaracnoideo. *C6*, Segmento oftalmico: si estende dall'entrata dell'ICA nello spazio subaracnoideo fino all'origine della PCoA. Dà come rami l'arteria oftalmica e l'arteria ipofisaria superiore. *C7*, Segmento comunicante: si estende dall'origine della PCoA alla biforcazione dell'ICA in MCA e ACA. Dà come rami l'AChoA e la PCoA

C. Catalano, M. Anzidei, A. Napoli, *Imaging Cardiovascolare TC e RM*,

Varianti anatomiche comuni sono:

- ICA aberrante (che si presenta clinicamente con una massa pulsante retrotimpanica), in cui l'ICA decorre postero-lateralmente nell'ipotimpano;
- arteria stapedia persistente, ramo vestigiale, che passa attraverso il promontorio cocleare e la staffa (associata a un'assenza del forame spinoso);
- arteria trigeminale persistente (Fig. 5.2), un'anastomosi carotido-basilare molto comune, che decorre parallela al quinto nervo cranico.

L'ACA è costituita da tre segmenti, denominati in senso caudo-craniale A1, A2 e A3 (Fig. 5.3).

Varianti anatomiche comuni sono:

- l'ipoplasia o l'assenza del tratto A1;
- l'ACA azygos, in cui le due A1 si uniscono a formare una sola ACA a partire dall'origine dell'ACoA.

La MCA è costituta da quattro segmenti, denominati in senso caudo-craniale M1, M2, M3 e M4 (Fig. 5.4).

Varianti anatomiche comuni sono:

- la bi o triforcazione precoce;
- la duplicazione della MCA.

Circolazione posteriore

La circolazione posteriore è costituita dal tratto terminale delle VA, dalla BA e dai suoi rami (Fig. 5.5).

La VA si divide in quattro segmenti denominati in senso caudo-craniale V1, V2, V3 e V4.

V1, V2 e V3 sono segmenti extracranici. V4 è il segmento intradurale che inizia

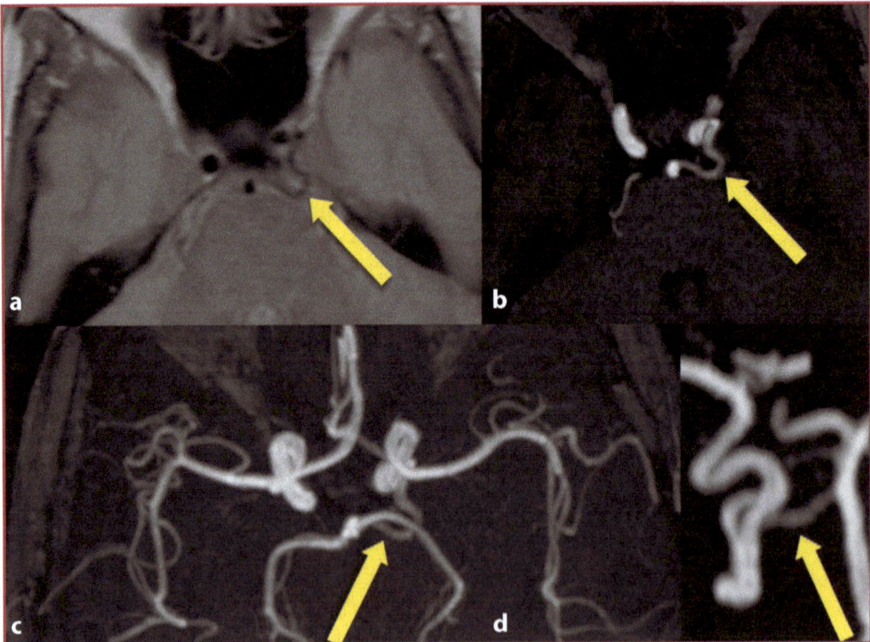

Fig. 5.2 Paziente con arteria trigeminale persistente. **a** Sequenza assiale pesata in densità protonica (DP). **b** Immagine partizionale, sequenza angio-RM *Time of Flight* (ToF) 3D. **c** Ricostruzione MIP della sequenza angio-RM ToF 3D. **d** Ricostruzione selettiva dell'ICA e dell'arteria basilare. È evidente (*freccia gialla*) l'arteria sovrannumeraria che unisce l'ICA all'arteria basilare (anastomosi carotido-basilare)

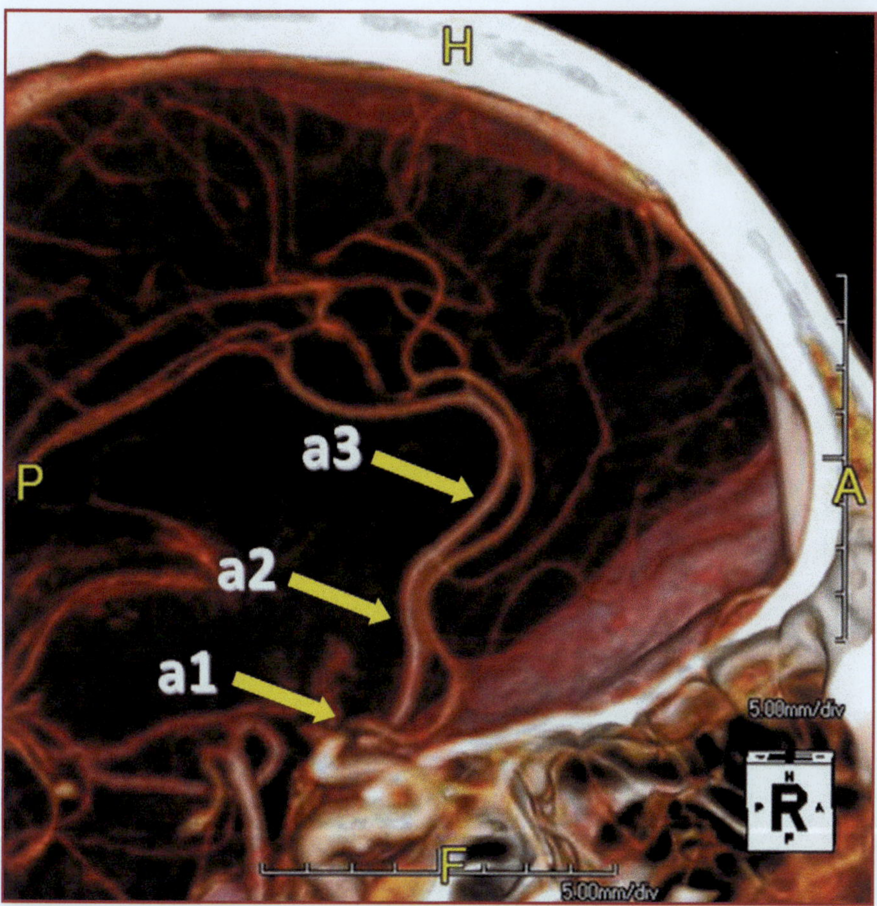

Fig. 5.3 Esame di angio-TC raffigurante i segmenti dell'arteria cerebrale anteriore. *a1,* Segmento precomunicante: va dall'origine dell'ACA al punto in cui origina l'ACoA e decorre al di sopra del nervo ottico. *a2,* Segmento postcomunicante: va dall'origine dell'ACoA all'origine dell'arteria fronto-polare; dà come ramo collaterale l'arteria orbito-frontale. *a3,* Segmento distale all'origine dell'arteria fronto-polare. Dà come rami collaterali l'arteria pericallosa e l'arteria calloso-marginale

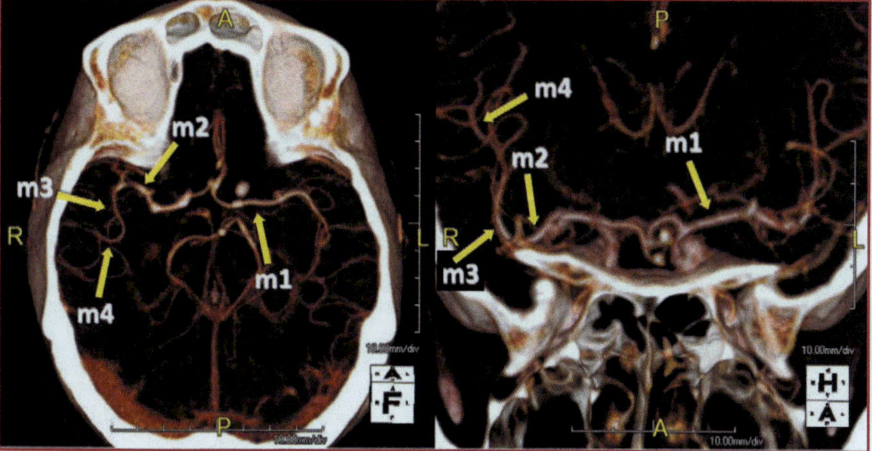

Fig. 5.4 Esame di angio-TC raffigurante i segmenti dell'arteria cerebrale media. *m1,* Segmento orizzontale: si estende dall'ICA alla fessura silviana, decorrendo in senso latero-laterale. Si biforca o triforca poco prima della fessura silviana. Dà come rami le arterie perforanti e l'arteria temporale anteriore. *m2,* Segmento insulare: caratterizzato dai rami generati dopo la bi o triforcazione; decorrono all'interno della fessura silviana ramificandosi sulla superficie dell'insula. *m3,* Segmento opercolare: origina dalla parte superiore della fessura silviana passando attraverso gli opercoli temporale e frontale. *m4,* Segmento corticale: caratterizzato dai rami che originano dall'uscita della fessura silviana e che si ramificano sulla convessità cerebrale

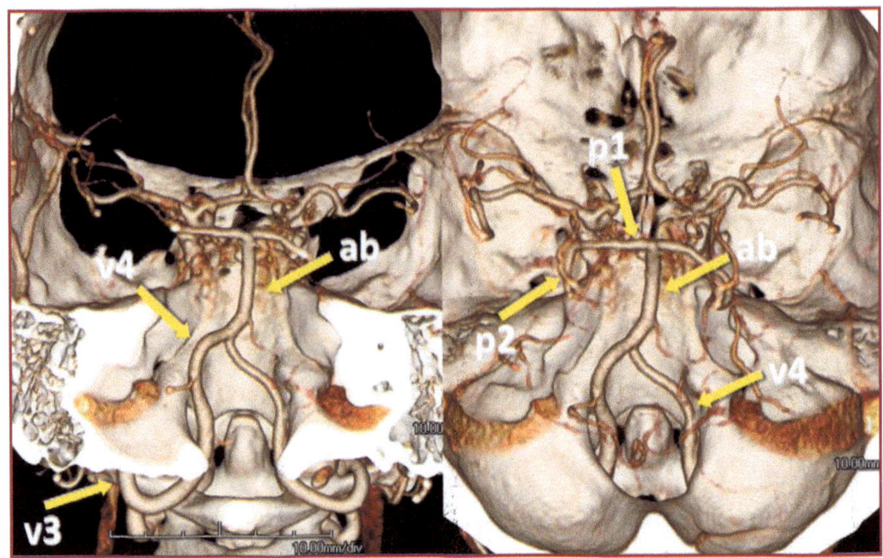

Fig. 5.5 Ricostruzioni volume rendering di esame angio-TC del circolo intracranico. L'esame raffigura i tratti terminali della VA (*v3* e *v4*), la BA (*ab*) e i tratti prossimali dell'arteria cerebrale posteriore (*p1* e *p2*)

all'ingresso della VA attraverso il grande forame occipitale e decorre supero-medialmente dietro al clivus. Si unisce poi con la VA controlaterale a formare la BA. Dà come ramo l'arteria cerebellare postero-inferiore (PICA).

La BA decorre nella cisterna prepontina, di fronte al ponte.

Origina dall'unione delle due VA e termina biforcandosi nelle due arterie cerebrali posteriori (PCA) a livello della cisterna interpeduncolare. Dà come rami le due arterie cerebellari antero-inferiori (AICA) e le due arterie cerebellari superiori (SCA).

Varianti anatomiche comuni sono le fenestrazioni e le duplicazioni.

La PCA è costituita da quattro segmenti, denominati P1, P2, P3 e P4.

- P1, il segmento precomunicante, va dall'origine della PCA all'unione con la PCoA, passando al di sopra del nervo oculomotore. Dà come rami le arterie talamo-perforanti.
- P2 è il segmento che decorre nella cisterna perimesencefalica. Dà come rami l'arteria corioidea posteromediale e l'arteria corioidea posterolaterale.
- P3 è il corto segmento quadrigeminale che decorre nella cisterna quadrigeminale posteriormente al mesencefalo.
- P4 è il segmento calcarino che termina ramificandosi nelle arterie che irrorano i lobi occipitale e parietale.

Circolo di Willis

Il circolo di Willis (COW) è un anello anastomotico cerebrale centrale tra le ICA e le BA alla base del cranio. Ha 10 componenti: 2 ICA, 2 A1, ACoA, 2 PCoA, 2 PCA, BA. Rami del COW sono le arterie perforanti lenticolo-striate, talamo-perforanti e talamo-genicolate.

Varianti anatomiche del COW sono comunissime e costituiscono la regola, non l'eccezione (nel 60% dei casi). Le più comuni sono:

- l'assenza o l'ipoplasia di A1;
- l'origine fetale della PCA;
- l'ACoA assente.

Anatomia del circolo venoso

Il circolo venoso intracranico è costituito da due componenti: i seni venosi durali e le vene cerebrali (Figg. 5.6, 5.7).

- I *seni venosi durali* sono grosse vene ricoperte da invaginazioni della dura madre che vanno a formare le loro pareti. Il *seno sagittale superiore* è una struttura

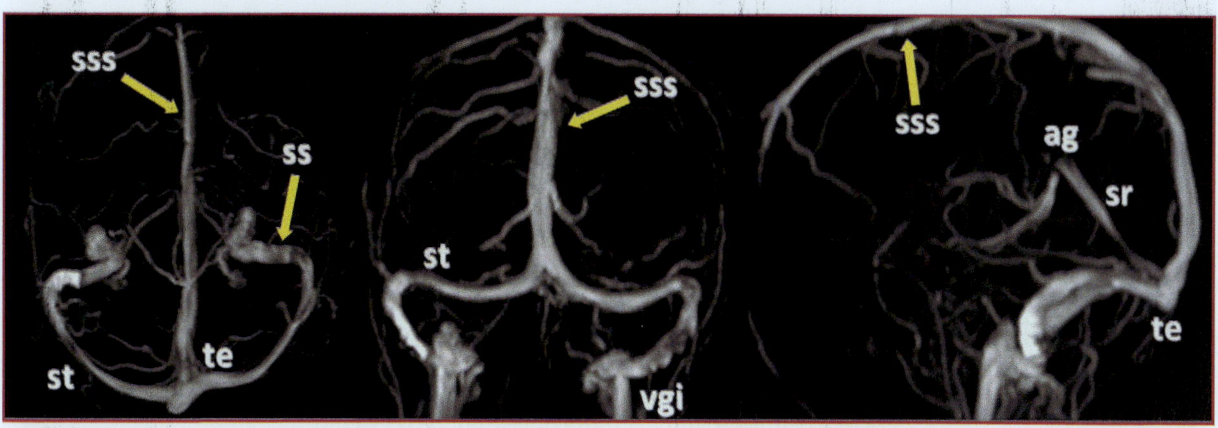

Fig. 5.6 Anatomia delle vene intracraniche, ricostruzioni *Maximum Intensity Projection* (MIP) ottenute da sequenza angio-RM PC 3D. *ss,* seno sigmoideo; *sss,* seno sagittale superiore; *st,* seno trasverso; *vgi,* vena giugulare interna; *sr,* seno retto; *ag,* ampolla di Galeno; *te,* torculare di Erofilo

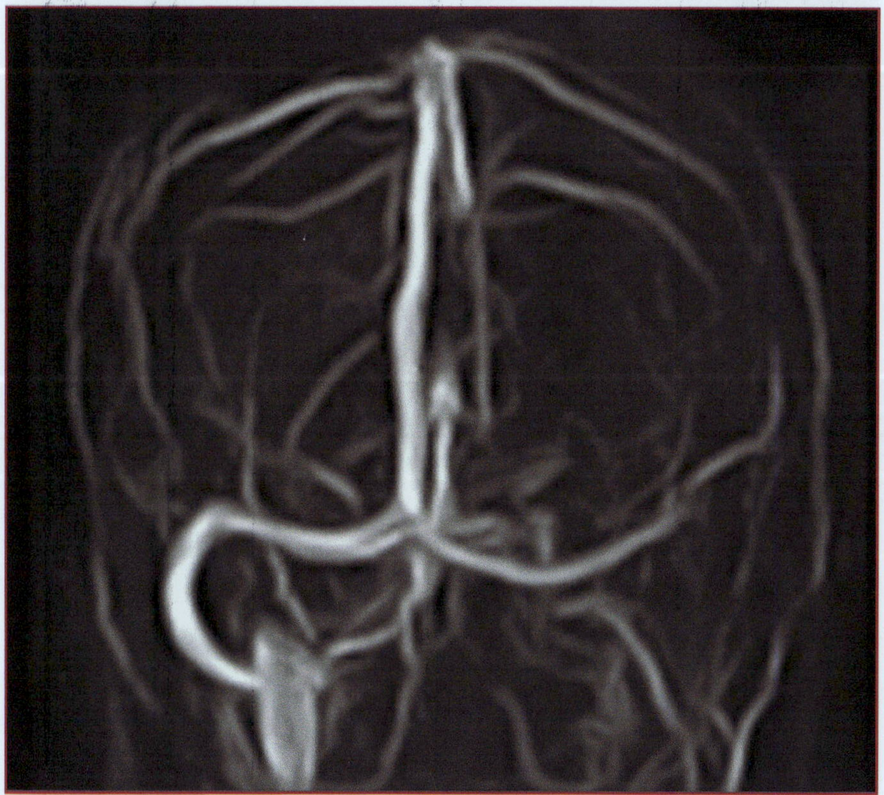

Fig. 5.7 Ricostruzione MIP ottenuta da sequenza angio-RM PC 3D. Si noti l'asimmetria dei seni trasversi, reperto molto comune

singola mediana che si trova sul margine esterno della grande falce encefalica; origina dal forame cieco anteriormente e termina a livello del torculare di Erofilo posteriormente. Il *seno sagittale inferiore* si trova al margine inferiore della grande falce encefalica e si getta posteriormente nell'ampolla di Galeno, dalla quale origina il *seno retto* che confluisce anch'esso nel torculare di Erofilo. I *seni trasversi* originano dal torculare di Erofilo e decorrono lateralmente continuandosi nei *seni sigmoidei* che, a loro volta, si continuano nelle vene giugulari interne a livello del forame lacero posteriore. Il *seno cavernoso* si trova lateralmente alla sella turcica e contiene al suo interno l'ICA e il sesto nervo cranico.
- Le vene cerebrali sono strutture venose a pareti sottili che si trovano nello spazio subaracnoideo e si gettano nei seni venosi durali. Il drenaggio venoso è tipicamente centrifugo, a eccezione delle strutture cerebrali profonde. La maggior parte del cervello è drenata attraverso le vene corticali.

5.2 Tecnica di studio TC e RM

L'imaging vascolare del sistema nervoso centrale si avvale dell'uso della TC, della RM e dell'angiografia a sottrazione digitale (DSA).

Anche in considerazione del fatto che lo studio del circolo intracranico è spesso effettuato in associazione con quello dei vasi epiaortici, le osservazioni tecniche sono sostanzialmente accomunabili per entrambi i distretti. Tuttavia è possibile adottare alcuni accorgimenti tecnici per la valutazione mirata del circolo intracranico.

Per quanto riguarda l'angio-TC, la tecnica utilizzata per la visualizzazione delle arterie intracraniche è sovrapponibile alla tecnica impiegata per l'imaging delle arterie carotidi. Si può modificare il protocollo collocando la Region of Interest (RoI) per il bolus tracking a livello dell'ICA nel tratto extracranico distale, facilmente individuabile nelle scansioni pre-contrasto.

Per quanto riguarda l'angio-RM (Fig. 5.8), le sequenze maggiormente utilizzate sono le ToF 3D [ToF *Magnetic resonance angiography* (MRA) 3D] e, più raramente, sequenze T1 pesate post-contrastografiche [*Contrast-enhanced* (CE)-MRA].

A differenza dell'imaging sistemico, lo studio dei vasi intracranici si avvale spesso delle sequenze ToF. Le sequenze post-contrastografiche vengono di solito utilizzate nella valutazione di patologie arteriose ad alto flusso o con flussi vorticosi come nei tratti post-stenotici, nello studio delle malformazioni artero-venose e nel follow-up post-operatorio degli aneurismi intracranici.

Per la visualizzazione delle vene intracraniche, la sequenza maggiormente usata è la Phase-Contrast 3D (PC 3D).

5.3 Patologia aneurismatica

Quadro clinico e diagnosi

Gli aneurismi intracranici vengono di solito classificati a seconda della morfologia.
- Gli aneurismi sacculari o a bacca sono dilatazioni focali, di solito congenite, causate da una suscettibilità genetica associata a uno stress meccanico sulle pareti dei vasi. Essi originano in corrispondenza della biforcazione dei vasi, dove in genere lo stress emodinamico è maggiore.
- Gli aneurismi fusiformi sono di origine aterosclerotica e sono caratterizzati da ectasie della parete arteriosa causate da un danno a carico della tunica media.

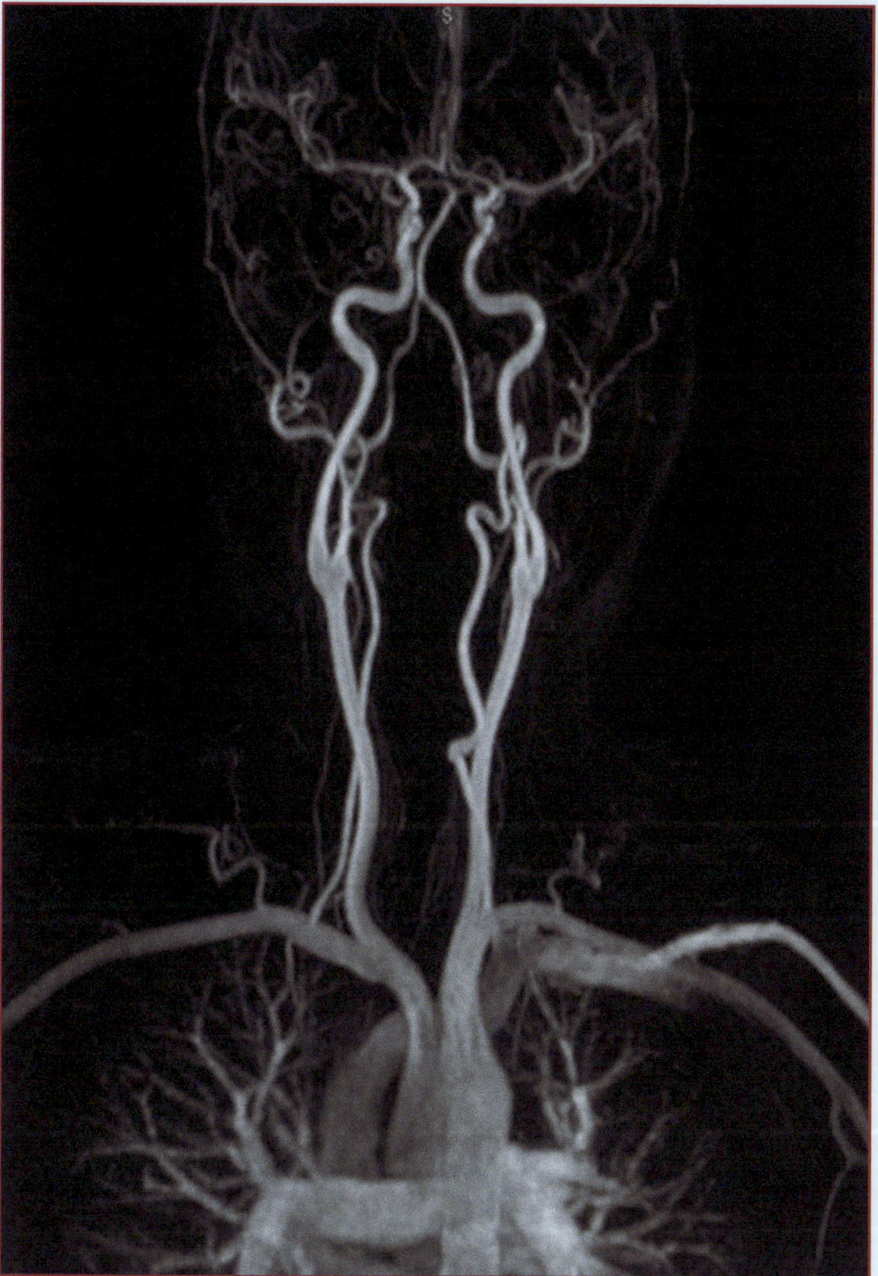

Fig. 5.8 Angio-RM: panoramica delle arterie epiaortiche e delle arterie intracraniche mediante tecnica CE-MRA

- Gli aneurismi blister sono piccole dilatazioni eccentriche localizzate tipicamente a livello della grande curvatura dell'ICA sovraclinoidea.

Nel 95% dei casi gli aneurismi intracranici originano dal COW (90% circolazione anteriore = ICA, PCoA, ACoA e MCA; 10% circolazione posteriore = biforcazione BA e PICA) (Fig. 5.9).

La presentazione clinica più comune è l'emorragia subaracnoidea (SAH) (Figg.

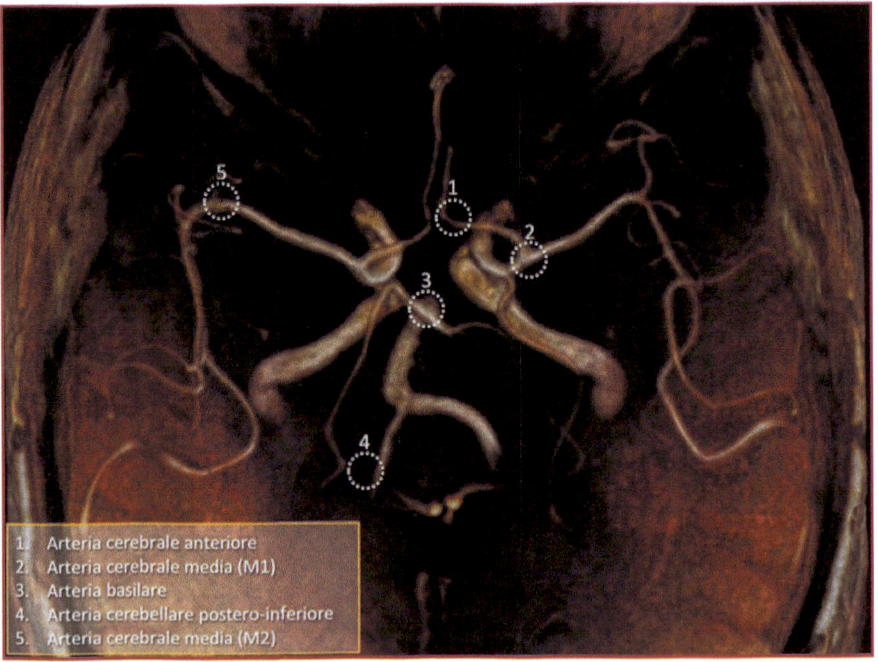

Fig. 5.9 Schema del COW e delle localizzazioni preferenziali degli aneurismi intracranici

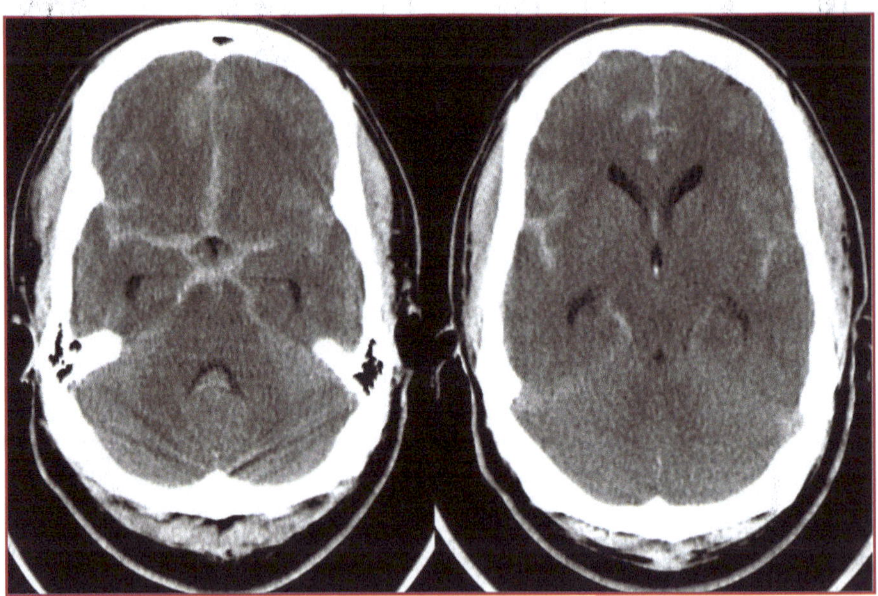

Fig. 5.10 Paziente con emorragia subaracnoidea. TC cerebrale senza mezzo di contrasto (mdc): SAH in sede basale, interemisferica e silviana

5.10-5.12), associata all'insorgenza improvvisa di una cefalea molto severa. Tipicamente si tratta di un paziente giovane-adulto, che lamenta la peggiore cefalea della vita.

Imaging e refertazione

In presenza di un quadro clinico tipico, o quando all'esame di base venga riscontrata una SAH, è essenziale completare l'esame con angio-TC (eseguita con scansioni

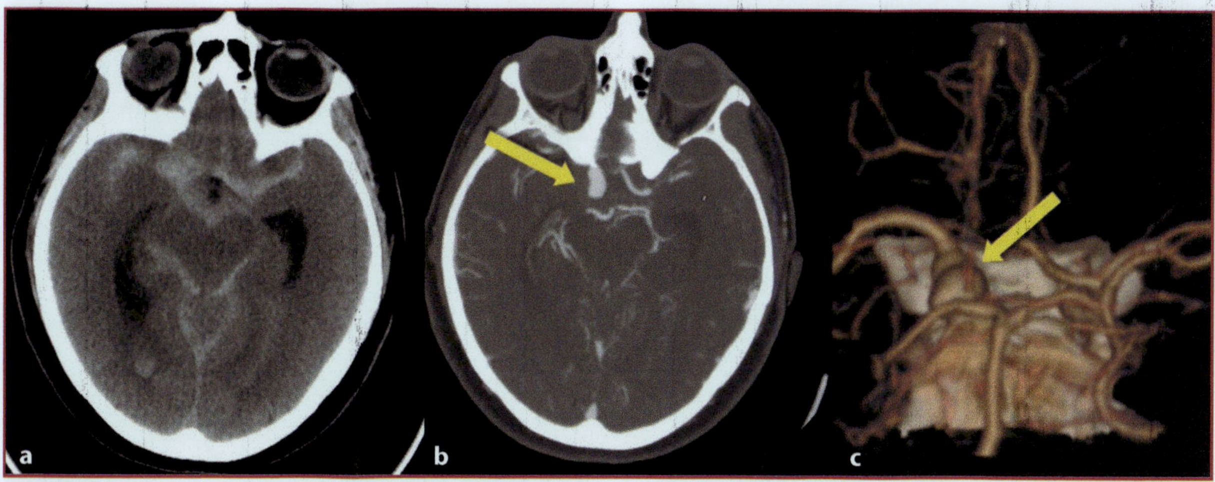

Fig. 5.11 Paziente con SAH e aneurisma carotido-oftalmico. **a** TC cerebrale. **b** Angio-TC. **c** Ricostruzione volume rendering. Si nota un'emorragia subaracnoidea in sede sovrasellare e perimesencefalica e si evidenzia l'aneurisma carotido-oftalmico a destra (*frecce gialle*) (cortesia Dr. Marco Minnetti, UOC Neuroradiologia, Azienda Ospedaliera San Giovanni Addolorata, Roma)

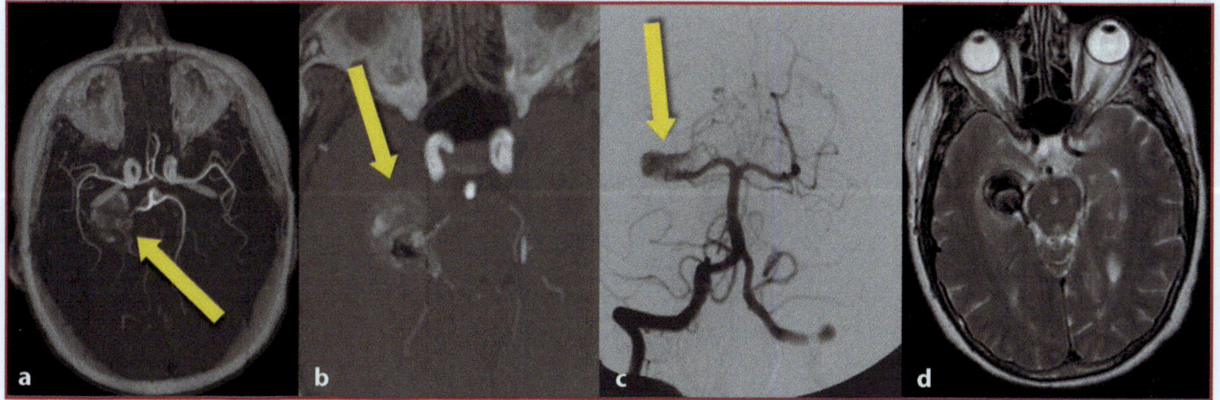

Fig. 5.12 Paziente con aneurisma della PCA. **a, b** Angio-RM con sequenza ToF 3D. **c** DSA. **d** Sequenza T2-SE. È presente un aneurisma a carico del segmento P2 della PCA di destra. Si noti in **b** e in **d**, oltre che dal confronto con le immagini DSA, come l'aneurisma sia in gran parte trombizzato (*freccia gialla*) (cortesia Dr. Virgilio Ciacci, UOC Neuroradiologia, Azienda Ospedaliera San Giovanni Addolorata, Roma)

sottili in fase arteriosa) o con angio-RM per la localizzazione degli aneurismi.

- La SAH si visualizza come iperdensità del liquor in TC o come iperintensità del liquor visibile in RM nella sequenza T2-Fluid Attenuation Inversion Recovery (FLAIR).
- Un'iperintensità in T2-FLAIR in sede subaracnoidea può essere associata ad altre cause, come ad esempio meningite o amiloidosi piale.
- La localizzazione della SAH suggerisce la possibile sede dell'aneurisma: SAH interemisferica > ACoA, SAH nella scissura silviana > MCA, SAH in sede sovrasellare > ACoA.
- La localizzazione perimesencefalica della SAH nel 95% dei casi non è legata alla rottura di un aneurisma, ma ad altre cause.
- Nella descrizione dell'aneurisma, oltre alla sede esatta di origine è importante descrivere la morfologia, le dimensioni, la direzione di sviluppo, la presenza di colletto, la presenza di trombosi intra-aneurismatica.

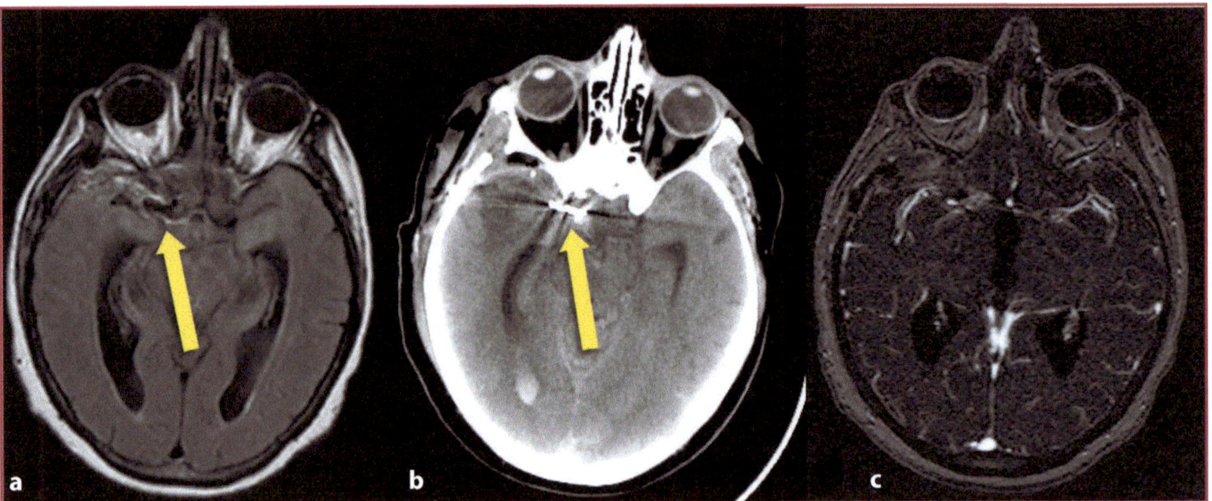

Fig. 5.13 Esame dopo intervento chirurgico di posizionamento di clip a livello di un aneurisma carotido-oftalmico. **a** RM T2-FLAIR. **b** TC. **c** CE-MRA. Si noti come gli artefatti metallici abbiano un effetto differente sulle due diverse tecniche radiologiche. La tecnica migliore per visualizzare gli aneurismi al follow-up dopo intervento è la CE-MRA

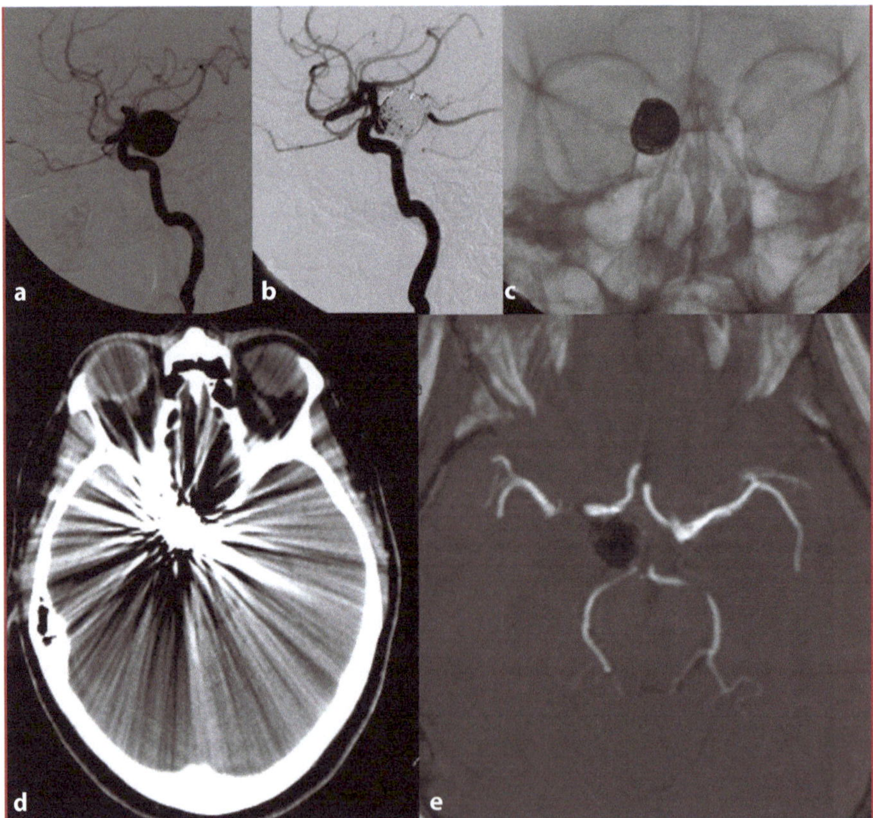

Fig. 5.14 Paziente con aneurisma di PCoA. DSA prima (**a**) e dopo (**b, c**) intervento di coiling per via endovascolare. **d** La TC cerebrale dopo l'intervento mostra i tipici artefatti che rendono la tecnica non idonea per questo tipo di pazienti. **e** L'angio-RM con tecnica CE-MRA mostra gli esiti dell'intervento e la pervietà delle arterie circostanti (cortesia Dr. Virgilio Ciacci, UOC Neuroradiologia, Azienda Ospedaliera San Giovanni Addolorata, Roma)

- È importante capire se dalla cupola dell'aneurisma originino vasi perforanti: a tal fine RM e TC sono tecniche con una sensibilità minore rispetto alla DSA.
- Quando si individua un aneurisma è fondamentale esaminare a fondo le immagini per cercarne altri, perché spesso sono multipli.
- A causa dell'opacizzazione del seno cavernoso, l'angio-TC può avere difficoltà nel reperimento e nella corretta localizzazione degli aneurismi del tratto C4 dell'ICA (segmento cavernoso).

Dopo l'embolizzazione degli aneurismi per via endovascolare, è utile eseguire controlli seriati per verificare la completa esclusione dell'aneurisma dal circolo e l'eventuale ricanalizzazione della sacca a distanza di tempo.

L'angio-RM con gadolinio (CE-MRA), risentendo meno degli artefatti da suscettibilità magnetica dovuti al materiale embolizzante (spirali metalliche), ha mostrato la maggiore concordanza con la DSA (Figg. 5.13-5.16).

Trattamento

Endovascolare e neurochirurgico.

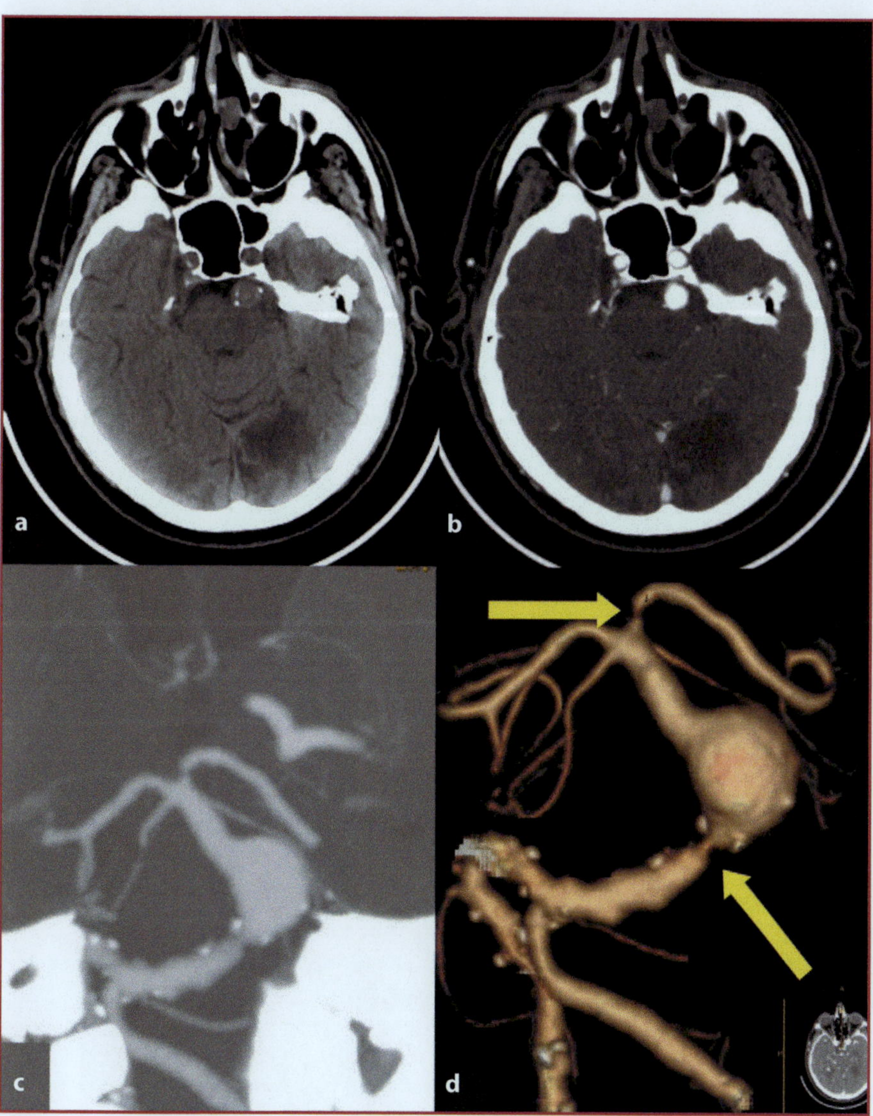

Fig. 5.15 Paziente con aneurisma fusiforme della BA. TC cerebrale, senza (**a**) e con mdc (**b**). Si nota un'ischemia recente in sede cerebrale occipitale a sinistra. Anteriormente al ponte è evidente in entrambe le immagini una struttura vascolare dilatata. Alle immagini angio-TC ricostruite con tecnica *Multiplanar Reconstruction* (MPR) (**c**) e *Volume Rendering* (**d**) si evidenziano l'aneurisma fusiforme della BA e le multiple stenosi vascolari a carico delle VA, della BA e della PCA) posteriore di sinistra (*frecce gialle*). Si notano, inoltre, numerose calcificazioni vascolari, evidenti sia alla TC basale sia nelle ricostruzioni (cortesia Dr. Virgilio Ciacci, UOC Neuroradiologia, Azienda Ospedaliera San Giovanni Addolorata, Roma)

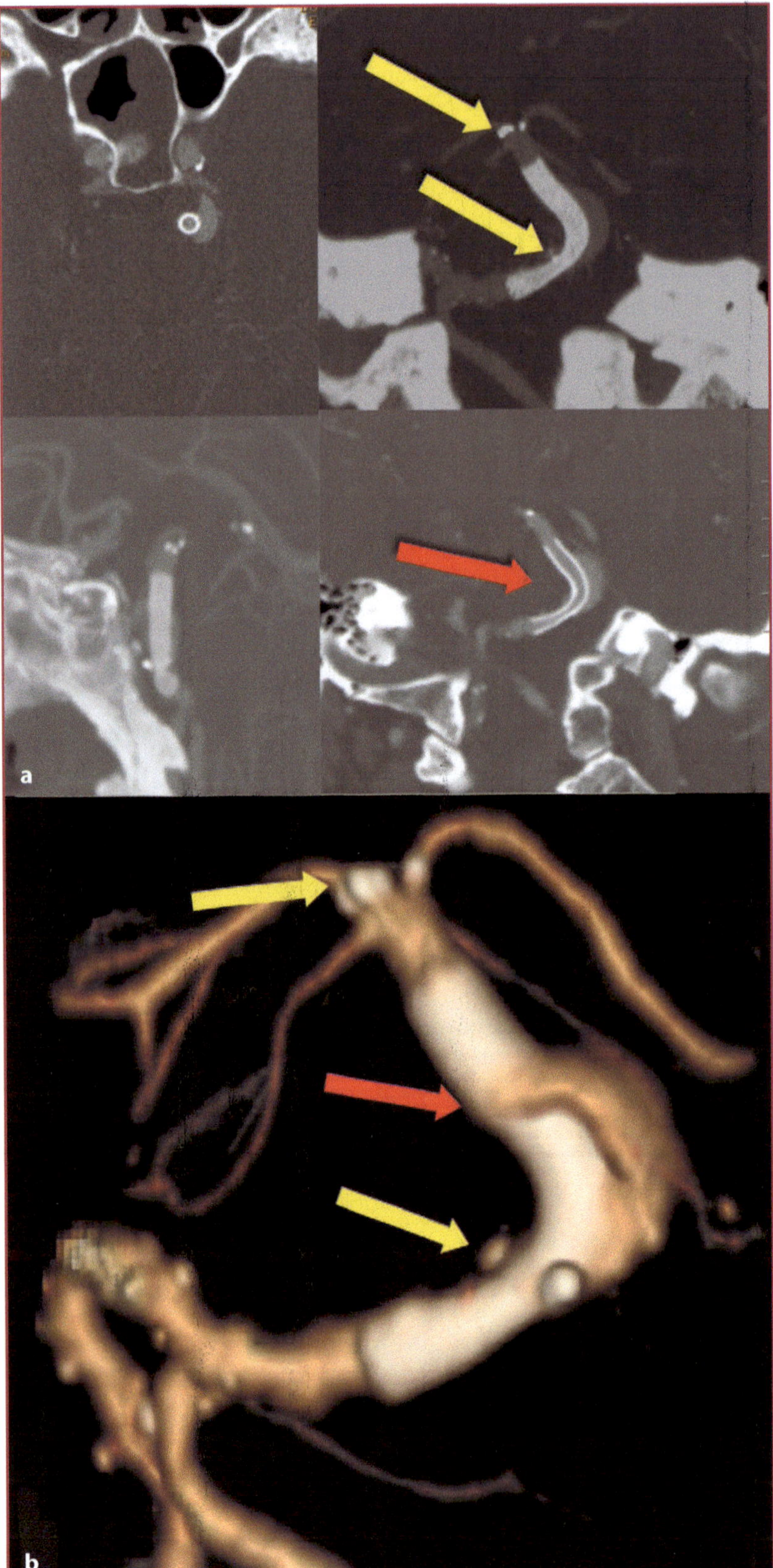

Fig. 5.16 Paziente con aneurisma fusiforme della BA (stesso paziente della figura precedente). TC eseguita dopo intervento endovascolare di impianto di due stent (*frecce gialle*: estremi dello stent Wingspan; *frecce rosse*: stent flow diverter Pipeline) embricati tra loro. **a** Immagini angio-TC ricostruite con tecnica MPR. **b** Immagini angio-TC ricostruite con tecnica volume rendering (cortesia Dr. Marco Minnetti, UOC Neuroradiologia, Azienda Ospedaliera San Giovanni Addolorata, Roma)

5.4 Malformazioni vascolari

Le malformazioni vascolari del sistema nervoso centrale si distinguono in sei tipi:

- malformazione artero-venosa (AVM);
- fistola artero-venosa durale (dAVF);
- sinus pericranii;
- teleangectasia capillare;
- angioma venoso;
- malformazione cavernosa.

5.4.1 Malformazione artero-venosa

Quadro clinico e diagnosi

L'AVM è una malformazione vascolare caratterizzata dalla presenza di una rete vascolare patologica (nidus) interposta tra arterie e vene (Fig. 5.17).

La presentazione clinica più comune è l'insorgenza di cefalea legata al sanguinamento. Altre possibili presentazioni cliniche sono l'insorgenza di crisi epilettiche o, più raramente, di un deficit neurologico focale.

Tutte le AVM sono a rischio di sanguinamento.

Imaging e refertazione

Oltre alle sequenze RM standard, è utile eseguire una T2-GRE per studiare meglio i foci emorragici nel contesto dell'AVM.

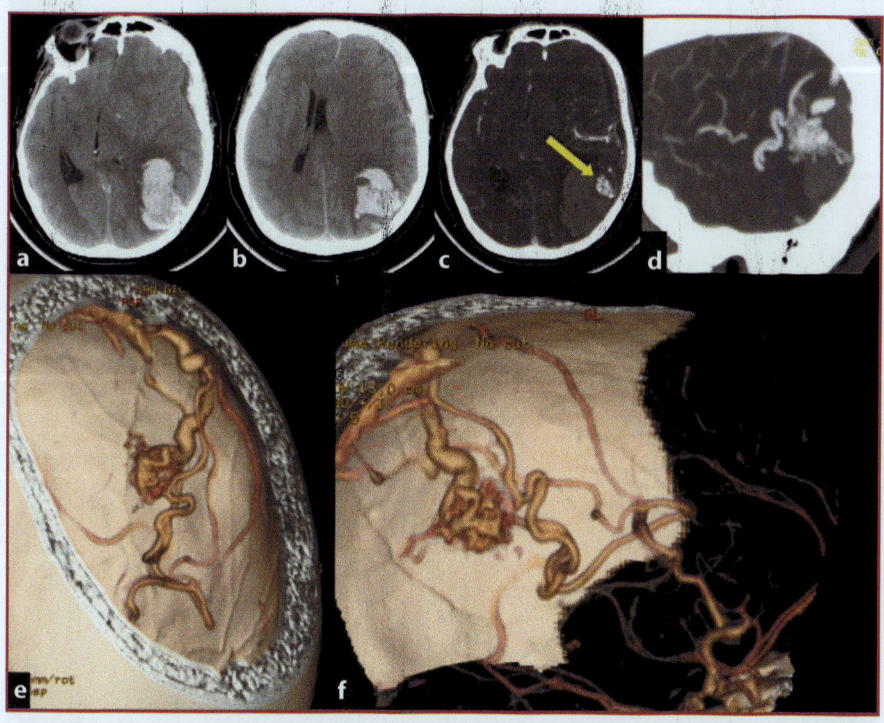

Fig. 5.17 Paziente con AVM. TC cerebrale prima (**a, b**) e dopo (**c, d**) somministrazione di mdc iodato. È visibile un ematoma intraparenchimale con edema periferico, effetto massa e una falda di ematoma subdurale. **c** Nidus dell'AVM (*freccia gialla*). **e, f** Ricostruzioni 3D volume rendering utili per il planning neurochirurgico (cortesia Dr. Marco Minnetti, UOC Neuroradiologia, Azienda Ospedaliera San Giovanni Addolorata, Roma)

È inoltre consigliato l'uso di sequenze angiografiche time-resolved (TRICKS) per la valutazione dinamica dei vasi afferenti ed efferenti (Fig. 5.18).

- L'AVM si presenta come un sacco di vermi neri, in relazione all'esistenza di molteplici vasi con flow void ammassati tra di loro. Tale ammasso non causa effetto massa (diagnosi differenziale con neoformazioni).
- È fondamentale identificare:
  1. il nidus;
  2. le arterie afferenti;
  3. le vene efferenti.
- Spesso all'AVM si associa un aneurisma cosiddetto *flow-related* che si instaura in relazione alle modificazioni emodinamiche causate dall'AVM stessa. È fondamentale identificarlo perché può determinare una variazione dell'approccio terapeutico.
- Per quanto riguarda la diagnosi differenziale di queste lesioni, è importante tener

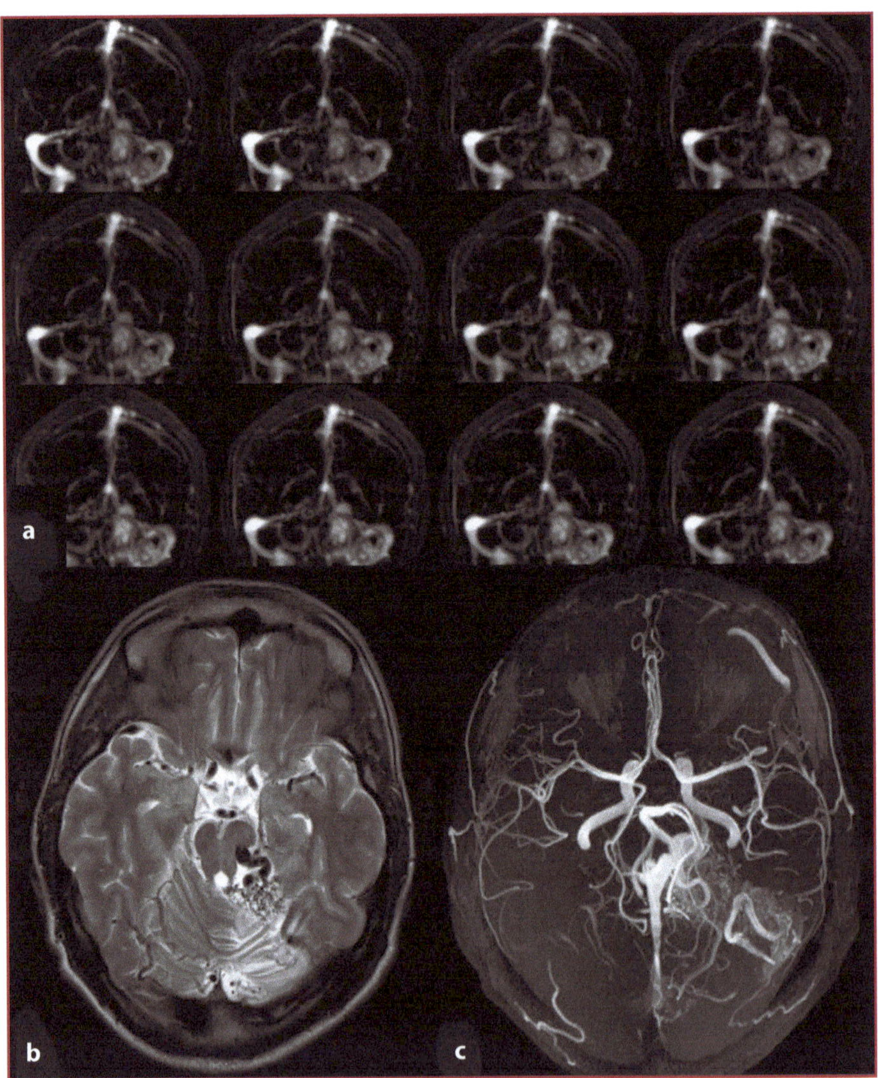

Fig. 5.18 Paziente con AVM. **a** Angio-RM ottenuta mediante tecnica TRICKS. **b** Immagine T2 assiale. **c** Sequenza ToF 3D. È evidente un'AVM a livello sottotentoriale con vasi afferenti a origine dalla PCA e grosse efferenze profonde verso l'ampolla di Galeno

Tabella 5.1 Scala di Spetzler-Martin

Parametro	Punteggio
Dimensioni del nidus	
<3 cm	1
3-6 cm	2
>6cm	3
Efflusso venoso	
Superficiale	0
Profondo	1
Eloquenza	
Non eloquente	0
Eloquente	1

conto che alcuni tumori molto vascolarizzati a volte possono assumere un aspetto assai simile a un'AVM.

Trattamento

Il trattamento può essere chirurgico o conservativo (embolizzazione). L'iter terapeutico è in genere deciso in base al punteggio dell'AVM sulla scala di Spetzler-Martin (Tabella 5.1).

La scala di Spetzler-Martin è una classificazione che stima il rischio operatorio del paziente con AVM e l'outcome post-chirurgico utilizzando come criteri la grandezza, il pattern di efflusso venoso e l'eloquenza in relazione alla localizzazione della lesione. Il suo utilizzo è quindi basato su tecniche di imaging quali la DSA, considerata lo standard di riferimento, e l'angio-RM che, con le apparecchiature più recenti, ha accuratezza comparabile alla DSA.

5.4.2 Fistola artero-venosa durale

Quadro clinico e diagnosi

La *dural Arteriovenous Fistula* (dAVF) è una malformazione caratterizzata da una fistola che mette in comunicazione vasi arteriosi con un seno durale (Fig. 5.19).

Proprio per questa sua caratteristica di mettere in comunicazione sistema arterioso e sistema venoso è essenziale acquisire sia una fase arteriosa sia una fase venosa.

La presentazione clinica dipende dalla sede, ma più spesso è caratterizzata da un tinnito pulsante, se la malformazione è localizzata a livello del seno trasverso/sigmoideo, o da un esoftalmo pulsante, se la dAVF è localizzata a livello del seno cavernoso.

Imaging e refertazione

- La dAVF si presenta come un groviglio di vasi minuti a livello della parete di un seno durale, che corrispondono ai multipli vasi afferenti arteriosi. Nelle acquisizioni angio-RM in fase arteriosa sono visibili le strutture venose a causa della maggiore velocità di flusso determinata dalla fistola.
- Essenziale nella refertazione sono l'identificazione di trombosi a livello del seno durale coinvolto, la localizzazione di un eventuale flusso inverso e la distinzione tra drenaggio corticale e drenaggio profondo.

Trattamento

Endovascolare.

5.4.3 Sinus pericranii

Quadro clinico e diagnosi

Il sinus pericranii è una comunicazione anomala tra la circolazione venosa intracranica e la circolazione venosa dei tessuti molli superficiali (Fig. 5.20).

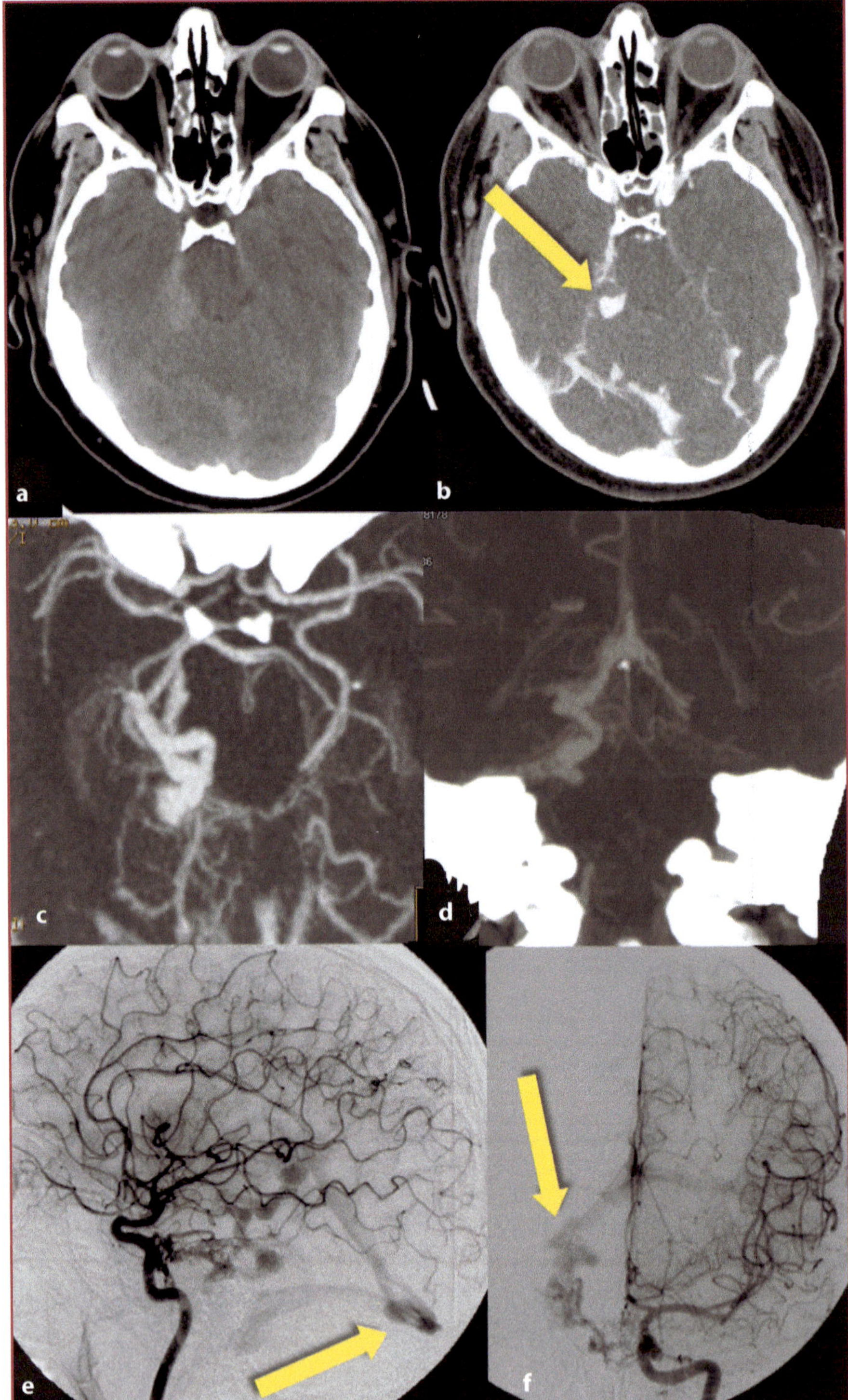

Fig. 5.19 Paziente con dAVF. TC prima (**a**) e dopo (**b, c, d**) mdc con ricostruzioni (**c, d**). DSA proiezioni laterale (**e**) e antero-posteriore (**f**). Sono evidenti un'emorragia subaracnoide e una dAVF con afferenze a partire da rami arteriosi meningei (arteria di Bernasconi) e rami a origine dell'arteria occipitale (non mostrati). Le *frecce gialle* mostrano il precoce riempimento venoso (cortesia Dr. Marco Minnetti, UOC Neuroradiologia, Azienda Ospedaliera San Giovanni Addolorata, Roma)

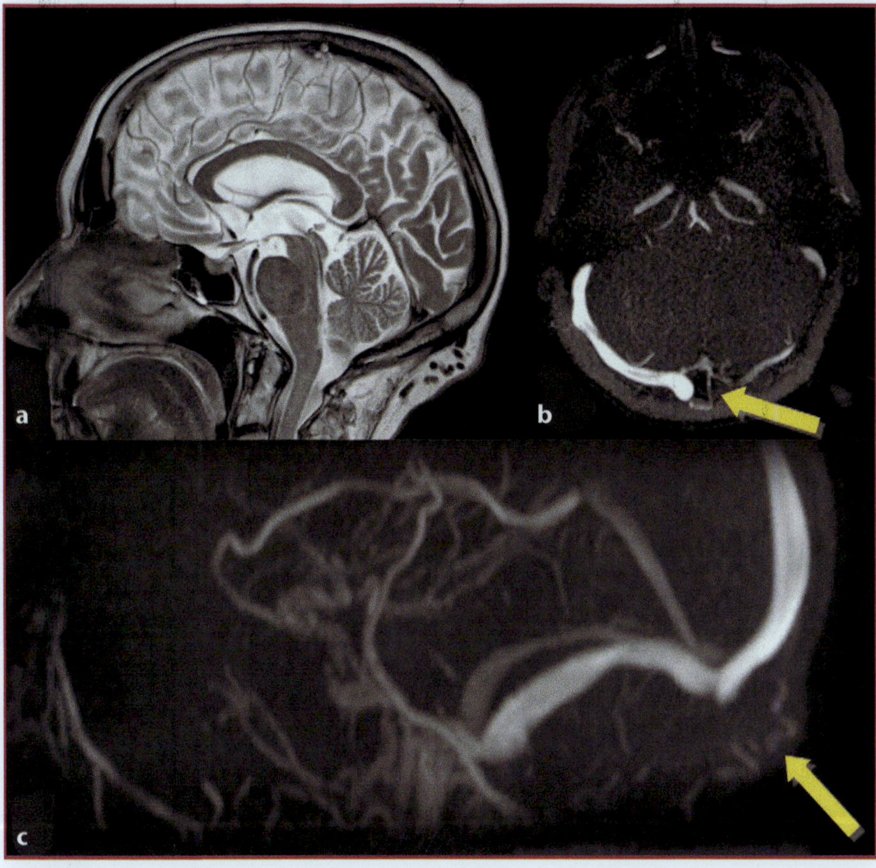

Fig. 5.20 Paziente con sinus pericranii. Immagine T2 sagittale (**a**) e immagine ricostruita con tecnica MPR (**b**) e con tecnica MIP (**c**) dell'angio-RM venosa con tecnica PC 3D. È visibile un groviglio vascolare in sede occipitale legato a uno scarico venoso anomalo costituito da una comunicazione tra circolazione venosa intra ed extracranica (*freccia gialla*)

Solitamente il sinus pericranii si presenta come nodulo fluttuante a livello del cuoio capelluto.

Imaging e refertazione

- Il sinus pericranii è visibile in angio-RM venosa.
- È importante identificare un'eventuale trombosi delle vene associate.

Trattamento

Se sintomatico, il sinus pericranii può essere trattato per via chirurgica o endovascolare.

5.4.4 Teleangectasia capillare

Quadro clinico e diagnosi

La teleangectasia capillare è un cluster di capillari all'interno di parenchima cerebrale normale.

Solitamente la teleangectasia capillare è un reperto incidentale e di solito i pazienti sono asintomatici.

Imaging e refertazione

Poiché la teleangectasia capillare è una lesione che entra spesso in diagnosi differenziale con lesioni di tipo neoplastico, per distinguerla è utile eseguire una T2-GE, una

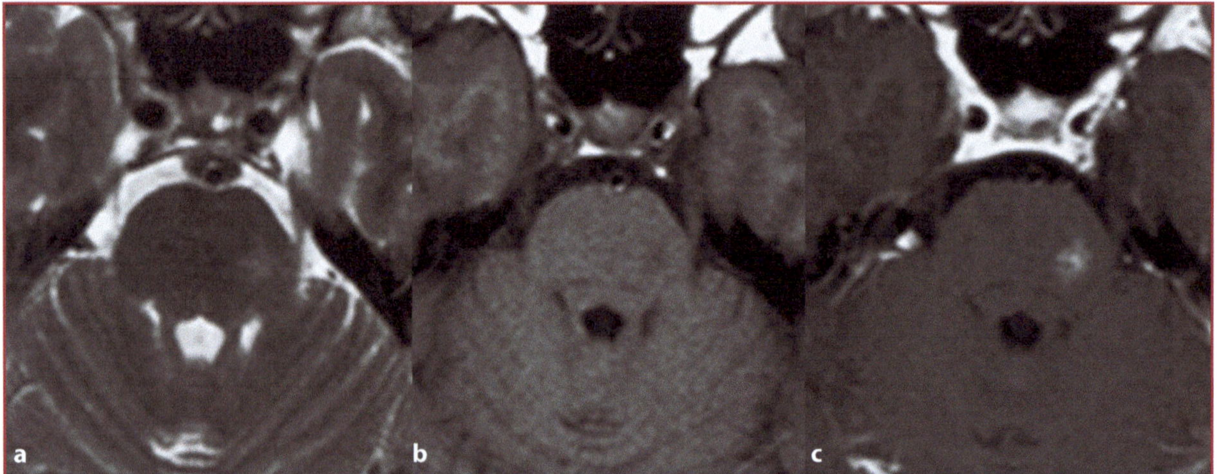

Fig. 5.21 Paziente con teleangectasia capillare. **a** T2 assiale. **b** T1 assiale prima della somministrazione di mdc. **c** T1 assiale dopo somministrazione di mdc. In sede pontina laterale sinistra è visibile una lesione iperintensa in T2 e ipointensa in T1 con tenue potenziamento, da riferire a teleangectasia capillare

sequenza di diffusione e un'acquisizione di angio-RM venosa ad alta risoluzione (Fig. 5.21).

- La sede più comune è il tronco encefalico.
- Si presenta isointensa o tenuemente iperintensa in T2, ipointensa in T2-GE, iperintensa in *Diffusion Weighted Imaging* (DWI) e si ha un tenue potenziamento.

Trattamento

La teleangectasia capillare non necessita di trattamento.

5.4.5 Angioma venoso

Quadro clinico e diagnosi

Solitamente l'angioma venoso è un reperto incidentale e in genere i pazienti sono asintomatici. In rari casi può essere associato a cefalea o crisi epilettiche. Il rischio di emorragia a origine dall'angioma venoso è dello 0,15%/anno.

Imaging e refertazione

- È visibile sia in angio-RM venosa sia nelle sequenze pesate in T1 dopo somministrazione di mdc.
- L'angioma venoso si presenta o con una morfologia a "testa di medusa", localizzata più frequentemente agli angoli del sistema ventricolare, oppure con una vena di calibro aumentato che attraversa il parenchima encefalico per gettarsi in un grosso collettore superficiale.
- A volte l'angioma venoso accompagna il cavernoma.

Trattamento

L'angioma venoso non necessita di trattamento.

5.4.6 Malformazione cavernosa

Quadro clinico e diagnosi

Il cavernoma è un amartoma vascolare con una massa di vasi immaturi (caverne) senza tessuto nervoso tra di essi ed esiti di emorragie intralesionali (Fig. 5.22).

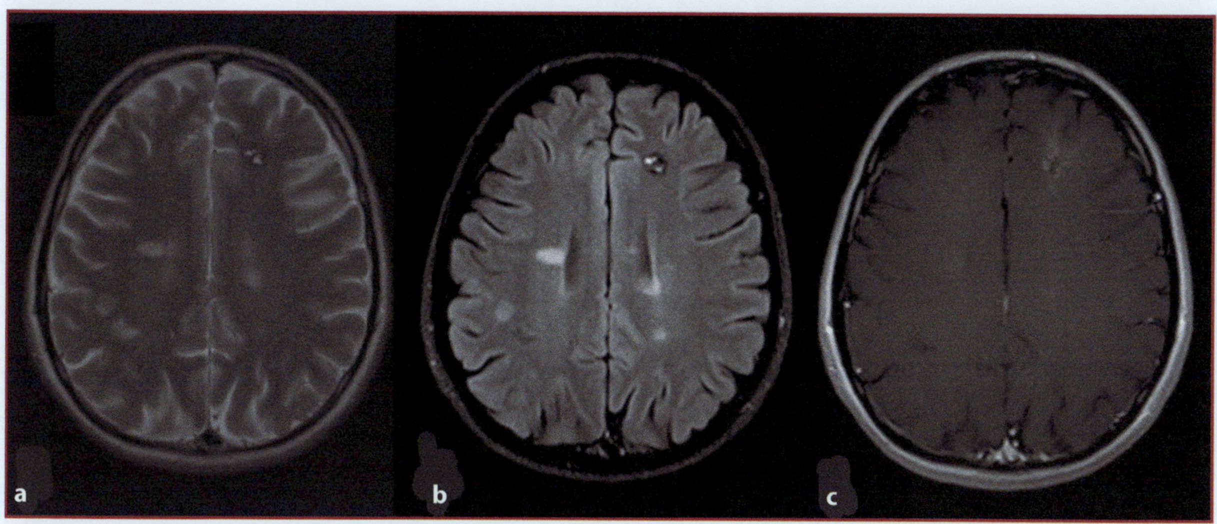

Fig. 5.22 Cavernoma in paziente con sclerosi multipla. RM con sequenze T2 pesate (**a**), T2-FLAIR (**b**) e T1 pesate dopo somministrazione di mdc (**c**). È presente un cavernoma in sede frontale sottocorticale sinistra con una morfologia a pop-corn, associato alla presenza di un angioma venoso a testa di medusa (**c**). Sono inoltre visibili le lesioni della sostanza bianca tipiche della sclerosi multipla

Imaging e refertazione

- Sono indispensabili sequenze T2-GE o *Susceptibility Weighted imaging* (SWI).
- Al contrario delle altre malformazioni vascolari, il cavernoma è l'unica a non essere visibile agli esami angiografici. È infatti chiamata anche "malformazione angiograficamente occulta".
- Occorre valutare la presenza di cavernomi multipli.

Trattamento

Il trattamento è chirurgico nei casi sintomatici

5.5 Aterosclerosi

Quadro clinico e diagnosi

L'aterosclerosi è una patologia polidistrettuale, a eziologia multifattoriale, ed è la terza causa di stroke su base tromboembolica. È più frequente nell'uomo e, con l'avanzare dell'età, nella razza nera e orientale.

La presentazione clinica più comune è l'attacco ischemico transitorio; più grave, seppur più raro, è l'esordio come stroke ischemico.

Il sito più frequentemente colpito dalla patologia aterosclerotica è la biforcazione carotidea, tuttavia circa il 10% degli stroke ischemici è dovuto ad alterazioni aterosclerotiche dei vasi intracranici. La localizzazione intracranica più rilevante è il tratto distale della BA; alterazioni stenosanti possono però localizzarsi al sifone carotideo, nel tratto prossimale della MCA e dell'ACA, e al tratto distale di VA.

Imaging e refertazione

Lo standard di riferimento per la patologia aterosclerotica è l'angiografia, che mostra stenosi focali, irregolarità parietali, trombosi e occlusioni.

Tuttavia l'angio-TC e l'angio-RM hanno, a oggi, un'accuratezza comparabile con la DSA e pertanto, grazie alla loro minore invasività, si stanno imponendo come metodiche diagnostiche al posto della DSA, sebbene quest'ultima mantenga non solo il primato in termini diagnostici, ma anche la possibilità di trattamento endovascolare (Figg. 5.23-5.26).

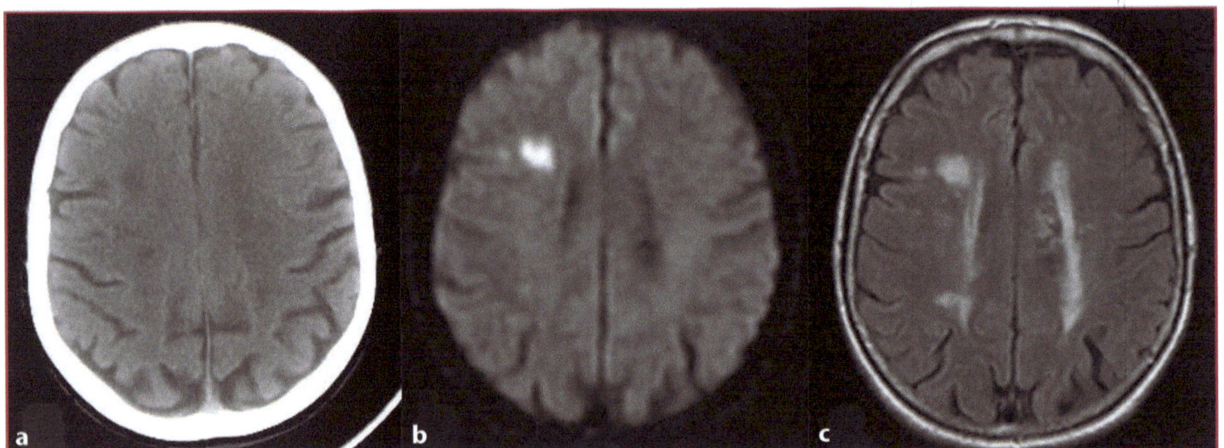

Fig. 5.23 Paziente con ischemia acuta. La TC cerebrale (**a**) e le sequenze DWI (**b**) e T2-FLAIR (**c**) mostrano la presenza di una lesione ischemica acuta, ipodensa in TC e iperintensa sia in DWI sia in FLAIR, all'interno di un quadro di encefalopatia vascolare ischemica cronica (molteplici aree iperintense in T2-FLAIR). La lesione acuta visibile in DWI è in relazione alla presenza di una stenosi della MCA visibile all'esame di angio-RM (Fig. 5.24)

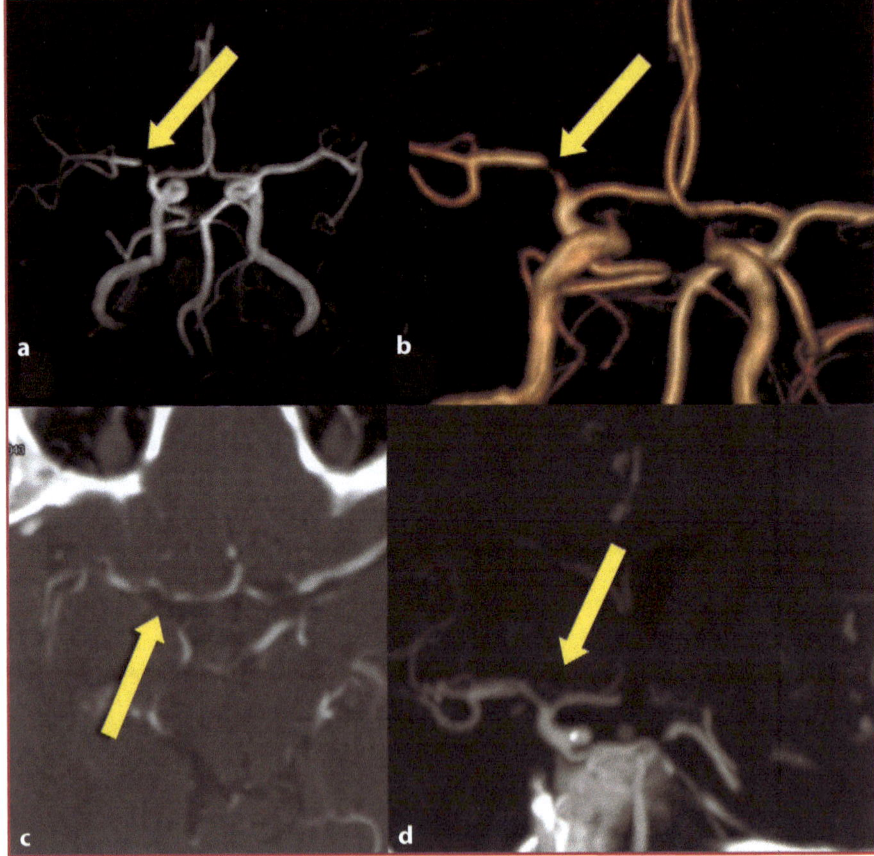

Fig. 5.24 Ischemia acuta, stesso paziente di Fig. 5.23. **a, b** Angio-RM con tecnica ToF 3D. **c, d** Angio-TC. Le immagini mostrano la presenza di una stenosi della MCA (*freccia gialla*) che ha causato la lesione ischemica acuta (visibile alla figura precedente) (cortesia Dr. Virgilio Ciacci, UOC Neuroradiologia, Azienda Ospedaliera San Giovanni Addolorata, Roma)

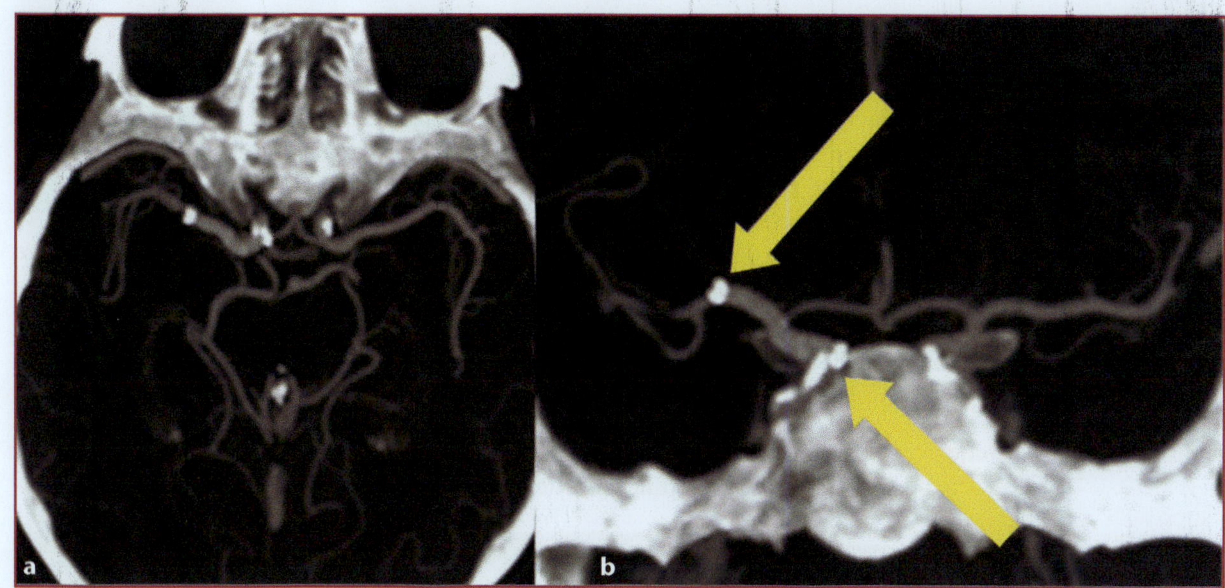

Fig. 5.25 Ischemia acuta, stesso paziente delle figure precedenti. Angio-TC eseguita dopo posizionamento di stent (cortesia Dr. Virgilio Ciacci, UOC Neuroradiologia, Azienda Ospedaliera San Giovanni Addolorata, Roma)

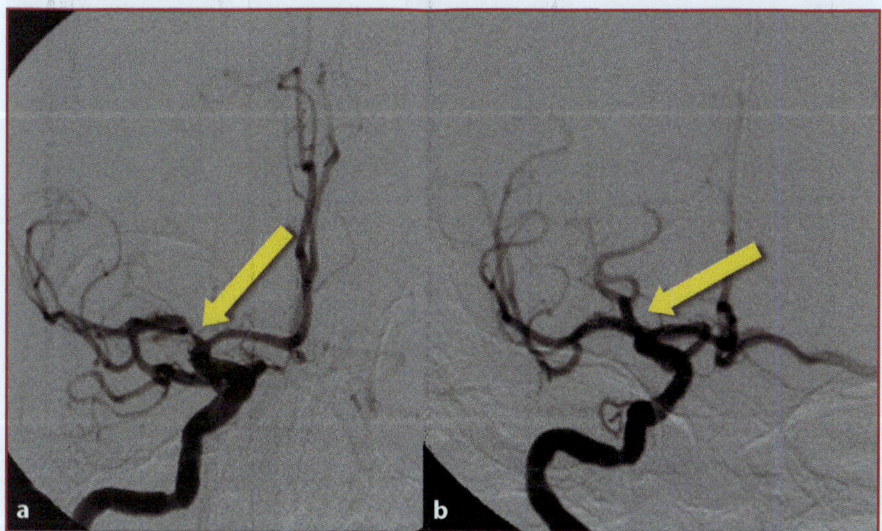

Fig. 5.26 Ischemia acuta, stesso paziente delle figure precedenti. DSA prima (**a**) e dopo (**b**) posizionamento di stent intracranico a livello della MCA: si noti la ricanalizzazione di un ramo del tratto M1 dopo lo stenting (cortesia Dr. Marco Minnetti, UOC Neuroradiologia, Azienda Ospedaliera San Giovanni Addolorata, Roma).

- La RM può evidenziare nelle sequenze T2 la mancata visualizzazione del segnale di vuoto di flusso e il segnale può apparire iperintenso in T2-FLAIR.
- L'esame angio-RM evidenzia stenosi o irregolarità. L'angio-RM tuttavia tende a sovrastimare la riduzione vasale rispetto alla DSA.
- L'esame TC può mostrare iperdensità murale, segno di calcificazione.

5.6 Vasculite

Quadro clinico e diagnosi

In ambito neurologico si distinguono due tipi di vasculite: la vasculite primaria del sistema nervoso centrale (PACNS) e le vasculiti sistemiche che colpiscono il sistema nervoso centrale; entrambe si manifestano con irregolarità, stenosi e occlusioni vascolari con un pattern atipico rispetto a quello della patologia aterosclerotica.

Nel caso della PACNS possono essere coinvolti vasi di qualsiasi calibro, mentre nel caso della vasculite sistemica (ad esempio panarterite nodosa, lupus eritematoso sistemico, sindrome da anticorpi antifosfolipidi ecc.) sono generalmente colpiti vasi distali di piccolo calibro.

Il segno di presentazione più frequente è lo stroke.

Imaging e refertazione

Gli esami diagnostici da eseguire sono la puntura lombare, la RM e la DSA (Fig. 5.27), ma solo la biopsia permette una diagnosi definitiva.

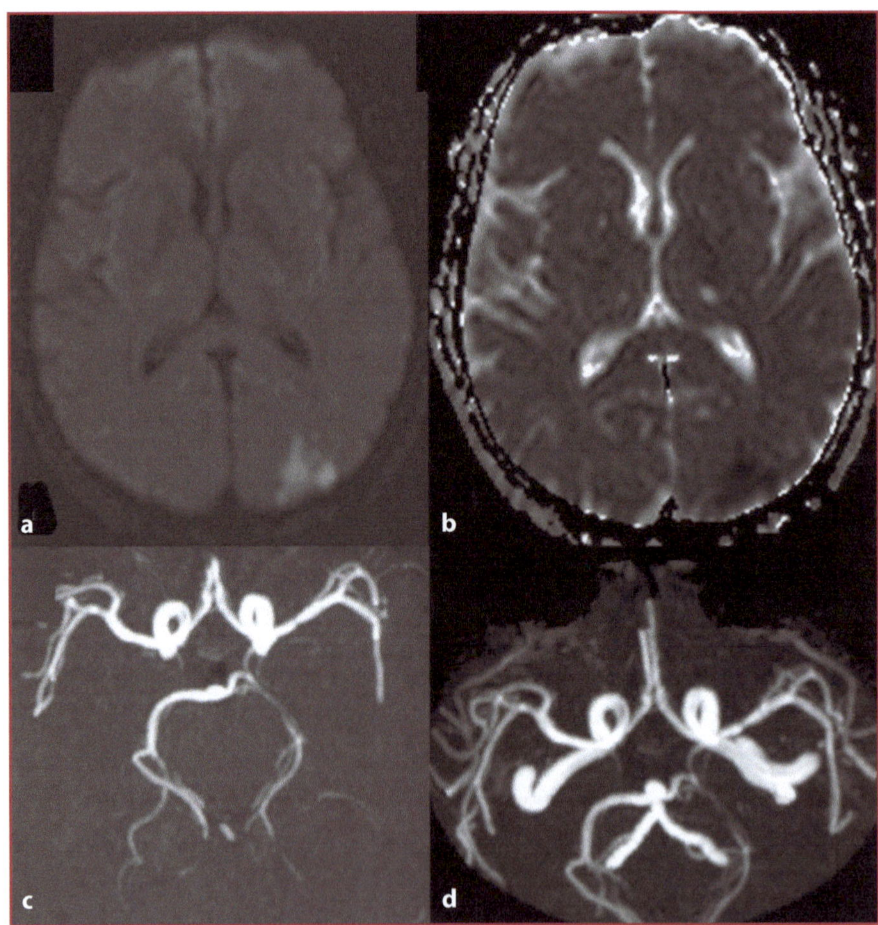

Fig. 5.27 Paziente con PACNS. **a** RM con sequenza DWI. **b** Corrispettiva mappa in *Apparent Diffusion Coefficient* (ADC). Ricostruzione MPR (**c**) e MIP (**d**) di sequenza ToF 3D. Si nota un infarto ischemico a morfologia cuneiforme nel territorio di un ramo terminale della PCA, visibile come iperintensità in DWI con corrispettiva riduzione dei valori di ADC. Nella sequenza angiografica sono visibili una stenosi e irregolarità del tratto P2-P3 della PCA di sinistra. L'approfondimento clinico-laboratoristico ha dimostrato trattarsi di PACNS

- L'esame di RM di base mostra lesioni multifocali iperintense in T2, in particolare in sede sottocorticale.
- L'angio-RM ha una bassa sensibilità e solo raramente mostra i segni di stenosi e irregolarità vasale: per tali motivi la DSA rimane un esame utile anche con RM negativa.
- Le sequenze ottenute dopo somministrazione endovenosa di mdc possono evidenziare un potenziamento della parete vasale in corrispondenza dei segmenti interessati dall'infiammazione.

Trattamento

Terapia medica.

5.7 Trombosi delle vene intracraniche

Quadro clinico e diagnosi

La trombosi delle vene intracraniche può colpire i seni venosi durali o le vene corticali. Le sedi più frequentemente coinvolte sono il seno sagittale superiore, il seno trasverso, il seno retto e il seno cavernoso.

I segni più comuni di presentazione sono cefalea, nausea, vomito, papilledema, crisi epilettiche; colpisce più frequentemente pazienti di sesso femminile con coagulopatia.

Imaging e refertazione

La diagnostica si avvale della TC sia con mdc sia senza e di ricostruzioni nella fase venosa (Figg. 5.28, 5.29). Durante la RM, oltre alle sequenze standard, è utile eseguire la T2-GE per la ricerca di focolai emorragici intraparenchimali. Per la valutazione delle vene sono utili sia una sequenza angiografica sia una sequenza T1 3D eseguita sul piano sagittale dopo somministrazione endovenosa di mdc.

- Nell'evidenza di emorragia intraparenchimale in sede atipica, occorre valutarne la possibile natura trombotica mediante l'esecuzione di un esame di angio-TC o di angio-RM.
- Nell'esame di base la TC può mostrare un'iperdensità in corrispondenza del trombo e un'emorragia parenchimale; segno tipico, dopo somministrazione endovenosa di mdc, è quello del "delta vuoto".

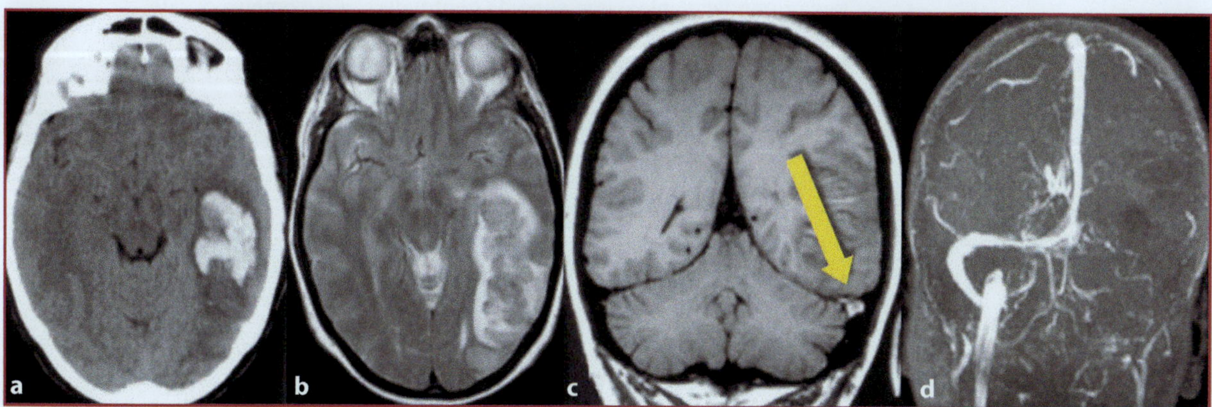

Fig. 5.28 Paziente con trombosi del seno trasverso. **a** TC cerebrale. **b** Immagine T2 assiale. **c** Immagine T1 coronale. **d** Ricostruzione coronale MIP da angio-RM dei seni venosi durali eseguita mediante PC 3D. È evidente un ematoma intraparenchimale in sede temporale associato alla presenza di un trombo del seno trasverso iperintenso in T1 (**c**, *freccia gialla*) e alla mancata visualizzazione del seno trasverso all'angio-RM (**d**)

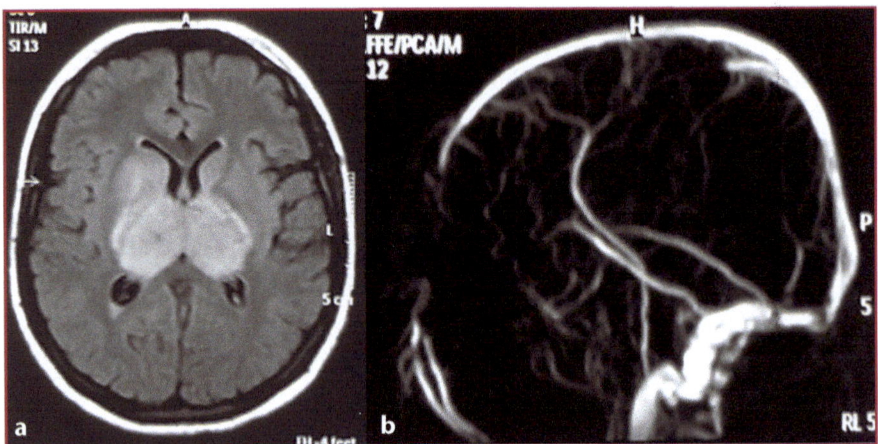

Fig. 5.29 Paziente con trombosi del seno retto. Sequenza T2-FLAIR (**a**) e ricostruzione MIP sagittale (**b**) di sequenza angio-RM venosa ottenuta con tecnica PC 3D. È visibile un'alterazione dei talami bilaterale con edema e iperintensità in T2, legata a una trombosi del seno retto; quest'ultimo non è visibile all'angio-RM venosa (si confronti con Fig. 5.7)

- In RM il trombo appare isointenso in T1 nella fase iperacuta e iperintenso in T1 nella fase subacuta; la sequenza angiografica (ottenuta solitamente con tecnica a contrasto di fase) mostra una focale assenza di flusso nel seno occluso con una rappresentazione aumentata dei circoli collaterali.
- Nelle trombosi delle vene corticali l'unico segno può essere un'iperdensità in TC o un'iperintensità nelle sequenze pesate in T2 in corrispondenza di una vena corticale, il cosiddetto "segno della corda".
- La mancata visualizzazione del seno venoso trasverso molto comunemente è dovuta a ipoplasia o ad assenza congenita.
- La trombosi venosa del seno retto o delle vene cerebrali interne si può manifestare con un'iperintensità di segnale dei talami bilaterale nelle sequenze pesate in T2. Le granulazioni aracnoidee del Pacchioni possono talvolta essere di grosse dimensioni e si evidenziano come difetti di riempimento dei seni venosi durali a morfologia rotondeggiante e non sono da confondere con trombosi durale.

Arterie carotidi

6

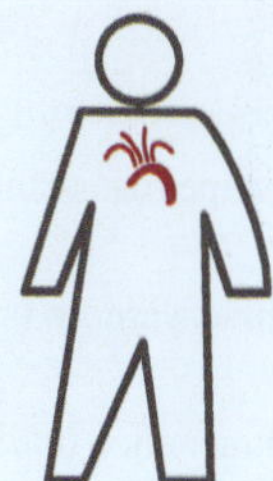

Beatrice Cavallo Marincola, Eugenio Marotta, Michele Anzidei

6.1 Anatomia e varianti anatomiche

La malattia aterosclerotica alla base del danno cerebrovascolare irreversibile (stroke) rappresenta attualmente la terza causa di morte (dopo le neoplasie e le cardiopatie) e la principale causa di invalidità nei Paesi industrializzati. Le tecniche di angiografia con tomografia computerizzata (angio-TC) e con risonanza magnetica (angio-RM) costituiscono pertanto una tappa fondamentale nel management clinico-chirurgico del paziente con patologia carotidea (per l'anatomia si vedano le Figg. 6.1-6.3 e le Tabelle 6.1-6.3).

Tabella 6.1 Arterie carotidi

1	Arco aortico
2	Tronco anonimo
3	Arteria succlavia
4	Arteria carotide comune
5	Arteria carotide interna
6	Arteria carotide esterna
7	Arteria vertebrale

Fig. 6.1

Tabella 6.2 Arteria carotide interna

Tratto	Decorso
Tratto cervicale (*rosso*)	–
Tratto intrapetroso (canale carotideo) (*giallo*)	Aorta carotico-timpanica (c) Aorta pterigoidea (c)
Tratto intracavernoso (sifone carotideo) (*verde*)	Rami per il seno cavernoso, per il ganglio semilunare di Gasser, per l'ipofisi, per le meningi (c)
Tratto intracranico (*blu*)	Aorta oftalmica (c) Aorta corioidea anteriore (t) Aorta cerebrale anteriore (t) Aorta cerebrale media (t) Aorta comunicante posteriore (t)

Legenda: (c) collaterale; (t) terminale.

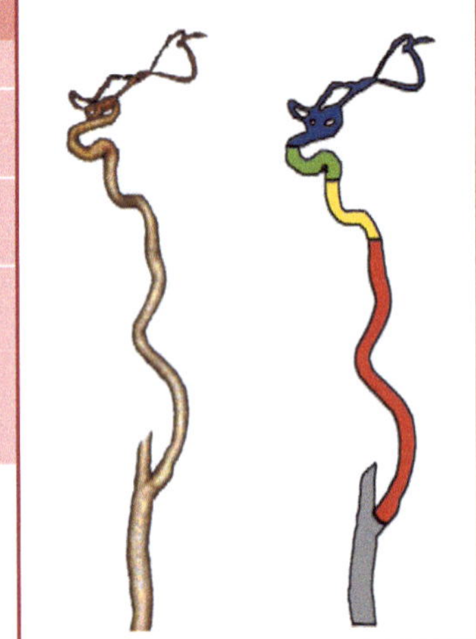

Fig. 6.2

Tabella 6.3 Arteria carotide esterna

Rami	Decorso
Rami collaterali posteriori	1. Arteria faringea ascendente 2. Arteria occipitale 3. Arteria auricolare posteriore
Rami collaterali anteriori	4. Arteria tiroidea superiore 5. Arteria linguale 6. Arteria faciale o mascellare esterna
Rami terminali	7. Arteria mascellare interna 8. Arteria temporale superficiale

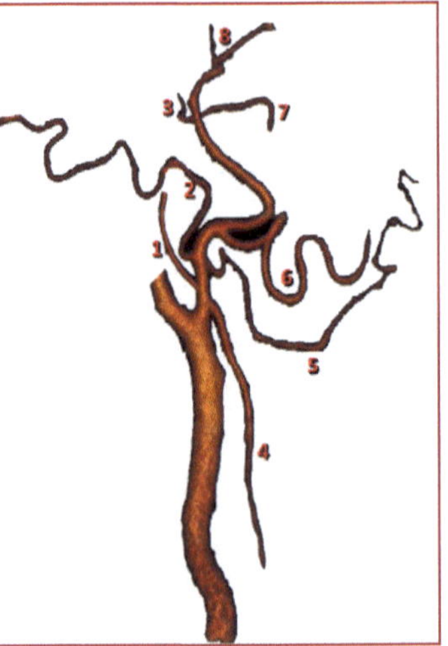

Fig. 6.3

Spesso la patogenesi delle alterazioni di decorso è riconducibile alla malattia aterosclerotica, che determina progressivamente una malacia della parete vasale, con conseguenti allungamento e distorsione del vaso.

Nonostante le anomalie descritte coinvolgano nella maggior parte dei casi le arterie carotidi, possono interessare anche le arterie vertebrali o, più raramente, le succlavie.

In alcuni casi un kinking severo può essere la causa di una significativa accelerazione del flusso ematico, con conseguenze analoghe a quelle di una stenosi del lume.

Le principali anomalie morfologiche e di decorso sono riportate, rispettivamente, nella Figura 6.4 e nella Figura 6.5.

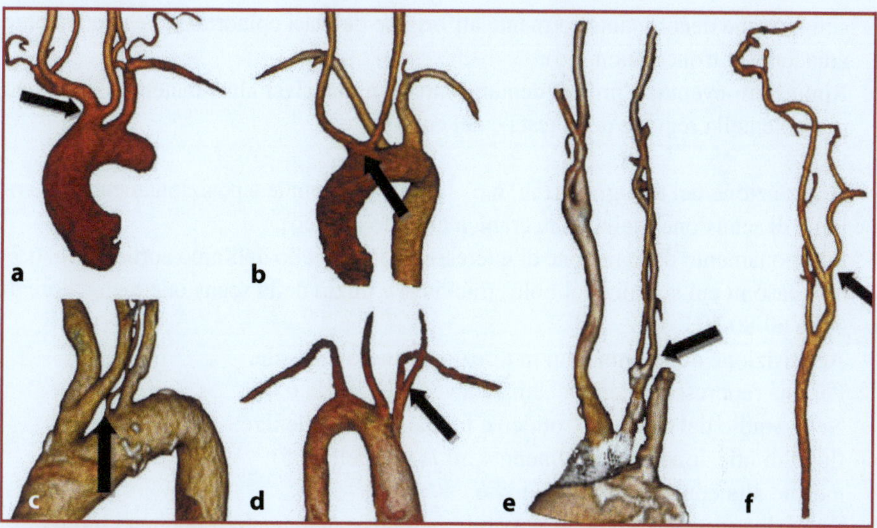

Fig. 6.4 a Origine comune del tronco anonimo e dell'arteria carotide comune sinistra ("arco bovino", *freccia*). **b** Tronco bicarotideo: origine comune delle due arterie carotidi comuni (*freccia*). **c** Origine dell'arteria vertebrale (più spesso la sinistra) dall'arco aortico (*freccia*). **d** Arco aortico destroposto con tronco anonimo a sinistra (*freccia*). **e** Biforcazione carotidea in posizione bassa (retroclaveare, *freccia*). **f** Origine dell'arteria vertebrale dalla carotide interna (*freccia*)

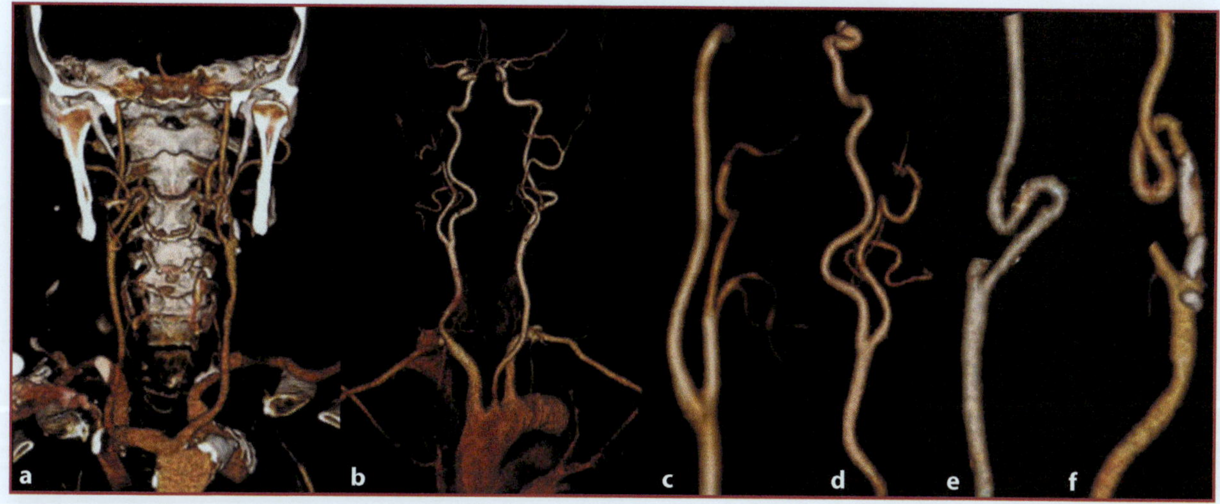

Fig. 6.5 a-c Arteria carotide interna con regolare decorso. **d** Tortuosità: angolatura dell'arteria carotide minore di 90°. **e** Kinking: angolatura della carotide maggiore di 90°. **f** Coiling: rotazione della carotide di 360°

6.2 Tecnica di studio TC

Preparazione del paziente

- Paziente supino, con il collo regolarmente esteso ed eventuali fasce o cuscinetti per evitare movimenti del capo.
- Accesso venoso periferico (almeno 20 G). È importante che l'accesso venoso sia a livello dell'arto superiore destro, per evitare artefatti da indurimento del fascio durante il passaggio del mezzo di contrasto (mdc) nel tronco venoso brachiocefalico

sinistro (che decorre anteriormente all'origine dei vasi epiaortici ed è strettamente adiacente al tronco anonimo).

- Rimuovere eventuali protesi dentarie mobili e qualsiasi altro materiale metallico presente nella regione della testa e del collo.

Acquisizione delle immagini

- Acquisizione del topogram (Fig. 6.6) sul piano coronale e posizionamento del volume di scansione (dalla volta cranica all'arco aortico).
- Posizionamento della regione di interesse (RoI) a livello dell'arco aortico (Fig. 6.7) (nel caso in cui si utilizzi il bolus tracking) e inizio della scansione a un valore di circa 60-80 HU.
- Acquisizione delle immagini in direzione caudo-craniale.
  Per una rappresentazione schematica vedere Tabella 6.4.
  Nello studio del circolo carotideo è fondamentale ottenere:
- flussi di iniezione veloci (almeno 4 mL/s) (Tabella 6.5);
- mdc ad alta concentrazione di iodio;
- tempi di scansione più brevi possibile, sempre mantenendo il pitch nei limiti.

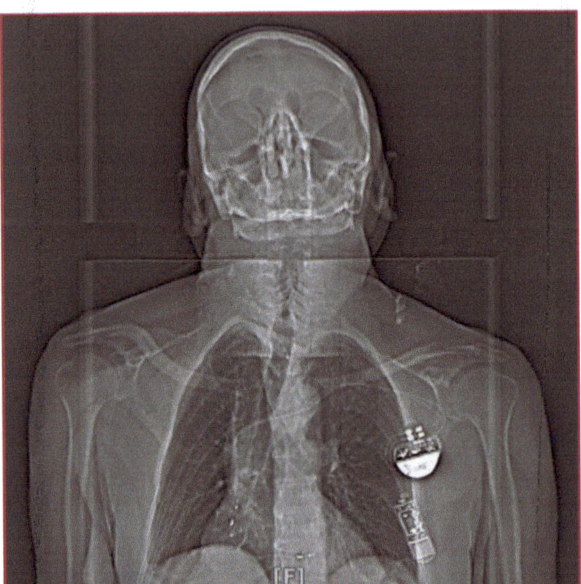

Fig. 6.6 Studio angio-TC: acquisizione del topogram

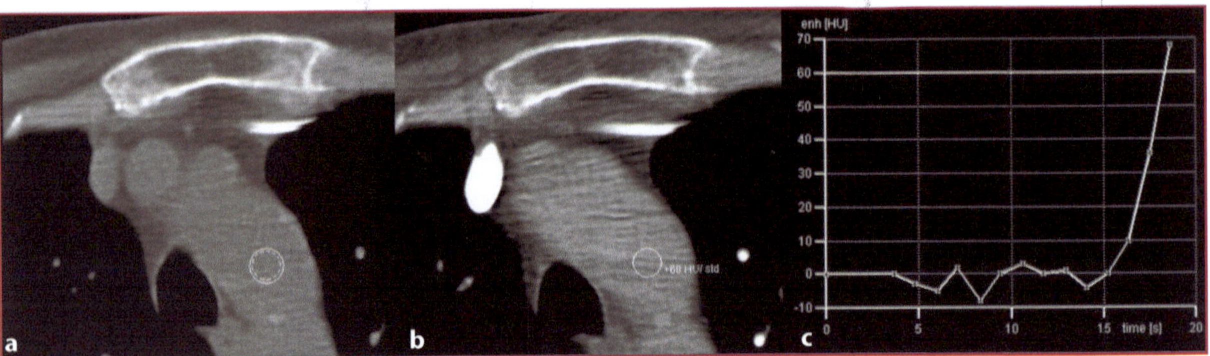

Fig. 6.7 Studio angio-TC. **a** Posizionamento della RoI in caso di utilizzo del bolus tracking. **b,c** Inizio della scansione

Tabella 6.4 Parametri tecnici TC

	4 strati	16 strati	64 strati	128 strati	Dual source
kVp	120	120	120	120	120-120
mAs	200-300	200-300	180-200*	180*	120-180*
Collimazione	4 x 1-2,5	16 x 0,4-0,75	64 x 0,4-0,625	128 x 0,6	64 x 0,6 x 2
Spessore di strato (mm)	1-3	0,625-1	0,5-1	0,6	0,6
Recon increment (mm)	0,4-0,6	0,5-1	0,5	0,4	0,4

* Dose modulation.

Tabella 6.5 Strategia di somministrazione del mdc

mdc	4 strati	16 strati	64 strati	128 strati	Dual source
Concentrazione mdc (mgl/mL)	350-400	350-400	350-400	350-400	350-400
Volume mdc (mL)	90-75	65-55	60-50	60-50	60-50
Volume soluzione fisiologica (mL)	50-80	50-80	40	40	40
Velocità di flusso (mL/s)	4,0	4,0	4,0-5,0	4,0-5,0	4,0-5,0

A causa della notevole velocità nel distretto carotideo e del ridotto tempo di circolo dalle cavità cardiache alle arterie carotidi e intracraniche, lo studio delle carotidi necessita di elevati flussi di somministrazione del mdc, di dosi ridotte e di scansioni rapide per evitare l'opacizzazione del sistema venoso a livello sia cervicale sia intracranico.

È inoltre fondamentale che la durata dell'iniezione del mdc sia equivalente alla durata della scansione (si veda il Cap. 1), al fine di evitare che al momento della scansione si abbia ancora la presenza di mdc in arrivo dai vasi venosi.

6.3 Tecnica di studio RM

Preparazione del paziente

- Paziente supino, con il collo regolarmente esteso ed eventuali fasce o cuscinetti per evitare movimenti del capo.
- Accesso venoso periferico (22-20 G). Anche in RM è importante che l'accesso venoso sia a livello dell'arto superiore destro, per evitare artefatti durante il passaggio del mdc nel tronco venoso brachiocefalico sinistro (che decorre anteriormente all'origine dei vasi epiaortici ed è strettamente adiacente al tronco anonimo).
- Rimuovere eventuali protesi dentarie mobili e qualsiasi altro materiale metallico presente nella regione della testa e del collo. È inoltre consigliabile rimuovere eventuali materiali cosmetici e lenti a contatto.
- Bobine di superficie per l'encefalo e il collo.

Acquisizione delle immagini

Sequenze ToF

Attualmente le sequenze *Time-of-Flight* (ToF), 2D o 3D (Tabella 6.6) trovano indicazione prevalentemente nella valutazione dell'imaging carotideo in pazienti con controindicazione o intolleranza ai mdc paramagnetici.

Tabella 6.6 Parametri tecnici: ToF

Tempo di ripetizione (ms)	120
Tempo di eco (ms)	200-300
Field of View (mm)	4 x 1-2,5
Spessore di strato (mm)	1-3
Matrice (mm)	0,4-0,6

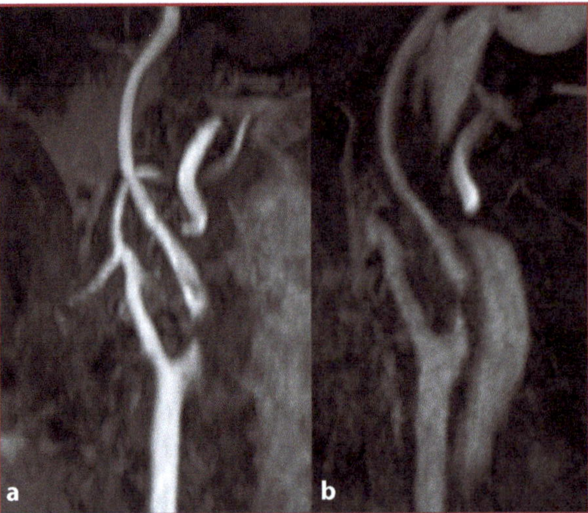

Fig. 6.8 a Nella sequenza ToF perdite di segnale da defasamento dei protoni a livello di una stenosi carotidea di grado severo, con sovrastima della stenosi. **b** L'acquisizione con mdc nella fase di equilibrio consente la corretta valutazione della stenosi

In letteratura sono descritti valori di accuratezza diagnostica lievemente inferiori a quelli ottenuti utilizzando sequenze con mdc.

- Acquisizione di un localizer sui tre piani dello spazio.
- Posizionamento del pacchetto della sequenza sul piano trasversale (è necessario che la direzione del flusso da studiare sia perpendicolare al piano del pacchetto della sequenza).
- Posizionamento di una banda di saturazione cranialmente al volume di acquisizione al fine di saturare il segnale del flusso venoso (cardiocentrico).

Tra i limiti di tali sequenze vi sono il rischio di sovrastimare le stenosi severe (Fig. 6.8), con erronea diagnosi di occlusione a causa di artefatti da saturazione dei protoni nei tratti vascolari tortuosi (con decorso non perpendicolare al volume di acquisizione) o in presenza di stenosi severe (riduzione della velocità di flusso), e il rischio di ottenere immagini di qualità diagnostica inadeguata, a causa di artefatti da movimento dovuti ai lunghi tempi di acquisizione rispetto alle sequenze ottenute con mdc.

Sequenze Phase-Contrast

Le sequenze *Phase-Contrast* (PC) (Tabella 6.7) presentano lunghi tempi di acquisizione, pertanto sono meno utilizzate nella pratica clinica, anche rispetto alle sequenze ToF. Possono tuttavia essere impiegate nella valutazione della dinamica dei flussi della stenosi carotidea e nella differenziazione tra una pseudostruzione e un'occlusione con ricanalizzazione retrograda (identificazione della direzione del flusso).

- Acquisizione di un localizer sui tre piani dello spazio
- Posizionamento del pacchetto della sequenza su un piano perpendicolare a quello della direzione del flusso da studiare.

Tabella 6.7 Parametri tecnici: Phase-Contrast

Tempo di ripetizione (ms)	≥30 (in funzione dell'intervallo RR)
Tempo di eco (ms)	6
Flip angle	20°
Spessore di strato (mm)	6
Matrice	192 x 256
Velocità di codifica (cm/s)	120

Sequenze 3D Gradient-Echo

Le caratteristiche che rendono le sequenze *Gradient-Echo* (GRE) (Tabella 6.8) fondamentali nello studio dei vasi epiaortici sono un'alta risoluzione spaziale (voxel isotropici o semi-isotropici di dimensioni non superiori a 1 mm^3 e matrice minima di 384 x 384), un'elevata risoluzione temporale (il tempo di acquisizione deve essere ottimizzato tra 14 e 18 s) e la possibilità di sfruttare tecniche di sottrazione per rimuovere il segnale dei voxel delle strutture anatomiche extravascolari (mediante l'utilizzo di una maschera pre-contrasto), incrementando così il contrasto delle immagini (Fig. 6.9).

- Acquisizione di un localizer sui tre piani dello spazio.
- Acquisizione della maschera (GRE 3D) preferibilmente sul piano coronale (un numero minore di immagini consente, infatti, ridotti tempi di acquisizione).
- Visualizzazione dell'arrivo del mdc mediante una tecnica di fluoro-RM (multiple immagini a bassa risoluzione spaziale eseguite a livello del torace che permettono di visualizzare in tempo reale l'arrivo del mdc) (parametri di somministrazione del mdc in Tabella 6.9).
- Acquisizione della sequenza post-contrastografica (GRE 3D identica alla maschera) nel momento in cui si visualizzano l'arco aortico e l'origine dei vasi.

N.B. È preferibile acquisire le immagini in apnea (espiratoria), invitando il paziente a non deglutire.

Tabella 6.8 Parametri tecnici: Sequenze 3D Gradient-Echo

Tempo di ripetizione (ms)	3,5
Tempo di eco (ms)	1,2
Flip angle	30°
Spessore di strato (mm)	0,7
Matrice (mm)	384 x 384
Tempo di acquisizione (s)	14

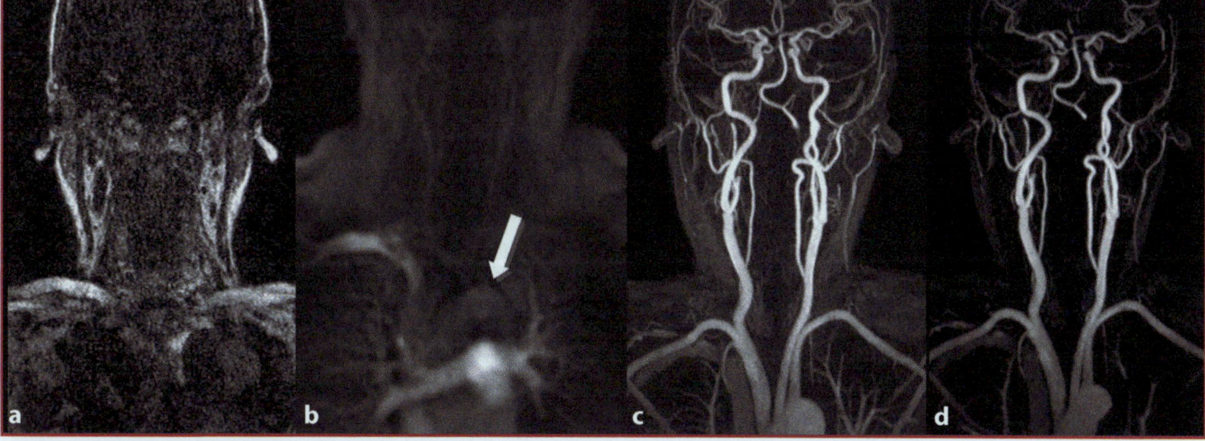

Fig. 6.9 a Maschera pre contrasto acquisita su piano coronale. **b** Fluoro-RM acquisita sul piano coronale con visualizzazione in tempo reale dell'arrivo del mdc (freccia). **c** Sequenza GRE 3D acquisita con somministrazione di mdc. **d** Sequenza GRE 3D post-contrasto dopo sottrazione della maschera.

Tabella 6.9 Mdc

Concentrazione (M)	0,5
Volume mdc (mL)	10
Volume soluzione fisiologica (mL)	20
Velocità di flusso (mL/s)	1,5-2

Tabella 6.10 Parametri tecnici e sequenze time-resolved

	Siemens Twist	GE Tricks	Philips 4D-Track	Toshiba DRKS
Tempo di ripetizione (ms)	2,2	5,9	3,7	3,5
Tempo di eco (ms)	0,8	1,4	1,3	1,2
Flip angle	15°	50°	15°	20°

Sequenze time-resolved

Per la loro capacità di esaminare ripetutamente lo stesso segmento vascolare in brevissimi intervalli temporali (ottenendo così una visualizzazione in tempo reale del flusso di mdc all'interno dei vasi), le sequenze *time-resolved* (TR) (Tabella 6.10) trovano indicazione principalmente nella valutazione dell'emodinamica delle malformazioni vascolari, delle fistole artero-venose e nello studio delle dissezioni.

- Acquisizione di un localizer sui tre piani dello spazio.
- Acquisizione della maschera (dall'arco aortico al circolo intracranico).
- Contemporanea somministrazione del mdc e acquisizione delle immagini (a respiro libero) (parametri di somministrazione del mdc in Tabella 6.9).
- Facoltativamente si può eseguire la sottrazione della sequenza post-contrastografica dalla maschera e ottenere ricostruzioni in *Maximum Intensity Projection* (MIP) che facilitano la visualizzazione delle singole acquisizioni.

Sequenze ad alta risoluzione (Steady State)

L'utilizzo delle sequenze ad alta risoluzione (Tabella 6.11) nello studio del circolo carotideo è possibile se accoppiato all'impiego di particolari mdc che presentano un'emivita intravascolare più lunga rispetto alle molecole convenzionali (gadobenato dimeglumina o Gd-BOPTA, gadofosveset). Grazie alla loro maggiore risoluzione spaziale, non più limitata all'acquisizione nella sola fase di circolo arterioso, queste sequenze permettono di studiare con maggiore dettaglio la parete del vaso e le caratteristiche della placca aterosclerotica (eventuali ulcerazioni o fenomeni di infiammazione) (Fig. 6.10). In secondo luogo, tali sequenze possono essere considerate una "rescue technique" nel caso in cui si abbiano artefatti da movimento tali da rendere le immagini di primo passaggio non diagnostiche. L'unico limite è costituito dai tempi di acquisizione più lunghi, con incremento della possibilità di artefatti da movimento; con l'impiego di mdc intravascolari (gadofosveset), la cui permanenza all'interno del circolo è misurabile nell'ordine di parecchi minuti (50-60 min), è tuttavia possibile ripetere più volte l'acquisizione al fine di ottenere immagini di qualità diagnostica.

- Acquisizione delle immagini su qualsiasi piano dello spazio, cercando di mantenere voxel isotropici con matrici elevate (min. 512 x 512) e spessore di strato ridotto (<1 mm).

N.B. È importante, per i lunghi tempi di acquisizione di queste sequenze, istruire bene il paziente a evitare di deglutire e di muovere la testa durante l'acquisizione delle immagini.

Tabella 6.11 Parametri tecnici: sequenze ad alta risoluzione

Tempo di ripetizione (ms)	7,5
Tempo di eco (ms)	2,3
Flip angle	30°
Spessore di strato (mm)	0,7
Matrice (mm)	512 x 512
Tempo di acquisizione (s)	325

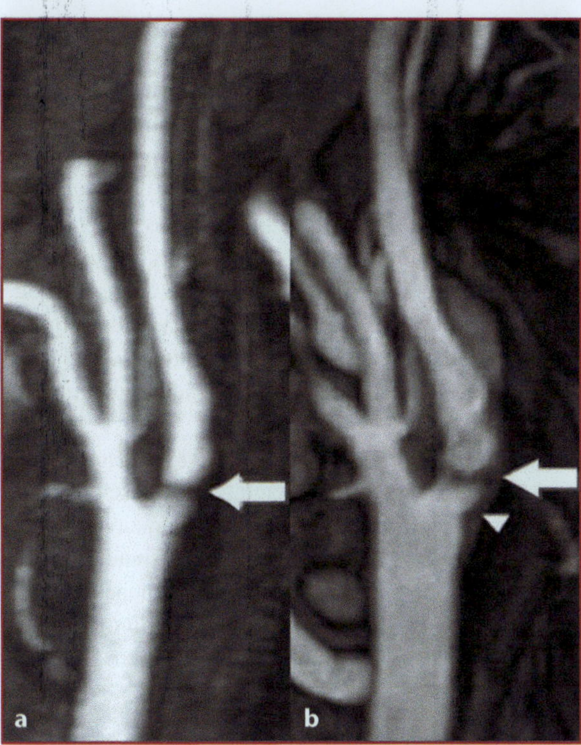

Fig. 6.10 a Immagine RM acquisita durante la fase di primo passaggio del mdc; alla base dell'arteria carotide interna è presente una stenosi focale e preocclusiva del vaso (*freccia*). **b** Immagine RM acquisita durante la fase di equilibrio del mdc (steady state). L'elevata risoluzione della sequenza permette di identificare la placca aterosclerotica, lunga ed eccentrica, che determina una stenosi severa del lume vascolare; sono inoltre evidenti alcune irregolarità della superficie interna della placca, mal valutabili al first pass, che quindi rendono la placca irregolare, aumentando ulteriormente il rischio di incidenza di ischemia cerebrale

6.4 Patologia aterosclerotica

Quadro clinico e diagnosi

Le manifestazioni cliniche conseguenti alla presenza di malattia aterosclerotica carotidea sono correlate sia al grado di stenosi sia alla morfologia della placca; una placca instabile (irregolare o ulcerata), anche senza determinare stenosi severa, può infatti essere la causa del distacco di microemboli con conseguenti episodi di attacchi ischemici transitori (TIA) o ictus.

Imaging e refertazione

Un'accurata valutazione della placca carotidea (grado di stenosi e morfologia) è fondamentale ai fini del corretto management e planning terapeutico. Attualmente il trattamento chirurgico/endovascolare della stenosi carotidea è indicato in due casi:

- stenosi severa anche in assenza di sintomi (>70%);
- stenosi moderata-severa (50-69%) causata da una placca irregolare/ulcerata in presenza di sintomi.

Valutazione del grado di stenosi

Esistono differenti metodi di quantificazione del grado di stenosi del lume vascolare carotideo (Fig. 6.11). Nel seguito si elencano quelli maggiormente in uso.

- *North American Symptomatic Carotid Endarterectomy Trial (NASCET)*: utilizza il rapporto tra il punto di maggiore stenosi e il diametro del lume a valle della stenosi, quest'ultimo misurato a livello della seconda vertebra cervicale, dove generalmente il vaso ha un decorso rettilineo ed è raramente interessato da malattia aterosclerotica, e soprattutto in un tratto in cui non è più presente la fisiologica dilatazione parietale del bulbo che, se utilizzata come sede di misurazione del tratto di vaso sano, può determinare sovrastima della stenosi. Attualmente è il metodo più diffuso.

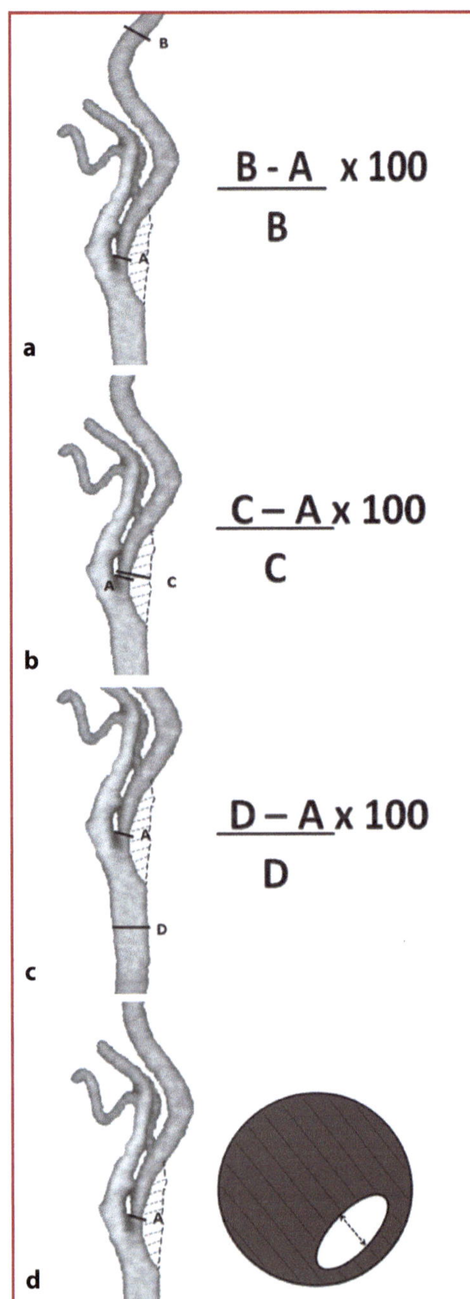

Fig. 6.11 Metodi di quantificazione del grado di stenosi. **a** NASCET. **b** ECST. **c** Metodo della carotide comune. **d** Misurazione diretta

- *European Carotid Surgery Trial (ECST)*: utilizza il rapporto tra il punto di maggiore stenosi e il diametro del vaso nello stesso punto; la maggiore limitazione di questo metodo è rappresentata dalla possibilità di un'erronea valutazione del limite esterno di parete o di una sovrastima della stenosi in presenza di un remodeling positivo di parete.
- *Metodo della carotide comune*: utilizza il rapporto tra il punto di maggiore stenosi e il diametro del vaso misurato a livello dell'arteria carotide comune; il limite di questo metodo è rappresentato dal fatto che, scegliendo la carotide comune come sede delle misurazioni di riferimento del vaso sano, non si ottengono informazioni sugli effetti della riduzione del flusso indotta dalla placca nel vaso a valle.
- *Misurazione diretta della stenosi*: si basa sulla misurazione diretta del lume carotideo residuo nelle immagini assiali, escludendo la parete vasale ed eventuali calcificazioni. Le misurazioni ottenute correlano direttamente con il grado percentuale di stenosi (Tabella 6.12), individuando e distinguendo quelle chirurgiche da quelle non chirurgiche; il maggiore limite di tale metodo è costituito dalla possibilità di variazioni del limite di significatività di stenosi tra generi e razze.

Attualmente il NASCET è la tecnica maggiormente utilizzata nella valutazione della stenosi carotidea; infatti, le linee guida della Società Italiana di Chirurgia Vascolare ed Endovascolare (SICVE) lo propongono come metodo di riferimento per la quantificazione della stenosi carotidea. Un limite del NASCET si verifica tuttavia nel caso in cui una placca aterosclerotica localizzata al bulbo carotideo venga sottostimata in relazione al diametro della carotide distale, normalmente inferiore, considerata come repere.

Un problema analogo è stato riscontrato impiegando il metodo della carotide comune, in cui una misurazione troppo vicina alla biforcazione carotidea (spesso sede di patologia aterosclerotica) può portare a un'erronea stima del grado di stenosi. Per quanto riguarda invece il metodo proposto dall'ECST, la difficoltà maggiore nella quantificazione della stenosi carotidea consiste nella possibilità che il diametro totale del vaso, misurato nel punto di massimo restringimento, non corrisponda al diametro totale effettivo; esiste infatti la possibilità che in quell'area il calibro sia maggiore, determinando così un'effettiva sottostima del grado di stenosi. Infine, rispetto al NASCET, il metodo della misurazione diretta esclude la possibilità di errori di attribuzione del grado di stenosi correlati a un non corretto

Tabella 6.12 Correlazione tra dimensione del lume residuo e percentuale di stenosi

Dimensione del lume residuo (mm)	Stenosi (%)
<1	>70%
1,1-1,3	64-76%
>1,4	<70%

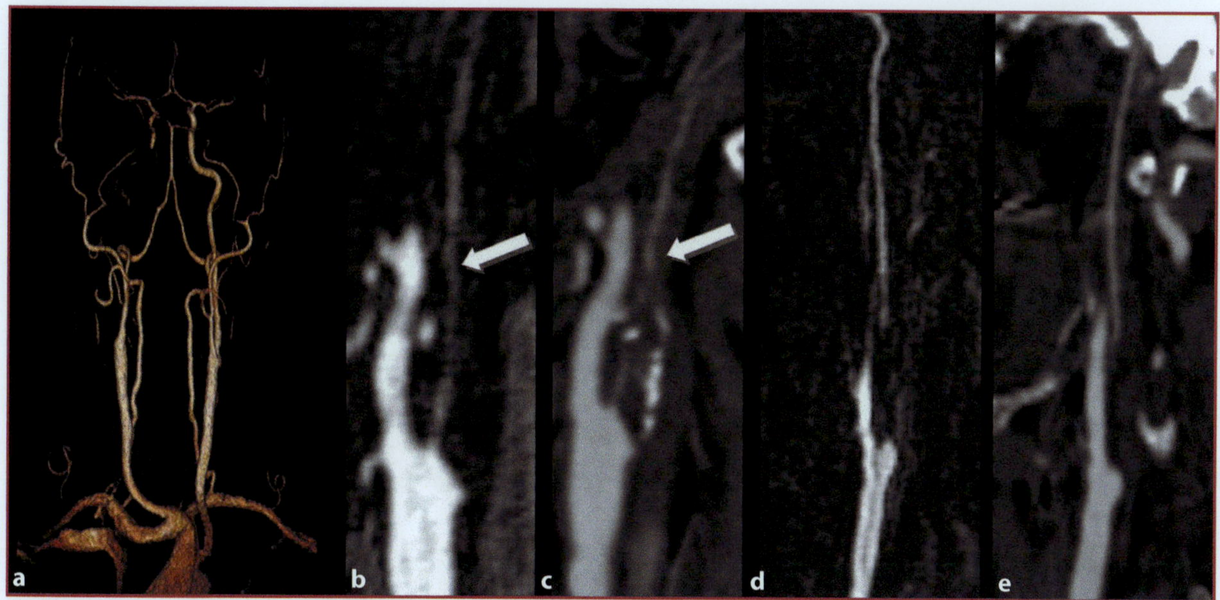

Fig. 6.12 a Ricostruzione RM *Volume Rendering* (VR) di una pseudostruzione carotidea. **b, c** Dettaglio RM e TC di una pseudostruzione carotidea; a valle della placca il calibro della carotide interna appare filiforme (*freccia*). **d, e** Immagini RM e TC di un'ostruzione dell'arteria carotide interna. A valle dell'ostruzione è visibile un esile flusso retrogrado

utilizzo del repere a livello dell'arteria carotide distale; sono tuttavia descritte variazioni interindividuali, dovute a razza e sesso, del calibro carotideo nell'area critica del range di stenosi.

Pseudostruzione e flusso retrogrado

La pseudostruzione è rappresentata da una significativa riduzione di calibro o da un collasso incompleto del lume vascolare a valle di una stenosi serrata (*string sign*) (Fig. 6.12). Con il progressivo aumento del grado di stenosi, la velocità del flusso ematico si incrementa al fine di mantenere costanti volume, flusso e pressione all'interno del lume. Esiste, tuttavia, un grado critico di stenosi oltre il quale non si può ottenere un sufficiente passaggio di sangue e il calibro dell'arteria a valle della stenosi si riduce progressivamente per fenomeni di ipoafflusso . La pseudostruzione deve essere differenziata dai casi di ostruzione con rivascolarizzazione retrograda del tratto a valle della stenosi. L'identificazione di una pseudostruzione è importante perché influenza il management clinico-terapeutico del paziente; la scelta del trattamento, infatti, include in primo luogo l'approccio medico, in quanto la pseudostruzione è un fattore protettivo contro gli eventi cerebrovascolari avversi. Allo stato attuale, tuttavia, non esistono in letteratura dati statisticamente significativi a favore dell'approccio chirurgico per i casi di pseudostruzione (si vedano NASCET ed ECST).

Valutazione della morfologia della placca

È possibile distinguere tre diversi pattern in base all'aspetto morfologico della placca aterosclerotica:

- *regolare*, la superficie della placca è liscia (Fig. 6.13);
- *irregolare*, la superficie della placca è finemente discontinua (Fig. 6.14);
- *ulcerata*, la superficie della placca mostra una nicchia verso gli strati parietali più profondi. La morfologia dell'ulcera può variare, mostrando un ostio e una profondità più o meno ampi (Fig. 6.15);
- *ostruzione* (Fig. 6.16).

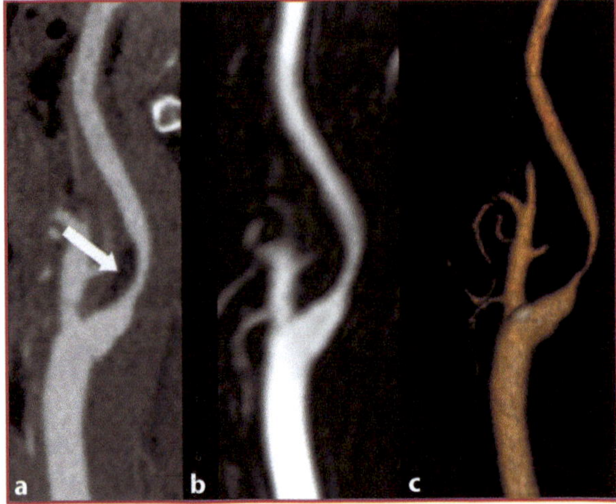

Fig. 6.13 Placca regolare. **a** TC: alla base dell'arteria carotide interna è presente una placca fibrolipidica (morbida) che determina una stenosi moderata del lume vascolare (60% circa); la superficie della placca è liscia, senza evidenti fissurazioni (*freccia*). **b** RM: è ben visibile un'alterazione della pervietà del lume vascolare, che si riduce progressivamente mantenendo un profilo regolare. **c** Ricostruzione VR

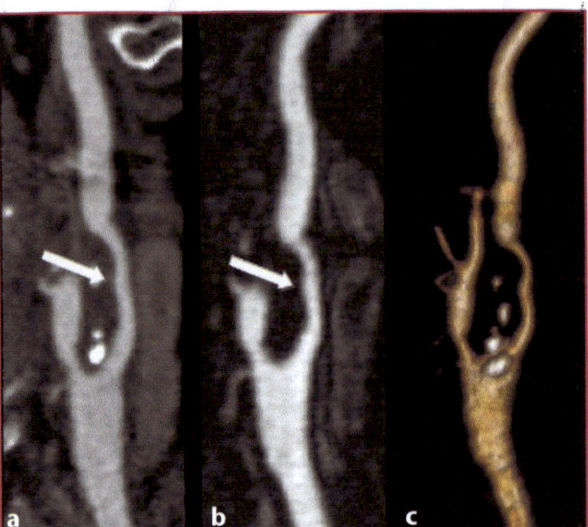

Fig. 6.14 Placca irregolare. **a** TC: a livello del bulbo carotideo, sul versante dell'arteria carotide interna, è presente una placca aterosclerotica morbida che non determina stenosi significativa del lume, ma presenta una superficie interna finemente irregolare (*freccia*). **b** L'angio-RM conferma l'irregolarità di parete (*freccia*). **c** Ricostruzione VR

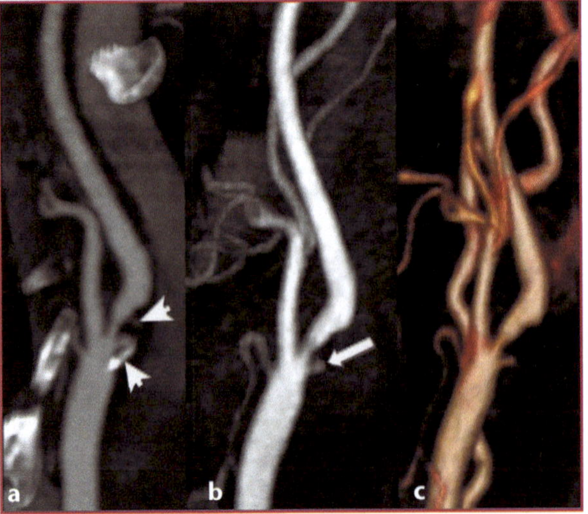

Fig. 6.15 Placca ulcerata. **a** TC: a livello della biforcazione carotidea è visibile una placca aterosclerotica con componente mista (fibrolipidica e calcifica, *frecce*); nella porzione inferiore è riconoscibile un'ulcerazione della superficie della placca. **b** L'esame di angio-RM riesce in questo caso a discriminare meglio la porzione ulcerata della placca (stretta e profonda) dalle piccole calcificazioni intimali (*freccia*). **c** Ricostruzione VR

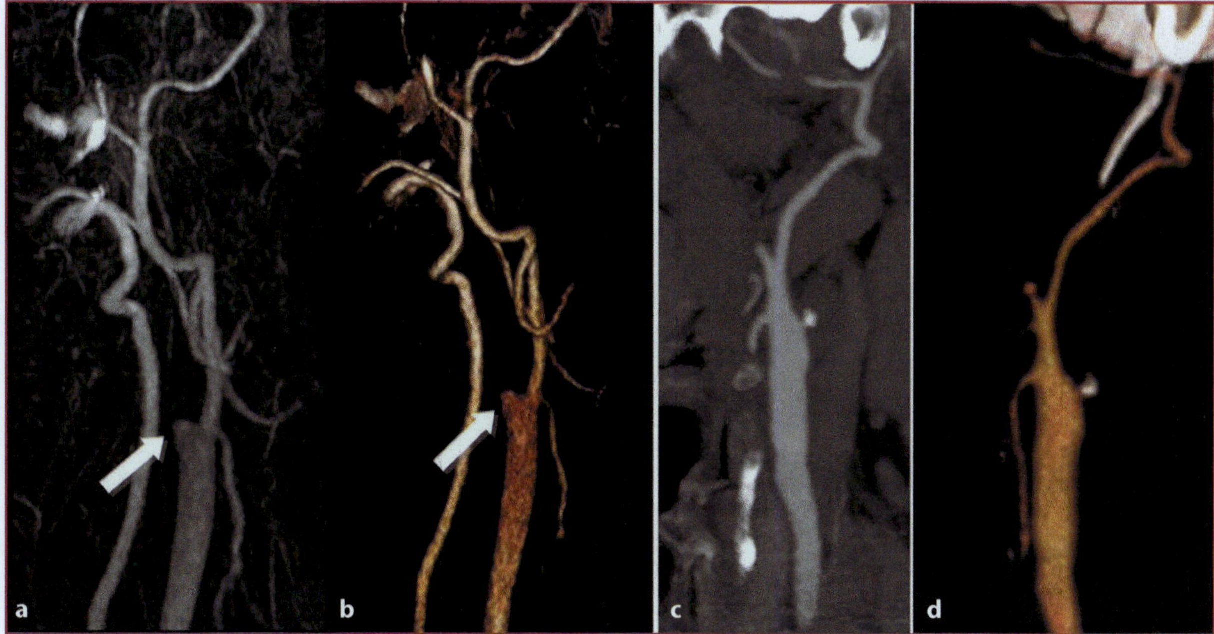

Fig. 6.16 Ostruzione. **a, b** Angio-TC e ricostruzione VR: ostruzione dell'arteria carotide interna a pochi millimetri dalla sua origine per una placca aterosclerotica morbida (*frecce*). **c, d** Angio-RM e ricostruzione VR di un altro paziente con ostruzione dell'arteria carotide interna alla sua origine, dovuta a una placca fibrocalcifica

- Descrivere l'anatomia dei vasi epiaortici e l'eventuale presenza di anomalie di origine o decorso.
- Valutare la presenza di un'eventuale stenosi vascolare utilizzando ricostruzioni su diversi piani dello spazio e riformattazioni 3D (ad esempio: MIP, VR).
- Descrivere le caratteristiche della placca (concentrica/eccentrica, fibrolipidica/calcifica/mista, regolare/irregolare/ulcerata, estensione longitudinale), oltre al grado di stenosi.
- Valutare sempre il calibro del vaso a valle della stenosi.
- Prestare attenzione ai reperti extravascolari: apici polmonari, ghiandola tiroide, tessuti molli del collo ed eventuali linfoadenopatie.

Dati dalla letteratura

L'angio-TC e l'angio-RM sono considerate entrambe metodiche valide nello studio della placca carotidea. Due recenti metanalisi riportano valori di sensibilità e specificità lievemente a favore dell'angio-RM, utilizzando come riferimento diagnostico standard l'angiografia a sottrazione digitale. In letteratura i valori di specificità e sensibilità di entrambe le metodiche risultano maggiori nella diagnosi di stenosi comprese tra il 70% e il 99%; nella diagnosi delle stenosi comprese tra il 50% e il 69% è invece documentata un'accuratezza diagnostica lievemente inferiore (sensibilità 60-70%, specificità 90%).

Per quanto riguarda la caratterizzazione della morfologia di placca, la TC permette di ottenere una maggiore risoluzione spaziale (voxel isotropici di dimensioni fino a 0,2 mm^3) in un tempo di acquisizione di circa 6-8 s con le apparecchiature >64 strati, oltre a rendere possibile una più accurata visualizzazione delle strutture circostanti al vaso (tessuti molli, apici polmonari, osso), fornendo informazioni che potrebbero

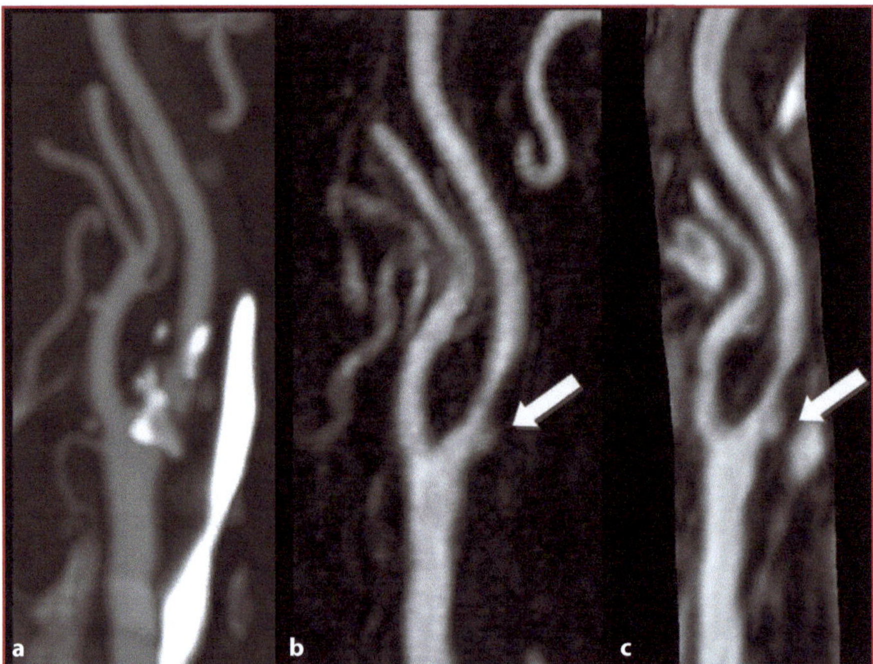

Fig. 6.17 a Immagine TC di placca mista; la prevalente componente calcifica ostacola parzialmente una corretta quantificazione del grado di stenosi. **b** Immagine RM first pass; l'assenza di segnale della componente calcifica permette in questo caso una migliore visualizzazione del lume residuo a livello della placca aterosclerotica, che mostra un'ulcerazione parietale (*freccia*). **c** Immagine RM steady state; l'elevata risoluzione permette una valutazione ancora più dettagliata della placca, con conferma dell'ulcerazione (*freccia*)

rivelarsi utili nel corso dell'intervento chirurgico. Nel caso in cui, però, il vaso presenti un'estesa componente calcifica, la qualità diagnostica dell'esame potrebbe essere inficiata da artefatti da indurimento del fascio, con riduzione dell'accuratezza nella misurazione del grado di stenosi; in questi casi l'uso dell'angio-RM consente una migliore visualizzazione del lume senza particolari artefatti (Fig. 6.17). Gli studi RM possono tuttavia essere inadeguati per una corretta stima del grado di stenosi se non si dispone di apparecchiature performanti; un'ulteriore limitazione è rappresentata dallo studio degli stent per la potenziale presenza di artefatti da suscettività magnetica.

Trattamento

A eccezione delle scale di rischio chirurgico, attualmente non esistono dati definitivi in letteratura che stabiliscano l'indicazione differenziale all'intervento di endoarterectomia (CEA) piuttosto che a una procedura di angioplastica con eventuale posizionamento di stent. Esistono peraltro pochi studi pubblicati che confrontano direttamente i risultati della CEA con quelli dello stenting carotideo. La CEA è a oggi il trattamento standard per la rivascolarizzazione nella patologia occlusiva carotidea extracranica, in particolare nei pazienti con stenosi pari al 70%; minori benefici della CEA rispetto alla terapia medica sono stati osservati in pazienti sintomatici con stenosi dal 50 al 69% e in pazienti asintomatici con lesioni maggiori o uguali al 60% (Fig. 6.18). In una recente metanalisi condotta su pazienti sottoposti a CEA e stenting carotideo, i dati analizzati hanno mostrato una probabilità di circa il 10% di restenosi significativa

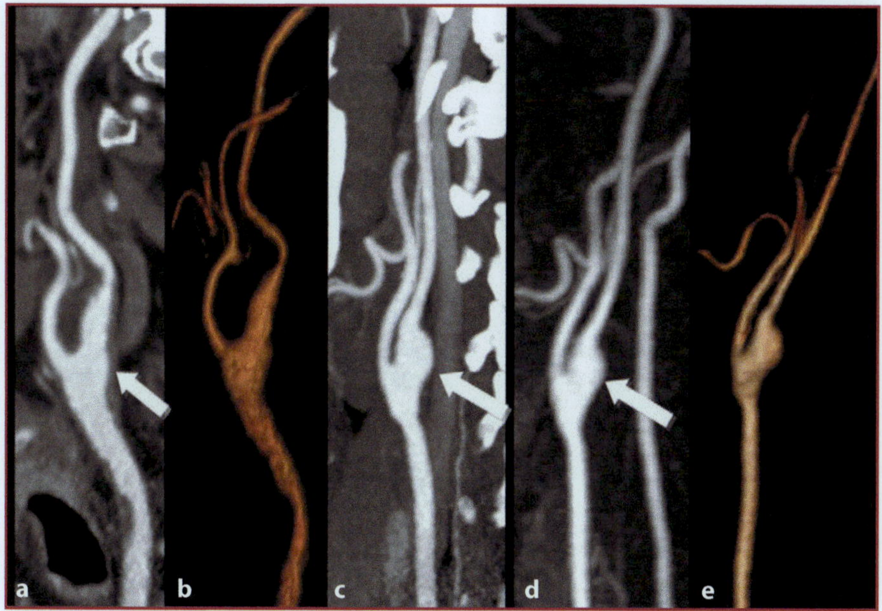

Fig. 6.18 a, b Immagine TC e ricostruzione VR di un'arteria carotide dopo intervento di endoarterectomia (*freccia*). **c-e** Immagini TC, RM e VR di un ulteriore intervento di endoarterectomia; in molti casi si può osservare una lieve ectasia del vaso dovuta all'utilizzo di un patch (*frecce*)

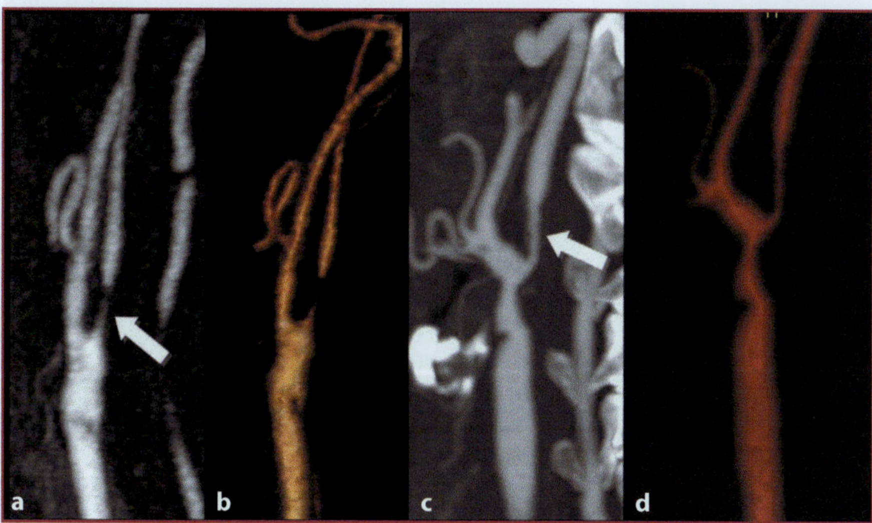

Fig. 6.19 a, b Immagine RM e ricostruzione VR di una restenosi post-CEA di grado severo (>70%) (*freccia*). **c, d** Immagine TC e ricostruzione VR di una restenosi post-CEA di grado moderato (50-60% circa) (*freccia*). Nella maggioranza dei casi la restenosi è dovuta alla presenza di tessuto fibroso concentrico

(>50%) a 2 anni dall'intervento, con incidenza lievemente maggiore nelle procedure di stenting. La principale causa sembra risiedere nella proliferazione neointimale, che sembra tuttavia diminuire dopo il primo anno dalla procedura, con conseguente riduzione del rischio di restenosi (Fig. 6.19).

Angioplastica con stenting

Da diversi anni, lo stenting carotideo è riconosciuto come terapia alternativa alla CEA. Tra i vantaggi dello stenting si riconoscono la possibilità di non eseguire un'anestesia generale né un'incisione latero-cervicale, con maggiore comfort del paziente nonché un significativo risparmio nei costi grazie a un periodo di recupero più breve; inoltre la procedura endovascolare può essere eseguita simultaneamente su più distretti (arterie carotidi, vertebrali e coronarie) nella stessa seduta (Fig. 6.20).

Gli studi di follow-up a lungo termine sullo stenting carotideo sono ancora pochi e frammentari; su quelli a breve termine (circa 2 anni), tuttavia, la probabilità di una restenosi compresa tra il 50 e il 70% a 2 anni oscilla tra il 6 e l'8%; inoltre, l'1% dei pazienti viene ritrattato entro i primi 2 anni.

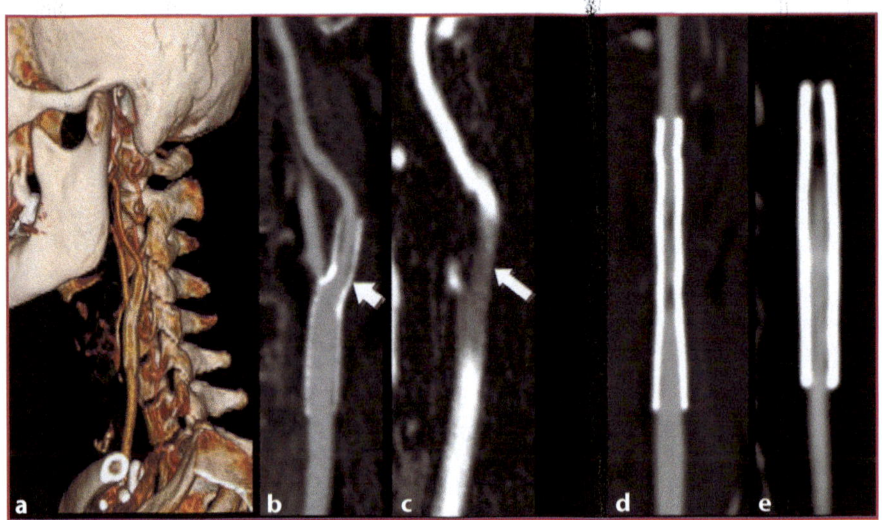

Fig. 6.20 a, b Immagine VR e TC di uno stent carotideo pervio (*freccia*). **c** Immagine RM dello stesso stent; si noti come in RM si abbia una parziale perdita del segnale (*freccia*) dovuta alle maglie metalliche dello stent. **d** Immagine TC di una parziale restenosi dello stent dovuta a una proliferazione neointimale. **e** Occlusione dello stent

Bypass

Nonostante il trattamento standard nella malattia aterosclerotica delle carotidi sia la CEA, data la relativa semplicità nell'esecuzione dell'intervento e la minore percentuale di restenosi (Fig. 6.21), esiste tuttavia una serie di condizioni che ne controindica l'esecuzione, rendendo il by-pass l'alternativa più efficace e sicura: per esempio nel caso delle infezioni di parete, nelle severe anomalie di decorso, nei paragangliomi. Diversi studi, tuttavia, indicano come controindicazione più comune l'eccessivo assottigliamento della "zona di endoarterectomia"; è però universalmente accettato che la diagnosi sia generalmente soggettiva come, d'altronde, la decisione circa il tipo d'intervento da effettuare.

6.5 Aneurisma carotideo e pseudoaneurisma

Quadro clinico e diagnosi

Si definisce aneurisma nel distretto carotideo una dilatazione del lume vascolare >50% rispetto al calibro normale (Fig. 6.22).

Gli aneurismi del tratto extracranico delle arterie carotidi sono rari (la prevalenza delle carotidi operate per questa patologia oscilla tra lo 0,1% e il 2%); la loro patogenesi è legata prevalentemente all'ipertensione arteriosa, tuttavia gli aneurismi possono

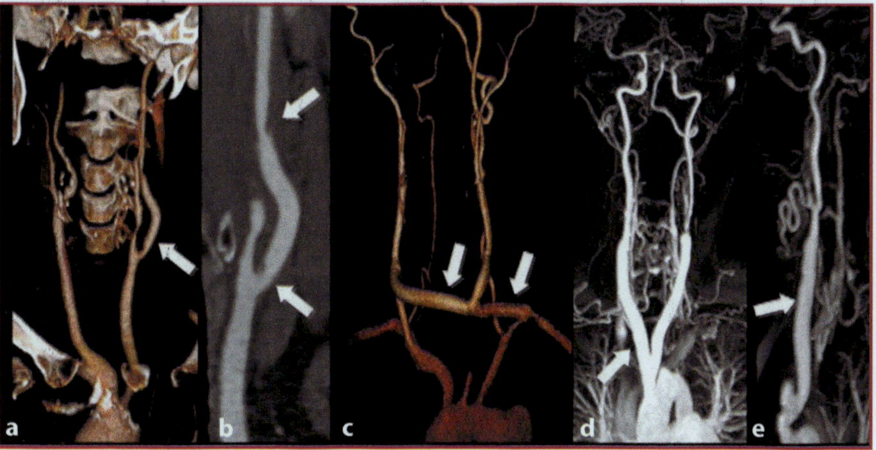

Fig. 6.21 a, b Ricostruzioni TC (rispettivamente VR e *Curved Planar Reformation*, CPR) di bypass tra arteria carotide comune e interna sinistra (*freccia*); in **b** si osservano le anastomosi prossimale e distale (*frecce*). **c** Immagine VR di by-pass carotido-carotideo-succlavio sinistro (*frecce*). **d, e** Immagini RM di bypass bicarotideo (*frecce*)

anche essere congeniti (patologie degenerative del tessuto connettivo), infettivi (tubercolosi, HIV, miceti) o traumatici.

Massa palpabile in sede latero-cervicale; sintomi neurologici (se è presente una fissurazione parietale); asintomatici.

Eseguire una fase vascolare più tardiva nel caso in cui non si abbia un'opacizzazione completa dell'aneurisma a causa del flusso turbolento.

Entità differente dall'aneurisma, ma più rara, è lo pseudoaneurisma carotideo, risultato di un danno della parete vasale con conseguente stravaso ematico contenuto

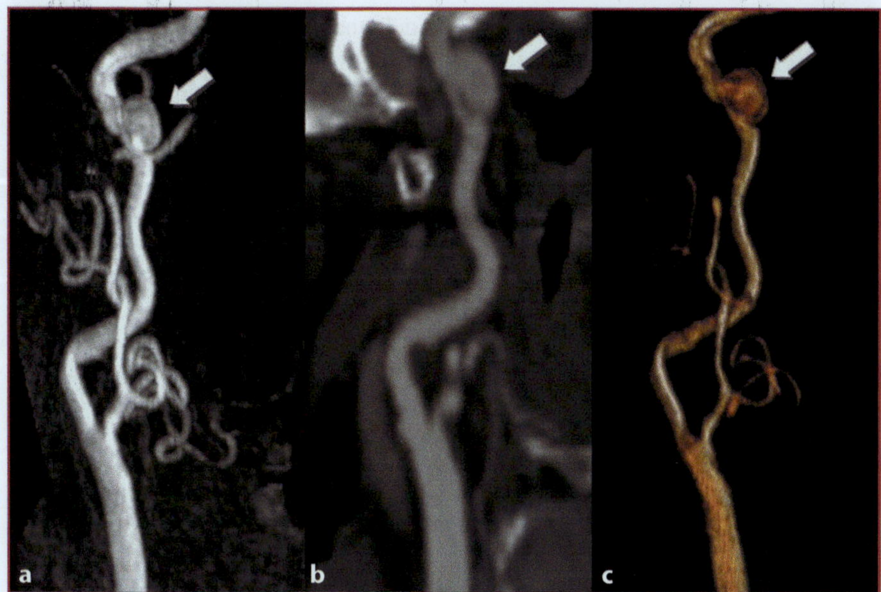

Fig. 6.22 a, b Immagini RM e TC di un aneurisma sacciforme dell'arteria carotide interna localizzato nel tratto extracranico distale (*frecce*). **c** Ricostruzione VR

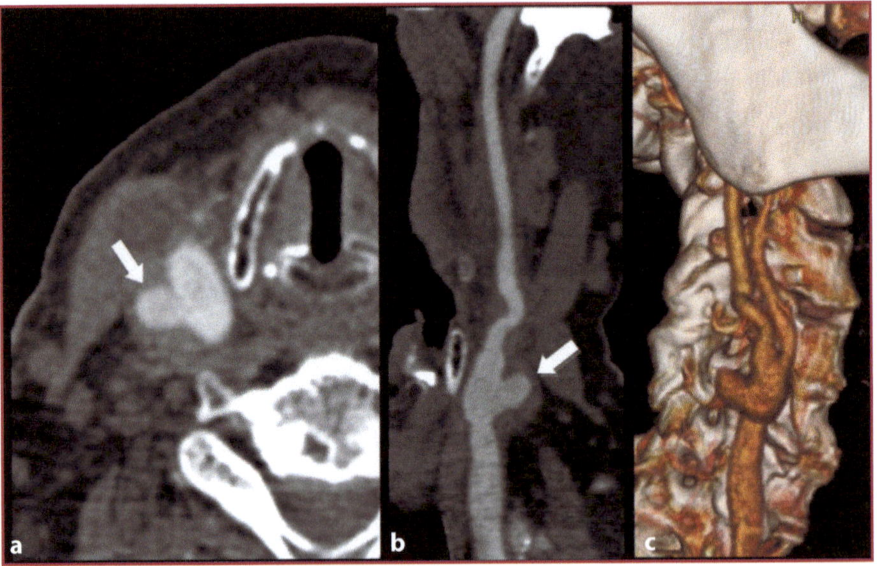

Fig. 6.23 a Immagine assiale di uno pseudoaneurisma carotideo dopo intervento di endoarterectomia. Si osserva una estroflessione sacciforme a livello della biforcazione carotidea (*freccia*) dovuta a uno spandimento di mdc all'interno della parete del vaso contenuto dalla tonaca avventizia. **b** Ricostruzione CPR. **c** Ricostruzione VR

all'interno dell'avventizia e circoscritto dai tessuti molli circostanti il vaso, senza trombosi e con flusso preservato (Fig. 6.23).

La patogenesi è generalmente post-traumatica o iatrogena.

La sintomatologia è generalmente assente o scarsa (massa palpabile pulsante in sede laterocervicale), legata principalmente alle dimensioni.

Imaging e refertazione

- Descrivere sede, dimensioni e morfologia dell'aneurisma specificando l'eventuale coinvolgimento di altri vasi o del circolo intracranico.
- Riportare i diametri della carotide a monte e a valle dell'aneurisma (colletto).
- Individuare, se presenti, segni di rottura, fissurazione o infezione della parete vasale.
- Segnalare eventuali effetti compressivi sulle strutture circostanti.

Trattamento

Chirurgico (patch) o endovascolare (stent)

6.6 Fistole artero-venose

Quadro clinico e diagnosi

La fistola carotido-giugulare è una patologia rara e spesso post-traumatica, ma può anche insorgere spontaneamente (Fig. 6.24).

Si manifesta frequentemente diverso tempo dopo la reale formazione della fistola ed è legata alla portata dello shunt artero-venoso; comprende diversi sintomi, dal semplice fremito latero-cervicale alla fibrillazione atriale, ai fenomeni embolici e allo scompenso cardiaco.

Imaging e refertazione

L'utilizzo delle sequenze TR è indicato in questi casi al fine di valutare in tempo reale l'emodinamica della fistola e di identificare i feeder arteriosi e il drenaggio venoso.

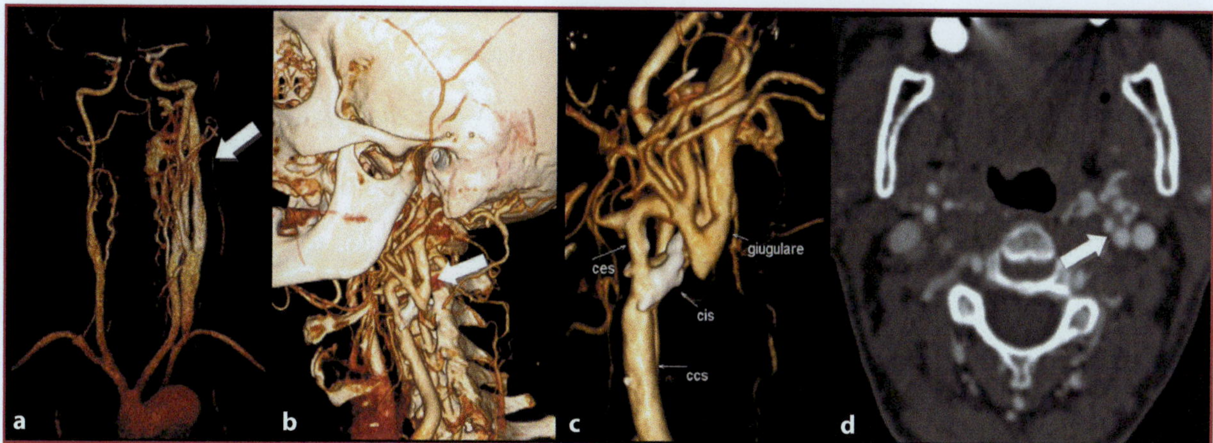

Fig. 6.24 a Immagine VR di una precoce opacizzazione della vena giugulare sinistra causata dalla presenza di una fistola carotido-giugulare (*freccia*). **b, c** Immagini TC VR della stessa fistola; *CES*, carotide esterna sinistra; *CIS*, carotide interna sinistra; *CCS*, carotide comune sinistra. **d** L'immagine TC assiale mostra la presenza di numerosi piccoli vasi che mettono in comunicazione l'arteria carotide esterna e la vena giugulare interna di sinistra

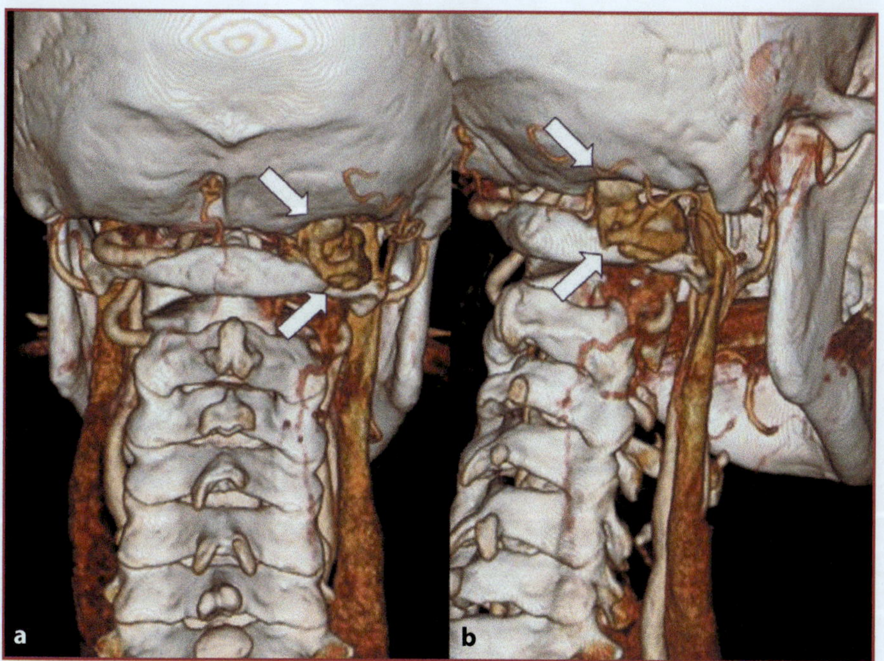

Fig. 6.25 a, b Fistola vertebro-giugulare destra. È visibile il principale punto contatto artero-venoso (*frecce*)

In assenza delle sequenze TR, le sequenze angiografiche convenzionali (GRE) mostreranno nella fase arteriosa una precoce e asimmetrica opacizzazione del circolo venoso dal lato interessato dalla patologia.

- Localizzare, ove possibile, il tramite fistoloso carotido-giugulare (Figg. 6.24, 6.25).
- Descrivere, ove possibile, il calibro e il numero delle fistole presenti.

Trattamento

Preferibilmente endovascolare (embolizzazione del punto di fistola con spirali o colla).

6.7 Fibrodisplasia carotidea

Quadro clinico e diagnosi

È la localizzazione carotidea della displasia fibromuscolare, più frequente a livello delle arterie renali. Può essere causa di dissezione carotidea.

La patogenesi è ancora sconosciuta, non essendo riconducibile a cause aterosclerotiche o infiammatorie.

Molto spesso asintomatica; segni e sintomi di ischemia cerebrale.

Imaging e refertazione

Diffusa irregolarità di calibro con alternanza di stenosi e dilatazioni post-stenotiche (Fig. 6.26).

Trattamento

Endovascolare (angioplastica).

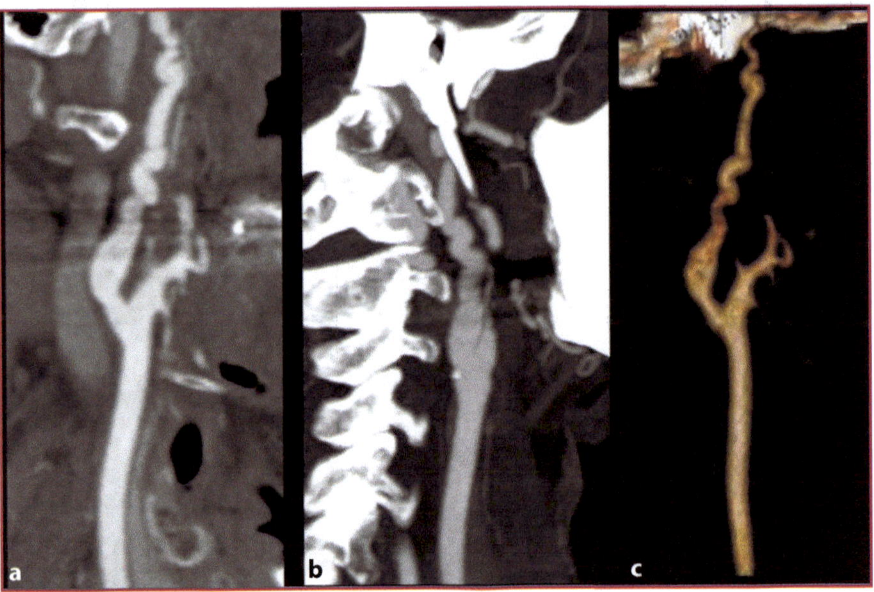

Fig. 6.26 a-c Displasia fibromuscolare dell'arteria carotide interna. L'alterazione di calibro (stenosi-dilatazione) si estende lungo tutto il tratto extracranico del vaso

6.8 Eagle syndrome

Quadro clinico e diagnosi

Rara condizione dovuta a un allungamento del processo stiloideo (>3 cm) o a un processo di calcificazione del legamento stilo-ioideo che creano un conflitto unilaterale o bilaterale con le strutture anatomiche adiacenti (Fig. 6.27).

La patogenesi è ancora sconosciuta.

Le varianti sono classica e vascolare.

Si presenta con: mal di gola, disfagia, tinnito, dolore al viso e al collo (soprattutto nei movimenti di rotazione), dolore all'estensione della lingua, otalgia. Nei pazienti con la forma vascolare, il processo stiloideo allungato entra in contatto con la porzione extracranica dell'arteria carotide interna, causando una compressione (nei movimenti di rotazione della testa) o una dissezione carotidea con conseguente TIA o stroke.

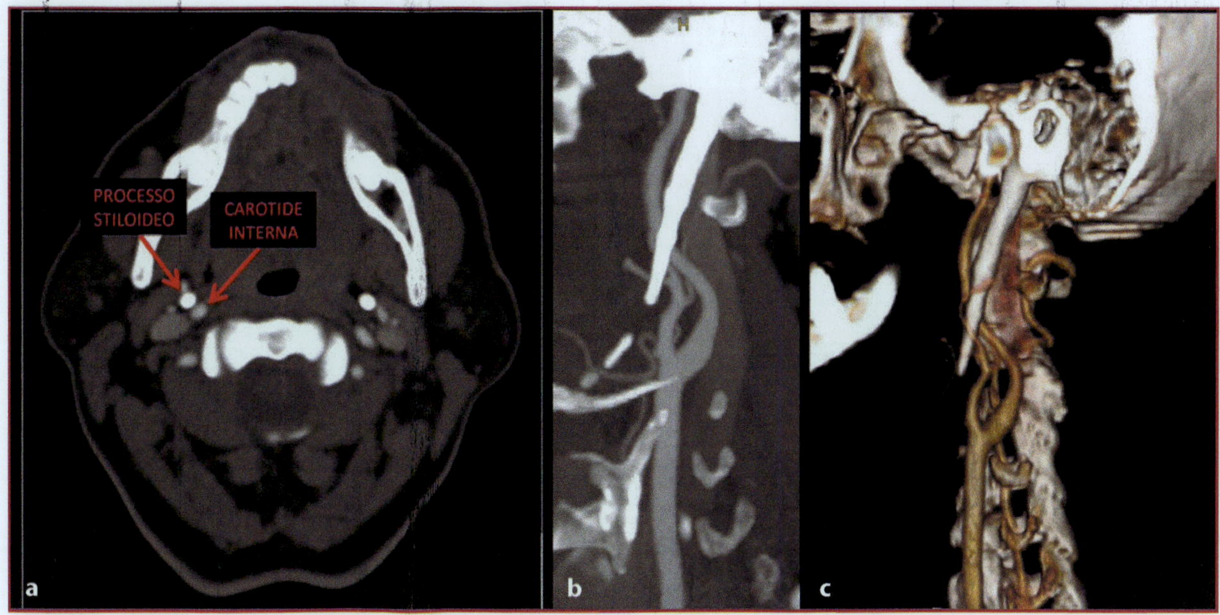

Fig. 6.27 a Immagine TC assiale: si può osservare la stretta adiacenza tra il processo stiloideo destro, notevolmente allungato, e l'arteria carotide interna omolaterale, sulla quale determina una lieve compressione. **b, c** Ricostruzioni sagittali oblique MIP e VR

Palpatoriamente si può percepire la punta del processo stiloideo sulla parete posteriore della gola.

Imaging e refertazione

Rispetto alla radiografia standard, l'esame TC (meglio dell'angio-RM) fornisce maggiori informazioni riguardo ai rapporti del processo stiloideo con le arterie carotidi, che possono presentare stenosi o dissezioni.

Trattamento

Analgesici e steroidi; stiloidectomia parziale e riparazione dell'arteria danneggiata.

6.9 Dissezione carotidea

Quadro clinico e diagnosi

La dissezione carotidea è una patologia rara e può insorgere in seguito a trauma o spontaneamente. È la causa più frequente di stroke nei giovani adulti, rappresentando circa il 20% dei casi.

Può essere causata da un preesistente ematoma intramurale o dalla penetrazione di sangue nella parete vasale attraverso una lesione dell'intima. I fattori predisponenti, oltre all'ipertensione arteriosa, sono tutte le collagenopatie, come la displasia fibromuscolare e la sindrome di Marfan.

Forte dolore unilaterale al collo e/o alla testa, sindrome di Horner, ischemia cerebrale posteriore (dopo ore o anche giorni).

Imaging e refertazione

- TC (Fig. 6.28): posizionare la RoI per il bolus tracking all'interno del lume vero dell'arco aortico (qualora anch'esso sia coinvolto dalla dissezione), in modo da evitare un errato ritardo nell'inizio della scansione (NB il lume falso si opacizza più lentamente).
- RM (Fig. 6.28): sequenze T1 e T2 pesate pre-mdc per individuare l'ematoma in-

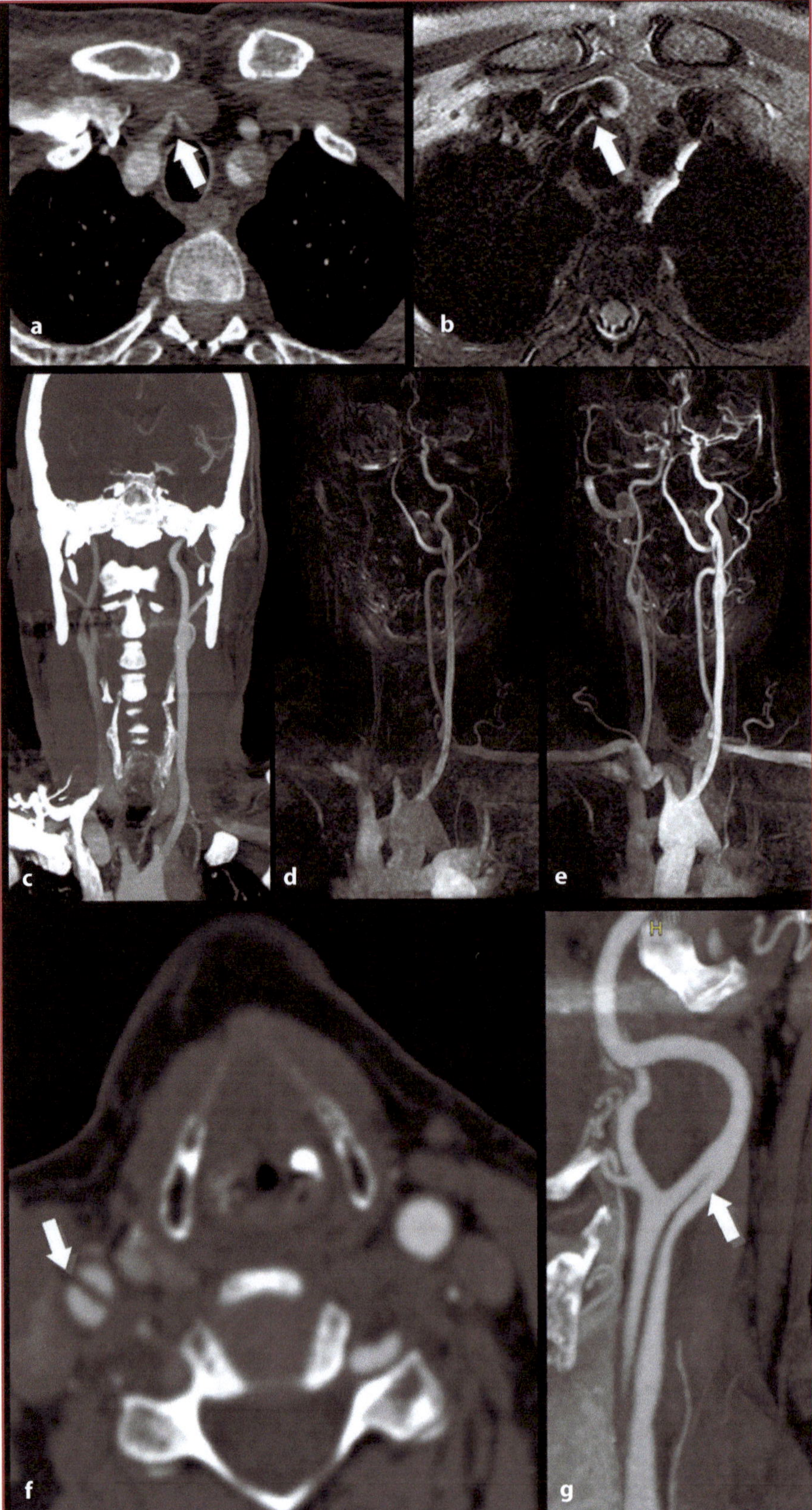

Fig. 6.28 a, b Dissezione del tronco anonimo; la differenza tra lume vero e lume falso è ben visibile sia in TC (**a**) sia nelle sequenze RM turbo spin echo T2 fat-sat (**b**) (*frecce*). **c** Ricostruzione TC coronale; si noti la differenza nell'opacizzazione tra le due arterie carotidi, dovuta alla dissezione del tronco anonimo (l'arteria carotide comune destra origina dal lume falso). **d, e** Sequenze RM TR: l'asimmetria e il rallentamento del flusso tra le due arterie carotidi sono resi maggiormente evidenti grazie all'utilizzo di queste sequenze che consentono di visualizzare in tempo reale l'arrivo del mdc. **f** Immagine TC assiale di dissezione della carotide comune destra. **g** Ricostruzione MIP su un piano sagittale obliquo; la dissezione coinvolge anche la base dell'arteria carotide interna, dove il flap distale termina come lembo libero (*freccia*)

tramurale e, in alcuni casi, differenziare uno acuto da uno subacuto. Sequenze TR per differenziare lume vero e lume falso.

- Descrivere l'estensione della dissezione, specificando i vasi coinvolti.
- Individuare, ove possibile, la/le brecce intimali primaria e di rientro.
- Specificare quali vasi originano dal lume vero e quali dal falso.
- Segnalare un'eventuale ipoperfusione dei tessuti, in particolare quello cerebrale.

Trattamento

Legato alla localizzazione della breccia di dissezione. Nel caso di coinvolgimento da dissociazioni dell'aorta toracica di tipo A, le dissezioni carotidee possono non essere trattate se la dissezione toracica è stabile o se viene posizionata un'endoprotesi. Nel caso di dissezioni carotidee isolate il trattamento di scelta è endovascolare (stent).

6.10 Paraganglioma carotideo

Quadro clinico e diagnosi

Noto anche come glomo carotideo o chemodectoma, è un tumore benigno, con crescita lenta e progressiva; può diventare maligno nel 2-10% dei casi, con metastasi linfonodali e a distanza.

Cellule dei paragangli (a loro volta facenti parte del sistema neuroendocrino diffuso), che presentano sia una funzione secretoria ormonale (per il rilascio di neurotrasmettitori e catecolamine) sia una funzione recettivo-secretoria (rilascio di particolari sostanze a seguito di particolari stimoli).

Intercarotidea (ma anche in altre regioni del corpo: laringe, timpano-giugulare ecc.) (Fig. 6.29).

Tachicardia, palpitazioni, cefalea, pallore, nausea, ipertensione (non sempre presente).

Imaging e refertazione

Morfologia ovalare, contorni netti, raramente possono essere presenti aree di necrosi o emorragia interna.

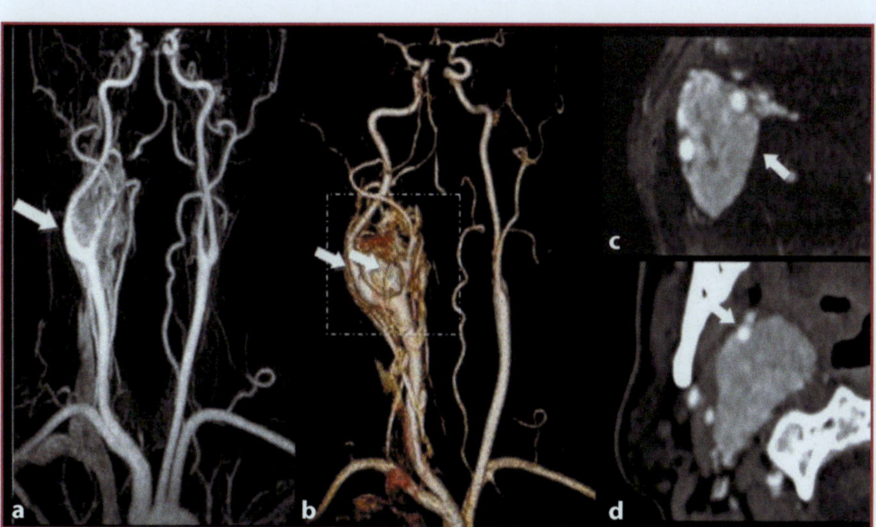

Fig. 6.29 a Immagine RM di un caso di glomo carotideo con localizzazione tipica a livello della biforcazione (*freccia*). **b** Ricostruzione VR. **c, d** Immagini RM e TC sul piano assiale che mostrano come la neoplasia spesso determini un depiazzamento dei vasi arteriosi e venosi circostanti, generalmente senza fenomeni di infiltrazione (*frecce*)

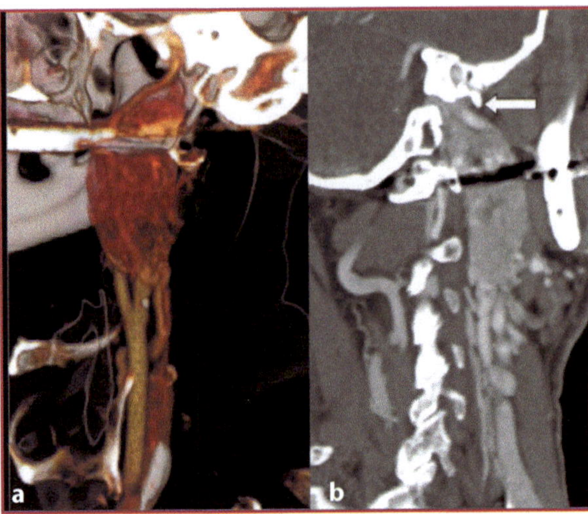

Fig. 6.30 a, b Ricostruzioni VR e multiplanare di un glomo carotideo. Si osserva l'estensione della neoplasia all'interno del canale carotideo (*freccia*)

- TC: ipodenso nelle scansioni basali; ipervascolare dopo mdc.
- RM: iso/ipointeso in T1, iperintenso in T2; ipervascolare dopo mdc.

È preferibile ottenere immagini anche in fase venosa per lo studio delle strutture venose adiacenti e per la presenza di eventuali linfoadenopatie. È importante segnalare un'eventuale estensione della neoplasia all'interno del canale carotideo (Fig. 6.30).

Trattamento Chirurgico o percutaneo (embolizzazione).

6.11 Arterie vertebrali

Le arterie vertebrali sono schematizzate nella Figura 6.31 e nella Tabella 6.13.

Dominanza. Lieve incremento di calibro dell'arteria vertebrale di un lato (Fig. 6.32).

Tabella 6.13 Arteria vertebrale

Tratto V0	Tratto ostiale (*nero*)
Tratto V1	Tratto pretrasversario (*rosso*)
Tratto V2	Tratto intertrasversario (*giallo*)
Tratto V3	"Atlas-loop" (*verde*)
Tratto V4	Tratto intracranico (*blu*)

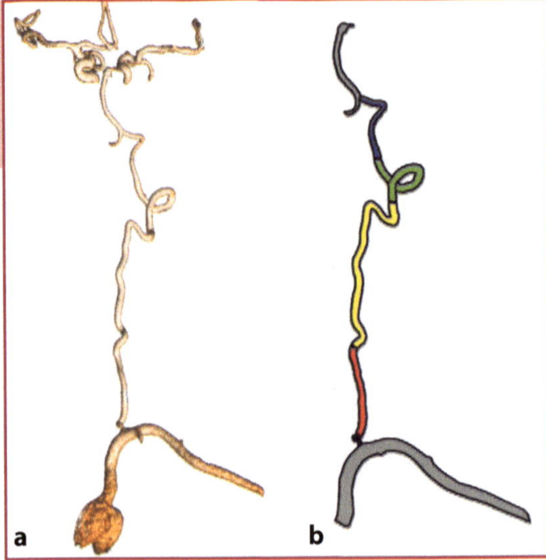

Fig. 6.31 a, b Anatomia delle arterie vertebrali

Ipoplasia. Iposviluppo di una delle due arterie vertebrali (Fig. 6.32).

Aterosclerosi (Fig. 6.33).

Dissezione. Analogamente a quella carotidea, la dissezione dell'arteria vertebrale è una patologia molto rara, con identiche eziologia (post-traumatica o spontanea) e patogenesi (ematoma intramurale → falso lume → stenosi o aneurisma).

Sintomatologia. Dolore posteriore al collo o alla testa, ischemia della circolazione vertebro-basilare.

Trattamento. Terapia medica (anticoagulante), chirurgica (legatura con bypass) o endovascolare (palloncino o stent); questi ultimi due approcci dovrebbero essere riservati ai pazienti con sintomi persistenti di ischemia nonostante un adeguato trattamento anticoagulante.

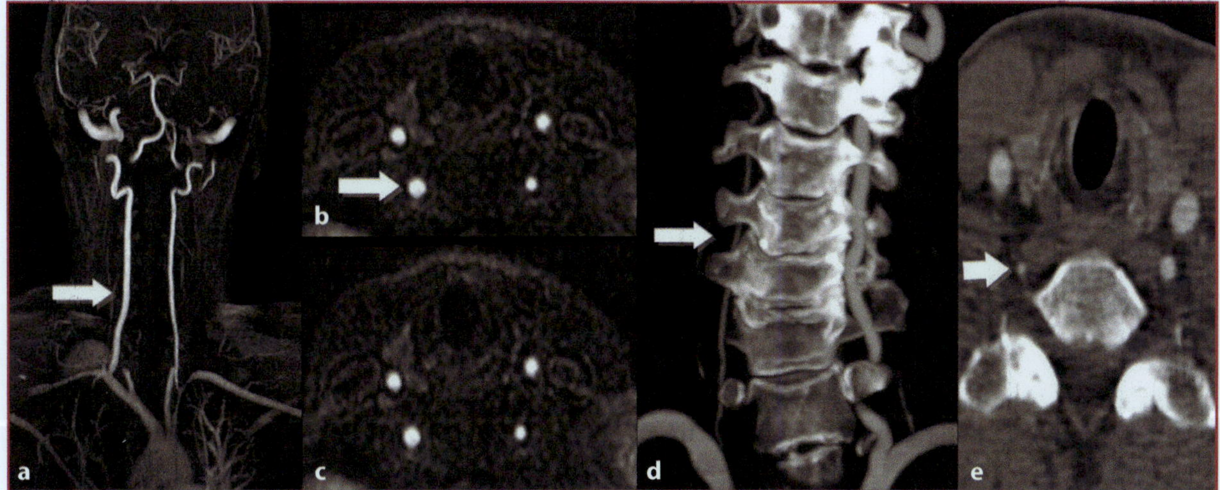

Fig. 6.32 a-c Dominanza: lieve incremento di calibro dell'arteria vertebrale di un lato (*freccia*). **d-e** Ipoplasia: iposviluppo di una delle due arterie vertebrali (*freccia*)

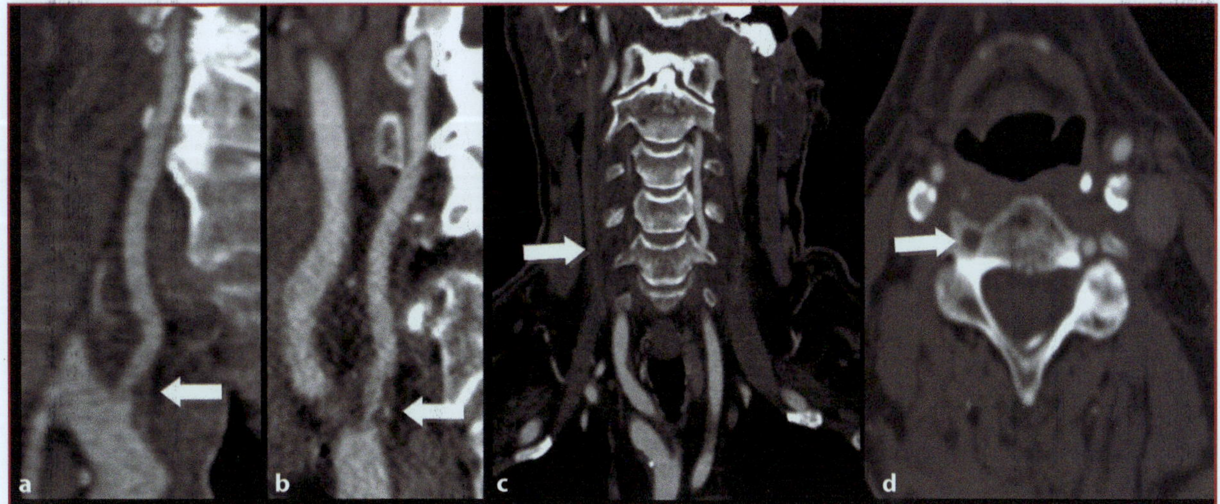

Fig. 6.33 a Immagine TC di una placca morbida con stenosi moderata alla base dell'arteria vertebrale (*freccia*). **b** Immagine TC di una placca fibrocalcifica con stenosi severa alla base dell'arteria vertebrale (*freccia*). **c, d** Immagine TC coronale e assiale di un caso di ostruzione dell'arteria vertebrale destra (*freccia*)

Aorta toracica 7

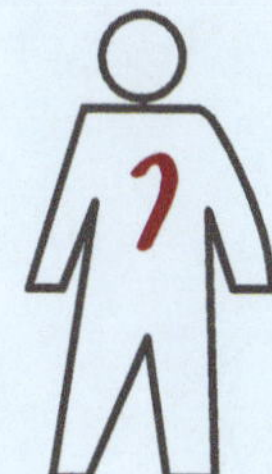

Nicola Galea, Matteo Mangia, Ilaria Iampieri

L'aorta toracica è sede di quadri patologici acuti e cronici caratterizzati da elevato tasso di mortalità e la cui diagnosi tempestiva assume importanti risvolti prognostico-terapeutici.

La scelta della metodica da utilizzare per lo studio dell'aorta dipende dallo specifico scenario clinico, dalla disponibilità dell'apparecchiatura, dal carattere d'urgenza e, infine, dall'eventuale capacità di collaborare del paziente.

La tomografia computerizzata (TC), grazie alla sua rapidità di esecuzione, alla visione panoramica delle strutture cardiopolmonari e alla sua diffusa disponibilità nel territorio, trova impiego sia in situazioni d'urgenza, come nel caso di sospette sindromi aortiche acute, sia nella valutazione in elezione di altre patologie. Inoltre l'elevato dettaglio anatomico, con la possibilità di ricostruire immagini volumetriche tridimensionali, la rendono la metodica principe nella pianificazione terapeutica.

Il ruolo della risonanza magnetica (RM) si è ampliato sempre più grazie ai recenti progressi tecnici e in virtù della sua minore invasività, diventando una valida alternativa per la sorveglianza di patologie aortiche note e stabilizzate, e la metodica di riferimento nella patologia aortica pediatrica.

7.1 Anatomia e varianti anatomiche

L'aorta origina dal ventricolo sinistro, decorre nel mediastino ed è composta da una porzione ascendente, dall'arco e da una porzione discendente. Alcuni reperi anatomici di frequente utilizzo nell'imaging sono elencati di seguito.

Annulus aortico: disco fibroso che ancora la valvola aortica al cuore e al bulbo aortico, rappresenta il supporto fibroso dove si impiantano i tre lembi valvolari aortici.

Bulbo aortico: il bulbo aortico rappresenta il ponte fra il tratto di efflusso del ventricolo sinistro e l'aorta toracica. Situato alla radice aortica, si sviluppa originandosi dall'annulus aortico fino alla giunzione seno-tubulare, includendo i tre seni di Valsalva, di cui due anteriori coronarici (destro e sinistro) e uno posteriore non coronarico, i quali costituiscono il punto di massima dilatazione.

Giunzione seno-tubulare: lieve restringimento anatomico al passaggio tra la porzione bulbare e tubulare (o propriamente detta) dell'aorta ascendente.

Istmo: restringimento fisiologico del diametro aortico a livello del tratto distale dell'arco aortico.

Legamento arterioso: cordoncino fibroso, residuo del dotto di Botallo subito dopo l'origine della succlavia sinistra, che ancora l'arco aortico al tronco polmonare.

C. Catalano, M. Anzidei, A. Napoli, *Imaging Cardiovascolare TC e RM*,

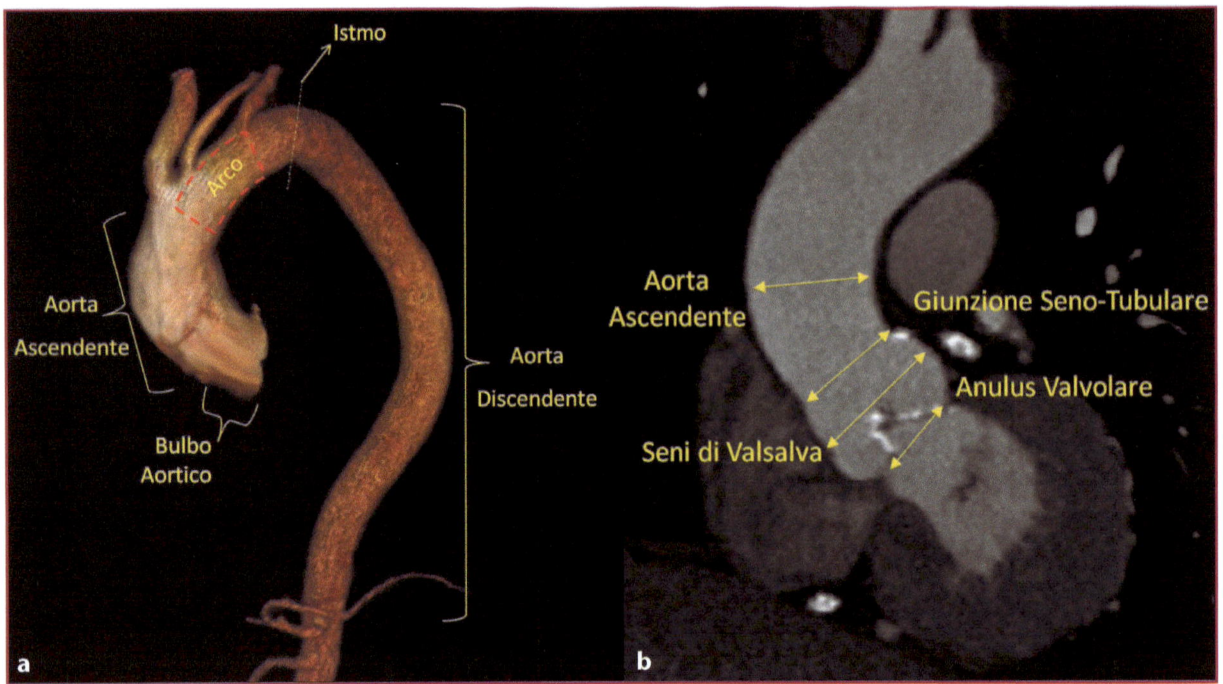

Fig. 7.1 Anatomia dell'aorta toracica (**a**) e del tratto ascendente (**b**)

Tabella 7.1 Aorta toracica

	Definizione	Diametri di riferimento	Maschi (diametro, mm)	Femmine (diametro, mm)	Rami collaterali
Tratto ascendente • Annulus • Seni di Valsalva • Giunzione seno-tubulare • Porzione tubulare dell'aorta ascendente	Tratto compreso tra la valvola aortica e l'origine del primo vaso sovraortico (tronco anonimo)	Seni di Valsalva Porzione tubulare	29-35 28-36	25-32 26-33	Coronaria destra Coronaria sinistra
Arco aortico • Istmo	Tratto compreso tra il primo ramo sovraortico e il legamento arterioso (porzione prossimale e distale divise dall'origine della succlavia sinistra)	Arco prossimale Istmo Arco distale	26-34 21-30 23-31	24-32 20-27 21-27	Tronco anonimo Carotide comune sinistra Succlavia sinistra
Tratto discendente	Tratto compreso tra il legamento arterioso e lo iato diaframmatico	Iato Diaframmatico	22-28	22-28	Bronchiali Pericardio-mediastiniche Esofagee Intercostali Freniche superiori

Per la rappresentazione anatomica dell'aorta vedi Figura 7.1.

Nella Tabella 7.1 sono riportate le misure di riferimento, seppure esiste una variabilità interindividuale, legata a dati antropometrici e all'età.

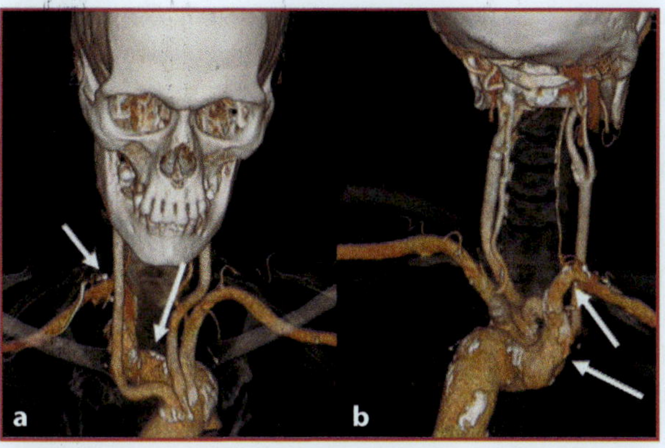

Fig. 7.2 Ricostruzioni Volume Rendering angio-TC. **a** Visione anteriore. **b** Visione posteriore. Le frecce bianche indicano una succlavia destra lusoria, ultimo ramo sovraortico e con decorso posteriore

Tabella 7.2 Tecnica di studio angio-TC

MDC	4 strati	16 strati	64 strati	128 strati	Dual source
kVp	120	120	120	120	120-120
mAs	120-180	120-180	120-180 (modulazione della dose)	120-180 (modulazione della dose)	120-180 (modulazione della dose)
Collimazione	4 x 2,5 mm	16 x 1,2 mm	64 x 0,6 mm	128 x 0,6 mm	32-64 x 0,6 mm x 2
Spessore di strato (mm)	3	1 e 3	1 e 3	0,5-1 e 3	0,5-1 e 3
Recon increment (mm)	1,5-2	0,5-1	0,5-1	0,4	0,4
Ricostruzioni	Assiale: 1 mm con filtro dedicato cardiovascolare (valutazione tridimensionale dei vasi) Assiale e coronale: 3 mm con filtro cardiaco (smooth) per la sola lettura (mediastino e vasi) Assiale: 1,5 mm con filtro duro (sharp) per la valutazione del parenchima polmonare				
Cardiosincronizzazione possibile	No	Retrospettiva	Prospettica retrospettiva	Prospettica retrospettiva	Prospettica retrospettiva

Le varianti anatomiche dell'aorta toracica coinvolgono più frequentemente l'arco aortico e consistono principalmente in modificazioni della morfologia e del decorso dell'aorta (trattate successivamente nella patologia malformativa) e in varianti d'origine dei vasi sovraortici.

Di comune riscontro nella popolazione sana adulta (25%) e quasi sempre esenti da significato clinico.

L'80% di questi casi è rappresentato dall'origine della carotide comune sinistra dal tronco anonimo (variante ad arco bovino).

Altre forme meno frequenti sono costituite dall'origine distinta delle quattro arterie dall'arco, dall'origine isolata di un'arteria vertebrale o da un decorso retroesofageo dell'arteria succlavia (arteria lusoria) (Fig. 7.2).

Nella Tabella 7.2 sono riportati i protocolli di acquisizione delle immagini TC raccomandati con i diversi tipi di scanner.

7.2 Tecnica di studio TC

Preparazione del paziente

Posizione supina a braccia alzate al di sopra del capo.

Accesso venoso periferico (agocannula almeno da 20 G): preferibilmente all'arto superiore destro per evitare artefatti durante il passaggio del mezzo di contrasto (mdc) nel tronco venoso brachiocefalico sinistro. Apnea espiratoria.

Acquisizione delle immagini

Volume della scansione: esteso dalla base del collo fino al diaframma. Se necessario estendere lo studio al collo e al cranio, nel caso di sospetto coinvolgimento dei vasi sovraortici, o caudalmente all'addome e alla pelvi, per individuare opportunamente lesioni di vasi o organi in pazienti traumatizzati, il proseguimento addominale di una dissezione o per valutare l'adeguatezza dell'accesso iliaco-femorale prima del posizionamento di endoprotesi.

Riduzione della dose: utilizzare i sistemi di modulazione automatica della dose (disponibili in tutte le apparecchiature TC più recenti) o abbreviare il tempo di scansione aumentando il pitch (soprattutto con scanner a basso numero di strati), ma al prezzo di una perdita di qualità dell'immagine. Il pitch dovrebbe essere mantenuto tra 1,3 e 1,8, o tra 1,0 e 1,5 nel caso di acquisizioni cardiosincronizzate.

Cardiosincronizzazione

Quando: se è necessario visualizzare accuratamente l'anatomia dell'aorta ascendente, se si vogliono evitare gli artefatti da pulsazione aortica in caso di tachicardia, se si vuole associare lo studio delle coronarie.

Come: la tecnica di cardiosincronizzazione più idonea dipende dal tipo di apparecchio disponibile, dalla frequenza e dalla regolarità del ritmo cardiaco e dalla necessità di ridurre la dose radiante. Generalmente si consiglia:

- tecnica prospettica, se la frequenza cardiaca è regolare e <65 bpm;
- tecnica retrospettiva, possibilmente con modulazione ECG-pulsata della dose, se la frequenza cardiaca è irregolare o >65 bpm, o nei casi di studio valvolare, di dissezione dell'aorta ascendente, di complicanze postoperatorie dell'aorta ascendente, di studio cinetico del cuore.

Dose stimata indicativa:

- tecnica ECG-gated retrospettiva full dose: 14-20 mSv;
- tecnica ECG-gated retrospettiva pulsata: 6-12 mSv;
- tecnica ECG-gated prospettica: 1-3 mSv.

Il confronto tra le immagini acquisite senza e con cardiosincronizzazione è illustrato nella Fig. 7.3.

Tipo di mdc: preferibilmente usare mdc ad alta concentrazione (370 e 400 mg di iodio/mL), specie nei pazienti con un accesso venoso di piccolo calibro.

Flusso: benché al fine di ottenere immagini ottimali siano raccomandati alti flussi di somministrazione del mdc (1,6-2,0 g di iodio/s, per esempio con un flusso di 4,5-5,0 di mL/s di mdc a una concentrazione di 400 mg di iodio/mL), un'accettabile qualità diagnostica per lo studio dell'aorta toracica è conseguibile anche con uno scarso accesso venoso e un flusso di 10,0 g di iodio/s (che corrisponde a un flusso intorno a 30 mL/s con un mdc a una concentrazione di 350 mg di iodio/mL).

Volume di mdc: varia mediamente da 70 mL a 110 mL, in quanto va adattato alla velocità di somministrazione e alla durata della scansione (quest'ultima è proporzionale alla velocità di scansione della macchina e al volume anatomico da coprire), al fine di garantire una costante e adeguata opacizzazione per tutta la durata della scansione.

Timing della scansione: le tecniche di bolus tracking o test bolus sono sempre da preferire, posizionando la regione di interesse (RoI) a livello dell'aorta ascendente. Particolare attenzione va riservata ai casi di dissezione, ematoma intramurale o aneurisma, nei quali la RoI potrebbe venire accidentalmente posizionata nel falso lume, nell'ematoma o nella porzione trombizzata; in questi casi il pronto avvio manuale della scansione può sopperire all'inconveniente.

Bolo di soluzione fisiologica: al fine di evitare gli artefatti legati alla presenza di

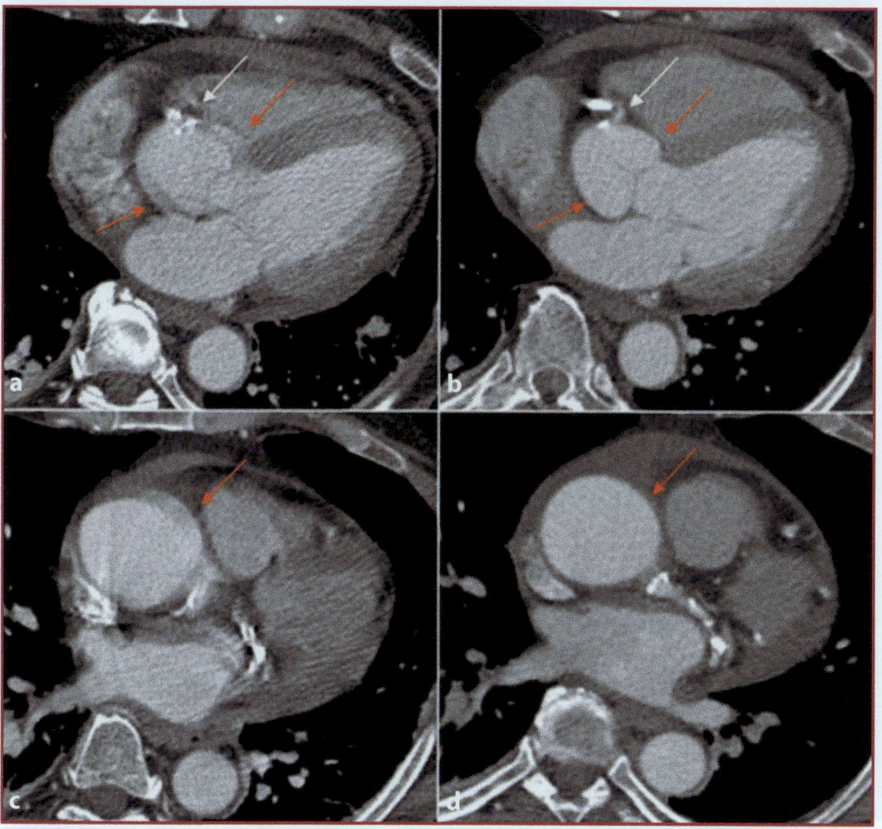

Fig. 7.3 Il confronto tra immagini acquisite senza cardiosincronizzazione (**a, c**) e con cardiosincronizzazione (**b, d**) mostra come l'acquisizione con ECG-gating sia necessaria per evitare artefatti da pulsazione aortica (*frecce arancioni*) che potrebbero essere malinterpretati come segno di dissezione. La sincronizzazione consente di valutare anche la regolarità dell'origine delle arterie coronarie (*frecce bianche*)

Tabella 7.3 Uso di mdc

MDC	4 strati	16 strati	64 strati	128 strati	Dual source
Concentrazione mdc (mgl/mL)	350-400	350-400	350-400	350-400	350-400
Volume mdc (mL)	>110	>80	>80	70	70
Volume soluzione fisiologica (mL)	20-30	20-30	20-30	40	40
Velocità di flusso (mL/s)	3,0-4,0	4,0	4,0-5,0	4,0-5,0	4,0-5,0
Bolus tracking (posizione RoI e valore soglia)	Aorta ascendente 100-150 HU	Aorta ascendente 100-150 HU	Aorta ascendente 100-150 HU	Aorta ascendente 100-150 HU	Aorta ascendente 100-150 HU

mdc concentrato nei tronchi venosi mediastinici, si raccomanda l'accesso venoso dal braccio destro e l'aggiunta di un bolo di soluzione fisiologica dopo il mdc.

Scansione basale o pre-contrastografica: anche con una collimazione relativamente spessa (3 mm). Raccomandata in situazioni di urgenza, per il controllo di endoprotesi o in caso di sospetta patologia della parete vasale (ematoma intramurale, aortite).

Fase arteriosa vascolare: sempre necessaria per lo studio dell'aorta (circa 15-20 s dopo l'iniezione).

Fase venosa tardiva: 90 s dopo l'iniezione. Utile nel controllo di endoprotesi aortica o nel sospetto di spandimento ematico extraluminare (acquisizione "bifasica").

I protocolli di somministrazione sono suggeriti nella Tabella 7.3.

7.3 Tecnica di studio RM

Le tecniche di RM che consentono di studiare l'aorta sono molteplici.

Tecniche senza uso di mdc:

- sequenze Turbo Spin Echo (TSE) 2D black blood ECG-gated T1 pesate;
- sequenze phase contrast (PC, sequenze 2D o 3D steady-state o balanced true-Fisp).

Tecniche con uso di mdc:

- sequenze 3D gradient-echo (GRE) T1 pesate;
- sequenze 2D o 3D time-resolved.

La tecnica più diffusamente accettata e applicata nella maggior parte degli scenari clinici è l'angio-RM con sequenze GRE T1 pesate.

Quando è necessario lo studio dell'aorta ascendente, del bulbo o della valvola aortica l'esame va integrato con sequenze Steady-State Free Precession (SSFP) cardiosincronizzate.

Tecniche non contrastografiche sono utili nel caso di pazienti nei quali è controindicato l'uso del mdc (gravidanza, nefropatici) o sottoposti a frequenti controlli ravvicinati.

In alcune particolari situazioni cliniche è utile integrare il protocollo con sequenze a sangue nero (studio di parete) o con sequenze a contrasto di fase (alterazioni dell'emodinamica, tipo in dissezioni o coartazioni).

Tutte le sequenze descritte, a eccezione della sequenza 3D SSFP con trigger respiratorio, richiedono un'acquisizione in apnea respiratoria, per cui è necessaria una buona collaborazione del paziente.

La durata media di un esame RM dell'aorta toracica è abitualmente compresa tra 10 e 20 min, ma può estendersi fino a 20-30 min nel caso di integrazione con sequenze cardiosincronizzate.

Preparazione del paziente

Posizione supina.

- *Elettrodi per la cardiosincronizzazione* nello studio della radice e della valvola aortica.
- *Accesso venoso periferico* (agocannula da 20-22 G): preferibilmente all'arto superiore destro.
- *Bobine di superficie multicanale per il torace*: a cui va aggiunta la bobina dedicata per il collo se è necessario lo studio dei vasi sovraortici e per l'addome-pelvi se è necessario lo studio dell'aorta addominale e degli assi iliaci.

Acquisizione delle immagini

Sequenze black blood 2D ECG-gated Turbo Spin Echo (TSE) T1 e T2 pesate

Le sequenze convenzionali TSE T1 e T2 pesate, grazie alla possibilità di sopprimere selettivamente il segnale del sangue circolante, sono utilizzate nella valutazione della parete aortica (apposizioni trombotiche intraluminali, alterazioni murali quali la presenza di un ematoma intramurale o di una dissezione, flap intimale, fenomeni emorragici all'interno di un ateroma parietale, diffuso ispessimento della parete, edema della parete o presenza di fenomeni flogistici periavventiziali).

- I piani vanno orientati perpendicolarmente all'asse del vaso di interesse (l'effetto black blood è massimizzato) per lo studio di parete o parallelamente al decorso del vaso per identificare la localizzazione e l'estensione di eventuali ispessimenti parietali.
- È possibile associarvi anche la soppressione selettiva del segnale del tessuto adiposo per massimizzare il contrasto della parete aortica rispetto alle strutture circostanti (Fig. 7.4).

  I parametri relativi sono esposti nella Tabella 7.4.

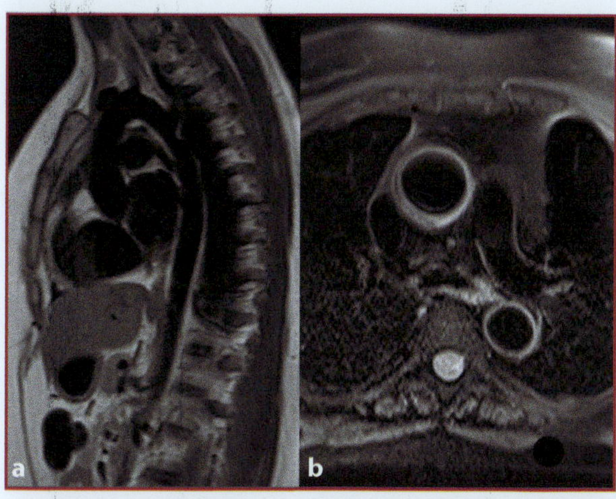

Fig. 7.4 Sequenze black blood. **a** Piano sagittale obliquo TSE T1 pesato passante per l'aorta. **b** Piano assiale fat-suppressed T2 pesato

Tabella 7.4 Sequenze black blood TSE T1 pesate: parametri tecnici

Tempo di ripetizione (ms)	250-500
Tempo di eco (ms)	Minimo possibile
Spessore di strato (mm)	5
No slice	10-12
Tempo di acquisizione (min)	4-7
ECG-gated	Sì

Sequenze ECG-gated PC

L'utilizzo di sequenze angiografiche che impiegano il principio del contrasto di fase sono attualmente poco utilizzate a causa dei molti artefatti che presentano (*flow void*) e della scarsa qualità d'immagine.

Le sequenze 2D ECG-gated PC sono particolarmente utili per la valutazione emodinamica qualitativa e quantitativa dei flussi sanguigni in alcune situazioni cliniche. Tuttavia, la complessità del loro impiego, i lunghi tempi di acquisizione e la necessità di un software dedicato per l'elaborazione dei dati limitano il loro uso a centri specialistici o, comunque, a quesiti clinici mirati. L'utilizzo ottimale delle sequenze richiede quanto di seguito elencato.

- Valutazione preliminare dell'anatomia cardiovascolare mediante sequenze morfologiche con o senza contrasto.
- Orientare i piani di acquisizione perpendicolarmente all'asse longitudinale del vaso (through-plane, informazioni qualitative e quantitative) o parallelamente al vaso (in-plane, informazioni solo qualitative).
- Fattore di velocità di codifica (VENC) a seconda del vaso studiato e della velocità del flusso da valutare (stenosi: flusso più rapido). Nelle Tabelle 7.5 e 7.6 sono riportati i parametri tecnici e la VENC di riferimento.

Sequenze True Fisp ECG-gated (balanced Steady-State Free Precession o bSSFP)

Sono utili in pazienti in cui è controindicato o non praticabile l'impiego di mdc (gravidanza, insufficienza renale cronica, impossibilità di ottenere un adeguato accesso venoso).

Grazie a un rapporto segnale-rumore (SNR) e contrasto-rumore (CNR) conservato anche nelle sequenze cardiosincronizzate, la tecnica è preferibile alle immagini GRE nello studio dell'aorta ascendente e del bulbo aortico (riduzione dell'artefatto di *blurring*).

Tabella 7.5 Sequenze 2D ECG-gated PC: parametri tecnici

Tempo di ripetizione (ms)	Dipende dalla durata dell'intervallo RR
Tempo di eco (ms)	6
Flip angle	20°
Spessore di strato (mm)	6
Matrice	192 x 256
Tempo di acquisizione (s)	15-25 (dipende dalla frequenza cardiaca)
ECG-gated	Sì

Tabella 7.6 Sequenze 2D ECG-gated PC: flussi di riferimento e VENC suggerita

Flussi di riferimento		VENC suggerita
Aorta (cm/s)	<160	150-200
Stenosi aortiche o valvolari severe (cm/s)	<400	>200 (da valutare con PC scout o per tentativi)

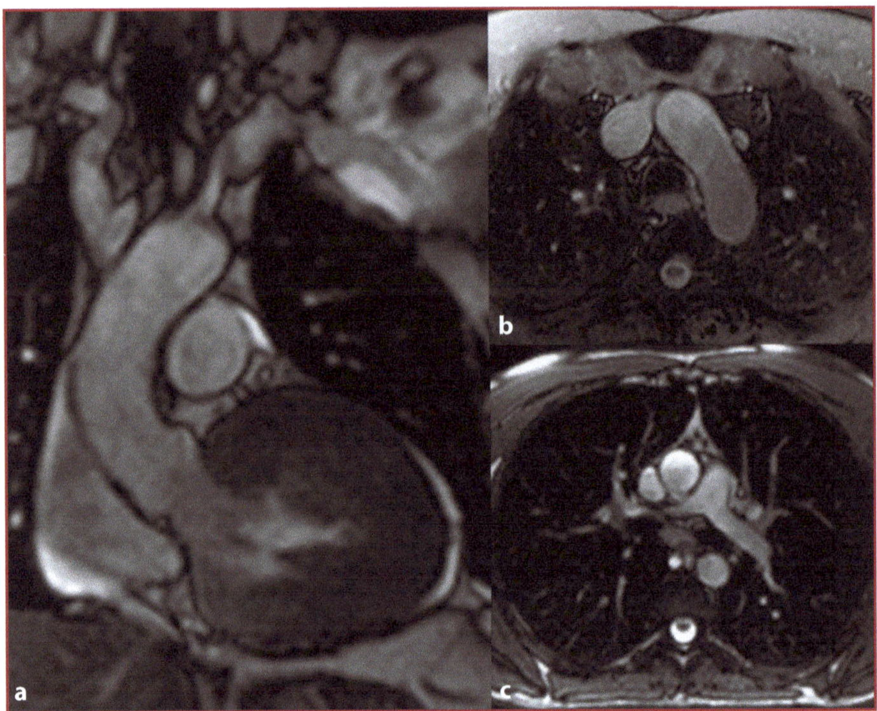

Fig. 7.5 Sequenze bSSFP. **a** Piano coronale obliquo passante per la radice aortica. **b** Piano assiale passante per l'arco. **c** Piano assiale passante per l'aorta ascendente. La sequenza può essere acquisita con soppressione del segnale del tessuto adiposo (**b**)

Le immagini single-shot (2D) sono veloci e utili per una rapida valutazione dell'anatomia, anche in pazienti incapaci di ottenere una prolungata apnea respiratoria (Fig. 7.5). I parametri tecnici sono riportati nella Tabella 7.7.

La tecnica 3D SSFP, già sviluppata per lo studio delle cardiopatie congenite e delle arterie coronarie, permette di sincronizzare l'acquisizione sia con i battiti cardiaci sia con i movimenti del respiro (trigger respiratorio), consentendo un'acquisizione a respiro libero e fornendo immagini 3D ad alta risoluzione, a costo però di un allungamento dei tempi di scansione (4-10 min).

Tabella 7.7 Sequenze 3D bSSFP: parametri tecnici

Tempo di ripetizione (ms)	2,3
Tempo di eco (ms)	1,0
Flip angle	90°
Spessore di strato (mm)	3 (interpolato a 1,5 mm)
Matrice	256 x 256
Tempo di acquisizione (min)	4-10 (dipende dalla frequenza cardiaca e dalla frequenza respiratoria)
ECG-gated	Sì ± respiratory navigator

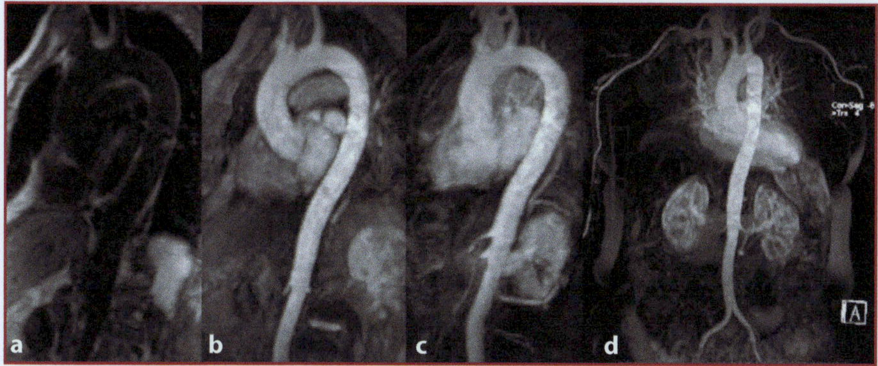

Fig. 7.6 Sequenze GRE T1 pesate. Piano sagittale obliquo acquisito prima della somministrazione del mdc (**a**), in fase arteriosa di primo passaggio (**b**). Il post-processing consente la ricostruzione di immagini di sottrazione derivate dalle precedenti (**c**) e di immagini di sommazione MIP (**d**)

Le immagini cine-bSSFP (2D) permettono una visualizzazione dinamica delle strutture valvolari e vascolari con caratteristiche alterazioni di segnale nei casi di stenosi (flow void), insufficienza (rigurgito controcorrente) o flusso turbolento (Fig. 7.5, Tabella 7.7).

Sequenze 3D GRE T1 pesate

Sono le più utilizzate per la rapidità e il dettaglio anatomico offerto (Fig. 7.6). Consentono un'elevata risoluzione spaziale (voxel isotropici o semi-isotropici di dimensioni inferiori al millimetro e matrice minima di 384 x 384) (Tabella 7.8) con un'eccellente risoluzione temporale (tempo di acquisizione tra 15 e 20 s, ottenibile in una sola apnea respiratoria). Inoltre la successiva elaborazione di immagini sottratte a partenza dalla sequenza post-contrastografica e dalla maschera pre-contrastografica permette la rimozione del segnale dei voxel dei tessuti extravascolari, migliorando la risoluzione di contrasto delle immagini.

Tabella 7.8 Sequenze GRE 3D: parametri tecnici

Tempo di ripetizione (ms)	2,8
Tempo di eco (ms)	1,4
Flip angle	25°
Spessore di strato (mm)	0.8
Matrice	384 x 384
Tempo di acquisizione (s)	15-20
ECG-gated	No

Tabella 7.9 Sequenze time-resolved 3D: parametri tecnici in relazione alla tecnologia utilizzata

	Siemens Twist	Ge Tricks		Philips 4D-Track	Toshiba DRKS
Tempo di ripetizione (ms)	2,2	5,9		3,7	3,5
Tempo di eco (ms)	0,8	1,4		1,3	1,2
Flip angle	15°	50°		15°	20°
ECG-gated			No		

La cardiosincronizzazione è possibile, ma al prezzo di un aumento dei tempi di acquisizione (30-40 s) e di una minore nitidezza di immagine.

Protocollo di esecuzione dell'esame

- Acquisizione di un localizer sui tre piani dello spazio.
- Acquisizione della maschera (3D GRE) preferibilmente sul piano sagittale obliquo parallelo al decorso aortico (nelle immagini assiali il centro del pacchetto deve passare per l'aorta ascendente e discendente).
- Per un preciso timing del mdc, utilizzare la tecnica di fluoro-RM monitorando il passaggio del mdc nelle camere di destra e facendo partire la sequenza post-contrastografica dal momento in cui il bolo raggiunge il ventricolo sinistro, oppure utilizzando un ritardo preimpostato di 20 s.
- Acquisizione della sequenza post-contrastografica (3D GRE identica alla maschera).
- Sottrazione della sequenza post-contrastografica dalla maschera (annulla il segnale dei tessuti stazionari extravascolari, in particolare il grasso che è iperintenso in T1, e minimizza gli artefatti da ribaltamento).
- È consigliabile eseguire sempre una seconda acquisizione, sia per avere più immagini diagnostiche utili nel caso di artefatti nella prima acquisizione, sia per valutare anomalie vascolari venose.

Sequenze time-resolved

Consentono di visualizzare il graduale potenziamento delle strutture arteriose con acquisizioni seriate durante la somministrazione del mdc, seppure a costo di una ridotta risoluzione spaziale. Queste sequenze sono utili per valutare le anomalie anatomiche (per esempio le coartazioni), le dissezioni e nel sospetto di shunt cardiovascolari (Fig. 7.7, Tabelle 7.9, 7.10).

- Acquisizione di un localizer sui tre piani dello spazio.
- Acquisizione della maschera (dall'arco aortico al circolo intracranico).
- Contemporanea somministrazione del mdc e acquisizione delle immagini (a respiro libero), con studio di primo passaggio del mezzo di contrasto.
- Facoltativamente si può eseguire la sottrazione della sequenza post-contrastografica dalla maschera e ottenere ricostruzioni in Maximum Intensity Projection (MIP) che facilitano la visualizzazione delle singole acquisizioni.

7.4 Patologia malformativa

Anomalie dell'arco

Origine embrionale: fino alla 4ª e all'8ª settimana di gestazione l'anatomia vascolare arteriosa è costituita da un tronco aortico ventrale che si sdoppia in due archi e si ricongiunge in un unico tronco dorsale. La selettiva obliterazione spontanea di alcuni tratti di questo anello vascolare e la conseguente ipertrofia compensatoria delle strutture rimanenti determinano la conformazione anatomica nell'adulto (Fig. 7.8).

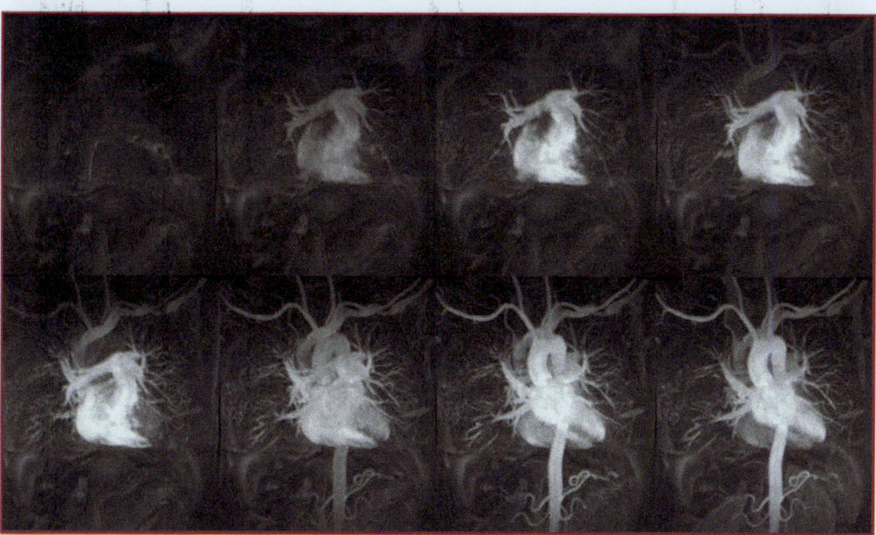

Fig. 7.7 Acquisizione seriata di volumi di scansione estesi comprendenti tutte le strutture vascolari mediastiniche. A ogni immagine successiva viene sottratta la precedente per permettere una visualizzazione dell'aorta senza la sovrapposizione delle strutture venose e polmonari circostanti

Tabella 7.10 Sequenze time-resolved: uso del mdc

Concentrazione mdc	0,5 M
Volume mdc	10 mL (0,1-0,2 mL/kg)
Volume soluzione fisiologica	20 mL
Velocità di flusso	1,5-2 mL/s

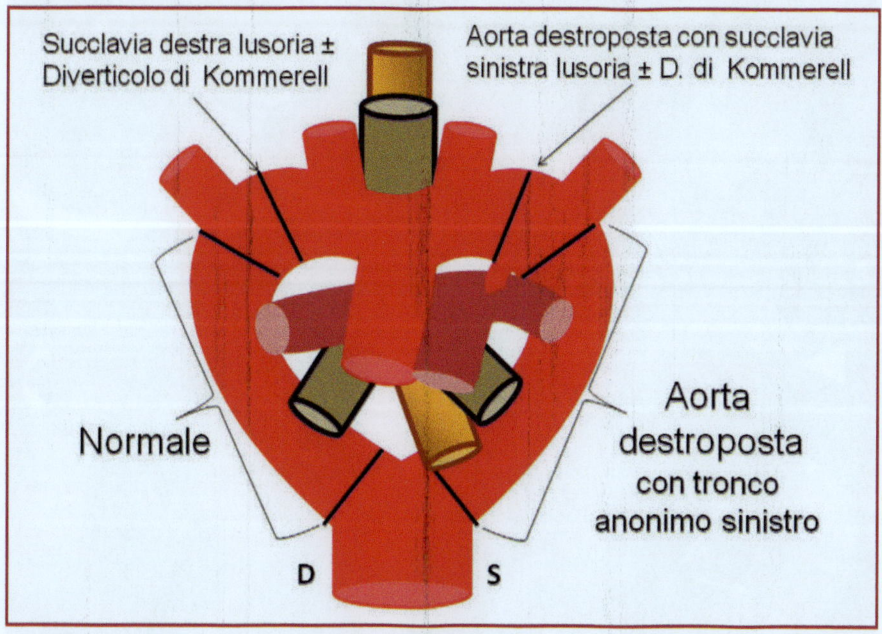

Fig. 7.8 Circolazione arteriosa embrionale (visione anteriore). Lo schema indica come all'obliterazione selettiva di diversi tratti dell'anello vascolare (*linee nere*) corrispondano differenti anomalie anatomiche vascolari

Quadro clinico e diagnosi

Anatomia normale: normalmente a regredire è l'arco di destra nel tratto compreso tra l'origine della succlavia omolaterale e il ricongiungimento con l'arco di sinistra.

Anomalie congenite: le anomalie congenite che coinvolgono l'arco aortico sono determinate da un'alterazione di questo processo e possono esitare nella persistenza di un cosiddetto *anello vascolare*. Tali condizioni possono essere del tutto asintomatiche o manifestarsi clinicamente con una compressione tracheo-esofagea (dispnea, infezioni respiratorie, disfagia lusoria). Inoltre sono spesso associate ad altre anomalie cardiovascolari e predispongono a complicazioni come rottura o dissezione.

Imaging e refertazione

Doppio arco aortico: è il più comune tipo di anello vascolare completo; tutti i tratti dell'aorta embrionale sono conservati, anche se uno dei due archi può diventare dominante e ipertrofizzarsi rispetto al controlaterale (Fig. 7.9).

Arco aortico destroposto: si genera per obliterazione dell'arco sinistro e può presentare un *tronco anonimo sinistro* o un'*arteria succlavia sinistra lusoria*, in base al tratto che viene obliterato.

Diverticolo di Kommerell: spesso associato a un arco destroposto, consiste in una dilatazione aneurismatica dell'origine della succlavia aberrante, determinata dall'atresia del tratto di arco controlaterale compreso tra l'origine della carotide e quella della succlavia (Fig. 7.10).

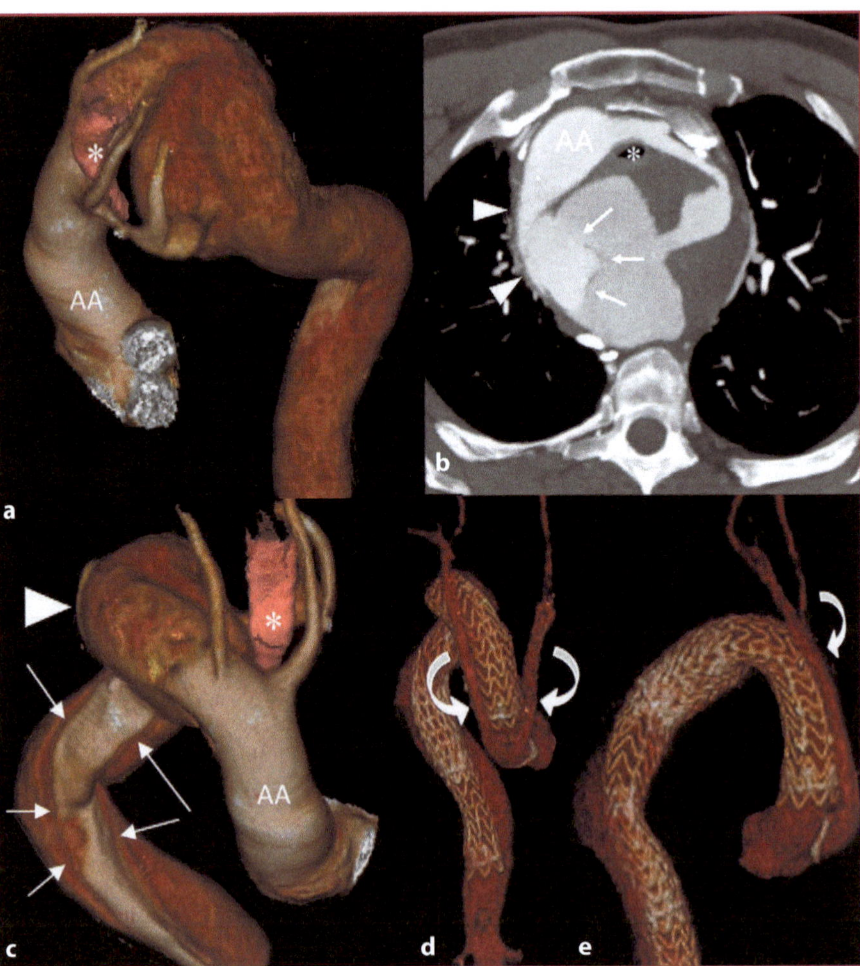

Fig. 7.9 a-c Angio-TC di un doppio arco aortico, con dominanza dell'arco di destra (*punte di freccia bianche*) e dissezione a livello della confluenza degli archi. L'anello vascolare completo determina compressione tracheo-esofagea (*asterisco*). La dissezione (*frecce bianche*) si estende dagli archi fino all'aorta addominale, mentre il tratto ascendente (*AA*) appare normale. **d-e** Dopo intervento di debranching dei vasi sovraortici e bypass sull'ascendente (*frecce curve*) si posizionano tre endoprotesi embricate tra loro fino a coprire tutta l'aorta toracica, con stabilizzazione della dissezione

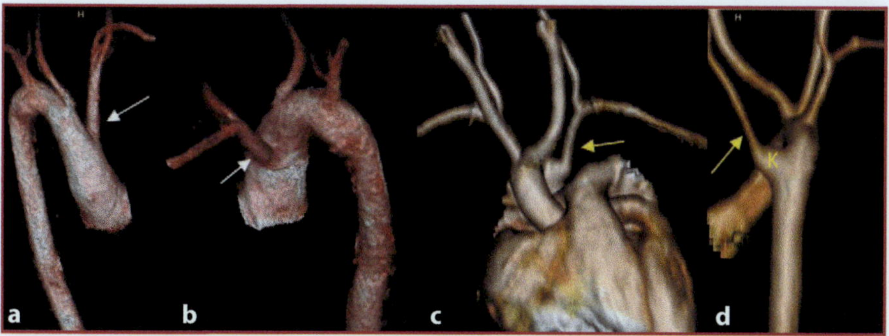

Fig. 7.10 Ricostruzioni VR anteriori (**a, c**) e posteriori (**b, d**) di angio-RM di due casi di destroposizione dell'aorta. **a, b** Caso con tronco anonimo sinistro (*frecce bianche*). **c, d** Caso con succlavia sinistra lusoria (*frecce gialle*) e diverticolo di Kommerell (*K*)

Trattamento

Chirurgico.

Pervietà del dotto arterioso di Botallo

- Il dotto di Botallo è un piccolo condotto arterioso che mette in connessione l'arteria polmonare e l'aorta. Consente la circolazione del sangue durante la vita fetale e in condizioni normali si oblitera spontaneamente dopo poche ore o giorni dalla nascita, in quanto non più necessario.
- Talvolta la chiusura spontanea del dotto non avviene, il dotto permane pervio e può persistere uno shunt sinistro-destro di entità variabile.
- Spesso il reperto è occasionale. Assume significatività clinica solo nei casi in cui contribuisce a formare un anello vascolare completo o incompleto oppure nei casi in cui possiede un calibro tale da determinare uno shunt emodinamicamente significativo (Fig. 7.11).

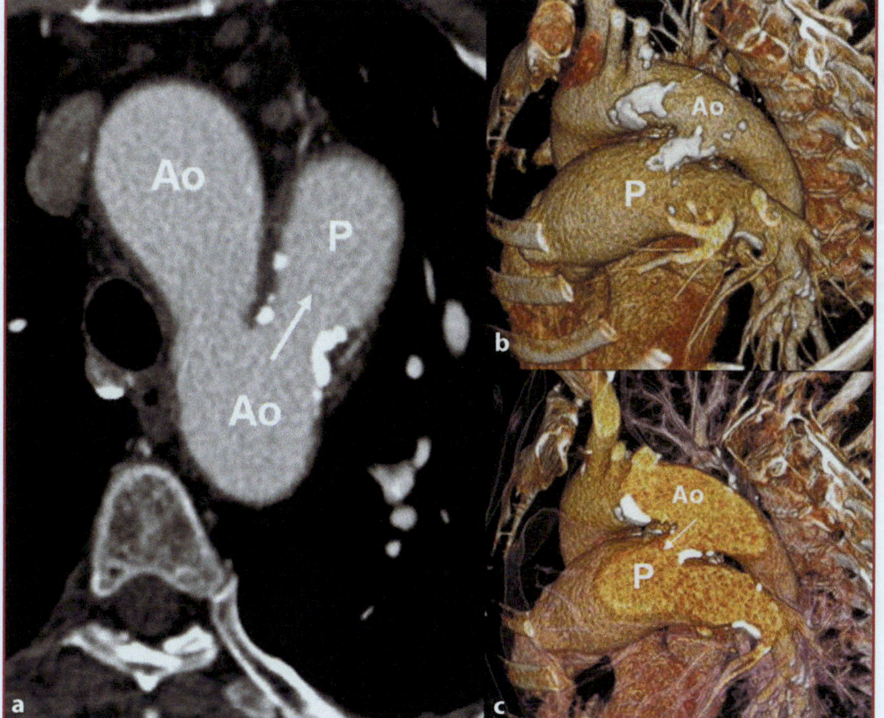

Fig. 7.11 Ricostruzioni assiale (**a**) e VR (**b-c**) di esame angio-TC di un paziente di 53 anni con un voluminoso dotto arterioso pervio (*frecce bianche)* tra l'arco aortico (*Ao*) e l'arteria polmonare (*P*). Il sovraccarico cronico del circolo polmonare ha determinato una severa ipertensione polmonare con insufficienza del cuore destro (sindrome di Eisenmenger)

Coartazione e pseudo-coartazione

- Restringimento congenito dell'istmo aortico, che può rimanere misconosciuto fino all'età adulta e spesso si associa a valvola aortica bicuspide, difetto interventricolare o ad altre anomalie congenite.

Quadro clinico e diagnosi

- Il quadro clinico è variabile e dipende dallo sviluppo o meno di circoli collaterali a carico delle arterie mammarie interne, delle arterie intercostali e dei tronchi tireocervicali e costocervicali, che consentono di superare l'ostacolo emodinamico riconducendo il flusso di sangue in aorta toracica discendente.

Imaging e refertazione

- La TC valuta bene la stenosi e l'entità dei circoli collaterali sviluppati (Fig. 7.12). La RM è la metodica più adatta per la sua minore invasività, data la giovane età dei pazienti, e multiparametricità.
- Inoltre la metà dei casi si osserva un'ipoplasia tubulare segmentale dell'arco aortico distale con dilatazione dei vasi sovraortici.
- Lo studio RM con sequenze PC consente di valutare la severità della coartazione misurando il picco di velocità di flusso trans-stenosi, l'entità del volume di sangue bypassato dai circoli collaterali in aorta addominale e la direzione di flusso dei singoli vasi, così da quantificare la significatività emodinamica del quadro (Fig. 7.13).
- Per la misura del gradiente pressorio trans-stenosi si utilizza la formula di Bernoulli modificata partendo dal valore di picco di velocità di flusso.
- La pseudocoartazione è una deformazione dell'aorta discendente con un inginocchiamento a livello dell'istmo per trazione del legamento arterioso senza una vera e propria stenosi (gradiente pressorio non significativo) (Fig. 7.14).

Trattamento

- Richiede una valutazione cardiologica, per evidenziare altre concomitanti alterazioni, e un controllo periodico con RM, ma generalmente non necessita di trattamento chirurgico.

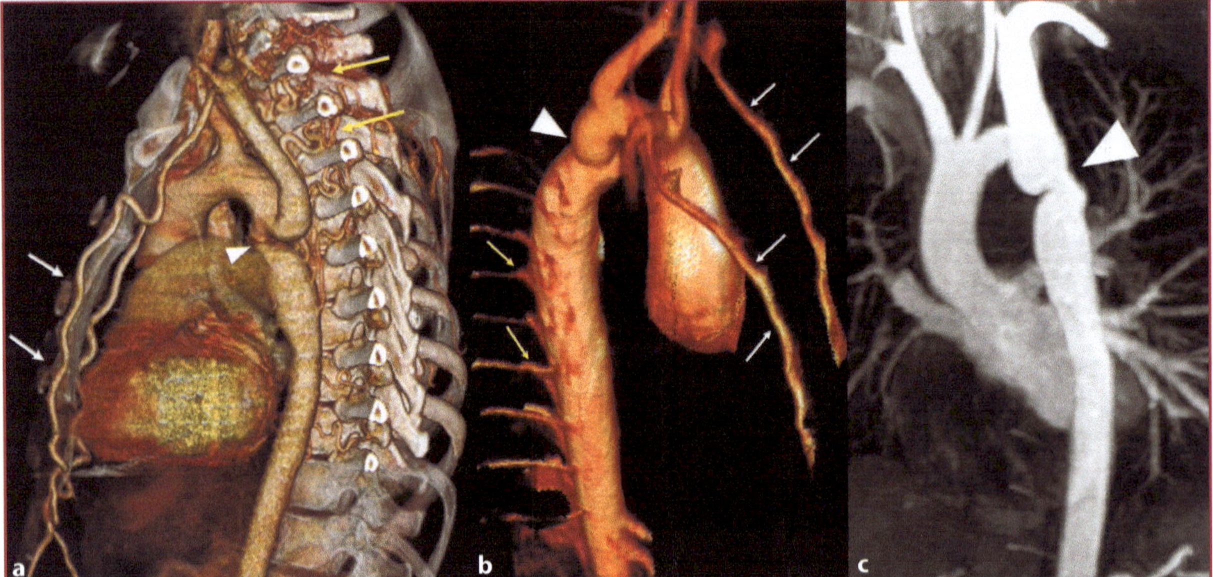

Fig. 7.12 Angio-TC di un uomo di 31 anni (**a**) e angio-RM di una bambina di 9 anni (**b, c**) con coartazione aortica (*punte di freccia*) e ipertrofia delle arterie mammarie interne (*frecce bianche*) e delle arterie intercostali (*frecce gialle*). L'entità dei circoli collaterali è in relazione alla severità della stenosi e alla precocità dell'intervento (età del paziente)

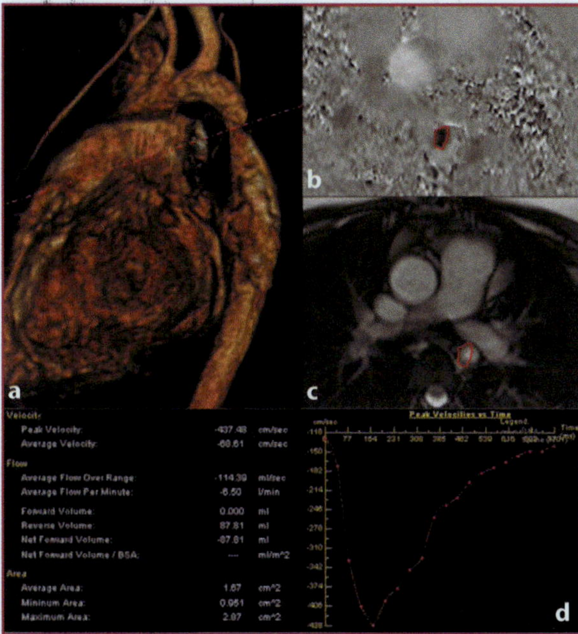

Fig. 7.13 Angio-RM di un paziente con coartazione istmica (**a**) e studio flussimetrico mediante sequenza PC (**b, c**) posizionata su un piano obliquo passante per la stenosi (*linea rossa tratteggiata*). Dopo aver tracciato i contorni del lume vasale (*linea curva rossa*), tramite un software dedicato è possibile calcolare il picco di velocità di flusso (**d**) e con l'equazione di Bernoulli modificata si può stimare indirettamente il gradiente pressorio trans-stenosi

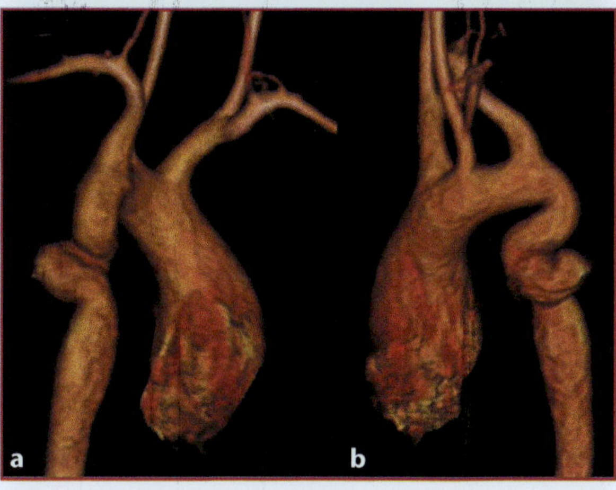

Fig. 7.14 Angio-RM di un paziente di 7 anni con sospetta coartazione all'ecocardiogramma. **a, b** Le ricostruzioni VR mostrano una deformazione dell'aorta discendente con aspetto "a cavaturacciolo". La mancanza di una stenosi significativa è confermata anche dall'assenza di circoli collaterali

7.5 Sindromi aortiche acute

Le sindromi aortiche acute raggruppano patologie acute su base degenerativa o post-traumatica con sintomatologia spesso accomunabile.

Presentazione clinica: varia a seconda dell'origine traumatica o non traumatica. Tipicamente rappresentata da un dolore toracico molto intenso, acuto, trafittivo, che si irradia alla schiena oppure, meno frequentemente, da una sincope.

Fattori predisponenti: ipertensione (70%), età avanzata, aterosclerosi, pregressi interventi cardiochirurgici, patologie congenite (sindrome di Marfan, sindrome di Ehlers-Danlos, sindrome di Turner), cardiopatie congenite (coartazione).

Nel sospetto di una patologia acuta dell'aorta, vista la necessità di una diagnosi tempestiva per indirizzare a un appropriato trattamento, la TC è da considerarsi l'esame di prima istanza.

La RM ha un ruolo solo marginale in quadri subacuti con condizioni cliniche stabili o nel successivo monitoraggio evolutivo, al fine di ridurre la dose radiante cumulativa e il danno renale da mdc iodato.

Consigli per l'esecuzione

Studio TC

- Eseguire sempre una scansione precontrastografica. Cardiosincronizzazione se si sospetta il coinvolgimento dell'aorta ascendente, per evitare artefatti da pulsazione cardiaca ed eventualmente per valutare il coinvolgimento delle arterie coronarie (*triple rule out*).
- Nel sospetto o per il controllo di dissezione di tipo B non è necessaria la cardiosincronizzazione. Posizionare la RoI per il bolus tracking all'interno del presunto lume vero dell'aorta ascendente ed essere pronti a un avvio manuale della scansione. La copertura anatomica deve estendersi a includere l'origine dei vasi sovraortici e gli assi iliaci.

Studio RM

- Eseguire sequenze T1 e T2 pesate pre-mdc per individuare l'ematoma intramurale o il falso lume della dissezione. Sequenze GRE seriate per valutare la dinamica del mdc (se disponibili, time-resolved).

Dissezione aortica

Definizione: quadro caratterizzato dal passaggio di sangue attraverso una breccia intimale nello spazio compreso tra l'intima e l'avventizia (Fig. 7.15). La parete aortica si lacera longitudinalmente slaminando la tonaca media con la creazione di un "falso lume" (Fig. 7.15).

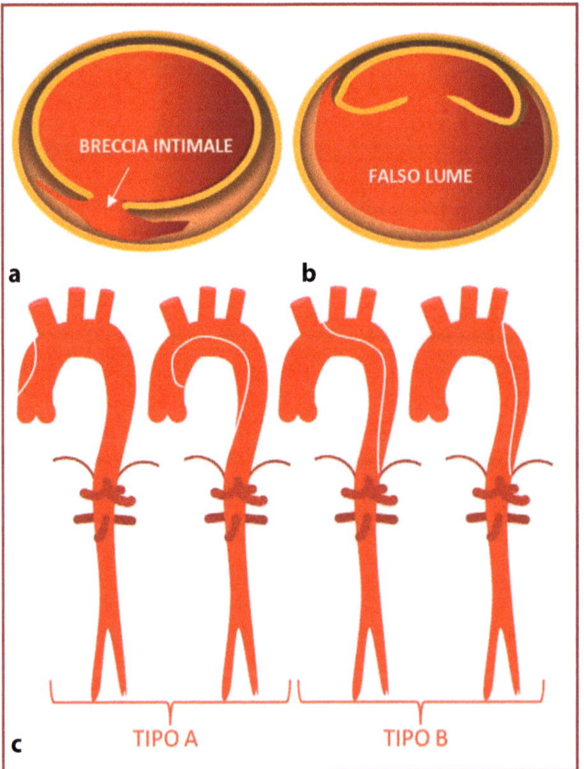

Fig. 7.15 Dissezione aortica. **a** Evento iniziale: rottura dell'intima ed ematoma nella media **b** Scollamento tra intima e avventizia con formazione di un falso lume. **c** Classificazione di Stanford

Patogenesi: una combinazione di fattori congeniti (disordini del sistema connettivo) o acquisiti (aterosclerosi) determina un indebolimento delle tonache media e intima. Un evento traumatico o microtraumatico determina una rottura dell'intima, oppure un ematoma dei vasa vasorum della parete aortica aumenta il volume della tonaca media con stiramento e successiva fessurazione dell'intima.

Quadro clinico e diagnosi

Classificazione

- *Tipo A di Stanford* (60-70% dei casi): coinvolge l'aorta ascendente con o senza interessamento dell'aorta discendente e a prescindere dalla localizzazione del punto di entrata.
- *Tipo B di Stanford* (30-40% dei casi): il punto di entrata è localizzato distalmente all'origine del tronco anonimo. Può coinvolgere l'arco aortico e/o l'aorta discendente, ma risparmia sempre l'aorta ascendente (Fig. 7.15).

Le complicazioni sono:
- rottura aortica (78% dei casi non trattati): emotorace, ematoma mediastinico, emopericardio con tamponamento cardiaco, ematoma attorno ai rami polmonari;
- compressione dei rami arteriosi (20% dei casi): compressione delle arterie coronarie (infarto miocardico), ischemia cerebrale, ischemia midollare, ischemia renale, degli arti superiori o degli organi addominali;
- insufficienza aortica: può determinare scompenso cardiaco acuto.

Imaging e refertazione

Segni TC

Aorta a doppio lume (vero e falso lume).

Flap medio-intimale, visibile anche nelle scansioni pre-contrasto come linea iperdensa rispetto al lume vasale o per la presenza di *calcificazioni intimali* (utili per differenziare un falso lume trombizzato con un trombo murale).

Breccia intimale o punto d'entrata (tear), discontinuità dell'intima dove il sangue accede al falso lume. Talvolta sono distinguibili anche una o più brecce di rientro a valle.

Il *lume vero* è normalmente più piccolo per la compressione da parte del falso lume, in alcuni casi può obliterarsi ed è in comunicazione con la porzione non dissecata dell'aorta.

Il *falso lume* ha una circonferenza esterna più grande (può circondare a 360° il lume vero, nella cosiddetta dissezione circonferenziale), mostra il *segno del becco d'uccello* (angolo acuto tra il flap medio-intimale e la lamina medio-avventiziale residua sulla parete aortica), il *segno della ragnatela* (persistenza di alcuni sottili filamenti o tralci di tonaca media nel falso lume) e può avere un decorso spiroidale. Il falso lume può essere più o meno trombizzato e presentare un ritardato potenziamento rispetto al vero (Figg. 7.16, 7.17).

Segni RM

Sequenze TSE. Nelle sequenze T1 pesate, un segnale ipointenso o a intensità intermedia è presente nel caso di comunicazione con il sangue circolante (segnale dell'ossiemoglobina) e nel caso di rifornimento ad alto flusso del falso lume (artefatto flow void); l'iperintensità del falso lume indica presenza di metaemoglobina e, quindi, aiuta a distinguere tra sangue acuto e cronico. Nelle sequenze T2 pesate, si osserva iperintensità del falso lume rispetto al vero lume se è presente trombosi o rallentamento di flusso (Fig. 7.18).

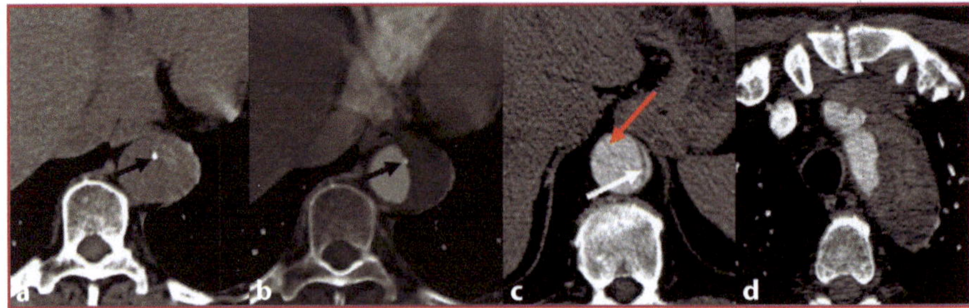

Fig. 7.16 Segni TC di dissezione. Dislocazione di calcificazioni intimali (*frecce nere*) all'interno del lume aortico visibili sia in fase pre-contrastografica (**a**) sia in fase arteriosa (**b**). **c** Il segno della ragnatela (*freccia rossa*) aiuta a distinguere un falso lume ad alta pressione con obliterazione pressoché completa del lume vero (*freccia bianca*). **d** La scansione deve includere l'origine dei vasi sovraortici per valutarne un eventuale interessamento

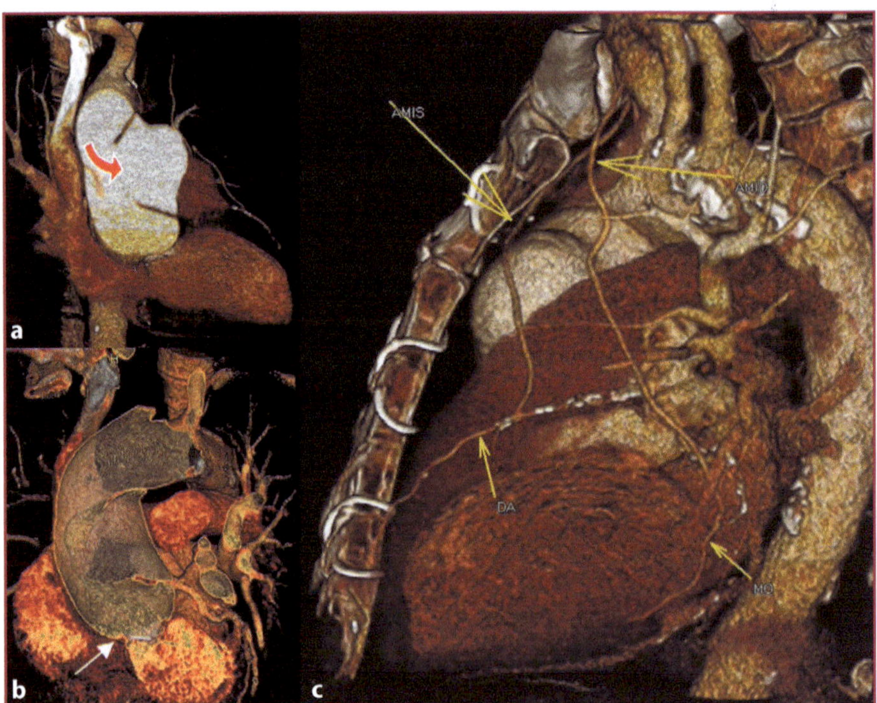

Fig. 7.17 Angio-TC di dissezione di tipo A con estesa fissurazione intimale (**a** *freccia rossa*), in paziente già operato per sostituzione valvolare aortica (**b** *freccia bianca*) e bypass coronarici (**c** *frecce gialle*). La dissecazione comprime il bypass arterioso mammario interno sinistro (*AMIS*) sullo sterno determinando sintomi anginosi

Sequenze bSSFP. Nelle immagini cinetiche si apprezza lo sbandieramento del flap intimale consensuale alla pulsazione cardiaca, mentre il flusso appare turbolento nel falso lume e accelerato nel lume vero.

Sequenze PC velocity encoded. Consentono di individuare la direzione del flusso nel falso lume.

Sequenze GRE post-gadolinio. Evidenziano la differente dinamica del mdc tra i due lumi con ritardato riempimento del falso lume rispetto al vero (sequenze seriate) (Fig. 7.19).

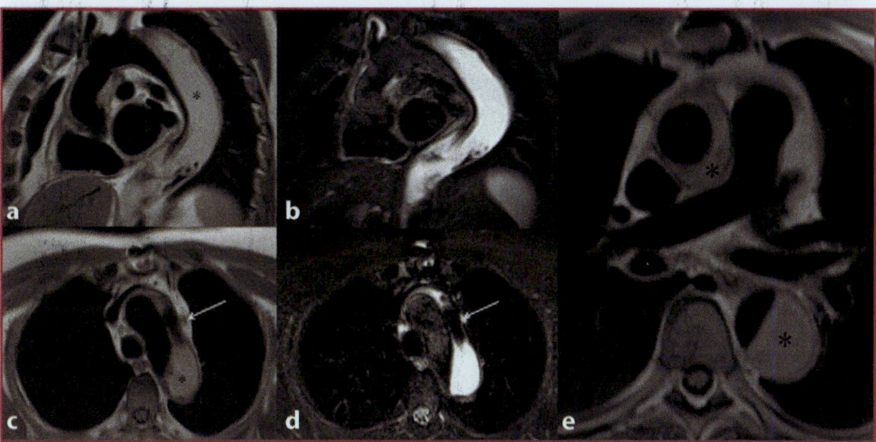

Fig. 7.18 Studio RM con sequenze TSE T1 pesate (**a, c, e**) e Short Tau Inversion Recovery (STIR) T2 pesate (**b, d**) di un caso di dissezione di tipo A con estesa trombosi del falso lume (*asterisco*: iperintensità sia in T1 sia in T2). Alcune aree di rifornimento del falso lume sono visibili a livello dell'arco aortico (*frecce bianche*)

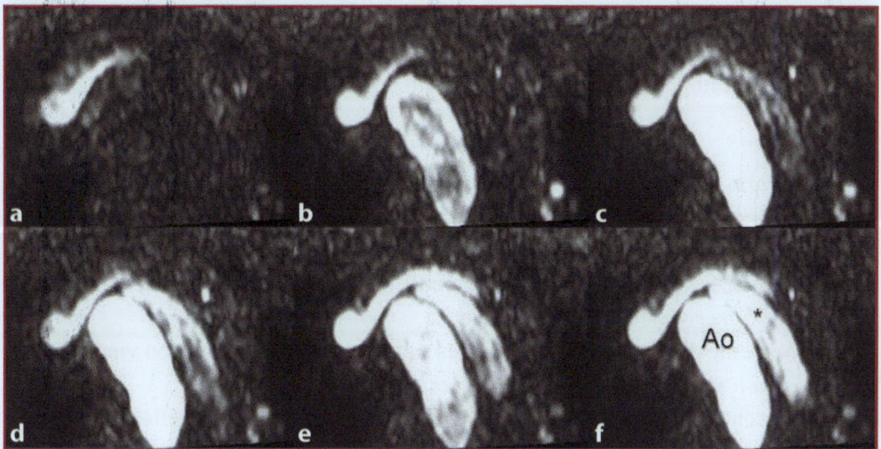

Fig. 7.19 a-f Le sequenze GRE time-resolved T1 pesate mostrano la progressione del mdc con opacizzazione precoce del lume aortico (*Ao*) e potenziamento successivo del falso lume (*asterisco*)

Che cosa segnalare nel referto

- Localizzazione dell'estremo prossimale e distale della dissezione (classificazione in tipo A o tipo B) e dimensioni dell'aorta e del falso lume.
- Localizzazione della breccia intimale d'entrata e, se presente, della breccia di rientro.
- Pervietà del falso lume e presenza di trombosi al suo interno.
- Coinvolgimento dell'origine dei rami sovraortici o addominali, eventualmente indicando se la perfusione proviene dal vero o dal falso lume e se il potenziamento dei parenchimi è regolare (1/3 dei decessi è causato da insufficienza d'organo).
- Colletto prossimale (nel tipo B, distanza tra estremo prossimale e origine della succlavia sinistra >1 cm).
- Regolarità di calibro e decorso dell'aorta addominale e degli assi iliaco-femorali.

Trattamento

- Tipo A di Stanford: trattamento chirurgico urgente (cardiochirurgia).
- Tipo B di Stanford: trattamento medico (farmaci antipertensivi) o endovascolare

(se lume aortico >6 cm, instabilità emodinamica, complicanze o progressione della dissezione, persistenza del dolore, ischemie d'organo). Nel caso di dissecazioni cronicizzate o stabilizzate: follow-up con angio-TC o angio-RM a 1, 3, 6, 12 mesi e poi ogni 6 mesi.

Ematoma intramurale

Quadro clinico e diagnosi

Definizione: l'ematoma intramurale (EIM) consiste in una "dissezione senza lacerazione intimale" (Fig. 7.20).

Patogenesi: l'evento causale è considerato l'emorragia spontanea nel contesto della tonaca media per rottura dei vasa vasorum oppure come conseguenza di un'ulcera penetrante o di un trauma toracico chiuso (6%), in assenza di lacerazione intimale. Una raccolta di sangue all'interno della parete aortica si può distribuire variamente, sia come estensione longitudinale sia come estensione circonferenziale.

Classificazione

Tipo A (57%) e *tipo B* (43%) di Stanford: coincide con quella delle dissezioni.

Storia naturale e complicazioni

L'evoluzione è variabile: rottura aortica (cedimento del fronte avventiziale); trasformazione in dissezione aortica classica (16-47%, secondaria lacerazione dell'intima); formazione di aneurismi (per indebolimento della parete aortica); stabilizzazione, regressione o risoluzione spontanea (soprattutto se coinvolge solo l'aorta discendente).

Imaging e refertazione

Segni TC

Area falciforme di iperdensità all'interno della parete aortica nelle scansioni basali, oppure *anomalo ispessimento circonferenziale* della parete aortica (spessore variabile da 3 mm a 1 cm; spessore >7 mm con densità >60 HU diagnostico) (Fig. 7.21).

L'identificazione di *calcificazioni intimali* dislocate nel lume aortico aiuta nella differenziazione rispetto al trombo parietale.

Diversamente dalla dissezione aortica, la suddetta area falciforme non viene perfusa dal mdc e *non si evidenziano lacerazioni intimali.*

L'andamento longitudinale è costantemente circonferenziale (nella dissezione è spiraliforme).

L'impregnazione della parete aortica esterna all'ematoma è indice di infiammazione avventiziale.

Segni RM

Sequenze TSE: iperintensità nelle sequenze T2 pesate se l'ematoma è acuto, di intensità intermedia se è subacuto-cronico. Il segnale T1 è utile nel monitorare l'evoluzione del quadro (acuto: segnale isointenso; subacuto-cronico: iperintenso).

Sequenze PC e *sequenze GRE post-gadolinio*: documentano l'assenza di flusso nella tonaca media (distinguendo dal quadro di dissezione con falso lume a basso flusso).

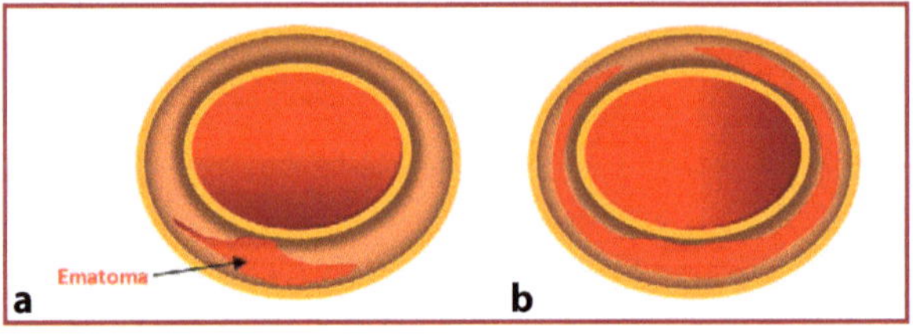

Fig. 7.20 a Primo focolaio emorragico nella media **b** Successiva estensione circonferenziale dell'ematoma

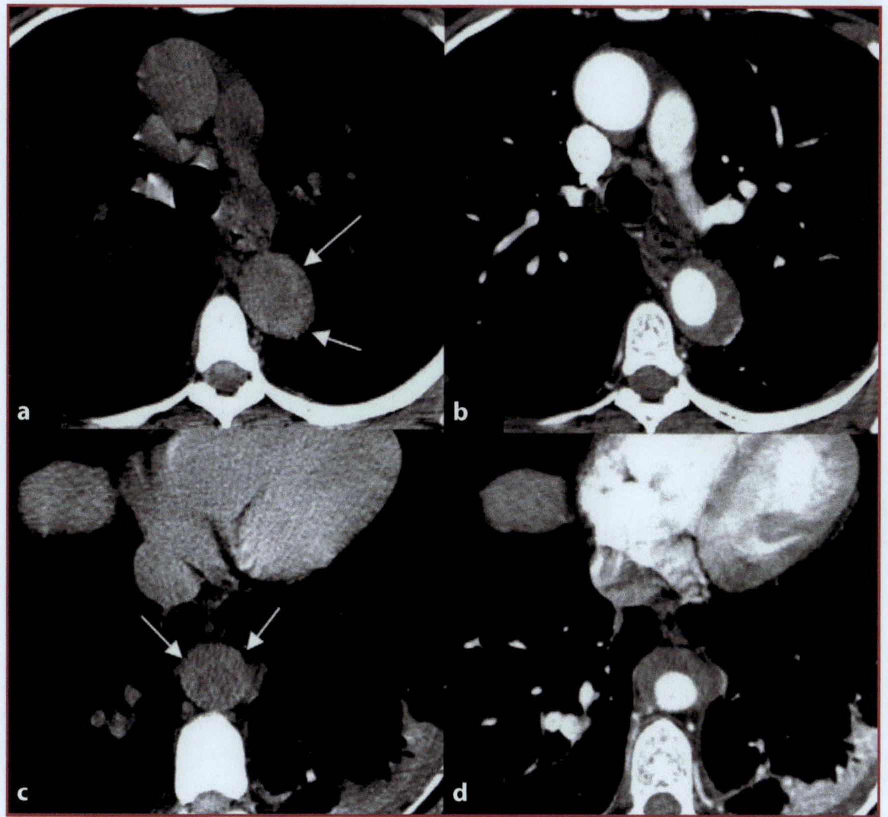

Fig. 7.21 Angio-TC di un uomo di 48 anni dopo incidente stradale. Le immagini basali (**a, c**) mostrano un'iperdensità con aspetto a "falce di luna" (*frecce bianche*) sul profilo laterale e anteriore dell'aorta discendente. Le immagini dopo contrasto (**b, d**) confermano la presenza di un esteso ematoma intramurale di tipo B (*frecce*)

Diagnosi differenziale

Aortite: lesioni discontinue "a salto", mentre nell'EIM l'ispessimento è sempre continuo; morfologia circonferenziale, mentre l'EIM è più frequentemente di aspetto eccentrico; spesso concomita interessamento di altre diramazioni arteriose (Fig. 7.22).

Che cosa segnalare nel referto

- Localizzazione dell'estremo prossimale e distale dell'EIM (tipo A o B).
- Dimensioni massime dell'aorta (aorta ascendente >5 cm a maggior rischio di mortalità) e dimensioni minime e massime del lume aortico residuo a livello del massimo spessore dell'ematoma.
- Massimo spessore della parete aortica (>2 cm maggior rischio di mortalità).
- Potenziamento dell'avventizia dopo contrasto (segno di infiammazione).
- Segni di ulcerazione intimale (rischio di evoluzione in ulcera penetrante).
- Coinvolgimento dell'origine dei rami sovraortici o addominali se l'opacizzazione dei parenchimi è regolare.

Trattamento

- EIM non complicato: stretto follow-up con controlli angio-TC o angio-RM seriati e ravvicinati nel tempo a seconda dell'evoluzione, stabilizzazione o regressione.
- EIM complicato: viene trattato in base al quadro (dissezione, rottura o aneurisma).

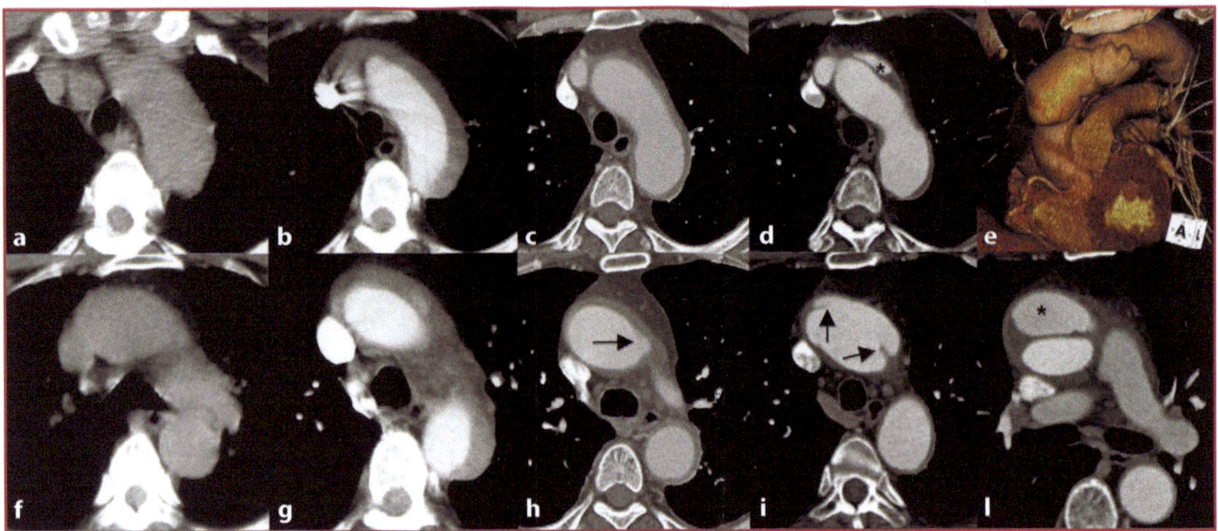

Fig. 7.22 L'angio-TC di un uomo di 65 anni con improvviso dolore a riposo mostra un esteso EIM di tipo A (**a, b**) coinvolgente l'aorta ascendente, l'arco e l'aorta discendente. I successivi controlli TC dopo 10 giorni (**c, d**) e 30 giorni (**e-l**) mostrano una graduale risoluzione dell'ematoma a livello dell'arco e dell'aorta discendente e l'evoluzione in dissezione per l'apertura di una breccia intimale sull'aorta ascendente (*frecce*) con la formazione di un falso lume (*asterisco*)

Ulcera penetrante

Definizione: ulcerazione di una placca aterosclerotica che ha eroso l'intima e la lamina elastica interna, raggiungendo la tonaca media (Fig. 7.23).

Quadro clinico e diagnosi

Storia naturale e complicazioni

La progressione dell'ulcerazione può determinare fenomeni emorragici della tonaca media con evoluzione in dissecazione.

Se l'ulcerazione intacca l'avventizia si possono determinare la formazione di aneurismi, pseudoaneurismi o una rottura aortica (infrequenti, 38%).

In alcuni casi si può osservare la stabilizzazione o la risoluzione spontanea.

Imaging e refertazione

Segni TC

Lesione ulcerativa con *aspetto "a fungo"* che supera lo strato intimale della parete aortica e si estende attraverso la tonaca media debordando dal contorno esterno del vaso.

L'ulcera è tipicamente localizzata in aree dove sono presenti placche aterosclerotiche e più frequentemente sull'arco aortico (Fig. 7.24) e sull'aorta discendente.

Spesso è associata ad *alterazioni della parete aortica* (ispessimento o deformazione), che mostra potenziamento dopo contrasto. Rispetto a una placca aterosclerotica ulcerata *l'ulcerazione non è confinata nell'intima* (ricercare le calcificazioni intimali!).

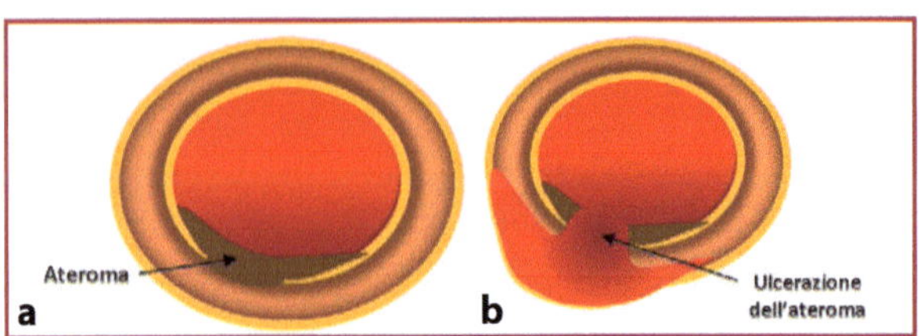

Fig. 7.23 Ulcera penetrante. **a** Ateroma. **b** Ulcerazione dell'ateroma

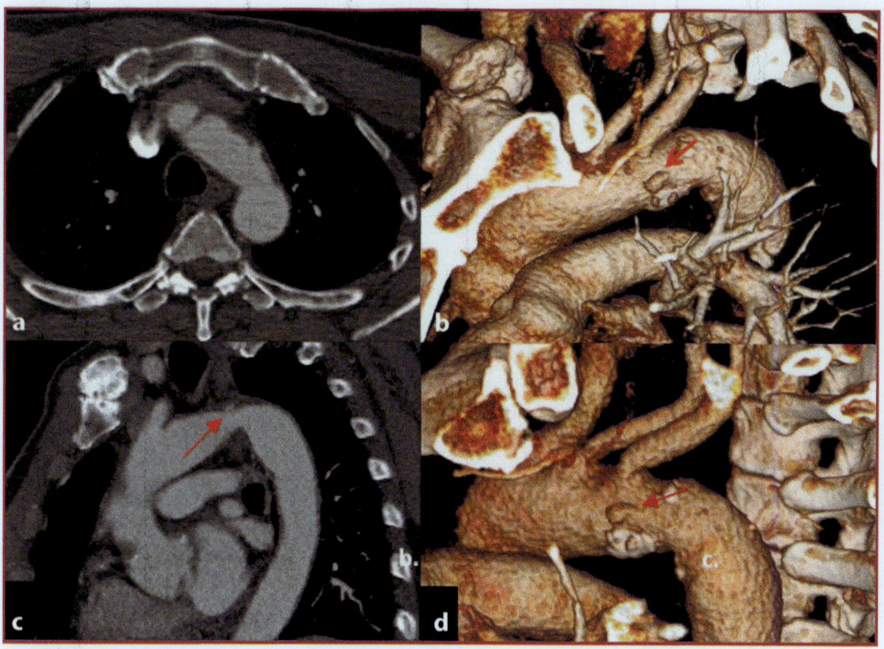

Fig. 7.24 Piccole ulcere penetranti (*frecce rosse*) sull'arco aortico possono essere un reperto occasionale che richiede terapia medica e follow-up TC

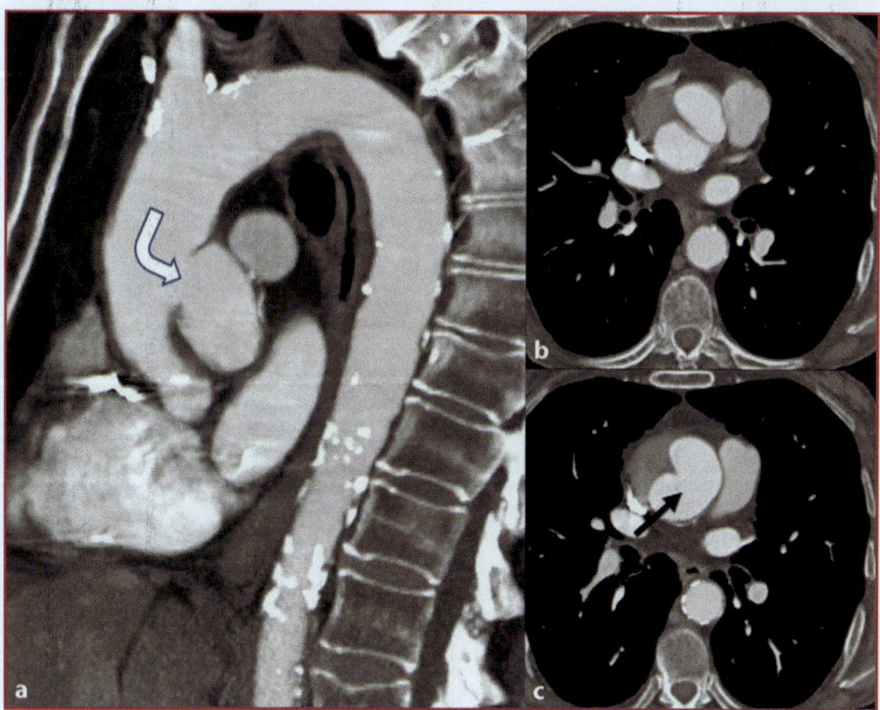

Fig. 7.25 Voluminosa ulcera penetrante all'esame angio-TC di un uomo di 54 anni con dolore toracico atipico. **a** Le ricostruzioni sagittali mostrano l'estensione dell'ulcera (*freccia bianca*) fino al piano valvolare aortico. **b-c** La presenza di un segno del menisco aiuta a distinguerla da una trombosi parietale (*freccia nera*)

Può essere indistinguibile da uno pseudoaneurisma sacciforme. Alcuni autori suggeriscono che una "profondità" >10 mm e un diametro >20 mm siano predittori di progressione della lesione (Figg. 7.25, 7.26).

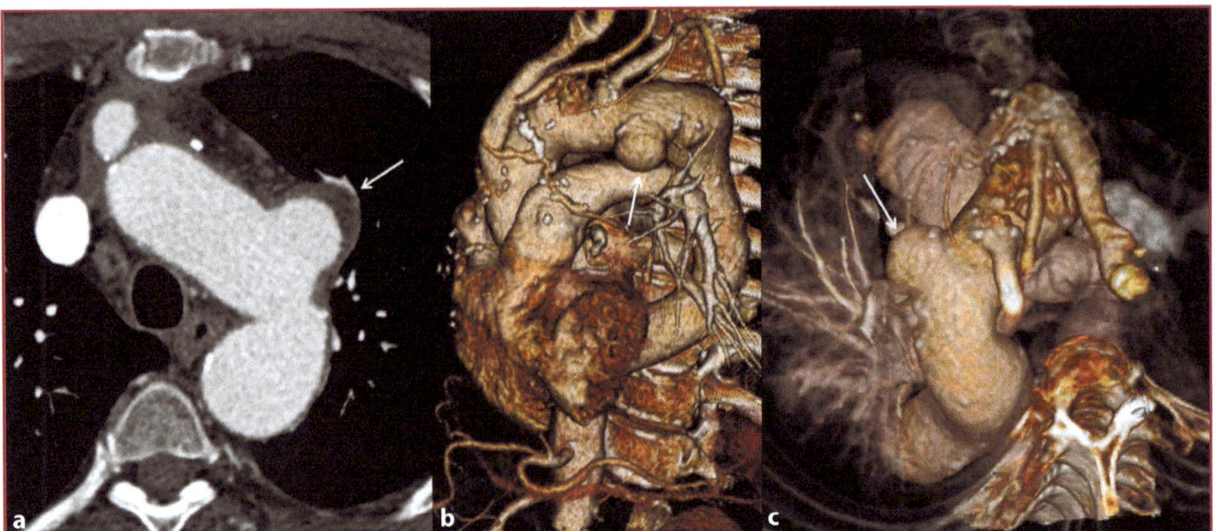

Fig. 7.26 Aneurisma sacciforme dell'arco aortico in parte trombizzato (**a**), con aspetto "a bottone" (**b, c** *frecce*), causato da un'ulcera penetrante in paziente operato per debranching aortico in attesa di posizionamento di endoprotesi aortica

Trattamento

L'approccio terapeutico dipende dalla severità della lesione e dalla presenza di complicanze. In genere il primo approccio è farmacologico. L'intervento chirurgico o endovascolare è indicato in pazienti emodinamicamente instabili, con dolore persistente, rottura aortica, rapida dilatazione dell'aorta o embolizzazione distale.

Lesione aortica da trauma chiuso

Definizione: danno aortico successivo a un evento traumatico chiuso (tipicamente un incidente stradale, una caduta dall'alto o un'esplosione) (Tabella 7.11).

Tabella 7.11 Sistema del danno aortico post-traumatico

Grado		Reperti TC
Grado I Aorta normale	Ia	Aorta toracica normale Assenza di ematoma mediastinico
	Ib	Aorta toracica normale Ematoma mediastinico (periaortico)
Grado II Minimo danno aortico	IIa	Piccolo pseudoaneurisma (<1 cm) Lacerazione intimale/trombosi indeterminate (<1 cm) Assenza di ematoma mediastinico
	IIb	Piccolo pseudoaneurisma (<1 cm) Lacerazione intimale/trombosi indeterminate (<1 cm) Ematoma mediastinico (periaortico)
Grado III Danno confinato all'aorta	IIIa	Pseudoaneurisma >1 cm, regolare e ben definito Presenza di lacerazione intimale/trombosi Assenza di coinvolgimento dell'aorta ascendente, dell'arco o dei grossi vasi Ematoma mediastinico ± versamento pleurico
	IIIb	Pseudoaneurisma >1 cm, regolare e ben definito Presenza di lacerazione intimale/trombosi Coinvolgimento dell'aorta ascendente, dell'arco o dei grossi vasi Ematoma mediastinico ± versamento pleurico
Grado IV Rottura aortica	IV	Pseudoaneurisma irregolare e mal definito/stravaso di mdc Lacerazione intimale e trombosi Ematoma mediastinico, versamento pleurico

Quadro clinico e diagnosi

Patogenesi: il meccanismo di rapida decelerazione determina uno "strappo" tra l'arco aortico, mobile, che si "sposta" anteriormente e il tratto discendente prossimale, fisso, che rimane ancorato ai vasi intercostali e al legamento arterioso. Altro meccanismo è la "pinza ossea" determinata da una forza di compressione antero-posteriore dell'aorta da parte del manubrio sternale, della prima costa e della clavicola mediale spinti postero-inferiormente contro la colonna dorsale. Nel 90% dei casi il sito di lesione aortica è l'istmo e i tipi di lesione sono lo pseudoaneurisma e la transezione aortica.

- *Pseudoaneurisma*: raccolta ematica perivascolare che origina da un'interruzione eccentrica della parete aortica. Sotto la spinta della pressione arteriosa il sangue si fa strada nei tessuti periaortici e forma una sacca perfusa che comunica con il lume aortico, contenuta dalla sola avventizia o semplicemente dai tessuti molli circostanti (periavventiziali). Con il trascorrere del tempo può stabilizzarsi o ingrandirsi progressivamente e rompersi anche anni dopo il trauma (Figg. 7.27, 7.28).
- *Transezione aortica*: lacerazione circonferenziale della parete aortica, generalmente localizzata al tratto prossimale dell'aorta discendente, in prossimità dell'istmo. Determina il decesso nella quasi totalità dei casi (99% di mortalità nelle prime 24 h).

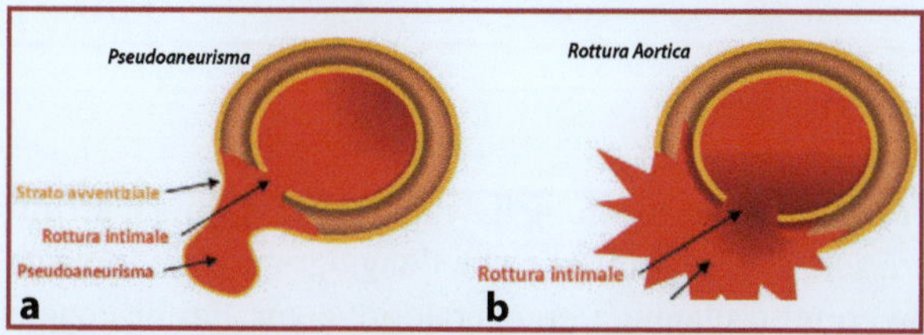

Fig. 7.27 Lesione aortica da trauma chiuso. **a** Pseudoaneurisma. **b** Rottura aortica

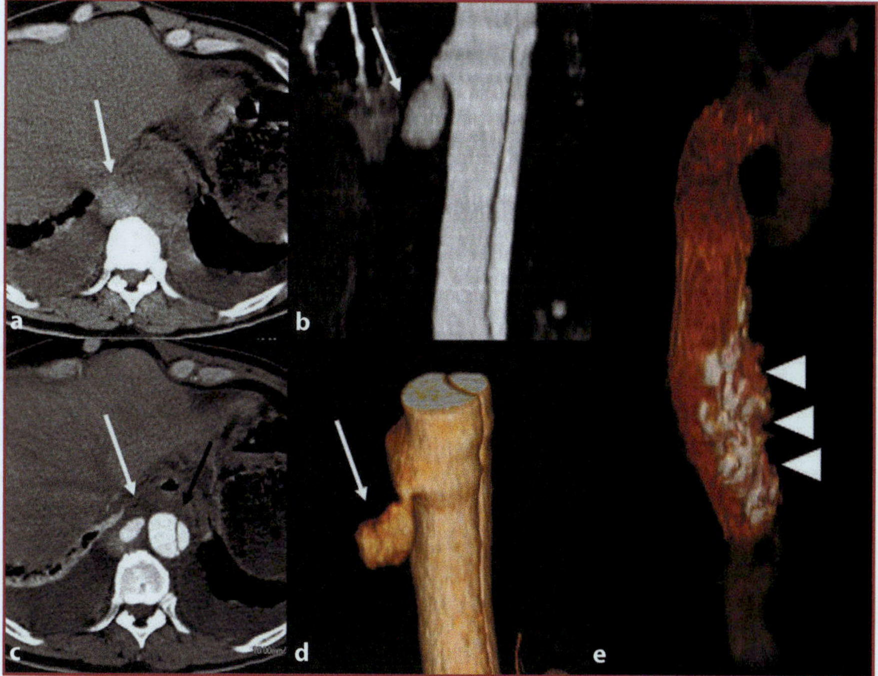

Fig. 7.28 Paziente di 45 anni in seguito a incidente stradale. **a-d** Dissezione aortica (**c** *freccia nera*) con rottura e formazione di pseudoaneurisma (*frecce bianche*) a livello del passaggio toraco-addominale. **e** Lo pseudoaneurisma è stato embolizzato con spirali metalliche (*punte di freccia bianche*)

Appare come un improvviso cambiamento di calibro dell'aorta (rigonfiamento) in presenza di un flap intimale concentrico (parziale o totale).

Storia naturale e complicazioni

Spesso immediatamente letale (80-90%). I pazienti che sopravvivono possono presentare quadri molto vari, dall'EIM alla *rottura aortica*, spesso contenuta. Le parti più esposte alle forze d'urto sono il sito d'inserzione del legamento arterioso, la radice aortica e il tratto di passaggio toraco-addominale.

Imaging e refertazione

Segni TC

I segni diretti sono costituiti dalla diretta visualizzazione di uno *pseudoaneurisma aortico*, alterazioni di diametro aortico o dei contorni, flap intimali, trombi intraluminali e stravaso di contrasto.

Il segno indiretto più comune è l'*emorragia periaortica* in diretta comunicazione con l'aorta. Concomitano spesso l'ematoma mediastinico, l'emopericardio e l'emotorace.

Trattamento

Il trattamento effettuato in urgenza può essere chirurgico o endovascolare.

7.6 Patologia aneurismatica

Quadro clinico e diagnosi

La TC è ormai considerata l'esame di riferimento nella valutazione degli aneurismi aortici in quanto non visualizza solo il lume vasale (come l'angiografia), ma fornisce informazioni essenziali per un corretto planning preoperatorio, come l'estensione e la composizione della sacca aneurismatica, i rapporti con le altre strutture vascolari e non, lo stato delle vie di accesso endovascolari (Figg. 7.29-7.32).

Definizione: abnorme dilatazione focale dell'aorta, che rimane comunque rivestita da tutte e tre le tonache parietali (intima, media, avventizia). Sebbene le misure aortiche varino con l'età, il diametro massimo dell'aorta non dovrebbe superare i 4 cm al tratto ascendente e i 3 cm al tratto discendente.

Patogenesi: l'*aterosclerosi* è la prima causa (70% dei casi), che coinvolge più frequentemente la discendente e comprende i casi in cui l'aneurisma rappresenta l'evoluzione di un altro processo patologico aterosclerotico (dissezione, ulcera penetrante). Altre cause meno frequenti sono ereditarie (degenerazione cistica della media, sindrome di Marfan, sindrome di Ehlers-Danlos), infiammatorie a origine infettiva (aortite luetica, aortite micotica, febbre reumatica) o autoimmune (artrite reumatoide, lupus eritematoso sistemico, sclerodermia).

- *Ectasia annulo-aortica*: condizione caratterizzata dalla dilatazione dei seni di Valsalva e appiattimento della giunzione seno-tubulare, comunemente associata alla sindrome di Marfan o ad altre connettiviti, ma che in un terzo dei casi è definita idiopatica.
- *Valvola bicuspide*: è un fattore di rischio per lo sviluppo di aneurismi indipendentemente dalla presenza di una disfunzione valvolare (stenosi o insufficienza).
- *Aortite luetica*: determinata dalla distruzione della tonaca media con perdita delle fibre muscolari ed elastiche. Il sito più comune è l'aorta ascendente (36%), seguito dall'arco aortico (34%) e dall'aorta discendente prossimale (25%). Gli aneurismi sifilitici sono ad alto rischio di rottura (40% di decessi dovuti a rottura di un aneurisma sifilitico). La dissezione è meno frequente per la presenza di fibrosi della media.

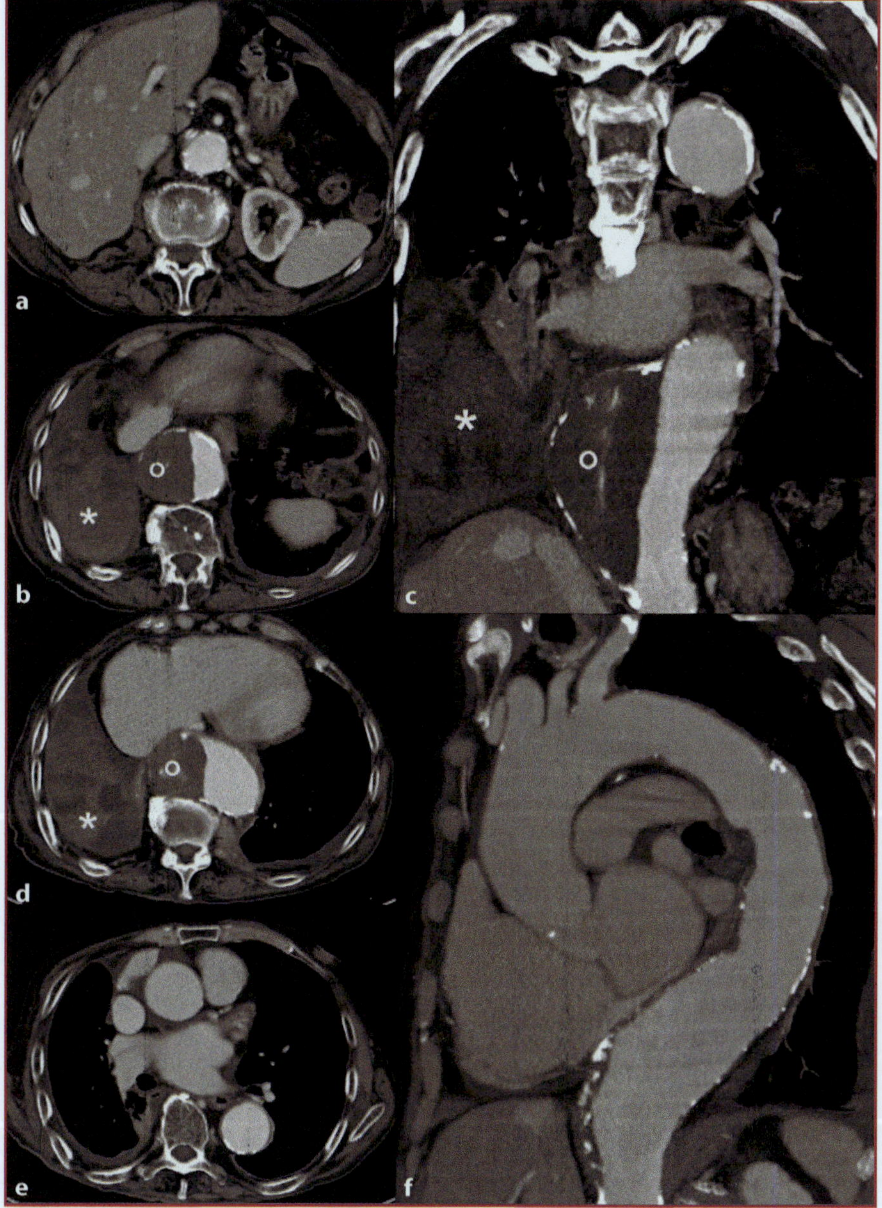

Fig. 7.29 a-f Aneurisma sacciforme eccentrico del tratto distale dell'aorta discendente. La sacca aneurismatica appare quasi totalmente trombizzata (*o*) e mostra segni di rottura (massivo emotorace destro, *asterisco*)

Imaging e refertazione

Che cosa segnalare nel referto

- Misure, morfologia e composizione della sacca aneurismatica.
- Misure del lume aortico residuo.
- Misure della zona d'ancoraggio (aorta a valle e a monte dell'aneurisma).
- Rapporti con le diramazioni arteriose (succlavia sinistra, arterie renali, tronco celiaco).
- Rapporti con le strutture circostanti extravascolari (esofago, trachea, sterno, polmone).
- Identificazione di complicazioni quali rottura o dissezione.

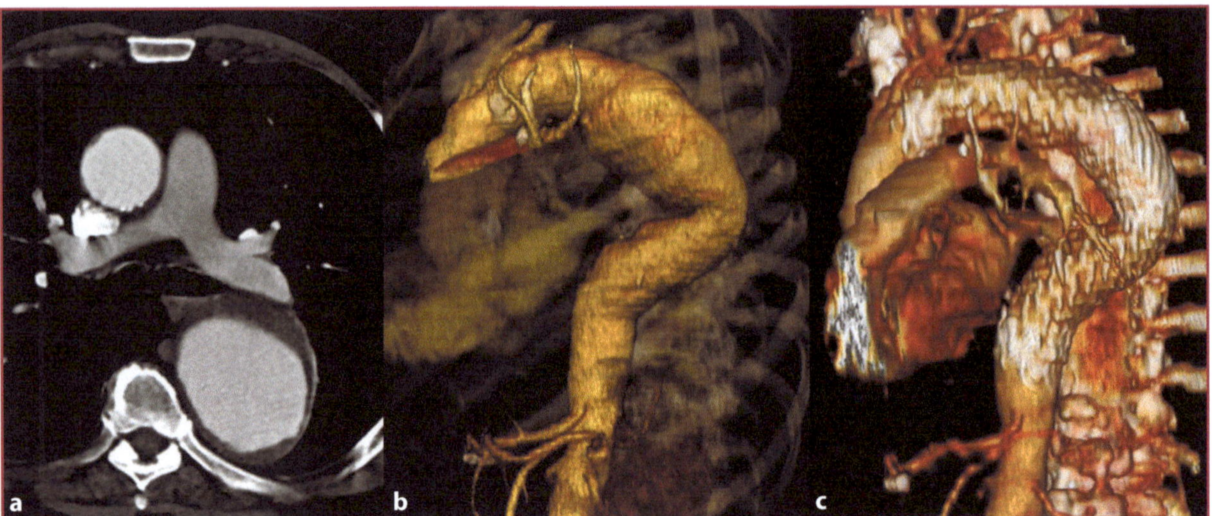

Fig. 7.30 a, b Aneurisma aterosclerotico fusiforme della discendente prossimale (diametro 7 cm). **c** L'angolazione del tratto aneurismatico ha richiesto l'impianto di due stent

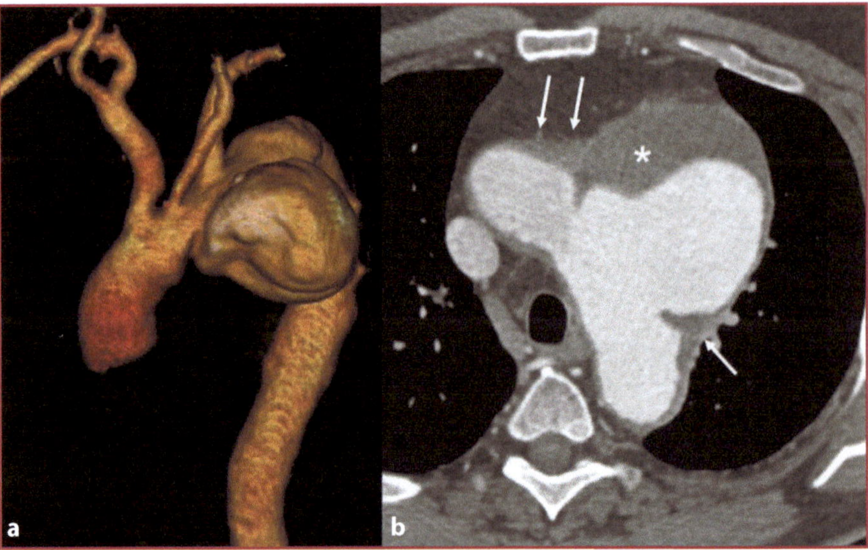

Fig. 7.31 a, b Grossolano aneurisma sacciforme dell'arco parzialmente trombizzato (*asterisco*). Questo tipo di aneurisma è spesso causato da infezioni micotiche o esito di ulcere penetranti. Le pareti aortiche sono malaciche, con aspetti infiammatori avventiziali e dei tessuti periaortici (*frecce*)

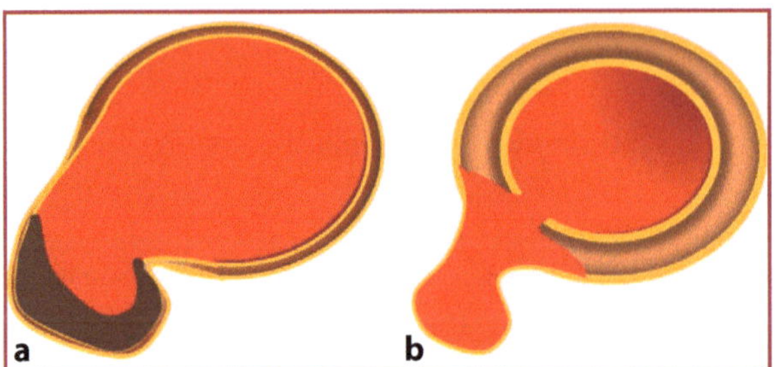

Fig. 7.32 a Aneurisma o "aneurisma vero": è contenuto da tutte e tre gli strati parietali (intima, media, avventizia). **b** Pseudoaneurisma o "falso aneurisma": è contenuto dalla sola avventizia o dai tessuti extraortici periavventiziali

Complicazioni

Rottura aortica

- *Rischio di rottura*: aumenta con le dimensioni dell'aneurisma (maggior diametro = maggiore tensione parietale).
- *Segni di imminente rottura*: *segno della mezzaluna*, area falciforme di iperattenuazione nel contesto della parete aortica o nel trombo murale di un aneurisma (*crescent sign*). Questo segno è meglio apprezzabile nelle scansioni basali (iperdenso rispetto al sangue circolante) e indica fenomeni emorragici che penetrano la parete vascolare indebolendola e che potrebbero determinare un'imminente rottura acuta dell'aneurisma.
- *Segni di rottura*: emomediastino, emotorace, emopericardio, fistola con esofago o vie aeree (ematoma nella scansione basale e stravaso di sangue dal lume aortico dopo somministrazione di mdc).
- *Segni di rottura contenuta*: *segno del drappeggio*, la parete aortica posteriore è strettamente adesa alla colonna vertebrale e appare irregolare e mal delimitabile come linea definita (il segno indica marcato indebolimento della parete). *Ematoma periaortico, stravaso di mdc, focale discontinuità delle calcificazioni parietali.*
- *Compressione delle strutture adiacenti*
  - Cava superiore (sindrome della cava superiore).
  - Vie aeree superiori (stridore laringeo e/o dispnea).
  - Nervo laringeo ricorrente (raucedine).
  - Esofago (disfagia).

Trattamento

Il trattamento chirurgico o endovascolare è raccomandato in pazienti sintomatici, in presenza di complicazioni (rottura) o se l'aneurisma è >5-6 cm (nella sindrome di Marfan >5 cm); mortalità dell'intervento elettivo (9%) < mortalità dell'intervento in urgenza (22%); se non trattato follow-up dell'aneurisma con TC ogni anno (intervento indicato se cresce >1 cm all'anno).

Aneurismi micotici

Sebbene l'intima sia estremamente resistente all'infezione micotica, qualsiasi condizione che causi un danno alla parete aortica predispone alla formazione di aneurismi micotici (endocardite batterica, aterosclerosi, abuso di droghe, trauma aortico, immunocompromissione sistemica). Altra causa è la diffusione infettiva nella parete aortica per via ematica tramite i vasa vasorum o per contiguità da un sito di infezione extravascolare vicino.

Gli agenti responsabili sono: stafilococco aureo, streptococco, pneumococco, gonococco, salmonella (Fig. 7.33).

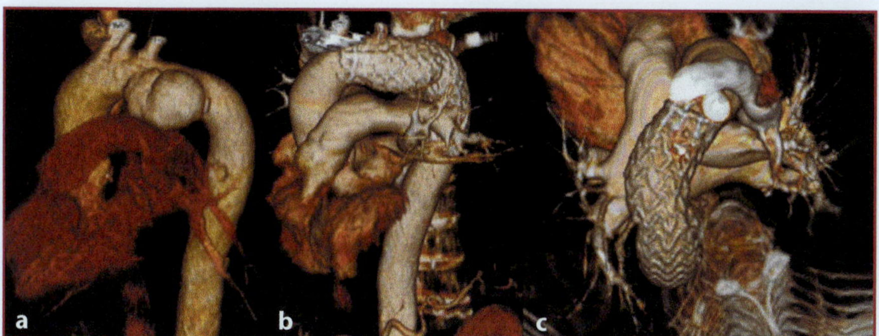

Fig. 7.33 Aneurisma sacciforme eccentrico dell'arco aortico in paziente con emocultura positiva per stafilococco aureo prima (**a**) e dopo (**b,c**) trattamento endovascolare

Segni TC: tipicamente sacculari, a rapido sviluppo eccentrico, contenenti trombi, raramente calcifici, talvolta multipli. Hanno una propensione a coinvolgere l'aorta ascendente (vicinanza a regione affetta da endocardite). Assottigliamento della parete con alterazioni infiammatorie periaortiche.

Segni RM: parete aortica con potenziamento T1 dopo gadolinio più evidente nelle immagini a soppressione del grasso o iperintensa nelle immagini T2 pesate con soppressione del grasso.

Diagnosi differenziale: rispetto all'*aneurisma aterosclerotico* crescita più rapida, assenza di calcificazioni, mai fusiforme, informazioni cliniche (febbre, presente o pregressa infezione batterica, emoculture positive).

Trattamento: trattamento endovascolare o chirurgico. Alta mortalità se non trattato (67% dei casi).

7.7 Imaging postoperatorio

Endoprotesi aortica

Il trattamento di patologie aortiche toraciche con il posizionamento di endoprotesi per via endovascolare si è ormai affermato come una valida, e in molti casi preferibile, alternativa alle tradizionali tecniche chirurgiche.

I quadri che possono beneficiare di questa procedura includono molti di quelli già descritti (aneurismi, rottura aortica, pseudoaneurismi, ulcere penetranti, anomalie congenite e dissezioni).

Imaging prima dell'intervento

Le indagini diagnostiche (in particolare la TC), oltre a definire il quadro patologico devono offrire tutte le informazioni necessarie per indirizzare il corretto planning terapeutico. In particolare:

- diametri e misure dell'aorta e del tratto patologico (in caso di aneurisma, misure della sacca e del lume aortico residuo, morfologia della sacca, presenza di trombosi);
- decorso dell'aorta (angolazioni e tortuosità, in particolare nel tratto di passaggio toraco-addominale);
- misure dei colletti prossimale e distale; per il corretto ancoraggio dello stent è necessario un margine a monte e a valle del tratto patologico di almeno 1 cm di aorta normale (diametro <4 cm, assenza di ateroma o trombosi) e di 1,5 cm dall'origine della succlavia sinistra e dal tronco celiaco;
- studio dell'asse iliaco-femorale, diametro trasverso >8 mm e assenza di severe tortuosità.

Imaging dopo l'intervento

La sorveglianza post-procedurale si esegue al fine di valutare il corretto posizionamento e la fissità dell'endoprotesi, l'eventuale sviluppo di endoleak (stravasi di sangue nell'aorta esclusa dall'endoprotesi) o di dilatazione aortica (Fig. 7.33-7.36). Si consigliano controlli TC a 1, 6 e 12 mesi dopo l'intervento, seguiti da un follow-up annuale. Il ruolo della RM è limitato per la presenza di artefatti metallici legati allo stent e ai mezzi di embolizzazione spesso impiegati nelle procedure. In particolare si valutano:

- l'endoprotesi (posizione, decorso, integrità e pervietà);
- l'aorta esclusa (diametri trasversi e misura longitudinale, e confronto con precedenti controlli, trombosi esterna al lume aortico);

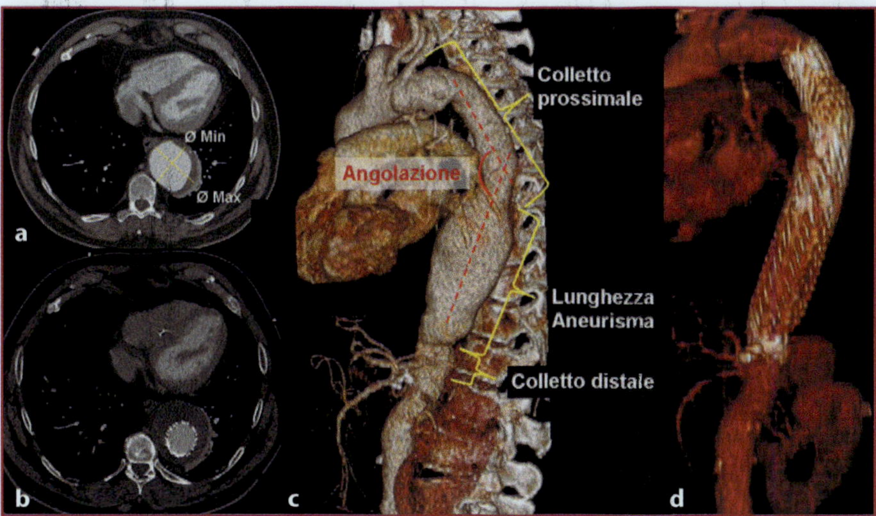

Fig. 7.34 Aneurisma aortico toracico con misurazioni preprocedurali dei diametri trasversi (**a, b**) e longitudinali (**b, c**), trattato mediante due endoprotesi embricate con esclusione della sacca aneurismatica (**d**)

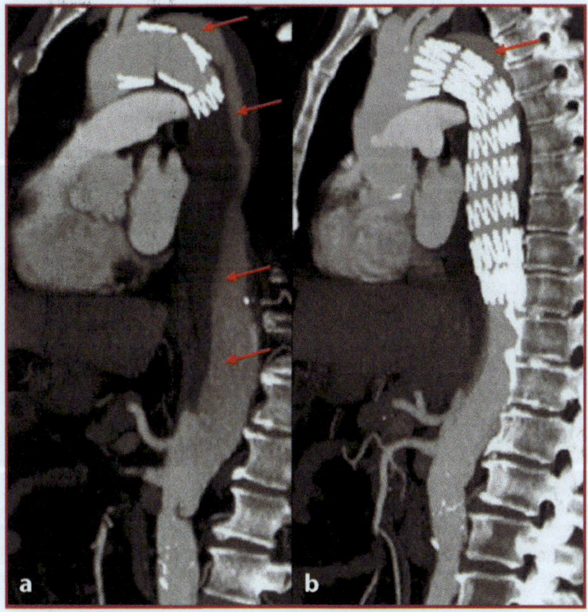

Fig. 7.35 a, b In questo caso di dissezione aortica di tipo B, l'endoprotesi copre solamente la porzione toracica della patologia, stabilizzando e cronicizzando la dissezione addominale. Il falso lume (*frecce rosse*) appare perfuso e in parte trombizzato

- i colletti prossimale e distale (diametri trasversi e misura longitudinale, e confronto con precedenti controlli);
- presenza di endoleak e/o di mezzi di embolizzazione radiopachi (spirali, colle);
- altre complicanze (pseudoaneurismi, dissezioni, perforazioni aortiche: valutare i tessuti molli periaortici);
- ostruzione delle arterie tributarie del midollo spinale (arteria di Adamkiewicz), dei vasi renali e viscerali.

Occorre sempre eseguire la fase pre-contrastografica, arteriosa e tardiva.

Le complicanze riportate in letteratura più frequentemente sono endoleak (21%), alterazioni aortiche o periaortiche (33%) e più raramente dissezioni(2%).

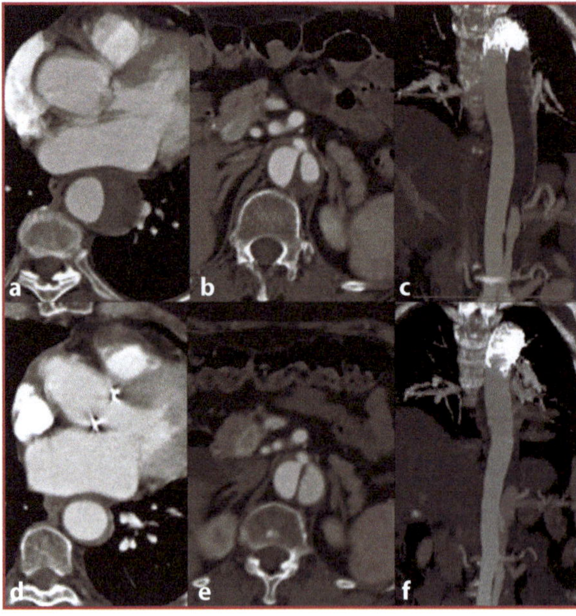

Fig. 7.36 I controlli TC un mese (**a-c**) e un anno (**d-f**) dopo l'intervento di endoprotesi toracica in un caso di dissezione toraco-addominale mostrano una progressiva riduzione della componente toracica (**a, d**) e una stabilizzazione ad alto flusso della dissezione addominale (**b, e**)

Endoleak

Definizione: persistenza di flusso sanguigno esternamente al lume dell'endoprotesi ma interno alla sacca aneurismatica o a un colletto.

Storia clinica: l'endoleak può portare a ingrandimento della sacca aneurismatica e alla progressione della malattia, esponendo il paziente al rischio di rottura.

Consigli pratici: eseguire la scansione pre-contrastografica e post-contrastografica tardiva per distinguere la presenza di calcificazioni, di mdc rimasto "intrappolato" durante la procedura endovascolare o per valutare con una RoI il modificarsi della densità del trombo durante il passaggio del mdc (Fig. 7.37).

Classificazione: i leak si classificano a seconda della localizzazione del tramite attraverso cui avviene il rifornimento di sangue.

- *Tipo I*: la breccia è localizzata sul sito di ancoraggio (*tipo Ia*: prossimale, *tipo Ib*: distale).
- *Tipo II:* la sacca viene rifornita da un vaso collaterale; lo spandimento di contrasto non presenta continuità con il lume dell'endoprotesi; è localizzato alla periferia della sacca aneurismatica senza contatto con l'endoprotesi; il flusso è centripeto nelle scansioni tardive.
- *Tipo III:* attraverso una fissurazione dello stent, a causa della rottura dello stesso, si localizza attorno alla protesi risparmiando la periferia della sacca; il flusso è

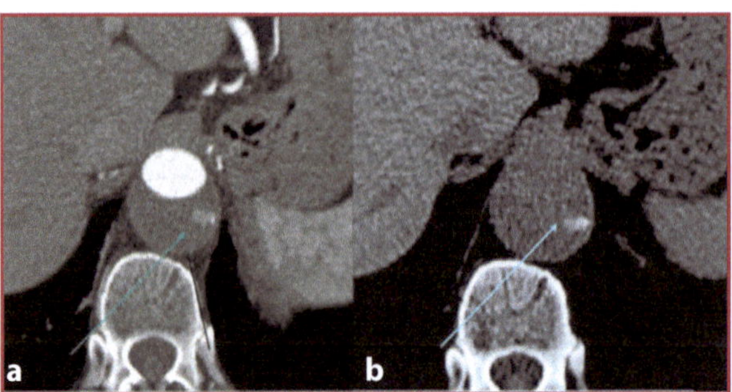

Fig. 7.37 Il confronto tra le immagini prima (**a**) e dopo (**b**) somministrazione di mdc mostra come l'area iperdensa presente nel falso lume a valle dello stent (*freccia blu*) sia riconducibile a calcificazioni presenti nel falso lume trombizzato

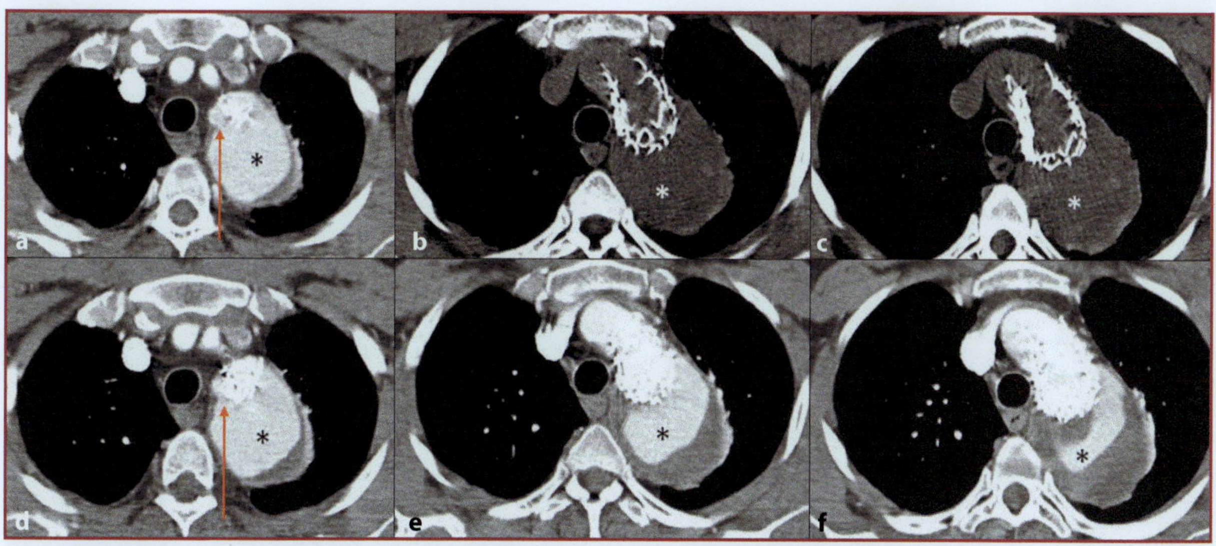

Fig. 7.38 a-f Voluminoso endoleak di tipo II con passaggio di mdc nella sacca aneurismatica (*asterischi*) attraverso il circolo refluo dalla succlavia sinistra (*frecce rosse*). Il progressivo ingrandimento dell'aneurisma impone un trattamento tempestivo con embolizzazione della fonte dell'endoleak

centrifugo nelle scansioni tardive; ricercare la rottura dello stent nelle ricostruzioni VR.

- *Tipo IV:* diagnosi di esclusione, presumibilmente causato da una porosità dell'endoprotesi.

Gli endoleak toracici si osservano più frequentemente in pazienti con anatomia complessa e aneurismi a collo angolato (tipo I) a causa della difficoltà a ottenere un completo accollamento del collo prossimale (Fig. 7.38).

Altre complicanze

Malposizione e dislocazione della protesi

La malposizione dell'endoprotesi può essere causata dall'elevata pressione arteriosa durante il suo rilascio ed è più frequente quando il segmento aortico da trattare presenta angolazioni.

La dislocazione può avvenire anche tardivamente (migrazione) e può ostruire l'origine di una diramazione arteriosa (più spesso la succlavia sinistra o il tronco celiaco) determinando danni ischemici ai territori irrorati.

Pseudoaneurisma, dissezione o perforazione aortica

Queste complicanze generalmente avvengono durante o poco dopo la procedura; più tardivamente è tuttavia possibile anche un'erosione da parte delle componenti metalliche dello stent, determinanti un indebolimento della parete aortica (Figg. 7.39-7.41).

Segni indiretti sono un ematoma a rapida crescita o un emotorace.

La perforazione può anche portare alla formazione di una fistola con altri organi adiacenti (Fig. 7.40).

Infezione endoprotesi

Definizione: infezione della parete aortica o della sacca aneurismatica esclusa dall'endoprotesi aortica nei giorni successivi all'intervento (primaria) o a distanza di tempo (secondaria). I più comuni germi responsabili sono lo stafilococco e lo streptococco. Sia la mortalità sia la morbilità sono molto alte (Figg. 7.42, 7.43).

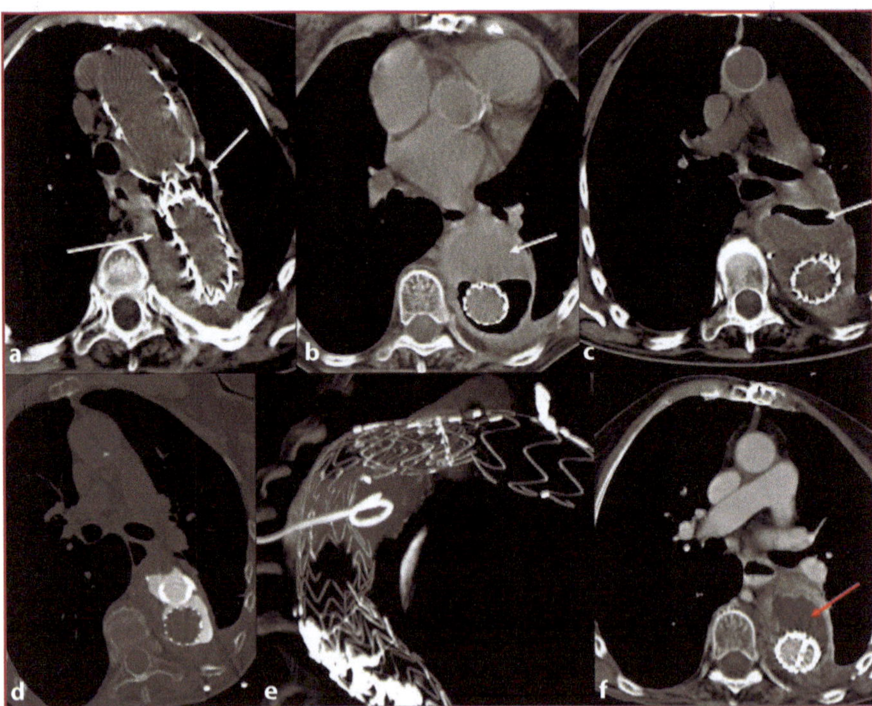

Fig. 7.39 Caso di fistola aorto-esofagea (**a-c**) con falda idroaerea nella sacca aneurismatica (*frecce bianche*) trattato mediante drenaggio esterno (**d, e**). Il successivo controllo angio-TC mostra chiusura della comunicazione con infezione dell'endoprotesi e ascessualizzazione sovrapposta (**f** *freccia rossa*)

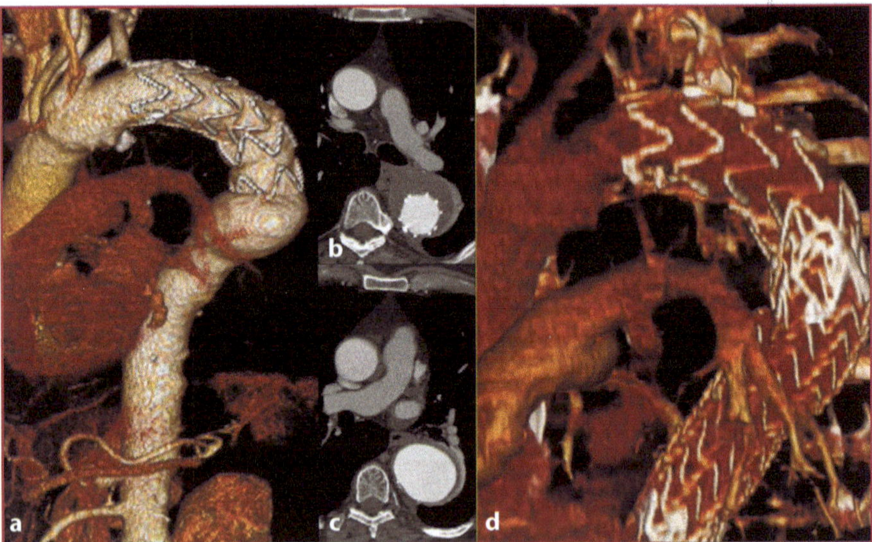

Fig. 7.40 a-c La sottostima dell'estensione longitudinale dell'aneurisma pre-intervento ha determinato una progressiva dilatazione aneurismatica caudalmente all'endoprotesi. **d** È stato necessario l'impianto di una seconda endoprotesi

Presentazione clinica: febbre di origine sconosciuta con brividi, malessere, perdita di peso, dorsalgia, dolore retrosternale o addominale. Può esordire con i segni di una fistola aorto-enterica anni dopo l'intervento sull'aorta.

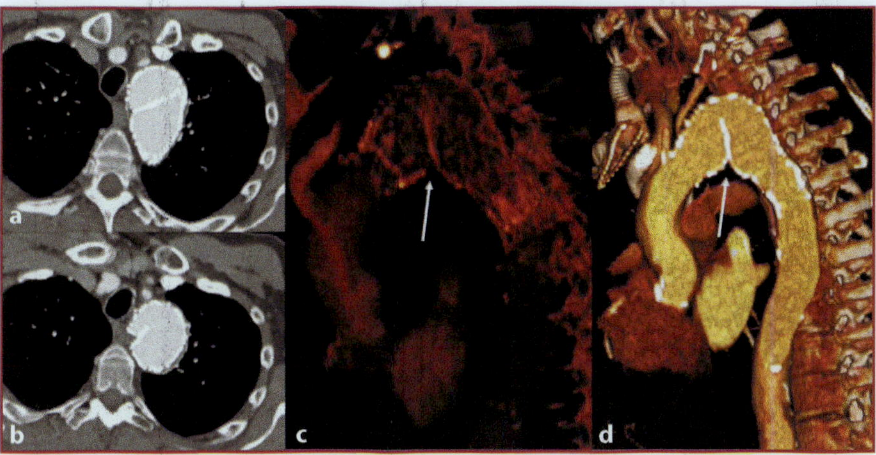

Fig. 7.41 a-d Inginocchiamento dell'endoprotesi a livello del tratto prossimale dell'aorta discendente (*frecce*). Questo tipo di complicazione può essere dovuto a un errato rilascio durante la procedura

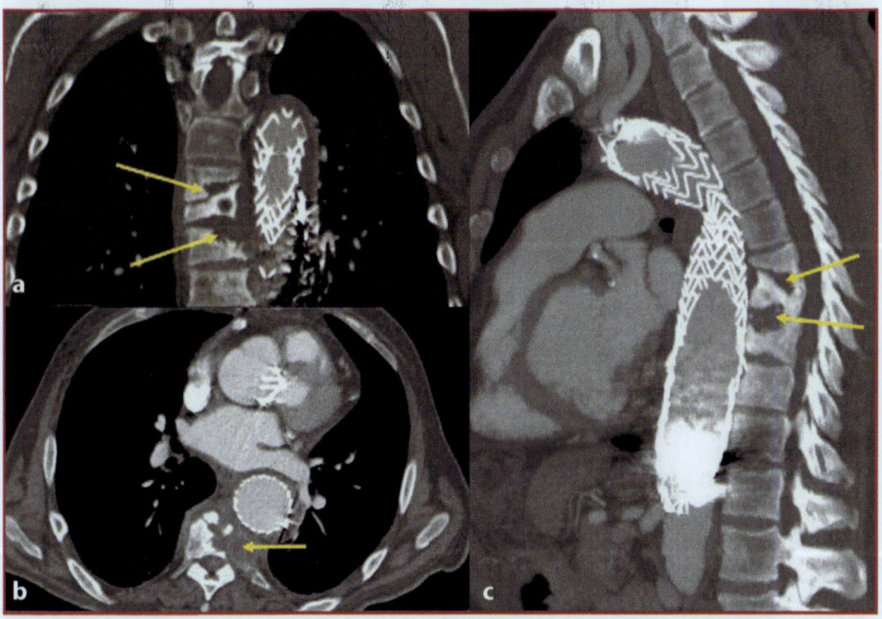

Fig. 7.42 a-c Infezione dell'endoprotesi. Un tessuto flogistico circonda la parete posteriore dell'aorta fino a raggiungere ed erodere i corpi vertebrali, determinando una spondilodiscite dorsale (*frecce gialle*)

Frequenza: incidenza tra lo 0,5% e il 5%.

Fattori di rischio: i fattori di rischio per un'infezione secondaria includono ischemia intestinale, infezione della ferita chirurgica, terapia immunosoppressiva, diabete mellito, cancro.

Meccanismo di infezione: disseminazione intraoperatoria (primaria) ed ematogena, erosione meccanica della parete o delle spirali nella sacca aneurismatica (secondaria).

Segni TC: tessuto infiammatorio periaortico avente all'interno aree necrotiche e bolle gassose o vera e propria raccolta ascessuale periaortica. Perdita dei piani di clivaggio adiposi periaortici. Versamento pleurico o pericardico. Rottura contenuta dell'aorta (pseudoaneurisma) oppure endoleak.

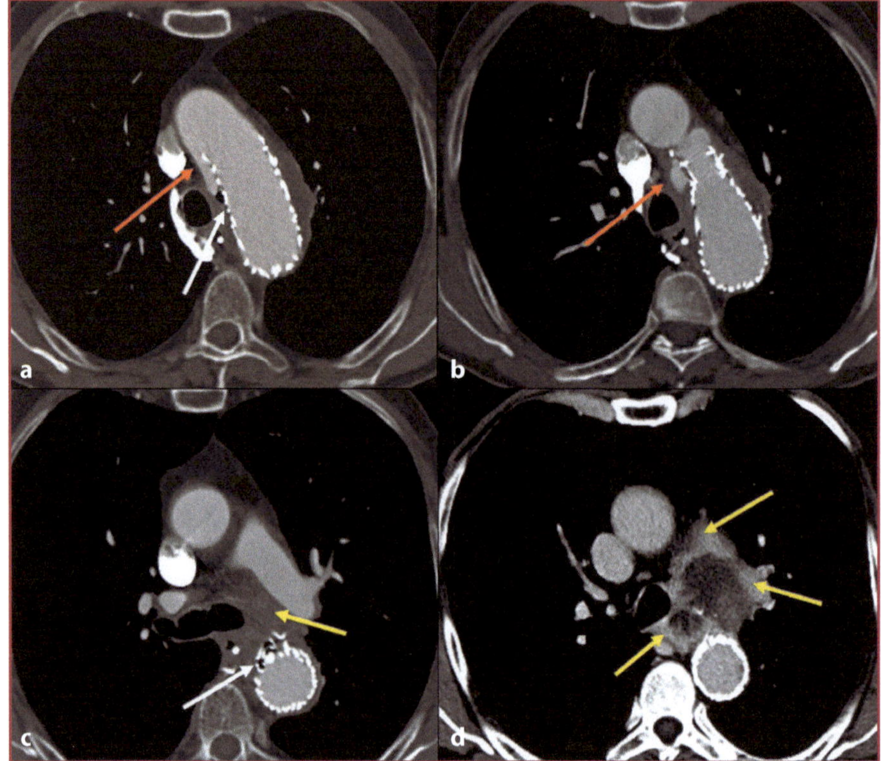

Fig. 7.43 a-d In questo paziente l'infezione dell'endoprotesi ha causato una graduale erosione della parete, con il costituirsi di una fistola aorto-esofagea (non direttamente visualizzabile) e lo sviluppo di un endoleak di tipo Ia (*frecce rosse*). L'infezione è dimostrata dalla presenza di piccole bolle aeree (*frecce bianche*) nella sacca aneurismatica. L'infiammazione si è estesa al mediastino (*frecce gialle*)

Complicazioni: rapida progressione in rottura aortica. Fistola aorto-enterica o aorto-bronchiale. Batteriemia, sepsi.

Trattamento: terapia medica antibiotica aggressiva e prolungata. In caso di fallimento o insufficienza della terapia valutare l'escissione del graft e del tessuto infiammatorio con ricostruzione aortica.

Protesi chirurgica

Le opzioni chirugiche per il trattamento delle patologie dell'aorta toracica sono varie e l'approccio ricostruttivo viene selezionato sulla base di diversi fattori (estensione anatomica di patologia, età, necessità di terapia anticoagulante, stato dell'aorta nativa e della valvola aortica, pregressa chirurgia aortica).

- Il tipo di tecnica chirurgica determina l'aspetto TC. La refertazione di questo tipo di esami richiede quindi la conoscenza del tipo di intervento eseguito.
- Eseguire sempre una scansione pre-contrastografica, soprattutto nel sospetto di complicazioni.
- In caso di trattamento del bulbo o della valvola aortica l'acquisizione deve essere cardiosincronizzata.
- La scansione tardiva è necessaria in casi selezionati (spandimento ematico extravascolare, persistenza di dissezione a basso flusso).

Sostituzione valvolare aortica

Le protesi valvolari sono di tipo *meccanico (metalliche)* o *biologico (tissutale)*.

Mentre le valvole metalliche prevedono la sostituzione dell'annulus aortico e richiedono la terapia anticoagulante a vita, le valvole biologiche possono anche essere impiantate sull'annulus nativo. Le valvole derivate da tessuti porcini o da pericardio possono avere tre punte metalliche.

Protesi aortica

- I tipi di intervento si distinguono soprattutto in base al tratto di aorta interessato (se vi è la sostituzione della valvola, del bulbo con eventuale reimpianto delle coronarie, dell'arco con eventuale reimpianto dei tronchi sovraortici, dell'aorta discendente), del tipo di protesi e dell'inclusione della protesi all'interno dell'aorta nativa mantenuta come rivestimento (*graft incluso*; se il segmento aortico patologico viene rimosso si chiama *graft interposto*).
- Le complicazioni tardive sono rare (2% dei casi) ma potenzialmente devastanti e possono non essere clinicamente evidenti, consegnando alla TC un ruolo di primo piano nella sorveglianza postoperatoria (follow-up TC a 3, 6 e 12 mesi dopo chirurgia e successivamente ogni anno).

Sostituzione del bulbo aortico

La sostituzione avviene con escissione del bulbo nativo e con l'anastomosi termino-terminale tra l'annulus aortico e l'aorta residua. Il reimpianto delle coronarie sulla protesi avviene attraverso l'anastomosi dei "bottoni" di tessuto aortico nativo circondanti l'origine delle coronarie, con la protesi a livello di alcune predisposte fenestrazioni (Fig. 7.44).

Origine dei vasi epiaortici

L'escissione dell'aorta nativa può risparmiare un tratto d'arco comprendente l'origine dei vasi sovraortici, il quale viene anastomizzato alla protesi impiantata. In alternativa la protesi può avere alcuni bracci che si anastomizzano con i tronchi sovraortici.

Intervento combinato

Quando la patologia aortica si estende dall'aorta ascendente alla discendente, la correzione chirurgica può avvenire a più riprese. Nel caso di patologia aneurismatica diffusa, la protesi viene posizionata a livello dell'aorta ascendente e dell'arco, e nel punto di anastomosi con il tratto prossimale dell'aorta discendente viene parzialmente invaginata con il cosiddetto aspetto a *elephant trunk* che nelle immagini assiali può simulare un flap di dissezione. Una dissezione A estesa fino alla discendente, una volta corretta la dissezione a livello dell'ascendente e dell'arco nello stadio acuto, viene così stabilizzata; la dissezione residua della discendente può essere trattata con terapia medica o successivamente con intervento endovascolare o chirurgico (Figg. 7.44, 7.45).

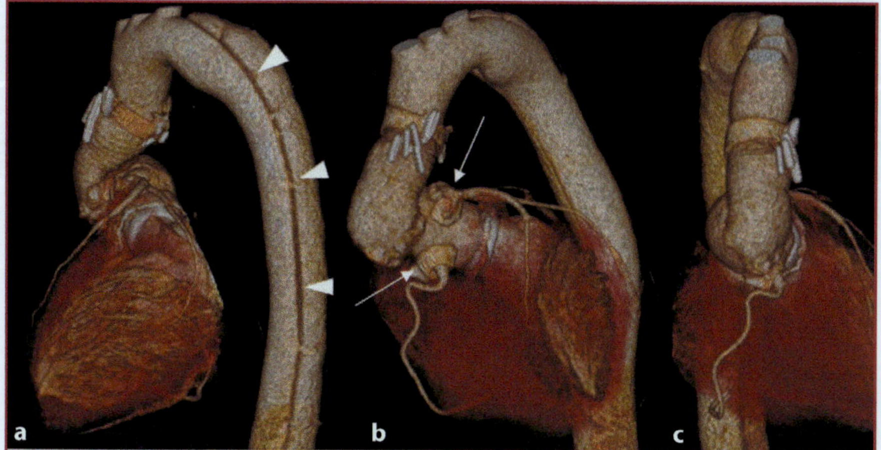

Fig. 7.44 a-c Dissezione di tipo A trattata con sostituzione protesica valvolata in dacron dell'aorta e della valvola aortica e reimpianto degli osti coronarici (*frecce*) sulla protesi tubulare (intervento di Bentall). Le arterie coronarie sono state reimpiantate sulla protesi con bottoni di parete aortica nativa. La dissezione dell'aorta discendente persiste (*punte di freccia*) ed è stabilizzata con terapia medica

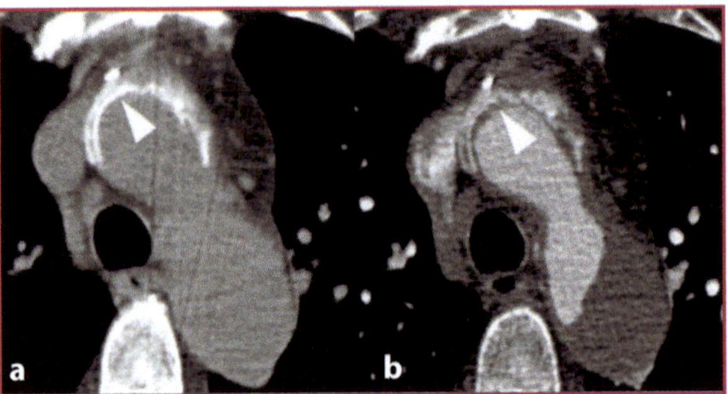

Fig. 7.45 a, b Correzione chirurgica di dissezione di tipo A estesa alla discendente mediante sostituzione dell'aorta ascendente. La scansione pre-contrastografica (**a**) aiuta nel riconoscere la protesi sintetica iperdensa (*punte di freccia*), che potrebbe essere male interpretata come spandimento di mdc (**b**)

Segni TC

- Il graft aortico può essere composto da tessuto biologico eterologo (bovino, porcino), oppure umano (homograft) o sintetico (dacron). Le protesi tessutali sono indistinguibili dall'aorta nativa, mentre le protesi sintetiche possono avere una maggiore attenuazione all'esame basale.
- Le scansioni basali possono aiutare a differenziare garze o tamponi da spandimenti di contrasto.
- Nel punto di introduzione della cannula per il bypass cardiopolmonare può residuare un bottone protrudente all'esterno del profilo aortico, che può essere erroneamente interpretato come un leak o uno pseudoaneurisma (Fig. 7.46).
- Il graft può presentare un lieve inginocchiamento, generalmente di scarso rilievo clinico (utilizzare ricostruzioni multiplanari, MPR).
- Frequentemente è presente una quantità minima o moderata di materiale a bassa attenuazione (sieroma, ematoma in fase di organizzazione, fibrosi, tessuto di granulazione) attorno al graft, che può permanere anche molti mesi dopo l'intervento o tendere lentamente a risolversi.

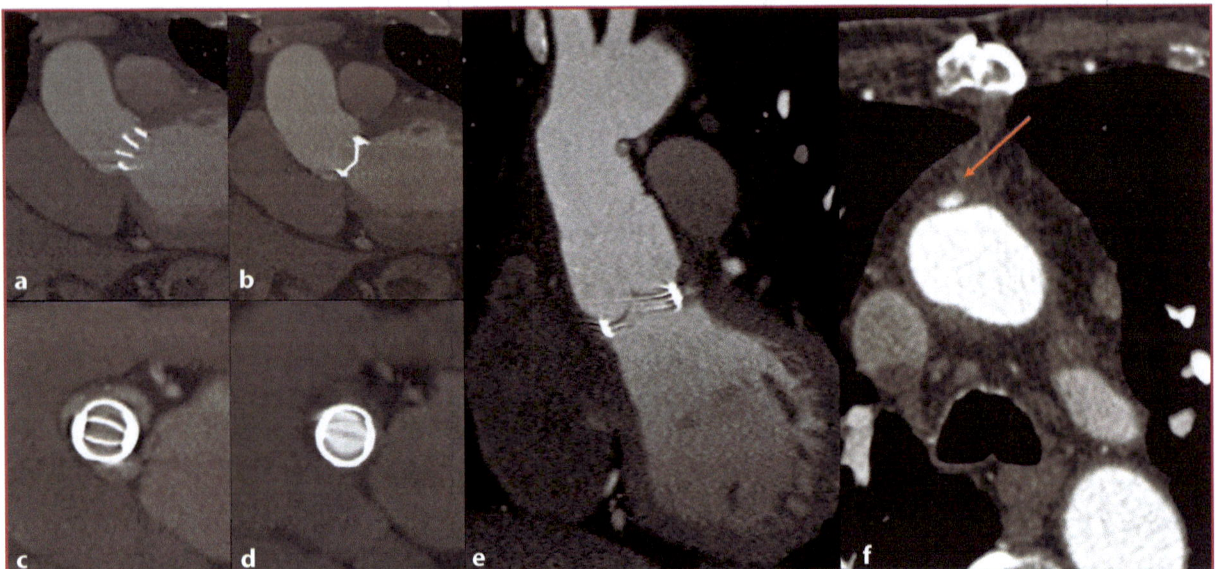

Fig. 7.46 a-d Valvola aortica protesica meccanica vista aperta in fase sistolica (**a, c**) e chiusa in fase diastolica (**b, d**). **e** Protesi chirurgica valvolata con lembi valvolari biologici su supporto anulare meccanico. **f** Una piccola estroflessione bottoniforme indica il punto di accesso della cannula per la circolazione extracorporea (*freccia rossa*)

- La presenza di una quota di materiale periprotesico a bassa densità circondante la protesi o l'aumento di tale materiale nei controlli seriati possono essere dovuti a uno *spandimento ematico per deiscenza dell'anastomosi* o a un'infezione della protesi con formazione di un *ascesso periprotesico.*
- In alternativa, la raccolta si può generare come *risposta infiammatoria ai materiali estranei utilizzati* (per esempio colle), al pericardio bovino o alla protesi stessa. Questa generalmente non riveste un rilievo clinico ma può andare incontro a sovrainfezione.

Deiscenza anastomotica

- La deiscenza anastomotica (Figg. 7.47, 7.48) può essere responsabile di un *leakage ematico anche in assenza di uno stravaso di mdc* al momento dell'esame (flusso troppo lento), per cui scansioni tardive con misurazione multifasica della densità della raccolta possono aiutare nel riconoscimento.
- Può avvenire a livello del sito di attacco prossimale, distale o delle anastomosi con i rami arteriosi oppure a livello del sito di introduzione della cannula.

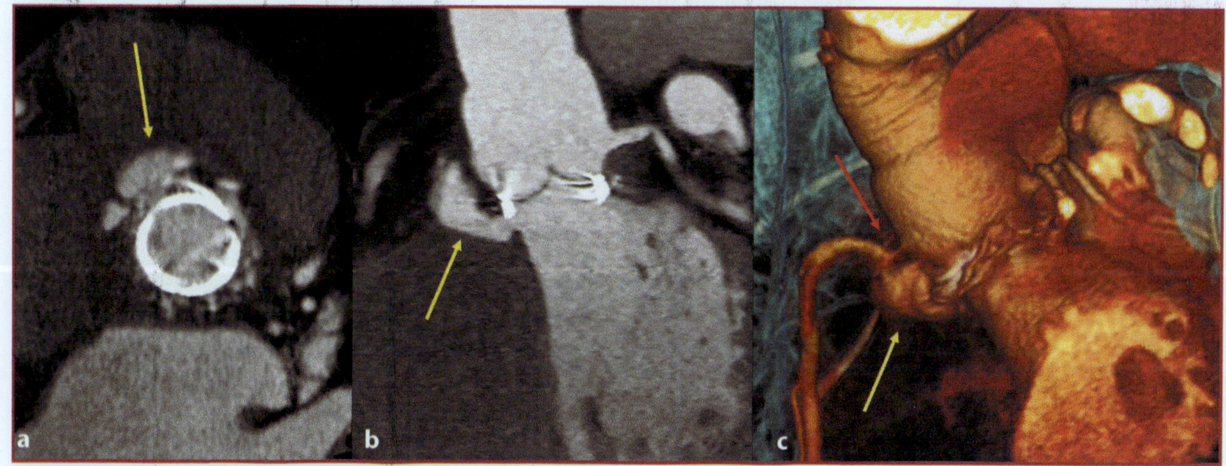

Fig. 7.47 a-c Pseudoaneurisma perivalvolare (*frecce gialle*) per deiscenza dell'anastomosi tra la protesi valvolata e la giunzione ventricolo-aortica. Lo pseudoaneurisma determina una stenosi da compressione all'origine della coronaria destra (*freccia rossa*)

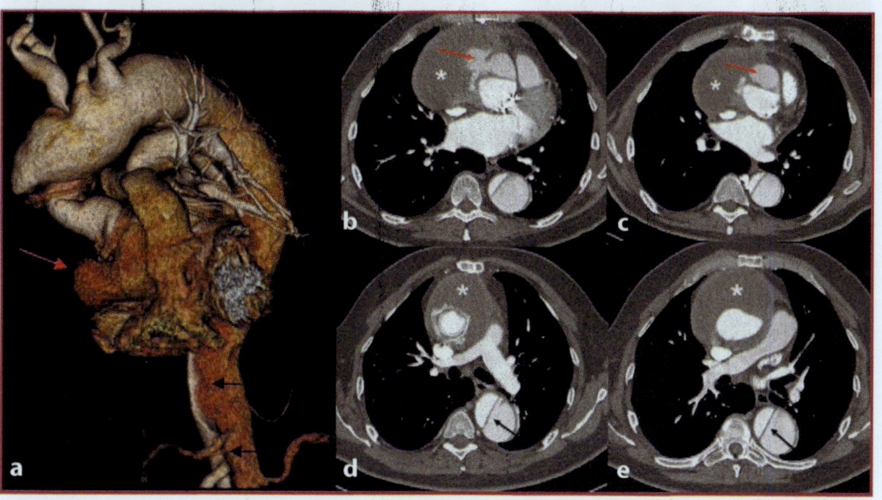

Fig. 7.48 a-e Controllo TC dopo sostituzione protesica dell'aorta ascendente. Voluminoso sieroma periprotesico (*asterischi*) con stravaso di mdc in ematoma periprotesico (*frecce rosse*) contenuto nella sacca avventiziale. Persiste dissezione dell'aorta discendente (*frecce nere*)

- Può insorgere a breve distanza dall'intervento o dopo anni e può complicarsi con fistolizzazione con gli organi adiacenti (bronchi, polmoni, esofago).
- Piccoli spandimenti ematici nello spazio compreso tra la protesi e l'aorta nativa ricoprente nel caso di graft inclusi possono stabilizzarsi o regredire nel tempo.
- La *deiscenza è spesso dovuta a infezione del graft*, quindi ematoma e ascesso possono essere presenti simultaneamente.

La diagnosi si avvale di dati clinico-laboratoristici e in ultimo del prelievo di materiale periprotesico sotto guida TC ove possibile.

Bolle gassose in prossimità del graft indicano infezione o fistola con organi cavi (vie aeree, esofago).

Intervento per coartazione

Attualmente esistono diverse strategie operatorie per la correzione della coartazione aortica. In particolare, vi sono approcci chirurgici e interventisti.

Le soluzioni chirurgiche sono preferite nei neonati e in età pediatrica e includono:

- *anastomosi termino-terminale* (il tratto coartato viene resecato e le due estremità vengono apposte direttamente);
- *intervento con impiego di flap* proveniente dalla succlavia (la succlavia viene divisa, un lembo prossimale della parete vasale viene estratto e utilizzato per ricostruire il tratto aortico);
- *aortoplastica mediante patch ellittico di dacron*;
- *aortoplastica mediante interposizione di protesi* anastomizzata prossimalmente e distalmente all'aorta nativa;
- *bypass extranatomico* tra l'aorta ascendente e la discendente (Fig. 7.49).

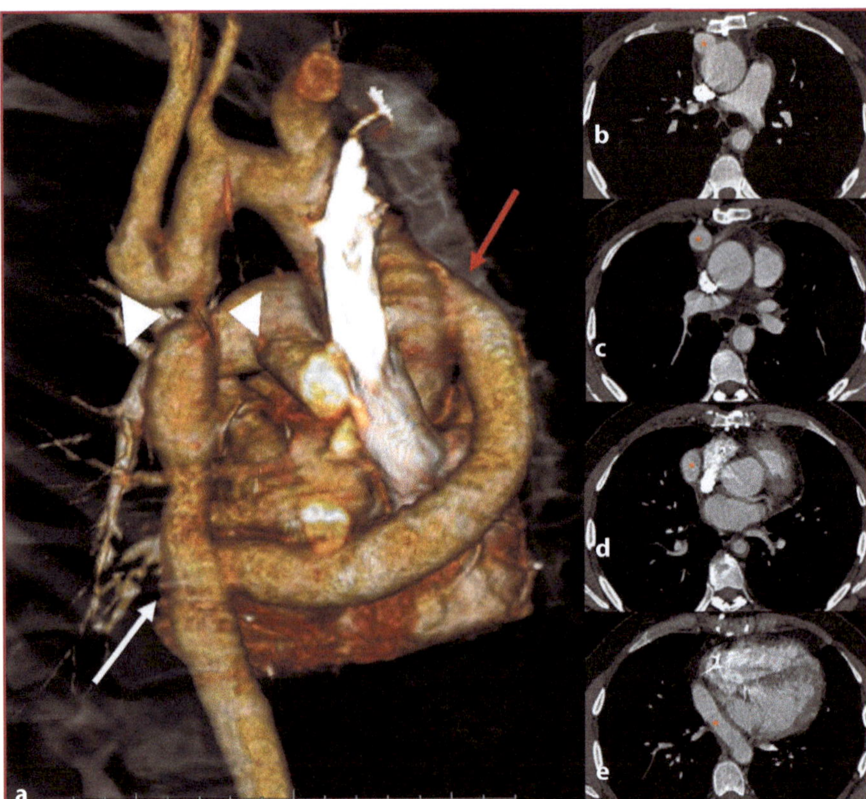

Fig. 7.49 a Coartazione trattata mediante bypass extranatomico tra l'aorta ascendente (*freccia rossa*) e l'aorta discendente (*freccia bianca*), senza intervento diretto sulla coartazione (*punte di freccia*). **b-e** Il bypass è pervio e ben valutabile nelle immagini assiali lungo tutto il decorso retrosternale (*asterischi*)

Le soluzioni interventistiche endovascolari sono rappresentate dalla dilatazione con palloncino transcatetere oppure dal rilascio di uno stent, generalmente preferito nei bambini più grandi e nei giovani adulti.

Le cause più frequenti di reintervento sono: recidiva di coartazione, aneurisma dell'aorta ascendente, valvulopatia aortica e formazione di pseudoaneurisma.

7.8 Valvulopatia aortica

La valvulopatia aortica è una delle cause più frequenti di intervento cardiochirurgico nei Paesi avanzati.

Sebbene l'ecocardiografia sia l'esame di prima istanza nella valutazione della valvola aortica, vi sono alcune limitazioni tecniche (finestra acustica, habitus del paziente, studio dell'aorta, operatore-dipendenza). Inoltre, come valutazione preoperatoria, le tecniche di imaging di secondo livello consentono di ottenere una serie di dati anatomici utili (Tabella 7.12). La scelta tra TC e RM dipende sostanzialmente dall'indicazione all'esame, dall'età del paziente, dal grado di calcificazione valvolare.

L'acquisizione TC cardiosincronizzata consente di valutare nella stessa procedura anche il circolo coronarico, evitando al paziente l'esecuzione di una coronarografia diagnostica preoperatoria.

Tabella 7.12 Utilità e limiti tecnici delle metodiche di imaging TC e RM nel documentare specifici reperti morfologici e funzionali

Reperti	TC	RM
Morfologia della valvola	+++	++
Grado di calcificazione	+++	–/+
Diametri valvolari	+++	++
Misura dell'area valvolare aortica	+++	++
Grado di insufficienza aortica	–	++
Diametri aortici (bulbo, giunzione S-T)	+++	++
Valutazione dell'aorta ascendente	+++	+++
Valutazione dell'arco e dell'aorta discendente	+++	+++
Ipertrofia del ventricolo sinistro	+++	+++
Volumi del ventricolo sinistro	++	+++
Valutazione delle arterie coronarie	+++	–
Reperti extracardiovascolari	+++	–
Limiti tecnici	**TC**	**RM**
Artefatti*	–	—
Controindicazioni**	–	—
Impiego di radiazioni	—–	+++
Rapidità di esecuzione e disponibilità della tecnologia	++	–

* Alta frequenza cardiaca o irregolarità del ritmo (TC/RM), calcificazioni (TC/RM), artefatti da respiro (TC/RM).

** Controindicazioni all'uso di mdc in pazienti nefropatici (TC/RM, ma la RM senza contrasto può offrire comunque informazioni utili), pacemaker (RM), claustrofobia (RM), scarsa collaborazione del paziente (TC/RM).

Utilità: +/+++ utile/molto utile; – non utile.

Limiti tecnici delle metodiche: –/—– influenza negativamente poco/molto; +/+++ influenza positivamente poco/molto.

Stenosi valvolare aortica

Quadro clinico e diagnosi

Patogenesi: nei Paesi occidentali la prima causa di stenosi valvolare è la degenerazione aterosclerotica di una valvola congenitamente normale o anomala (per esempio, valvola bicuspide). Nel resto del mondo la prima causa è l'esito di un processo reumatico. Meno frequenti sono le valvulopatie a origine infettiva, decisamente rare quelle di natura neoplastica.

Aspetti morfologici: ispessimento dei lembi valvolari con o senza calcificazioni in presenza di una valvola anatomicamente normale, con fusione dei lembi valvolari o malformata (bicuspide o, raramente, unicuspide o tetracuspide), che determina restringimento al passaggio di sangue attraverso l'orifizio valvolare.

Imaging e refertazione

Consigli pratici in TC

- Ricostruire le immagini coprendo tutto il ciclo cardiaco (dal 10% al 100% dell'intervallo RR ricostruendo ogni 5-10% con spessore di strato di almeno 1 mm) al fine di ottenere immagini ottimali per la misurazione della planimetria della valvola aortica e dei volumi cardiaci.
- L'area valvolare aortica (AVA) si calcola dopo aver selezionato la fase telesistolica (attorno al 20% dell'intervallo RR, quando la valvola raggiunge la massima apertura) su piani MPR obliqui (Fig. 7.50).

Valvola normale

- Tre cuspidi: destra, sinistra (corrispondenti ai seni coronarici destro e sinistro) e posteriore (seno non coronarico).

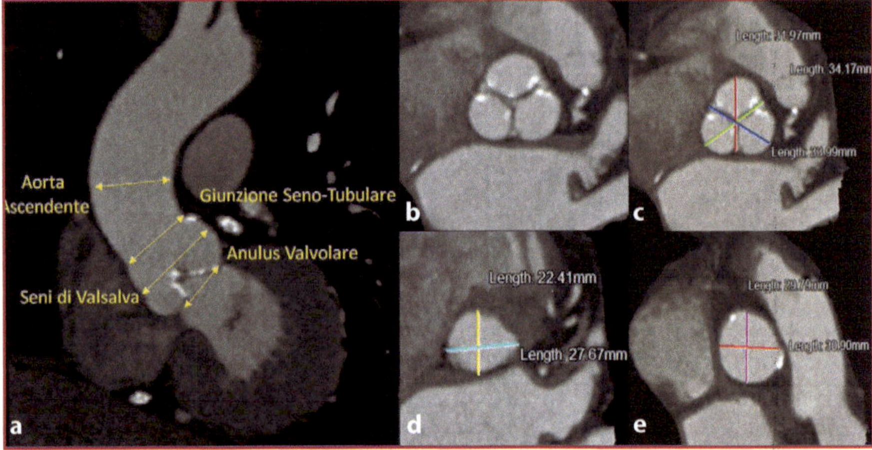

Fig. 7.50 Valutata la morfologia e il grado di calcificazione della valvola (**a**), i diametri aortici si misurano tracciando i diametri massimi e minimi su ricostruzioni MPR perpendicolari all'asse longitudinale del vaso a livello dei seni di Valsalva (**b,c**), della giunzione seno-tubulare (**d**) e dell'aorta ascendente (**e**)

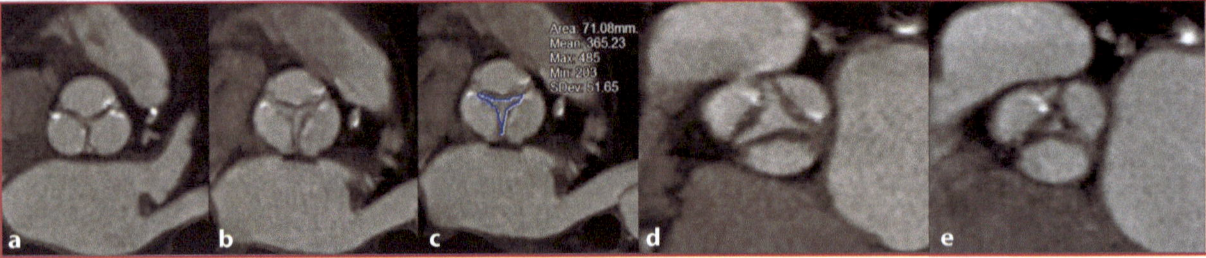

Fig. 7.51 a-c Stenosi della valvola aortica di grado severo: le immagini in diastole (**a**) e in sistole (**b**) mostrano scarsa apertura valvolare. Tracciando manualmente i contorni dei lembi (**c**) si può misurare l'area valvolare aortica (71 mm^2). **d-e** Valvola aortica stenoinsufficiente di natura reumatica con ispessimento dei lembi valvolari e scarse calcificazioni: in sistole (**d**) non si osserva una sufficiente apertura della valvola, mentre in diastole (**e**) la chiusura delle cuspidi è incompleta, con la persistenza di un orifizio centrale

- No calcificazioni e regolare apertura delle cuspidi valvolari.
- AVA: tra 2,5 e 4,0 cm^2.

Stenosi valvolare

- Alterazioni della morfologia: unicuspide o bicuspide per fusione congenita o acquisita dei lembi valvolari, presenza o meno di *rafe*, ispessimento dei lembi, presenza di vegetazioni (Figg. 7.51, 7.52).
- Grado di calcificazioni: assenti, lievi, moderate o severe (Fig. 7.53).
- AVA: lieve (AVA tra 1,5 e 2,5 cm^2), moderata (AVA tra 1,5 e 1,0 cm^2) o severa (AVA <1 cm^2). L'AVA ben si correla con il gradiente pressorio transvalvolare.
- Alterazioni compensatorie come ipertrofia ventricolare o dilatazione dell'aorta ascendente (Figg. 7.54, 7.55).

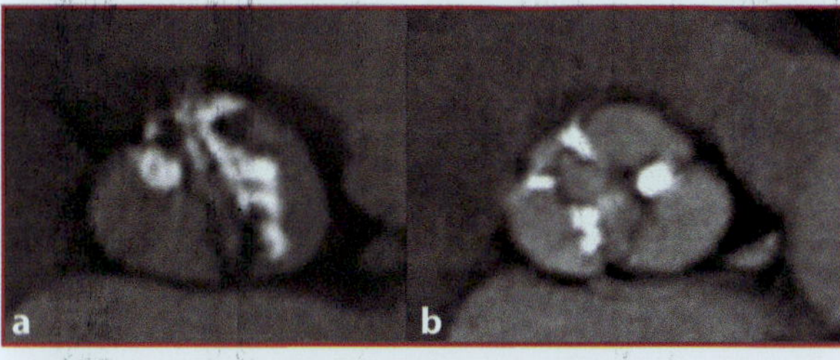

Fig. 7.52 a Valvola congenitamente bicuspide con calcificazioni lungo la commissura. **b** Valvola bicuspide per fusione di due lembi con persistenza di un rafe parzialmente calcifico, detta anche valvola "funzionalmente bicuspide"

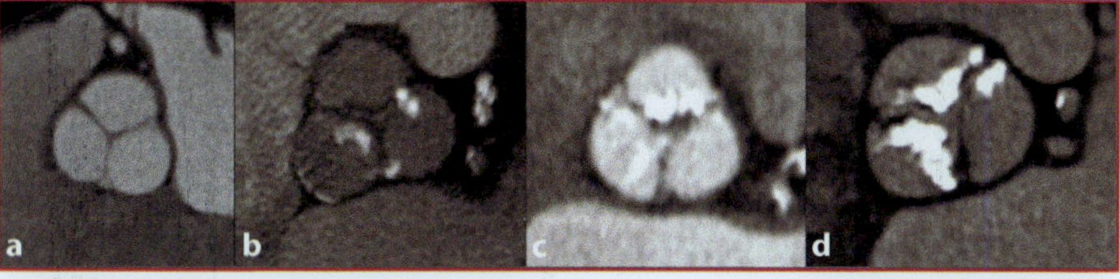

Fig. 7.53 Diversi gradi di calcificazioni valvolari: assenti (**a**), lievi (**b**), moderate (**c**) e severe (**d**)

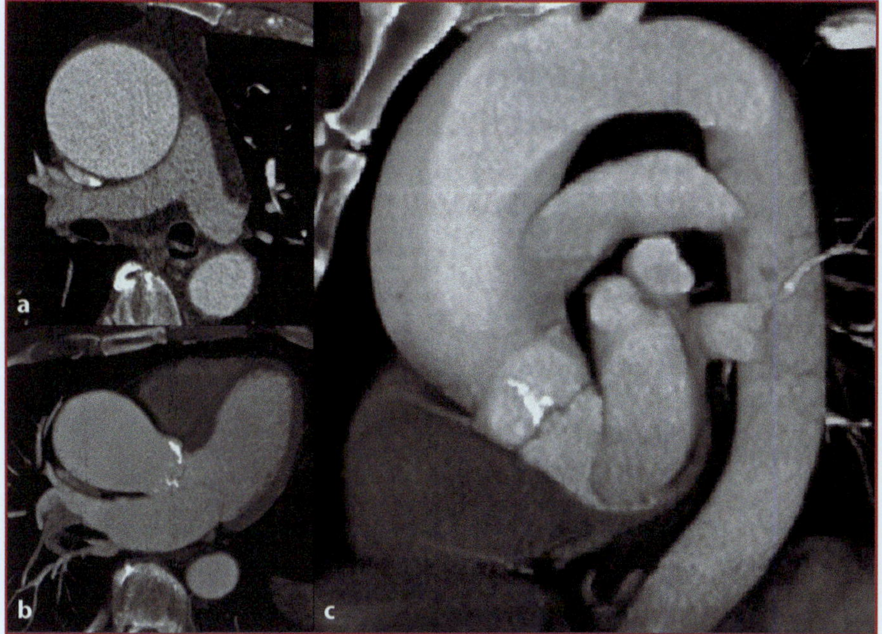

Fig. 7.54 Dilatazione aneurismatica dell'aorta ascendente secondaria a stenosi valvolare

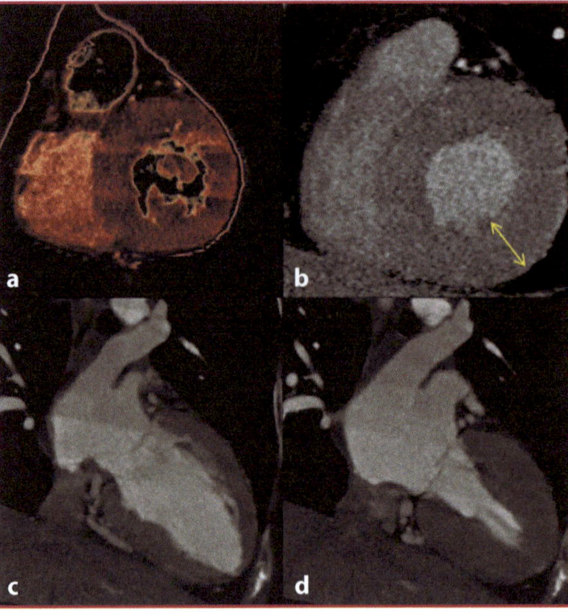

Fig. 7.55 Ipertrofia concentrica compensatoria del ventricolo sinistro (spessore del miocardio ventricolare sinistro >12 mm). Seppure lo spessore parietale vada misurato in diastole (**a, b** *freccia gialla*), il confronto tra le immagini in diastole (**c**) e in sistole (**d**) mostra l'aumento di contrattilità del miocardio ventricolare

Insufficienza valvolare aortica

Patogenesi: può essere causata da alterazioni della stessa valvola aortica (endocardite batterica, degenerazione mixomatosa, valvola bicuspide, patologia reumatica) o essere secondaria a patologie del bulbo (per dilatazione dell'annulus).

Fattori predisponenti: sindrome di Marfan (ectasia annulo-aortica), aortite luetica, aneurisma dell'aorta ascendente, dissezione o trauma.

Aspetti morfologici: mancata adesione dei lembi con area centrale di incontinenza valvolare in fase diastolica (l'area valvolare in diastole ben si correla con la severità del rigurgito valvolare). Il conseguente sovraccarico del ventricolo sinistro determina dilatazione dell'aorta ascendente e ipertrofia concentrica o eccentrica del ventricolo sinistro che può esitare in cardiomegalia e, infine, in scompenso cardiaco.

7.9 Disordini ereditari del connettivo. Sindrome di Marfan, sindrome di Ehler-Danlos

Quadro clinico e diagnosi

Patogenesi: la sindrome di Marfan e la sindrome di Ehler-Danlos sono disordini genetici che compromettono il metabolismo o la produzione delle fibre di collagene.

- La sindrome di Marfan predispone ad alterazioni aortiche in quanto determina una degenerazione della tonaca media (90% dei casi) con indebolimento della parete vasale.
- La sindrome di Ehler-Danlos, a causa della difettosa produzione di collagene, è caratterizzata da un'aumentata elasticità e fragilità parietale vascolare, che predispone ad aneurismi e a rottura (Fig. 7.56).

Aspetti morfologici: gli aspetti patologici possono manifestarsi anche in giovanissima età e i più frequenti includono: valvola aortica bicuspide (sindrome di Marfan), ectasia annulo-aortica con risultante insufficienza valvolare aortica, aneurisma dell'aorta ascendente o degli altri tratti, dissezione aortica, rottura aortica.

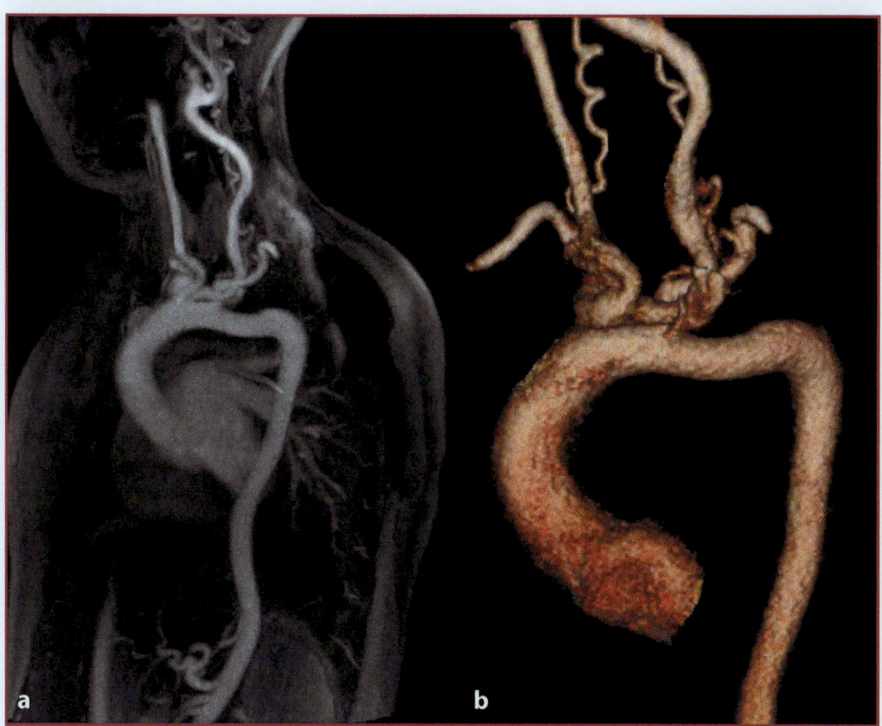

Fig. 7.56 a Angio-RM di un paziente di 11 anni con sindrome di Ehler-Danlos. **b** Ricostruzione VR. Si osservano tortuosità e allungamento dell'aorta e dei rami sovraortici, senza tuttavia alterazioni di calibro

Imaging e refertazione

Ruolo dell'imaging: questa popolazione di paziente richiede una costante sorveglianza annuale per tutta la vita. Le dimensioni della radice aortica, rilevate periodicamente mediante ecocardiogramma, vanno confrontate con i normogrammi disponibili in letteratura (correlando secondo altezza, peso, età alle misure di riferimento), riservando alla RM il ruolo di metodica di seconda istanza nei casi di sospetta patologia. Nella valutazione dell'esame RM, particolare attenzione deve essere riservata alla ricerca di altre anomalie cardiovascolari associate.

Circolo polmonare

8

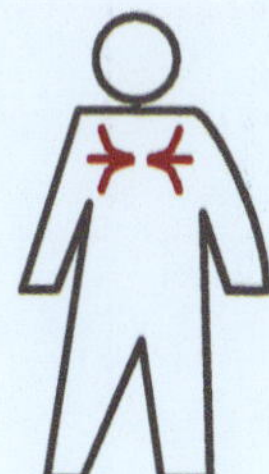

Alessandro Napoli, Federica Ciolina, Luca Bertaccini

La diagnostica non invasiva tramite angio-tomografia computerizzata (TC) e angio-risonanza magnetica (RM) riveste oggi un ruolo centrale nell'identificazione dei pazienti con patologia del circolo polmonare.

In particolare l'indicazione principale è rappresentata dall'embolia polmonare, terza causa di malattia acuta cardiovascolare, con incidenza in Italia di 60.000 casi/anno e mortalità tra il 15% e il 30%, se non adeguatamente diagnosticata e trattata.

Angio-TC e angio-RM permettono inoltre la valutazione dei pazienti affetti da ipertensione polmonare idiopatica, lo studio delle arterie polmonari dopo interventi di cardiochirurgia (correzione della tetralogia di Fallot; correzione della trasposizione dei grossi vasi) e la valutazione delle vene polmonari prima e dopo procedure ablative in presenza di fibrillazione atriale.

8.1 Anatomia del circolo arterioso e varianti anatomiche

L'anatomia del circolo arterioso è illustrata nella Figura 8.1, mentre in Tabella 8.1 è riassunta l'anatomia dell'arteria polmonare, di cui si possono osservare i rami principali nella Figura 8.2.

Le principali varianti anatomiche del circolo arterioso polmonare sono costituite

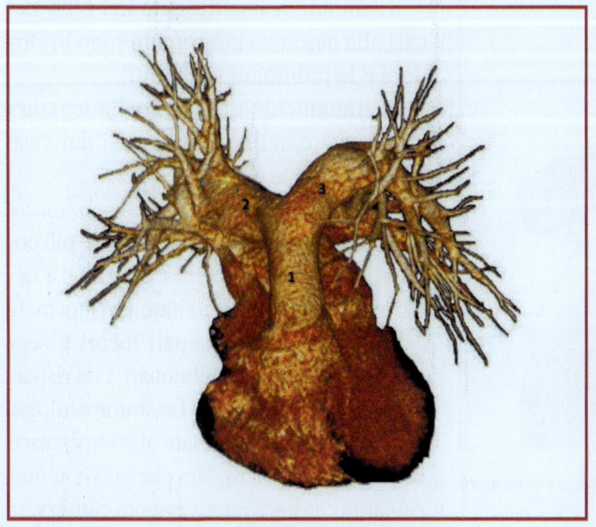

Fig. 8.1 Anatomia del circolo arterioso.
1 Tronco polmonare.
2 Arteria polmonare destra.
3 Arteria polmonare sinistra

C. Catalano, M. Anzidei, A. Napoli, *Imaging Cardiovascolare TC e RM*,

Tabella 8.1 Anatomia dell'arteria polmonare

1. Tronco comune dell'arteria polmonare
2. Arteria polmonare
* Rami lobari

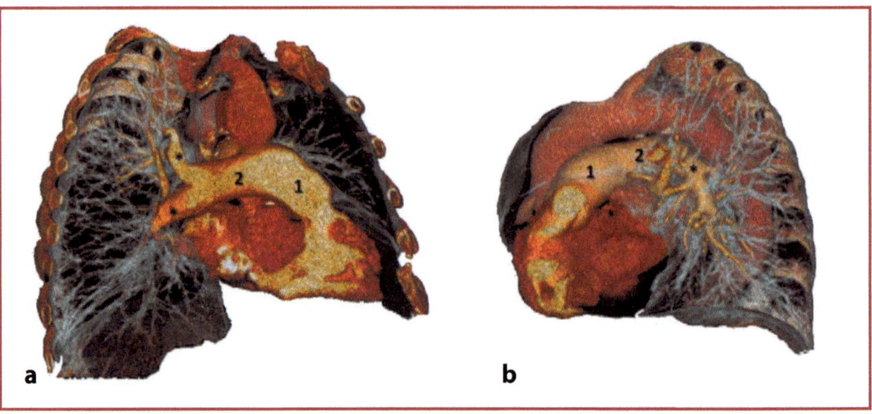

Fig. 8.2 Rami principali dell'arteria polmonare di destra (**a**) e di sinistra (**b**)

dall'origine anomala dell'arteria polmonare sinistra e dall'ipoplasia congenita dell'arteria polmonare.

L'*origine anomala dell'arteria polmonare sinistra* (Fig. 8.3) si verifica in seguito alla regressione embrionale del ramo sinistro dell'arteria polmonare, la cui origine viene a localizzarsi sul versante posteriore dell'arteria polmonare di destra e si porta all'ilo sinistro passando tra la trachea e l'esofago.

Può essere un'anomalia isolata, spesso asintomatica, oppure associarsi ad anomalie dei bronchi e a patologie cardiovascolari (15% dei casi), con un'elevata mortalità e morbilità durante l'infanzia.

Nei pazienti asintomatici la diagnosi differenziale è con l'anello vascolare o con le masse mediastiniche, in particolare all'esame radiografico (rx).

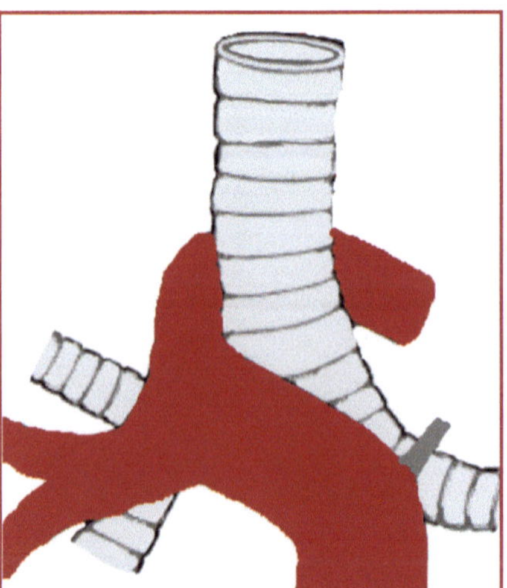

Fig. 8.3 Origine anomala dell'arteria polmonare sinistra

I sintomi si manifestano nel 60% dei casi alla nascita; i più comuni sono lo stridore e le polmoniti ricorrenti.

Il trattamento consiste nella legatura chirurgica e nella rianastomosi del vaso nella posizione normale.

L'*ipoplasia dell'arteria polmonare* (Fig. 8.4) rappresenta un'altra delle più comuni varianti anatomiche congenite; è determinata da una riduzione del normale calibro dei rami principali lobari e segmentari delle arterie polmonari, con risparmio del tronco comune. La sintomatologia è principalmente correlata al sovraccarico del ventricolo destro. Nei pazienti con funzionalità cardiaca relativamente conservata

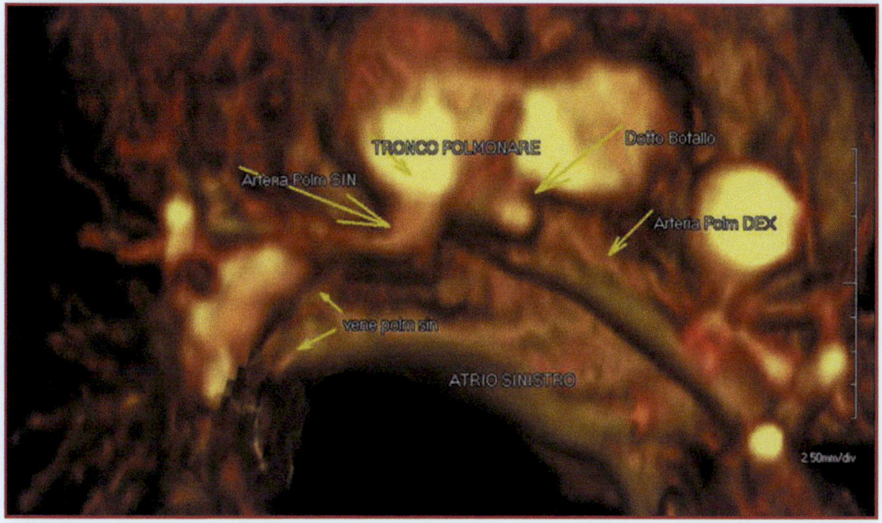

Fig. 8.4 Paziente di 4 mesi con sintomi da ipertensione polmonare studiata con angio-RM. La ricostruzione *Volume Rendering* (VR) mostra l'ipoplasia dell'arteria polmonare sinistra

è generalmente suggerito il follow-up per valutare l'evoluzione del quadro con la crescita (maturazione dei vasi e miglioramento dei sintomi) e, nei pazienti con sintomatologia avanzata, il trattamento di scelta è costituito dal trapianto bipolmonare.

8.2 Anatomia del circolo venoso e varianti anatomiche

L'anatomia delle vene polmonari è sintetizzata nella Figura 8.5 e nella Tabella 8.2.

Le principali anomalie numeriche delle vene polmonari sono rappresentate nella Figura 8.6.

Tabella 8.2 Anatomia normale delle vene polmonari

Vena polmonare superiore sinistra (verde)
Vena polmonare superiore destra (blu)
Vena polmonare inferiore sinistra (giallo)
Vena polmonare inferiore destra (viola)

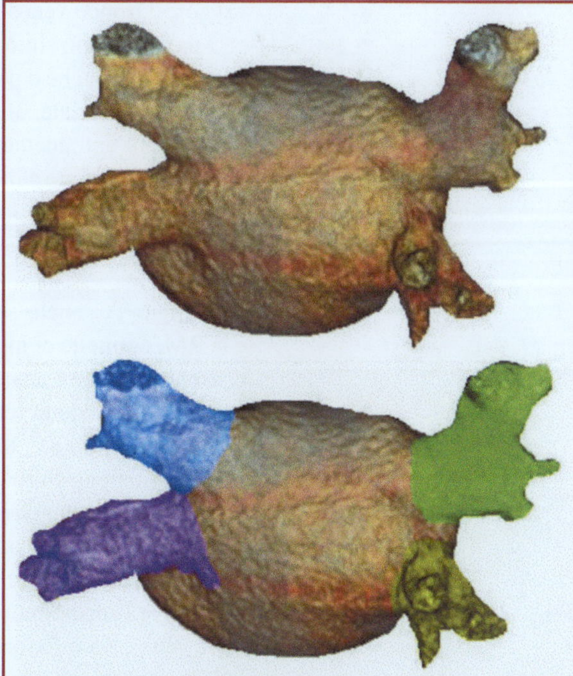

Fig. 8.5 Anatomia delle vene polmonari

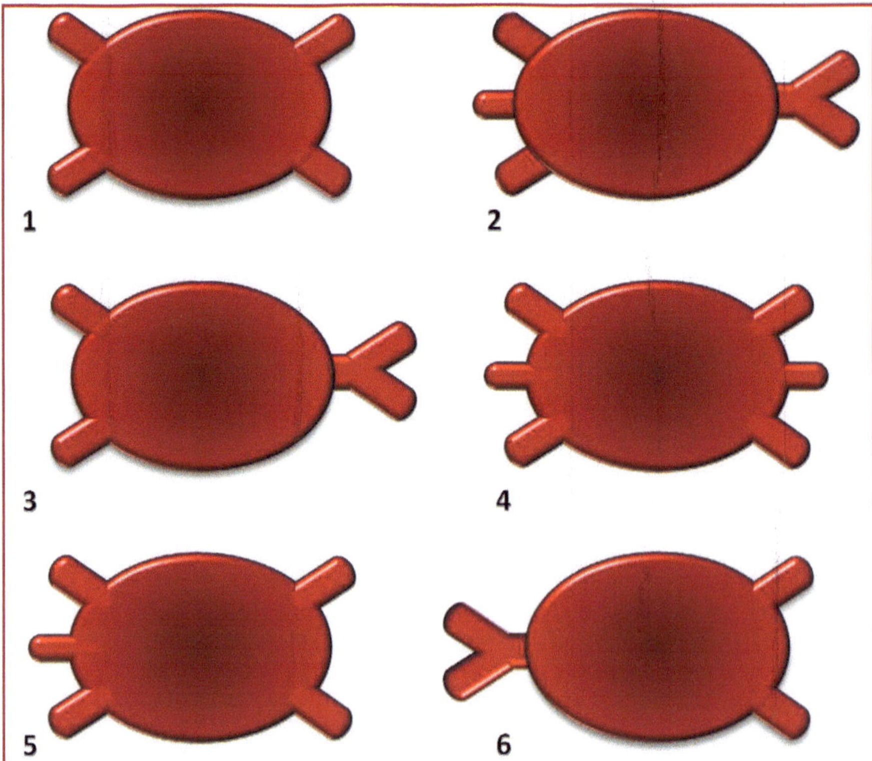

Fig. 8.6 Principali anomalie numeriche delle vene polmonari: *1* normale; *2* tre vene a destra e un tronco unico a sinistra; *3* due vene a destra e un tronco unico a sinistra; *4* tre vene a destra e tre a sinistra; *5* tre vene a destra e due a sinistra; *6* un tronco unico a destra e due vene a sinistra

Ritorno venoso anomalo parziale

Il ritorno venoso anomalo parziale (RVAP) è uno shunt tra circolo polmonare e sistemico di tipo sinistro-destro, in cui una o più vene polmonari drenano nel cuore destro o in vasi che terminano in atrio destro, come la vena cava superiore (VCS), la vena azygos, il tronco venoso brachiocefalico, la vena cava inferiore o il seno coronarico.

I pazienti sono sintomatici solo in caso di shunt molto ampi o in presenza di altre anomalie cardiache o polmonari. Frequentemente il ritorno venoso si associa a difetti del setto interatriale, di tipo seno-venoso.

I tipi più comunemente reperiti sono il drenaggio del lobo superiore destro nella vena cava superiore e il drenaggio del lobo superiore sinistro in una vena mediastinica che si porta nel tronco venoso brachiocefalico sinistro, riconoscibile in TC come un vaso, simile a una VCS sinistra, che passa lateralmente all'arco aortico e si porta inferiormente.

L'angio-TC, anche se non fornisce informazioni funzionali come l'ecocardiografia e la RM, permette di individuare tale anomalia, mentre la RM cardiaca e l'angio-RM possono valutare l'anatomia, quantificare il grado di shunt sinistro-destro nonché il volume e la funzione ventricolare destra, e dimostrare anomalie associate, come difetti interatriali (Figg. 8.7, 8.8).

La correzione chirurgica è raccomandata nei pazienti in cui il rapporto tra portata polmonare e sistemica è >1,5, in quanto hanno elevata probabilità di progredire verso l'ipertensione polmonare e l'insufficienza del ventricolo destro. Si può attuare tramite un patch di pericardio autologo o di altro materiale, che attraversi il difetto interatriale e riporti le vene polmonari in atrio sinistro, oppure, nel caso in cui le vene sbocchino nella vena cava inferiore, sarà necessario staccarle e rianastomizzarle alla parete dell'atrio sinistro.

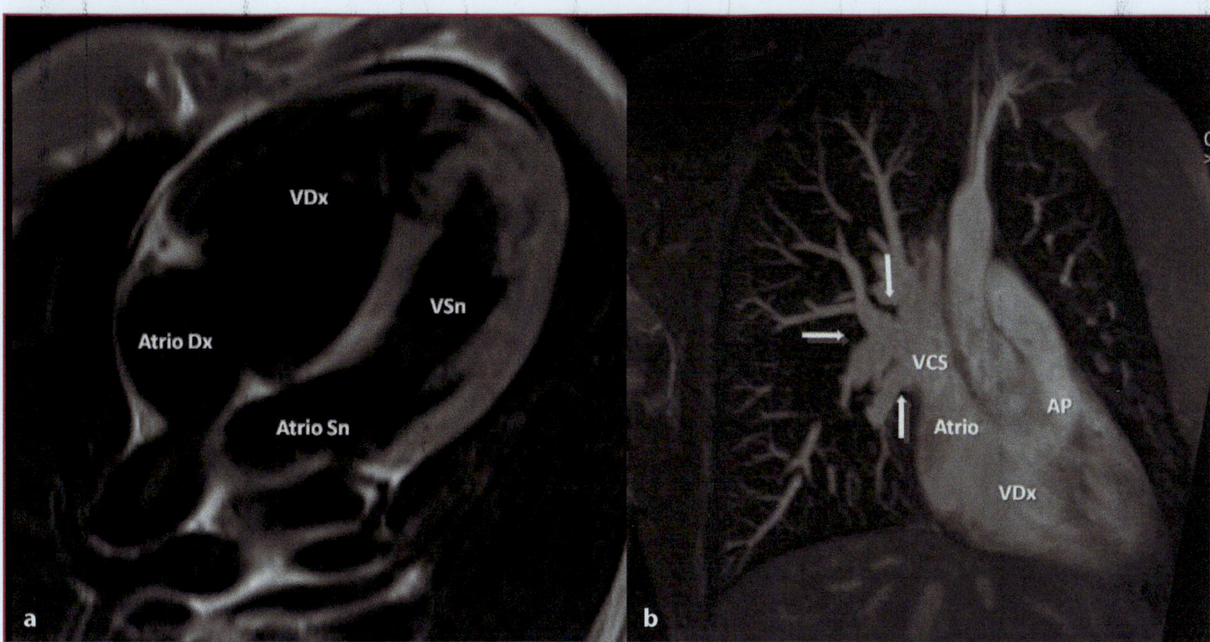

Fig. 8.7 Uomo di 35 anni con marcata dilatazione del ventricolo destro di natura da determinare all'ecocardiografia. **a** La T1 a quattro camere conferma la dilatazione. **b** La ricostruzione *Maximum Intensity Projection* (MIP) ottenuta con angio-RM dimostra la confluenza di più rami venosi del polmone destro nella *VCS*. *AP* arteria polmonare, *VDx* ventricolo destro, *VSn* ventricolo sinistro

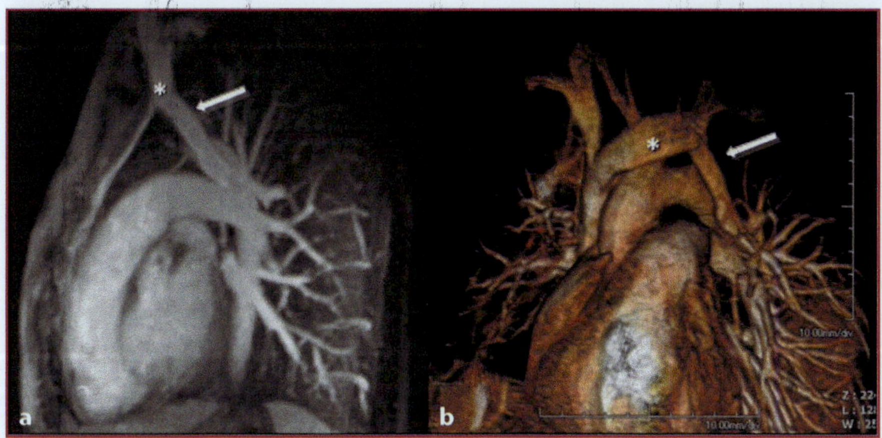

Fig. 8.8 Angio-RM eseguita in una donna di 20 anni affetta da sindrome di Turner per lo studio dell'aorta toracica. Collateralmente le ricostruzioni MIP (**a**) e VR (**b**) mostrano la confluenza della vena polmonare lobare superiore sinistra (*freccia*) nel tronco venoso brachicefalico omolaterale (*asterisco*)

Ritorno venoso anomalo totale

Il ritorno venoso anomalo totale (RVAT) è un'anomalia rara (pari al 2% delle malformazioni cardiache), in cui nessuna delle vene polmonari drena nell'atrio sinistro, bensì in altre strutture vascolari (Fig. 8.9). Si distinguono quattro tipi (Tabella 8.3).

I neonati affetti da RVAT si presentano cianotici e con insufficienza cardiaca; un terzo di essi presenta altre anomalie associate, come eterotassia o asplenia.

L'aspetto angio-TC è variabile in relazione al sito in cui si verifica il drenaggio anomalo e al grado di ostruzione.

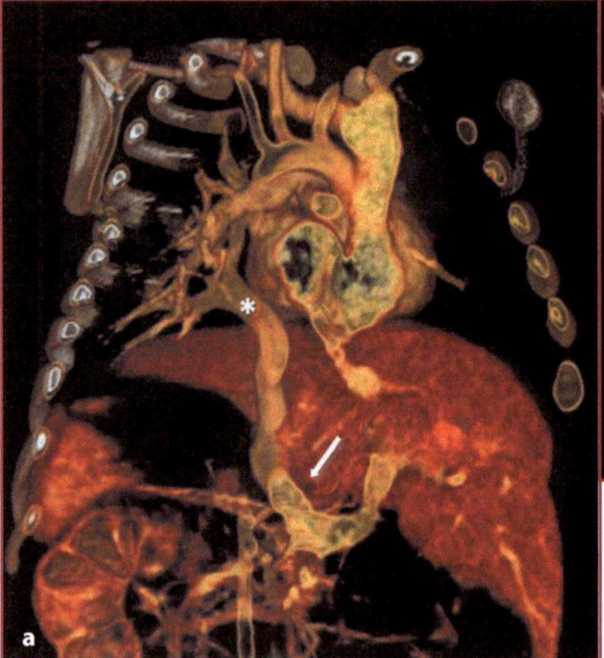

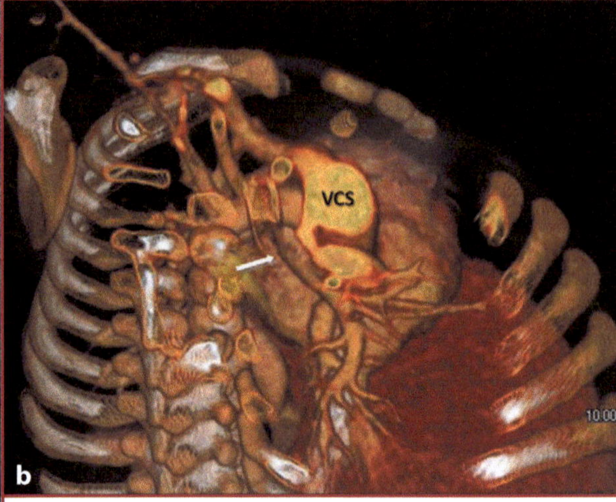

Fig. 8.9 Neonata con dispnea severa. Le ricostruzioni VR ottenute con angio-TC dimostrano (**a**) lo sbocco delle vene polmonari di sinistra in un grosso tronco venoso (*asterisco*) che confluisce nella vena porta (*freccia*), mentre (**b**) le vene polmonari di destra convergono in un tronco (*freccia*) che sbocca nella *VCS*

Tabella 8.3 Tipi di RVAT

Tipo I	Sopracardiaco (55%): generalmente 4 vene polmonari convergono in un tronco unico che verticalmente si porta nel tronco venoso brachiocefalico di destra o di sinistra oppure nella VCS o nell'azygos
Tipo II	Cardiaco (30%): le vene drenano nel seno venoso coronarico o direttamente in atrio destro
Tipo III	Sottodiaframmatico (13%): le vene drenano nella vena cava inferiore o nella vena porta
Tipo IV	2 o più dei precedenti livelli: nella variante più frequente la vena verticale drena il sangue proveniente dal polmone sinistro nel tronco venoso brachiocefalico omolaterale, mentre il sangue proveniente dal polmone destro è drenato in atrio destro o nel seno venoso coronarico

La struttura in cui la vena anomala termina appare dilatata. Il cuore destro è generalmente grande, mentre l'atrio sinistro è normale.

Poiché sia la circolazione sistemica sia la polmonare drenano nel cuore destro, solo la presenza di una comunicazione con il cuore sinistro, come un difetto del setto interatriale o la pervietà del forame ovale, permette uno shunt destro-sinistro compatibile con la vita.

Chirurgicamente il difetto può essere corretto anastomizzando direttamente il collettore venoso alla parete posteriore dell'atrio sinistro. Nel caso in cui il ritorno venoso anomalo sia sopracardiaco, si può creare un'anastomosi latero-laterale tra la confluenza delle vene polmonari e la parete posteriore dell'atrio sinistro. Nel caso in cui, invece, il ritorno venoso sia cardiaco, si demolisce il tetto del seno coronarico per eliminare l'ostruzione e si posiziona un patch che riporta il seno coronarico e le vene polmonari in atrio sinistro. Infine, nel caso in cui il ritorno venoso sia sottodiaframmatico, la confluenza delle vene polmonari e la parete posteriore dell'atrio sinistro vengono anastomizzate tra loro latero-lateralmente.

8.3 Tecnica di studio TC

Preparazione del paziente

- Paziente supino.
- Accesso venoso periferico con ago da 18-20 G, preferibilmente a destra.
- Rimozione di materiali metallici dal torace.

Acquisizione delle immagini

- Acquisizione del topogram sul piano coronale e posizionamento del pacchetto di scansione dal giugulo al di sotto della cupola diaframmatica (Fig. 8.10).
- Posizionamento della *Region of Interest* (RoI) a livello dell'arteria polmonare (nel caso in cui si utilizzi il bolus tracking) e inizio della scansione quando il valore di attenuazione al suo interno è di 40 HU (Fig. 8.11).
- Acquisizione in senso caudo-craniale.

Nello studio del circolo polmonare è fondamentale avere:

- flussi di iniezione veloci (almeno 4 mL/s);
- mezzo di contrasto (mdc) ad alta concentrazione di iodio;
- tempi di scansione il più possibile brevi, sempre mantenendo il pitch nei limiti.

Sulle apparecchiature più lente è consigliabile che la durata della somministrazione del mdc sia equivalente alla durata della scansione, che deve iniziare con un ritardo minimo (variabile, tra le diverse apparecchiature, tra 4 e 6 s) dal raggiungimento del valore soglia (consigliato a 40 HU) (Tabelle 8.4, 8.5). Sulle apparecchiature più rapide, in cui la scansione del torace può essere effettuata in tempi molto brevi (4-6 s), è consigliabile, al fine di un'ottimale sincronizzazione tra somministrazione del mdc e inizio della scansione, utilizzare valori soglia più alti (60-80 HU) o un ritardo maggiore, dopo il raggiungimento di un valore soglia di 40 HU.

Fig. 8.10 *Field of view* (FoV) per lo studio del circolo polmonare arterioso e relativo posizionamento del monitoring

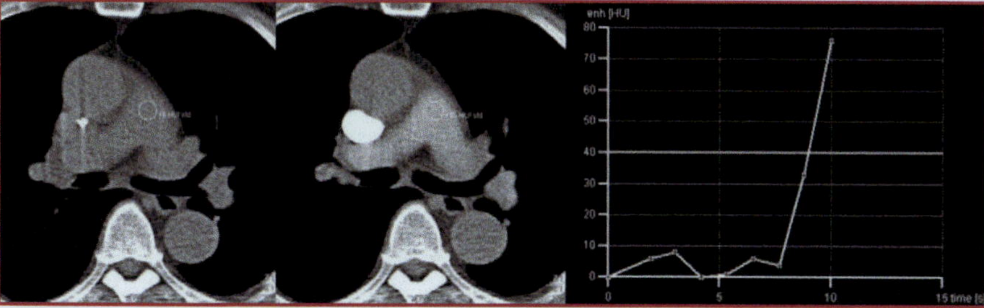

Fig. 8.11 Monitoring

Tabella 8.4 Parametri tecnici di base utilizzati con differenti tomografi

	4 strati	16 strati	64 strati	128 strati	Dual source
kVp	120	120	100	100	100
mAs	100-130	100-140 modulazione della dose	150 modulazione della dose	150 modulazione della dose	150 modulazione della dose
Collimazione	4 x 2,5	16 x 0,75	64 x 0,6	64 x 2 x 0,6	64 x 2 x 0,6
Spessore di strato (mm)	3	1	1	1	1
Recon increment (mm)	1	1	1	1	1

Tabella 8.5 Strategie di somministrazione del mdc con differenti tomografi

mdc	4 strati	16 strati	64 strati	128 strati	Dual source
Concentrazione (mgI/mL)	400	400	400	400	400
Volume mdc (mL)	90-110	70-110	70-90	70-90	70-90
Volume soluzione fisiologica (mL)	50-50	50	50	50	50
Velocità di flusso (mL/s)	3,7	3,7	3,7	3,7	3,7

Nota: tutti i valori riportati sono riferiti a un soggetto con un peso corporeo pari a circa 70 kg.

Nel caso in cui si evidenzi la presenza di embolia polmonare lo studio può essere esteso, in fase venosa, agli arti inferiori per la ricerca di trombosi venosa profonda (TVP). In questo caso si prepara un'ulteriore scansione posizionata sulla pelvi fino alla fossa poplitea. La presenza di trombi può essere riconosciuta a 3 min come difetti di riempimento del lume vasale.

8.4 Tecnica di studio RM

Preparazione del paziente

- Paziente supino, con le braccia lungo il corpo, sul cui torace vanno posizionati elettrodi per il gating cardiaco.
- Accesso venoso periferico (22-20 G). Anche in RM è importante che l'accesso venoso sia a livello dell'arto superiore destro per evitare artefatti durante il passaggio di mdc nel tronco venoso brachiocefalico sinistro.
- Rimuovere eventuali protesi dentarie mobili o qualsiasi altro materiale metallico presente nella regione del torace.
- Bobina di superficie phased-array.

Acquisizione delle immagini

Sequenze balanced Steady-State Free Precession (bSSFP)

Sono sequenze a sangue bianco (2D o 3D) in cui non è possibile differenziare i rami arteriosi dai venosi (Tabella 8.6).

Tabella 8.6 Parametri tecnici delle sequenze bSSFP

Tempo di ripetizione (ms)	337,1
Tempo di eco (ms)	1,22
Flip angle	80°
Field of view (mm)	340 x 340
Spessore di strato (mm)	4-8
Matrice	256 x 168
Tempo di acquisizione (s)	12

Sono utili per avere una visione d'insieme del torace con acquisizioni in coronale e in assiale; permettono di selezionare la regione da studiare con il mdc.

- Acquisizione di un localizer sui tre piani dello spazio.
- Posizionamento del pacchetto della sequenza sul piano coronale e assiale.

Queste sequenze sono acquisite in espirazione.

Sequenze 3D Gradient-Echo (GRE)

Sono sequenze che coniugano la necessità di avere immagini ad alta risoluzione spaziale (alti valori di matrice), spessori di strato sottili (circa 1 mm), minimi tempi d'acquisizione (Tabella 8.7). Come per gli altri distretti corporei, anche per lo studio dell'arteria polmonare è possibile applicare la sottrazione digitale della maschera precontrastografica (Fig. 8.12).

Tabella 8.7 Parametri tecnici delle sequenze GRE T1 3D

Tempo di ripetizione (ms)	2,58
Tempo di eco (ms)	1,08
Flip angle	15°
Field of view (mm)	400 x 400
Spessore di strato (mm)	1,5 (gap 20%)
Matrice	448 x 176
Tempo di acquisizione (s)	17

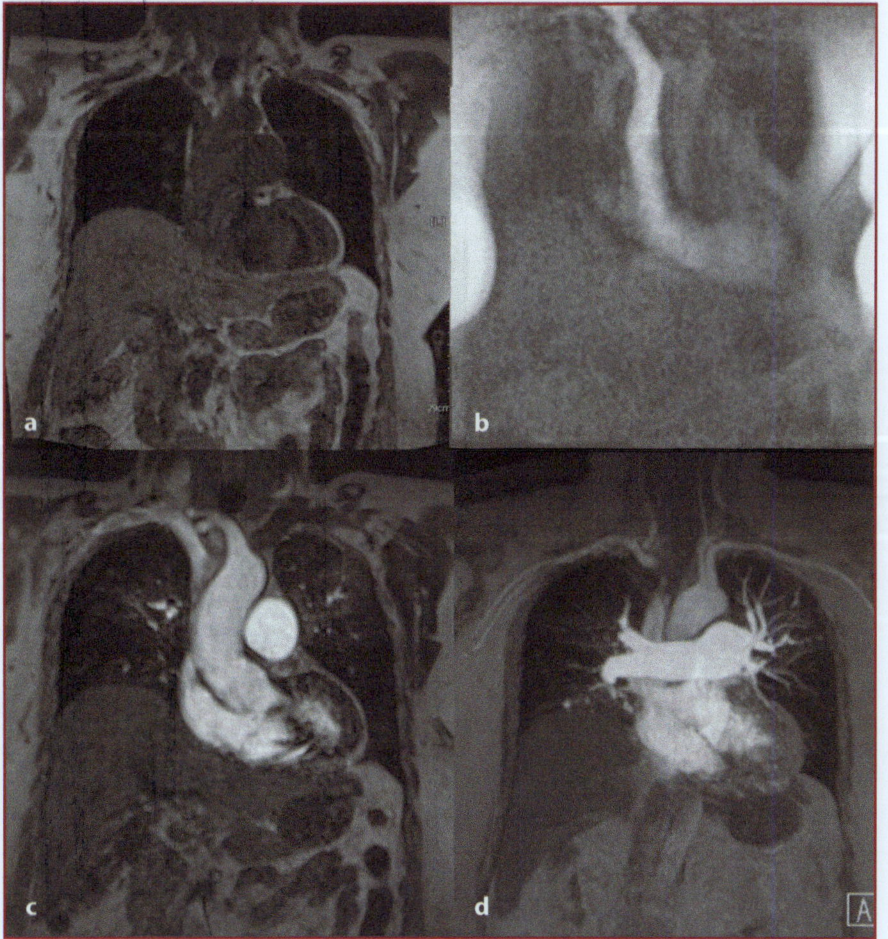

Fig. 8.12 a Maschera coronale GRE T1 precontrastografica. **b** Fluoro-RM con visualizzazione in tempo reale dell'arrivo del mdc. **c** Sequenza GRE T1 post-contrastografica. **d** Immagine T1 post-contrastografica cui è stata applicata la sottrazione della maschera

- Acquisizione di un localizer sui tre piani dello spazio.
- Acquisizione della maschera (GRE 3D) sul piano coronale (un numero minore di immagini consente infatti di avere ridotti tempi di acquisizione).
- Visualizzazione dell'arrivo del mdc mediante una tecnica di fluoro-RM (multiple immagini a bassa risoluzione spaziale, eseguite a livello del torace, che permettono di visualizzare in tempo reale l'arrivo del mdc).
- Acquisizione della sequenza post-contrastografica (GRE 3D identica alla maschera) nel momento in cui si visualizza l'arrivo del mdc in atrio destro.

Sequenze time-resolved

Permettono di esaminare ripetutamente lo stesso segmento vascolare in brevissimi intervalli temporali (Fig. 8.13, Tabella 8.8).

Nell'esame del circolo polmonare queste sequenze trovano indicazione nello studio di malformazioni artero-venose, oltre che nel follow-up dell'embolia polmonare, soprattutto nei casi sovrapposti a un quadro di ipertensione polmonare.

- Acquisizione di un localizer sui tre piani dello spazio.
- Acquisizione della maschera in coronale.
- Contemporanea somministrazione del mdc e acquisizione delle immagini (in apnea espiratoria).
- Si può eseguire la sottrazione della sequenza post-contrastografica dalla maschera e ottenere ricostruzioni in MIP che facilitano la visualizzazione delle singole acquisizioni.

I parametri per la somministrazione del mdc sono riportati nella Tabella 8.9.

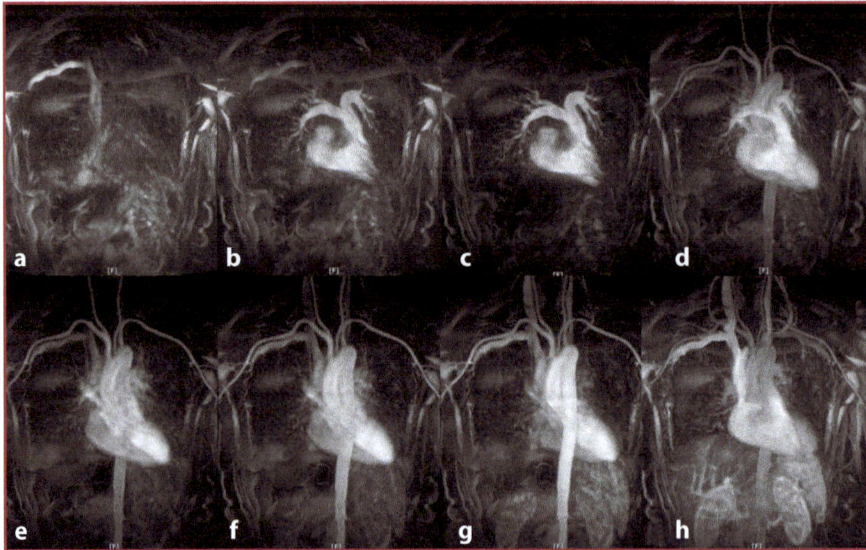

Fig. 8.13 È possibile seguire il passaggio del mdc dal suo arrivo in VCS (**a**), a livello del circolo polmonare (**b, c**), nel circolo arterioso (**d-f**), in fase venosa (**g**) e in fase di ricircolo (**h**)

Tabella 8.8 Parametri delle sequenze time-resolved

Tempo di ripetizione (ms)	2-5
Tempo di eco (ms)	1-2
Flip angle	20-50°

Tabella 8.9 Parametri per la somministrazione del mdc

Concentrazione mdc	0,5 M
Volume mdc (mL)	10 (circa 0,2 mL/kg)
Volume soluzione fisiologica (mL)	20
Velocità di flusso (mL/s)	1,5-2

8.5 Embolia polmonare

Quadro clinico e diagnosi

L'embolia polmonare è causata dalla migrazione di emboli solidi, liquidi o gassosi da una sede periferica attraverso il sistema venoso, o dal cuore destro in un vaso del circolo polmonare arterioso. È causa di deficit totale o parziale di flusso ematico, con secondarie alterazioni respiratorie e circolatorie, e può dar luogo a infarto emorragico del parenchima.

Costituisce la terza causa di morte per patologie cardiovascolari acute dopo l'infarto del miocardio e l'ictus, con un'incidenza per anno di 1,5/1000 persone e una mortalità del 10-30%, se non riconosciuta e trattata.

Tra le cause più frequenti si riconoscono la TVP e, più in generale, gli stati che favoriscono la formazione di trombi, come:

- rallentamento del flusso venoso;
- difetti della coagulazione;
- difetti della parete del vaso.

Una diagnosi rapida è di fondamentale importanza per il trattamento e la prognosi, tuttavia, la presentazione clinica è gravata da numerosi fattori confondenti.

La triade costituita da dispnea, dolore toracico ed emottisi si osserva raramente, tuttavia il rischio clinico può essere stabilito con diversi score (ad esempio score di Wells, Tabella 8.10) che attribuiscono un punteggio dato dalla somma di più segni clinici.

Tramite la misurazione invasiva della pressione arteriosa polmonare, effettuata con catetere di Swan-Ganz, l'embolia polmonare acuta può essere classificata in acuta minore, acuta massiva e subacuta massiva (Tabella 8.11).

Tabella 8.10 Score di Wells

Condizione	Punteggio
Pregressa tromboembolia polmonare o TVP	+1,5
Frequenza cardiaca >100 bpm	+1,5
Recente intervento chirurgico	+1,5
Segni clinici di TVP	+3
Diagnosi alternativa meno probabile della tromboembolia polmonare	+3
Emoftoe	+1
Neoplasia	+1

Probabilità clinica: da 0 a 1 = bassa; da 2 a 6 = intermedia; >7 = alta.

Tabella 8.11 Classificazione dell'embolia polmonare acuta

	Acuta minore	Acuta massiva	Subacuta massiva
Grado di ostruzione vascolare	<50%	>50%	>50%
Pressione in arteria polmonare	Normale	45-20 mmHg	70-35 mmHg
Pressione media in atrio destro	Normale	12 mmHg	8 mmHg

Tabella 8.12 Segni radiologici classici di embolia polmonare acuta

Segno radiologico	Sensibilità	Specificità
Fleischner: dilatazione dell'arteria polmonare centrale associata a brusca interruzione del vaso	16%	80%
Westermark: oligoemia nel territorio del vaso embolizzato	14%	92%
Hampton: area di addensamento periferico con base pleurica e apice smusso verso l'ilo	22%	82%

Per la diagnosi è indispensabile valutare i livelli di D-dimero e la Rx del torace: il primo test, dotato di elevata specificità, permette di individuare la presenza di un processo trombotico in atto; il secondo identifica i segni radiologici classici dell'embolia (Tabella 8.12).

Imaging e refertazione

Tra le metodiche di scelta per la diagnosi di embolia polmonare, l'angio-TC si è affermata negli ultimi anni come tecnica di prima istanza, sostituendo la scintigrafia polmonare, metodica poco riproducibile e poco specifica, e l'angiografia a sottrazione digitale (DSA), limitata dalla sua invasività. L'angio-TC presenta una sensibilità del 64-100% e una specificità dell'89-100% nella diagnosi di embolia polmonare, e consente di visualizzare direttamente il trombo valutandone sede ed estensione, dati di fondamentale importanza per l'approccio terapeutico. Permette, inoltre, di individuare lesioni pleuropolmonari associate e segni di sovraccarico del ventricolo destro.

L'angio-RM, invece, ha elevato valore diagnostico nel controllo a distanza di pazienti con embolia polmonare.

La scansione TC va effettuata in senso cranio-caudale per ottenere un'ottimale opacizzazione dell'albero polmonare, partendo non appena si vede il mdc in arteria polmonare, se si usa la tecnica del bolus tracking manuale; altrimenti, in automatico, si può fissare il valore a 40 HU (Tabella 8.13).

Nei casi in cui il paziente sia affetto da insufficienza renale o allergico al mdc, ed esista una probabilità elevata di trovarsi di fronte a un quadro di embolia polmonare, si può effettuare una scansione senza mdc, in cui i trombi (in fase acuta) si vedranno iperdensi.

I segni tipici dell'embolia polmonare acuta sono rappresentati nella Figura 8.14.

Nella refertazione bisogna valutare:

- se l'embolia acuta è massiva o segmentaria;
- se l'arteria polmonare è dilatata;
- se il ventricolo destro è dilatato e se il rapporto ventricolo destro/ventricolo sinistro è >0,9 in quattro camere;
- se vi è deviazione paradossa del setto interventricolare;
- se vi è rigurgito della tricuspide con reflusso di mdc nella VCS;

Tabella 8.13 Principali artefatti responsabili di falsi positivi (FP) e falsi negativi (FN) con angio-TC

Da respiro	FP e FN
Da pulsazione	FP e FN
Effetto di volume parziale	FP e FN
Opacizzazione disomogenea tra diversi territori arteriosi	FP
Linfonodi ilari	FP
Vene non opacizzate	FP
Contrasto troppo alto	FN
Scarsa opacizzazione vascolare	FN

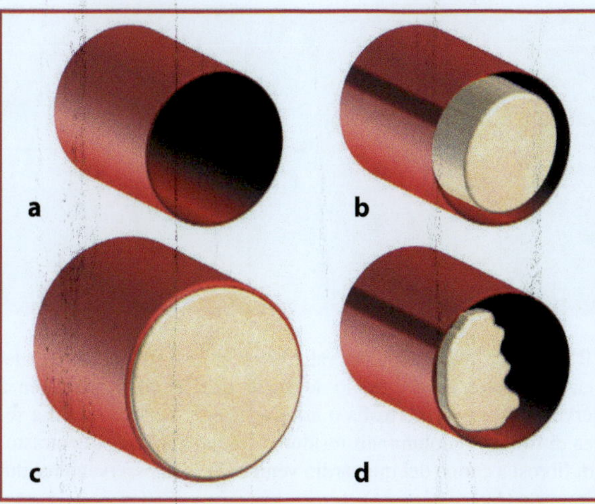

Fig. 8.14 Segni tipici dell'embolia polmonare acuta. **a** Vaso normale. **b** Difetto centrale circondato da mdc. **c** Occlusione completa del lume con aumento del calibro vasale. **d** Difetto eccentrico che forma angoli acuti con la parete vasale

- se vi sono segni di TVP, nel caso in cui si decida di estendere lo studio in fase venosa agli arti inferiori.

Nelle immagini che seguono sono presentati:

- caso di embolia massiva (Figg. 8.15, 8.16);
- caso di embolia segmentaria e subsegmentaria (Fig. 8.17);
- embolia neoplastica (Fig. 8.18);
- embolia infettiva (Fig. 8.19);
- embolia gassosa (Fig. 8.20).

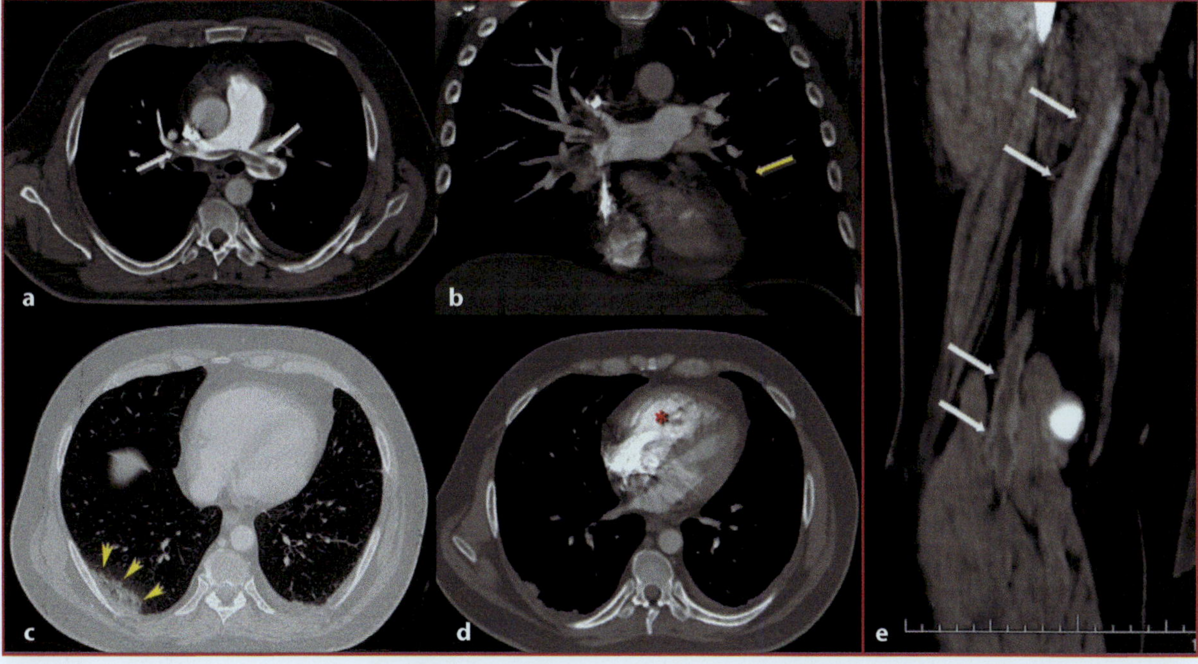

Fig. 8.15 a Caso di embolia massiva a livello della biforcazione polmonare e dei rami segmentari con disposizione centrale del trombo (*frecce bianche*). **b** Occlusione completa di rami subsegmentari (*freccia gialla*). **c** Infarto polmonare (*punte di freccia gialle*). **d** Dilatazione del ventricolo destro (*asterisco*). **e** La scansione effettuata in fase venosa ed estesa fino alla fossa poplitea dimostra la presenza di TVP della vena femorale superficiale e della poplitea (*frecce bianche*)

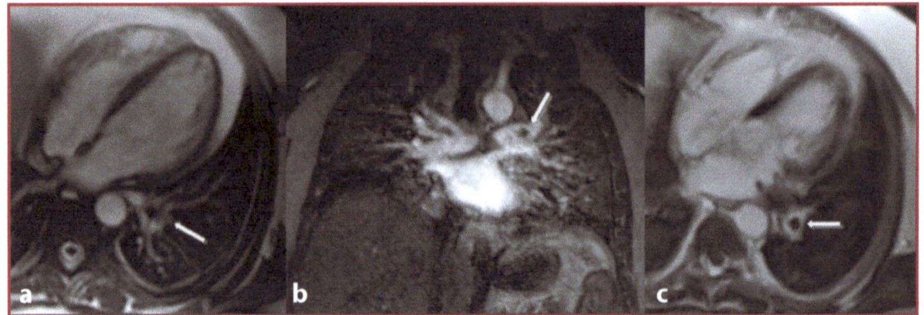

Fig. 8.16 Controllo effettuato con RM una settimana dopo per valutare morfologia e funzionalità del ventricolo destro. **a** Le sequenze cine mostrano un ventricolo destro di dimensioni normali, senza deviazione paradossa del setto interventricolare né ipertrofia o assottigliamento parietale. **b** La sequenza con mdc mostra la presenza di trombi endoluminali residui. **c** La sequenza post-contrastografica dimostra l'assenza di aree di fibrosi a carico del miocardio ventricolare. Si osservano residui trombotici nei rami dell'arteria polmonare (*frecce bianche*)

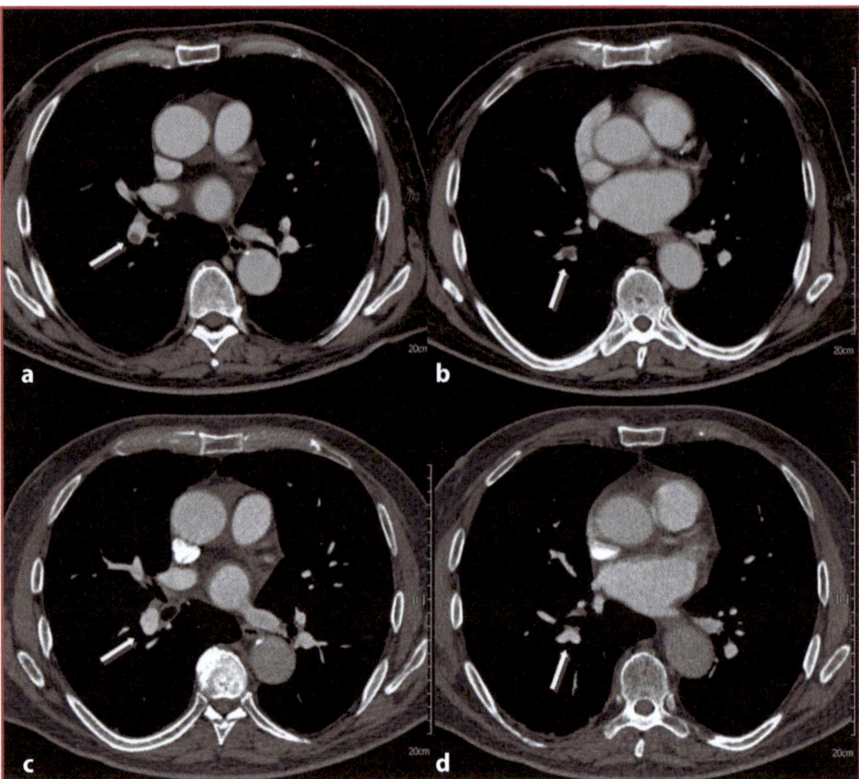

Fig. 8.17 Paziente con embolia segmentaria (**a** *freccia*) e subsegmentaria (**b** *freccia*). Controllo dopo 2 settimane di terapia eparinica: risoluzione dell'embolia segmentaria (**c** *freccia*) e subsegmentaria (**d** *freccia*)

Nella maggior parte dei casi l'embolia polmonare acuta va incontro a risoluzione senza alcuna sequela, ma in una certa percentuale di casi (40-50%) a 6-12 mesi sono ancora visibili residui embolici alla TC.

Nello 0,1-0,5% dei casi gli emboli di maggiori dimensioni vanno incontro a organizzazione e rimodellamento causando stenosi permanente e, dopo un periodo

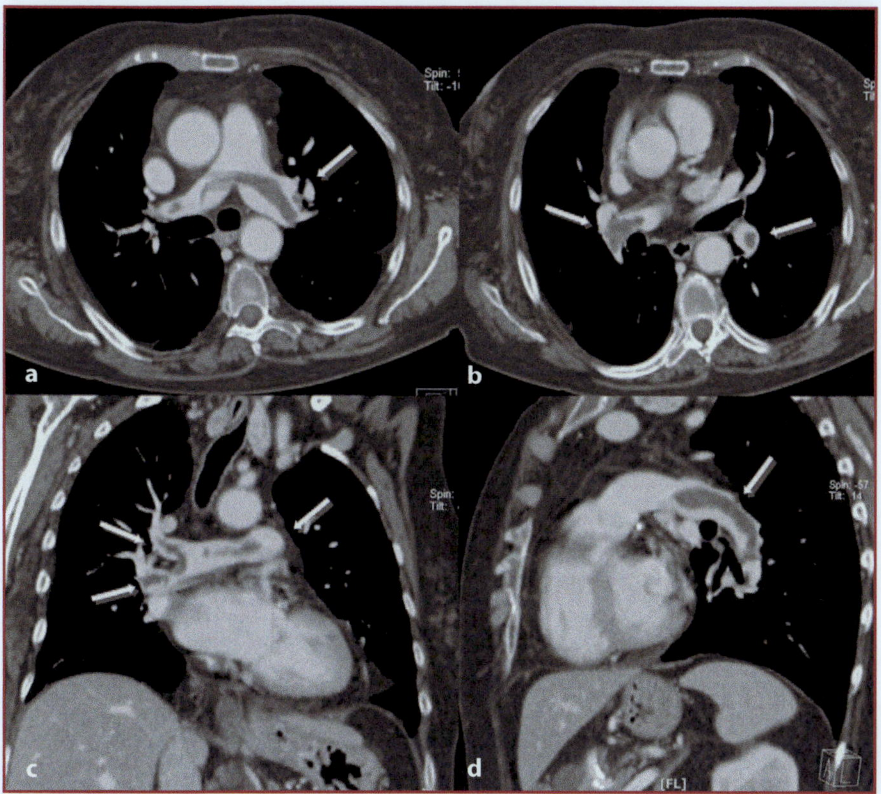

Fig. 8.18 Follow-up TC in donna di 65 anni affetta da linfoma non Hodgkin sottodiaframmatico. Le immagini acquisite in fase venosa mostrano l'embolia massiva a livello della biforcazione dell'arteria polmonare (**a** *freccia*) e il trombo eccentrico che forma angoli acuti con la parete vasale nell'arteria polmonare destra mentre è circondato da mdc a sinistra (**b** *freccia*), entrambi segni di embolia polmonare acuta. Le ricostruzioni MPR coronale (**c**) e sagittale (**d**) dimostrano l'estensione dell'embolia dalla biforcazione ai rami lobari superiore e medio di destra e superiore sinistro (*freccia*).

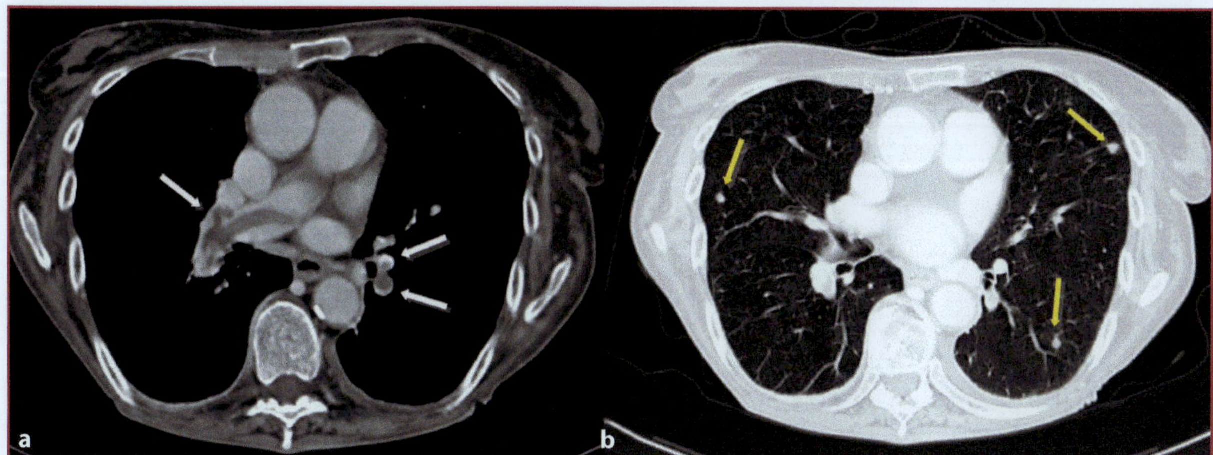

Fig. 8.19 Donna di 54 anni con infezione sistemica da *Candida* e dispnea. **a** L'immagine assiale mostra embolia massiva (*frecce bianche*). **b** Nella ricostruzione per il parenchima polmonare si osservano alcune aree di addensamento nodulare (*frecce gialle*) secondarie all'embolizzazione settica

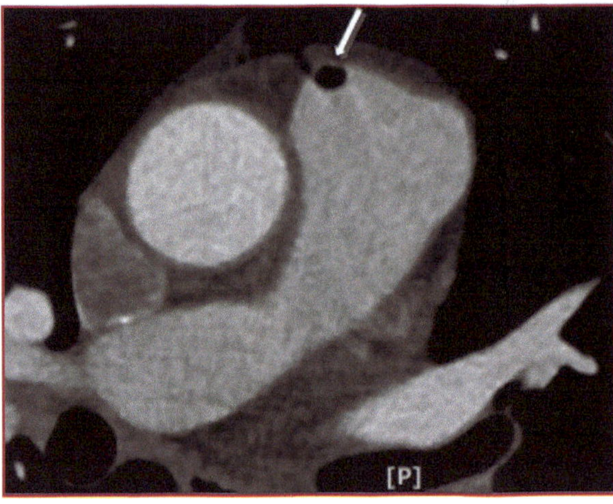

Fig. 8.20 Embolia gassosa (*freccia*) in arteria polmonare secondaria a iniezione endovenosa (*freccia*)

Tabella 8.14 Segni dell'embolia polmonare acuta e cronica a confronto

	Segni diretti	Lesioni pleuroparenchimali associate	Segni di sovraccarico del cuore destro
Embolia acuta	• Occlusione completa del vaso con associata dilatazione e assenza di flusso a valle • Occlusione incompleta del vaso con presenza di contrasto intorno all'embolo e flusso a valle • Angoli acuti tra embolo e parete vasale • Allargamento del vaso occluso	• Aree di consolidazione e di atelectasia piatta • Aree periferiche infartuali complete o incomplete • Aree di oligoemia • Innalzamento del diaframma • Versamento pleurico • Piccole bronchiectasie o pseudobronchiectasie • Nessun intrappolamento aereo nelle aree di oligoemia	• Dilatazione ventricolo destro • Rapporto ventricolo destro/ ventricolo sinistro >0,9 in 4 camere • Deviazione paradossa del setto interventricolare • Dilatazione dell'arteria polmonare principale >3 cm • Rigurgito tricuspidale con reflusso del mdc nella vena cava inferiore e nelle vene sovraepatiche • Dilatazione del sistema azygos
Embolia cronica	• Occlusione completa di un vaso con calibro minore rispetto agli adiacenti dello stesso ordine (retrazione del coagulo) • Occlusioni parziali con emboli eccentrici che presentano angoli di raccordo ottusi con la parete vascolare • Segni di ricanalizzazione con mdc che penetra nel contesto del trombo • Pliche, bande, web, sacculazioni • Sovrapposizione di emboli acuti sui cronici	• Oligoemia a mosaico (80-100%), le zone ipodense hanno pochi vasi perché ipoperfuse, i vasi hanno calibro ridotto, nessun air trapping espiratorio • Esiti infartuali o infarti recenti • Bronchiectasie cilindriche (60%)	• Dilatazione del ventricolo destro • Ispessimento di parete del ventricolo destro >6 mm • Movimento paradosso del setto interventricolare • Dilatazione del seno coronarico e della vena cava inferiore • Rigurgito tricuspidale con reflusso del mdc in vena cava inferiore e nelle vene sovraepatiche • Versamento pericardico • Dilatazione di tronco dell'arteria polmonare >3 cm e delle arterie principali con brusco cut-off (knukle sign) • Differenza di calibro tra arterie polmonari dello stesso calibro • Dilatazione delle arterie bronchiali (50-70%)

asintomatico, i pazienti possono sviluppare dispnea ingravescente, ipertensione arteriosa polmonare e cuore polmonare cronico.

L'angio-TC ha una sensibilità e specificità del 95% nella diagnosi della tromboembolia cronica e del 90% nella diagnosi differenziale tra forma acuta e cronica (Tabella 8.14).

I segni tipici dell'embolia polmonare cronica sono rappresentati nella Figura 8.21.

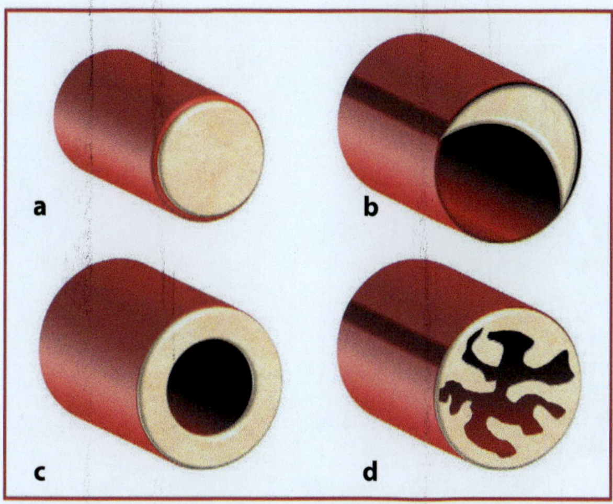

Fig. 8.21 Segni di embolia polmonare cronica. In (**a**) si osserva occlusione completa del lume con riduzione del calibro vasale. In (**b**) il difetto di riempimento è eccentrico e forma angoli ottusi con le pareti vasali. In seguito alla ricanalizzazione del vaso il difetto di riempimento può essere circonferenziale periferico (**c**) o a ragnatela (**d**)

Trattamento

Per poter determinare la migliore strategia di trattamento è necessario stratificare il rischio tramite misurazione della pressione arteriosa e valutazione della funzione del ventricolo destro. Nel caso in cui la pressione arteriosa e la funzione del ventricolo destro siano normali, ci si avvale di terapia anticoagulante e di posizionamento di filtro cavale per prevenire le recidive. Nel caso in cui invece il paziente sia ipoteso la terapia sarà effettuata con trombolisi ed embolectomia.

8.6 Ipertensione polmonare

Quadro clinico e diagnosi

L'ipertensione polmonare si definisce come un aumento della pressione arteriosa media nel circolo polmonare >25 mmHg in condizioni di riposo e >30 mmHg sotto sforzo.

Può essere primitiva o secondaria a malattie congenite, a infezioni, a tromboembolia o a malattie polmonari e si associa a elevata morbilità e mortalità.

I sintomi spesso sono aspecifici e possono variare dall'astenia alla dispnea, secondaria all'insufficienza cardiaca.

Imaging e refertazione

La diagnosi si basa sulla valutazione di parametri emodinamici, sulla storia clinica, sui risultati dei test di funzionalità respiratoria e sui risultati degli esami radiologici e istologici.

L'angio-TC ha dimostrato di poter valutare con elevato valore predittivo positivo (>95%) e specificità >89-90% i segni di ipertensione polmonare:

- diametro dell'arteria polmonare ≥29 mm;
- diametro del vaso nella porzione distale maggiore del diametro dell'aorta ascendente;
- rapporto tra vasi e bronchi segmentari >1:1 in tre dei quattro lobi polmonari;
- assottigliamento dei rami periferici dell'arteria polmonare;
- dilatazione del cuore destro e ipertrofia.

Le caratteristiche dell'ipertensione polmonare sono evidenziate nella Figura 8.22.

Per l'esecuzione dell'esame valgono le stesse regole precedentemente esposte per lo studio dell'embolia polmonare.

Nello studio dell'ipertensione polmonare con RM, lo studio angiografico è preceduto da una valutazione del cuore su tutti i piani (asse corto, quattro camere e asse lungo verticale) con sequenze T2 pesate e con sequenze morfologiche T1 pesate

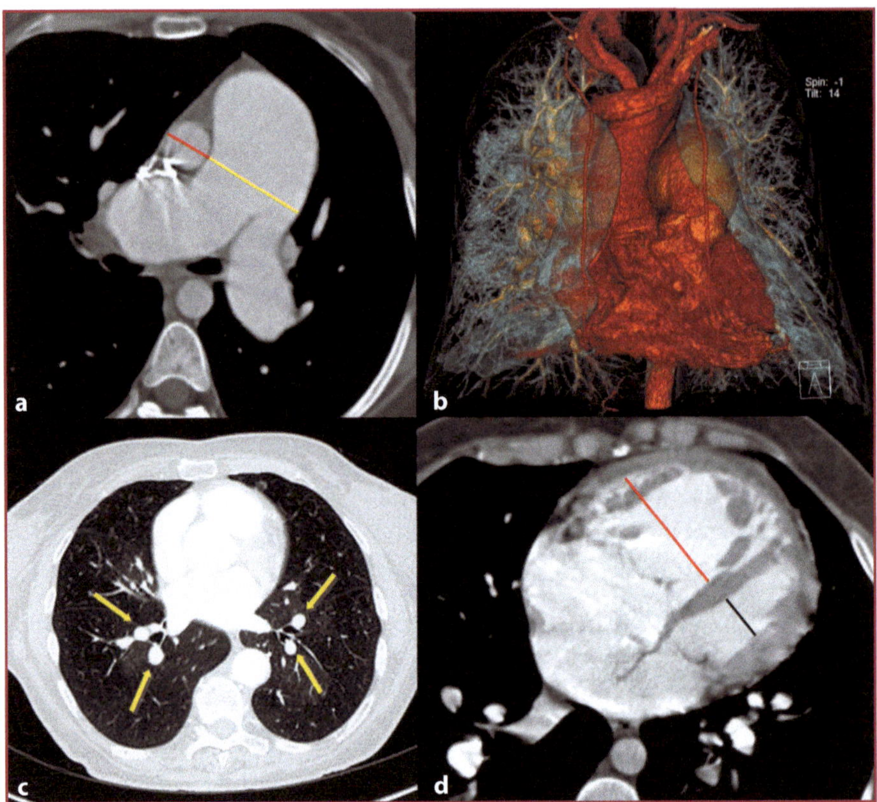

Fig. 8.22 Caratteristiche dell'ipertensione polmonare. **a** Immagine assiale che mostra la dilatazione dell'arteria polmonare e l'aumentato rapporto P/A. **b** Ricostruzione VR in cui è evidente la dilatazione del tronco dell'arteria polmonare e dei suoi rami principali. **c** Ricostruzione assiale del parenchima polmonare in cui si osserva il calibro aumentato dei vasi rispetto ai bronchi (*frecce gialle*). **d** Marcata dilatazione delle sezioni destre del cuore

(Tabella 8.15). Le prime sono sequenze che abbattono il segnale del tessuto adiposo e permettono di valutare la presenza di edema del miocardio correlabile a sofferenza indotta dal sovraccarico; le seconde offrono la possibilità di studiare la morfologia del cuore e dei grossi vasi, in particolare del ventricolo destro e dell'arteria polmonare (Fig. 8.23). Dopo l'esame angio-RM lo studio viene completato con sequenze T1 post-contrasto per individuare la presenza di aree di fibrosi a carico del miocardio ventricolare destro, anch'esse correlabili al sovraccarico.

Tabella 8.15 Parametri tecnici delle sequenze RM

	STIR	Balanced-SSFP asse corto	Balanced-SSFP 4 camere	T1 morfologiche	TI scout	T1 post-contrasto
Tempo di acquisizione (s)	12	6	13	6-11	28	12
Spessore (mm)	7	8	6	6	8	8
Gap	50%	25%	20%	5%	20%	20%
Matrice	256 x 143	256 x 146	320 x 260	320 x 156	192 x 78	256 x 160
Tempo di eco (ms)	75	1,21	1,26	30	1,12	4,33
Tempo di ripetizione (ms)	900	51,3	44,7	700	23	700
Flip angle	180°	70°	80°	180°	50°	30°

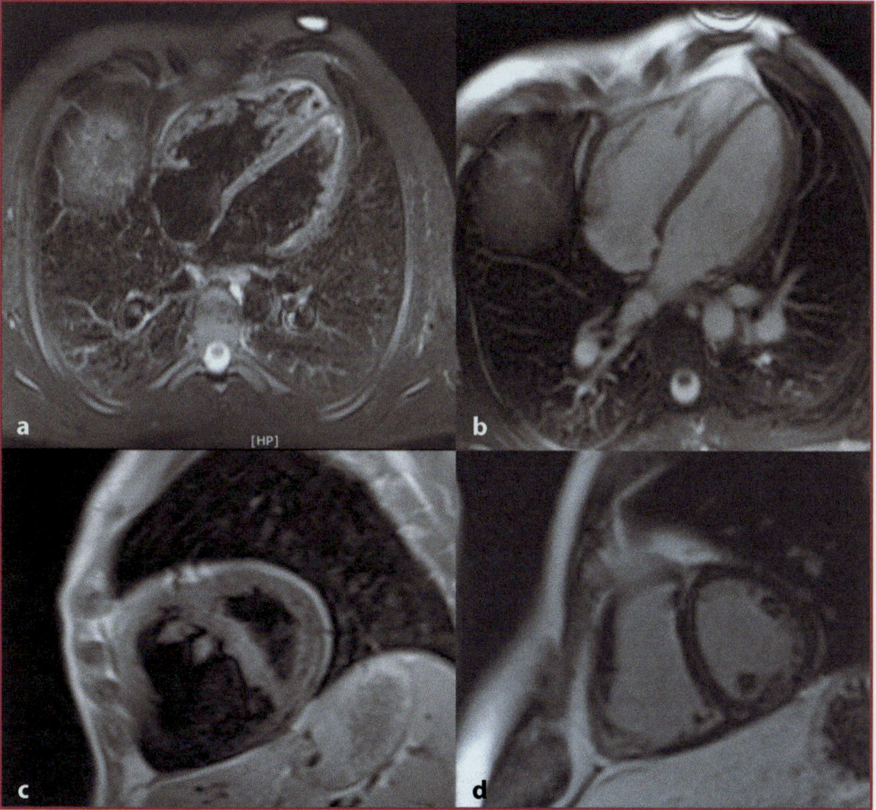

Fig. 8.23 Sequenze utilizzate per lo studio RM dell'ipertensione polmonare. **a** Sequenze *Short Tau Inversion Recovery* (STIR) T2 pesate per la ricerca dell'edema miocardico. **b** Sequenze b-SSFP per la valutazione della cinesi. **c** Sequenze T1 pesate pre-contrasto per lo studio morfologico. **d** Sequenze T1 pesate post-contrasto per la ricerca di aree di fibrosi

Trattamento

La terapia dell'ipertensione polmonare ha come obiettivo il trattamento dello scompenso cardiaco per il quale ci si avvale di farmaci inotropi positivi, di diuretici e di ossigenoterapia, oltre agli anticoagulanti che permettono inoltre di prevenire i fenomeni trombotici.

8.7 Ipertensione polmonare primitiva

Quadro clinico e diagnosi

L'ipertensione polmonare primitiva è un sottotipo di ipertensione polmonare per la quale non è possibile individuare, clinicamente o radiologicamente, una causa. Si osserva con maggiore frequenza nelle giovani donne di età compresa tra 20 e 45 anni.

Si manifesta clinicamente con dispnea (60% dei casi), affaticamento, angina, sincope e cuore polmonare.

In media, tra l'esordio dei sintomi e la formulazione della diagnosi esiste un ritardo di circa 2 anni, con prognosi di sopravvivenza a 5 anni del 34%.

Tra le sue cause eziologiche si considerano: fattori genetici, disfunzione delle cellule endoteliali, anormale funzionamento del sistema di controllo vasomotorio, obliterazione

Tabella 8.16 Segni dell'ipertensione arteriosa idiopatica e secondaria a tromboembolia cronica

	Ipertensione arteriosa idiopatica	Ipertensione da tromboembolia cronica
Presenza di trombi	Apposizioni solo nei casi più severi con associata dilatazione del tronco principale dell'arteria polmonare	Intraluminali, web e bande nelle arterie centrali e periferiche
Dilatazione delle arterie bronchiali	Poco comune (14%)	Comune (73%)
Aspetto a mosaico del parenchima polmonare	Poco comune	Comune
Variazione di calibro dei vasi segmentari	Poco comune	Comune
Zone a mosaico nel parenchima	A chiazze	Aspetto a carta geografica

dei vasi da parte di trombi e loro rimodellamento. Tra i fattori di rischio si riconoscono le malattie immunitarie (Raynaud), la positività agli anticorpi antinucleo, la gravidanza.

L'arteriopatia plessogenica è considerata il segno anatomopatologico specifico presente nel 75% dei casi, ma spesso può essere difficile distinguere la trombosi in situ nei vasi periferici dall'occlusione associata a tromboembolia cronica (Tabella 8.16).

Imaging e refertazione

Le caratteristiche principali dell'ipertensione polmonare primitiva (Fig. 8.24) sono:

- dilatazione dell'arteria polmonare principale in assenza di trombi intraluminali

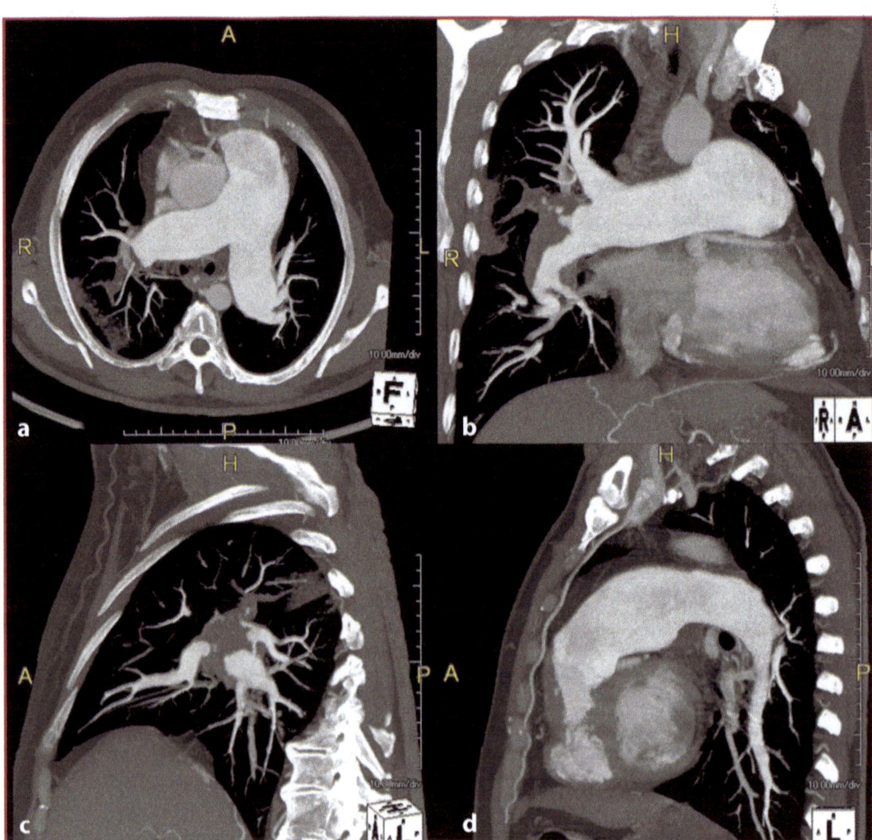

Fig. 8.24 Le ricostruzioni MIP su piani assiali (**a**), coronale (**b**) e sagittale obliqua (**c, d**) mostrano la dilatazione dei vasi polmonari principali, il calibro ridotto dei vasi periferici, la presenza di apposizioni trombotiche e di infarto polmonare a livello del segmento posteriore del lobo superiore destro

(sono presenti solo nei casi di patologia severa, associati alla dilatazione dei rami destro e sinistro);

- vasi periferici piccoli e tortuosi, che rappresentano l'arteriopatia plessogenica;
- calibro ridotto dei vasi segmentari e subsegmentari.

I segni secondari (Fig. 8.25) consistono in:

- dilatazione del cuore destro;
- versamento pericardico;
- aspetto a mosaico del parenchima polmonare.

Nella refertazione, sia di un'angio-TC sia di un'angio-RM delle polmonari, è sempre necessario misurare:

- il diametro trasverso (DT) dell'aorta ascendente;
- il DT dell'arteria polmonare;
- il rapporto tra i DT dell'arteria polmonare e dell'aorta (P/A = 0,9);
- il DT dell'arteria polmonare destra;
- il DT dell'arteria polmonare sinistra;
- la presenza di apposizioni trombotiche.

In particolare con la RM, oltre allo studio angiografico, è possibile valutare:

- la morfologia del ventricolo destro (Fig. 8.26);
- il movimento paradosso del setto interventricolare;
- la funzionalità del ventricolo destro e del sinistro;
- le dimensioni del ventricolo destro, del sinistro e il rapporto tra i due;
- la presenza di edema (Fig. 8.27) e di versamento pericardico;
- la presenza di delayed enhancement (Fig. 8.27).

8.8 Malformazioni artero-venose

Quadro clinico e diagnosi

Le malformazioni artero-venose polmonari (MAV) sono shunt a flusso destro-sinistro tra un'arteria polmonare e una vena polmonare (Fig. 8.28) costituiti da diramazioni vascolari varicose.

Si osservano più frequentemente nei lobi inferiori e possono essere singole o multiple. Comunemente sono congenite e si associano alla telangectasia emorragica ereditaria nella sindrome di Osler-Weber-Rendu.

La diagnosi può essere sospettata in presenza di segni radiografici quali noduli o

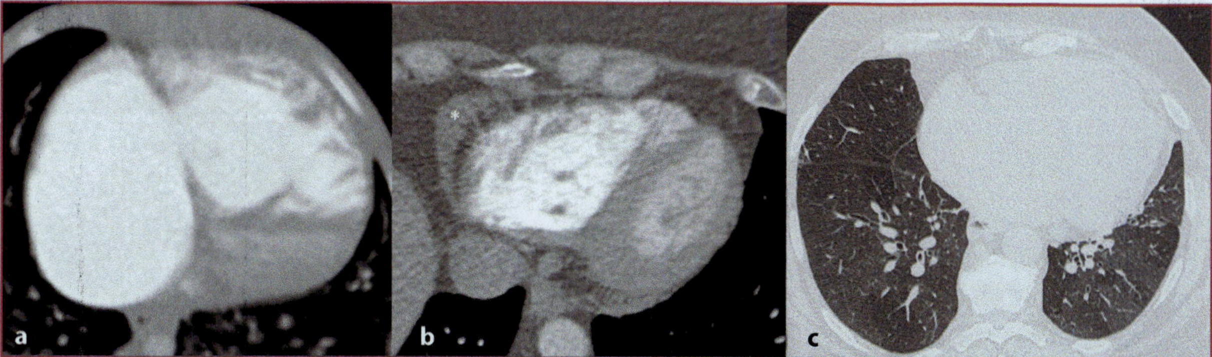

Fig. 8.25 Immagini assiali. **a** Marcata dilatazione del ventricolo e dell'atrio destro. **b** Presenza di versamento pericardico (*asterisco*). **c** La ricostruzione per il parenchima polmonare mostra l'aspetto a mosaico

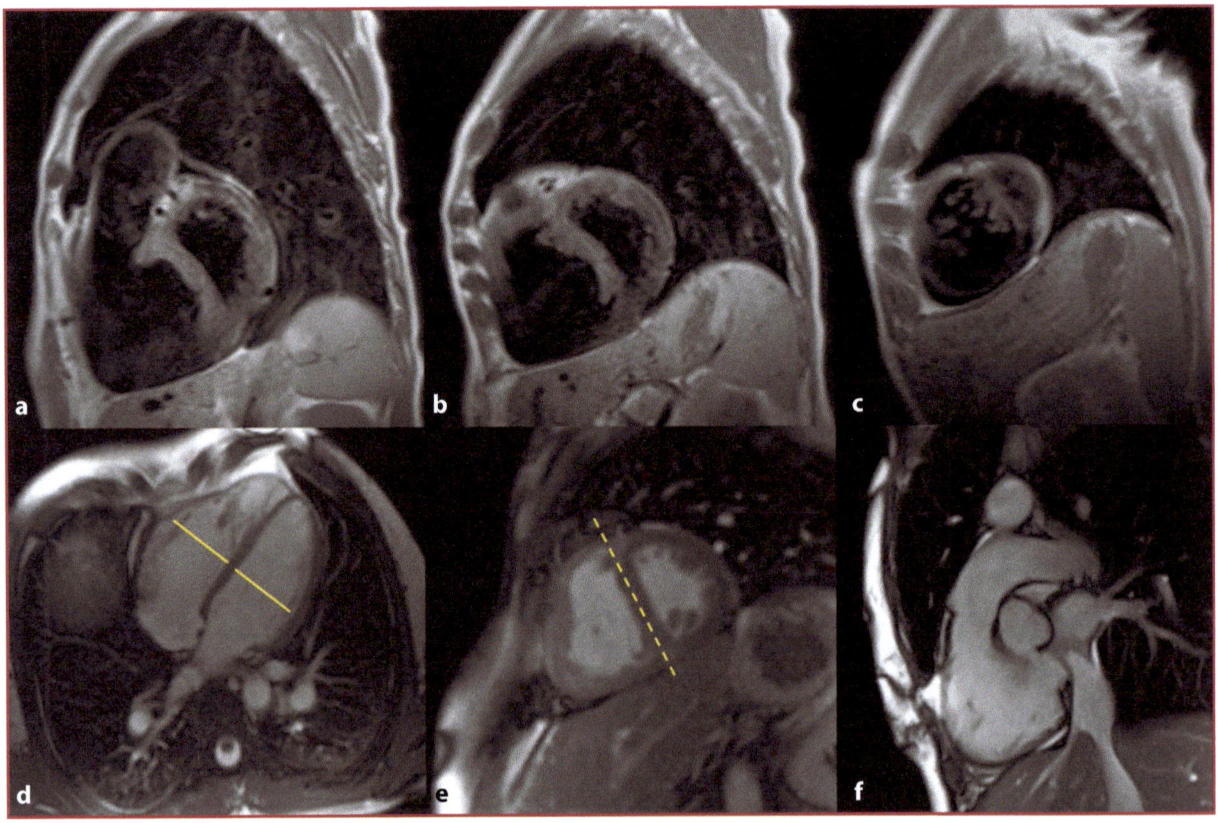

Fig. 8.26 Paziente di 44 anni con diagnosi di ipertensione polmonare primitiva. Le immagini T1 morfologiche in asse corto su piani basali (**a**), piani medi (**b**) e piani apicali (**c**) mostrano la dilatazione del ventricolo destro rispetto al sinistro e il buldging del setto interventricolare verso il ventricolo sinistro. **d** L'immagine b-SSFP in quattro camere mostra come misurare le dimensioni dei ventricoli (*linee gialle*). **e** L'immagine in asse corto in sistole mostra l'appiattimento del setto interventricolare (*linea tratteggiata*), che è lievemente convesso verso il ventricolo sinistro. **f** Immagine ottenuta con sequenza b-SSFP per la valutazione dell'efflusso destro

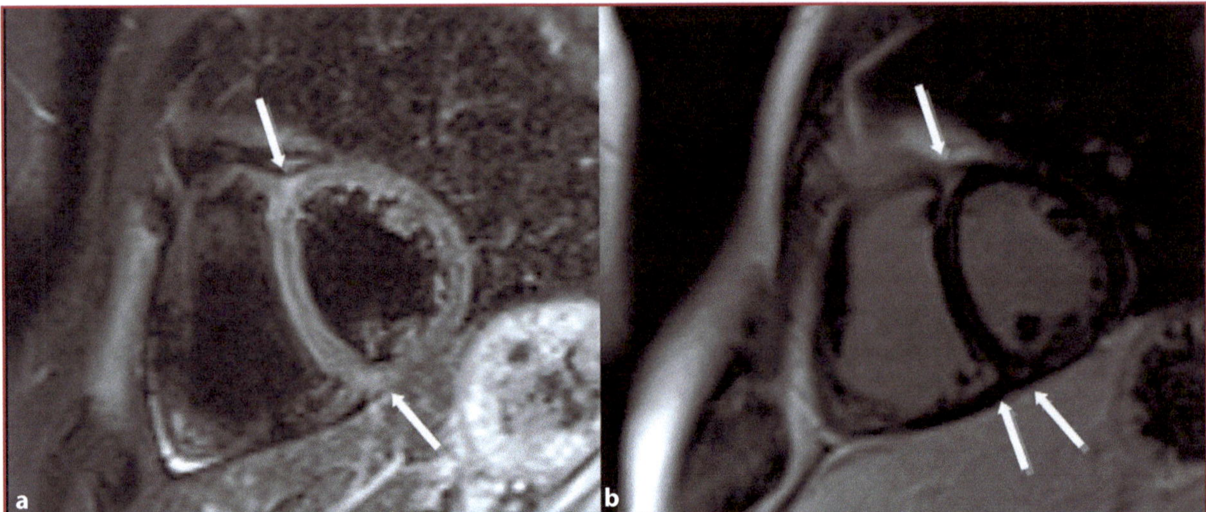

Fig. 8.27 a L'immagine T2 STIR in asse corto mostra l'edema a livello della giunzione interventricolare anteriore e posteriore (*frecce*). **b** L'immagine T1 post-contrasto ottenuta allo stesso livello della precedente mostra le presenza di delayed enhancement suggestivo per fibrosi (*frecce*)

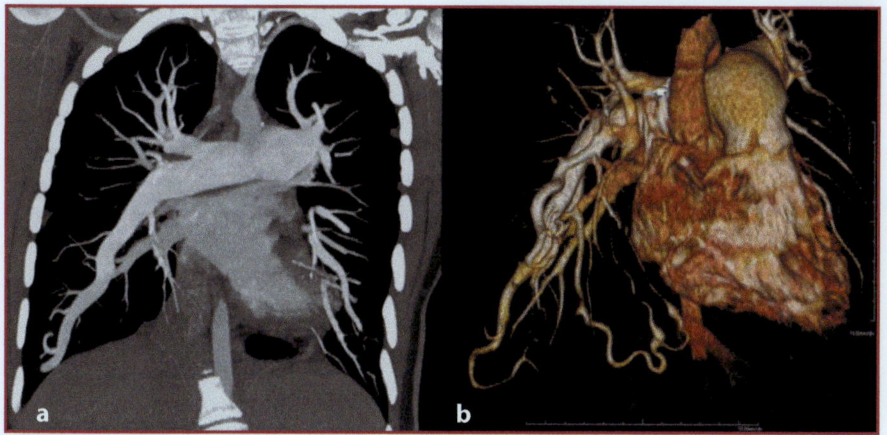

Fig. 8.28 Paziente di 24 anni con dispnea. a La ricostruzione MIP coronale mostra la presenza di un ramo periferico dell'arteria polmonare notevolmente aumentato di calibro. b La ricostruzione VR permette di individuare la comunicazione tra il ramo dell'arteria polmonare per il lobo inferiore destro e una vena polmonare

masse connessi tramite vasi all'ilo polmonare, in particolare nei pazienti con emottisi o evidenza clinica di shunt destro-sinistro o in pazienti con telangectasia emorragica ereditaria, come la telangectasia muco-cutanea.

I pazienti con MAV di grandi dimensioni o multiple manifestano dispnea, emottisi e dolore toracico.

Imaging e refertazione

Tra le metodiche diagnostiche, l'angio-TC possiede maggiore accuratezza e principale indicazione clinica. Anche l'angio-RM presenta una buona accuratezza diagnostica per le malformazioni di diametro >3 mm.

La DSA rimane il gold standard diagnostico ed è particolarmente utile a scopo terapeutico (embolizzazione). I principali segni diagnostici sono rappresentati da un'arteria afferente, una o più vene efferenti e un nidus (in corrispondenza del punto di shunt).

Trattamento

Il trattamento consiste nell'embolizzazione ed è indicato nei pazienti sintomatici e nei pazienti asintomatici quando il calibro del vaso nutritizio è >3 mm.

8.9 Fibrillazione atriale

Quadro clinico e diagnosi

La fibrillazione atriale (FA) è la più comune tra le aritmie cardiache, con una prevalenza tra lo 0,5% (nella fascia d'età 50-59 anni) e il 10% (età >80 anni). Si associa a elevata mortalità, morbilità e costi poiché può favorire lo scompenso cardiaco, la formazione di trombi in atrio o in auricola e lo stroke embolico.

Dal punto di vista fisiopatologico è determinata dall'attivazione indipendente di multipli foci ectopici che inviano scariche elettriche al nodo atrio-ventricolare (A-V) in modo disorganizzato e con una frequenza di 300 al minuto. La risposta irregolare del ventricolo dipende dalla refrattarietà del nodo A-V e la risultante frequenza cardiaca varia tra i 30 e i 300 bpm.

La FA può essere idiopatica (12-30% dei casi) o secondaria a cardiopatia ischemica, cardiopatia ipertensiva, cardiomiopatie, insufficienza cardiaca, valvulopatia mitralica, pericardite, abuso di alcol, embolia polmonare e ipertiroidismo, oltre che a infezioni acute sistemiche, ipossia e chirurgia cardiaca.

Clinicamente si manifesta con palpitazioni, dolore toracico, dispnea e affaticamento nonché poliuria per aumentato rilascio del peptide natriuretico atriale.

Imaging e refertazione

La TC e l'angio-RM hanno entrambe dimostrato di poter valutare accuratamente l'anatomia tridimensionale dell'atrio sinistro e delle vene polmonari sia in fase preoperatoria sia in fase postoperatoria (a 1-3 mesi di distanza), riservando la seconda ai pazienti non portatori di pacemaker o allergici al mdc iodato della TC.

L'anatomia normale delle vene polmonari (20-60% dei casi) è caratterizzata dalla presenza di una vena singola superiore per lato e una vena singola inferiore per lato, senza ulteriori vene accessorie (Fig. 8.29). La vena proveniente dal lobo medio confluisce generalmente nella vena polmonare superiore destra (sovraincorporazione).

Spesso si possono osservare vene accessorie, più frequentemente a destra, che prendono il nome dal lobo o dal segmento polmonare che drenano, oppure le vene possono confluire in un unico tronco venoso (in questo caso si parla di sottoincorporazione), reperto più frequente a sinistra e osservato nel 75-80% degli studi con TC e RM (Fig. 8.30).

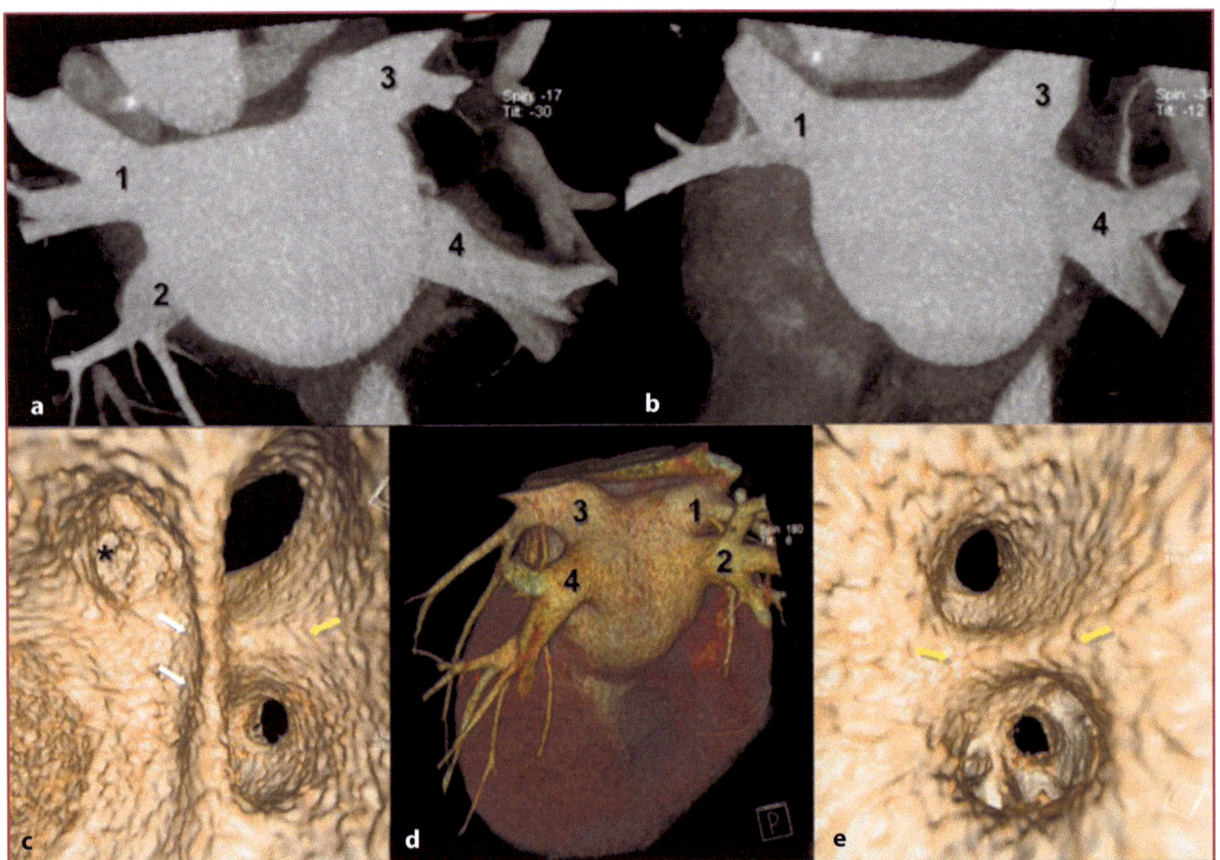

Fig. 8.29 a, b Ricostruzioni MIP delle vene polmonari: *1* vena polmonare superiore destra; *2* vena polmonare inferiore destra; *3* vena polmonare superiore sinistra; *4* vena polmonare inferiore sinistra. **c, e** Ricostruzioni virtuali angioscopiche: si individuano il solco (saddle, *frecce gialle*) che divide gli sbocchi delle vene in atrio e il solco (ridge, *frecce bianche*) che separa le vene dall'auricola (*asterisco*). **d** Ricostruzione VR, vista posteriore, con dimostrazione degli sbocchi venosi in atrio

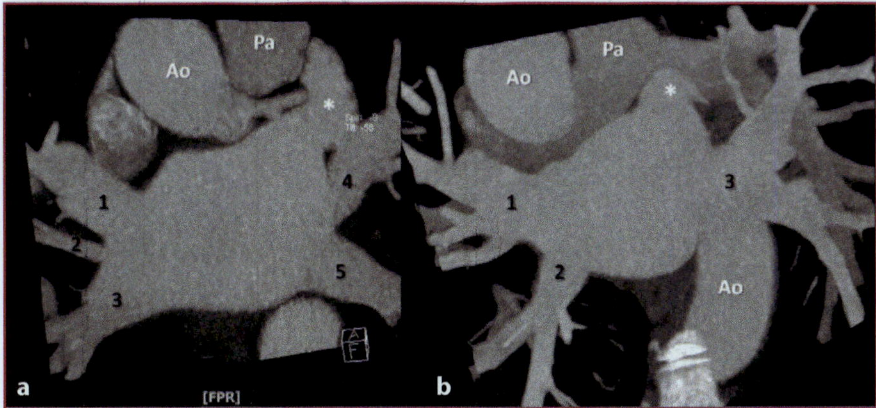

Fig. 8.30 **a** Ricostruzione MIP dell'atrio sinistro in cui è possibile individuare tre vene polmonari a destra e due a sinistra: *1* vena polmonare superiore destra; *2* vena lobare media; *3* vena polmonare inferiore destra; *4* vena polmonare superiore sinistra; *5* vena polmonare inferiore sinistra. **b** Ricostruzione MIP: un unico tronco venoso a sinistra (*3*) e due vene a destra (*1*, *2*). *Ao* aorta, *Pa* arteria polmonare, * auricola

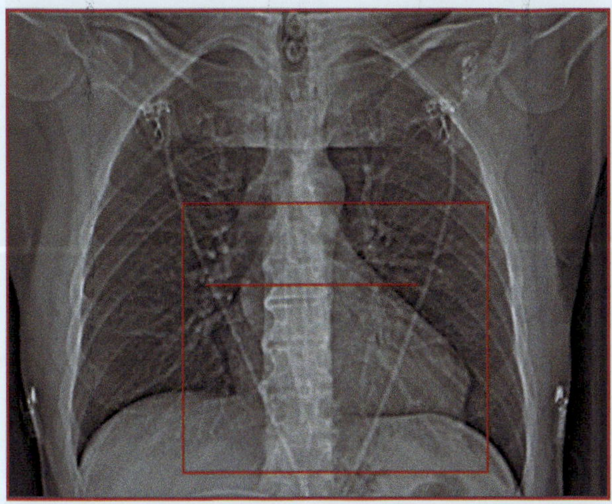

Fig. 8.31 FoV per lo studio delle vene polmonari

Lo studio delle vene polmonari può essere effettuato senza cardiosincronizzazione, ma è consigliabile acquisire le immagini con un gating retrospettivo come per lo studio delle coronarie (si veda il relativo protocollo di studio) per ottenere misurazioni più precise dei calibri vasali (Fig. 8.31).

Qualunque sia la tecnologia a disposizione, si può utilizzare uno spessore di collimazione >1 mm considerando che il calibro di questi vasi è maggiore di quello delle coronarie e, a differenza del protocollo per le coronarie, la RoI del pre-monitoring va posizionata nell'atrio sinistro con valore soglia prestabilito a 100-150 HU (Fig. 8.32).

Per l'esecuzione dell'esame è necessario un accesso venoso con agocannula nella vena antecubitale destra da 18-20 G, attraverso la quale viene iniettato un bolo di 70-100 mL di mdc a 3-4 mL/s di iodio 370-400 mgI/mL seguito da un bolo di fisiologica che permette di compattare il bolo ed eliminare gli artefatti a livello della VCS e nelle sezioni destre.

- Valutare le immagini in assiale per escludere la presenza di trombi in atrio sinistro o in auricola in quanto rappresentano una controindicazione al trattamento di ablazione (Fig. 8.33).

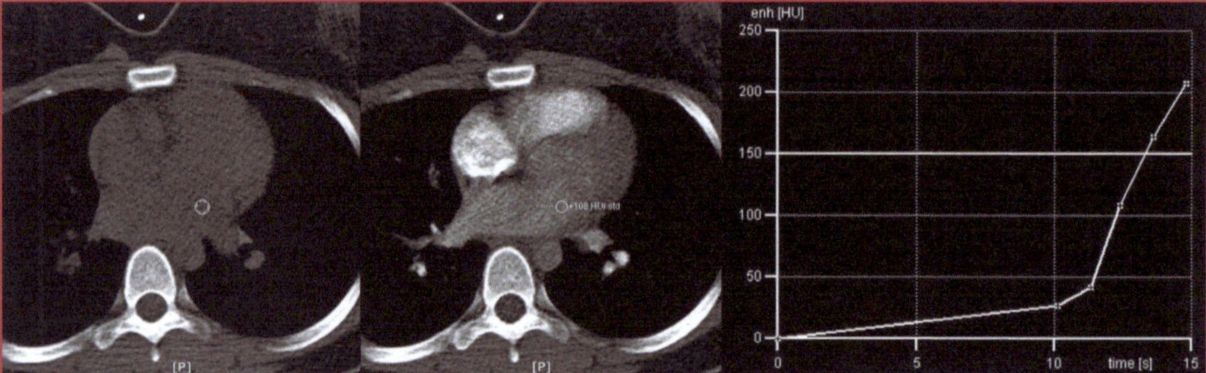

Fig. 8.32 Monitoring

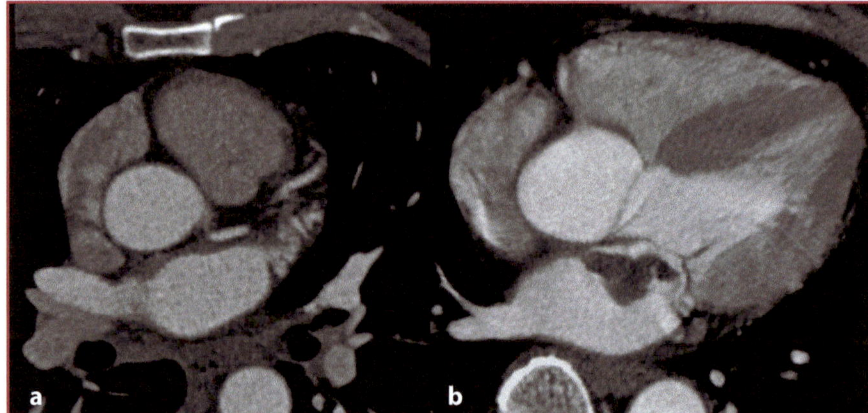

Fig. 8.33 Immagini assiali per la valutazione dei trombi in atrio sinistro. **a** Assenza di trombi. **b** Presenza di trombo

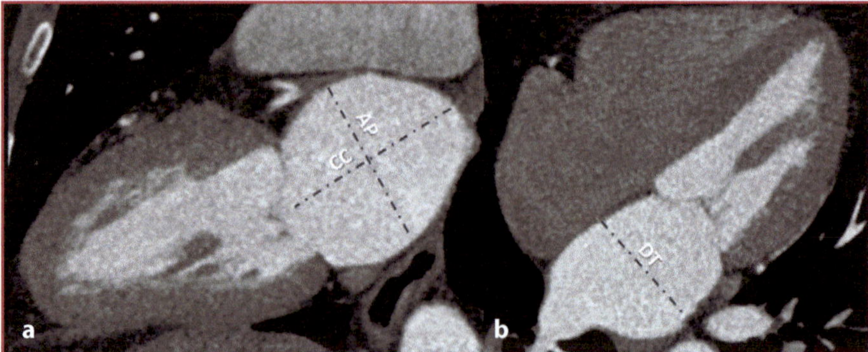

Fig. 8.34 Ricostruzioni MPR in sistole per la misurazione delle dimensioni dell'atrio sinistro. **a** Diametri caudo-craniale (*CC*) e antero-posteriore (*AP*). **b** *DT*

- Valutare con ricostruzioni MIP/multiplanari l'orientamento spaziale dell'atrio sinistro e calcolare gli assi antero-posteriori (AP), latero-laterali (LL) e dorso-laterali (DL) (metodo di Ho), per capire anche la disposizione e l'angolazione del setto interatriale che dev'essere perforato durante la procedura (Fig. 8.34).
- Valutare calibro e morfologia delle vene polmonari a livello ostiale e soprattutto il branching, ovvero il rilievo di rami confluenti in prossimità dell'ostio (l'errato trattamento di questi ultimi potrebbe determinare stenosi) (Fig. 8.35).
- Individuare i rami accessori o i tronchi comuni (Fig. 8.36).

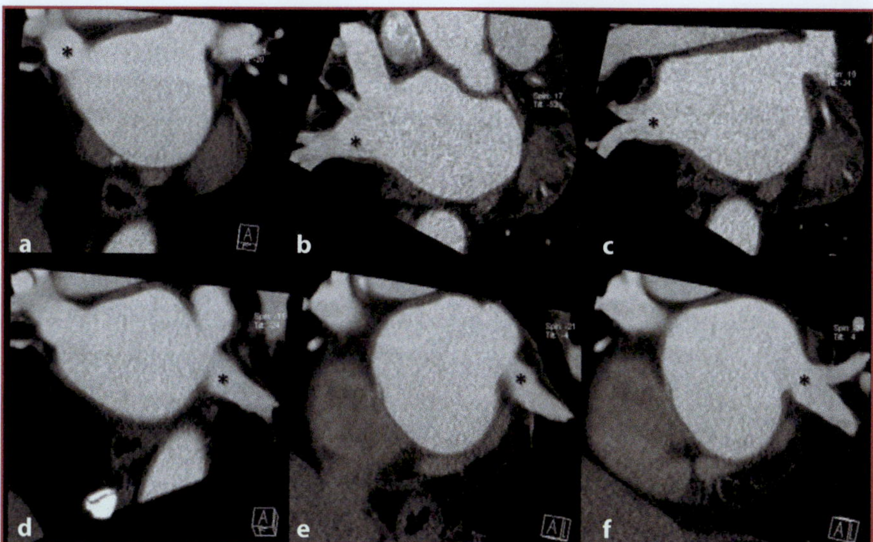

Fig. 8.35 Ricostruzioni MPR per la valutazione del numero e della morfologia delle vene polmonari (*asterischi*). **a-c** Vene polmonari di destra. **d-f** Vene polmonari di sinistra

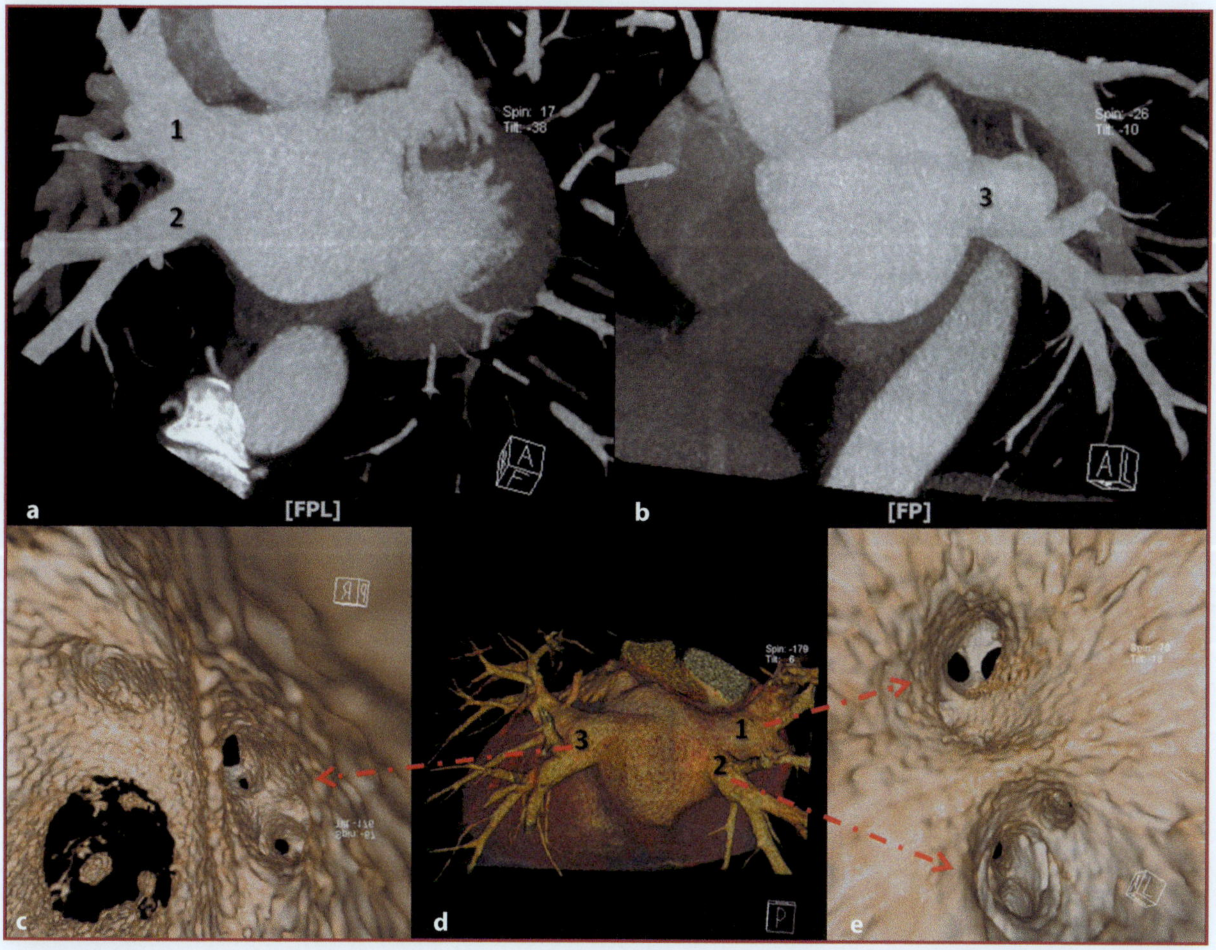

Fig. 8.36 Caso in cui sboccano due vene polmonari a destra (*1, 2*) e un tronco unico a sinistra (*3*). **a, b** Ricostruzioni MIP delle vene polmonari di destra e di sinistra, rispettivamente. **c** Ricostruzione angioscopica virtuale dell'ostio venoso di sinistra. **d** Ricostruzione VR. **e** Ricostruzione angioscopica virtuale degli osti venosi di destra

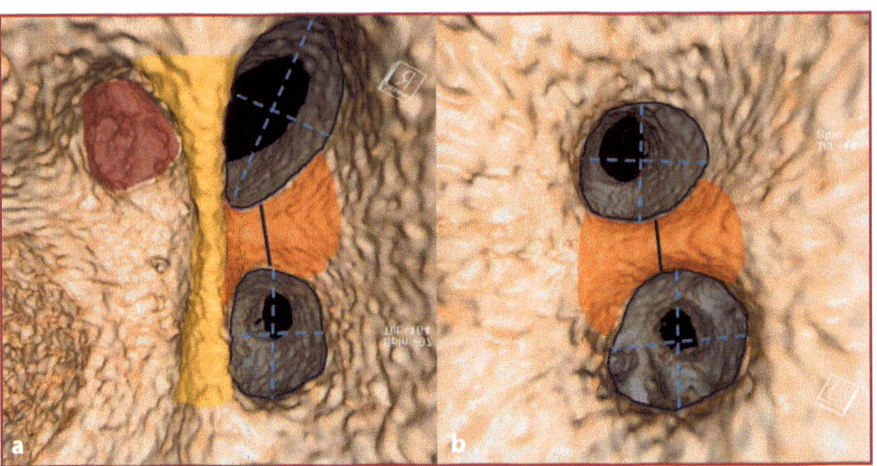

Fig. 8.37 Angioscopia virtuale. **a** A sinistra gli osti tendono a essere ovali (asse cranio-caudale > asse antero-posteriore). **b** A destra gli osti sono più tondeggianti (asse cranio-caudale = asse antero-posteriore). Gli osti delle vene superiori sono generalmente più grandi delle inferiori. *Area arancione,* solco che separa lo sbocco delle vene polmonari superiori dalle inferiori (saddle), del quale va misurato anche lo spessore; *Area gialla,* solco (ridge) che separa la giunzione veno-atriale dall'auricola (*area rosa*)

- Sulle immagini di angioscopia virtuale è possibile calcolare la circonferenza e i diametri degli osti venosi. Tali informazioni sono utili all'elettrofisiologo per decidere tipo e calibro del catetere da utilizzare; è inoltre possibile misurare lo spessore del tessuto miocardico tra gli osti (*saddle*) e tra questi e l'orifizio dell'auricola (*ridge*) (Fig. 8.37).

  Le dimensioni degli osti normalmente variano tra 8 e 21 mm (12,5 ± 3 mm).

La distanza tra le vene polmonari (saddle) di destra è normalmente compresa tra 3 e 14 mm (7,3 ± 2,7 mm), mentre tra le vene polmonari di sinistra è compresa tra 2 e 16 mm (7,5 ± 2,8 mm).

Lo spessore del ridge è invece variabile tra 3,8 mm nel punto più sottile e 5,8 mm nei punti di maggiore spessore situati in corrispondenza degli osti venosi polmonari superiore e inferiore.

Generalmente il follow-up viene effettuato a 1-3 mesi con angio-TC o con angio-RM. Quest'ultima è preferibile per evitare l'eccessiva somministrazione di radiazioni ionizzanti.

La stenosi venosa è tra le complicanze più frequentemente osservate, mostrando una prevalenza dell'1,5-42,4%. È legata alla proliferazione e alla contrazione della lamina elastica che, associata alla flogosi cronica perivasale, determina occlusione e ipertensione polmonare segmentale. Le vene più a rischio di sviluppare stenosi sono quelle di sinistra, per la forma ovale in sede ostiale e preostiale.

Altre possibili complicanze da valutare nel follow-up sono la trombosi, la dissezione della parete vasale, le pericarditi, l'emopericardio, la perforazione e gli ematomi parietali.

Trattamento

Il trattamento si avvale di terapie farmacologiche, della cardioversione e di tecniche ablative. Queste ultime hanno recentemente avuto una maggiore diffusione clinica, in particolare in relazione alle maggiori conoscenze sulla fisiopatologia del tessuto miocardico con attività di pacemaker ectopico localizzato a livello dello sbocco delle vene polmonari in atrio destro. Queste tecniche hanno l'obiettivo di creare lesioni transmurali lineari che deconnettono le vene polmonari dall'atrio sinistro, eliminando il pacemaker ectopico.

Tra le possibili complicanze sono da considerare quelle legate al cateterismo (dissezione o perforazione dell'atrio o delle vene) e all'irritazione del nervo vago (bradiaritmia fino all'asistolia), il versamento pleurico o pericardico, l'emopericardio o l'emotorace, piccoli difetti interatriali, le stenosi delle polmonari, lo stroke embolico e la trombosi delle vene polmonari. Affinché il trattamento possa essere effettuato con successo e senza complicanze, è pertanto estremamente importante conoscere l'esatta anatomia tridimensionale e la collocazione dei focolai con capacità di pacemaker ectopico.

8.10 Patologia neoplastica

Quadro clinico e diagnosi

Le neoplasie primitive a origine dai vasi polmonari sono estremamente rare; gli istotipi più comuni sono rappresentati dal sarcoma e dal leiomiosarcoma, che generalmente insorgono a livello del tronco o delle arterie principali.

Imaging e refertazione

La diagnosi iniziale può essere ostacolata da una parziale sovrapponibilità clinica e diagnostica con le forme di embolia acuta o cronica.

In angio-TC il tumore appare come un difetto intraluminale con caratteristiche simili ad apposizioni trombotiche, ma che determina un aumento di calibro del vaso, contrariamente a quanto si osserva nell'embolia.

Altri elementi diagnostici differenziali con l'embolia polmonare sono rappresentati dall'estensione nel mediastino o nel polmone e soprattutto dall'enhancement post-contrastografico.

La patologia neoplastica secondaria dell'arteria polmonare è più frequente della primitiva: l'arteria polmonare e i suoi rami sono spesso compressi o infiltrati da neoplasie polmonari (Fig. 8.38).

Trattamento

Il trattamento è chirurgico nelle fasi precoci della malattia.

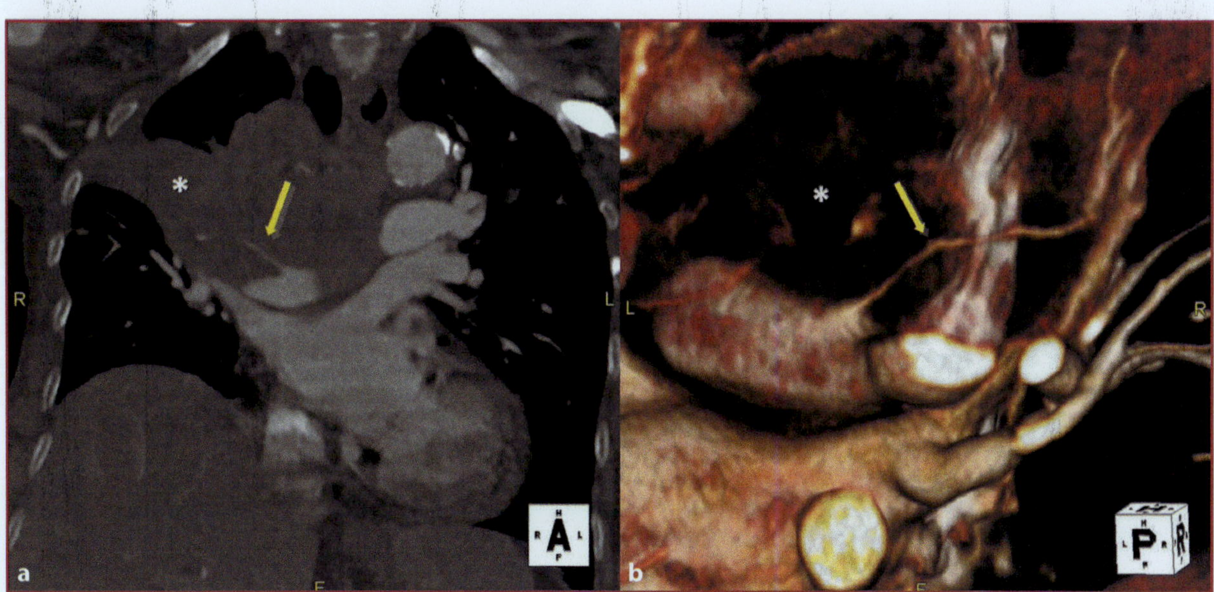

Fig. 8.38 a Ricostruzione MIP coronale: grossolana neoformazione (*asterisco*) che invade il mediastino e comprime il ramo lobare superiore destro dell'arteria polmonare (*freccia gialla*). **b** Ricostruzione VR del ramo lobare superiore destro dell'arteria polmonare

8.11 Triple rule-out

Il dolore toracico è una delle cause più frequenti di accesso ai Dipartimenti di Emergenza e Accettazione. In Europa i costi legati alla sua gestione in Pronto Soccorso variano da 1,3 milioni di euro (Francia) a oltre 3,3 milioni (Germania).

Tra le possibili cause di dolore toracico le sindromi coronariche acute, la dissezione aortica e l'embolia polmonare sono quelle che necessitano di diagnosi e trattamento rapidi (Tabella 8.17). Queste patologie sono molto difficili da differenziare tra di loro e, poiché mettono a rischio la vita del paziente, richiedono spesso ulteriori accertamenti diagnostici.

Il paziente con dolore toracico viene valutato con elettrocardiogramma (ECG) e marker di miocardionecrosi. Il rischio di essere affetto da sindrome coronarica acuta viene stratificato in base allo score *Thrombosis in Myocardial Infarction risk* (TIMI). Una volta individuati i pazienti ad alto rischio, rimane tuttavia un ampio numero di soggetti a rischio basso/intermedio per i quali l'imaging potrebbe essere determinante ai fini della diagnosi e del successivo trattamento.

Negli ultimi anni, lo sviluppo tecnologico e la diffusione sul territorio di scanner TC dotati di elevata risoluzione spaziale e temporale ha permesso di utilizzare questa metodica in Pronto Soccorso per l'esclusione della coronaropatia, dell'embolia polmonare e della dissezione aortica, grazie alla possibilità di studiare tutto il torace con un'unica scansione cardiosincronizzata.

Con le apparecchiature altamente performanti (128 strati) tale approccio è riproducibile anche nei pazienti aritmici o con frequenza cardiaca >70 bpm.

Pur non esistendo linee guida che stabiliscano quando utilizzarlo nei Dipartimenti di Emergenza, è stato redatto un consensus della comunità radiologica europea e nordamericana secondo il quale il protocollo di studio di angio-TC va adattato di volta in volta sulla base della storia clinica del paziente e della patologia sospettata.

Stabilire la corretta indicazione al triple rule-out rimane il punto critico per ottenere i risultati migliori della metodica senza esporre inutilmente il paziente a questo tipo di esame. In particolare è necessario individuare le situazioni in cui vi è un'alta probabilità di trovarsi di fronte a una sindrome coronarica acuta (Tabella 8.18, Fig. 8.39).

Tabella 8.17 Cause che mettono a rischio la vita del paziente

Patologie che mettono a rischio la vita del paziente nell'immediato	Patologie che non mettono a rischio la vita del paziente nell'immediato
Sindromi coronariche acute (infarto con elevazione del tratto ST, infarto senza elevazione del tratto ST e angina instabile)	Polmonite
Embolia polmonare	Neoplasia polmonare, pleurica o mediastinica
Sindromi aortiche acute (dissezione, aneurisma/rottura, ematoma intramurale, ulcera penetrante)	Infiammazione o lesione dei tessuti molli
Rottura esofagea	Colecistite
Tamponamento cardiaco	Pancreatite
Pneumotorace iperteso	Herpes zoster Ernia iatale, reflusso gastroesofageo, spasmo esofageo Pericardite, miocardite Pneumotorace semplice

Tabella 8.18 Criteri per la selezione dei pazienti

Presentazione clinica: rischio basso/moderato per sindrome coronarica acuta
Diagnosi probabile: non sindrome coronarica acuta
Enzimi di miocardionecrosi negativi (mioglobina e troponina I)
Elettrocardiogramma anormale o aspecifico
Mancanza di storia suggestiva per estese calcificazioni coronariche
Assenza di stent e bypass
Capacità di trattenere il respiro e tollerare la TC
Ritmo cardiaco regolare e frequenza cardiaca bassa
Funzione renale conservata

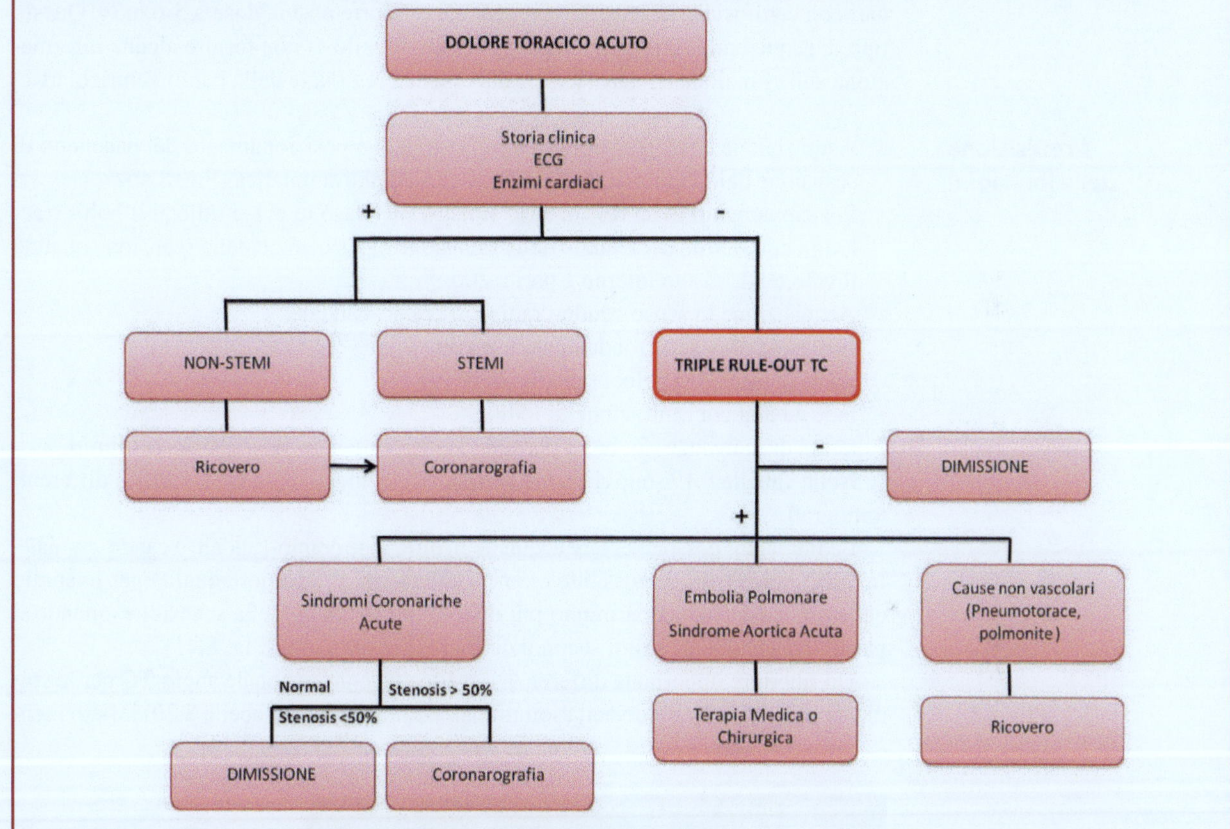

Fig. 8.39 Flow-chart per il triage e il management dei pazienti con dolore toracico

Come detto precedentemente, il triple rule-out è indicato nei pazienti con dolore toracico acuto e con enzimi cardiaci (mioglobina e troponina I) negativi, ECG non diagnostico e nei quali esista il sospetto clinico di:

- embolia polmonare acuta e sindrome aortica acuta;
- embolia polmonare acuta e sindrome coronarica acuta;
- embolia polmonare acuta e sindrome aortica e/o coronarica acuta.

Considerazioni sulla dose di radiazioni

Il limite maggiore del triple rule-out è rappresentato dalla dose di radiazioni cui si espone il paziente. Questa è strettamente dipendente dalla frequenza cardiaca ed è necessario considerare che circa il 15% dei pazienti nei Dipartimenti di Emergenza, proprio per la condizione clinica in cui si trovano, non possono essere premedicati con beta-bloccanti.

Studi recenti hanno dimostrato che la dose di radiazioni varia tra 14 e 22 mSv, con cardiosincronizzazione senza modulazione della dose, contro i 5-7 mSv di una comune angio-TC polmonare, motivo per il quale è sempre necessario valutare il rapporto rischio-beneficio in ogni singolo caso.

L'angio-TC con cardiosincronizzazione può ridurre sia il numero di altre procedure diagnostiche invasive che utilizzano radiazioni ionizzanti, come la coronarografia (2-23 mSv), sia l'ulteriore somministrazione di mdc. Inoltre, l'utilizzazione di metodi di modulazione della dose permette di ridurre notevolmente la dose di radiazioni a 8-10 mSv.

Infine, nei pazienti con frequenza cardiaca regolare e bassa è possibile acquisire i dati con cardiosincronizzazione prospettica e ridurre così la dose a 5-6 mSv. Questo tipo di acquisizione ha come svantaggio, però, quello di non fornire alcuna informazione sulla funzionalità cardiaca e sulla cinetica regionale delle pareti ventricolari.

Acquisizione delle immagini

- Acquisizione del topogram sul piano coronale e posizionamento del pacchetto di scansione dal giugulo al di sotto della cupola diaframmatica (Fig. 8.40).
- Posizionamento della RoI in atrio sinistro (nel caso in cui si utilizzi il bolus tracking), con ritardo per l'inizio della scansione di 5 s e inizio della scansione quando il valore HU al suo interno è pari a 200.
- Acquisizione in senso caudo-craniale o cranio-caudale.

Nel triple rule-out è fondamentale avere:

- flussi di iniezione veloci (almeno 4 mL/s);
- mdc ad alta concentrazione di iodio;
- tempi di scansione più brevi possibili, sempre mantenendo il pitch nei limiti.

Nella Tabella 8.19 sono riassunti i parametri tecnici di base utilizzati con differenti tomografi.

Le immagini possono essere acquisite in direzione cranio-caudale o caudo-craniale. In quest'ultimo caso è possibile ottenere immagini di maggiore qualità per lo studio delle coronarie, che appariranno più opacizzate all'inizio della scansione, quando il paziente è ancora nei primi secondi dell'apnea inspiratoria (Fig. 8.41).

Un'ulteriore importante differenza rispetto alla convenzionale angio-TC per lo studio delle coronarie risiede nella somministrazione del mdc (Tabella 8.20) infatti, men-

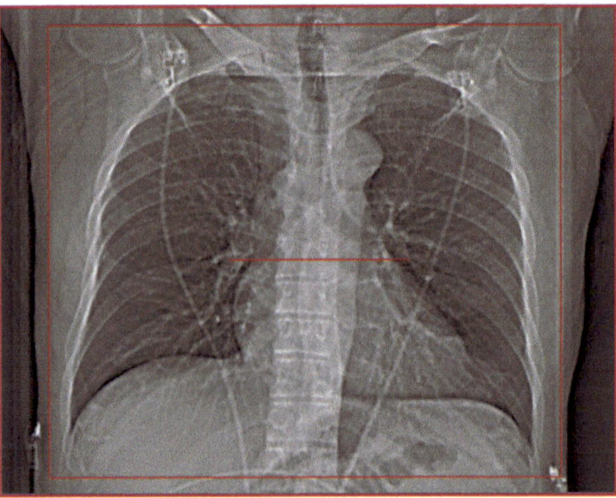

Fig. 8.40 FoV per lo studio di triple rule-out

Tabella 8.19 Parametri tecnici di base utilizzati con differenti tomografi

	4 strati	16 strati	64 strati	128 strati	Dual source
kVp	120	120	120	120	120
mAs	120-130 modulazione della dose	130 modulazione della dose	120-160 modulazione della dose	120-160 modulazione della dose	120-160 modulazione della dose
Collimazione	4 x 1	16 x 0,75	64 x 0,6	64 x 2 x 0,6	64 x 2 x 0,6
Spessore di strato (mm)	1,25	1	1	1	1
Recon increment (mm)	1	0,8	0,8	0,8	0,8

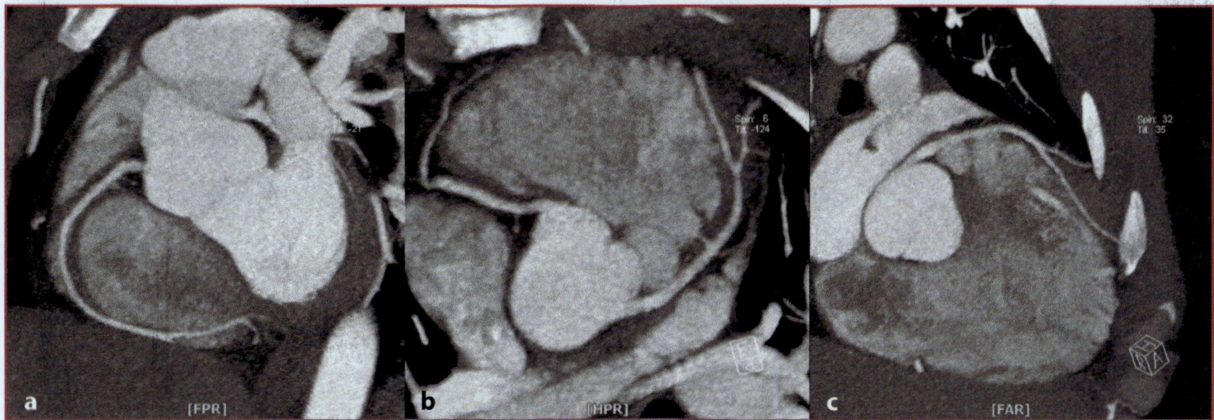

Fig. 8.41 Ricostruzioni MIP per lo studio delle coronarie. **a** Coronaria destra. **b** Discendente anteriore. **c** Circonflessa

Tabella 8.20 Strategie di somministrazione del mdc con differenti tomografi

mdc	4 strati	16 strati	64 strati	128 strati	Dual source
Concentrazione (mgI/mL)	400	400	400	400	400
Volume mdc (mL)	95	95	115	115	115
Volume soluzione fisiologica (mL)	50	50	50	50	50
Velocità di flusso (mL/s)	3,8	3,8	3,8	3,8	3,8

tre per lo studio delle coronarie è desiderabile ottenere un parziale o completo washout del ventricolo destro, per il triple rule-out è necessario raggiungere una buona opacizzazione dell'arteria polmonare, dell'aorta e delle coronarie.

La quantità ottimale di mdc per ottenere uno studio angiografico di alta qualità diagnostica rimane controversa. Il picco del contrast enhancement arterioso per lo studio delle coronarie e dell'aorta è infatti sovrapponibile, mentre il picco arterioso per lo studio dell'arteria polmonare si verifica prima. Se si vuole ottenere un enhancement omogeneo di tutti e tre i distretti vascolari da esaminare, è quindi necessario tener conto di questo tempo di transito. Il livello di attenuazione ottimale deve essere di almeno 300 HU nelle coronarie e di 200 HU a livello della polmonare.

8.12 Imaging postchirurgia

Il progresso della chirurgia nel trattamento delle cardiopatie congenite complesse con coinvolgimento dei grossi vasi ha aumentato la sopravvivenza di questi pazienti fino all'80-85%. Tra essi, circa il 10% necessita di follow-up e la RM è considerata la metodica di prima istanza per lo studio di tali patologie poiché permette misurazioni accurate e riproducibili sia del volume sia della funzione dei ventricoli (Figg. 8.42-8.43). Tra i limiti va considerata la presenza di aritmie, di artefatti da respiro o da suscettibilità magnetica di protesi o stent.

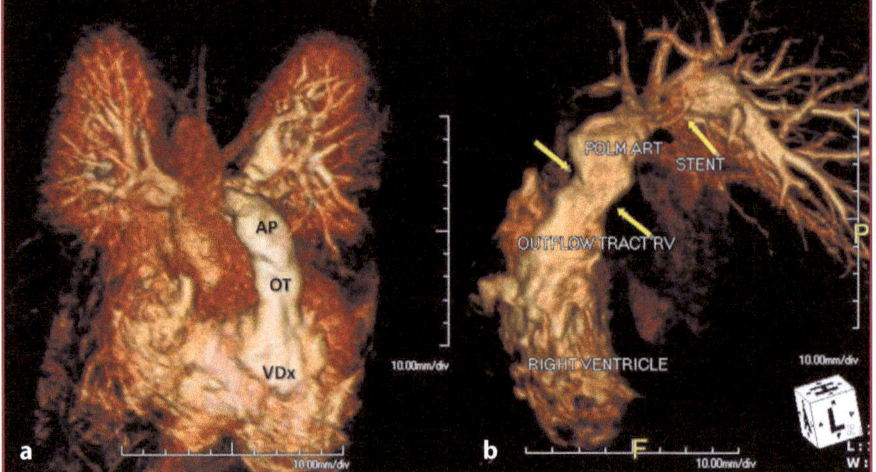

Fig. 8.42 a, b Paziente maschio di 28 anni sottoposto a interventi per correzione di tetralogia di Fallot: il controllo con RM (immagini VR) mostra la stenosi a livello del cono di efflusso destro (*OT*). *AP*, arteria polmonare; *VDx*, ventricolo destro

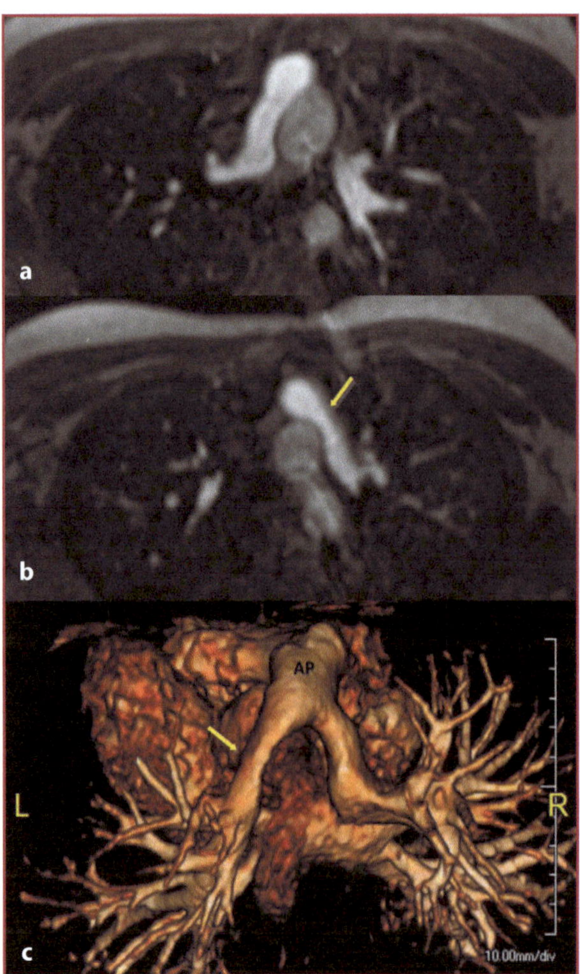

Fig. 8.43 Paziente di 25 anni sottoposta a intervento per trasposizione dei grossi vasi: stenosi dell'arteria polmonare sinistra, immagini assiali. **a** Calibro normale a destra. **b** Calibro ridotto a sinistra (*freccia*). **c** La ricostruzione VR mostra la stenosi dell'arteria polmonare sinistra (*freccia gialla*)

Circolo coronarico

9

Marco Francone, Francesco Vullo, Bettina Conti, Giuseppe Cannavale

9.1 Anatomia e varianti anatomiche

L'anatomia del circolo coronarico nella sua interezza è presentata nelle Figg. 9.1, 9.2 e nella Tabella 9.1.

L'arteria coronaria sinistra (Fig. 9.3, Tabella 9.2) origina con il breve tronco comune (5-20 mm, calibro 3-6 mm) che si biforca nell'arteria discendente anteriore (DA) e nell'arteria circonflessa (Cx).

In una minoranza di casi il tronco comune dà origine a un terzo ramo, definito "intermedio".

L'arteria discendente anteriore (ADA) (Fig. 9.4) decorre nel solco interventricolare anteriore fino all'apice del cuore, risalendo per un breve tratto nel solco interventricolare posteriore. Lungo il suo decorso dà origine ai rami perforanti settali, più esili e pertanto non sempre visibili all'esame tramite angio-tomografia computerizzata (angio-TC) e ai rami diagonali (generalmente in numero di due, più raramente tre).

I rami diagonali permettono di distinguere i diversi tratti dell'ADA (Fig. 9.5):

- tratto prossimale (dall'origine al primo ramo diagonale);
- tratto medio (dal primo al secondo ramo diagonale);

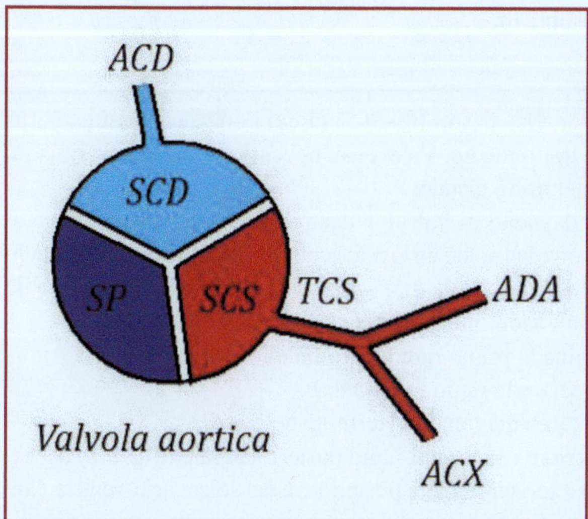

Fig. 9.1 *ACD*, arteria coronaria destra. *SCD*, seno coronarico destro. *SCS*, seno coronarico sinistro. *SP*, seno posteriore. *TCS*, tronco comune. *ADA*, arteria discendente anteriore. *ACX*, arteria circonflessa

C. Catalano, M. Anzidei, A. Napoli, *Imaging Cardiovascolare TC e RM*,

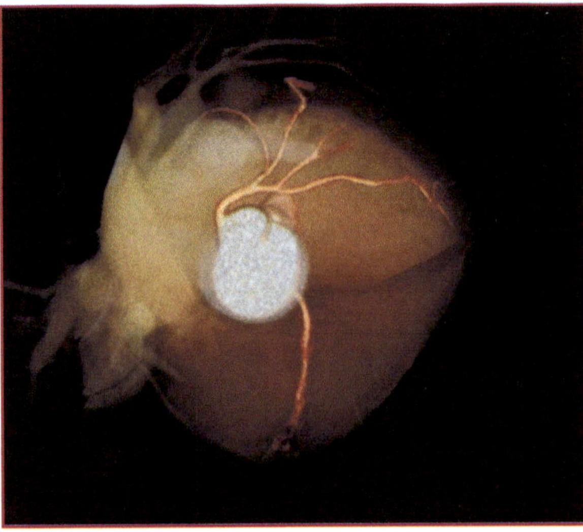

Fig. 9.2 Immagine Volume Rendering illustrativa della normale anatomia coronarica

Tabella 9.1 Arterie coronarie

Tronco comune	A. discendente anteriore (A. interventricolare anteriore) A. circonflessa Ramo intermedio	Rami diagonali Rami settali Rami marginali ottusi
A. coronaria destra		A. del nodo del seno A. conale Rami marginali acuti
A. discendente posteriore (A. interventricolare posteriore)		Origine destra o sinistra in relazione alla dominanza cardiaca
Ramo postero-laterale		

- tratto distale (dal secondo ramo diagonale al termine del vaso).

L'arteria Cx (Fig. 9.6) decorre nel solco atrio-ventricolare sinistro e fornisce rami all'atrio e alla base del ventricolo omolaterale; in corrispondenza del margine sinistro del cuore dà origine ai rami marginali ottusi. In relazione all'origine di questi ultimi, l'arteria circonflessa viene distinta in:

- tratto prossimale;
- tratto distale.

Nei casi di dominanza coronarica destra (80-90% circa) l'arteria Cx risulta particolarmente esile e termina al tratto medio. Viceversa, nei casi di dominanza sinistra, l'ACD non risulterà visibile nel tratto distale.

L'ACD (Fig. 9.7) origina dal seno di Valsalva destro; dopo aver dato origine al ramo per il nodo del seno, decorre nel solco atrioventricolare omolaterale, circondando il margine destro del cuore, fino alla faccia diaframmatica. Lungo il suo decorso dà inoltre origine ai rami marginali acuti, in base ai quali l'arteria si divide in:

- tratto prossimale (dall'origine al primo ramo marginale);
- tratto medio (dal primo al secondo ramo marginale);
- tratto distale (dal secondo ramo diagonale al termine del vaso).

L'arteria discendente posteriore (ADP) e il ramo postero-laterale (Fig. 9.8) decorrono rispettivamente nel solco interventricolare posteriore e nel solco atrio-ventricolare posteriore, irrorando parte della faccia diaframmatica del cuore.

Tabella 9.2 Arteria coronaria sinistra

1. Tronco comune
2. A. discendente anteriore
3. A. circonflessa
4. Ramo intermedio

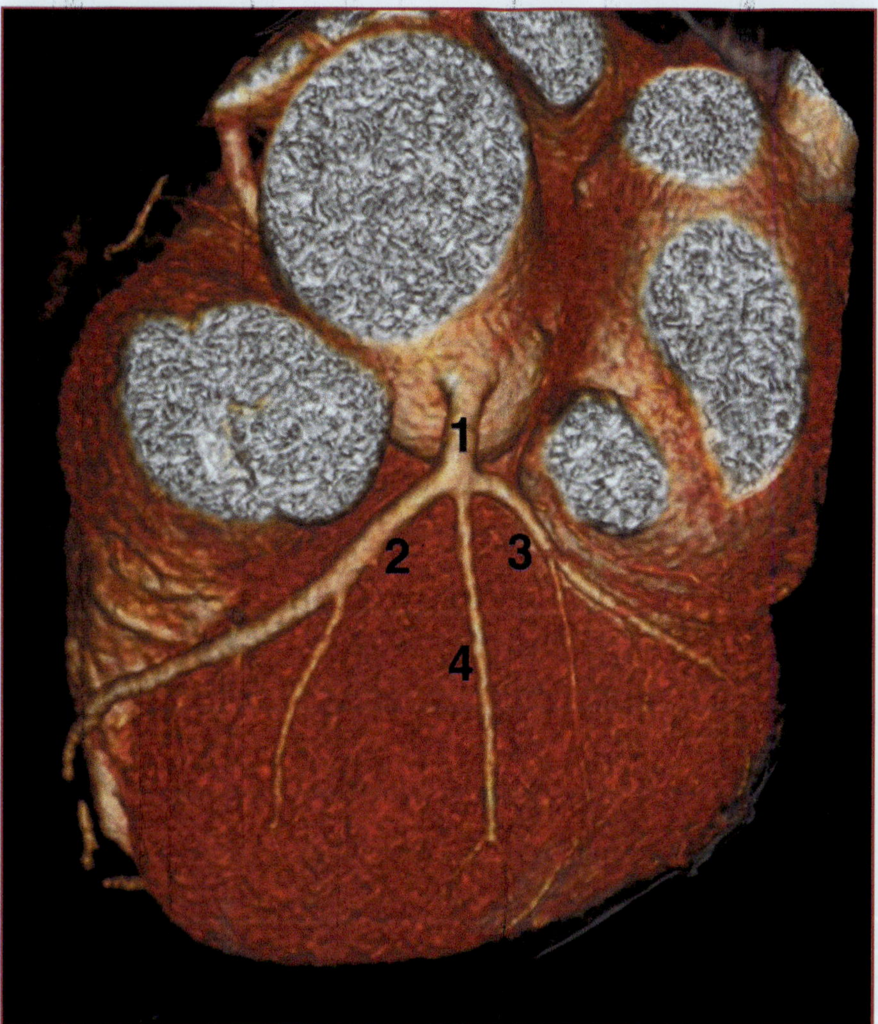

Fig. 9.3 *1*, Tronco comune. *2*, ADA. *3*, ACx. *4*, Ramo intermedio

La dominanza coronarica (Fig. 9.9, Tabella 9.3) è determinata dall'origine dell'arteria discendente posteriore e del ramo postero-laterale. L'importanza del concetto di dominanza coronarica consiste nel fatto che il vaso dominante irrora la parete inferiore del ventricolo sinistro; pertanto, per esempio, l'occlusione di una Cx dominante determinerà un infarto molto esteso che coinvolge la parete laterale (normale territorio di irrorazione) e inferiore (irrorata dal ramo interventricolare posteriore).

Dominanza destra: l'ADP e il ramo postero-laterale originano dalla coronaria destra.

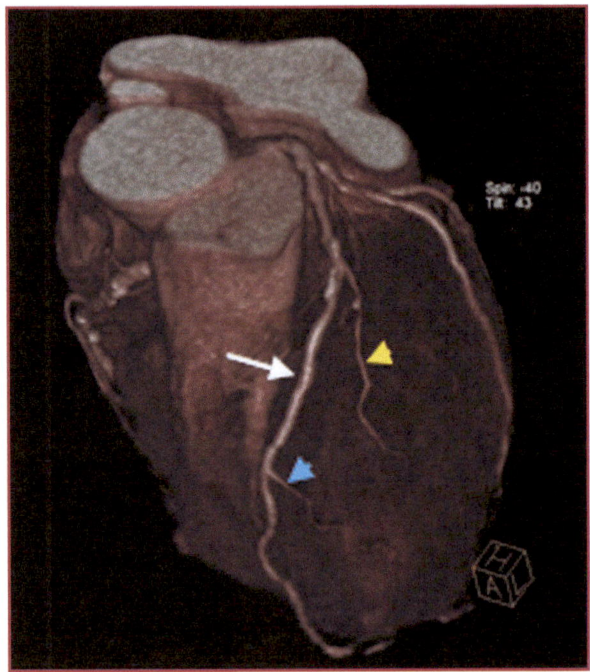

Fig. 9.4 Arteria discendente anteriore. *Freccia bianca*: ADA. *Punta di freccia gialla*: primo ramo diagonale. *Punta di freccia azzurra*: secondo ramo diagonale

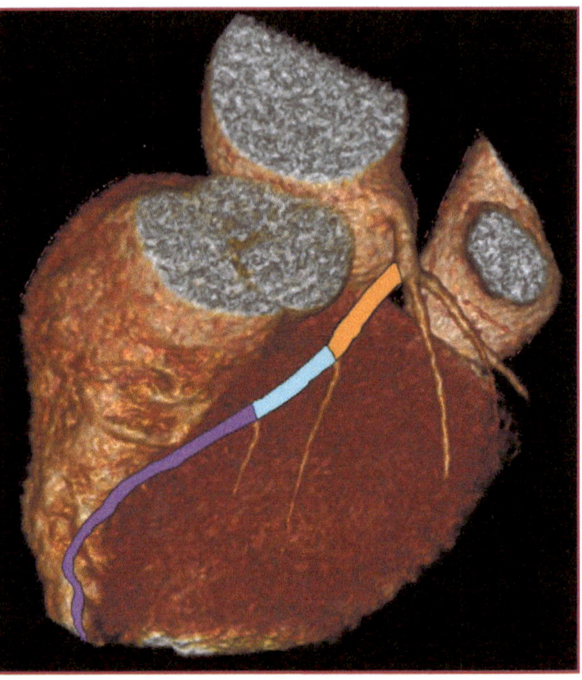

Fig. 9.5 Arteria discendente anteriore. *Arancione*: tratto prossimale. *Azzurro*: tratto medio. *Viola*: tratto distale

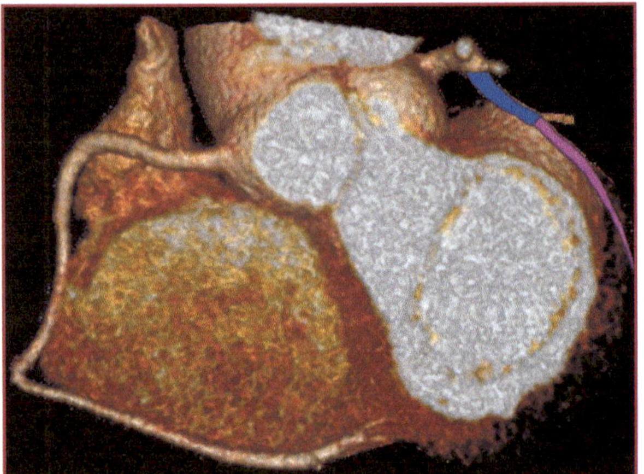

Fig. 9.6 Arteria circonflessa. *Blu*: tratto prossimale. *Viola*: tratto distale

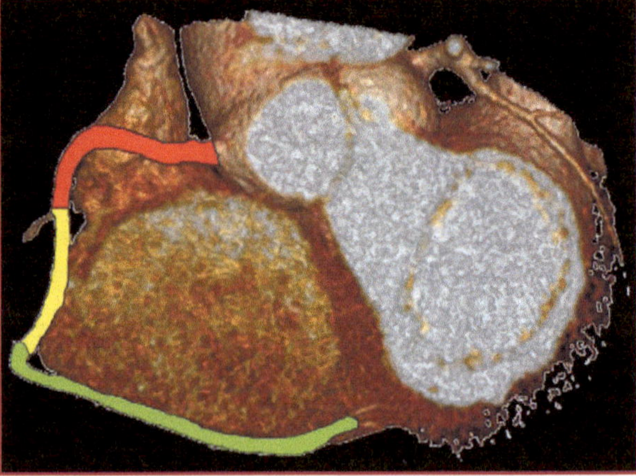

Fig. 9.7 Arteria coronaria destra. *Rosso*: tratto prossimale. *Giallo*: tratto medio. *Verde*: tratto distale

Dominanza sinistra: l'ADP e il ramo postero-laterale originano dalla coronaria sinistra (generalmente dalla Cx).

Co-dominanza: l'ADP origina dalla coronaria destra, mentre il ramo postero-laterale origina dalla Cx.

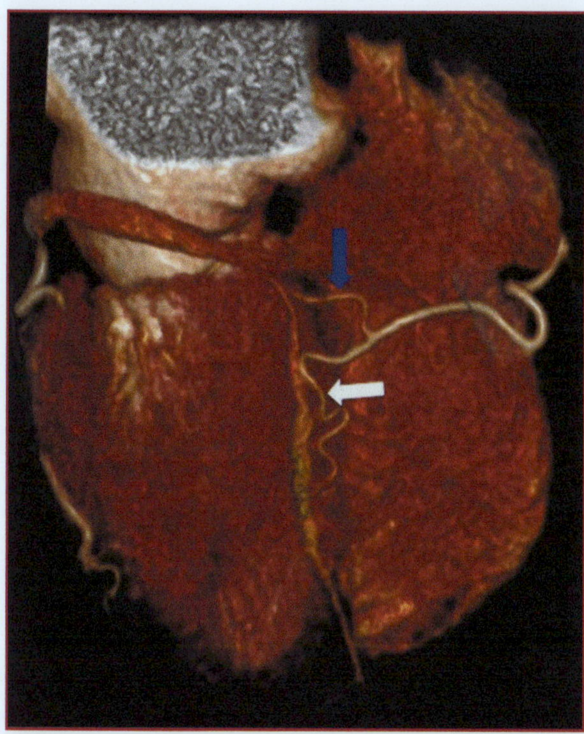

Fig. 9.8 Arteria discendente posteriore. *Freccia blu*: ramo postero-laterale. *Freccia bianca*: arteria interventricolare posteriore

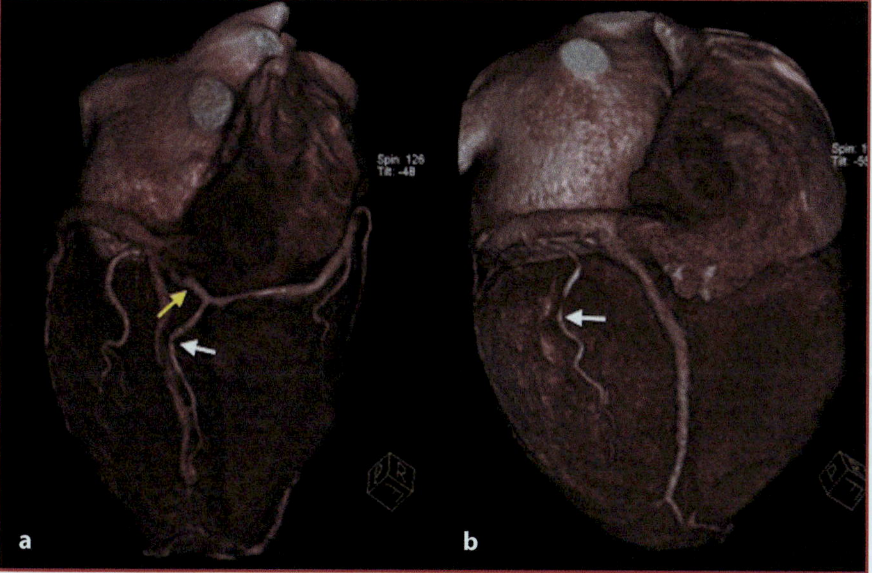

Fig. 9.9 a Dominanza destra: il ramo postero-laterale (*freccia gialla*) e il ramo interventricolare posteriore (*freccia bianca*) originano dalla coronaria destra. **b** Dominanza sinistra: il ramo interventricolare posteriore che origina dalla circonflessa (*freccia*)

Tabella 9.3 Dominanza coronarica

DESTRA	90%
SINISTRA	7-8%
CO-DOMINANZA	2-3%

Anomalie di origine e decorso

Le anomalie di origine (Figg. 9.10, 9.11) si dividono in minori (benigne) e maggiori (maligne).

Anomalie di origine minori (benigne): definite anche "non interarteriose" perché il vaso anomalo non decorre, per definizione, tra tronco polmonare e aorta ascendente, e quindi non viene improntato dall'esterno, soprattutto durante incremento dell'inotropismo e del cronotropismo cardiaco (per esempio durante attività fisica); non presentano alcuna rilevanza dal punto di vista clinico-prognostico.

Anomalie di origine maggiori (maligne): sono le varianti "interarteriose" (decorso del vaso tra tronco polmonare e aorta ascendente), che possono avere conseguenze cliniche rilevanti (angina, sincope, infarto miocardico acuto, morte improvvisa). In questi casi la sintomatologia è correlabile a una compressione dell'arteria coronaria da parte dei tronchi arteriosi tra i quali decorre, durante la fase sistolica.

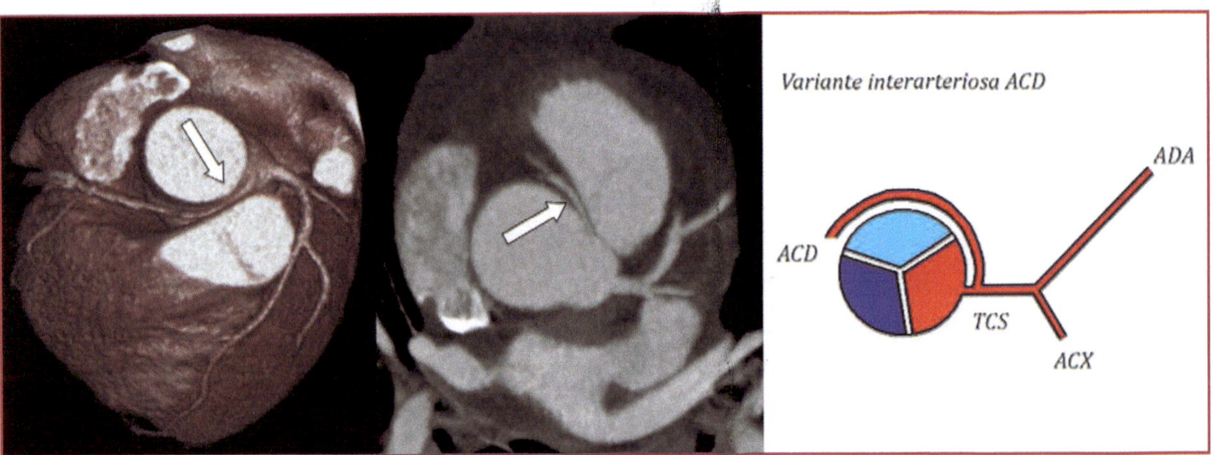

Fig. 9.10 Origine anomala dell'ACD (*freccia*) dal SCS, variante interarteriosa, maligna. *ACx*, arteria circonflessa; *ADA*, arteria discendente anteriore; *TCS*, tronco comune sinistro

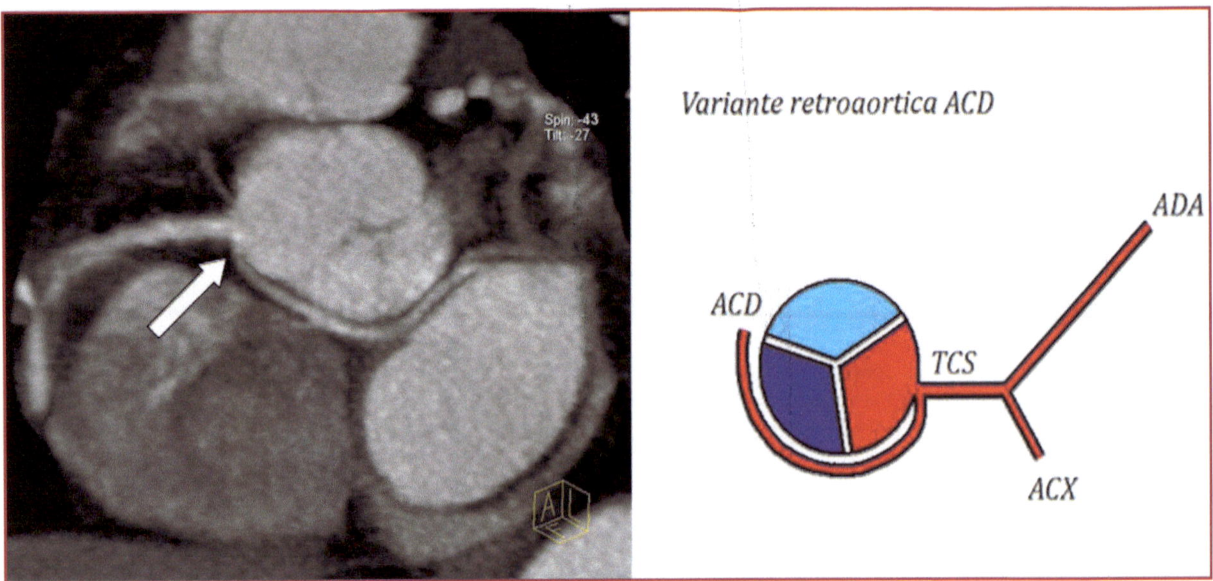

Fig. 9.11 Origine anomala dell'ACx (*freccia*) dal SCD con decorso retroaortico (variante retroaortica, benigna)

Bridging intramiocardico

Tra le anomalie di decorso, il bridging intramiocardico consiste nel passaggio intramiocardico di un tratto più o meno breve di un'arteria coronaria (in genere la DA) (Fig. 9.12).

La sintomatologia, non sempre presente, è dovuta a una stenosi dinamica del lume vascolare da parte del tessuto miocardico durante la fase di contrazione sistolica e si manifesta con occasionali episodi di ischemia miocardica sotto sforzo.

Segmentazione coronarica e territori di irrorazione miocardica

Nelle Figg. 9.13, 9.14 è rappresentata l'irrorazione miocardica nel ventricolo destro e nel ventricolo sinistro; nelle Figg. 9.15, 9.16 la segmentazione del ventricolo sinistro.

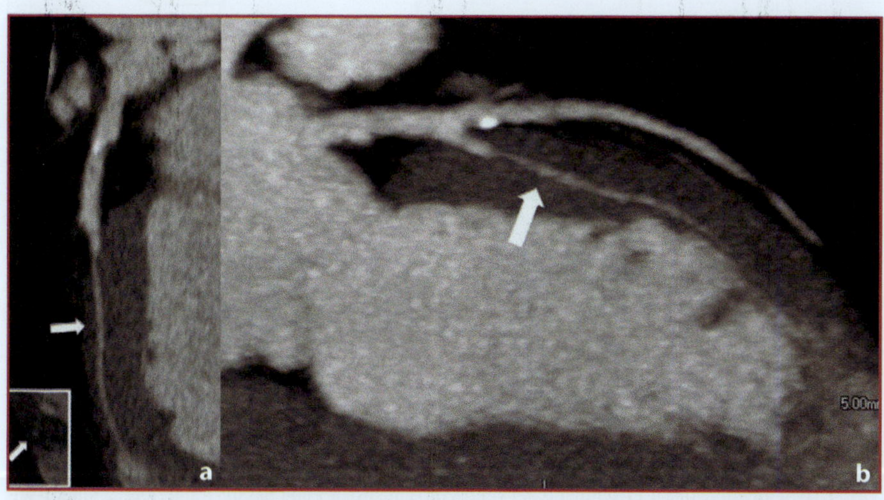

Fig. 9.12 a Decorso intramiocardico (bridging) dell'ADA. **b** Analisi in *Curved Planar Reformation* dell'ADA con ricostruzioni multiplanari; la *freccia* indica il tratto intramiocardico dell'arteria

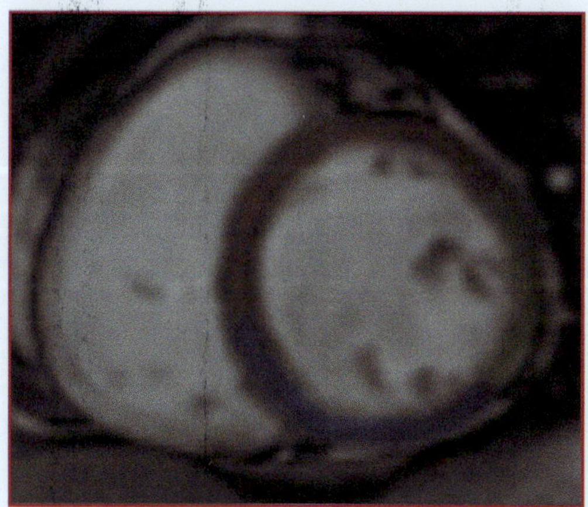

Fig. 9.13 Irrorazione del miocardio del ventricolo sinistro. *In rosso*: ADA; *in verde*: arteria circonflessa; *in blu*: ACD

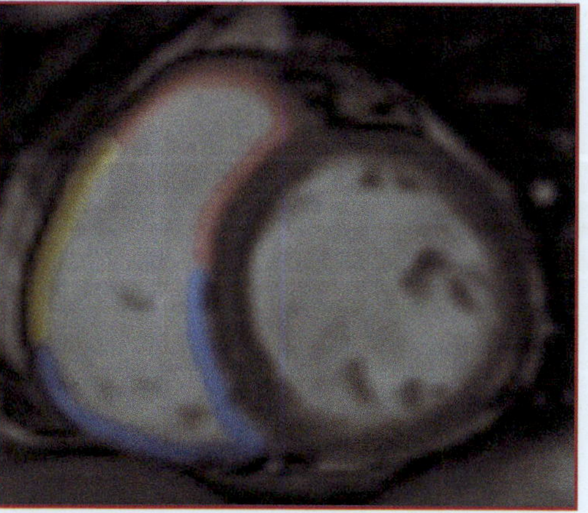

Fig. 9.14 Irrorazione del miocardio del ventricolo destro. *In rosso*: ADA (ramo dell'arteria coronarica di sinistra); *in giallo*: rami marginali della coronaria destra; *in blu*: ADP

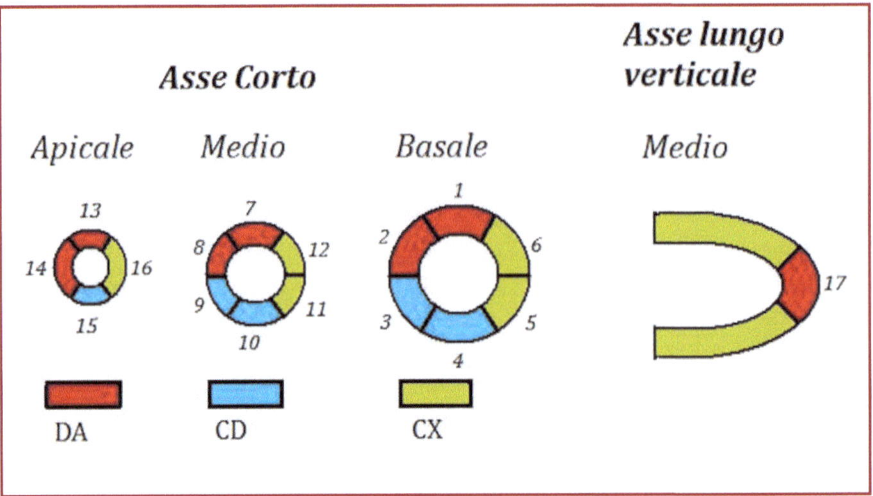

Fig. 9.15 Territori di irrorazione delle coronarie

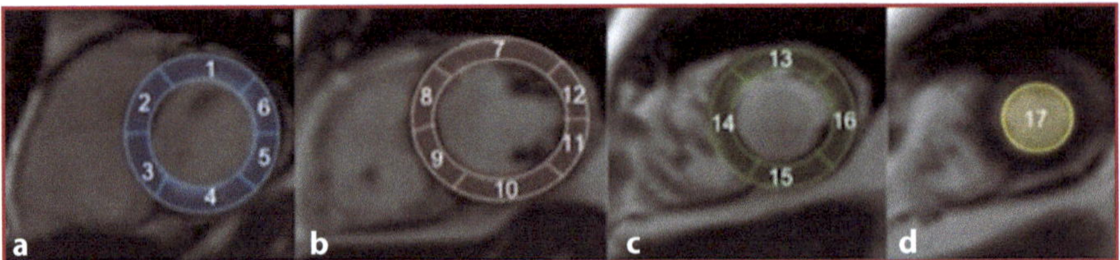

Fig. 9.16 Segmentazione a 17 segmenti del ventricolo sinistro. **a** Piani basali: *1* anteriore, *2* antero-settale, *3* infero-settale, *4* inferiore, *5* infero-laterale, *6* antero-laterale. **b** Piani medi: *7* anteriore, *8* antero-settale, *9* infero-settale, *10* inferiore, *11* infero-laterale, *12* antero-laterale. **c** Piani apicali: *13* anteriore, *14* settale, *15* inferiore, *16* laterale. **d** Apice: *17* apice (modificato dal modello dell'American Heart Association)

9.2 Tecnica di studio TC

Preparazione del paziente

- La frequenza cardiaca deve essere inferiore a 70 battiti per minuto (spontanea o indotta dalla somministrazione di beta-bloccanti). Esempio di schema di somministrazione di farmaci beta-bloccanti con pronanololo:
  - per os: 40 mg di farmaco beta-bloccante 60-90 minuti prima della tomografia computerizzata multistrato (TCMS) oppure, a partire da 3 giorni prima, 20 mg/die;
  - somministrazione endovena: fiala da 5 mg di beta-bloccante diluita in 20 mL di soluzione fisiologica, da somministrare in 4 dosi progressive prima dell'esame, monitorizzando pressione arteriosa e polso del paziente.
- Ricorrere eventualmente alla somministrazione sublinguale di nitroderivati per favorire la coronaro-dilatazione.
- Ottenere un corretto respiro durante la scansione (per evitare gli artefatti correlati al movimento respiratorio).
- Porre il paziente in posizione supina con le braccia alzate.
- Effettuare la cardiosincronizzazione (posizionamento degli elettrodi): è indi-

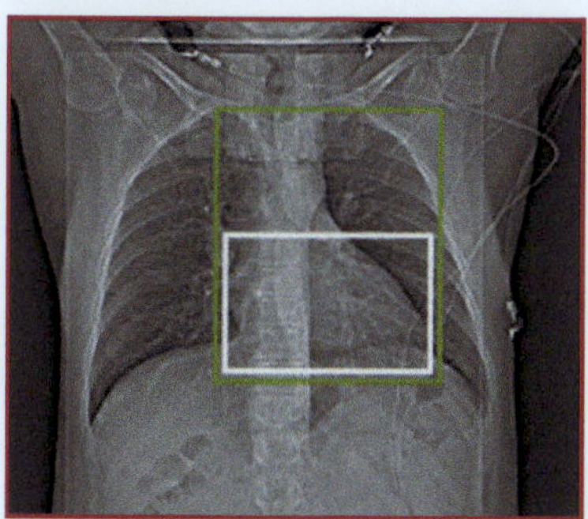

Fig. 9.17 Topogram in inspirazione. Modalità di acquisizione: 64 x 0,6 mm, spessore di strato 0,75 mm, intervallo di ricostruzione 0,5 mm, bolus tracking. Il *riquadro bianco* indica il corretto posizionamento del pacchetto di acquisizione nel paziente per lo studio delle arterie coronarie; il *riquadro verde* illustra invece il posizionamento in pazienti rivascolarizzati con by-pass, nei quali il campo di vista acquisito deve essere esteso tra il margine inferiore della clavicola (approssimativamente all'origine dell'arteria mammaria interna) e la base cardiaca

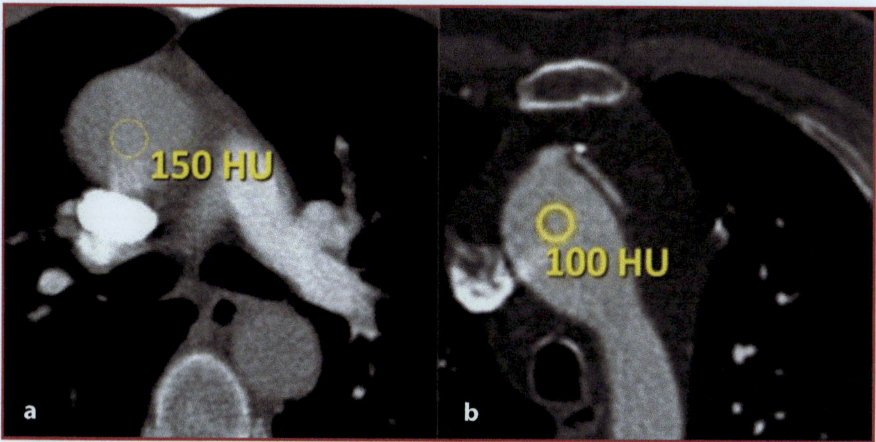

Fig. 9.18 a Posizionamento della RoI a livello dell'aorta ascendente (nel bolus tracking) e inizio della scansione a un valore di circa 140-150 HU per lo studio delle arterie coronariche e degli stent. **b** Posizionamento della RoI a livello dell'arco aortico nello studio dei pazienti rivascolarizzati con by-pass, con soglia di partenza più bassa (esempio 100 HU)

spensabile ottenere un complesso QRS ben riconoscibile e con onda R di voltaggio sufficientemente elevato.

Acquisizione delle immagini

Nella Fig. 9.17 è indicato (nel riquadro bianco) il corretto posizionamento del pacchetto di acquisizione nel paziente per lo studio delle arterie coronarie. Il riquadro verde illustra invece il posizionamento in pazienti rivascolarizzati con by-pass, nei quali il campo di vista acquisito deve essere esteso tra il margine inferiore della clavicola (approssimativamente all'origine dell'arteria mammaria interna) e la base cardiaca.

Nella Fig. 9.18 è indicata la posizione della *Region of Interest* (RoI) per lo studio delle arterie coronariche e per lo studio dei pazienti rivascolarizzati con by-pass.

Il tracciato elettrocardiografico è caratterizzato da un complesso QRS che corrisponde alla sistole ventricolare, preceduto da un'onda P (sistole atriale) cui segue un'onda T (ripolarizzazione ventricolare). Il concetto fondamentale nella TC coronarica (Fig. 9.19) è acquisire le immagini in una fase di relativa immobilità del cuore e delle arterie, che corrisponde, soprattutto con apparecchiature non di ultima generazione e con risoluzione temporale relativamente bassa, alla meso-telediastole ventricolare, cioè all'onda P. La durata della fase diastolica si accorcia progressivamente con l'aumentare della frequenza cardiaca.

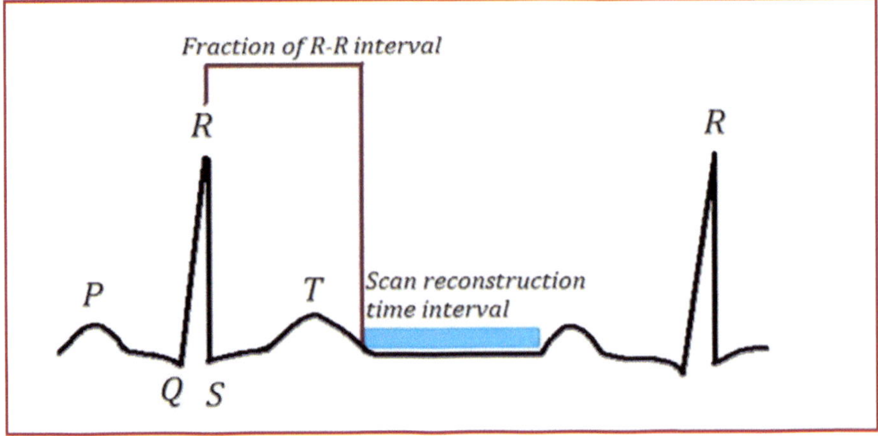

Fig. 9.19 L'esame viene eseguito sincronizzando le scansioni TC con l'elettrocardiogramma del paziente

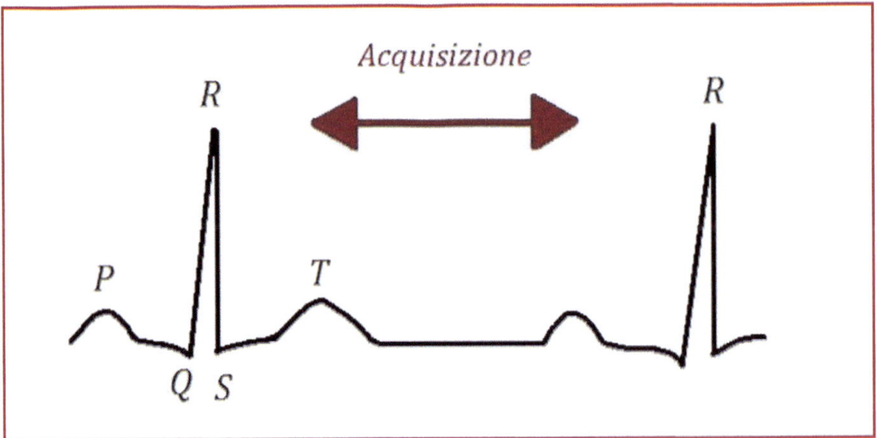

Fig. 9.20 Gating prospettico

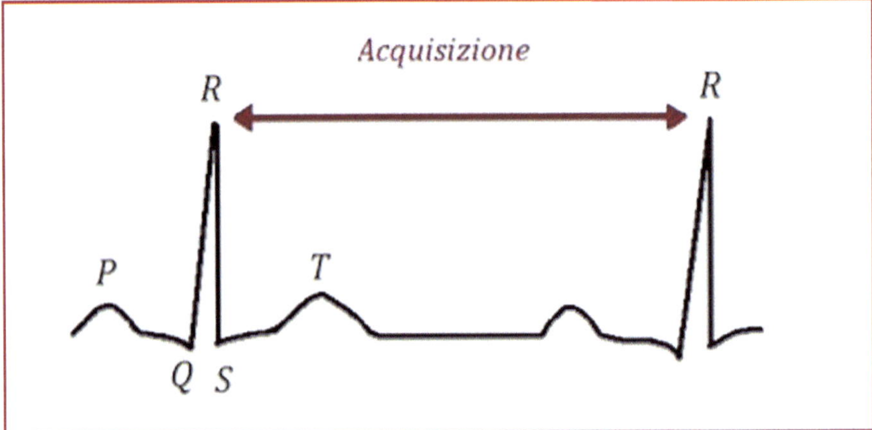

Fig. 9.21 Gating retrospettivo

Tabella 9.4 Gating prospettico

Vantaggi	Svantaggi
Quantificazione del calcio coronarico	Informazioni relative a una singola fase del ciclo cardiaco
Bassa dose di radiazioni	Acquisizione sequenziale
Riduzione della durata dell'apnea respiratoria	
Tavolo stazionario durante l'acquisizione	

I protocolli di acquisizione si dividono in due gruppi: *gating* (selezione del segnale) elettrocardiografico prospettico e *gating* retrospettivo.

Gating prospettico

Per gating prospettico si intende l'acquisizione delle immagini in un'unica fase del ciclo cardiaco (quasi sempre diastole) (Fig. 9.20, Tabella 9.4), utilizzando una tecnica di tipo sequenziale.

I vantaggi di questa tecnica sono i seguenti:

- quantificazione del calcio coronarico;
- riduzione della dose efficace di circa il 50%.

Gli svantaggi, invece, consistono in:

- acquisizione delle immagini in una singola fase del ciclo, con rischio di artefatti in caso di variabilità del ciclo;
- nessun imaging funzionale.

Gating retrospettivo

Per gating retrospettivo si intende l'acquisizione delle immagini durante tutto il ciclo cardiaco (intervallo R-R) (Tabella 9.5 e Fig. 9.21).

I vantaggi della tecnica sono i seguenti:

- possibilità di ricostruzione in tutte le fasi del ciclo cardiaco;
- minore influenza delle variazioni della frequenza cardiaca;
- possibilità di valutare la funzione cardiaca;
- acquisizione elicoidale.

Per quanto riguarda gli svantaggi:

- la dose di radiazioni è potenzialmente elevata.

Nello studio del circolo coronarico sono fondamentali:

- flussi di iniezione veloci (>4 mL/s);
- mezzo di contrasto (mdc) ad alta concentrazione di iodio;
- tempi di scansione quanto più brevi possibile, sempre mantenendo il pitch nei limiti.

Nelle Tabelle 9.6 e 9.7 sono riportati i relativi parametri di riferimento di diverse generazioni di tomografi.

Tabella 9.5 Gating retrospettivo

Vantaggi	Svantaggi
Possibilità di ricostruzione in tutte le fasi del ciclo cardiaco	Maggiore dose di radiazioni
Risente meno delle variazioni di frequenza cardiaca	
Valutazione della funzione cardiaca	
Acquisizione elicoidale	

Tabella 9.6 Utilizzo del mdc in Cardio TC

mdc	4 strati	16 strati	64 strati	128 strati	Dual source
Concentrazione mdc (mgl/mL)	350-400	350-400	350-400	350-400	350-400
Volume mdc (mL)	90-75	65-55 80-90 (per lo studio dei by-pass)	60-50 80-90 (per lo studio dei by-pass)	60-50 80-90 (per lo studio dei by-pass)	60-50 80-90 (per lo studio dei by-pass)
Volume soluzione fisiologica (mL)	50-80	50-80	40	40	40
Velocità di flusso (mL/s)	4,0	4,0	4,0-5,0	4,0-5,0	4,0-5,0

Nota: tutti i valori riportati sono riferiti ad un soggetto con un peso corporeo pari a circa 70 kg. I dati riportati possono essere consultati in maniera più completa sul sito www.MDCT.net.

Tabella 9.7 Cardio TC: parametri tecnici

	4 strati	16 strati	64 strati	128 strati
KVp	120	120	120	120
mAs	Da 200 a 300	Da 200 a 300	Da 180 a 200 (Dose Modulation)	180 (Dose Modulation)
Collimazione	4 x 1-2,5	16 x 0,4-0,75	64 x 0,4-0,625	128 x 0,6
Spessore di strato (mm)	1-3	0,625-1	0,5-1	0,6
Recon increment (mm)	0,4-0,6	0,5-1	0,5	0,4

Nota: tutti i valori riportati sono riferiti ad un soggetto con un peso corporeo pari a circa 70 kg. I dati riportati possono essere consultati in maniera più completa sul sito www.MDCT.net.

Ricostruzione dei dati

I dati ottenuti dalle acquisizioni sincronizzate retrospettivamente verranno raccolti nel buffer dei dati grezzi, da dove saranno richiamati per la successiva fase di ricostruzione ed elaborazione degli stessi. Il primo passo relativo alla ricostruzione dei dati consiste nel rielaborare a diverse fasi del ciclo cardiaco le immagini ottenute dall'acquisizione sincronizzata.

La fase del ciclo cardiaco alla quale appartengono i dati grezzi utilizzati per la ricostruzione dell'immagine viene espressa come percentuale dell'intervallo R-R.

Solitamente, per la valutazione delle arterie coronarie, vengono ricostruiti i dati relativi a finestre del 65%, del 70% e del 75% della fase tele-diastolica.

Calcium scoring

Dal momento che il calcio coronarico è un marker di malattia aterosclerotica e che la quantità di calcio spesso riflette la quantità di placche coronariche, la valutazione del calcio a livello dei vasi coronarici può essere tenuta in considerazione per una migliore stratificazione del rischio, in una popolazione asintomatica con rischio cardiaco coronarico moderato o elevato.

L'utilità del Calcium scoring può essere identificata nei fattori seguenti:

1) stratificazione del rischio coronarico con un indice aggiuntivo e più accurato rispetto ai tradizionali indici di rischio, tipo il Framingham o la Carta Cuore;
2) "ristadiazione" dei pazienti a rischio cardiovascolare intermedio, con collocazione in fascia a basso o alto rischio;
3) possibilità di selezionare i pazienti da sottoporre ad angio-TC coronarica (in presenza di coronarie estesamente calcifiche la qualità dell'esame con mdc potrebbe essere fortemente inficiata da artefatti da indurimento del fascio, precludendo una sufficiente valutazione del lume vasale);
4) definizione del pacchetto di scansione corretto per il successivo esame di coronaro-TC;

5) ausilio nella diagnosi differenziale tra placca ulcerata e placca con core calcifico.

Il calcium scoring può essere calcolato automaticamente con tre diverse metodiche:

- Agatston score;
- volume (mm^3);
- massa equivalente.

L'assenza di calcio nelle coronarie rende molto improbabile la presenza di placche aterosclerotiche e indirizza verso un basso rischio di eventi cardiovascolari.

La presenza di calcio conferma invece la presenza di aterosclerosi; un elevato valore di Calcium score può indicare un rischio moderato/alto di eventi cardiovascolari.

La presenza di calcificazioni coronariche indica la sussistenza di malattia coronarica; l'entità delle calcificazioni si correla con l'entità della placca. Le calcificazioni coronariche in genere aumentano con l'età e tendono a essere più comuni nelle placche complesse, con necrosi ed emorragie. Vari studi hanno evidenziato come il numero e la severità delle stenosi coronariche e la frequenza degli eventi d'infarto miocardico si correlino con l'entità delle calcificazioni. Tale entità è percentualmente maggiore nel sesso maschile che in quello femminile e può essere espressa mediante la stima del *Calcium score index*. È stato dimostrato che un elevato Calcium score index costituisce un fattore di rischio indipendente, predittivo di morte cardiaca e/o infarto miocardico, anche dopo aggiustamento per gli altri fattori di rischio coronarico.

Il punteggio di Agatston è utilizzato per quantificare la presenza di calcio coronarico: si ottiene moltiplicando l'area della calcificazione per il suo massimo valore di attenuazione, stabilendo un limite di 130 HU per identificare le calcificazioni. Tale misurazione risponde, in termini di variabilità, sia all'estensione che alla quantità di calcio, ma è anche molto sensibile al rumore dell'immagine (Fig. 9.22).

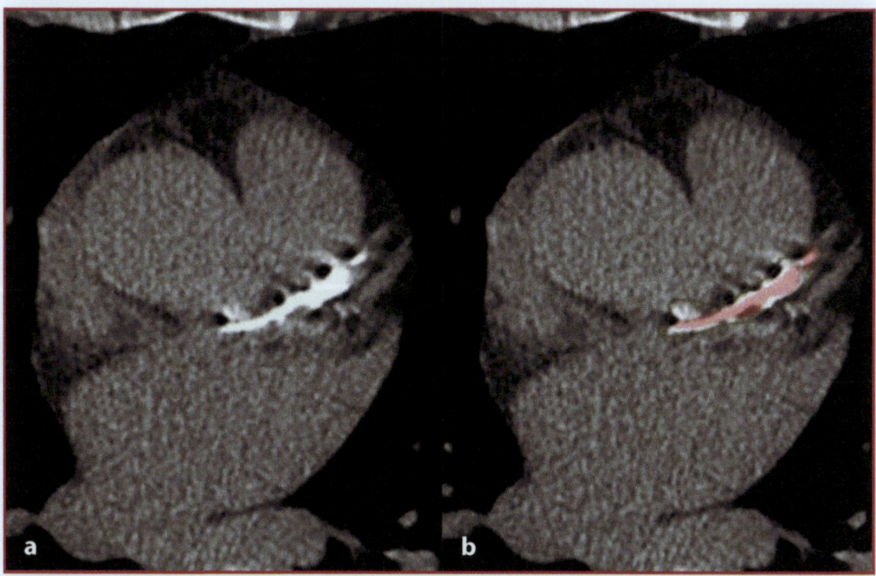

Fig. 9.22 a Immagine basale mostra estese calcificazioni a carico dell'ADA. **b** Quantificazione densitometrica del calcio presente

9.3 Tecnica di studio cardio-RM

Lo studio con RM della cardiopatia ischemica consente una valutazione accurata del miocardio ventricolare e delle arterie coronariche. Questa metodica è, infatti, l'unica in grado di combinare, nello studio del cuore, gli aspetti di tipo tissutale, funzionale e vascolare, permettendo una valutazione globale del paziente cardiopatico.

Preparazione del paziente

- Porre il paziente in posizione supina, con le braccia lungo i fianchi.
- Rimuovere qualsiasi materiale metallico, in particolare nella regione del torace.
- Porre una bobina multicanale di superficie (tipo phased-array) sulla parete toracica.
- Effettuare la cardio-sincronizzazione, mediante posizionamento di 3 elettrodi sulla parete toracica:
  - sul secondo spazio intercostale, sulla linea margino-sternale sinistra;
  - sul quarto spazio intercostale, sulla linea margino-sternale sinistra;
  - sul quinto spazio intercostale, sulla linea emiclaveare sinistra.
- Predisporre un accesso venoso periferico (almeno 20 G) a livello di una vena antecubitale dell'arto superiore.

Acquisizione delle immagini

Acquisizione dei piani scout (sequenze Localizer)

I piani in asse corto (ventricolo destro e sinistro), asse lungo orizzontale (4-camere) e asse lungo verticale (atrio sinistro e ventricolo sinistro) costituiscono i piani di riferimento da ripetere in tutte le successive sequenze. Questi piani si realizzano inizialmente sfruttando l'immagine scout telediastolica, per identificare il piano che unisce l'apice cardiaco al punto medio del piano valvolare mitralico (Fig. 9.23a); si ottiene in questo modo la sequenza dinamica in asse lungo verticale (Fig. 9.23b). Dall'immagine in asse lungo verticale si individua il piano che unisce il punto medio del piano mitralico con l'apice cardiaco (Fig. 9.23b), in modo da ottenere un'altra sequenza dinamica a quattro camere o asse lungo orizzontale (Fig. 9.23c). Partendo dall'immagine in asse lungo orizzontale, si orienta un piano perpendicolare al setto (Fig. 9.23c) e si ottiene un'immagine in asse corto (Fig. 9.23d). Dall'immagine in asse corto si effettua un piano passante per il muscolo papillare anteriore e l'apice del ventricolo destro (Fig. 9.23d) per ottenere un'immagine quattro camere più precisa rispetto alla precedente (Fig. 9.23e).

Sequenze STIR-T2 pesate

Le sequenze *Short Tau Inversion Recovery* (STIR) T2 pesate sono sequenze con triplo modulo di presaturazione, al fine di sopprimere il segnale del sangue in movimento e del tessuto adiposo (Figg. 9.24, 9.25). Sono sensibili all'aumentato contenuto di acqua nel miocardio e permettono perciò la delineazione dell'edema miocardico dopo un insulto ischemico acuto. In fase acuta postinfartuale, l'area di miocardio che risulta iperintensa nelle sequenze STIR T2 pesate include miocardio danneggiato, sia reversibilmente che irreversibilmente ("miocardio a rischio"), ed è indicativa di insulto ischemico acuto.

Sequenze di primo passaggio

Lo studio di perfusione miocardica si basa sulla visualizzazione della distribuzione nel tempo del bolo di mdc, iniettato per via endovenosa alla velocità di 3-5 mL/sec (si impiegano di solito basse quantità, 0,05-0,075 mmol/kg di peso corporeo) durante il passaggio nelle camere ventricolari.

Può essere effettuato sotto stress farmacologico (dobutamina, dipiridamolo) o a riposo. Requisito tecnico indispensabile è l'elevata risoluzione temporale delle sequenze

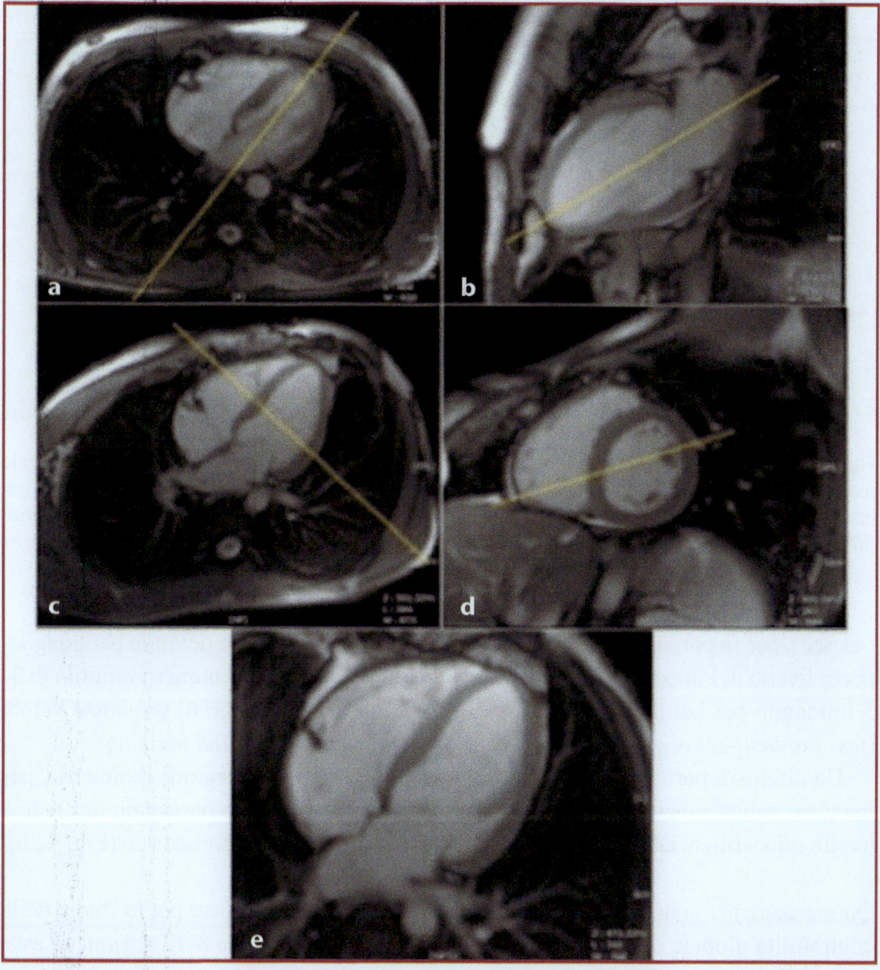

Fig. 9.23 Piani di cardio-RM: **a** Piano localizer assiale. **b** Asse lungo verticale. **c** Asse lungo orizzontale. **d** Asse corto. **e** Asse lungo orizzontale (4-camere vera)

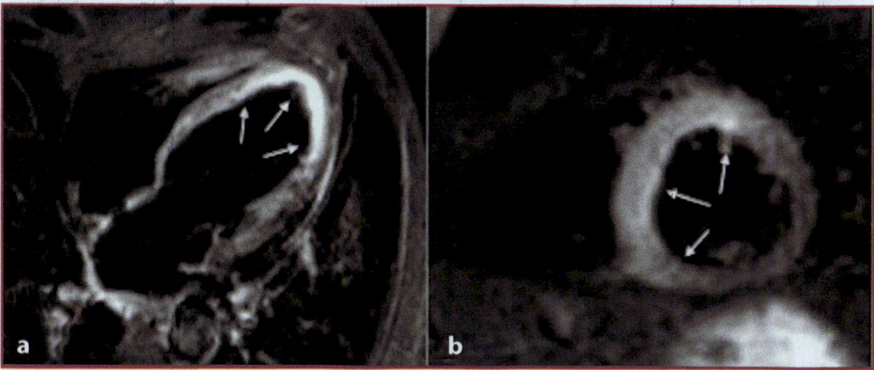

Fig. 9.24 Paziente di 59 anni con infarto miocardico recente e posizionamento di due stent sull'arteria discendente anteriore. Le sequenze STIR T2 pesate in 4-camere (**a**) e asse corto (**b**) mostrano la presenza di esteso edema parietale (*punte di freccia*) a livello del segmento antero-settale, da insulto ischemico acuto

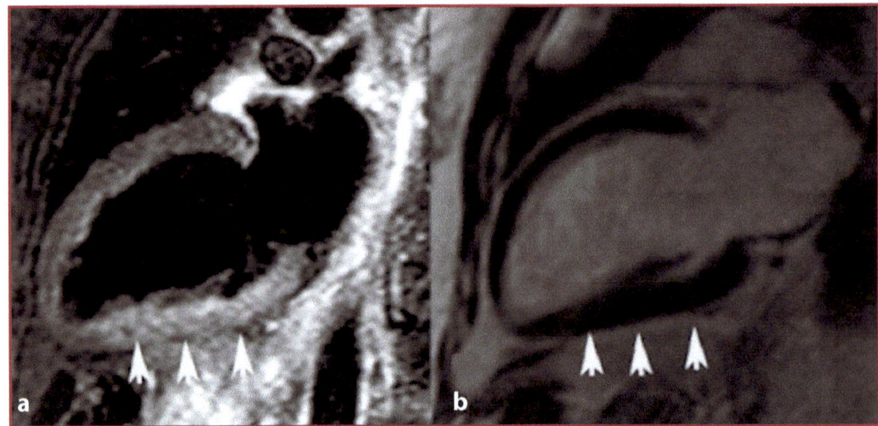

Fig. 9.25 Paziente con "miocardio ibernato". Le sequenze STIR T2 pesate (**a**) in asse lungo verticale mostrano la presenza di fenomeni edematosi (*punte di freccia*) a livello del segmento inferiore, per insulto ischemico acuto associato ad assenza di delayed enhancement (*punte di freccia*) nelle sequenze *Inversion Recovery* (IR) T1 pesate postcontrasto (**b**)

(<1 sec), per la possibilità di valutare la distribuzione nel tempo del mdc paramagnetico a livello del miocardio ventricolare sinistro, acquisendo un numero minimo di 3-5 immagini per battito cardiaco. È necessario quindi l'impiego di sequenze veloci (*fast gradient-echo*, *gradient-echo*, *echo-planar imaging*, *parallel imaging*).

Un difetto di perfusione miocardica si manifesta come una regione ipointensa, per mancato enhancement del tessuto miocardico durante il primo passaggio del mdc a livello miocardico, ed è espressione di danno del microcircolo coronarico (Fig. 9.26).

Sequenze Cine Steady-State Free Precession (SSFP)

Queste sequenze sono acquisite in asse corto, asse lungo e 4 camere per lo studio della contrattilità globale e regionale (Fig. 9.27). Vengono effettuate 8-12 sezioni in asse corto dello spessore di 8-10 mm, con un intervallo di 0-4 mm, che comprendono l'intero ventricolo al fine di valutare deficit di contrazione. I piani in 4 camere e asse

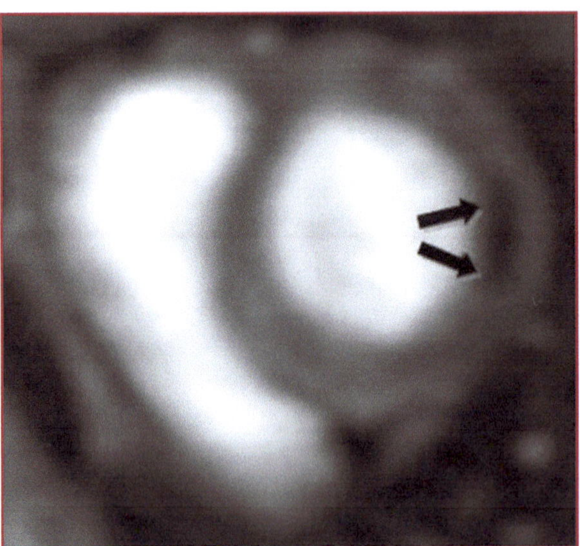

Fig. 9.26 Paziente di 52 anni con infarto miocardico da occlusione dell'arteria circonflessa. Allo studio di primo passaggio è rilevabile un difetto di perfusione (*frecce*), a distribuzione subendocardica, a livello del segmento laterale del miocardio ventricolare sinistro su piani basali

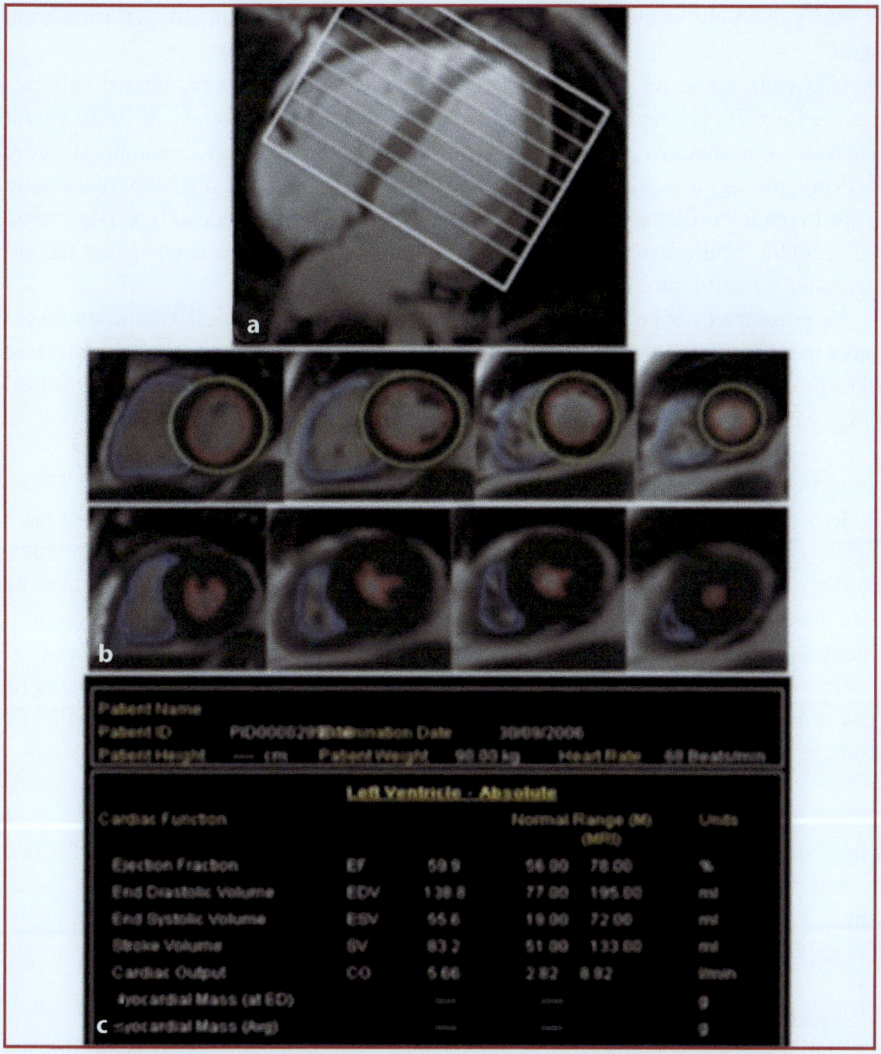

Fig. 9.27 Immagini 4 camere (**a**) e asse corto (**b**), utilizzate per la valutazione della cinesi ventricolare destra e sinistra, consentono di individuare regioni di ridotta contrattilità nei territori che hanno subito un insulto ischemico. Le sequenze Cine-SSFP, inoltre, attraverso l'utilizzo di specifici software che richiedono di delineare i bordi endocardici ed epicardici (**b**), consentono il calcolo delle frazioni di eiezione e delle volumetrie di entrambi i ventricoli (**c**)

lungo verticale sono utili per una più accurata valutazione della cinesi apicale. Un difetto della cinesi può essere presente nei segmenti ischemici e può manifestarsi con ipocinesia, acinesia o discinesia della parete miocardica interessata.

Sequenze di Delayed Enhancement (DE)

La sequenza utilizzata per il DE è una *fast Gradient Echo Inversion Recovery* (GRE IR), in cui un impulso iniziale d'inversione a 180° aumenta notevolmente la pesatura in T1 delle immagini. L'acquisizione avviene in diastole; è importante definire attentamente il tempo di ritardo dell'impulso di inversione (TI), definito come il tempo intercorrente tra l'applicazione dell'impulso a 180° e l'acquisizione nel centro del k-spazio. Il concetto alla base di questa procedura è che, per ottimizzare la differenza tra miocardio normale e patologico in termini di intensità di segnale, occorre scegliere il valore di TI che annulli in modo omogeneo il segnale proveniente dal miocardio sano.

Una volta scelto un valore corretto di TI, si imposta questo parametro nelle sequenze GRE IR. Il tempo ottimale per l'acquisizione delle immagini è di 10-20 minuti dopo la somministrazione del mdc (precedentemente iniettato endovena nello studio di primo passaggio), in quanto il TI del miocardio necrotico è il più breve in assoluto e ciò lo rende "brillante" rispetto al miocardio sano ("bright is dead"). Ciò permette un'accurata localizzazione della zona infartuata e del grado di estensione del tessuto necrotico a livello miocardico.

La presenza di zone di *no-reflow* ipointense, nel contesto dell'area di enhancement iperintensa, è espressione di danno a livello del microcircolo ed è generalmente caratterizzata da prognosi peggiore e rimodellamento cardiaco positivo a 6 mesi (Fig. 9.28).

Consigli pratici e valutazione degli artefatti

Fenomeno *Slow Flow*

Nelle sequenze STIR T2 pesate i fenomeni di stasi sanguigna (*slow flow*), dovuti alla ridotta cinesi parietale dell'area ischemica, risultano iperintensi come l'edema miocardico, avendo segnale simile ai liquidi stazionari. I fenomeni di slow flow a volte non sono facilmente distinguibili dalla presenza di edema miocardico. Tuttavia il flusso lento o il sangue stazionario generalmente si stratificano all'interno della cavità ventricolare sul versante endocavitario adiacente all'endocardio, mentre l'edema ha invece estensione miocardica transmurale. Per una migliore valutazione è consigliabile comunque sempre ricorrere alla valutazione delle sequenze Cine-SSFP.

Difetti di perfusione

Nella valutazione delle immagini di primo passaggio, perché il difetto di perfusione di natura ischemica possa essere oggetto di diagnosi certa, dovrà presentarsi ipointenso, a partenza subendocardica e rimanere costante in tutte le immagini dopo l'arrivo del mdc.

Delayed Enhancement

Qualora vi siano difficoltà per l'individuazione di un tempo di inversione ottimale e

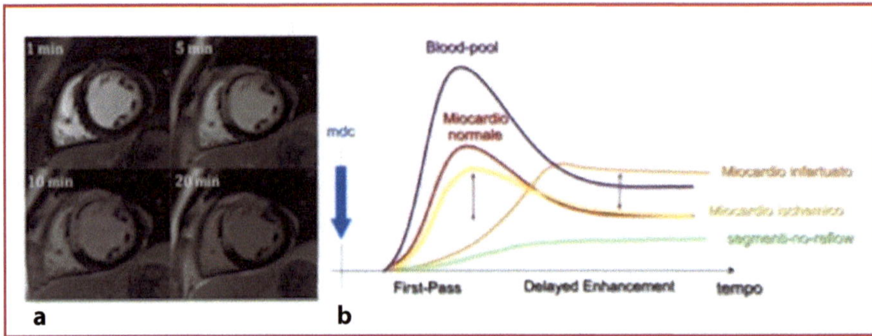

Fig. 9.28 Immagini IR T1 pesate in asse corto (**a**) mostrano come la delineazione dell'area di miocardio infartuato sia ottimale circa 15-20 minuti dopo somministrazione di mdc. In questo esempio si riscontra la presenza di infarto anteriore e antero-settale con associati fenomeni di *no-reflow* (stria ipointensa nel contesto dell'iperintensità dell'area di enhancement). Curva intensitometrica dopo somministrazione di mezzo di contrasto paramagnetico (**b**)

le immagini di DE risultino quindi di scarsa qualità diagnostica, è consigliabile l'utilizzo delle sequenze *Phase-Sensitive Inversion Recovery* (PSIR).

9.4 Tecnica di studio coronaro-RM

Varie tecniche sono state utilizzate in passato e recentemente impiegate, con risultati alterni, per lo studio di coronaro-RM. Le principali applicazioni, a oggi, consistono in sequenze cardio-sincronizzate, con respiro libero e navigatore per il gating respiratorio. Interessanti innovazioni saranno, in futuro, costituite dall'introduzione di specifici mezzi di contrasto intravascolari e dalla sempre maggiore applicazione di tecniche angiografiche di sottrazione e sequenze spin-echo *black blood*, queste ultime utili per una migliore valutazione della parete vasale.

In una recente metanalisi la coronaro-RM con sequenze GRE 2D e 3D ha riportato valori di sensibilità e specificità rispettivamente del 73% e dell'86% per la diagnosi di malattia coronarica, in pazienti sottoposti a coronarografia selettiva convenzionale.

L'imaging RM con tecnica 3D-SSFP *Whole Heart* ha invece conseguito valori di sensibilità e specificità del 76% e del 96%, rispettivamente.

Tuttavia, la coronaro-RM non può ancora essere considerata una tecnica di screening applicabile su larga scala, a causa di difficoltà intrinseche nel complesso imaging delle arterie coronariche, ma risulta utile in casi selezionati.

Acquisizione delle immagini

Sequenze Gradient-Echo 3D

A respiro libero (per 10-15 minuti), consentono la visualizzazione dell'albero coronarico senza l'utilizzo del mezzo di contrasto paramagnetico. Per miglior contrasto con il sangue, e tra il miocardio circostante e il grasso epicardico, vanno effettuate la preparazione di un preimpulso T2 pesato e la saturazione selettiva del tessuto adiposo. È tuttavia necessario orientare piani diversi, seguendo il decorso delle arterie coronariche destra e sinistra per la copertura di tutto l'albero coronarico.

La limitazione degli artefatti da movimento si ottiene grazie all'uso di navigatore per il gating respiratorio posizionato sull'emidiaframma destro, con una finestra di acquisizione di 5 mm al termine della fase espiratoria.

La sincronizzazione cardiaca con l'onda R ottenuta dall'ECG viene utilizzata come trigger per l'acquisizione delle immagini in fase mesodiastolica (Figg. 9.29, 9.30).

Sequenze Gradient-Echo 2D

Non prevedono l'uso del navigatore con gating respiratorio e l'acquisizione delle immagini avviene in apnea espiratoria (apnee di 16-20 secondi). Gli svantaggi di queste sequenze sono costituiti dall'utilizzo di sezioni relativamente spesse (4-6 mm), che possono influire sull'esatta quantificazione di una stenosi focale. Sono inoltre richiesti diversi piani obliqui per la visualizzazione di ciascuna arteria coronarica e le ripetute apnee possono essere un problema pratico in pazienti debilitati (scompenso cardiaco, broncopneumopatia cronica ostruttiva, cardiopatia ischemica severa). Apnee irregolari possono inoltre portare a un'inadeguata valutazione dei vasi.

Sequenze 3D-SSFP Whole Heart

Sono acquisite a respiro libero, con impiego di navigatore diaframmatico per gating respiratorio e cardio-sincronizzazione con acquisizione in fase diastolica. La principale innovazione di queste sequenze consiste nella copertura di tutto il volume cardiaco con un unico piano assiale tridimensionale (whole heart) con pre-impulso T2, evitando così il laborioso impiego di più piani per lo studio di ciascuna arteria coronarica. Il tempo di acquisizione varia da 10 a 15 minuti: difficoltà nell'acquisizione delle im-

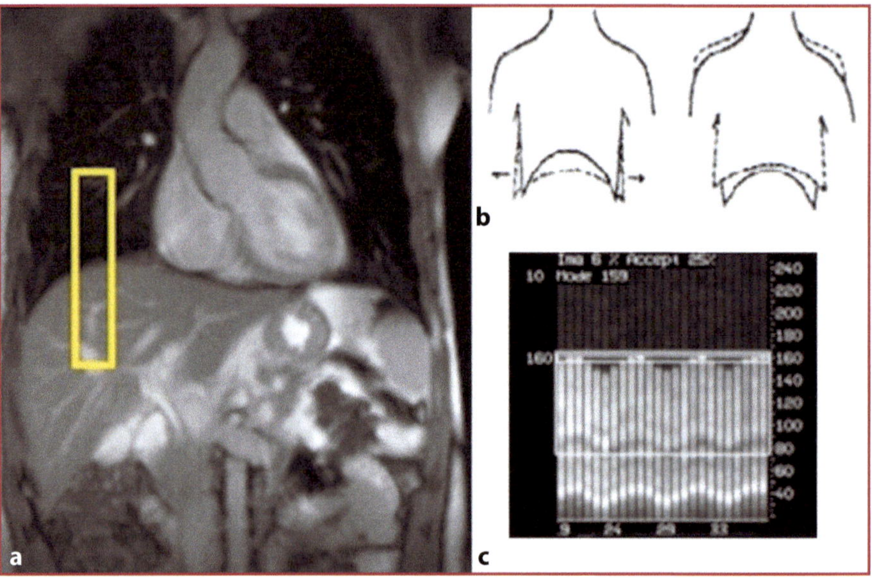

Fig. 9.29 Corretto posizionamento del navigatore a livello dell'emidiaframma destro per evitare artefatti da movimenti respiratori (*rettangolo giallo*). Il gating (**a**) monitora la normale escursione diaframmatica (10-20 mm) (**b**) ed esclude i dati ottenuti fuori da una predefinita finestra respiratoria di acquisizione rimisurandoli (**c**)

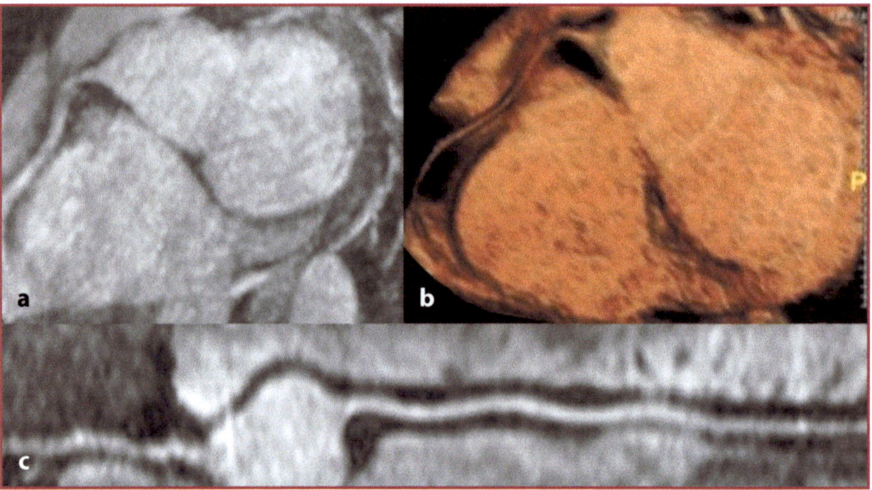

Fig. 9.30 Paziente di 29 anni con saltuari episodi di dolore toracico atipico e prova da sforzo dubbia nelle derivazioni ECG destre. **a** Immagini Gradient-Echo 3D, **b** ricostruzioni volume rendering, **c** multiplanari: è possibile valutare l'assenza di stenosi significative a carico della coronaria di destra, che presenta origine e calibro regolari

magini possono sopravvenire in pazienti con respiro instabile e importanti spostamenti della posizione del diaframma durante la scansione.

Consigli pratici e valutazione degli artefatti

- È utile la somministrazione di isosorbide dinitrato (2,5 mg) sublinguale prima dell'esame nei pazienti esenti da controindicazioni.
- Arterie coronariche con decorso tortuoso e punti di diramazione possono mimare

delle stenosi. È dunque sempre consigliabile un'attenta revisione delle immagini con ricostruzioni multiplanari per evitare falsi positivi.

- Placche a contenuto lipidico o emorragico hanno alta intensità di segnale nelle sequenze a sangue chiaro (*bright-blood*) e possono risultare nella sottostima del grado di stenosi luminale. Questo problema può essere evitato con l'utilizzo delle sequenze spin-echo a sangue nero (*black-blood*). Tuttavia, poiché le placche calcifiche causano vuoti di segnale, queste lesioni possono non essere visualizzate anche nelle sequenze black-blood.
- Nelle sequenze GRE il flusso laminare in un vaso esente da stenosi appare chiaro, e le stenosi/occlusioni appaiono scure. Le calcificazioni coronariche possono però causare artefatti da vuoti di segnale ed essere quindi erroneamente interpretate sempre come stenosi di grado significativo.
- Nella valutazione di ristenosi intrastent, poiché spesso sono presenti vuoti di segnale e distorsione delle immagini, dovuti sia al materiale degli stent che alle sequenze RM, ciò può precludere una valutazione dell'integrità coronarica intrastent e peristent.
- Possono esservi limiti alla valutazione dei bypass coronarici per perdita locale di segnale dovuta agli oggetti metallici impiantati (clip emostatiche, marker ostiali, fili metallici sternali, valvole protesiche coesistenti, stent su by-pass).
- È possibile la presenza di artefatti da grasso epicardico, da movimenti cardiaci e respiratori, da piccolo calibro dei vasi coronarici (2,7-3,5 mm) e da tortuosità di decorso.
- L'ACx può essere di difficile valutazione per la presenza di vasi venosi con decorso parallelo, piccolo calibro e localizzazione posteriore, che risulta in un basso rapporto segnale-rumore dovuto alla maggiore distanza dalla bobina ricevente il segnale.
- Vi è la possibilità di sovrastimare il grado di stenosi per artefatti da volume parziale, per insufficiente risoluzione spaziale e per flusso turbolento ad alta velocità nei punti di restringimento del lume.

Indicazioni cliniche alla coronaro-RM

Lo studio delle coronarie in RM presenta, in generale, numerose limitazioni, legate alla complessità e alla durata dell'acquisizione e alla ridotta risoluzione spaziale della metodica; in tal senso, le indicazioni alla coronaro-RM risultano piuttosto limitate nella pratica clinica e, in specifico, ai casi elencati di seguito.

- Diagnosi di anomalie di origine e di decorso delle arterie coronariche, particolarmente nei pazienti giovani con segni o sintomi di ischemia, al fine di identificare anomalie di origine, o in individui con murmure continuo all'esame obiettivo al fine di diagnosticare l'origine anomala della coronaria sinistra dall'arteria polmonare e fistole coronariche artero-venose.
- Follow-up di giovani pazienti con malattia di Kawasaki.
- Nei pazienti con cardiomiopatia dilatativa, in assenza di infarto sul piano clinico, come integrazione al DE per determinarne l'eziologia (ischemica o non ischemica).
- Nella diagnosi di malattia coronarica ha valore predittivo negativo specialmente per la valutazione dell'arteria discendente anteriore o in malattia trivasale.
- Coronarie native: potenzialmente utile nella valutazione dei segmenti prossimali.
- Pazienti rivascolarizzati: nel follow-up dei bypass coronarici può risultare utile grazie al maggiore calibro dei vasi (5-10 mm) e al minore movimento dei graft con il ciclo cardiaco e con il respiro.
- Stent coronarici non valutabili per artefatti da suscettività magnetica dovuti alla trama metallica.

Tabella 9.8 Coronaro-RM versus coronaro-TC: vantaggi e svantaggi

Vantaggi coronaro-RM	Svantaggi coronaro-RM
No radiazioni ionizzanti	Scarsa visualizzazione dei segmenti distali e delle diramazioni periferiche (bassa risoluzione spaziale)
No mezzo di contrasto iodato	Maggiori artefatti da calcificazioni, stent coronarici e clip metalliche dei by-pass
Non necessaria frequenza cardiaca <65 battiti al minuto	No informazioni sulle caratteristiche di placca
Respiro libero (con navigatore diaframmatico)	Tempi d'esame lunghi
Possibile concomitante valutazione della funzionalità cardiaca, del delayed enhancement e della perfusione miocardica	Costi elevati
	Tecnicamente più difficile da eseguire
	Qualità delle immagini maggiormente dipendente dal paziente

Nella Tabella 9.8 sono esposti i vantaggi e gli svantaggi della coronaro-TC versus coronaro-RM.

9.5 La patologia aterosclerotica: TC

Quadro clinico e diagnosi

La cardiopatia ischemica è la cardiopatia a maggiore incidenza e prevalenza nei Paesi industrializzati (dell'Occidente), responsabile circa dell'85% delle morti cardiache.

Imaging e refertazione

La TC sta divenendo sempre più uno strumento diagnostico affidabile per l'individuazione e la quantificazione dell'aterosclerosi coronarica. Ciò consentirà di passare da una diagnostica basata sulle sequele del processo patologico aterosclerotico a una diagnosi precoce e preclinica, in assenza di sintomatologia cardiovascolare (Fig. 9.31, Tabella 9.9).

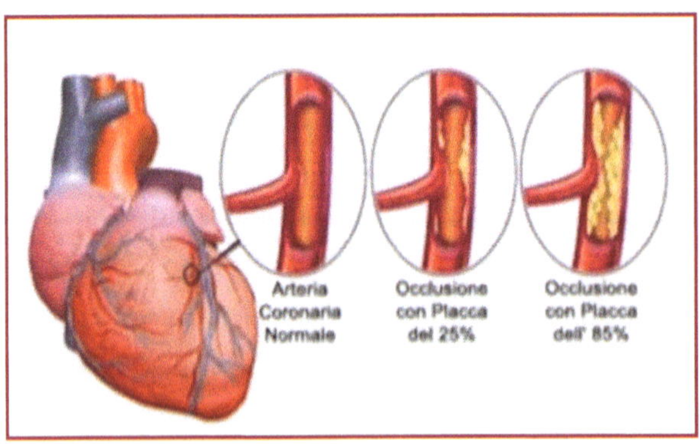

Fig. 9.31 Aterosclerosi coronarica

Tabella 9.9 Fattori di rischio alla base della patologia arterosclerotica

Fattori di rischio immodificabili	Fattori di rischio modificabili
Età	Fumo
Sesso	Pressione arteriosa
Storia familiare	Vita sedentaria
Morfologia della placca	Estensione
	Stress

È possibile, mediante l'analisi densitometrica TC, differenziare le placche aterosclerotiche in morbide (15-25 HU), miste (90-120 HU) e calcifiche (420-600 HU).

I parametri studiati dalla cardio-TC includono:

1) grado di stenosi delle coronarie (Figg. 9.32, 9.33, Tabella 9.10);

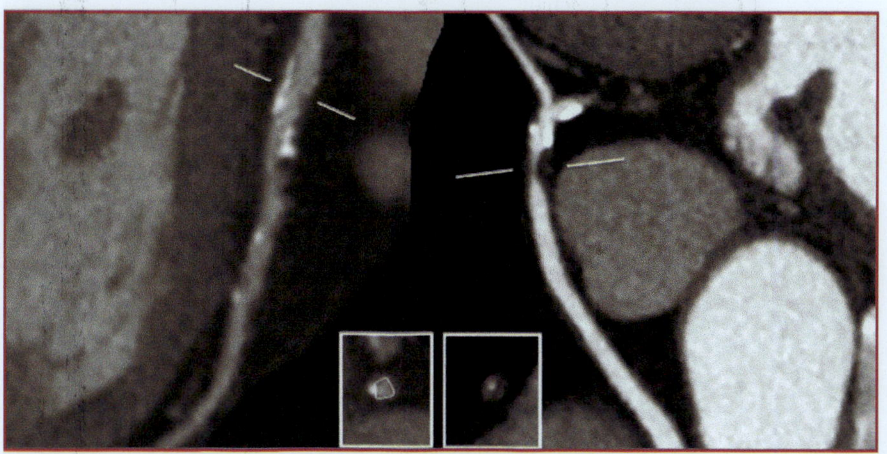

Fig. 9.32 Le immagini di coronaro-TC (ricostruzioni MPR) documentano due differenti placche che determinano un diverso grado di stenosi; in **a** stenosi di grado lieve da placca calcifica; in **b** stenosi di grado severo da placca 'soft'

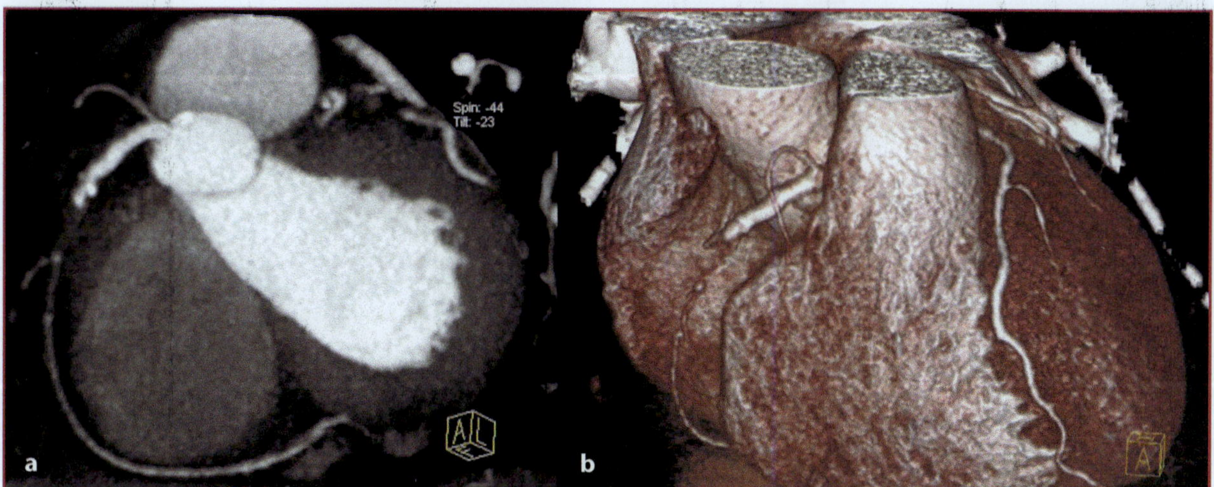

Fig. 9.33 Occlusione al terzo prossimale della coronaria destra, con riabitazione del vaso da circolo anastomotico etero-coronarico; la ricostruzione multiplanare (**a**) documenta la presenza di una placca morbida sul terzo prossimale della coronaria destra occludente il lume. Il dato è confermato nelle ricostruzioni tridimensionali in volume rendering (**b**)

Tabella 9.10 Grado di stenosi delle coronarie

Grado	% stenosi	Significato
0	<30	Non significativa
I	30-49	Lieve
II	50-69	Moderata
III	70-99	Moderata-severa
IV	100	Occlusione

2) morfologia della placca coronarica (Fig. 9.34, Tabella 9.11);
3) densità della placca (Tabella 9.12).

Nella refertazione del circolo coronarico generalmente ci si riferisce alla classificazione dell'American Heart Association che distingue 15 o 16 segmenti coronarici (Fig. 9.35).

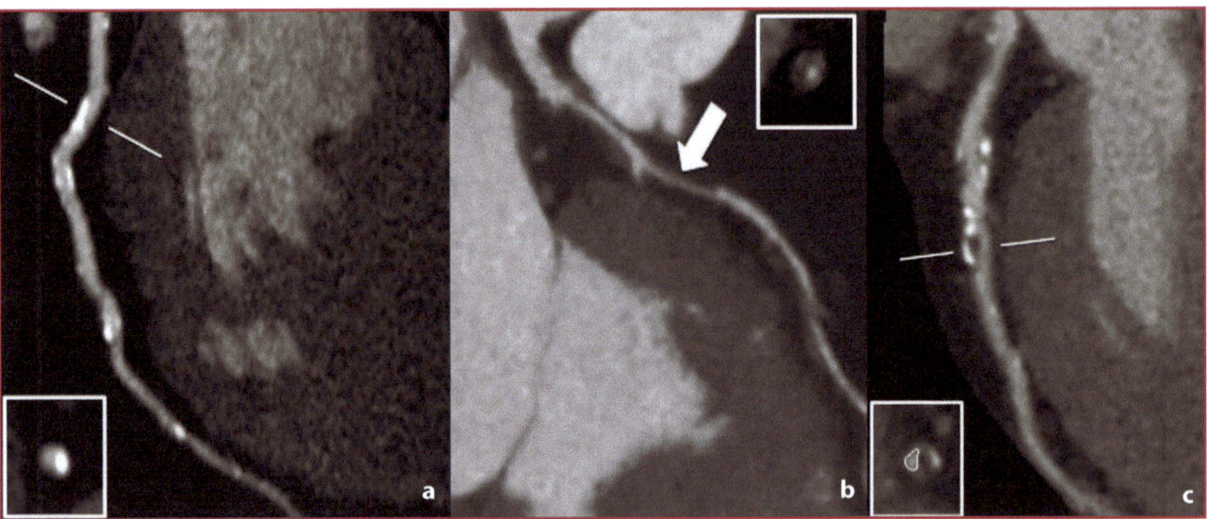

Fig. 9.34 Ricostruzioni MPR; in **a** placca calcifica; in **b** placca "soft" lunga, in **c** placca a densità mista con core centrale fibrolipidico e componente periferica calcifica (i contorni del lume residuo vengono evidenziati dal software dedicato)

Tabella 9.11 Morfologia della placca

Concentrica	Regolare	Breve (<5 mm)
Eccentrica	Irregolare	Lunga
	Ulcerata	

Tabella 9.12 Densità della placca

Placca morbida
Placca mista (fibrocalcifica)
Placca calcifica

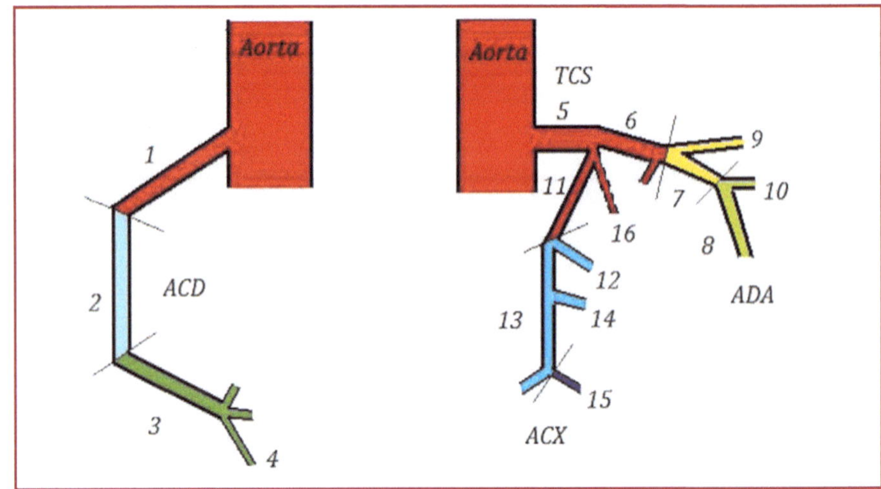

Fig. 9.35 Segmenti coronarici secondo la classificazione dell'American Heart Association. *ACD*, arteria coronaria destra; *ACX*, arteria circonflessa; *ADA*, arteria discendente anteriore; *TCS*, tronco comune dell'arteria coronaria sinistra. *1*, tratto prossimale della coronaria destra; *2*, tratto medio della coronaria destra; *3*, tratto distale della coronaria destra; *4*, arteria discendente posteriore; *5*, tronco comune della coronaria sinistra; *6*, tratto prossimale della discendente anteriore; *7*, tratto medio della discendente anteriore; *8*, tratto distale della discendente anteriore; *9*, primo ramo diagonale; *10*, secondo ramo diagonale; *11*, tratto prossimale dell'arteria circonflessa; *12*, primo ramo marginale ottuso; *13*, tratto distale dell'arteria circonflessa; *14*, secondo ramo marginale ottuso; *15*, rami posterolaterali; *16*, ramo intermedio

Particolare attenzione dovrà essere rivolta ai segmenti più importanti dal punto di vista clinico.

Punti essenziali nella refertazione TC

1. Considerare (ed eventualmente riportare nel referto) l'indicazione clinica.
2. Valutare la qualità diagnostica dell'esame effettuato tramite alcuni parametri, quali gli artefatti a scalino da elevata frequenza cardiaca, l'opacizzazione selettiva del ventricolo sinistro rispetto al destro (il cosidetto "levocardiogramma") e l'assenza di extrasistoli nelle scansioni effettuate.
3. Riportare la dominanza (destra, sinistra o co-dominanza) a inizio referto.
4. Descrivere sede, dimensioni e morfologia della placca, se presente, specificando l'eventuale coinvolgimento di altri vasi.
5. Segnalare eventuali reperti extracoronarici significativi:
   - miocardici, tipo calcificazioni valvolari o esiti ischemici;
   - extracardiaci, tipo noduli polmonari, addensamenti ecc. nel campo di vista acquisito.

Punti essenziali nella refertazione TC

- Descrivere il grado di estensione dell'area infartuata (per esempio subendocardico, estensione del 50%, transmurale) e la distribuzione del fronte di necrosi (subendocardico nella cardiopatia ischemica), al fine di differenziare l'enhancement patologico infartuale da pattern di altre patologie (per esempio enhancement limitato al meso-subepicardio che risparmia il subendocardio nelle miocarditi).
- Indicare i segmenti interessati dalle zone ischemiche seguendo lo schema a 17 segmenti dell'American Heart Association.
- Valutare la cinesi globale e regionale segnalando l'eventuale presenza di zone ipocinetiche, discinetiche o acinetiche.
- Misurare gli spessori parietali per individuare eventuali zone di rimodellamento positivo nel territorio infartuato in fase cronica.
- Prestare attenzione alla presenza di trombi endocavitari e di aneurismi parietali post-infartuali.
- Descrivere il grado di stenosi vasale e il tratto di coronaria interessato (prossimale, medio, distale).
- Nella diagnosi di anomalie di origine delle arterie coronariche descriverne attentamente il decorso, al fine di evidenziare eventuali varianti maligne.
- Per una migliore valutazione delle stenosi sono necessarie ricostruzioni VR (*Volume Rendering*), MIP e multiplanari.
- Riportare sempre nel referto un giudizio sulla qualità delle immagini a disposizione e la presenza di possibili artefatti.
- Prestare attenzione ai reperti extracoronarici ed extracardiaci.

Indicazioni e controindicazioni alla cardio-TC

Negli ultimi anni sono state pubblicati, da parte di diverse società scientifiche, numerosi aggiornamenti riguardanti le indicazioni alla TC delle arterie coronarie. Nelle Tabelle 9.13 e 9.14 sono riassunte le indicazioni principali e la stratificazione del rischio pretest di presenza di malattia coronarica.

Le controindicazioni all'utilizzo della cardio-TC si riferiscono esclusivamente alla fase angiografica e possono essere suddivise in tre categorie:

- *Assolute* (che escludono la possibilità di essere sottoposti a tale indagine) ovvero:
  - allergia nota al mdc iodato;
  - insufficienza renale.

Tabella 9.13 Indicazioni all'esame di coronaro-TC

Valutazione di pazienti con dolore toracico con probabilità pretest intermedia di coronaropatia, in pazienti incapaci di portare a termine prove sotto sforzo, oltre che in caso di stress, test equivoci o non diagnostici
Valutazione dei pazienti con dolore toracico acuto e probabilità pretest intermedia, in assenza di alterazioni elettrocardiografiche e degli enzimi cardiaci
Follow-up di pazienti con by-pass coronarici
Valutazione delle coronarie in pazienti con insorgenza di insufficienza cardiaca di origine sconosciuta
Valutazione della pervietà di stent (diametro ≥3 mm impiantati su discendente anteriore, in pazienti asintomatici)
Valutazione delle cardiopatie congenite complesse con il fine di individuare anomalie di origine e decorso delle coronarie, anomalie dei grandi vasi, delle camere e delle valvole cardiache
Mappaggio non invasivo delle coronarie, incluse le arterie mammarie interne, in pazienti da sottoporre a interventi cardiochirurgici
Valutazione delle arterie coronariche prima di interventi chirurgici non cardiaci e valutazione della funzione ventricolare sinistra

Tabella 9.14 Probabilità pretest di malattia coronarica

Età	Sesso	Angina pectoris tipica/definita	Angina pectoris atipica/probabile	Dolore toracico non anginoso	Asintomatici
<39	Uomini	Intermedia	Intermedia	Bassa	Molto bassa
	Donne	Intermedia	Molto bassa	Molto bassa	Molto bassa
40-49	Uomini	Alta	Intermedia	Intermedia	Bassa
	Donne	Intermedia	Bassa	Molto bassa	Molto bassa
50-59	Uomini	Alta	Intermedia	Intermedia	Bassa
	Donne	Intermedia	Intermedia	Bassa	Molto bassa
>60	Uomini	Alta	Intermedia	Intermedia	Bassa
	Donne	Alta	Intermedia	Intermedia	Bassa

- *Relative* (risolvibili con interventi farmacologici o con tecnologia di ultima generazione (>TCMS 64):
  - fibrillazione atriale;
  - frequenza cardiaca superiore ai 65 battiti per minuto (bpm).

Dati dalla letteratura

Una recente metanalisi ha mostrato i seguenti valori per la diagnosi di malattia coronarica: la TC a 64 strati ha sensibilità 93% e specificità 96%; la TC a 16 strati ha sensibilità 83% e specificità 96%; la TC a 4 strati ha sensibilità 84% e specificità 93%.

Inoltre, uno studio di recente pubblicazione ha confrontato l'uso del test da sforzo e della cardio-TC in 80 pazienti con sospetta cardiopatia ischemica (probabilità pretest 75% e prevalenza di malattia del 55%), mostrando come la TC abbia sensibilità e specificità del 91% e 83%, rispettivamente, rispetto al 73% e 31% del test ergometrico. L'alto potere predittivo negativo (97-99%), confermato uniformemente in tutti gli studi pubblicati, suggerisce l'utilizzo della cardio-TC quale metodica per escludere la presenza di malattia coronarica.

Per quanto riguarda la valutazione degli stent mediante cardio-TC, la metodica presenta ancora importanti limitazioni tecniche, dovute agli artefatti da *blooming* delle maglie metalliche degli stent, che impediscono un'adeguata visualizzazione del lume intrastent. Alcuni lavori, tuttavia, hanno evidenziato miglioramenti significativi nell'identificazione della ristenosi intrastent, grazie soprattutto alla maggiore risoluzione spaziale dei sistemi TC di ultima generazione. Uno studio su 81 pazienti (125 stent) ha riportato valori di sensibilità, specificità, valore predittivo positivo e negativo del 92%, 81%, 54% e 98%, rispettivamente, con circa il 12% dei segmenti con stent non valutabile per artefatti. Con TC a 64 strati sono stati ottenuti valori di sensibilità del 93% e specificità dell'89% per la valutazione di restenosi intrastent (in stent di diametro >2,5 mm); in stent >2,0 mm la sensibilità e la specificità erano invece dell'84% e del 99%, rispettivamente.

Nell'ambito dei pazienti rivascolarizzati con by-pass, invece, il buon calibro dei by-pass aorto-coronarici e la loro relativa immobilità permettono un'accurata valutazione mediante imaging non invasivo. Con apparecchiatura a 64 strati sono stati riportati ottimi risultati: sensibilità del 97%, specificità dell'89%, valore predittivo positivo del 90% e valore predittivo negativo del 97%. L'accuratezza nella diagnosi di occlusione completa dei by-pass arteriosi e venosi si avvicina invece al 100%.

Limitazioni della cardio-TC

La qualità di un esame di cardio-TC può essere influenzata da vari fattori, dipendenti dalla tecnica di acquisizione, dai movimenti volontari o involontari del paziente o dalle caratteristiche intrinseche delle lesioni coronariche. Una frequenza cardiaca irregolare, come per esempio un'aritmia extrasistolica, è uno dei motivi più frequenti di artefatto da movimento del cuore, insieme all'aumento improvviso della frequenza, e determina il cosidetto artefatto "a scalino". Sono indispensabili, in questo caso, multiple ricostruzioni in più fasi del ciclo cardiaco.

Un'altra limitazione della cardio-TC consiste negli artefatti da indurimento del fascio, spesso determinati da clip chirurgiche dei by-pass, da stent coronarici e da placche estesamente calcifiche. Questo tipo di artefatto si verifica quando la radiazione viene completamente assorbita da un oggetto con valori di attenuazione estremamente elevati (per esempio, nel caso di placche calcifiche c'è poca differenza, nell'attenuazione dei raggi X, tra iodio e calcio).

Dosimetria in cardio-TC

La riduzione della dose di radiazioni ricevuta dal paziente è uno dei punti cruciali della nuova generazione di TC dedicate all'imaging cardiaco. La dose varia, infatti, a seconda della macchina TC utilizzata, dagli 8,8-14,7 mSv della TC a 4 strati ai 15,2-21,4 mSv della TC a 64 strati.

Il recente sviluppo di una nuova soluzione tecnologica, che prevede la possibilità di utilizzare due tubi radiogeni in contemporanea (TC a doppia sorgente o *Dual Source*), rappresenta un'ulteriore rivoluzione dell'imaging cardiaco con TC, grazie al contemporaneo aumento della risoluzione temporale e alla notevole riduzione della dose efficace per il paziente (circa 4,6-7 mSv), dovuta sia alla riduzione dei tempi di scansione sia, soprattutto, alla possibilità di acquisire immagini aumentando i valori di pitch (circa 0,43), per la maggiore copertura volumetrica garantita dai due tubi disposti in serie.

Un ulteriore recente sviluppo tecnologico, con apparecchiature a doppio tubo di ultima generazione ed elevata risoluzione temporale (87 ms), consente di acquisire scansioni cardiosincronizzate con tecnica prospettica combinata a elevati valori di pitch e di ridurre la dose efficace a 0,8-0,9 mSv (*submillisievert imaging*).

La dose complessiva può essere ridotta con un approccio differente, utilizzando un sistema di modulazione ECG-controllato dell'emissione della corrente del tubo radiogeno. Ossia, l'erogazione della corrente emessa dal tubo radiogeno (in mAs) è massima solo nella fase diastolica del ciclo cardiaco (fase in cui il circolo coronarico è meno soggetto ai movimenti di traslazione del cuore), dov'è necessario avere un massimo rapporto segnale/rumore, e viene ridotta di circa l'80% nella restante parte del ciclo. Con tale accorgimento la dose assorbita in un esame è di circa 4-5 mSv, decisamente vicina all'esposizione media di un esame coronarografico standard.

Nelle Figg. 9.36 e 9.37 vengono illustrati due esempi di come la cardio-RM per-

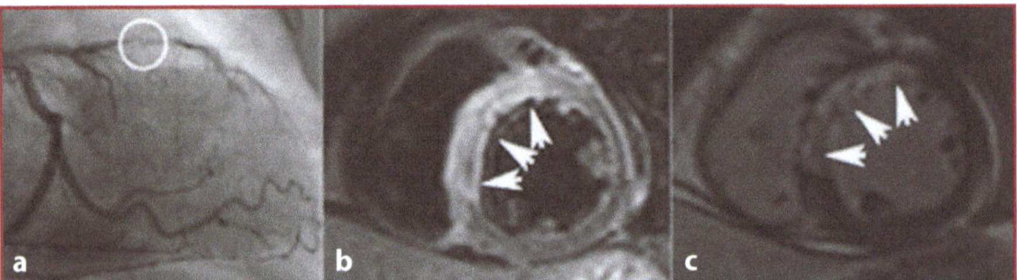

Fig. 9.36 Paziente di 61 anni con dolore toracico e aumento dei livelli ematici dei marker di miocardionecrosi. **a** Immagini coronarografiche evidenziano una stenosi subocclusiva (*cerchio*) a carico del tratto medio dell'arteria discendente anteriore. **b** Sequenze STIR T2 pesate in asse corto dimostrano edema (*punte di freccia*) a livello antero-settale per insulto ischemico acuto. **c** Immagine IR T1 pesata conferma enhancement patologico di mezzo di contrasto nei corrispondenti segmenti, per esteso infarto antero-settale (*punte di freccia*)

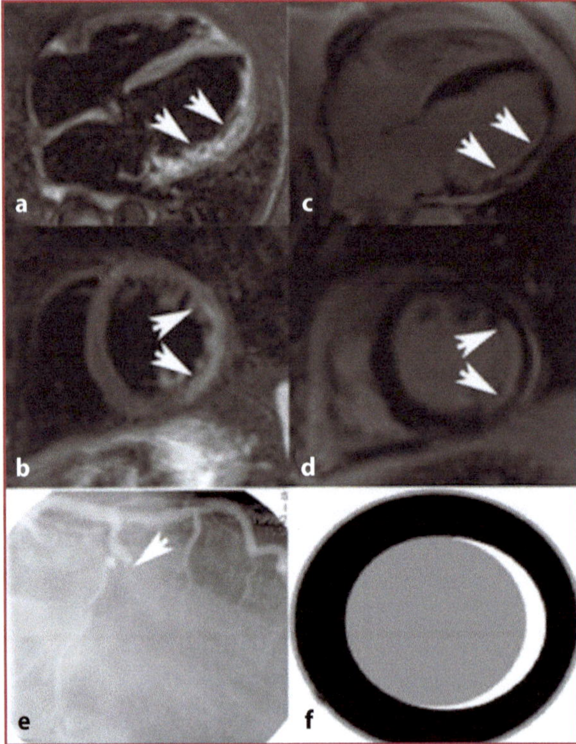

Fig. 9.37 Paziente di 51 anni con episodio di dolore toracico acuto ed enzimi di miocardionecrosi lievemente aumentati. Immagini STIR T2 pesate in 4-camere (**a**) e asse corto (**b**) mostrano la presenza di edema miocardico (*punte di freccia*) a carico dei segmenti laterali. Corrispondenti sequenze di IR T1 pesate (**c, d**) dopo iniezione di gadolinio dimostrano enhancement subendocardico (*punte di freccia*) a carico dei segmenti laterali. Il seguente esame coronarografico (**e**) rivela un'occlusione completa dell'arteria circonflessa (*punta di freccia*). L'immagine iconografica (**f**) illustra il grado di estensione subendocardica dell'enhancement infartuale

metta di studiare in modo estremamente accurato la vitalità miocardica segmentaria e consenta quindi di diagnosticare i danni ischemici provocati da vasi coronarici con patologia aterosclerotica.

Trattamento

Per quanto riguarda la valutazione degli stent coronarici attualmente la coronarografia è considerata il gold standard per il follow up di questi pazienti nel valutarne la pervietà. La TC appare una promettente alternativa non invasiva, ma attualmente non presenta risultati univoci.

Altra applicazione molto utilizzata in cardio-TC è la valutazione dei bypass coronarici. In molti studi l'accuratezza di tale metodica nella diagnosi di occlusione dei by-pass arteriosi e venosi si avvicina al 100%.

Stent

La coronaro-TC consente la valutazione della pervietà di alcuni tipi di stent, a seconda del diametro e della localizzazione. Analogamente ad altri distretti corporei, anche per le coronarie si utilizza un filtro di convoluzione più duro (B46), che consente di ridurre gli artefatti da indurimento del fascio (Fig. 9.38).

Bypass

Nella Fig. 9.39 sono presentate le immagini di coronaro-TC relative a pazienti operati di bypass; nella Tabella 9.15 sono messe a raffronto le due principali tipologie di bypass effettuabili.

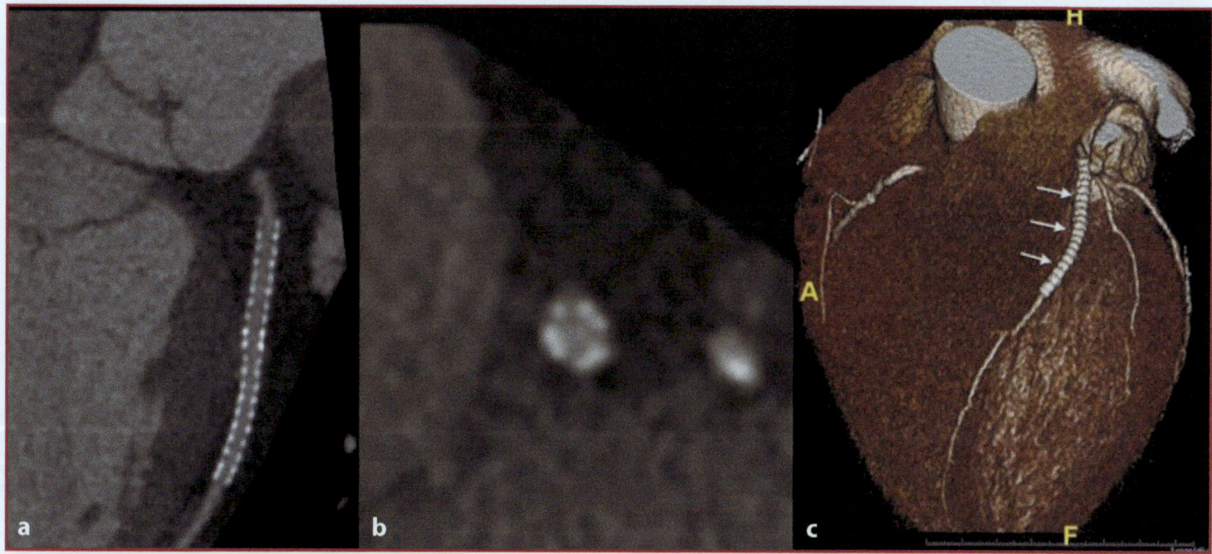

Fig. 9.38 Paziente di 63 anni con prova da sforzo dubbia e pregresso impianto di due stent medicati embricati sulla discendente anteriore. Le ricostruzioni multiplanari (**a, b**) e VR (**c**) dimostrano la pervietà degli stent (*frecce*)

Tabella 9.15 Bypass venosi e arteriosi

Vena grande safena	Arteria mammaria interna
Facilità chirurgica di accesso	Arteria mammaria interna sn/dx "in situ"
Resistenza allo spasmo	Arteria mammaria interna dx "free-graft"
Poche clip chirurgiche	Pervietà a 10 anni: 80-90%
Calibro >graft arteriosi	Occlusione al 1° anno: <5 %
Rivascolarizzazione coronaria destra	Clip chirurgiche lungo il suo decorso
Rivascolarizzazione ramo marginale ottuso	
Connettore aortico all'anastomosi prossimale	

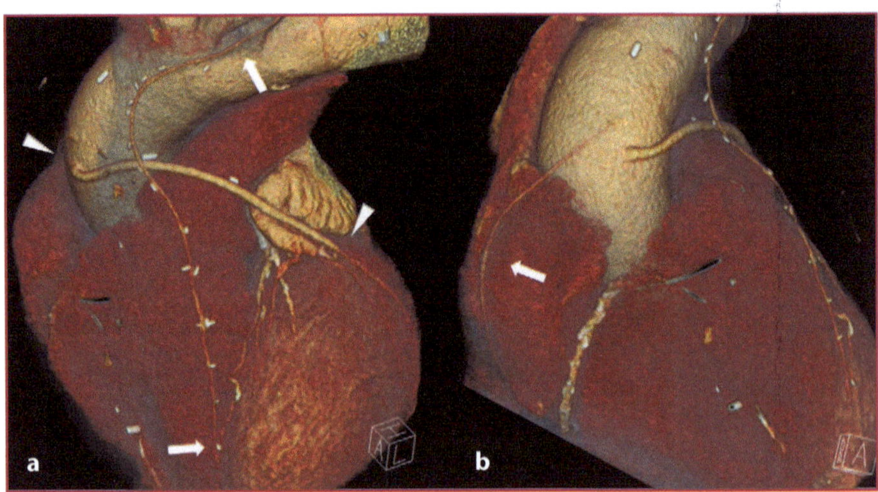

Fig. 9.39 Impianto di 3 bypass in paziente di 71 anni; in **a** le *frecce* indicano il bypass arterioso sino all'anastomosi distale (arteria mammaria interna su arteria discendente anteriore), le *punte di freccia* indicano un bypass venoso aorto-coronarico con anastomosi distale sull'arteria circonflessa; in **b** le *frecce* indicano un esile bypass venoso aorto-coronarico che si anastomizza con l'arteria discendente posteriore

9.6 La patologia aneurismatica

Nella Figura 9.40 è illustrato un caso interessante di pseudoaneurisma del ventricolo sinistro postinfartuale.

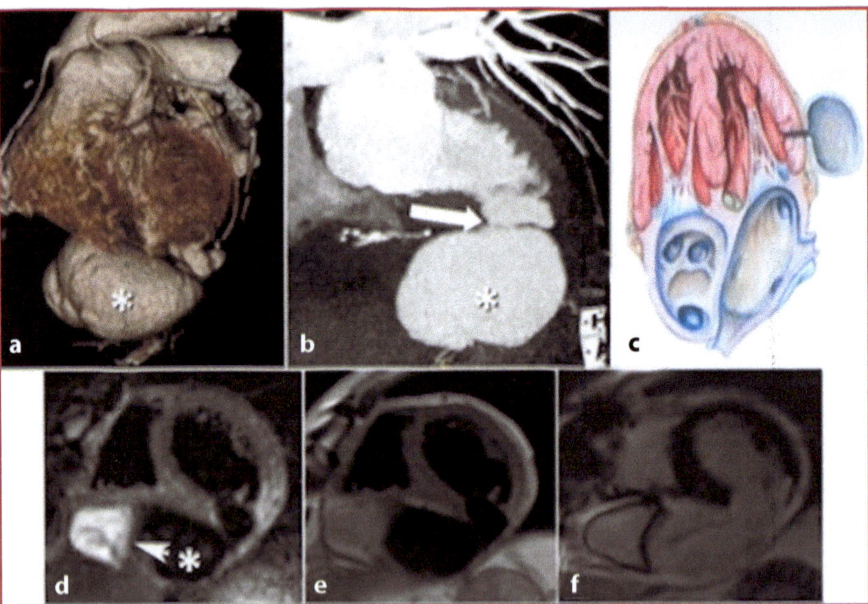

Fig. 9.40 Uomo di 78 anni asintomatico con pregresso infarto miocardico inferiore e intervento di by-pass coronarico. Le ricostruzioni TC 3D volume rendering (**a**) e multiplanari (**b**) mostrano una voluminosa massa aneurismatica (*asterisco*) a carico della parete inferiore del ventricolo sinistro con associata rottura parietale miocardica (*freccia*). **c** Il corrispondente disegno anatomico illustra la formazione dello pseudoaneurisma per fissurazione del miocardio. Le sequenze di RM ne permettono un'accurata caratterizzazione, dimostrando come la rottura della parete miocardica sia contenuta dal pericardio. **d** Immagini in asse corto STIR T2 pesate evidenziano, nel contesto della massa aneurismatica (*asterisco*), un'estesa apposizione trombotica con segnale iperintenso (*punta di freccia*). Corrispondenti immagini morfologiche black-blood T1 pesate (**e**) e IR T1 pesate (**f**) dopo iniezione di gadolinio confermano i reperti

Aorta addominale

10

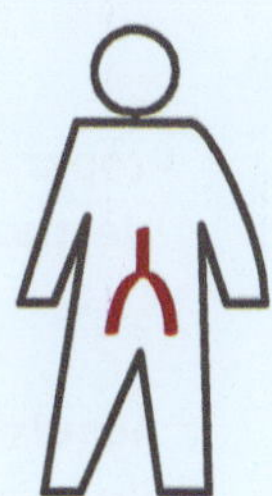

Eugenio Marotta, Maurizio Del Monte, Carlo Catalano

10.1 Anatomia e varianti anatomiche

L'aorta addominale è la continuazione dell'aorta toracica a livello del diaframma, attraversato lo iato aortico. Decorre nel retroperitoneo, anteriormente alla colonna vertebrale e accanto alla vena cava inferiore, terminando a livello della biforcazione aortica, dove si divide nelle due arterie iliache comuni (Fig. 10.1, Tabella 10.1). Non sono descritte significative varianti anatomiche dell'aorta addominale.

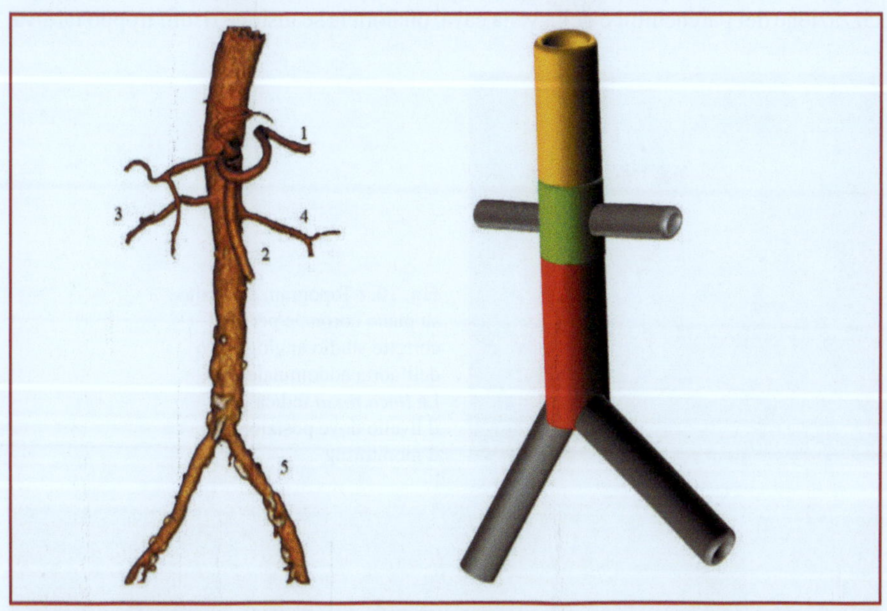

Fig. 10.1 Anatomia dell'aorta addominale

Tabella 10.1 Aorta addominale

Tratto sovrarenale (giallo)	Tripode celiaco (1) Mesenterica superiore (2) Arterie lombari
Tratto infrarenale (verde)	Arteria renale destra (3) Arteria renale sinistra (4) Arterie lombari
Tratto sottorenale (rosso)	Arteria mesenterica inferiore Arterie lombari

C. Catalano, M. Anzidei, A. Napoli, *Imaging Cardiovascolare TC e RM*,

10.2 Tecnica di studio TC

Preparazione del paziente

Paziente supino, con le braccia stese dietro la testa. Accesso venoso periferico (almeno 20 G). È indifferente su quale arto si posizioni l'ago. Rimuovere qualsiasi materiale metallico presente nella regione addomino-pelvica.

Acquisizione delle immagini

1) Acquisizione del topogram sul piano coronale e posizionamento del pacchetto di scansione, dalle basi polmonari alla sinfisi pubica (l'aorta addominale anatomicamente termina a livello di L4; per uno studio adeguato è necessario estendere la scansione sino alle femorali comuni) (Fig. 10.2).
2) Posizionamento della *region of interest* (RoI) a livello dell'aorta addominale sottorenale (nel caso in cui si utilizzi il *bolus tracking*) e inizio della scansione a un valore di circa 150-200 HU (Fig. 10.3).
3) Acquisizione delle immagini in direzione cranio-caudale.

Nello studio del circolo aortico è fondamentale avere:

- flussi di iniezione alti (almeno 4 mL/s);
- mezzo di contrasto (mdc) ad alta concentrazione di iodio (350-400 mgI/mL);
- tempi di scansione brevi.

La scansione deve iniziare subito dopo il raggiungimento del valore soglia (120-180 HU), al fine di evitare la mancata opacizzazione delle porzioni più distali del vaso (per esempio le arterie iliache), nel caso in cui la scansione sia troppo precoce, o l'opacizzazione dei parenchimi e della vena cava, qualora la scansione risulti troppo tardiva.

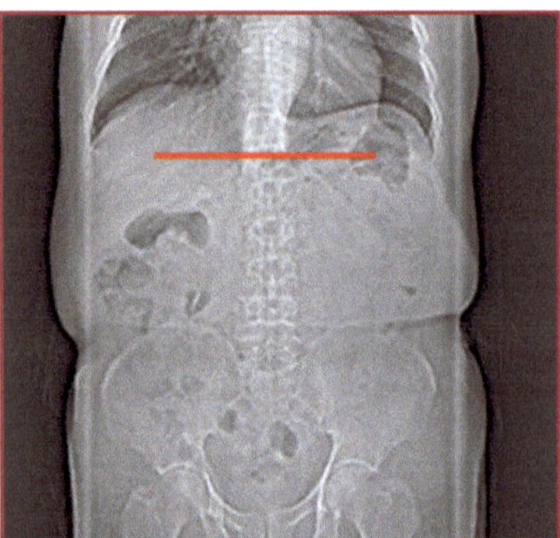

Fig. 10.2 Topogram acquisito su piano coronale per un corretto studio angiografico dell'aorta addominale. La *linea rossa* indica il livello dove posizionare il monitoring

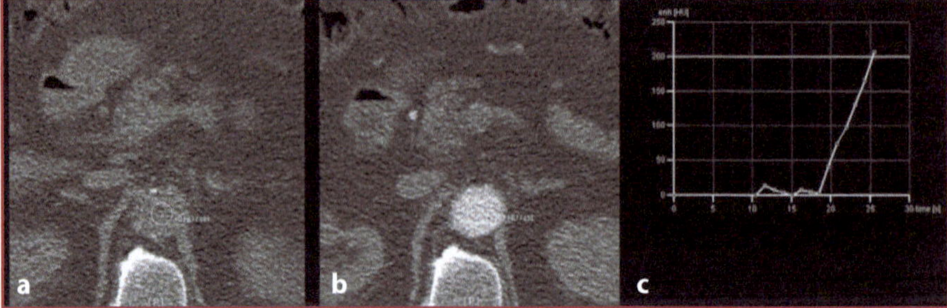

Fig. 10.3 a Monitoring con RoI posizionata nel lume dell'aorta addominale (HU:0). **b** Monitoring dopo iniezione di mdc con variazione della densità all'interno della RoI. **c** Diagramma di variazione dell'intensità all'interno della RoI

Tabella 10.2 Parametri tecnici di base utilizzati con diversi tomografi

	4 strati	16 strati	64 strati	128 strati	Dual source
kVp	120	120	120	120	120-120
mAs	Da 140 a 220	Da 140 a 220	Da 200 a 280 (Dose modulation)	Da 200 a 280 (Dose modulation)	Da 200 a 280 (Dose modulation)
Collimazione	4 x 2,5	16 x 0,625-1,5	64 x 0,6	128 x 0,6	64 x 0,6 x 2
Spessore di strato (mm)	3-5	0,625-2	1,25-2	0,6-1,5	0,6-1,5
Recon increment (mm)	1-2	0,625-2	0,8-2	0,4-1	0,4-1

Tabella 10.3 Strategie di somministrazione del mdc con differenti tomografi

Mdc	4 strati	16 strati	64 strati	128 strati	Dual source
Concentrazione mdc (mgl/mL)	350-400	350-400	350-400	350-400	350-400
Volume mdc (mL)	100-120	90-100	90-100	90-100	90-100
Volume soluzione fisiologica (mL)	50	50	40	40	40
Velocità di flusso (mL/s)	4,0	4,0	4,0-5,0	4,0-5,0	4,0-5,0

Nei macchinari meno performanti (per esempio apparecchiature a 8 o 16 strati) la durata dell'iniezione del mdc dovrebbe essere il più possibile equivalente alla durata della scansione (Cap. 1).

Per tutte le istruzioni al riguardo vedere le Tabelle 10.2, 10.3.

10.3 Tecnica di studio RM

Saranno esaminate in questo paragrafo le sequenze SSFP (senza mdc) e le sequenze *Gradient echo* (GRE) T1 3D e *time-resolved* (con mdc).

Preparazione del paziente

Paziente supino, con le braccia stese lungo il corpo. Accesso venoso periferico (22-20G). È indifferente su quale arto si posizioni l'ago. Rimuovere qualsiasi materiale metallico presente nella regione addomino-pelvica. Bobine phased-array per l'addome e per la pelvi.

Acquisizione delle immagini

Sequenze SSFP

Le sequenze *Steady-State Free Precession* (SSFP) sono sequenze a sangue bianco (2D o 3D) (Tabella 10.4) che trovano indicazione prevalentemente nella valutazione di pazienti con controindicazione o intolleranza ai mdc paramagnetici. Sono basate su tempi di ripetizione (TR) molto brevi e *flip angle* piuttosto alti, e trovano la loro applicazione clinica, oltre che nell'imaging vascolare dell'aorta addominale, nella cardio-RM e nell'enterografia RM.

Nell'imaging SSFP sia il sistema arterioso che quello venoso hanno eguale intensità di segnale; esistono tuttavia diverse applicazioni per incrementare la differenza tra l'intensità di segnale delle arterie e quella delle vene.

Tabella 10.4 Parametri tecnici

TR (msec)	4
TE (msec)	2
FoV (mm)	315 x 315
Spessore di strato (mm)	3
Matrice	256 x 256
Tempo di acquisizione (sec)	20

- Acquisizione di un localizer sui tre piani dello spazio.
- Posizionamento del pacchetto della sequenza sul piano coronale o assiale.
- Eventuale utilizzo di applicazioni che saturino il segnale del grasso e del sistema venoso.

  Si tratta di sequenze acquisite in espirazione.

Il limite principale di queste sequenze è la non specificità per le arterie e le vene e la forte sensibilità agli artefatti da disomogeneità di campo.

Sequenze GRE T1 3D

Sono sequenze che coniugano la necessità di ottenere immagini ad alta risoluzione spaziale (alti valori di matrice), spessori di strato sottili (circa 1 mm), in minimi tempi d'acquisizione (Fig. 10.4, Tabella 10.5). Come per gli altri distretti anatomici, anche per l'aorta è utile applicare la sottrazione digitale della maschera precontrastografica.

- Acquisizione di un localizer sui tre piani dello spazio.
- Acquisizione della maschera (GRE 3D) sul piano coronale (un numero minore di immagini consente infatti di avere ridotti tempi di acquisizione) (Fig. 10.4a).
- Visualizzazione dell'arrivo del mdc mediante una tecnica di fluoro-RM (multiple immagini a bassa risoluzione spaziale, eseguite a livello del torace, che permettono di visualizzare in tempo reale l'arrivo del mdc e sincronizzare l'acquisizione delle immagini con la fase di circolo ottimale) (Fig. 10.4b-d, Tabella 10.6).
- Acquisizione della sequenza post-contrastografica (GRE 3D, identica alla maschera) nel momento in cui si visualizza il contrasto nella prima porzione dell'aorta addominale.
- Sottrazione della sequenza post-contrastografica dalla maschera (Fig. 10.4).

  Tutte le sequenze devono essere acquisite in espirazione

Sequenze time-resolved

Data la loro capacità di esaminare ripetutamente lo stesso segmento vascolare in brevissimi intervalli temporali (ottenendo così una visualizzazione in tempo reale del flusso di mdc all'interno dei vasi), nel distretto vascolare addominale queste sequenze trovano indicazione principalmente nel follow-up dopo il posizionamento di endoprotesi aortiche e nello studio delle dissezioni (vedi anche paragrafi successivi) (Tabella 10.7).

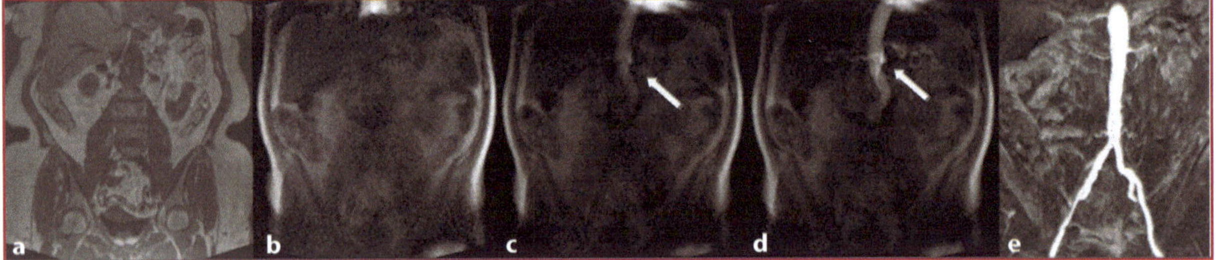

Fig. 10.4 a Maschera coronale GRE T1 precontrastografica. **b-d** Fluoro-RM con visualizzazione in tempo reale dell'arrivo del mdc (*freccia*). **e** Sequenza T1 postcontrastografica cui è stata applicata la sottrazione della maschera

Tabella 10.5 Parametri tecnici

TR (msec)	3
TE (msec)	1
FoV (mm)	450 x 450
Spessore di strato (mm)	1,5
Matrice	450 x 270
Tempo di acquisizione (sec)	20

Tabella 10.6 Mezzo di contrasto

Concentrazione mdc	0,5 M
Volume mdc (mL)	15 (circa 0,2 mL/kg)
Volume soluzione Fisiologica (mL)	20
Velocità di flusso (mL/s)	1,5-2

Tabella 10.7 Parametri tecnici

TR (msec)	2-5
TE (msec)	1-2
Flip angle	20-50

- Acquisizione di un localizer sui tre piani dello spazio.
- Acquisizione della maschera in coronale.
- Contemporanea somministrazione del mdc e acquisizione delle immagini (in apnea espiratoria) (Tabella 10.7).
- Si può eseguire la sottrazione della sequenza post-contrastografica dalla maschera e ottenere ricostruzioni in *Maximum Intensity Projection* (MIP), che facilitano la visualizzazione delle singole acquisizioni.

10.4 Patologia aneurismatica

Quadro clinico e diagnosi

L'aorta addominale viene considerata aneurismatica quando il suo diametro trasverso supera i 3-3,5 cm; la prevalenza è compresa tra 1 e 4% della popolazione sopra i 50 anni, e aumenta gradualmente con l'avanzare dell'età.

Imaging e refertazione

La fase precontrastografica fornisce informazioni aggiuntive sulla composizione del trombo, necessarie prevalentemente per le indagini preoperatorie, come la presenza di calcificazioni o del cosiddetto *crescent sign* (un'area d'iperdensità a forma di mezzaluna all'interno della sacca aneurismatica), che costituisce uno dei segni più comuni di rottura imminente o acuta dell'aneurisma.

Applicando la tecnica standard per lo studio dell'aorta addominale (vedi paragrafi precedenti), si potrebbe incorrere in un'irregolare opacizzazione del lume aneurismatico dovuto alla turbolenza del flusso sanguigno (Fig. 10.5); questo problema può es-

Fig. 10.5 Paziente con aneurisma dell'aorta addominale; la turbolenza nel flusso sanguigno non permette una completa opacizzazione del lume

sere parzialmente risolto ritardando di qualche secondo l'inizio dell'acquisizione, posizionando la RoI all'interno della sacca aneurismatica o ripetendo la scansione più tardivamente in direzione caudo-craniale.

L'imaging TC e/o RM dell'aneurisma dell'aorta addominale costituisce una tappa fondamentale nel planning terapeutico, sia esso chirurgico o endovascolare.

Sede

La sede può essere sovrarenale, infrarenale, iuxtarenale, sottorenale (Figg. 10.6-10.7).

1) *Sovrarenale:* valutare se la dilatazione aneurismatica coinvolge anche l'aorta toracica discendente.
2) *Iuxtarenale:* l'aneurisma origina a livello delle arterie renali; è necessario segnalare

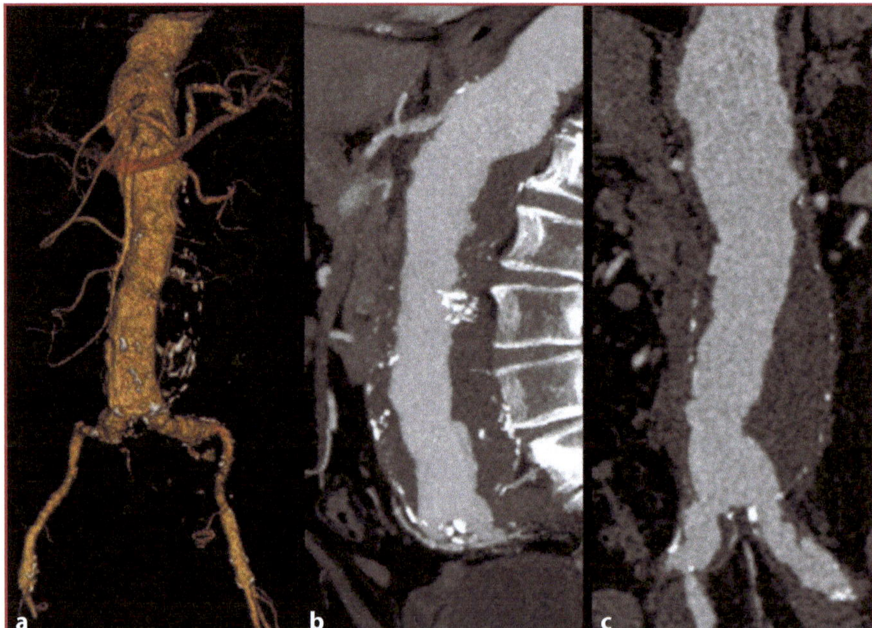

Fig. 10.6 a Volume rendering TC di un aneurisma addominale sovrarenale: si noti come l'aorta sia tutta omogeneamente dilatata sino alle arterie iliache. **b, c** Immagini TC, sagittale e coronale, dello stesso aneurisma

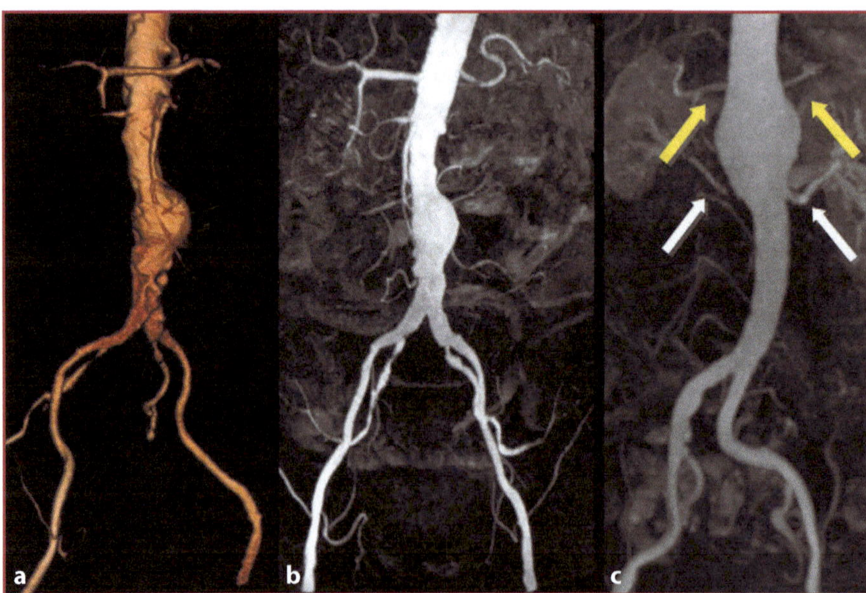

Fig. 10.7 a, b Volume rendering e MIP di un aneurisma addominale sottorenale che non coinvolge le arterie iliache. **c** MIP coronale RM di un aneurisma a origine sovrarenale; arterie renali proprie (*frecce bianche*); arterie renali polari (*frecce gialle*)

un eventuale coinvolgimento di queste ultime, analizzando anche la perfusione del parenchima a valle. Attenzione alle arterie renali soprannumerarie (vedi paragrafi successivi).

3) *Sottorenale:* si tratta degli aneurismi più comuni, che originano a >1 cm dalla più caudale delle arterie renali.

Misurazioni

Nella fase di refertazione è importante fornire tutti i diametri di cui il chirurgo o il radiologo interventista necessitano per pianificare il trattamento endovascolare.

1) *Colletto prossimale:* si tratta della porzione di aorta non dilatata, localizzata tra l'origine della sacca aneurismatica e la più caudale della arterie renali. Occorre:
- fornire il diametro longitudinale e trasversale;
- segnalare la presenza di eventuali vasi renali soprannumerari, specificando inoltre se si tratta di arterie polari; un'errata progettazione dell'endoprotesi può infatti coprire la loro origine provocando infarti renali polari (Fig. 10.8);
- documentare l'eventuale presenza di trombi o ulcere parietali che possano rendere problematico l'aggancio dell'endoprotesi.

2) *Sacca aneurismatica.* Occorre eseguire le seguenti operazioni:
- misurare i tre diametri, trasverso (1), antero-posteriore (2) e longitudinale (3) (Fig. 10.9);
- fornire informazioni sull'integrità della sacca, sulla parete (presenza di apposizione trombotica e/o di eventuali ulcerazioni) e sulle dimensioni del lume residuo.

Nella valutazione, ma soprattutto nella misurazione dei diametri dell'aneurisma, non bisogna però limitarsi al solo studio bidimensionale sulle sezioni trasversali native; nelle seguenti figure è infatti dimostrato come, nel caso di un vaso particolarmente scoliotico, la misurazione effettuata sulle immagini native possa risultare imprecisa e come appaia quindi indispensabile l'adattamento dei piani di visualizzazione con orientamento coassiale all'asse maggiore del vaso (Fig. 10.10).

3) *Colletto distale e arterie iliache:* qualora l'aneurisma non coinvolga la biforcazione aortica, bisognerà fornire la lunghezza del colletto distale, ovvero la porzione di aorta sana prebifurcale. Ai fini del trattamento endovascolare è importante segnalare anche il decorso più o meno scoliotico, e i diametri delle arterie iliache comuni, esterne e femorali (Fig. 10.11, Tabelle 10.8, 10.9). I vasi più periferici vengono infatti utilizzati come accesso per il posizionamento di endoprotesi, le cui branche distali vengono modellate sul calibro del vaso che devono coprire.

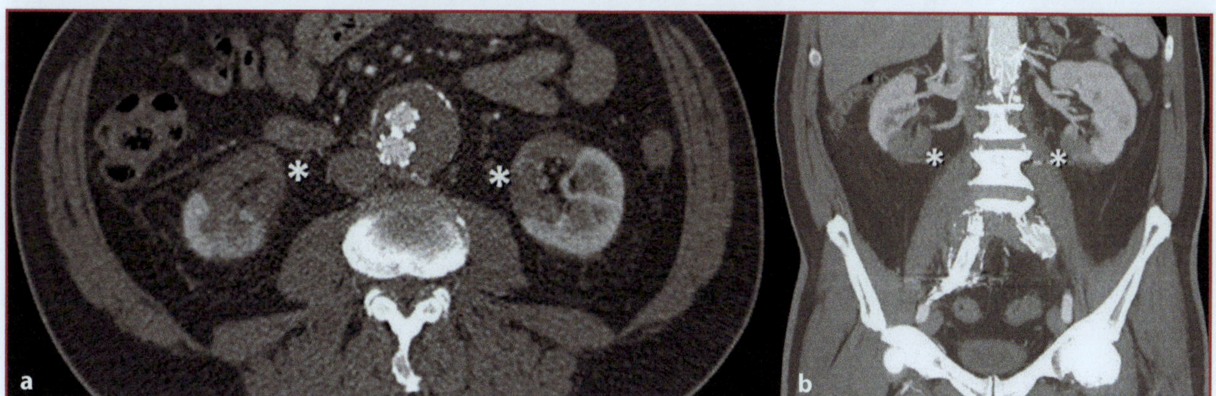

Fig. 10.8 a, b Infarti polari inferiori a livello di entrambi i reni, da copertura di arterie renali accessorie (*asterischi*)

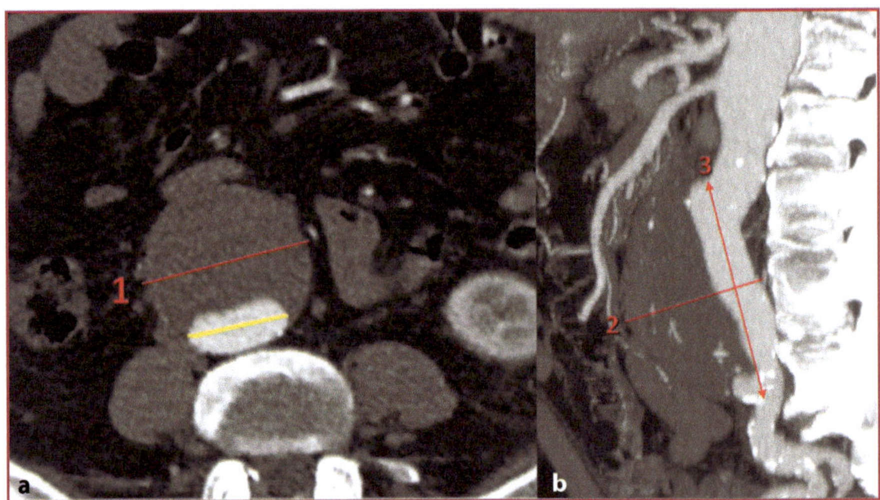

Fig. 10.9 a Diametro trasverso della sacca aneurismatica (*rosso*) e del lume residuo (*giallo*). **b** Diametro longitudinale e antero-posteriore della sacca

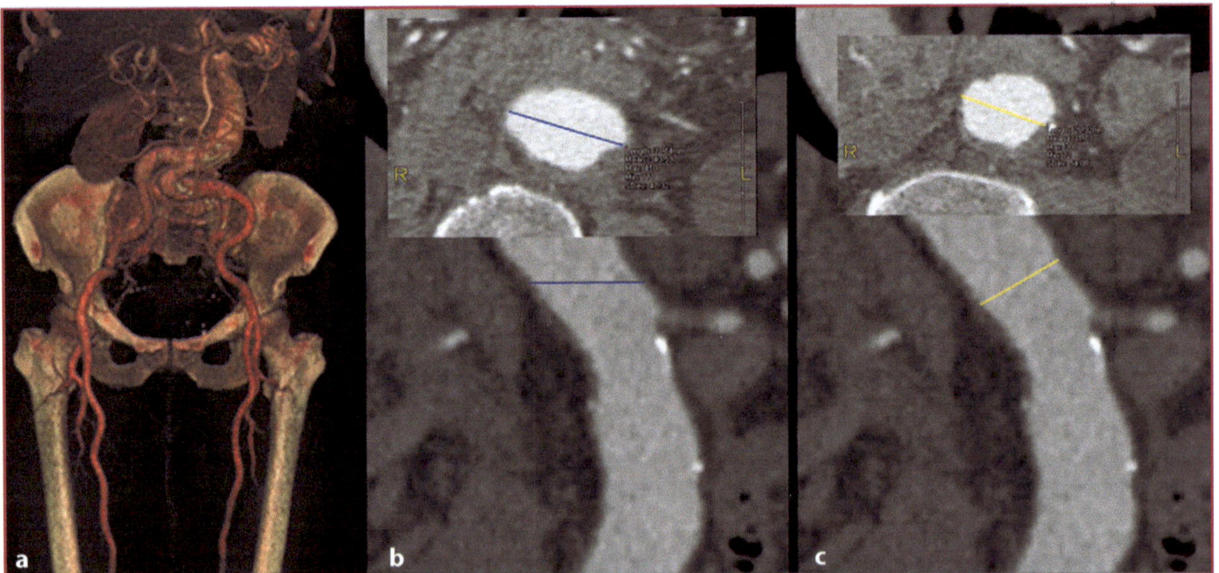

Fig. 10.10 a Volume rendering di un'aorta scoliotica. **b** Errata misurazione su immagine assiale, con corrispettivo coronale (DT = 37 mm). **c** Corretta misurazione su piano coronale, con corrispettivo assiale (DT = 28 mm); la misura presa correttamente cambia la diagnosi: un DT di 28 mm non identifica più l'aorta come aneurismatica

Rottura dell'aneurisma

Il rischio maggiore nella patologia aneurismatica è sicuramente la rottura dell'aneurisma dell'aorta addominale, cui è soggetto circa il 10% degli aneurismi con un diametro (DT) >6 cm, con una probabilità che aumenta all'aumentare del calibro della sacca (Figg. 10.12, 10.13). Il segno radiologico più comune nella rottura di aneurismi è un ematoma retroperitoneale, più o meno vasto a seconda dell'entità della breccia; l'estensione intraperitoneale può essere un reperto acuto o tardivo. La TC è sicuramente la metodica di riferimento nei pazienti con sindrome aortica acuta, grazie al notevole vantaggio di poter acquisire un gran numero di immagini in un breve lasso di tempo.

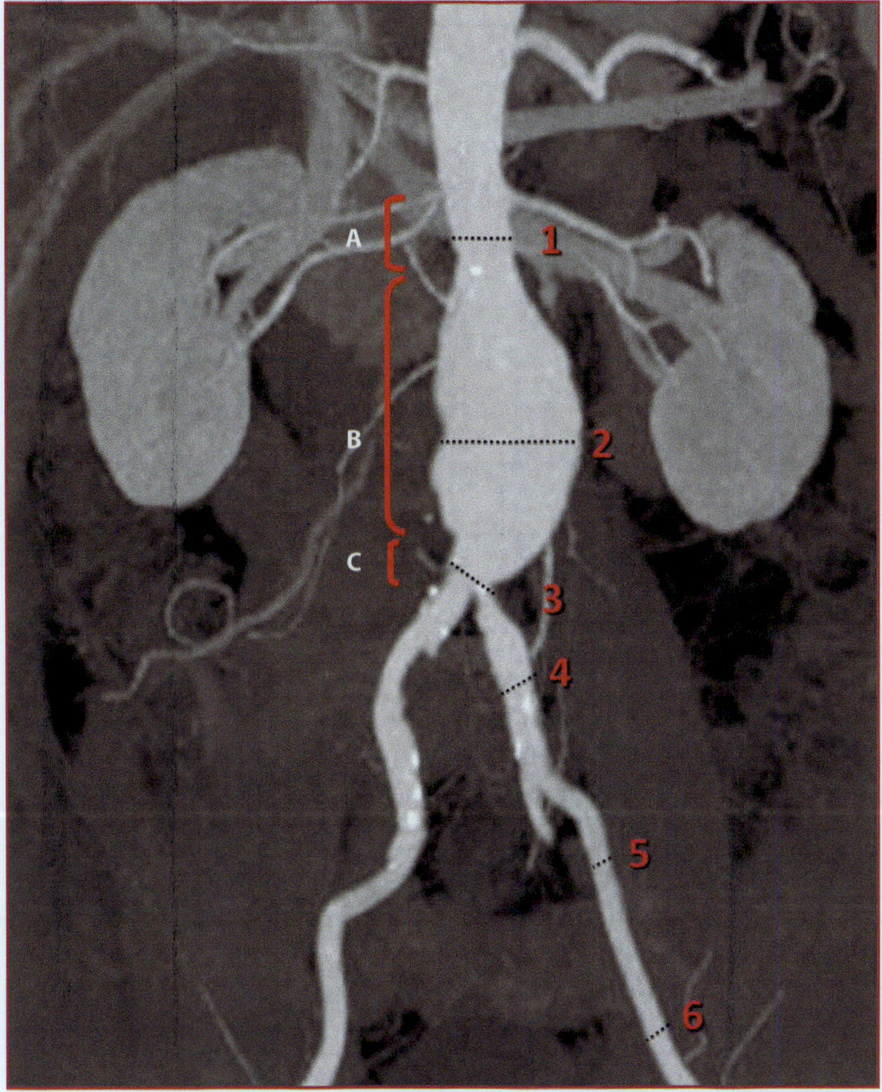

Fig. 10.11 Figura riassuntiva dei diametri essenziali nella refertazione dell'aneurisma dell'aorta addominale

Tabella 10.8

1	Diametro trasverso colletto prossimale
2	Diametro trasverso sacca aneurismatica
3	Diametro trasverso colletto distale
4	Diametro trasverso arterie iliache comuni
5	Diametro trasverso arterie iliache esterne
6	Diametro trasverso arterie femorali comuni

Tabella 10.9

A	Colletto prossimale
B	Sacca aneurismatica
C	Colletto distale

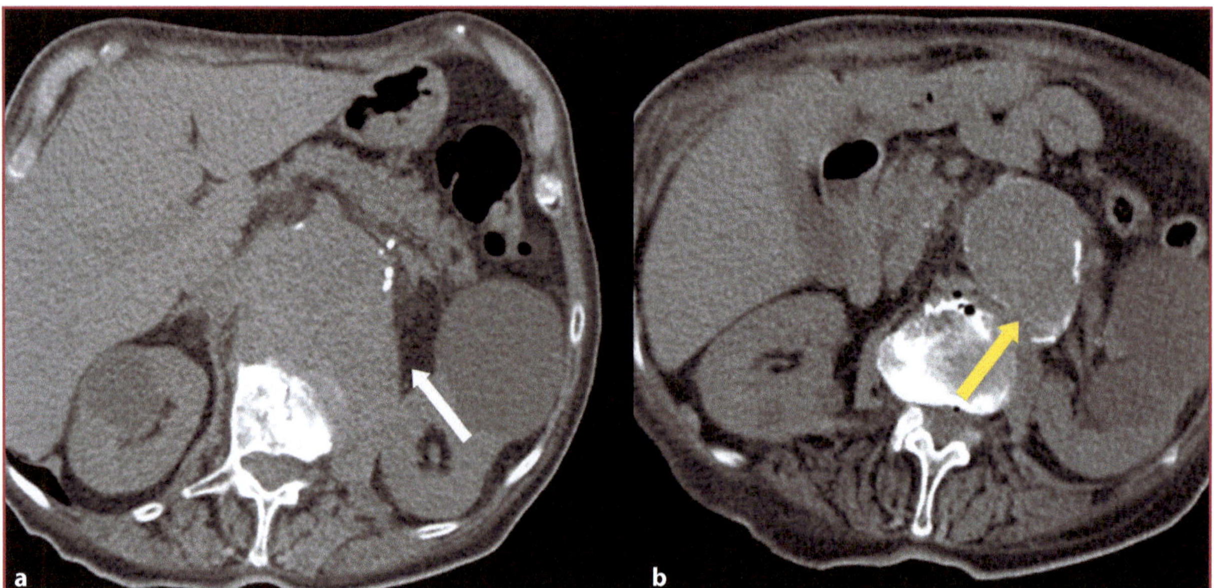

Fig. 10.12 a *Draped aorta sign*: non è più identificabile la demarcazione tra il muro postero-laterale sinistro dell'aneurisma e il muscolo psoas omolaterale (*freccia bianca*). **b** L'aneurisma è posteriormente irregolare (*freccia gialla*), con focale discontinuità nelle calcificazioni intimali (segno d'instabilità, non di rottura)

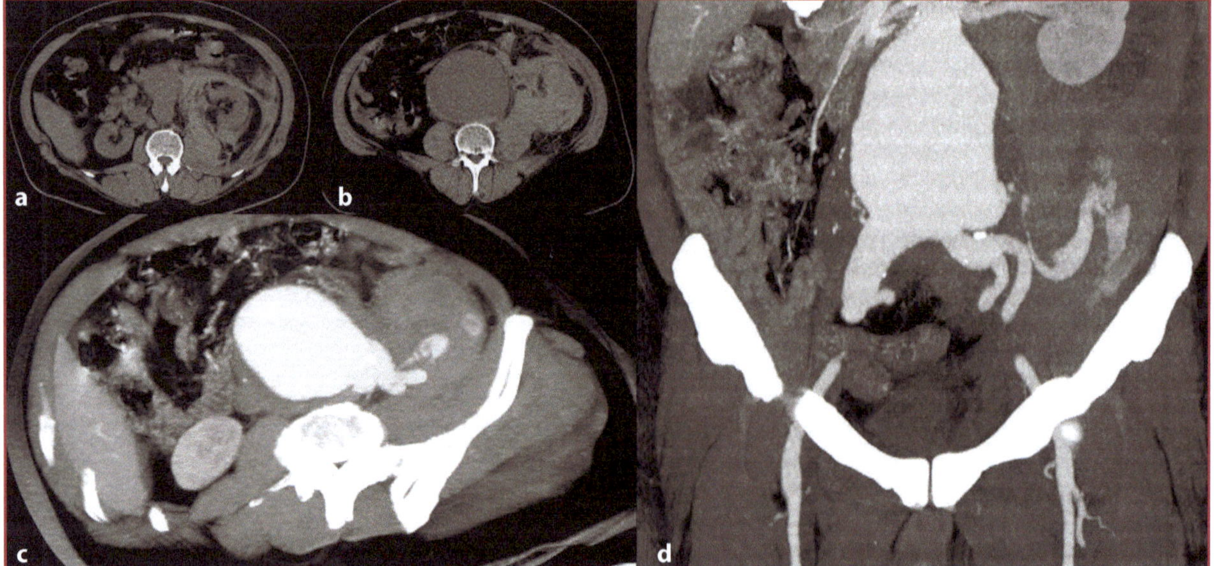

Fig. 10.13 a, b Fase senza mdc in cui è apprezzabile l'ematoma retroperitoneale con aree di sangue fresco (le porzioni più iperdense). **c, d** Segni di sanguinamento attivo dopo somministrazione di mdc

- TC: la fase precontrastografica permette di individuare segni di rottura imminente o emorragie perivascolari (in particolare il crescent sign). Un altro importante segno di rottura imminente o in atto è la mancata visualizzazione dei limiti della sacca aneurismatica rispetto alle strutture circostanti (come per esempio i muscoli o i corpi vertebrali) nella fase precontrastografica.

La fase contrastografica mostra i segni di sanguinamento attivo (essenziale per porre indicazione all'intervento chirurgico in urgenza).

- RM: non raccomandata in urgenza. Il protocollo di studio in urgenza varia lievemente rispetto all'elezione. Oltre a essere un esame decisamente più lento, necessita di macchinari altamente performanti e quindi non facilmente reperibili nel territorio.

In fase di refertazione è essenziale segnalare i seguenti elementi.

1) *Segni di rottura potenziale:*
- crescent sign;
- notevole aumento volumetrico della sacca rispetto ai precedenti controlli;
- focali discontinuità nella parete del trombo, o nelle sue calcificazioni (segno d'instabilità della sacca).

2) *Segni di rottura in atto:*
- ematoma retroperitoneale.

Vena renale sinistra retroaortica

La vena renale sinistra a decorso retroaortico o circumaortico costituisce la più comune tra le anomalie dei vasi venosi renali (con percentuali dell'8,7% per il decorso retroaortico e del 2,1% per quello circumaortico); qualora sia presente, deve essere segnalata se il paziente è candidato a trattamento chirurgico (il vaso potrebbe, per esempio, essere lesionato durante il clampaggio dell'aorta) (Fig. 10.14).

Trattamento

Gravato da minori costi e da un più basso rischio operatorio, il trattamento endovascolare è di prima scelta negli aneurismi di piccole dimensioni (Fig. 10.15).

Endoprotesi

Le endoprotesi attualmente in uso si possono dividere in quattro gruppi a seconda della loro morfologia: *rette, biforcate (aorto-bisiliache), aorto-monoiliache* e *coniche*. Quelle più diffuse sono le endoprotesi biforcate, costituite da due moduli distinti, uno formato da corpo e branca iliaca, l'altro da una branca iliaca aggiuntiva. Sono protesi "rivestite", ovvero costituite da uno scheletro in acciaio o nitinolo e un rivestimento interno (Graft) in Dacron, poliuretano o politetrafluoroetilene (PTFE).

1) *Aggancio prossimale*: può essere rivestito o meno, a seconda che sia posizionato sopra o sotto l'origine delle arterie renali.
2) *Maglie metalliche e modulo principale dell'endoprotesi.*
3) *Modulo secondario (branca iliaca) dell'endoprotesi.*

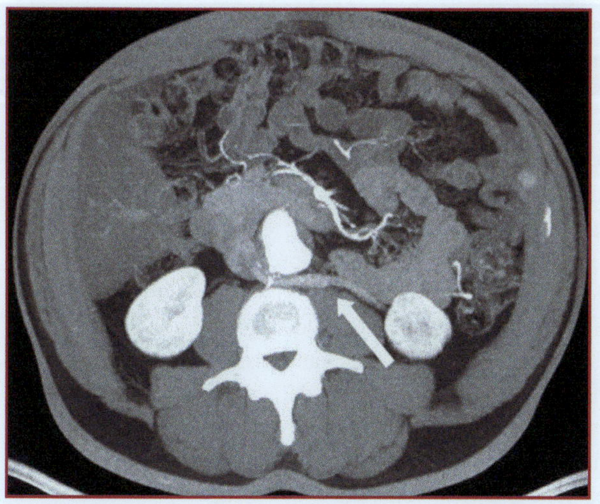

Fig. 10.14 Vena renale sinistra retroaortica (*freccia*)

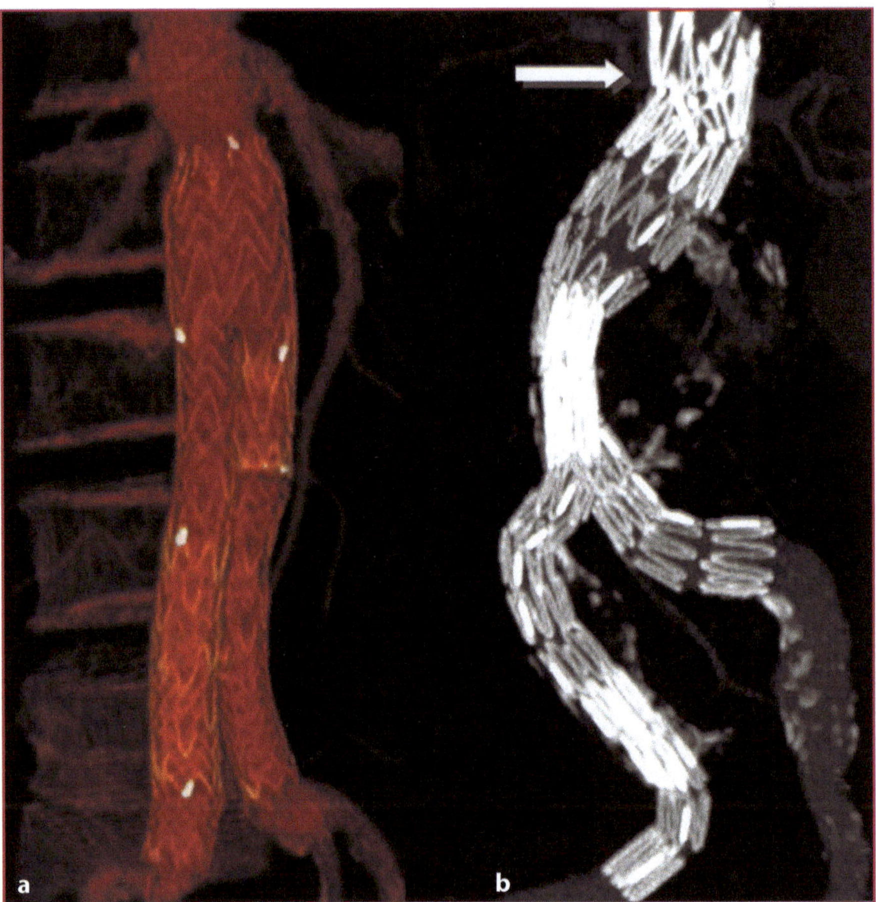

Fig. 10.15 a Volume rendering di un'endoprotesi aortica biforcata. **b** MIP di un'endoprotesi aortica biforcata con modulo aggiuntivo craniale (*freccia*)

4) *Aggancio distale*: posizionato a livello delle arterie iliache comuni o esterne.

Nel caso in cui il corpo principale dell'endoprotesi non risulti ben accollato alla parete vasale a livello dell'aggancio prossimale, è possibile aggiungere un ulteriore modulo (o cuffia), strutturalmente identico, lungo pochi cm e dal DT lievemente maggiore, che escluda un eventuale rifornimento craniale della sacca (endoleak di tipo I, vedi paragrafi successivi).

In TC viene acquisita una normale fase angiografica, preceduta da una precontrasto e seguita da una fase tardiva a circa 120 secondi; la fase precontrastografica è necessaria per distinguere le calcificazioni del trombo, la fase tardiva per individuare gli endoleak a basso flusso (Fig. 10.16).

La RM, oltre alla fase angiografica pura (seguita sempre da una fase tardiva), può avvalersi delle sequenze time-resolved, che, oltre all'individuazione, possono fornire importanti informazioni sulla classificazione dell'endoleak, grazie alla possibilità di visualizzare in tempo reale il rifornimento della sacca aneurismatica.

Durante uno studio RM bisogna tuttavia tener conto della possibilità di artefatti da maglie metalliche o per l'eventuale presenza di materiali paramagnetici (per esempio embolizzanti) nella sacca aneurismatica (Fig. 10.17).

Per un confronto tra le tecniche d'esame vedere la Fig. 10.18.

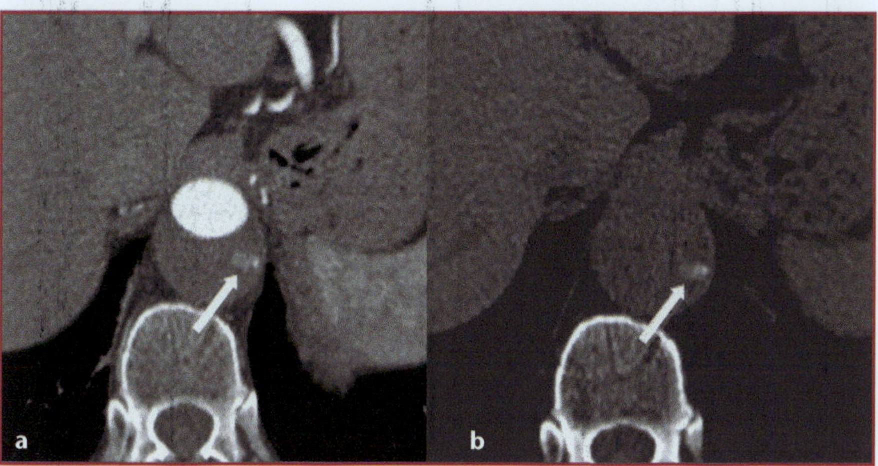

Fig. 10.16 L'immagine iperdensa presente in (**a**) (*freccia*) viene identificata come calcificazione grazie alla sua presenza nella fase pre-mdc in (**b**) (*freccia*)

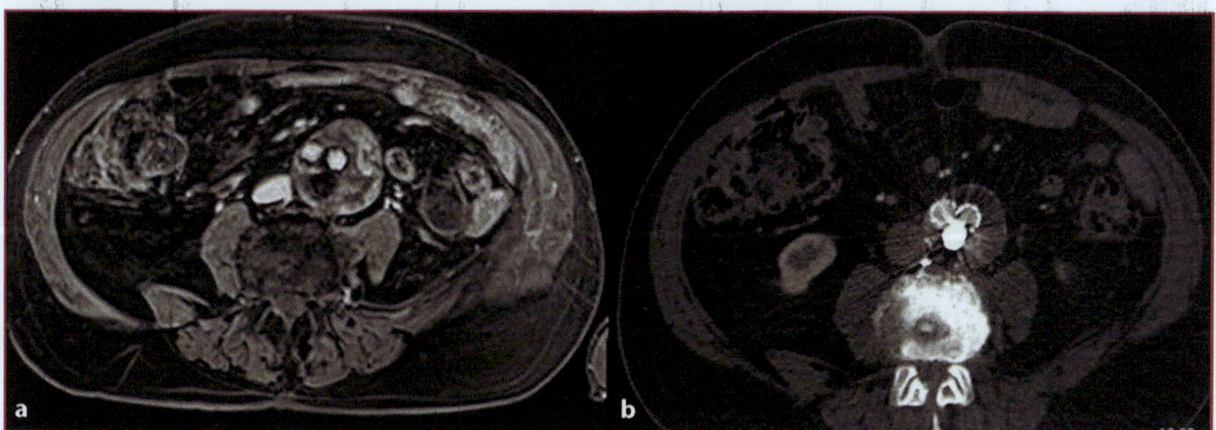

Fig. 10.17 Il materiale embolizzante presente nel sacco aneurismatico (**a**) appare nettamente ipointenso in RM (**b**)

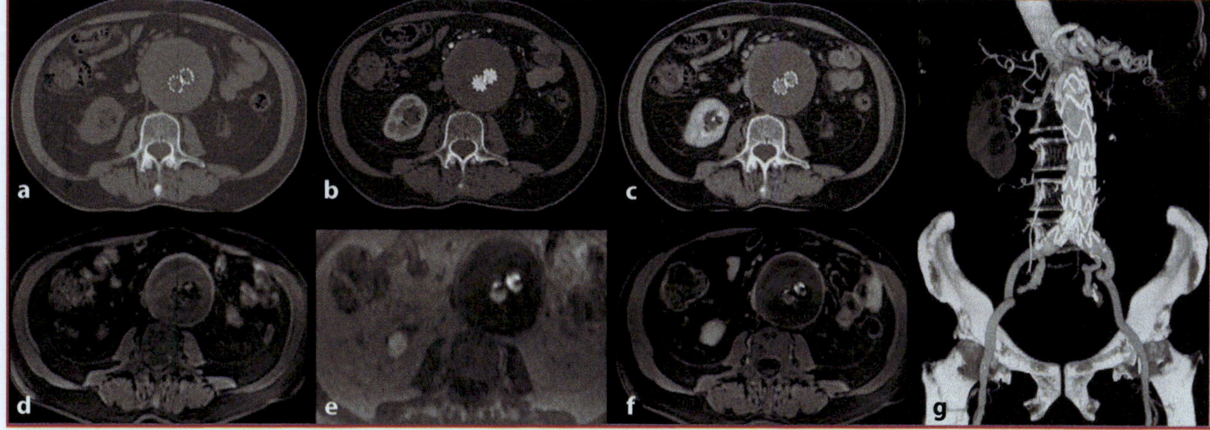

Fig. 10.18 a-c Immagini assiali TC senza mdc e nelle fasi arteriosa e tardiva. **d-f** Immagini assiali RM senza mdc e nelle fasi arteriosa e tardiva. **g** Volume rendering dell'aorta addominale con endoprotesi

La complicanza più frequente dopo il posizionamento di un'endoprotesi è la mancata esclusione della sacca aneurismatica, ovvero l'endoleak (Figg. 10.19-10.21).

Secondo alcuni autori esisterebbe anche un endoleak di V tipo (da endotensione): viene documentato un aumento di diametro della sacca aneurismatica tra un controllo e l'altro senza la chiara evidenza di endoleak negli esami TC e RM.

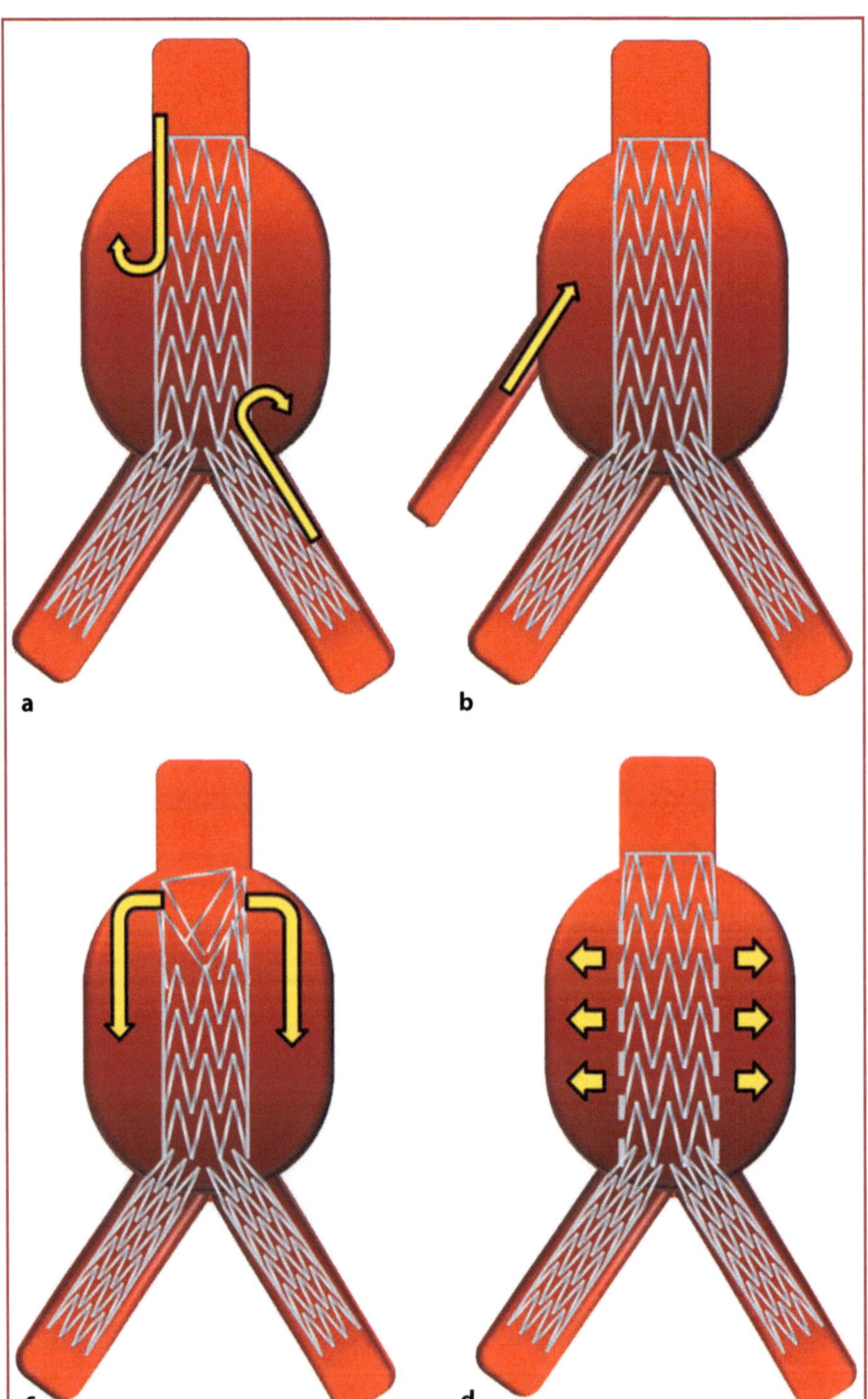

Fig. 10.19 a Endoleak tipo I: il rifornimento avviene dall'aggancio prossimale o dal distale. Sono generalmente ad alto flusso e vengono trattati con moduli aggiuntivi. **b** Endoleak tipo II: il rifornimento avviene per via retrograda, tramite un vaso arterioso (per esempio arteria lombare o arteria mesenterica inferiore); è il più comune. **c** Endoleak tipo III: il rifornimento avviene per rottura della protesi o distacco del modulo secondario. **d** Endoleak tipo IV: da porosità del rivestimento interno

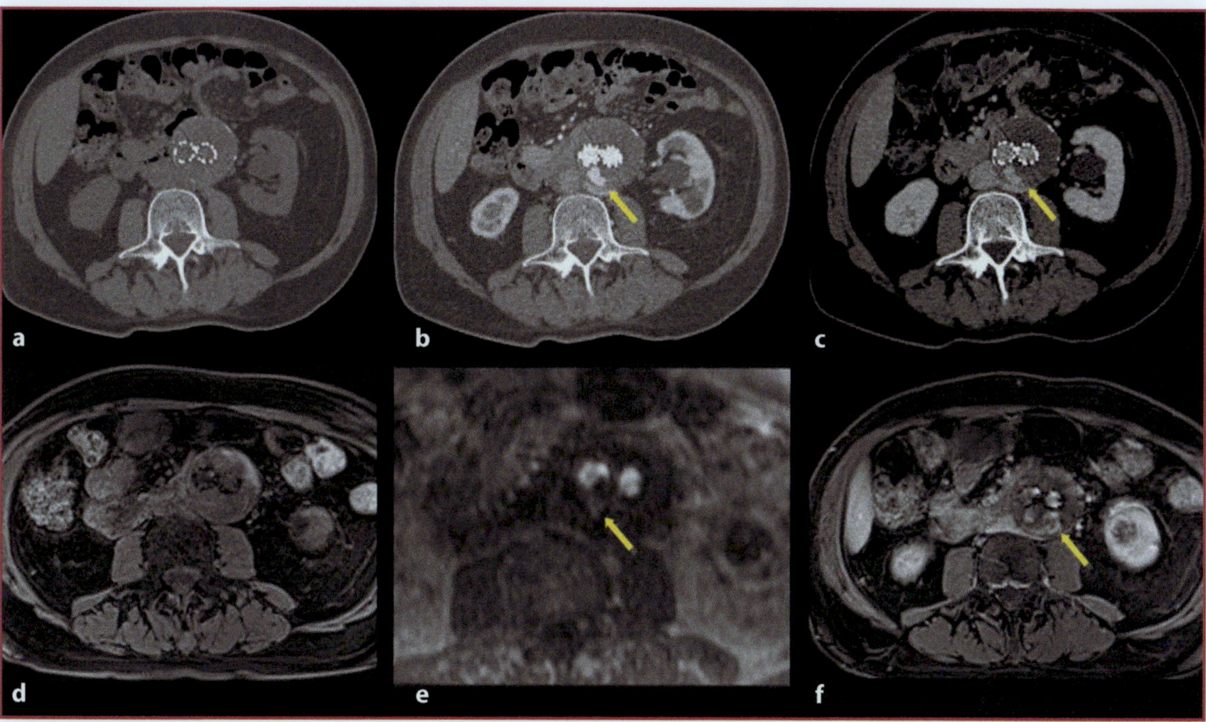

Fig. 10.20 Immagini assiali TC e RM senza mdc (**a, d**) e nelle fasi arteriosa (**b, e**) e tardiva (**c, f**). La *freccia gialla* indica la presenza di mdc nella sacca aneurismatica e quindi di un'endogea. La posizione (posteriore) e la presenza di lombari ipertrofiche orientano verso la diagnosi di un endoleak di tipo II

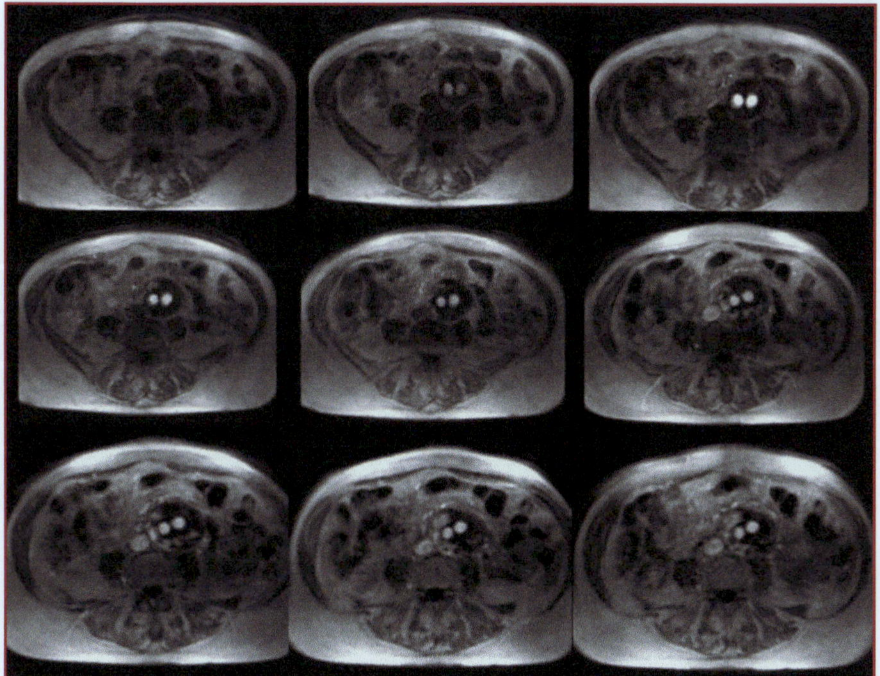

Fig. 10.21 Le sequenze time-resolved mostrano in tempo reale il progressivo spandimento di mdc nella sacca aneurismatica

Le dimensioni della sacca aneurismatica sono un indice indiretto della validità dell'endoprotesi, essenziale per la pianificazione del follow-up o dell'eventuale ritrattamento (da rivalutare quindi sempre rispetto a un esame precedente) (Fig. 10.22).

Complicanze possibili, ma meno frequenti, sono rappresentate dalla rottura dell'endoprotesi, dall'errato aggancio dei moduli, dalla migrazione, dall'infezione della sacca e da eventuali sanguinamenti (generalmente retroperitoneali) postprocedurali (Figg. 10.23, 10.24).

Protesi chirurgica

La protesi (o bypass) chirurgica costituisce il trattamento di scelta nel caso di aneurisma >5 cm e nelle rotture aortiche (Fig. 10.25); l'intervento consiste nell'apertura della sacca aneurismatica (previo clampaggio dell'aorta cranialmente e legatura delle

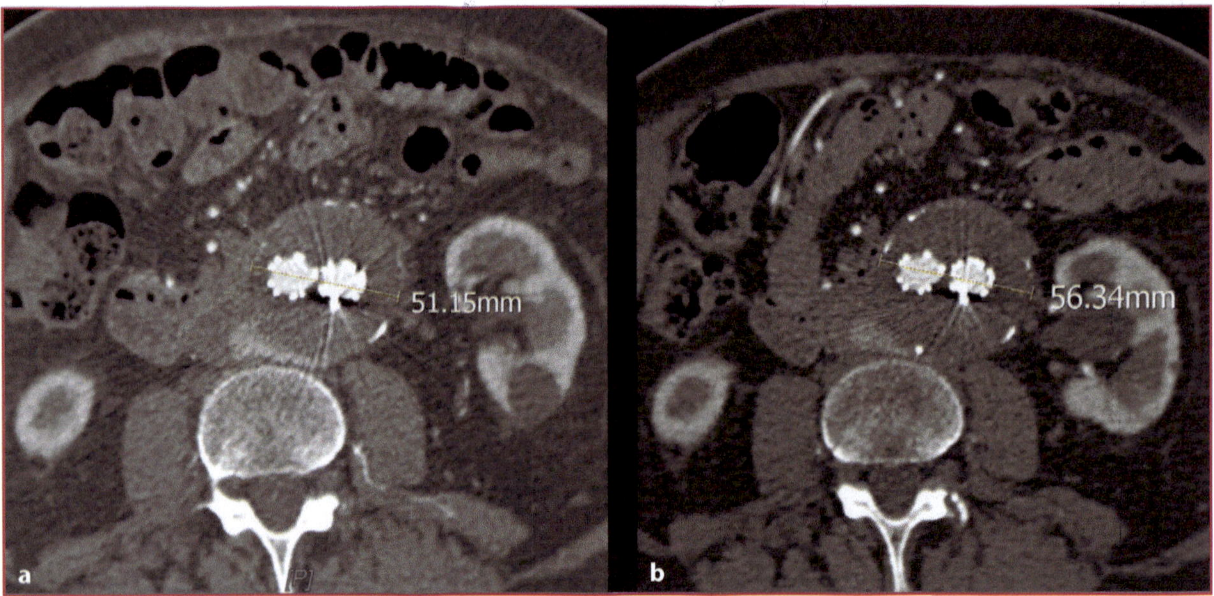

Fig. 10.22 a Paziente con aneurisma dell'aorta addominale sottoposto a posizionamente di endoprotesi. **b** Il follow-up a distanza di 6 mesi mostra un modesto aumento delle dimensioni della sacca aneurismatica

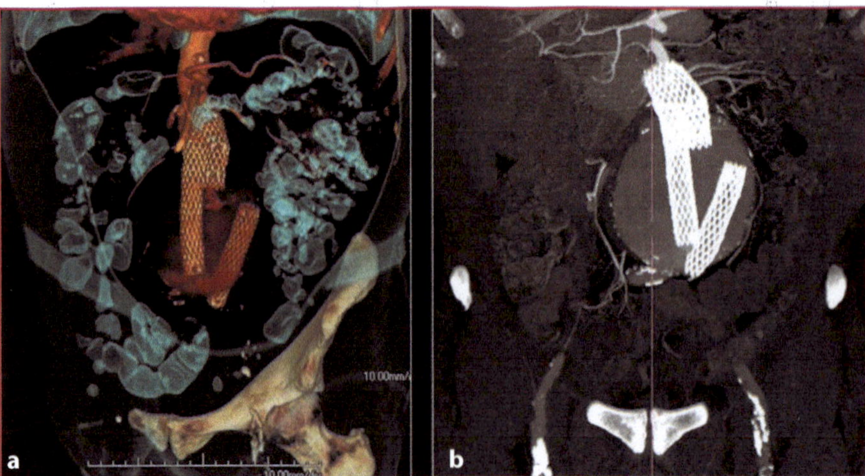

Fig. 10.23 Errato aggancio del modulo secondario al corpo dell'endoprotesi. Volume rendering (**a**) e MIP (**b**)

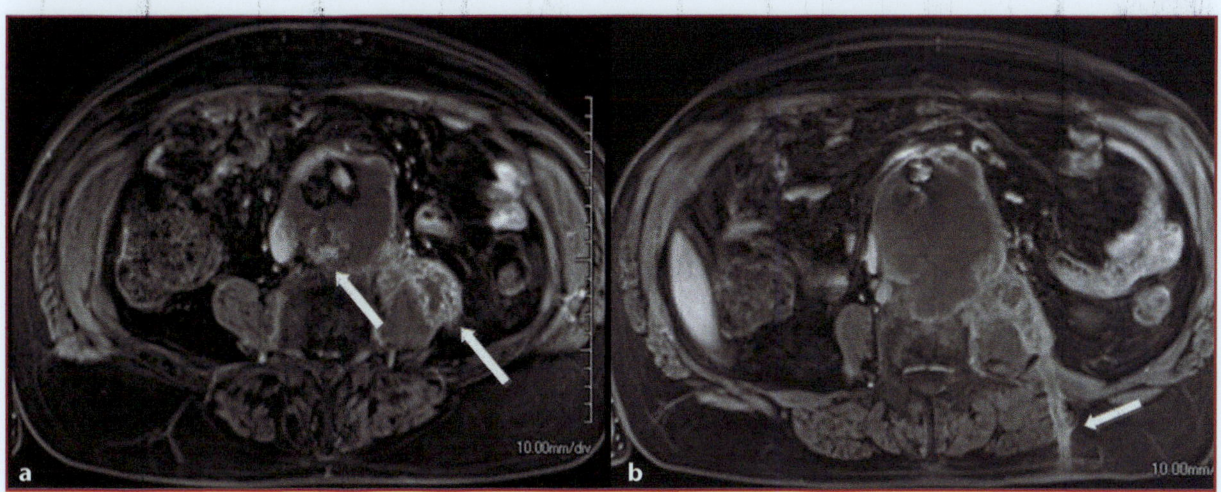

Fig. 10.24 a Infezione della sacca aneurismatica con parziale sconfinamento nello psoas di sinistra (*frecce*). **b** A circa 2 mesi di distanza si documenta (TC) un aumento del volume della sacca aneurismatica e un tramite fistoloso tra l'ascesso nello psoas e il piano cutaneo (*freccia*)

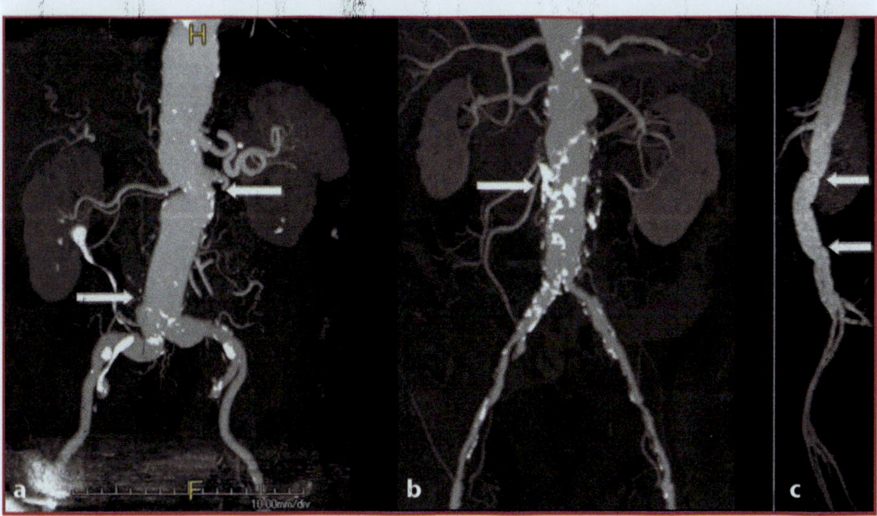

Fig. 10.25 a MIP TC coronale di un by-pass aorto-aortico: le anastomosi prossimale e distale sono indicate dalle *frecce*. **b** MIP TC coronale by-pass aorto-aortico: le numerose calcificazioni circostanti la protesi (*freccia*) fanno parte della parete dell'aneurisma, che viene richiusa sul device aortico. **c** MIP sagittale RM by-pass aorto-aortico: le due *frecce* indicano le anastomosi prossimale e distale

lombari) e posizionamento di un device chirurgico (generalmente Dacron) con anastomosi terminale sull'aorta stessa o sui vasi a valle.

Il protocollo di studio consiste in una fase angiografica pura, prestando particolare attenzione a includere nel campo di vista le anastomosi prossimali e distali del by-pass. In TC le protesi in Dacron risultano debolmente iperdense rispetto al sangue nella fase precontrastografica.

1) Valutare la pervietà e l'integrità della protesi, segnalandone occlusioni complete o iniziali (Fig. 10.26). La rottura della protesi chirurgica è un'eventualità piuttosto rara e ha generalmente eziologia iatrogena.

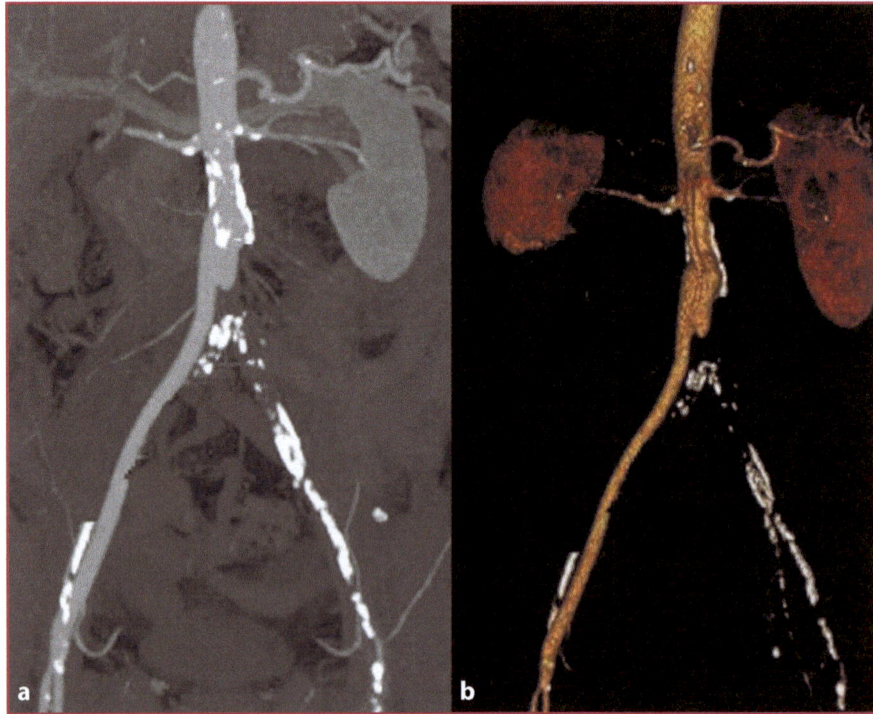

Fig. 10.26 a MIP coronale. **b** Volume rendering. Bypass aorto-bifemorale con occlusione della branca iliaca sinistra

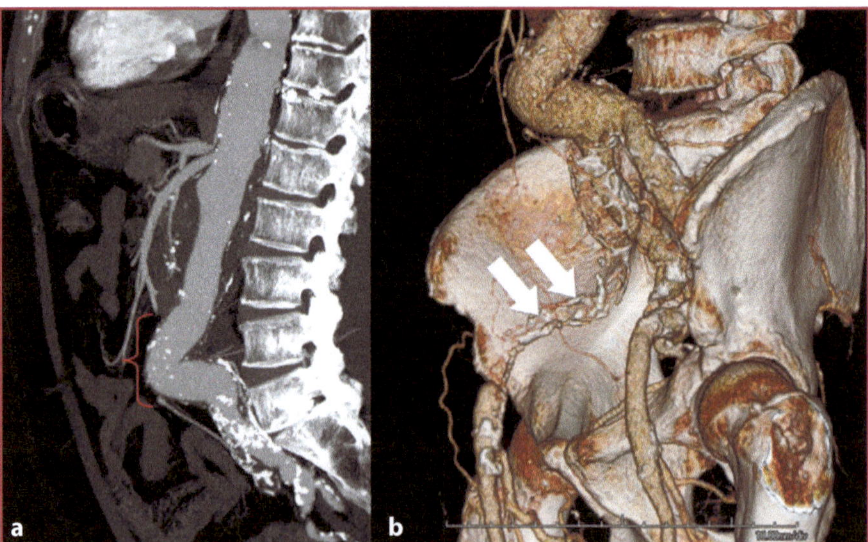

Fig. 10.27 Inginocchiamento anteriore di un bypass aorto-aortico (**a**) con occlusione della branca iliaca destra (*frecce*) (**b**). Questo tipo di alterazione è generalmente dovuto a errata pianificazione dell'intervento (protesi troppo lunga) o ad alterazione del tratto aortico preanastomotico, come per esempio un aneurisma, che disloca la protesi verso il basso

2) Morfologia e posizionamento della protesi: le protesi chirurgiche possono essere deformate, per esempio, da aneurismi preanastomotici (Fig. 10.27).

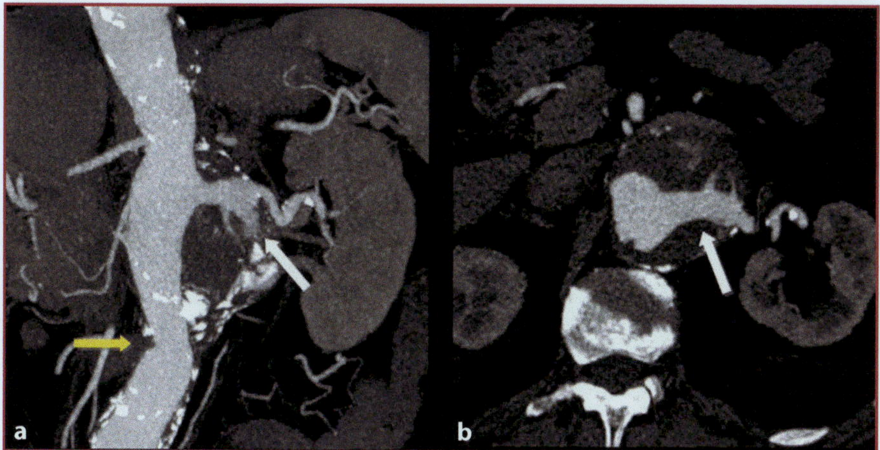

Fig. 10.28 Aneurisma preanastomotico di un by-pass aorto-aortico. **a** La *freccia gialla* indica l'anastomosi prossimale. **b** L'arteria renale sinistra (*frecce bianche*) decorre nel contesto dell'apposizione trombotica dell'aneurisma

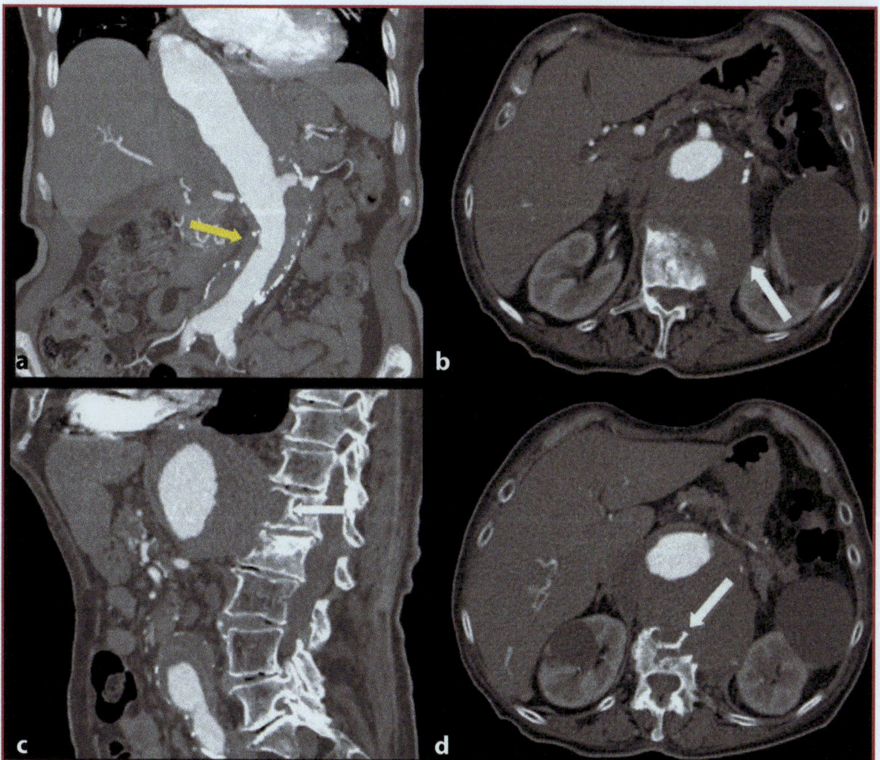

Fig. 10.29 Bypass aorto-bisiliaco. **a** La *freccia gialla* ne indica l'anastomosi prossimale. **b** Aneurisma preanastomotico. **c, d** L'infezione e la fissurazione successive della sacca aneurismatica erodono posteriormente i soma di L1 e L2 (*freccia bianca*)

3) Dilatazione aneurismatica delle porzioni di vaso sano adiacenti all'anastomosi (Figg. 10.28, 10.29).
4) Segni d'infezione protesica (Fig. 10.30).

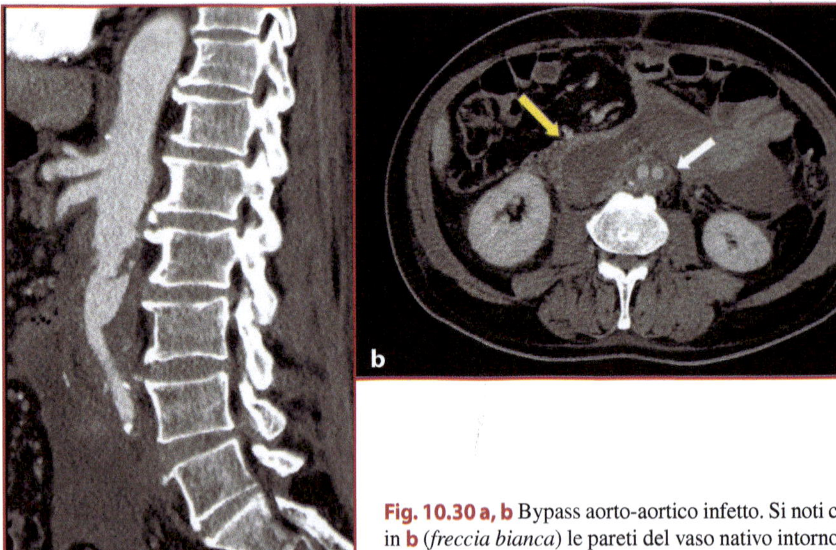

Fig. 10.30 a, b Bypass aorto-aortico infetto. Si noti come in **b** (*freccia bianca*) le pareti del vaso nativo intorno alla protesi siano diffusamente ispessite e iperdense. È possibile inoltre osservare un'ampia raccolta fluida che si dispone anteriormente alla protesi (*freccia gialla*)

10.5 Aortite e aneurisma infiammatorio

Quadro clinico e diagnosi

È una condizione rara, caratterizzata dalla focale fissurazione della parete aortica con formazione di un pannicolo circostante e possibile conseguente dilatazione del lume vascolare (Figg. 10.31-10.33).

Pur trattandosi di una condizione rara, può interessare qualsiasi distretto arterioso; la vera prevalenza è sconosciuta, quella riguardante le aorte trattate si posiziona tra lo 0,7% e l'1%.

Lo stafilococco e lo streptococco sono le cause più comuni: un'arterite infettiva causa una fissurazione nella parete vasale, determinando una rottura contenuta e la successiva formazione di uno pseudo-aneurisma, che può poi evolvere in un aneurisma

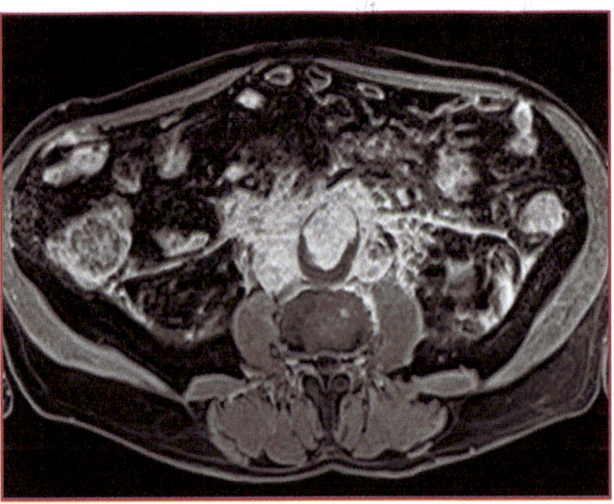

Fig. 10.31 Immagine assiale RM di un aneurisma infiammatorio. Si noti come il calibro del vaso sia aumentato e il pannicolo perivascolare presenti significativo potenziamento postcontrastografico

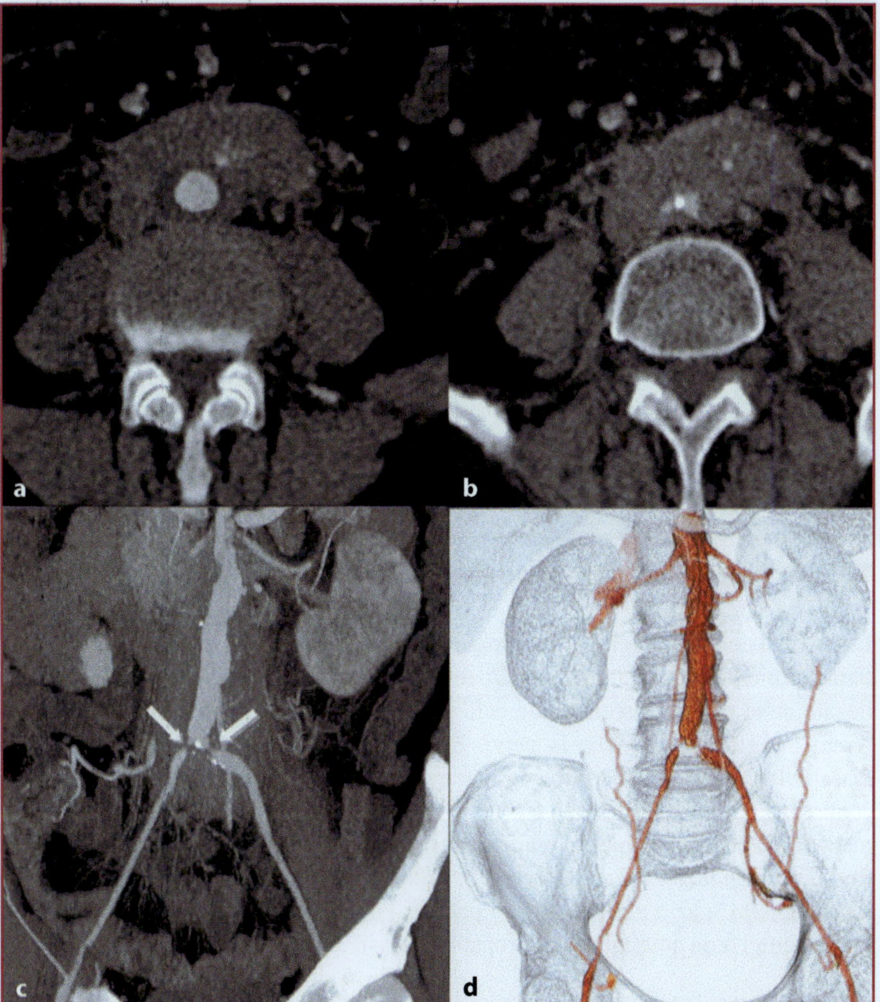

Fig. 10.32 a, b Aortite con formazione di pannicolo periaortico. In questo caso il tessuto assume le caratteristiche costrittive con conseguente stenosi del lume vascolare (**b**). **c, d** Corrispettivi MIP e volume rendering; le *frecce* indicano i punti di massima stenosi

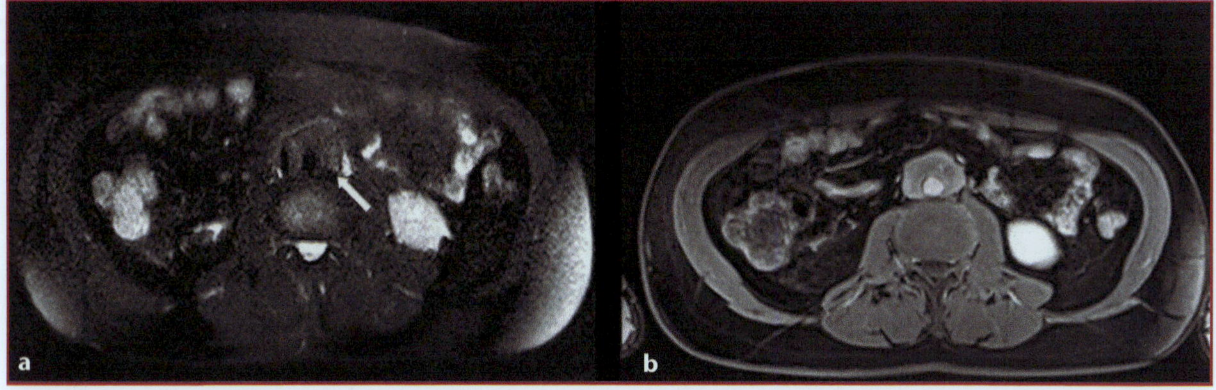

Fig. 10.33 a Il tessuto flogistico periaortico può contenere una modesta quota di edema, con conseguente iperintensità nelle sequenze T2 pesate (*freccia*). **b** Corrispettivo assiale T1 pesato post-mdc

vero e proprio. Da punto di vista istologico il pannicolo periaortico è formato quindi da tessuti molli perivascolari, ematoma e tessuto fibrotico.

Imaging e refertazione

Sia in TC che in RM è necessario effettuare una fase venosa che dimostri l'effettivo potenziamento del pannicolo periaortico.

L'edema del connettivo retroperitoneale, tessuto circostante il vaso, lo fa apparire debolmente ipodenso nella fase precontrastografica TC e debolmente iperintenso nelle sequenze T2 pesate con soppressione del tessuto adiposo, in RM.

Oltre ai diametri della porzione aortica coinvolta, è necessario segnalare le dimensioni del pannicolo periaortico e l'eventuale coinvolgimento di strutture o vasi adiacenti (come ureteri o duodeno).

Trattamento

- Chirurgia (aneurismi rotti o sintomatici).
- Stenting (stenosi significative).
- Terapia medica (aortiti lievi, senza significative modificazioni dimensionali).

10.6 Fibrosi retroperitoneale

Quadro clinico e diagnosi

L'evolversi della patologia e il coinvolgimento degli ureteri da parte del pannicolo infiammatorio può configurare il quadro di fibrosi retroperitoneale. È tipicamente localizzata nella porzione sottorenale dell'aorta addominale sino alle iliache comuni; raramente coinvolge anche la pelvi. È idiopatica in 2/3 dei casi (con rapporto maschi:femmine di 3:1) o può configurarsi nell'ambito di patologie sistemiche del connettivo; nel restante 1/3 può essere causata da farmaci (tipicamente betabloccanti, metil-DOPA e vari analgesici e antibiotici), dalla terapia radiante o dall'evoluzione fibrotica di patologie infiammatorie (come le aortiti). La sua diffusione nel retroperitoneo, e nello spazio perirenale, può portare a significativi effetti compressivi sulle vie escretrici, con conseguente nefropatia da stasi.

Imaging e refertazione

Il tessuto fibroso presenta un potenziamento postcontrastografico variabile a seconda della sua attività e debole iperintensità nelle sequenze T2 pesate (anche qui a seconda della quota di edema presente). La diagnosi differenziale viene posta principalmente con il linfoma (Fig. 10.34).

Trattamento

Posizionamento di stent doppio J per risolvere la nefropatia da stasi.

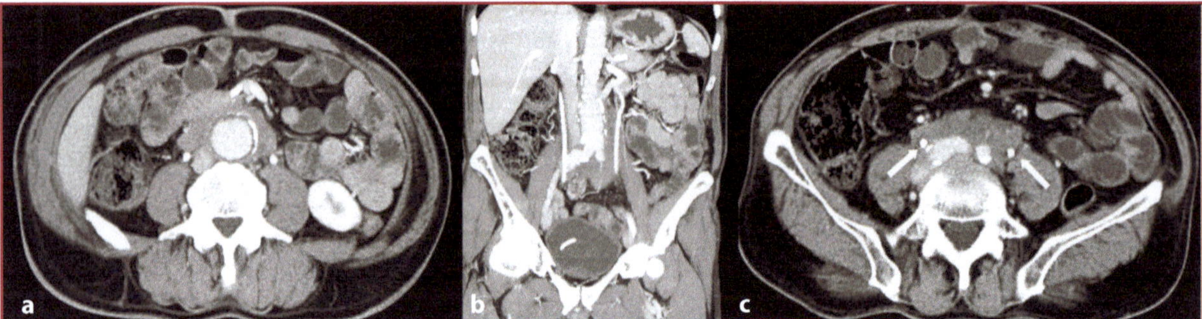

Fig. 10.34 Il pannicolo fibroso periaortico si estende nel retroperitoneo (**a**) sino a interessare le arterie iliache comuni, comprimendo gli ureteri e provocando una nefropatia da stasi, successivamente trattata con catetere a doppio J (**b, c**) (*frecce*)

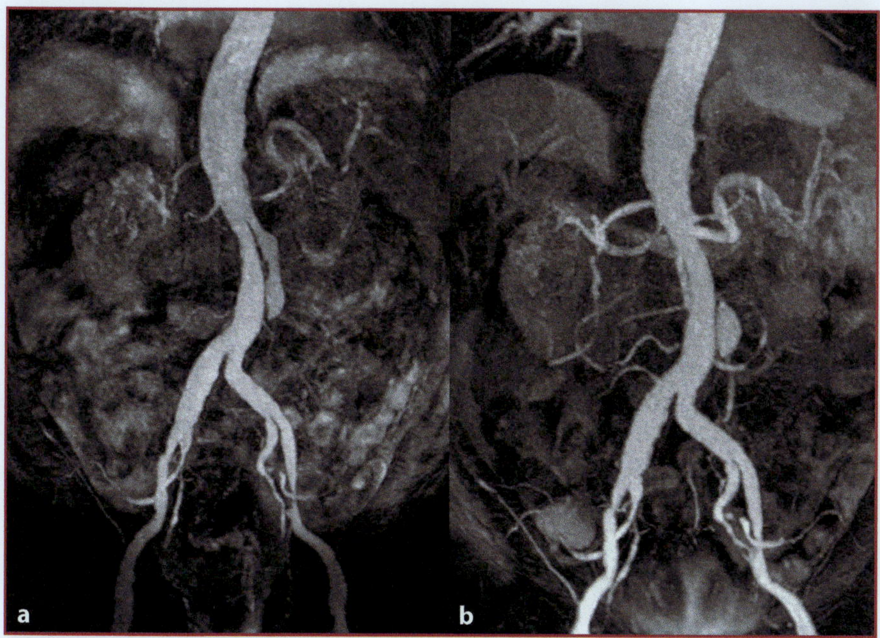

Fig. 10.35 a MIP coronale RM. Ulcera penetrante con focale lesione intimale e formazione di un ematoma intramurale. **b** Controllo a 6 mesi con riduzione dell'ematoma; non è più così evidente la lesione dell'intima.

10.7 Ulcera penetrante

Quadro clinico e diagnosi

Lesione aterosclerotica che penetra la lamina elastica interna, facilitando la formazione di un ematoma tra la media e la parete esterna dell'aorta (Fig. 10.35).

Imaging e refertazione

- TC: la RoI va posizionata possibilmente nel lume vero, evitando l'ematoma intramurale. L'esecuzione di una scansione senza mdc permette di caratterizzare meglio l'ematoma, lievemente iperdenso rispetto al lume vascolare.
- RM: T1 e T2 precontrasto possono in alcuni casi individuare e differenziare ematomi intramurali acuti e subacuti.
- Indicare sede ed estensione della lesioni (sono generalmente focali).
- Indicare se sono coinvolti vasi splancnici.
- Qualora l'ulcera fosse di significativa grandezza, inviare all'intervento chirurgico (sono lesioni predisponenti alla dissezione).

Trattamento

Chirurgico, medico.

10.8 Dissezione

Quadro clinico e diagnosi

Nella maggior parte dei casi si tratta di un'estensione della dissezione toracica (vedi Capitolo 7); raramente viene interessato solo il tratto addominale (Fig. 10.36).

Imaging e refertazione

- TC: la RoI va posizionata possibilmente nel lume vero, in modo da evitare un ritardo nell'inizio della scansione (il lume falso si opacizza più lentamente).

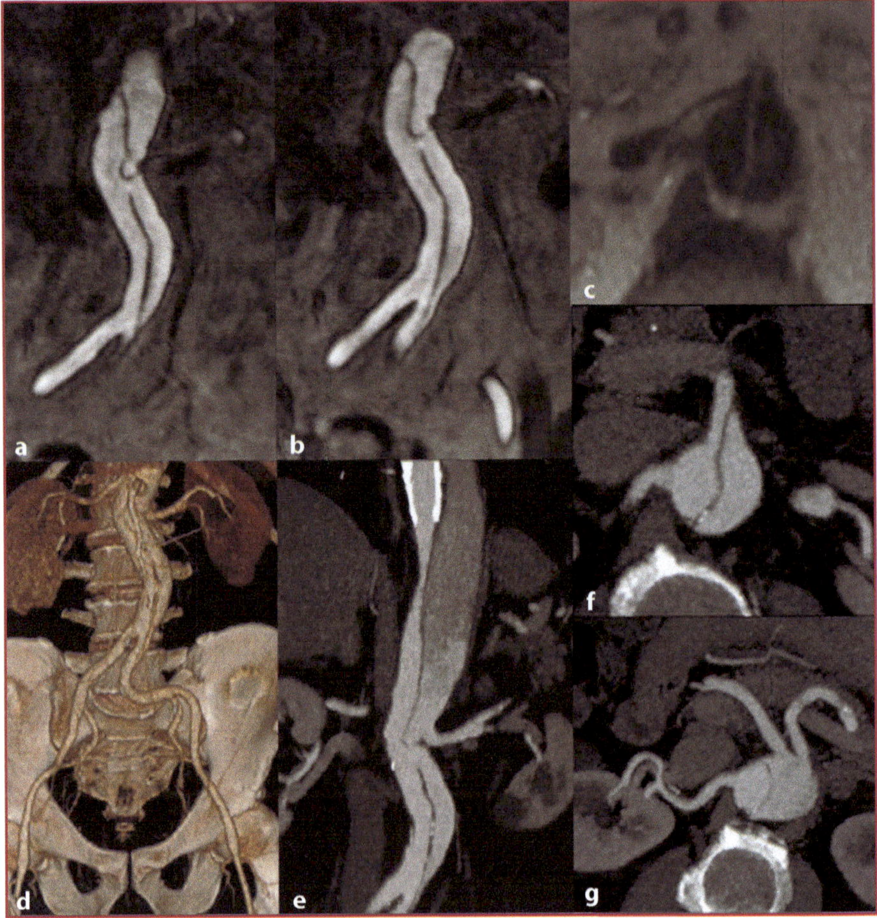

Fig. 10.36 a,b Immagini RM coronali post-contrastografiche di una dissezione dell'aorta addominale con buona evidenza della breccia intimale. **c** Immagine assiale T2 pesata della stessa dissezione; l'intima dislocata al centro del vaso appare debolmente iperintensa. **d-g**: Volume rendering, MIP e immagini assiali dello stesso caso di dissezione riportato in **a** e **b**

- RM: T1 e T2 precontrasto possono in alcuni casi individuare e differenziare ematomi intramurali acuti e subacuti.

Elencare quali vasi splancnici originano dal lume vero e quali da lume falso, segnalando anche la perfusione degli organi a valle; le complicanze addominali più comuni sono dovute infatti a eventi ischemici (colon, rene ecc.), provocate da dissezioni o occlusioni dei vasi corrispondenti.

L'ischemia postdissezione degli organi addominali è generata e viene classificata sulla base di due differenti meccanismi patogenetici (Fig. 10.37);

- nell'*ostruzione statica* la dissezione coinvolge il vaso addominale (*rosso*: lume vero; *marrone*: lume falso); la contemporanea formazione di un trombo nel lume falso (*nero*) contribuisce all'aggravarsi della stenosi vasale (Fig. 10.37 c,d);
- nell'*ostruzione dinamica* la dissezione risparmia il vaso, ma il flap intimale viene spinto, dalla pressione interna al lume falso, a coprire l'ostio del vaso (Fig. 10.37 a,b);
- nell'*ostruzione a meccanismo misto* si ha sia il coinvolgimento del vaso addominale nella dissezione (con associata apposizione trombotica nel lume falso) sia il prolasso del flap intimale a livello dell'ostio vasale (Figg. 10.37 d,e; 10.38).

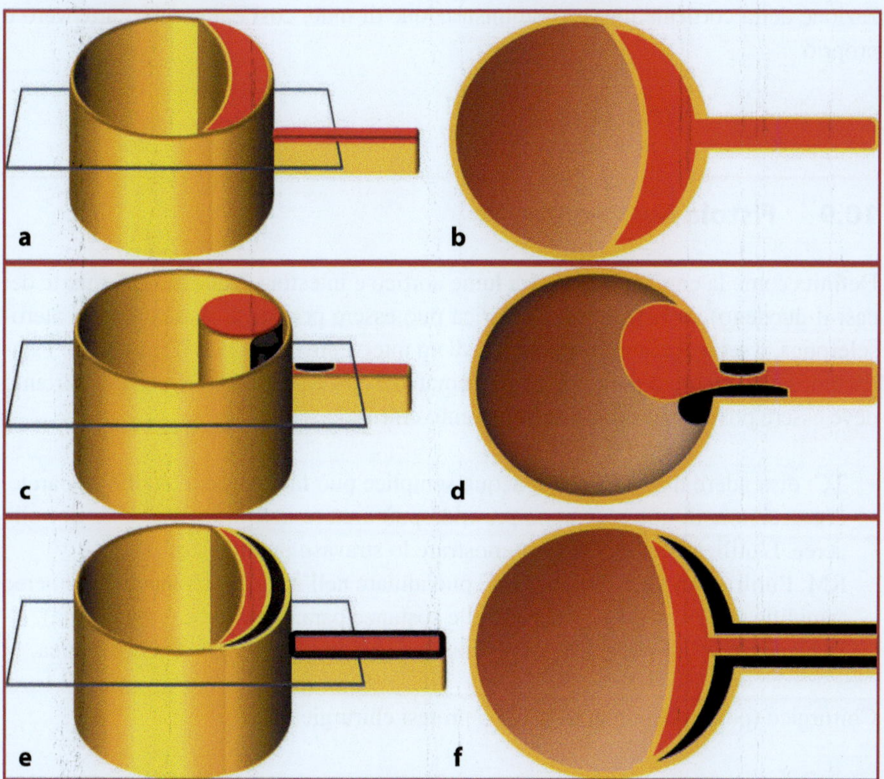

Fig. 10.37 Raffigurazioni schematiche dei meccanismi di ischemia. **a,b** Ischemia dinamica. **c,d** Ischemia statica. **e,f** Ischemia mista

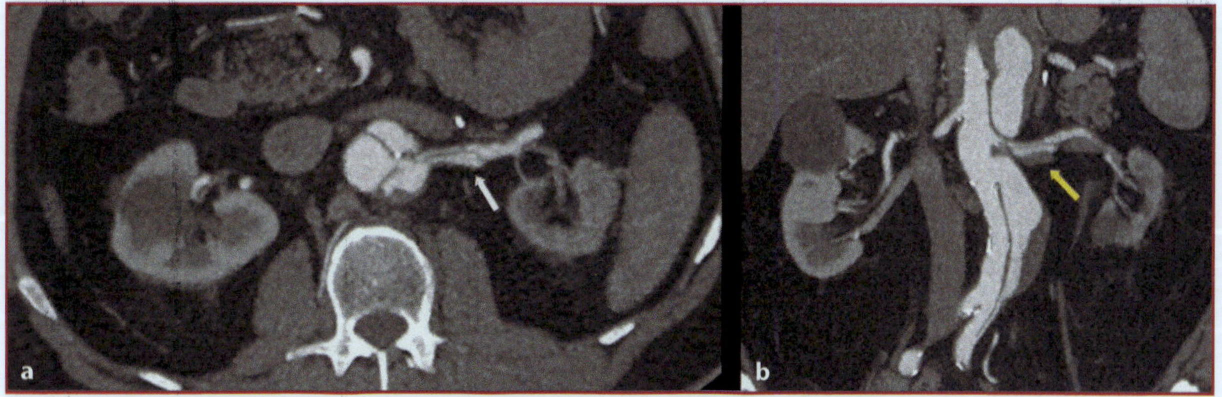

Fig. 10.38 Dissezione aortica con ischemia renale a meccanismo misto. L'arteria renale destra (**a**, *freccia*) è coinvolta dalla dissezione; sulla parete inferiore del vaso è inoltre apprezzabile una discreta apposizione trombotica (**b**, *freccia gialla*)

L'ostruzione dinamica o statica dei vasi splancnici nella dissezione aortica può portare quindi a severe complicanze ischemiche degli organi addominali, a seconda del vaso interessato.

L'ostruzione del *tripode celiaco* può portare a infarti splenici o epatici, così come quella dell'arteria mesenterica superiore (AMS) a ischemia intestinale.

Un'*ischemia renale* può manifestarsi come una semplice asimmetria nell'opacizzazione della corticale dopo somministrazione di mdc, così come un infarto vero e proprio.

Trattamento

Chirurgico, medico (endoprotesi).

10.9 Fistola aorto-enterica

Quadro clinico e diagnosi

Definita come la comunicazione tra lume aortico e intestino (nella maggior parte dei casi il duodeno), la fistola aorto-enterica può essere primitiva, se a eziologia aterosclerotica, o secondaria se complicanza di un intervento chirurgico (Fig. 10.39). I sintomi possono essere dolore, melena ed ematemesi; è considerata urgenza, e pertanto deve essere posta indicazione all'intervento chirurgico.

Imaging e refertazione

- TC: distendere il duodeno con acqua semplice può facilitarne lo studio di parete. L'esecuzione di una scansione pre-mdc può aiutare nell'individuazione di bolle aeree. L'utilizzo del mdc ne può mostrare lo stravaso in intestino.
- RM: l'utilizzo di sequenze T1 GRE può aiutare nell'individuazione di bolle aeree (amplificano gli artefatti generati delle sostanze paramagnetiche, come l'aria). Individuare le bolle aeree e possibilmente la breccia nella sacca aneurismatica.

Trattamento

Chirurgico (posizionamento di patch o protesi chirurgica).

10.10 Sindrome di Leriche

Quadro clinico e diagnosi

Ad eziopatologia prevalentemente aterosclerotica, questa condizione varia da gradi minimi di stenosi sino all'occlusione dell'aorta addominale sottorenale (l'occlusione sovrarenale sarebbe ovviamente incompatibile con la vita), denominata anche sindrome

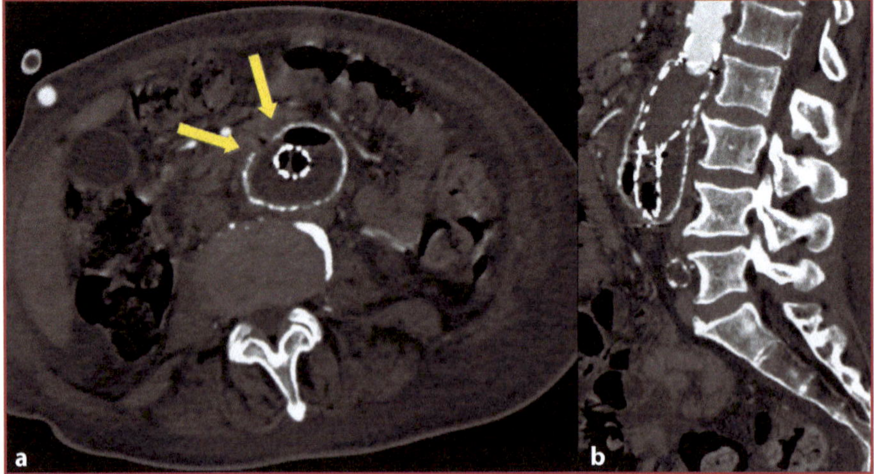

Fig. 10.39 a Immagine assiale e immagine coronale (**b**) di un'aorta aneurismatica in cui è stata posizionata un'endoprotesi. La discreta quantità d'aria presente sia all'interno del trombo che nel lume dell'endoprotesi, unita all'evidente breccia sulla parete antero-laterale destra dell'aneurisma (*frecce gialle*), pongono il sospetto per fistola aorto-enterica, verosimilmente con la III-IV porzione duodenale

di Leriche (Figg. 10.40, 10.41). Questo termine include una gran varietà di sintomi (come per esempio la *claudicatio*, o la scomparsa dei polsi periferici dovuti all'occlusione dell'aorta addominale sottorenale). Un'importante rete vascolare superficiale può

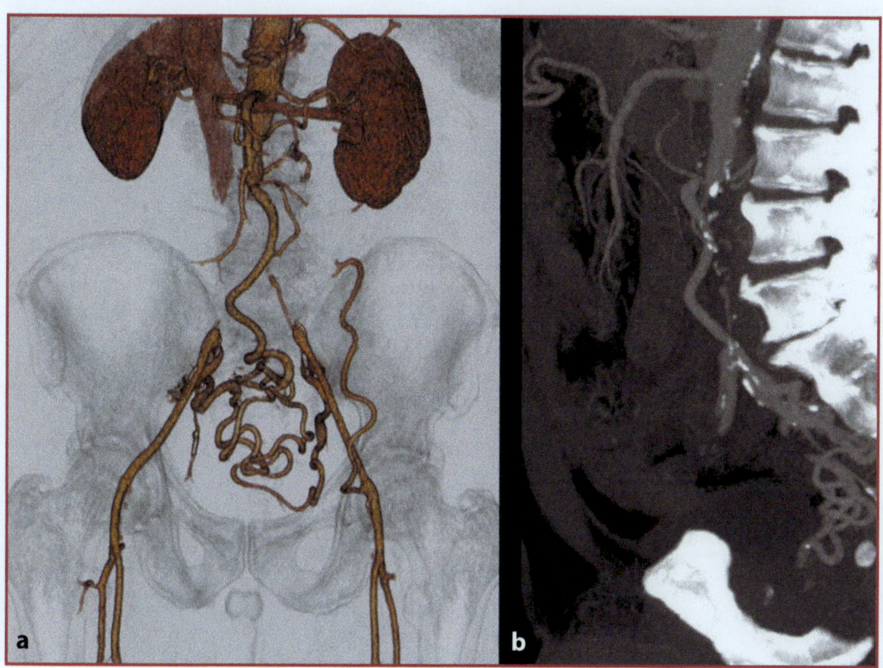

Fig. 10.40 a Volume rendering coronale; **b** MIP sagittale. Sindrome di Leriche a origine infrarenale: le arterie iliache e le femorali sono riperfuse spontaneamente a opera di circoli epigastrici e lombari, con discreta ipertrofia dei plessi sacrali

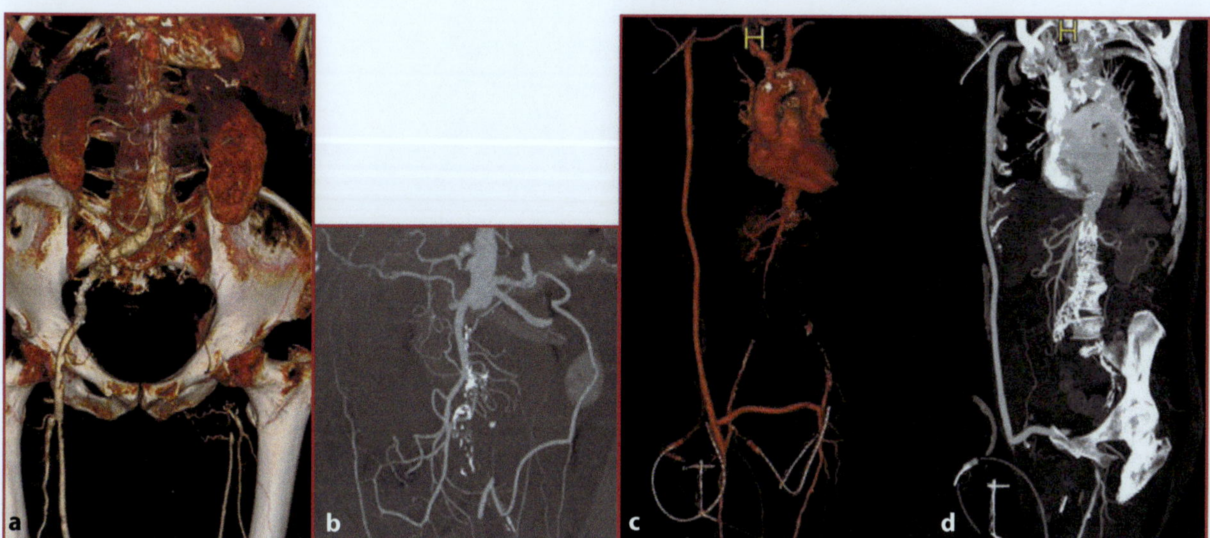

Fig. 10.41 a Paziente con occlusione dell'arteria iliaca comune destra. **b** Sindrome di Leriche a origine iuxtarenale con riperfusione distale ad opera di circoli epigastrici ipertrofici. **c, d** Sindrome di Leriche a origine iuxtarenale trattata con bypass axillo-femorale sinistro e crossover femoro-femorale

formarsi per bypassare spontaneamente l'occlusione dell'aorta addominale, attraverso anastomosi spontanee tra AMS, arteria mesenterica inferiore (AMI) e vasi iliaci.

Imaging e refertazione

Sia in TC che in RM l'esecuzione di scansioni e sequenze precontrastografiche permette di ottenere informazioni aggiuntive sulla composizione del trombo.

A seconda della sua sede, l'occlusione aortica viene distinta in *iuxtarenale* (<5 mm dall'origine delle arterie renali), *infrarenale* (o craniale, all'origine dell'AMI), *inframesenterica* (o caudale, all'origine dell'AMI).

Importante segnalare anche la concomitante occlusione dei vasi viscerali, gli eventuali circoli di compenso e la vascolarizzazione degli stessi organi.

Trattamento

Chirurgia (bypass).

Arterie renali e vasi splancnici 11

Pietro Sedati, Fulvio Zaccagna, Riccardo Rosati

Alla base delle principali patologie dei vasi splancnici e delle arterie renali possono esservi numerosi eventi eziopatogenetici. I più frequenti sono: condizioni patologiche quali collagenopatie, vasculiti e displasia fibromuscolare; lesioni in corso di traumi addominali; infiltrazione neoplastica.

11.1 Anatomia e varianti anatomiche

I principali vasi arteriosi a origine aortica destinati all'irrorazione dei visceri addominali sono: le arterie renali, il tronco celiaco e le arterie mesenterica superiore e inferiore.

Arterie renali

Nel 75% dei soggetti le arterie renali originano dall'aorta immediatamente a valle dell'origine della mesenterica superiore, all'incirca a livello della prima-seconda vertebra lombare; è comunque nota una variabilità interindividuale con origine compresa tra la dodicesima vertebra toracica e la seconda vertebra lombare. All'ilo renale l'arteria si divide di solito in due rami terminali: il ramo anteriore e il ramo posteriore. Il ramo anteriore è responsabile della vascolarizzazione dei segmenti apicale, superiore, medio e inferiore, mentre il ramo posteriore vascolarizza il segmento posteriore.

A livello segmentale i rami anteriore e posteriore danno origine ai rami lobari, che a loro volta danno origine ai rami interlobari. A livello della giunzione cortico-midollare, infine, ogni ramo interlobare si divide a formare due rami arcuati.

Prima dell'ilo le arterie renali danno origine ad alcuni rami collaterali tra cui le arterie surrenaliche inferiori, le arterie gonadiche e, in una minoranza di casi, le arterie freniche.

Nella maggioranza degli individui le arterie renali sono singole; possono, però, riscontrarsi spesso vasi soprannumerari che si distinguono in arterie renali accessorie, quando entrano direttamente nell'ilo renale, e arterie renali polari, quando si dirigono a uno dei poli del rene (Figg. 11.1-11.4; Tabella 11.1).

Le arterie renali accessorie sono la più frequente causa di sindrome del giunto (compressione del giunto pieloureterale da parte della struttura vascolare anomala) e possono essere accidentalmente lesionate specialmente nella chirurgia laparoscopica dell'apparato nefroureterale, in cui la visualizzazione del campo operatorio è ridotta.

È pertanto fondamentale la loro individuazione e segnalazione nell'imaging preoperatorio delle patologie nefroureterali (Fig. 11.5).

C. Catalano, M. Anzidei, A. Napoli, *Imaging Cardiovascolare TC e RM*,

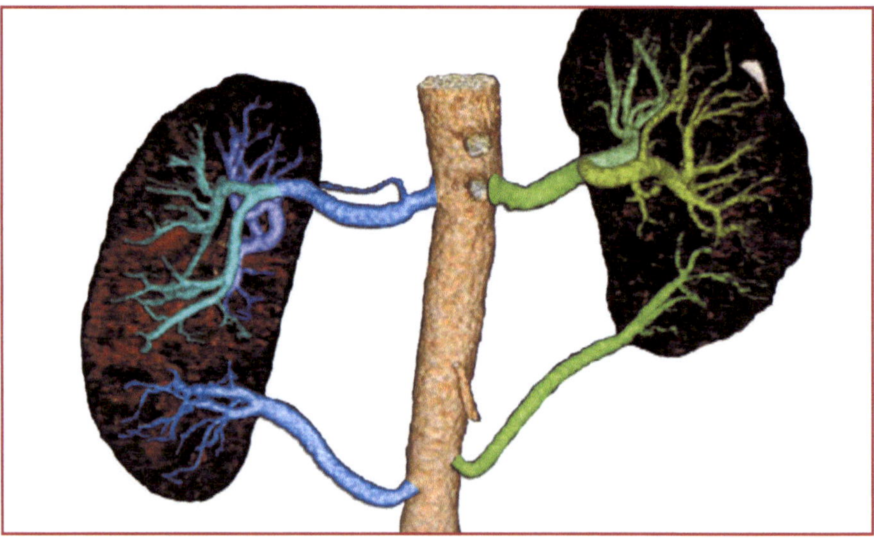

Fig. 11.1 Arterie renali

Tabella 11.1 Arterie renali

Arteria renale di destra
• Ramo anteriore
• Ramo posteriore
Arteria renale polare inferiore di destra
Arteria renale di sinistra
• Ramo anteriore
• Ramo posteriore
Arteria renale polare inferiore di sinistra

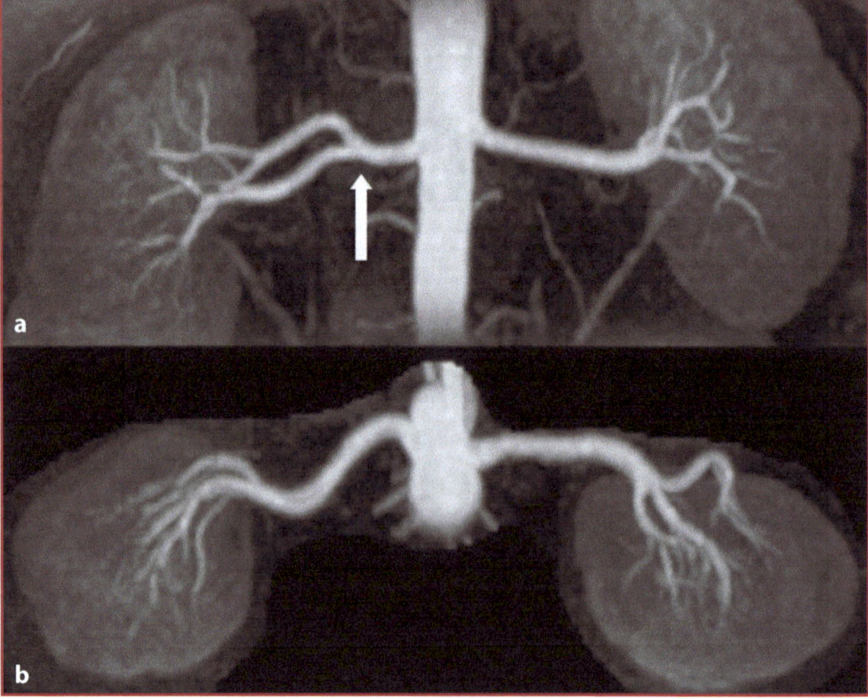

Fig. 11.2 Esame angio-RM ricostruito con tecnica MIP sui piani coronale (**a**) e assiale (**b**) dell'aorta addominale e delle arterie renali. L'arteria renale di destra presenta una biforcazione precoce (*freccia*)

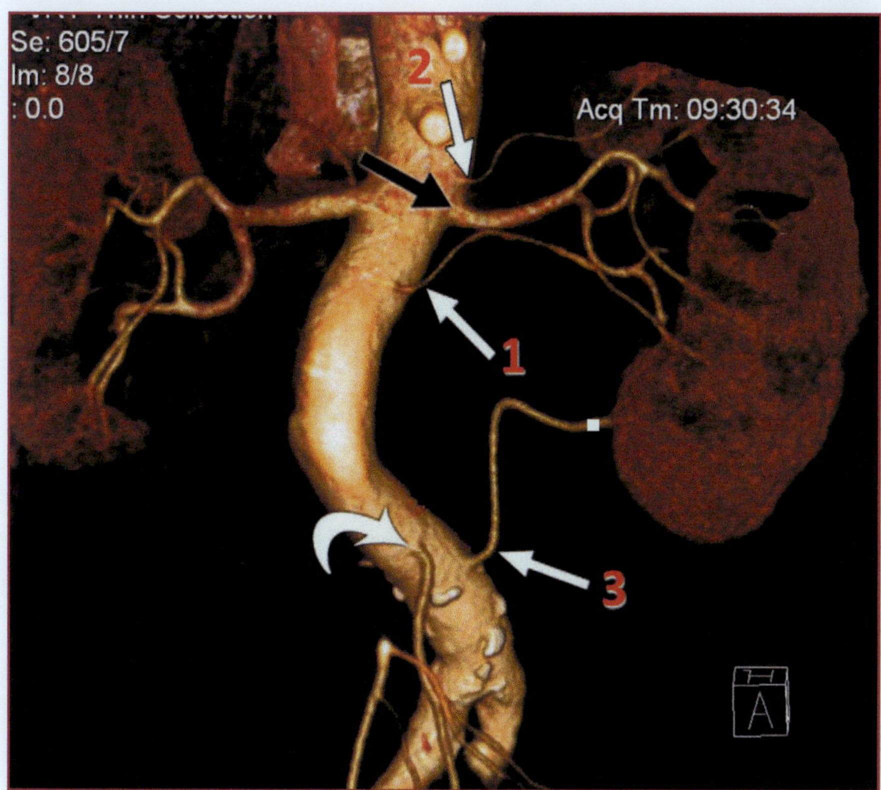

Fig. 11.3 Ricostruzione 3D Volume Rendering (VR) dell'aorta addominale e dei vasi renali. A sinistra sono facilmente riconoscibili quattro arterie renali: l'arteria renale principale (*freccia nera*), un ramo accessorio (*1*) e due rami polari, uno per il polo superiore (*2*) e uno per il polo inferiore (*3*). Il ramo per il polo inferiore origina in prossimità del carrefour aortico, a valle dell'origine dell'arteria mesenterica inferiore (*freccia curva*)

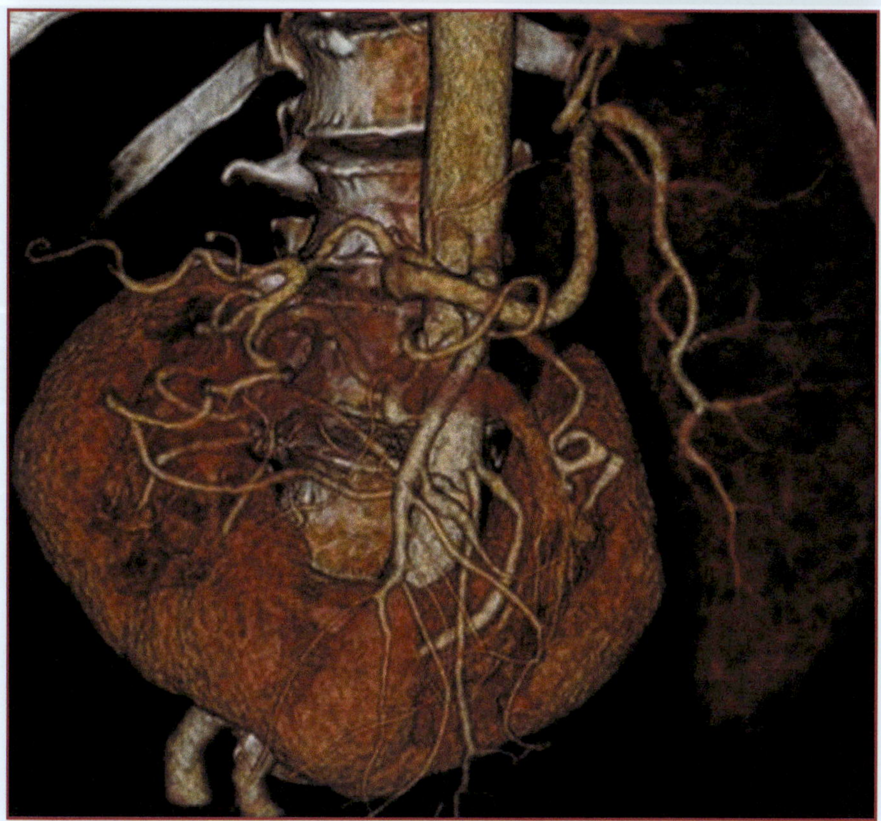

Fig. 11.4 Ricostruzione 3D VR dell'aorta addominale e dei vasi renali. Presenza di rene a ferro di cavallo. Sono evidenti numerosi vasi arteriosi che irrorano il parenchima renale

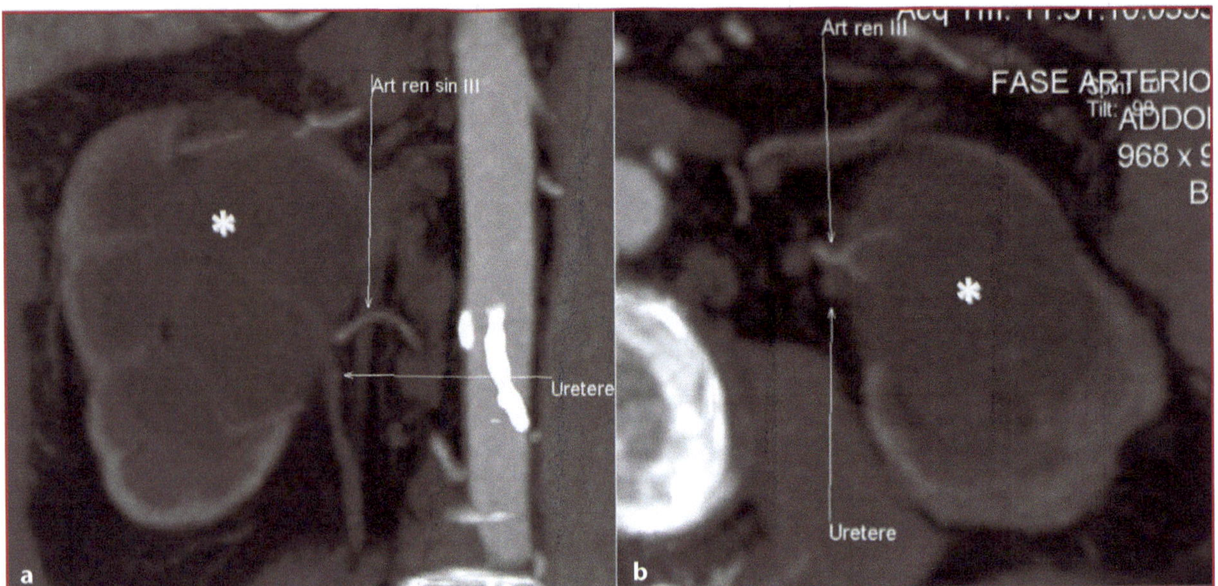

Fig. 11.5 Esame angio-TC ricostruito con tecnica MIP su piani coronale (**a**) e assiale (**b**). Il rene di sinistra presenta una marcata idronefrosi (*asterischi*) per conflitto nefrovascolare tra l'uretere e un'arteria renale accessoria

Tronco celiaco

Il tronco celiaco è il primo ramo collaterale dell'aorta addominale e origina sulla sua superficie ventrale immediatamente al di sotto del diaframma (Fig. 11.6, Tabella 11.2).

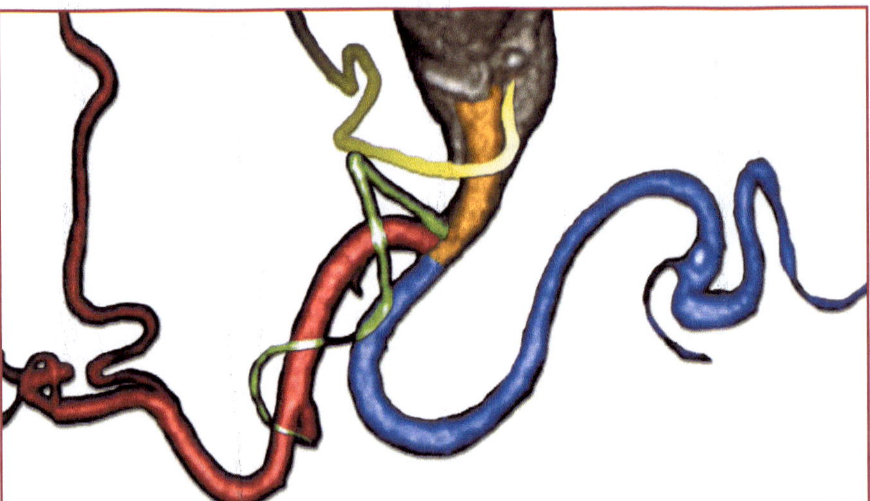

Fig. 11.6 Tripode celiaco e suoi rami

Tabella 11.2 Rami del tripode celiaco

Tripode celiaco (*giallo*)
Arteria gastrica sinistra (*verde scuro*)
Arteria epatica comune (*rosso*)
Arteria frenica (*verde chiaro*)
Arteria splenica (*blu*)

Nella maggioranza dei casi il tripode celiaco dà origine a tre vasi: l'arteria gastrica sinistra, l'arteria epatica comune e l'arteria splenica. Sono tuttavia descritte numerose varianti anatomiche del tripode celiaco (Tabella 11.3, Figg. 11.7-11.9).

L'arteria splenica dopo la sua origine decorre a ridosso della superficiale dorsale del pancreas portandosi lateralmente verso la milza. Viene di solito suddivisa in quattro segmenti: il tratto sovrapancreatico subito a valle dell'origine; il tratto pancreatico che giace sulla superficie dorsale del pancreas; il tratto prepancreatico, sul versante anteriore del pancreas; infine il tratto preilare, tra il pancreas e la milza.

L'epatica comune dà origine all'arteria gastroduodenale, all'arteria gastrica destra e all'arteria sopraduodenale, e continua nell'arteria epatica propria responsabile della

Tabella 11.3 Anatomia normale e varianti anatomiche del tronco celiaco

Tipo I Tronco celiaco completo	• Tripode celiaco regolarmente triforcato • Origine precoce dell'arteria gastrica sinistra con successiva biforcazione in epatica comune e splenica • Origine di quattro rami dal tronco celiaco: - Assenza dell'epatica comune con origine direttamente delle arterie epatiche destra e sinistra - Arteria frenica - Pancreatica dorsale
Tipo II Tronco celiaco incompleto con origine del vaso rimanente direttamente dall'aorta addominale	• Tronco epatosplenico • Tronco gastrosplenico • Tronco epatogastrico • Agenesia del tronco celiaco con origine indipendente dei vasi dall'aorta addominale
Tipo III Tronco celiaco incompleto con origine comune di uno o più rami dall'arteria mesenterica superiore	• Tronco celiaco-mesenterico • Tronco epato-mesenterico • Tronco spleno-mesenterico • Tronco lieno-epato-mesenterico

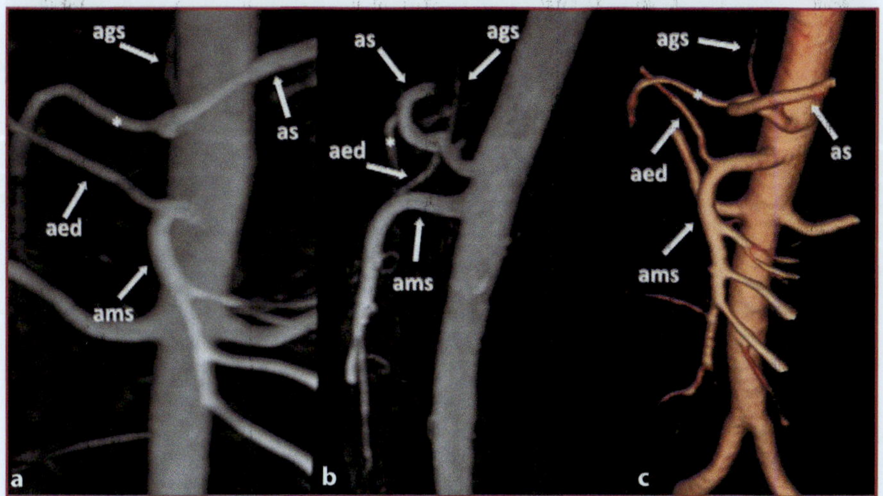

Fig. 11.7 Esame angio-RM dell'aorta addominale e dei vasi splancnici ricostruito con tecnica MIP. **a** Piano coronale. **b** Piano sagittale. **c** Ricostruzione VR. Si dimostra l'origine dell'arteria epatica sinistra (*asterischi*) dal tronco celiaco, da cui originano normalmente l'arteria splenica (*as*) e l'arteria gastrica sinistra (*ags*). L'arteria epatica di destra (*aed*) origina indipendentemente dall'arteria mesenterica superiore (*ams*)

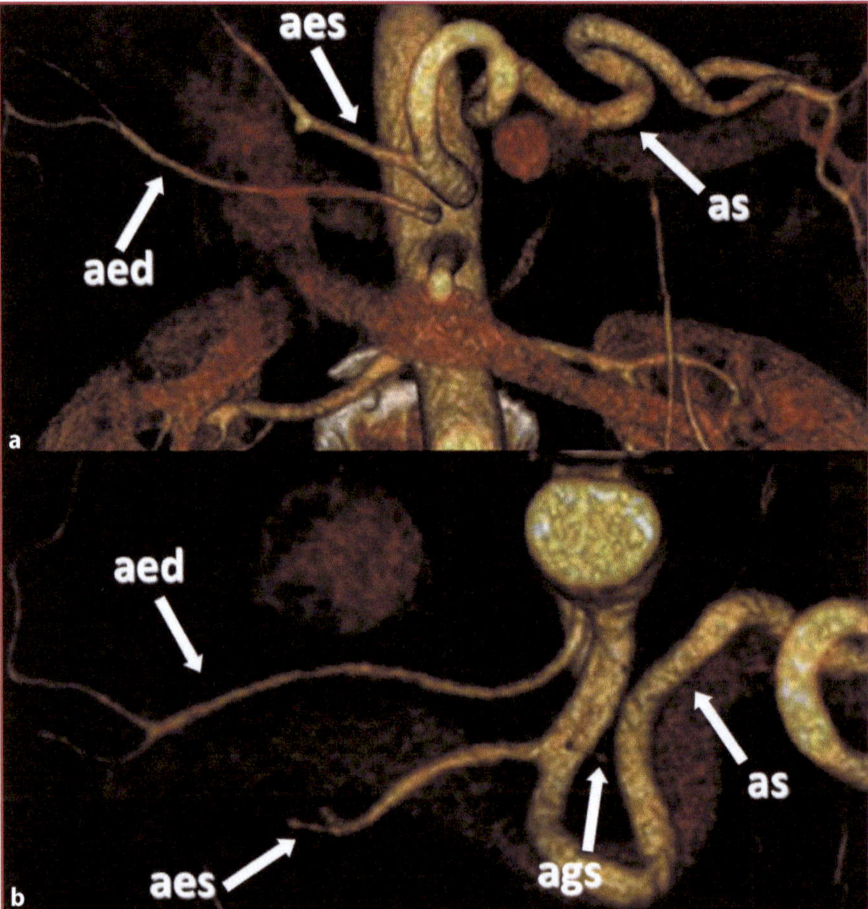

Fig. 11.8 Esame angio-TC dell'aorta addominale e dei vasi splancnici con ricostruzioni 3D VR. **a** Piano coronale. **b** Piano assiale. Le ricostruzioni dimostrano l'origine dell'arteria epatica sinistra (*aes*) dal tronco celiaco, da cui originano normalmente l'arteria splenica (*as*) e l'arteria gastrica sinistra (*ags*). L'arteria epatica di destra (*aed*) origina indipendentemente dall'aorta addominale

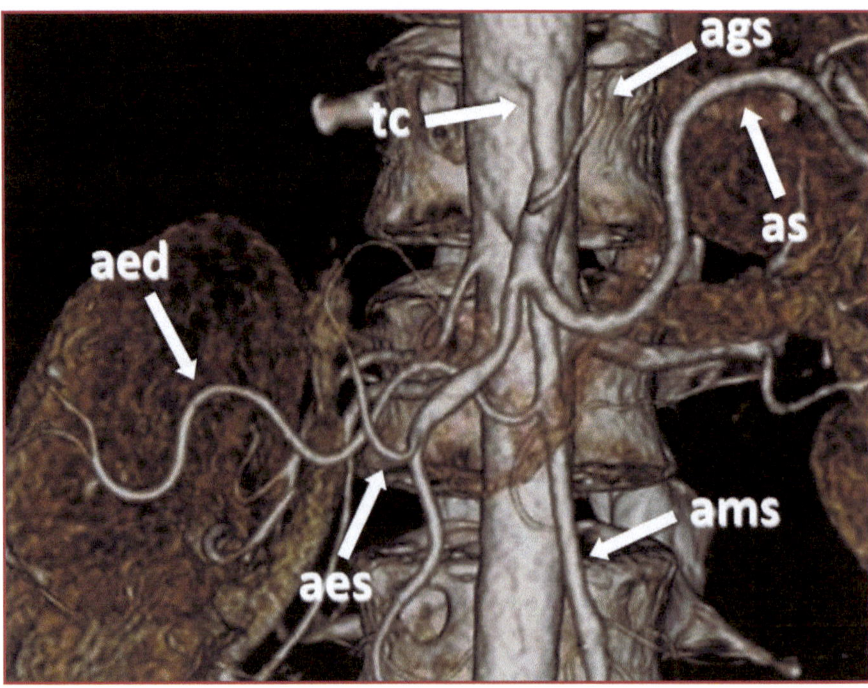

Fig. 11.9 Esame angio-TC con ricostruzione 3D VR sul piano coronale. L'esame dimostra l'origine dell'arteria epatica sinistra (*aes*) dal tronco celiaco (*tc*), da cui originano normalmente l'arteria splenica (*as*) e l'arteria gastrica sinistra (*ags*). L'arteria epatica di destra (*aed*) origina indipendentemente dall'arteria mesenterica superiore (*ams*)

vascolarizzazione arteriosa del parenchima epatico. L'arteria gastroduodenale termina dividendosi in due rami: l'arteria pancreatico-duodenale superiore e l'arteria gastroepiploica destra. L'arteria pancreatico-duodenale superiore si anastomizza con l'arteria pancreatico-duodenale inferiore a formare l'arcata pancreatico-duodenale che mette in comunicazione il tripode celiaco con l'arteria mesenterica superiore (Figg. 11.10-11.12).

L'arteria epatica propria, nella maggior parte dei casi, si biforca dando origine all'arteria epatica destra e all'arteria epatica sinistra. Sono tuttavia descritte numerose varianti anatomiche nel sistema di vascolarizzazione epatico, tra cui le più frequenti sono l'origine dell'arteria epatica di destra dall'arteria mesenterica superiore e l'origine dell'arteria epatica di sinistra dall'arteria gastrica sinistra.

Meno frequentemente sono state descritte varianti di numero, che comprendono la presenza di vasi accessori a livello dell'emisistema arterioso sia di destra sia di sinistra.

Arteria mesenterica superiore

L'arteria mesenterica superiore origina dall'aorta addominale poco al di sotto del tripode celiaco, in corrispondenza dello spazio compreso tra la dodicesima vertebra toracica e la seconda vertebra lombare. Raramente si riscontra l'origine dell'arteria mesenterica superiore direttamente dal tripode celiaco: tale variante prende il nome di tronco celiaco-mesenterico.

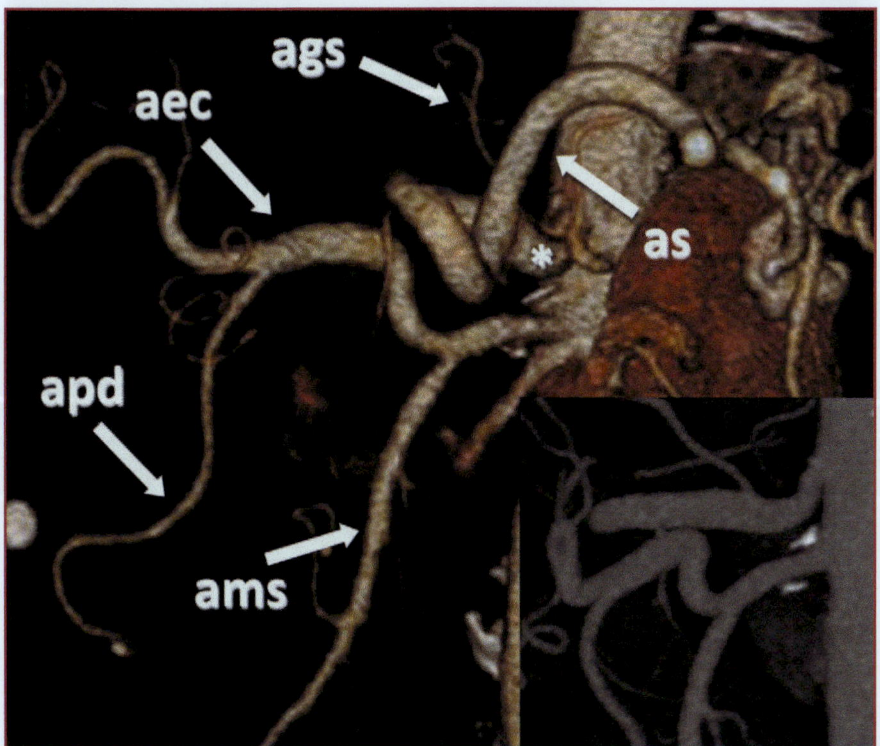

Fig. 11.10 La ricostruzione 3D VR mostra l'origine comune dell'arteria splenica (*as*) e dell'arteria gastrica sinistra (*ags*) dal tronco gastrosplenico (*asterisco*). L'arteria epatica comune (*aec*) origina indipendentemente dall'arteria mesenterica superiore (*ams*); *apd,* arteria pancreatico-duodenale. Nel riquadro in basso a destra è rappresentato un particolare ottenuto con ricostruzione MIP sul piano sagittale

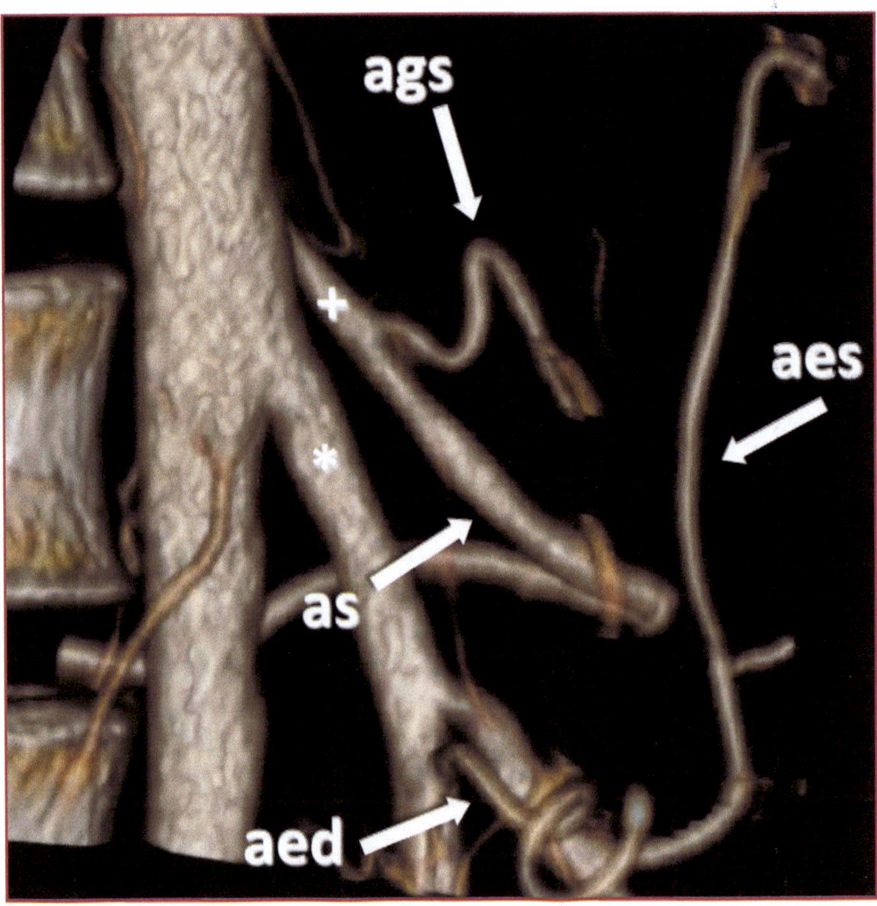

Fig. 11.11 La ricostruzione 3D VR mostra l'origine comune dell'arteria splenica (*as*) e dell'arteria gastrica sinistra (*ags*) dal tronco gastrosplenico (*segno più*). Le arterie epatiche destra (*aed*) e sinistra (*aes*) originano indipendentemente dall'arteria mesenterica superiore (*asterisco*)

Dall'arteria mesenterica superiore originano come rami collaterali: l'arteria pancreatico-duodenale, l'arteria ileo-colica, l'arteria colica media, l'arteria colica destra e, infine, alcuni rami ileali e digiunali (Fig. 11.13, Tabella 11.4).

L'arteria pancreatico-duodenale inferiore è il primo ramo collaterale dell'arteria mesenterica superiore, origina dal suo versante sinistro e si anastomizza con l'arteria pancreatico-duodenale superiore, vascolarizzando pancreas e duodeno.

L'arteria ileo-colica vascolarizza l'ileo terminale, l'appendice, il cieco e la parte prossimale del colon ascendente; da questa originano un'arteria ileale e un'arteria colica che si anastomizzano a costituire un'arcata ileo-colica; l'arteria ileale, inoltre, comunica direttamente con l'arteria mesenterica superiore. L'arteria colica destra può originare, oltre che dalla mesenterica superiore, anche dalla colica media o dall'arteria ileo-colica e vascolarizza il colon ascendente e la flessura epatica. La colica media è il secondo vaso a originare dal margine destro dell'arteria mesenterica superiore ed è responsabile della vascolarizzazione del colon trasverso. Il ramo sinistro della colica media si anastomizza con l'arteria colica sinistra, che origina dall'arteria mesenterica inferiore, costituendo, insieme all'arcata di Riolano, i due più importanti circoli collaterali addominali (Fig. 11.14).

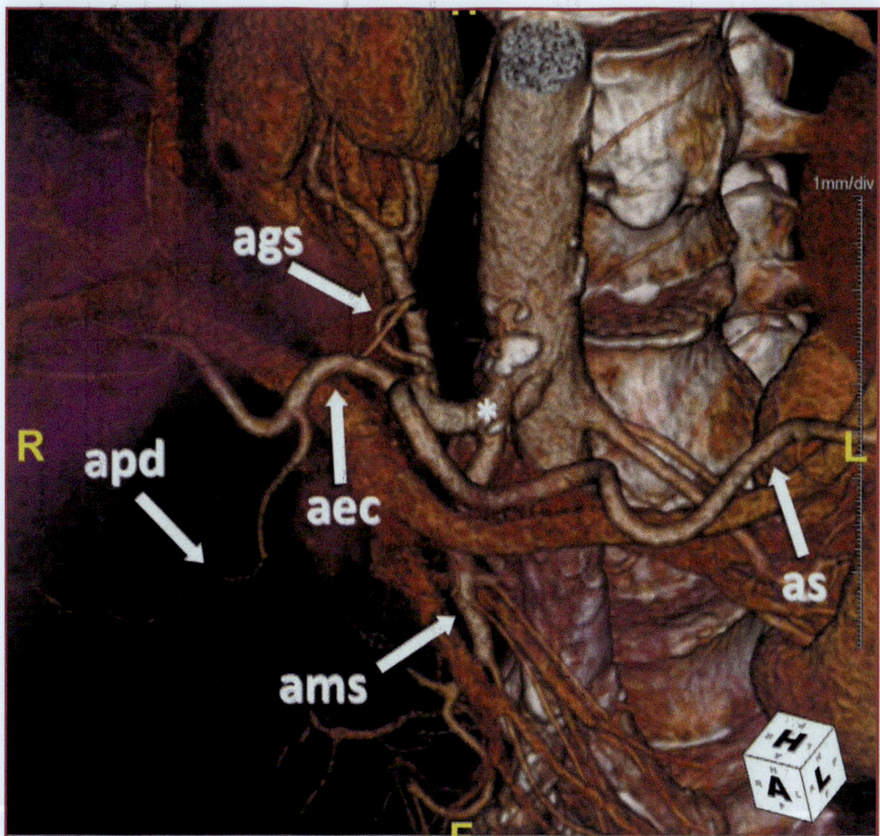

Fig. 11.12 La ricostruzione 3D VR mostra l'origine comune dell'arteria mesenterica superiore (*ams*) dal tronco celiaco (*asterisco*); tale variante prende il nome di "tronco celiaco-mesenterico". A valle si riconoscono l'origine dell'arteria gastrica sinistra (*ags*), dell'arteria splenica (*as*) e dell'arteria epatica comune (*aec*); *apd,* arteria pancreatico-duodenale

Tabella 11.4 Arteria mesenterica superiore e suoi rami collaterali

Arteria mesenterica superiore (*rosso*)
Arteria pancreatico-duodenale (*verde*)
Arteria colica media (*viola*)
Arteria colica destra (*azzurro*)
Arteria ileo-colica (*blu*)
Rami digiunali e ileali (*giallo*)

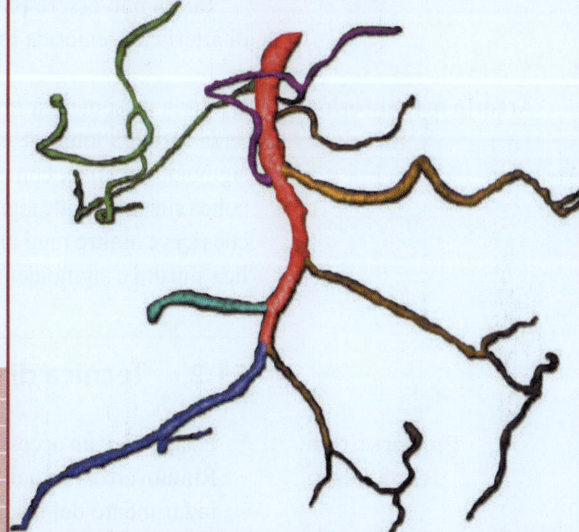

Fig. 11.13 Arteria mesenterica superiore e suoi rami collaterali

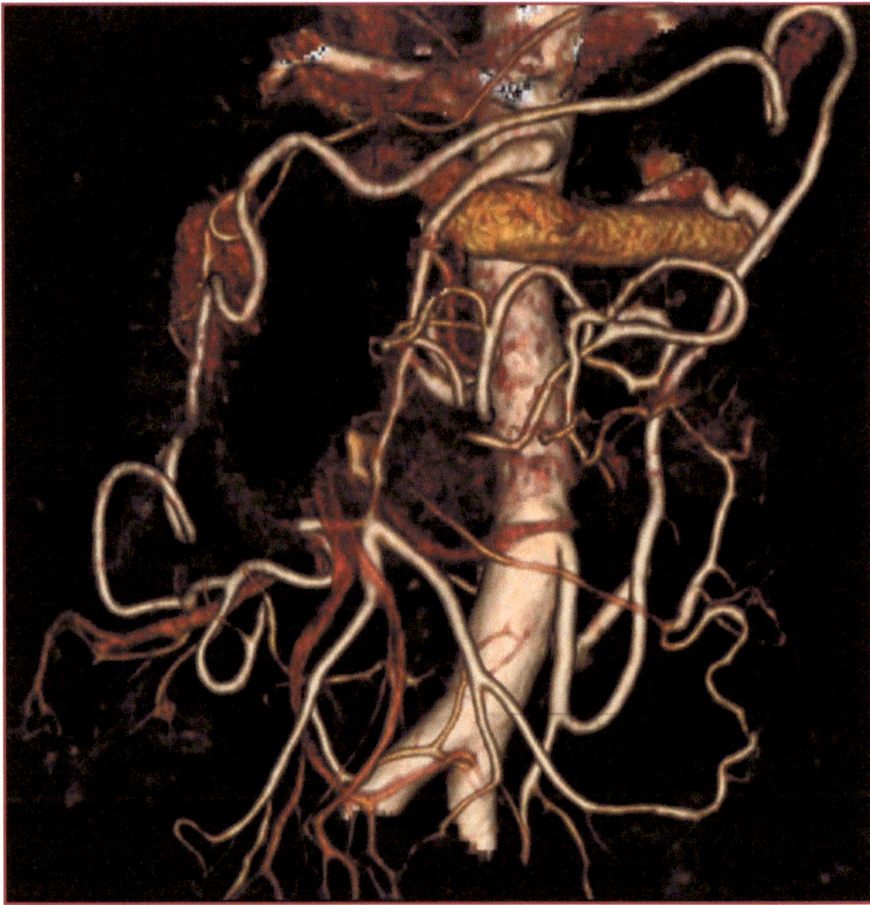

Fig. 11.14 Esame angio-TC ricostruito con tecnica 3D VR in cui si dimostra l'arcata di Riolano che mette in comunicazione l'arteria mesenterica superiore con l'arteria mesenterica inferiore

Talora può essere presente un'arteria colica media accessoria che prende il nome di arteria mesenterica media.

Arteria mesenterica inferiore

L'arteria mesenterica inferiore origina dalla parete anteriore dell'aorta a livello della terza vertebra lombare e da essa prendono origine l'arteria colica sinistra, alcuni rami sigmoidei e infine, come ramo terminale, l'arteria emorroidaria superiore. I rami della colica sinistra e delle sigmoidee si uniscono a formare l'arteria marginale di Drummond, che riceve inoltre rami afferenti dalle arterie ileo-colica, colica destra, colica media, colica sinistra e sigmoidei superiori, costituendo un importantissimo circolo collaterale.

11.2 Tecnica di studio TC

Preparazione del paziente

- Posizionare un accesso venoso (18-20 G) nella vena antecubitale del braccio.
- Rimuovere eventuali oggetti metallici o indumenti che possano creare artefatti da indurimento del fascio.
- Far assumere al paziente circa 500-800 mL di acqua per creare un contrasto negativo nello stomaco e nel piccolo intestino.

- Posizionare il paziente sul lettino portapaziente con le braccia distese dietro la testa (per ridurre gli artefatti da indurimento del fascio dovuti ai segmenti ossei degli arti superiori e delle scapole). Qualora il paziente non possa distendere le braccia dietro la testa, è consigliabile collocarle sul torace.

La somministrazione di acqua per os, e non di soluzioni radiopache [acqua + mezzo di contrasto (mdc) iodato], è consigliabile in tutti gli esami, ma diventa fondamentale nel sospetto di una patologia ischemica intestinale, in quanto consente di valutare l'eventuale assenza di enhancement parietale, segno di sofferenza vascolare in atto.

Acquisizione delle immagini

I parametri di scansione sono sintetizzati nella Tabella 11.5.
- Acquisizione del topogram (Fig. 11.15).
- Posizionamento della regione di interesse (RoI).
- Monitoraggio dell'attenuazione intravascolare con tecnica di bolus tracking (Fig. 11.16) e inizio della scansione dopo il raggiungimento del valore soglia (>150 HU).
- Eventuale acquisizione della fase venosa dopo 60-70 s di ritardo dalla sommini-

Tabella 11.5 Parametri di scansione

	4 strati	16 strati	64 strati	128 strati	Dual source
kVp	120	120	120	120	120
mAs	140-220	140-220	200-280	200-280	200-280
Collimazione	4 x 2,5	16 x 0,625-1,5	64 x 0,6	128 x 0,6	64 x 0,6 x 2
Spessore di strato (mm)	3-5	0,625-2	1,25-2	0,6-1,5	0,6-1,5
Recon increment (mm)	1-2	0,625-2	0,8-2	0,4-1	0,4-1

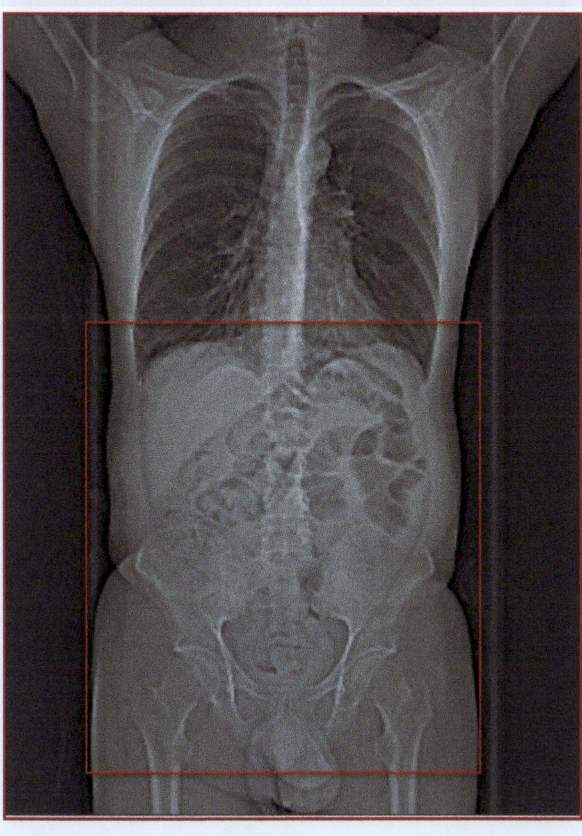

Fig. 11.15 Topogram di esame angio-TC delle arterie renali e dei vasi splancnici. La regione da acquisire deve essere compresa fra il tratto distale dell'aorta toracica discendente (subito a monte dello iato diaframmatico) e le arterie femorali superficiali. Si consiglia di comprendere sempre nell'acquisizione l'asse iliaco femorale in quanto indispensabile per un corretto planning endovascolare

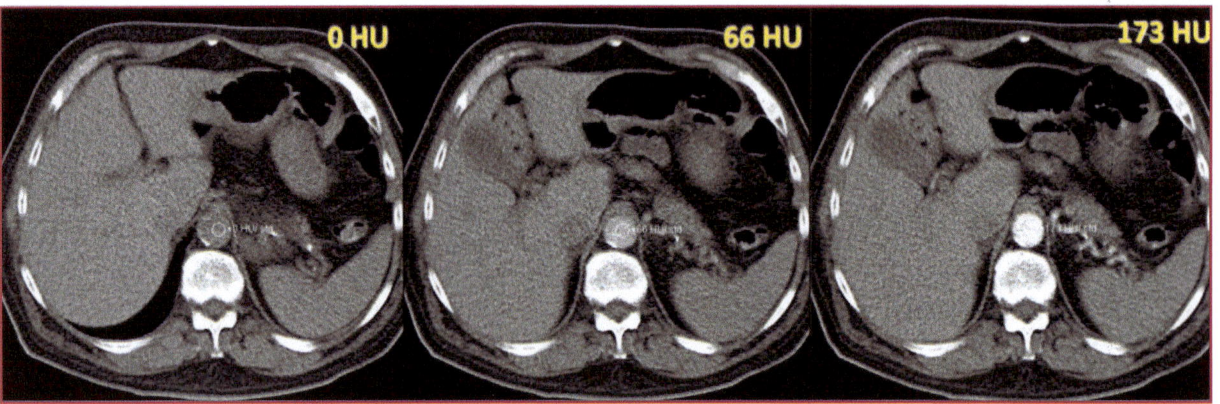

Fig. 11.16 Bolus tracking di un'acquisizione angio-TC delle arterie renali e dei vasi splancnici. La RoI circolare deve essere posizionata all'interno del lume aortico nel tratto di passaggio toraco-addominale, con un valore soglia di attenuazione >150 HU. Le tre immagini mostrano il progressivo aumento della densità rilevata all'interno della RoI posizionata in aorta

Tabella 11.6 Somministrazione del mdc

Volume	(Velocità di flusso x pausa pre-acquisizione)	+	(Velocità di flusso x pausa pre-acquisizione)
Flusso		4-6 mL/s	
Soluzione fisiologica		50 mL a 4 mL/s	
Ritardo di acquisizione (Fase venosa: 60-70 s)		Bolus tracking >150 HU	

strazione del mdc (fondamentale per l'identificazione di patologie del sistema venoso quali trombosi dell'asse spleno-porto-mesenterico).

Per ottenere un buon esame angio-TC dei vasi splancnici e delle arterie renali sono fondamentali:

- mdc a elevata concentrazione di iodio (>350 mg/mL), preriscaldato e somministrato ad almeno 4 mL/s (Tabella 11.6);
- scansione di durata estremamente ridotta (è molto frequente, infatti, l'opacizzazione delle vene renali dopo pochissimi secondi dal passaggio del mdc attraverso il sistema glomerulare);
- ricostruzioni con spessore di strato sottile e recon increment minimo.

11.3 Tecnica di studio RM

Preparazione del paziente

- Posizionare un accesso venoso (18-20 G) nella vena antecubitale del braccio.
- Rimuovere eventuali oggetti metallici, protesi dentarie o indumenti che possano creare artefatti da suscettività magnetica.
- Istruire il paziente affinché collabori durante l'esame.
- Posizionare il paziente con il cranio in direzione del gantry.
- Posizionare due bobine *phased-array* (torace-addome e addome-pelvi).

Acquisizione delle immagini

Per lo studio dei vasi splancnici e delle arterie renali è stato descritto l'utilizzo di sequenze senza mdc (*Time-of-Flight*, ToF; *Phase Contrast*, PC; *Steady-State Free Pre-*

cession, SSFP), le cui prestazioni sono tuttavia fortemente limitate nella maggior parte dei quesiti diagnostici e sulla maggioranza delle apparecchiature attualmente impiegate. In particolare le sequenze ToF sono influenzate, come anche in altri distretti anatomici, dalla direzione del flusso; le sequenze PC dalla sua velocità; le sequenze SSFP da artefatti da disomogeneità di campo.

Sequenze senza mdc

È tuttavia possibile che nel prossimo futuro l'introduzione di accorgimenti tecnici quali l'elettrocardiogramma triggering, in particolare nelle sequenze SSFP, consenta una maggiore applicabilità clinica delle tecniche senza mdc.

Sequenze con mdc

Analogamente a quanto descritto per gli altri distretti vascolari, l'utilizzo di mdc (a distribuzione sia interstiziale sia blood-pool) per gli esami angio-RM delle arterie renali e dei vasi splancnici consente di ottenere immagini di elevata qualità diagnostica con accuratezza comparabile all'angio-TC.

Le sequenze con mdc possono essere acquisite con tecnica convenzionale, ovvero limitata alla valutazione di una singola fase di circolo, o con tecnica time-resolved come descritto in precedenza per la valutazione di altri distretti vascolari.

La scelta della modalità di acquisizione più idonea è fondamentale per la corretta valutazione del quesito clinico.

- Acquisizione del localizer sui tre piani dello spazio.
- Acquisizione della maschera con sequenze 3D *Gradient Echo* (GRE) T1 pesate orientate su piani di scansioni coronali.
- Somministrazione del mdc (Tabella 11.7).
- Visualizzazione dell'arrivo del mdc con tecnica fluoroscopica (sequenze fast 2D spoiled GRE) con avvio della scansione all'arrivo del mdc in aorta addominale (Fig. 11.17).

Tabella 11.7 Somministrazione del mdc

Volume (mL/kg)	0,2	0,1
Flusso (mL/s)	1	0,5
Soluzione fisiologica	15 mL a 0,5mL/s	15 mL a 0, 5mL/s

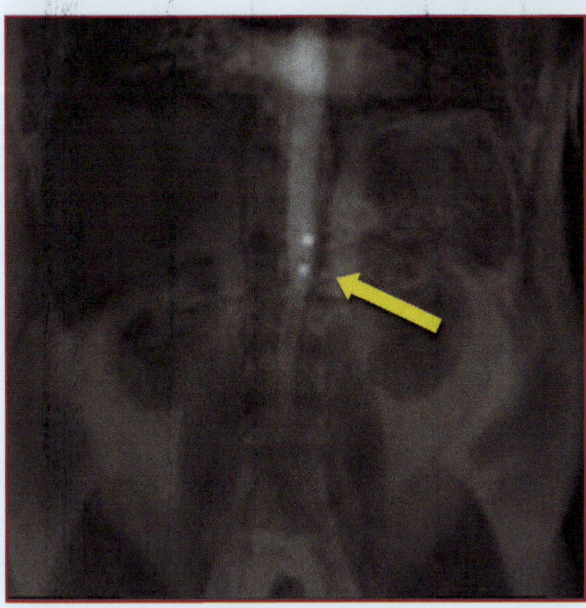

Fig. 11.17 Immagine di fluoro-RM ottenuta con sequenze fast 2D spoiled GRE. L'utilizzo del care-bolus permette di vedere in tempo reale l'arrivo del mdc (*freccia gialla*); la scansione deve essere avviata manualmente non appena il mdc inizia a essere visualizzato in aorta addominale

Tabella 11.8 Parametri 3D GRE

Tempo di eco (ms)	1,6
Tempo di ripetizione (ms)	5,5
Tempo di acquisizione (s)	19-22
Flip angle	30°
Matrice	256 x 512
Spessore di strato (mm)	1,6
FoV (cm)	35 x 38

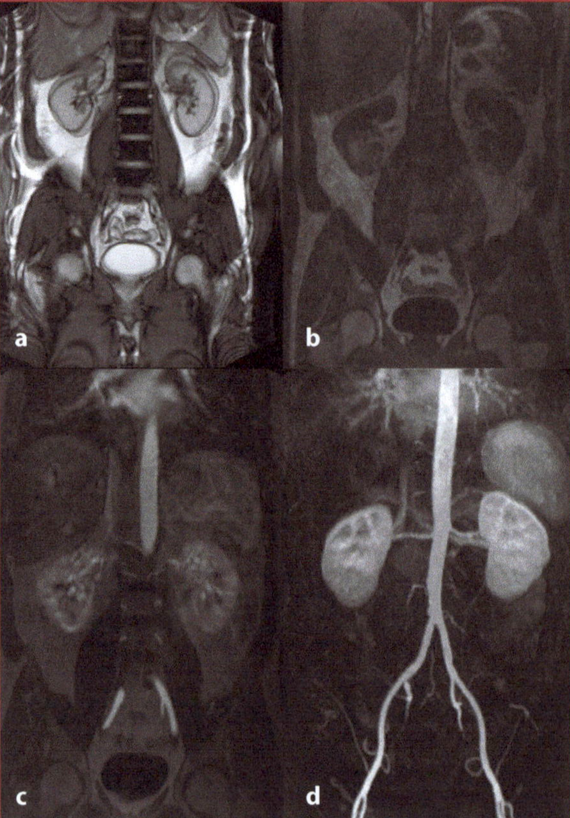

Fig. 11.18 Paziente con sospetta ipertensione nefrovascolare. In figura si osservano le quattro sequenze chiave per l'ottenimento di un esame di angio-RM. **a** Immagine scout ottenuta con sequenze *True-Fast Imaging with Steady-state Precession* (True-FISP). **b** Sequenza 3D GRE T1 pesata. **c** Sequenza 3D GRE T1 pesata ottenuta dopo somministrazione di gadolinio. **d** Ricostruzione MIP ottenuta dopo sottrazione della maschera dalla sequenza post-gadolinio. Per una corretta sottrazione della maschera è fondamentale che i parametri e il volume delle acquisizioni pre e post-gadolinio siano perfettamente identici. Il paziente non presentava stenosi delle arterie renali né dei vasi splancnici

- Acquisizione delle sequenze post-contrastografiche (3D GRE T1) configurata con gli stessi parametri della maschera (Tabella 11.8).
- Sottrazione della maschera dalle sequenze post-contrastografiche (Fig. 11.18).
- Ricostruzione con tecnica *Maximum Intensity Projection* (MIP) della sequenza sottratta.

11.4 Patologia steno-occlusiva

Nella pratica clinica, il quadro patologico più comune a livello delle arterie renali e dei vasi splancnici è rappresentato dalle alterazioni steno-occlusive.

Aterosclerosi delle arterie renali

La causa più frequente di patologia steno-occlusiva dei vasi splancnici è la malattia aterosclerotica, che si manifesta con la formazione di placche lipidiche, fibrotiche e/o calcifiche. Meno frequentemente, le stenosi vasali possono essere secondarie a displasia fibromuscolare (tipica delle arterie renali), neurofibromatosi, anomalie congenite (malformazioni o fistole artero-venose), patologie di tipo infiammatorio (arteriti), connettivi o ostruzione *ab extrinseco*.

Quadro clinico e diagnosi

La stenosi delle arterie renali su base aterosclerotica colpisce più frequentemente gli uomini e la sua incidenza aumenta al crescere dell'età e dei fattori di rischio cardiovascolari.

Imaging e refertazione

Nella maggior parte dei casi la placca aterosclerotica parietale è eccentrica e associata a localizzazioni di malattia in altri distretti vascolari. Per le particolari caratteristiche delle dinamiche dello stress di parete indotto dal flusso vascolare, le placche aterosclerotiche si formano prevalentemente agli osti delle arterie renali e a livello delle biforcazioni.

Trattamento

Riconoscere le stenosi delle arterie renali è di cruciale importanza nell'iter terapeutico dei pazienti con ipertensione nefrovascolare o insufficienza renale cronica di sospetta natura vascolare (Figg. 11.19, 11.20).

Il trattamento delle stenosi delle arterie renali, allo stato attuale, è effettuato prevalentemente per via endovascolare.

Aterosclerosi dei vasi splancnici: ischemia intestinale acuta e cronica

Il tripode celiaco è il vaso splancnico maggiormente coinvolto dalla patologia aterosclerotica (Figg. 11.21-11.23), seguito dall'arteria mesenterica inferiore e dalla mesenterica superiore.

Quadro clinico e diagnosi

Le stenosi dei vasi splancnici possono risultare asintomatiche, anche se di grado severo, grazie all'esistenza di numerosi circoli collaterali; quando non adeguatamente compensate, possono tuttavia essere causa di ischemia intestinale, acuta o cronica.

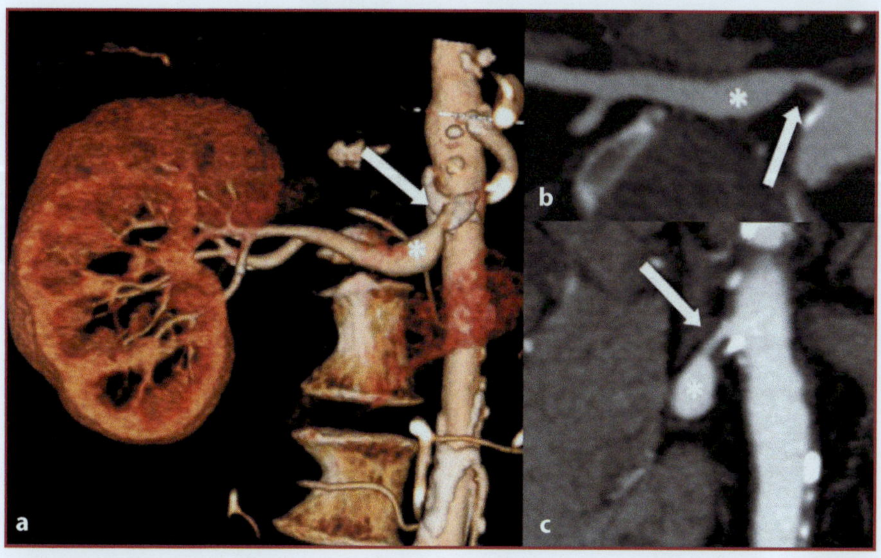

Fig. 11.19 Paziente con stenosi dell'arteria renale destra. Esame angio-TC ricostruito con differenti tecniche. **a** Tecnica VR. **b** Tecnica *Curved Planar Reformation* (CPR). **c** Tecnica MPR. Si dimostra un'apposizione parietale di tipo misto all'origine dell'arteria renale di destra (*frecce*), che causa una stenosi di grado severo del vaso con dilatazione post-stenotica (*asterischi*)

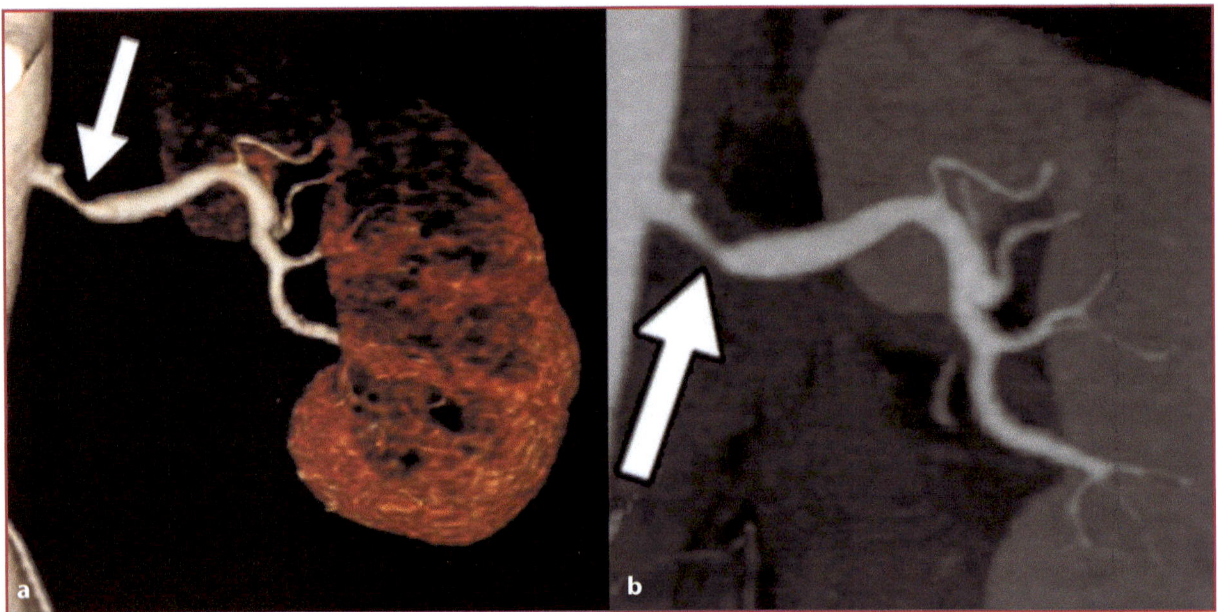

Fig. 11.20 Paziente con stenosi dell'arteria renale sinistra. Esame angio-TC ricostruito con differenti tecniche. **a** Tecnica 3D VR. **b** Tecnica MIP. Si dimostra un'apposizione parietale di tipo prevalentemente fibrolipidico (*freccia*) all'origine dell'arteria renale di sinistra, che si estende per circa 2 cm causando una stenosi di grado moderato del vaso

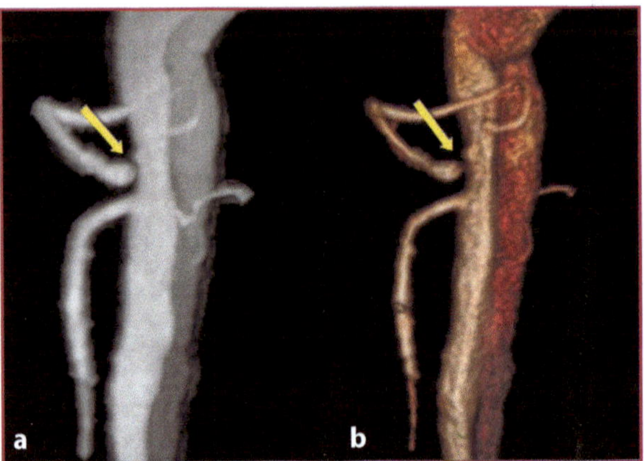

Fig. 11.21 Paziente con stenosi del tripode celiaco e dissezione dell'aorta toraco-addominale. Esame angio-RM ricostruito con differenti tecniche. **a** Tecnica MIP. **b** Tecnica 3D VR. L'esame dimostra una stenosi di grado severo, preocclusiva, all'origine del tronco celiaco (*frecce gialle*)

L'ischemia intestinale acuta è dovuta solo nel 50% dei casi a stenosi o ostruzione vascolare. La causa più comune è l'occlusione trombo-embolica dell'arteria mesenterica superiore che coinvolge anche l'origine di un ramo colico (colica media o colica destra) (Fig. 11.24).

Si parla invece di ischemia intestinale cronica o insufficienza celiaco-mesenterico cronica quando, a fronte del quadro sintomatologico tipico (dolore post-prandiale, perdita di peso e astensione volontaria dal cibo), è presente una stenosi significativa in due dei tre vasi principali che provvedono alla vascolarizzazione dei visceri intestinali (tripode celiaco, arteria mesenterica superiore e arteria mesenterica inferiore).

Stenosi significative in tali vasi però, in assenza di un quadro clinico franco, non sono sufficienti a porre diagnosi di insufficienza celiaco-mesenterica cronica. I pazienti con tali alterazioni possono, infatti, rimanere asintomatici grazie alla presenza di cir-

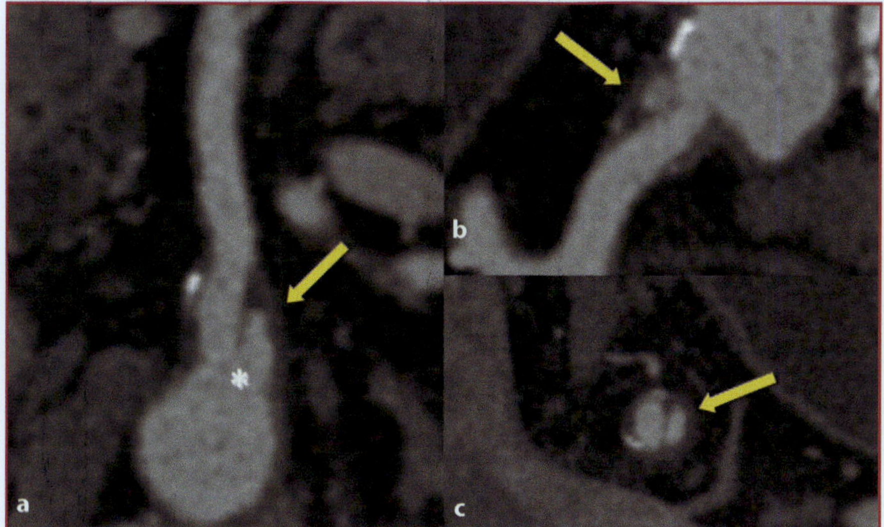

Fig. 11.22 Paziente con placca ulcerata del tripode celiaco. **a-c** Esame angio-TC ricostruito con tecnica CPR mirato alla valutazione dell'arteria mesenterica superiore. All'origine del vaso si osserva un'apposizione parietale di tipo fibrolipidico, eccentrica, ulcerata (*frecce gialle*). In **a** è ben evidente il tramite dell'ulcera (*asterisco*)

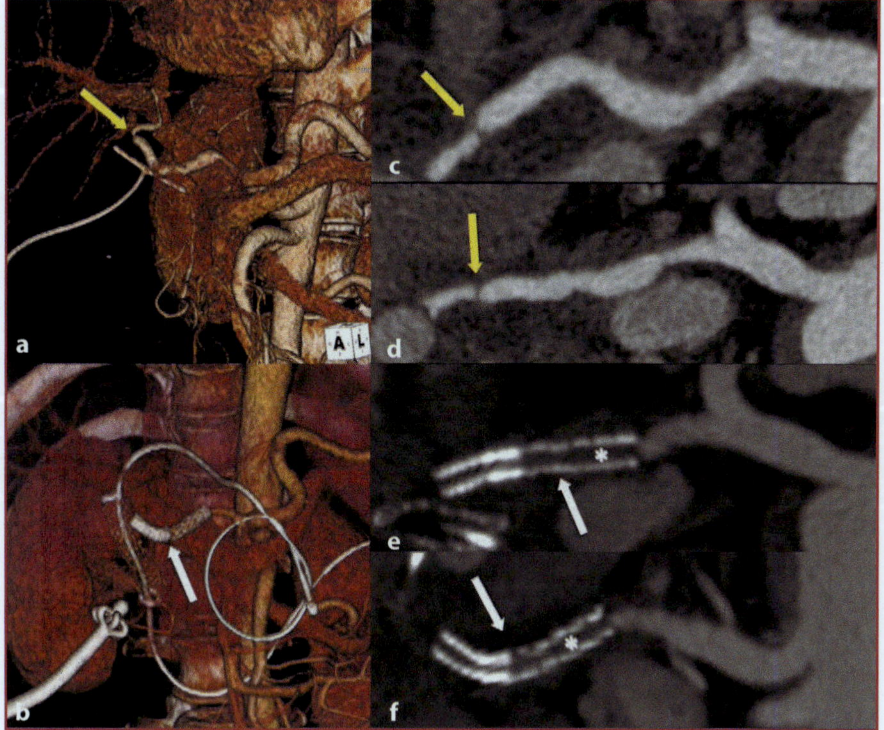

Fig. 11.23 Paziente con stenosi dell'arteria epatica comune trattata per via endovascolare. Ricostruzioni dell'arteria epatica comune effettuate con tecniche differenti. **a, b** Tecnica 3D VR. **c-f** Tecnica CPR. Circa 1 cm a monte della biforcazione dell'arteria epatica è presente un'apposizione concentrica di tipo fibrolipidico che determina stenosi severa del vaso (*frecce gialle*). Il paziente è stato sottoposto a procedura endovascolare con posizionamento di due stent (*freccia bianca*). Il controllo a una settimana mostra trombosi completa dello stent (*asterischi*)

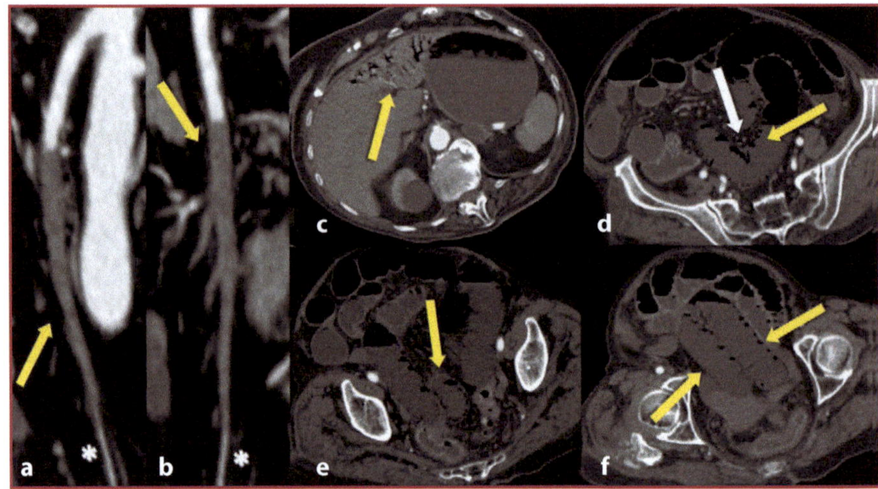

Fig. 11.24 Paziente giunto al Dipartimento di Emergenza e Accettazione con forti dolori addominali. **a, b** Ricostruzioni CPR dell'arteria mesenterica superiore, che appare trombizzata (*frecce gialle*) dal suo tratto prossimale fino al tratto distale, dove è riabilitata per via retrograda tramite l'ileo-colica (*asterischi*). Il paziente presentava un quadro di ischemia intestinale acuta caratterizzato da varie fasi evolutive. **c** Pneumatosi portale intraparenchimale a livello del lobo di sinistra (*freccia gialla*). **d** Pneumatosi delle anse intestinali ischemiche (*freccia gialla*) e livello idroaereo all'interno della vena mesenterica inferiore (*freccia bianca*). **e** Pneumatosi intestinale diffusa, segno di ischemia intestinale diffusa (*freccia gialla*). **f** Sofferenza della mucosa intestinale, ipodensa, non ancora francamente ischemica (*frecce gialle*)

coli collaterali ben sviluppati. Raramente si può verificare ischemia intestinale cronica anche in soggetti con occlusione di un solo vaso splancnico, di solito l'arteria mesenterica superiore.

In una minoranza di casi, circa il 5%, l'ischemia intestinale cronica è dovuta a patologie stenosanti non aterosclerotiche (vasculiti/connettiviti, ostruzioni ab estrinseco, ecc.)

Imaging e refertazione

Oltre all'ostruzione vascolare mesenterica, i reperti maggiormente indicativi di ischemia intestinale acuta (sia TC che RM) sono rappresentati da: ispessimento della parete delle anse intestinali (che appaiono dilatate), pneumatosi intramurale, pneumatosi portale o mesenterica.

Nei casi di ischemia intestinale cronica, generalmente la valutazione del tratto prossimale dei vasi arteriosi splancnici è sufficiente per ottenere una diagnosi.

Trattamento

Nell'ischemia intestinale acuta si può optare per un trattamento con agenti fibrinolitici o con posizionamento di stent o, alternativamente, si può preferire un approccio chirurgico.

Nelle forme di ischemia cronica, invece, si tende ad eseguire la rivascolarizzazione tramite angioplastica percutanea dell'arteria mesenterica superiore o, eventualmente, del tripode celiaco.

Displasia fibromuscolare

La fibrodisplasia della media, comunemente definita displasia fibromuscolare, è una vasculite infiammatoria a trasmissione genetica, responsabile di circa il 10% delle stenosi dell'arteria renale (seconda causa dopo l'aterosclerosi).

Quadro clinico e diagnosi

Si manifesta usualmente nelle donne di età inferiore ai 55 anni; può essere causa di ipertensione nefrovascolare, ictus, infarto miocardico acuto, aneurismi e dissezioni. In casi sporadici risulta asintomatica e viene diagnosticata accidentalmente in corso di esami diagnostici. Istologicamente si presenta come un ispessimento fibroso o fibromuscolare dell'intima, della media o dell'avventizia dell'arteria; il coinvolgimento della media è comunque l'aspetto più frequente. Oltre alle arterie renali, possono essere interessate anche le arterie carotidi e, meno comunemente, le arterie addominali e del circolo periferico.

Imaging e refertazione

All'imaging si caratterizza per la presenza di stenosi multisegmentarie associate a dilatazioni post-stenotiche, con il caratteristico aspetto a "collana di perle" (Fig. 11.25). Le stenosi altresì possono essere singole e ben definite. Nella maggior parte dei casi è interessato il tratto distale dell'arteria renale principale o le sue branche.

Trattamento

Il trattamento prevede generalmente un approccio di tipo interventistico (angioplastica con dilatazione tramite palloncino).

Sindrome del legamento arcuato

Il legamento arcuato è una benderella fibrosa che unisce gli emidiaframmi destro e sinistro costituendo la parte anteriore dello iato aortico diaframmatico. Di solito origina a livello della prima vertebra lombare, ma talora può inserirsi più in basso passando a ponte sul tripode celiaco. L'abbassamento del diaframma durante la fase inspiratoria può determinare stenosi compressiva ab extrinseco del tripode celiaco (Fig. 11.26).

Quadro clinico e diagnosi

Imaging e refertazione

La stenosi può assumere diversi gradi fino a diventare sintomatica. È facilmente distinguibile da una stenosi su base aterosclerotica sia per l'assenza di placche parietali sia per il caratteristico aspetto ad uncino del tratto prossimale iuxtaostiale del tripode celiaco, che appare "strozzato" dal legamento stesso (Fig. 11.27). Poiché la stenosi è maggiormente evidente in fase inspiratoria appare necessario, nel sospetto di stenosi da legamento arcuato, valutare il paziente sia in fase inspiratoria che espiratoria.

Trattamento

Il trattamento, generalmente eseguito solo nelle forme asintomatiche, prevede la divisione laparoscopica del legamento arcuato.

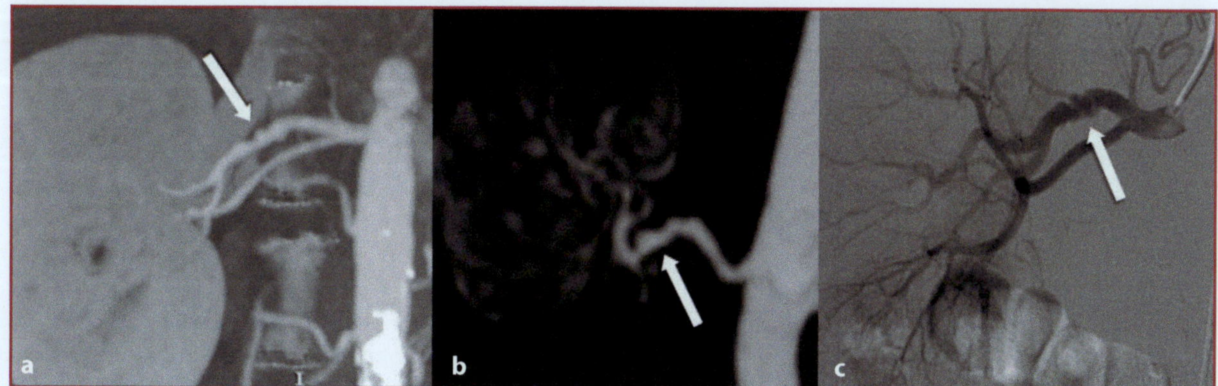

Fig. 11.25 Paziente con displasia fibromuscolare. **a** Esame angio-TC ricostruito con tecnica MIP. **b** Angio-RM ricostruita con tecnica MIP. **c** Angiografia a sottrazione digitale. Gli esami dimostrano la presenza di multiple piccole stenosi a carico dell'arteria renale di destra, che alternandosi a porzioni di vaso dilatate conferiscono al vaso l'aspetto "a collana di perle" (*frecce*) tipico della displasia fibromuscolare

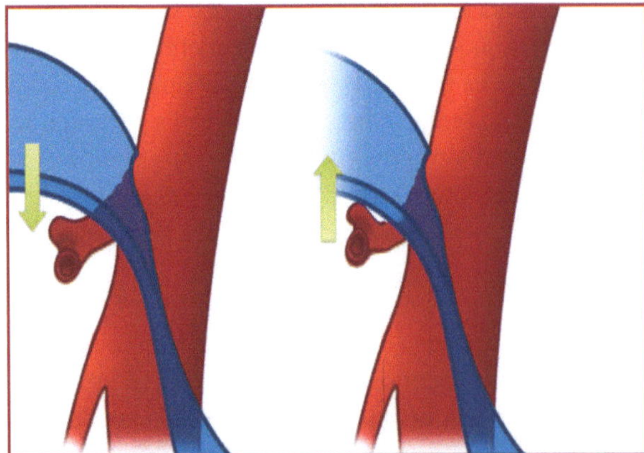

Fig. 11.26 Il disegno mostra il movimento del diaframma nelle fasi di inspirazione ed espirazione, rispettivamente. Nella prima fase il diaframma si abbassa per permettere l'espansione della gabbia toracica, contrae il legamento arcuato e causa una stenosi all'origine del tripode celiaco

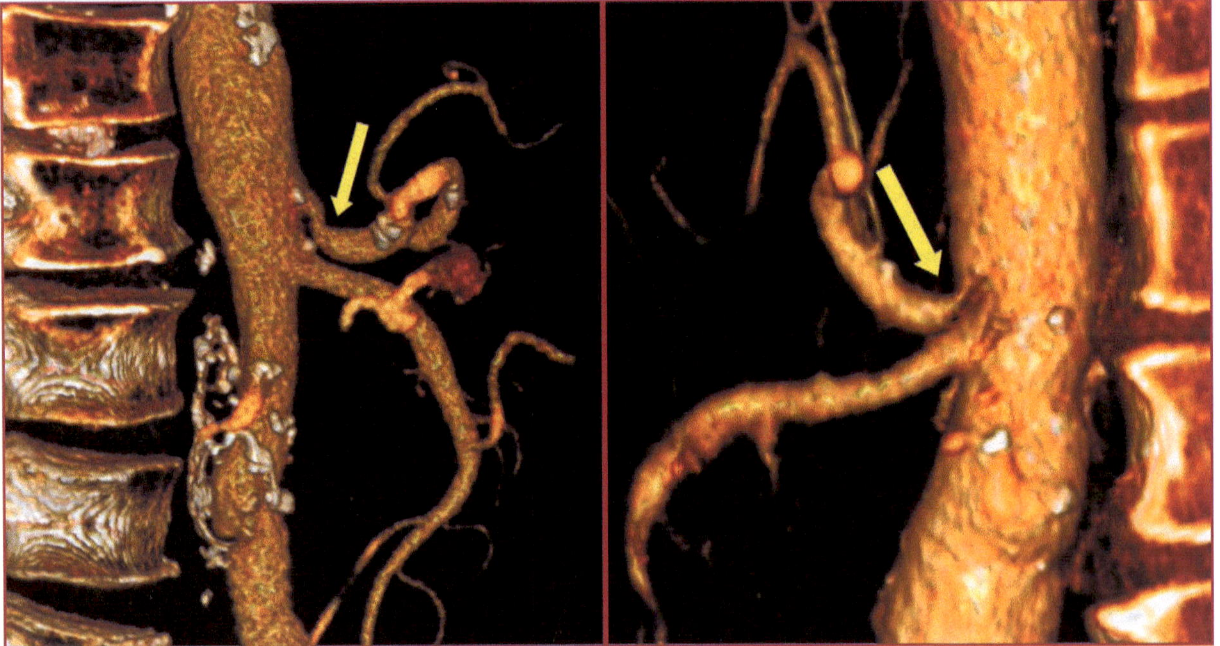

Fig. 11.27 Esami angio-TC ricostruiti con tecnica 3D VR. In entrambi gli esami è ben evidente l'impronta del legamento arcuato sul vaso (*frecce gialle*), che appare stirato all'indietro. Il quadro è tipico della sindrome del legamento arcuato

Patologia aneurismatica

La patologia aneurismatica può interessare qualsiasi distretto vascolare splancnico. L'eziopatogenesi degli aneurismi è estremamente varia. La causa più frequente è la malattia aterosclerotica seguita da patologie infiammatorie e autoimmuni.

Quadro clinico e diagnosi

Nella maggioranza dei casi, gli aneurismi dei vasi splancnici sono asintomatici e vengono riscontrati come reperti occasionali in corso di esami strumentali (Fig. 11.28); tuttavia, nessuna formazione aneurismatica è scevra dal rischio di complicanze, prima tra tutte la rottura in cavità peritoneale, retro-peritoneale o nel lume degli organi cavi.

Complessivamente, il tasso di mortalità da rottura di aneurismi dei vasi splancnici è dell'8,5% circa.

Quasi sempre (nel 95% dei casi) la diagnosi di aneurisma splenico viene posta in gravidanza in seguito alla sua rottura, con un tasso di mortalità materna del 70% e di mortalità fetale del 95%.

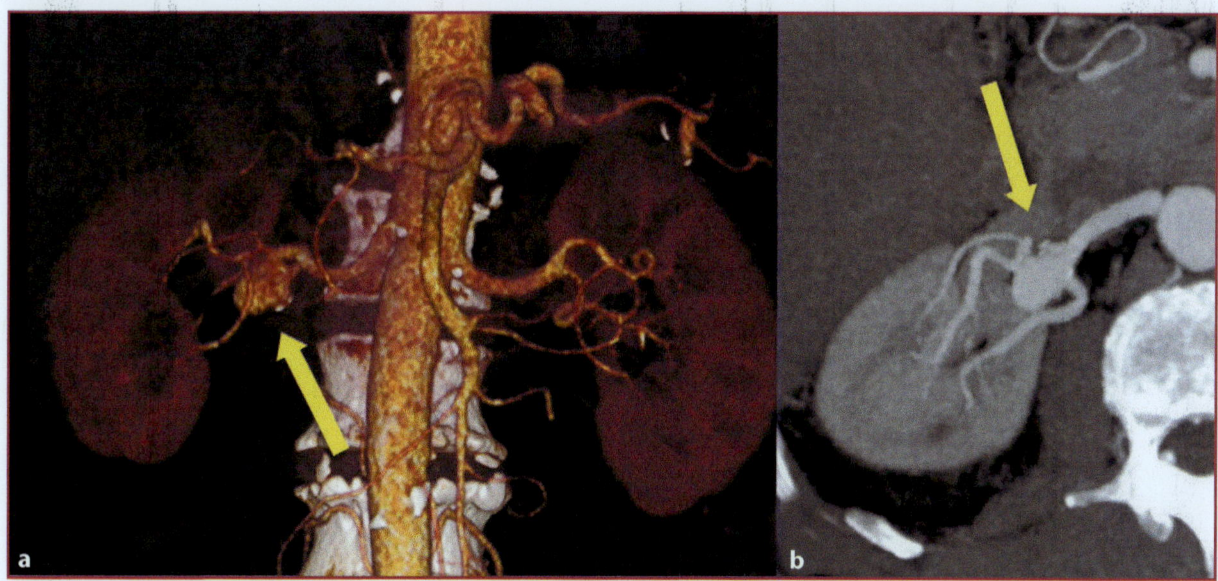

Fig. 11.28 Paziente con aneurisma dell'arteria renale di destra. Esame angio-TC delle arterie renali e dei vasi splancnici ricostruito con differenti tecniche. **a** Tecnica 3D VR su piani di ricostruzione sagittali. **b** Tecnica MIP su piani di ricostruzione assiali. L'esame dimostra la presenza di una dilatazione aneurismatica sacciforme (*frecce gialle*), non trombizzata, in corrispondenza dell'ilo renale di destra, a livello della biforcazione renale. All'origine del vaso è inoltre evidente un'apposizione parietale eccentrica, calcifica, non stenosante

Tabella 11.9 Localizzazione degli aneurismi dei vasi splancnici e relativa frequenza

Localizzazione	Frequenza (%)
Arteria splenica	60
Arteria epatica	20
Arteria mesenterica superiore	5,5
Tripode celiaco	4
Arterie gastrica e gastroepiploica	4
Arterie digiunali, ileali e coliche	3
Arterie pancreatica e pancreatico-duodenale	2
Arteria gastroduodenale	1,5
Arteria mesenterica inferiore	<1

Imaging e refertazione

Gli aneurismi che coinvolgono l'arteria splenica sono di solito di dimensioni inferiori ai 2 cm, e sono localizzati per la maggior parte nel tratto medio-distale (Tab.11.9, 11.10, Figg. 11.29, 11.30). Sono colpite più frequentemente le donne (4:1), in particolare le multipare.

Gli aneurismi dell'arteria mesenterica superiore sono quasi sempre localizzati nel tratto prossimale del vaso (5 cm prossimali) e presentano generalmente una morfologia sacciforme.

Gli aneurismi del tripode celiaco sono spesso associati ad altri aneurismi dei vasi viscerali o periferici.

Gli aneurismi delle arterie pancreatico-duodenale e gastro-duodenale sono in realtà, nella maggioranza dei casi, falsi aneurismi causati da pancreatiti e possono essere sede di sovrainfezione fino al 70% dei casi.

Gli aneurismi dell'arteria epatica (Fig. 11.31), come tutti gli aneurismi viscerali, interessano più frequentemente gli uomini. La frequenza di rottura di tali aneurismi è compresa tra il 20% e l'80%, con una mortalità compresa tra il 21% e il 35%.

Tabella 11.10 Aneurismi dei vasi splancnici: localizzazione e sintomatologia

Localizzazione	Sintomatologia
Arteria splenica	Di solito asintomatici, se sintomatici: • dolore epigastrico, quadrante superiore sinistro e dorso-lombare • emorragia gastrointestinale
Arteria epatica	Di solito asintomatici, se sintomatici: • dolore addominale diffuso • emorragia intestinale • emobilia
Arteria mesenterica superiore	• Dolore addominale ingravescente che mima l'ischemia intestinale • Nausea • Vomito • Emorragia gastrointestinale • Emobilia • Ittero • Massa palpabile (raramente)
Tripode celiaco	• Dolore addominale diffuso • Nausea • Vomito • Ischemia intestinale
Arterie pancreatico-duodenale e gastroduodenale	• Dolore addominale diffuso o epigastrico • Emorragia gastrointestinale • Ittero
Arteria mesenterica inferiore e arterie coliche	• Dolore addominale • Shock ipovolemico • Emorragia gastrointestinale

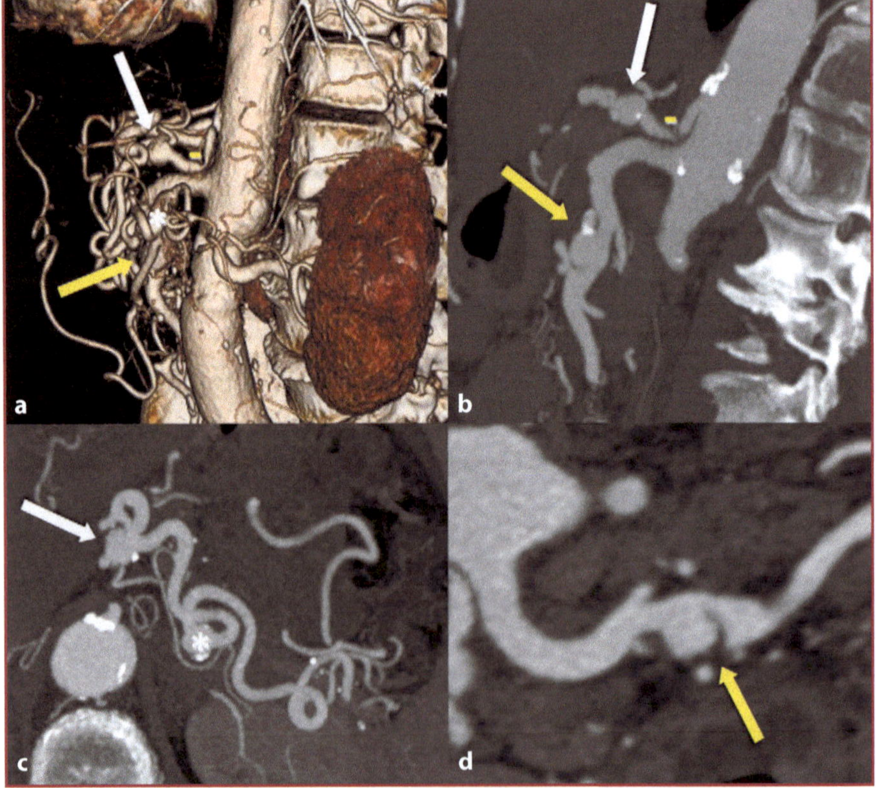

Fig. 11.29 Paziente con aneurisma del tripode celiaco e dell'arteria splenica. Esame angio-TC ricostruito con differenti tecniche. **a** Tecnica 3D VR. **b, c** Tecnica MIP. **d** Tecnica CPR. Il tripode celiaco presenta una stenosi severa poco dopo la sua origine (*segni meno*) e una dilatazione aneurismatica sacciforme immediatamente a monte della sua triforcazione (*frecce bianche*); una dilatazione aneurismatica sacciforme è presente anche nel tratto pancreatico dell'arteria splenica (*asterischi*). L'arteria mesenterica superiore presenta una dilatazione aneurismatica sacciforme parzialmente ulcerata con minima apposizione trombotica eccentrica poco dopo la sua origine (*frecce gialle*)

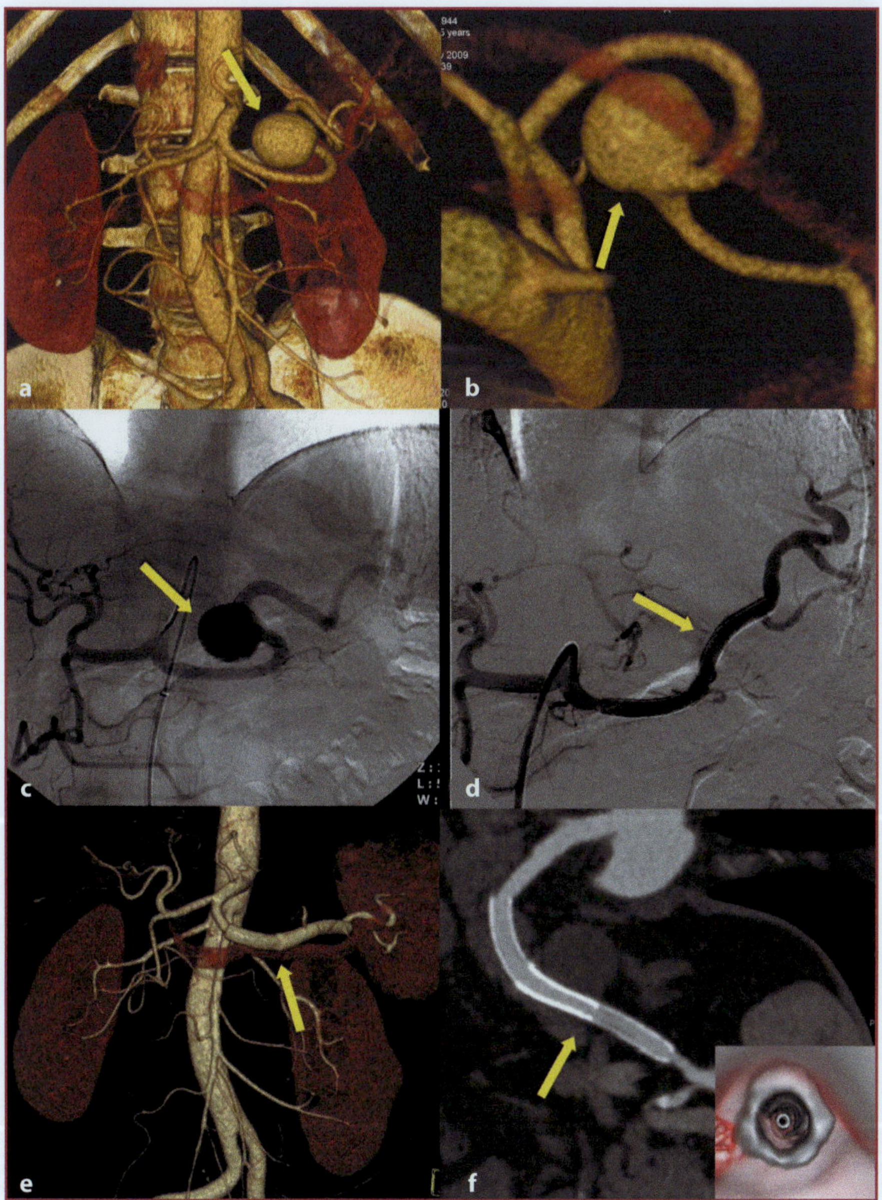

Fig. 11.30 Paziente con aneurisma dell'arteria splenica trattato con posizionamento di stent. **a, b** Le ricostruzioni VR dimostrano un aneurisma dell'arteria splenica al passaggio fra il tratto sovrapancreatico e il tratto pancreatico (*frecce gialle*). **c** Immagine angiografica dell'aneurisma prima della procedura endovascolare. **d** È ben evidente lo stent posizionato per escludere l'aneurisma. **e, f** Le ricostruzioni eseguite, rispettivamente, con tecniche 3D VR e CPR evidenziano il corretto posizionamento dello stent e la pervietà del suo lume. Nel riquadro: particolare del lume dello stent

Trattamento

Non vi è consenso in letteratura sull'indicazione al trattamento degli aneurismi dei vasi splancnici. Generalmente i criteri fondamentali da considerare per l'indicazione al trattamento sono il diametro massimo (alcuni autori suggeriscono la necessità di intervento in caso di diametro massimo >25 mm) e l'aumento dimensionale nel tempo.

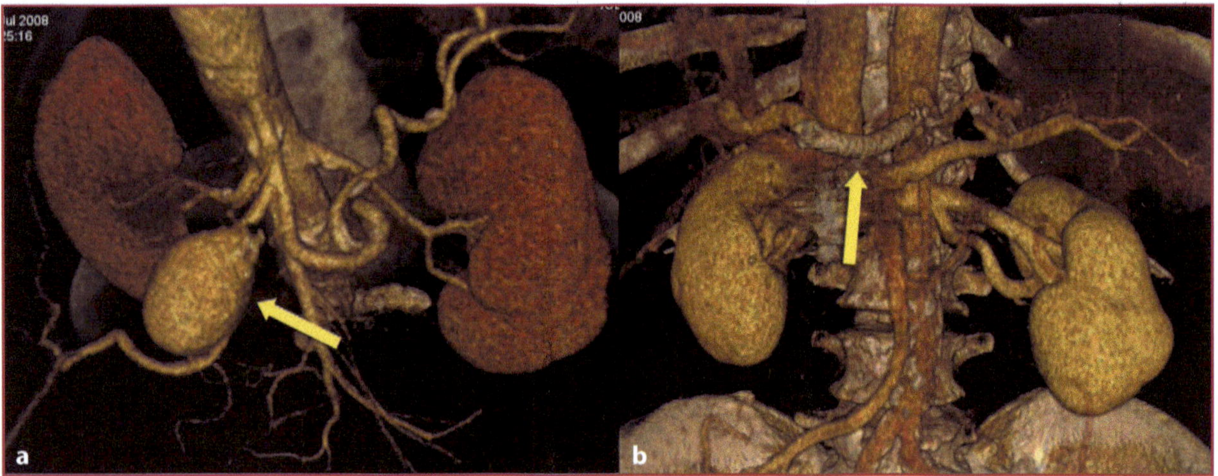

Fig. 11.31 a Paziente con voluminosa dilatazione aneurismatica dell'arteria epatica comune (*freccia*). **b** Controllo successivo al posizionamento di uno stent

L'approccio terapeutico agli aneurismi epatici varia secondo la localizzazione. Per gli aneurismi del tratto intraepatico si preferisce l'approccio endovascolare, mentre per gli aneurismi dell'arteria epatica comune si preferisce la legatura chirurgica. Gli aneurismi dell'arteria epatica propria invece, oltre alla legatura dell'aneurisma, necessitano dell'impianto di bypass per garantire un corretto afflusso arterioso al parenchima epatico; alternativamente possono essere trattati con il posizionamento di stent ricoperti.

11.5 Dissezioni

Quadro clinico e diagnosi

Le dissezioni dei vasi splancnici (Figg. 11.32-11.34) sono in genere causate dal coinvolgimento del vaso in corso di dissezione aortica. Nel 6% dei pazienti con dissezione

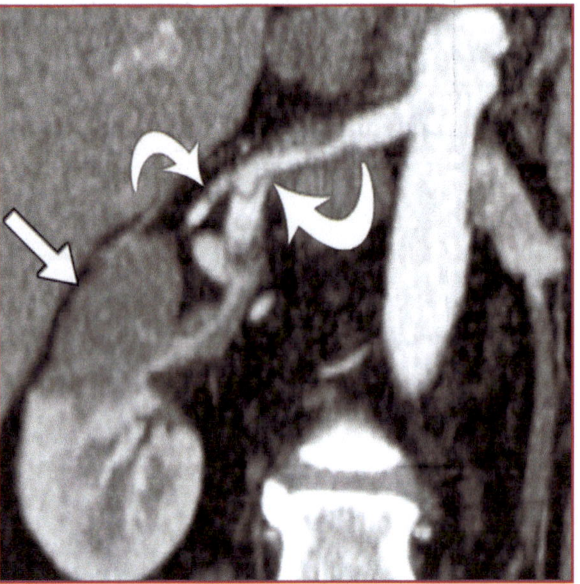

Fig. 11.32 Esame angio-TC ricostruito con tecnica MIP che documenta un'estesa dissezione dell'arteria renale di destra che ha inizio poco dopo l'origine dell'arteria stessa e si estende a coinvolgere la sua biforcazione (*freccia curva*) e il ramo anteriore (*freccia curva piccola*). Il polo superiore del rene appare diffusamente ipodenso per estesa necrosi ischemica (*freccia*)

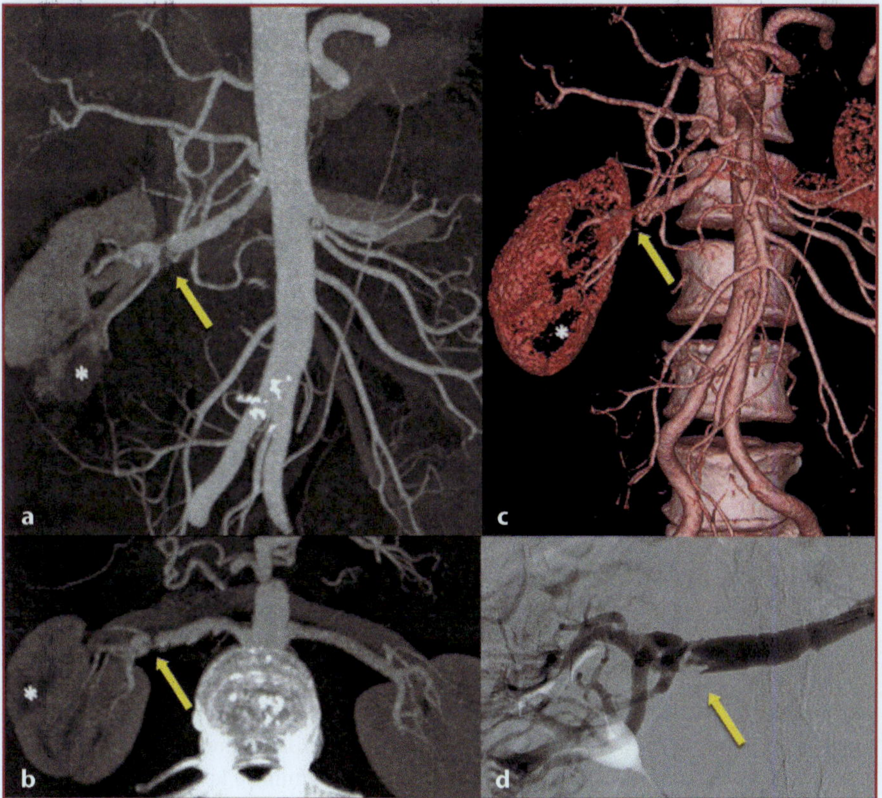

Fig. 11.33 Paziente con dissezione dell'arteria renale destra. L'esame angio-TC ricostruito con tecnica MIP (**a, b**) e 3D VR (**c**) documenta una dissezione focale dell'arteria renale di destra immediatamente a monte della sua biforcazione (*frecce gialle*); è inoltre evidente un'area di infarto parenchimale (*asterischi*) a livello del polo inferiore. **d** L'esame angiografico conferma la dissezione del vaso

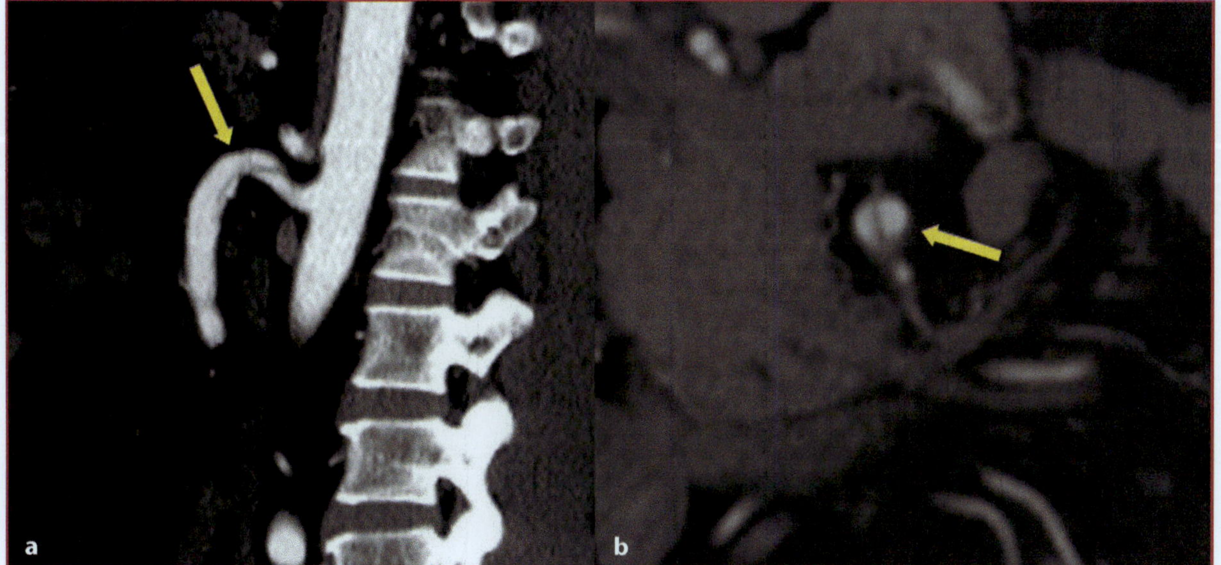

Fig. 11.34 Paziente con dissezione dell'arteria mesenterica superiore. **a, b** L'esame angio-TC ricostruito con tecnica MIP documenta una dissezione dell'arteria mesenterica superiore poco dopo la sua origine (*frecce gialle*)

aortica sono infatti riscontrabili sintomi da ridotta perfusione splancnica o intestinale dovuti all'estensione della dissezione a uno o più vasi splancnici.

In caso di ischemia intestinale da dissezione dei vasi splancnici, il tasso di mortalità a 30 giorni è del 25-50% indipendentemente dal tipo di intervento a cui il paziente viene sottoposto. Nella maggior parte dei casi si manifestano con dolore epigastrico, nausea e vomito.

Imaging e refertazione

Le dissezioni spontanee dei vasi splancnici sono rare e coinvolgono più frequentemente l'arteria mesenterica superiore. Casi di dissezione possono complicare quadri di fibrodisplasia o essere associati a uso di sostanze stupefacenti (cocaina).

Trattamento

Nelle forme isolate ed asintomatiche non è richiesto alcun tipo di trattamento; alternativamente, l'approccio endovascolare è quello più utilizzato.

11.6 Sanguinamento da vasi splancnici

Quadro clinico e diagnosi

Il sanguinamento da vasi splancnici è nella maggioranza dei casi causato da complicazioni correlate alla patologia aneurismatica o più raramente da traumi (anche chirurgici), processi infettivi, processi post-attinici e patologie autoimmuni quali vasculiti e connettiviti.

Nei sanguinamenti a seguito di trauma addominale, eventi tipici sono il distacco di piccoli vasi mobili dalle origini mesenteriche fisse, l'interessamento del peduncolo vascolare splenico, del tratto retroepatico della vena cava inferiore e delle vene sovraepatiche.

Nei sanguinamenti su base iatrogena, la causa più comune è la lesione diretta di un segmento vascolare, spesso di piccole dimensioni, durante un approccio laparotomico o laparoscopico. Analogamente, non è infrequente la possibilità di un sanguinamento durante o in seguito a procedure endovascolari (posizionamento di protesi o stent).

Imaging e refertazione

Nel sospetto di un sanguinamento in atto, l'angio-TC è la metodica più accurata e rapida soprattutto in regime di urgenza e consente di evidenziare nella maggioranza dei casi il sito di sanguinamento (Figg. 11.35, 11.36).

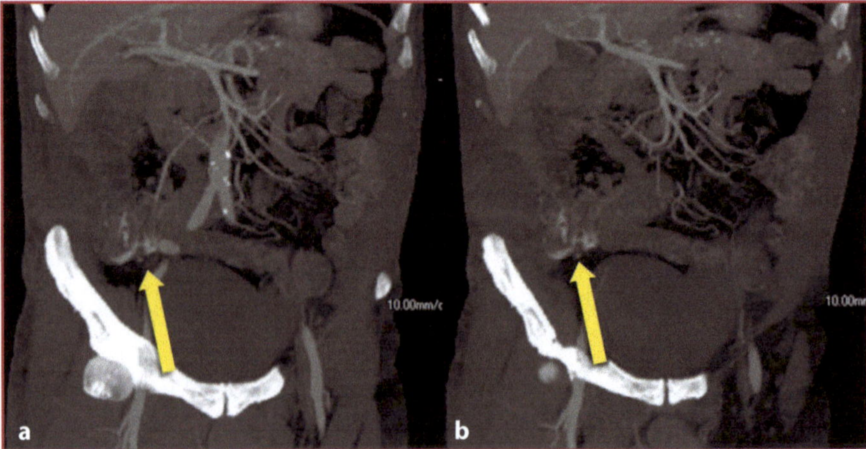

Fig. 11.35 Paziente con sanguinamento da vasi splancnici. **a, b** L'esame angio-TC ricostruito con tecnica MIP su piani coronali documenta la presenza di spandimento di mdc nel lume intestinale, compatibile con sanguinamento acuto da rami terminali dell'arteria ileo-colica

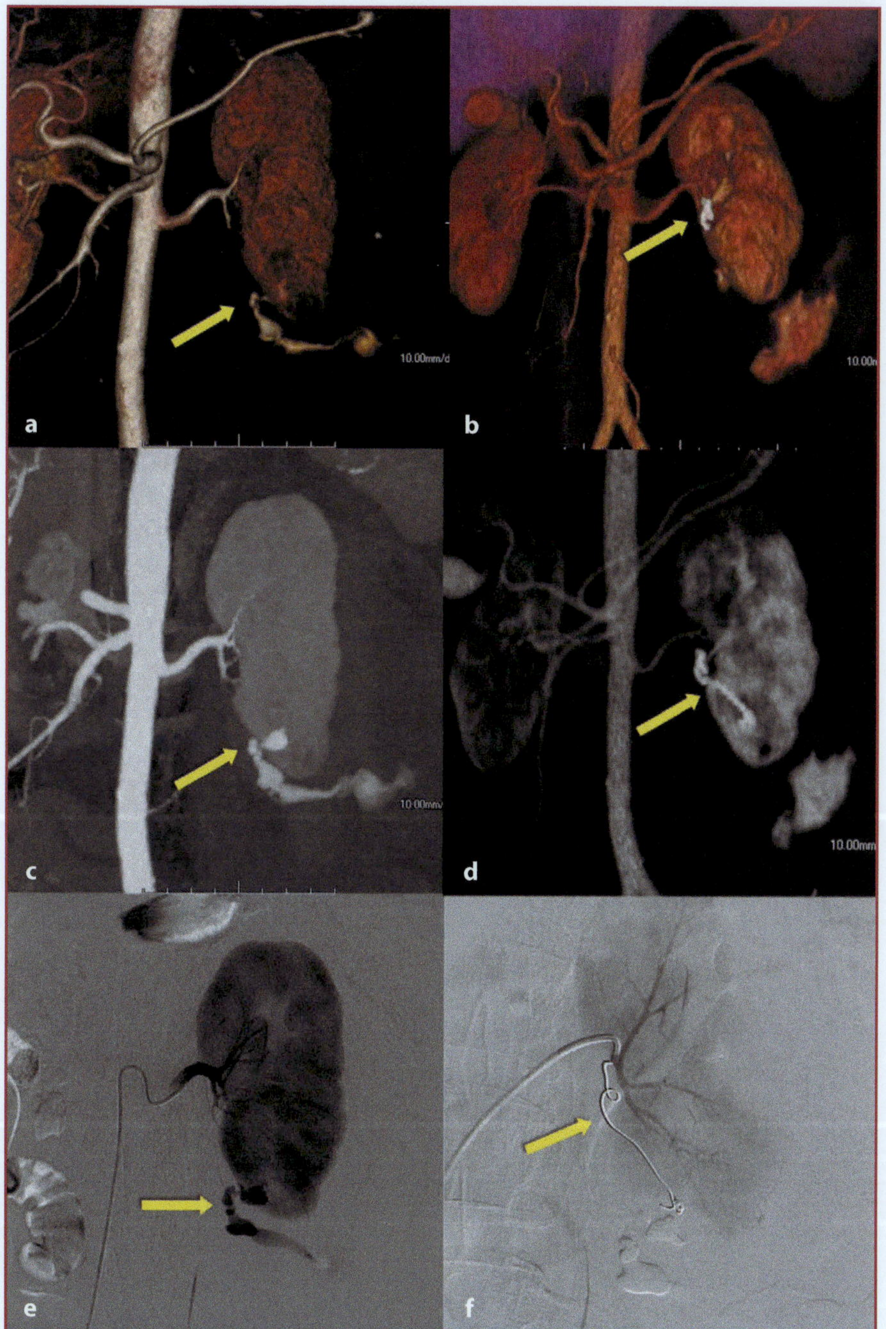

Fig. 11.36 Paziente con sanguinamento da rami intraparenchimali dell'arteria renale di sinistra. **a, b** L'esame angio-TC ricostruito, rispettivamente, con tecniche 3D VR e MIP mostra un sanguinamento dal polo renale inferiore di sinistra (*frecce*). **c** L'esame angiografico conferma il sanguinamento da rami intraparenchimali dell'arteria renale anteriore (*freccia*). **d, e** L'esame angio-TC ricostruito, rispettivamente, con tecniche 3D VR e MIP mostra gli esiti dell'embolizzazione a carico dell'arteria renale anteriore con l'arresto del sanguinamento (*frecce*); residua un ematoma sottorenale retroperitoneale in corrispondenza del polo inferiore del rene di destra. **f** Controllo angiografico post-embolizzazione

Tipico reperto angio-TC del sanguinamento attivo è la presenza di liquido iperdenso in condizioni di base, che si dispone lungo le riflessioni peritoneali e nei recessi declivi oppure la visualizzazione diretta dello stravaso di mdc in fase arteriosa; quest'ultimo reperto, tuttavia, può risultare evidente soltanto in caso di sanguinamento attivo ad alto flusso.

Trattamento

Il trattamento, generalmente endovascolare, prevede l'embolizzazione del vaso sanguinante tramite spirali.

Arti superiori

12

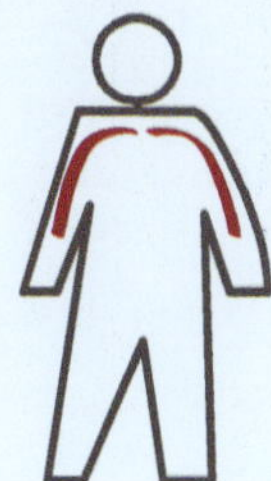

Alessandro Napoli, Gaia Cartocci, Pier Luigi Di Paolo

Le patologie vascolari degli arti superiori sono costituite principalmente dalle sindromi steno-occlusive e si differenziano a seconda del calibro del vaso interessato: grande, medio o piccolo. Le patologie occlusive delle arterie di grande calibro sono dovute soprattutto a fenomeni aterosclerotici o trombotici. Le alterazioni funzionali sono correlate alla sindrome dell'egresso toracico. Le arterie di medio e piccolo calibro sono, invece, tipicamente coinvolte in patologie infiammatorie autoimmuni (arteriti) o dalla malattia di Raynaud.

12.1 Anatomia e varianti anatomiche

L'apporto vascolare all'arto superiore è assicurato da un vaso principale, diviso a sua volta in diversi segmenti:

- l'arteria succlavia;
- l'arteria ascellare (a partire dal margine esterno della prima costa);
- l'arteria brachiale o omerale (a partire dall'estremità laterale del margine interno del muscolo grande pettorale).

Inferiormente alla piega principale di flessione del gomito (3 cm), dall'arteria brachiale si diramano l'arteria radiale e l'arteria ulnare. L'arteria radiale è il ramo laterale della biforcazione brachiale; lungo il suo decorso fornisce rami circonflessi per l'avambraccio e termina nel palmo della mano, formando l'arcata palmare profonda.

L'arteria ulnare rappresenta invece il ramo mediale di divisione dell'arteria brachiale; ha un calibro maggiore dell'arteria radiale e termina nel palmo della mano, ricevendo alla sua terminazione il ramo palmare superficiale dalla radiale e unendosi ad esso con una curva a U. Per l'anastomosi delle due arterie si costituisce l'arcata palmare superficiale (Tabelle 12.1-12.6, Figg. 12.1-12.5).

Fig. 12.1 Principali vasi dell'arto superiore

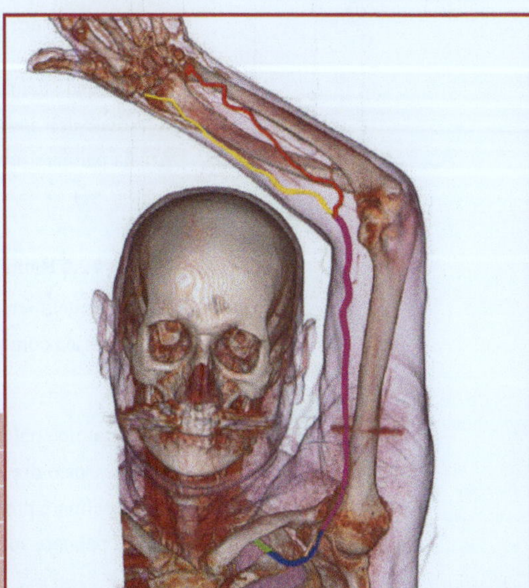

Tabella 12.1 1 Arterie dell'arto superiore

Arterie
Arteria succlavia (*verde*)
Arteria ascellare (*blu*)
Arteria brachiale (*rosa*)
Arteria radiale (*giallo*)
Arteria ulnare (*rosso*)

Tabella 12.2 Rami collaterali dell'arteria succlavia

A. vertebrale	
A. toracica interna (A. mammaria interna)	
Tronco tireo-cervicale	A. tiroidea inferiore A. sovrascapolare A. trasversa del collo A. cervicale ascendente A. cervicale superiore
Tronco costo-cervicale	A. cervicale profonda A. intercostale superiore

Tabella 12.3 Rami collaterali dell'arteria ascellare

A. toracica superiore	
A. toracoacromiale	Ramo acromiale Ramo clavicolare Ramo deltoideo Ramo pettorale
A. toracica laterale	
A. sottoscapolare	A. toracodorsale A. circonflessa della scapola
A. circonflessa anteriore dell'omero	
A. circonflessa posteriore dell'omero	

Tabella 12.4 Rami collaterali dell'arteria brachiale

A. profonda del braccio	A. collaterale media A. collaterale radiale
A. collaterale ulnare superiore	
A. collaterale ulnare inferiore	

Tabella 12.5 Rami collaterali dell'arteria radiale

A. ricorrente radiale	
Ramo carpico palmare	
Ramo palmare superiore	
Ramo carpico dorsale	Aa. metacarpali dorsali Aa. digitali dorsali
A. principale del pollice	
A. radiale dell'indice	
Arcata palmare profonda	Aa. metacarpali palmari Rami perforanti

Tabella 12.6 Rami collaterali dell'arteria ulnare

A. ricorrente ulnare	
A. interossea comune	A. interossea posteriore A. interossea ricorrente A. interossea anteriore
Ramo carpico palmare	
Ramo carpico dorsale	
Ramo palmare profondo	
Arcata palmare superiore	Aa. digitali palmari comuni Aa. digitali palmari proprie

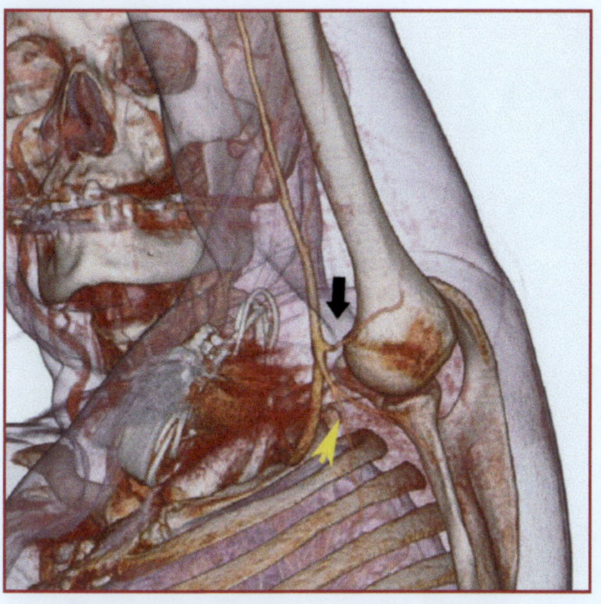

Fig. 12.2 Arteria circonflessa anteriore (*punta di freccia*) e posteriore (*freccia*) dell'omero

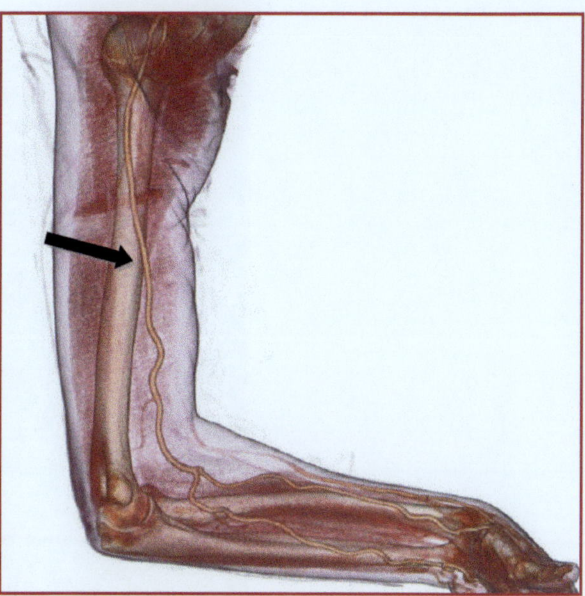

Fig. 12.3 Arteria radiale (*freccia*) e biforcazione radiale

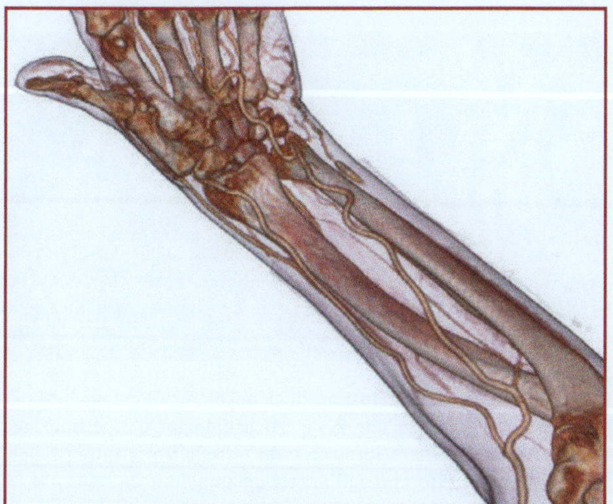

Fig. 12.4 Arterie ulnare e radiale

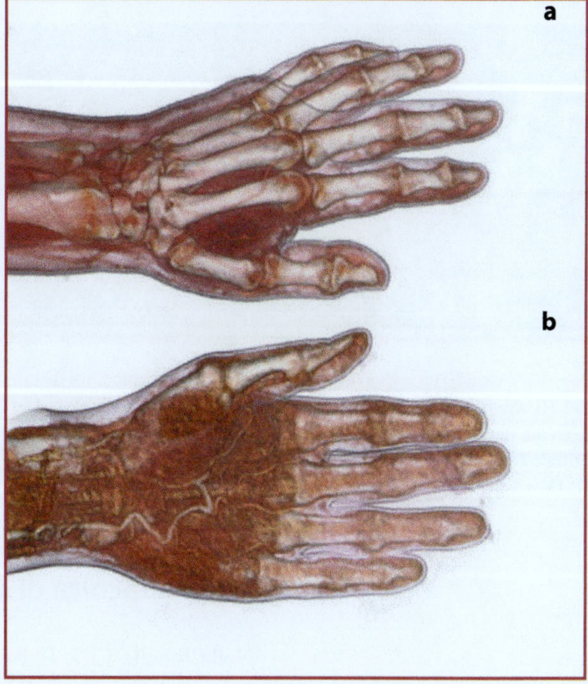

Fig. 12.5 Arterie metacarpali dorsali (**a**) e palmari (**b**)

Nelle Figg. 12.6-12.8 sono rappresentate le principali anomalie anatomiche delle arterie dell'arto superiore.

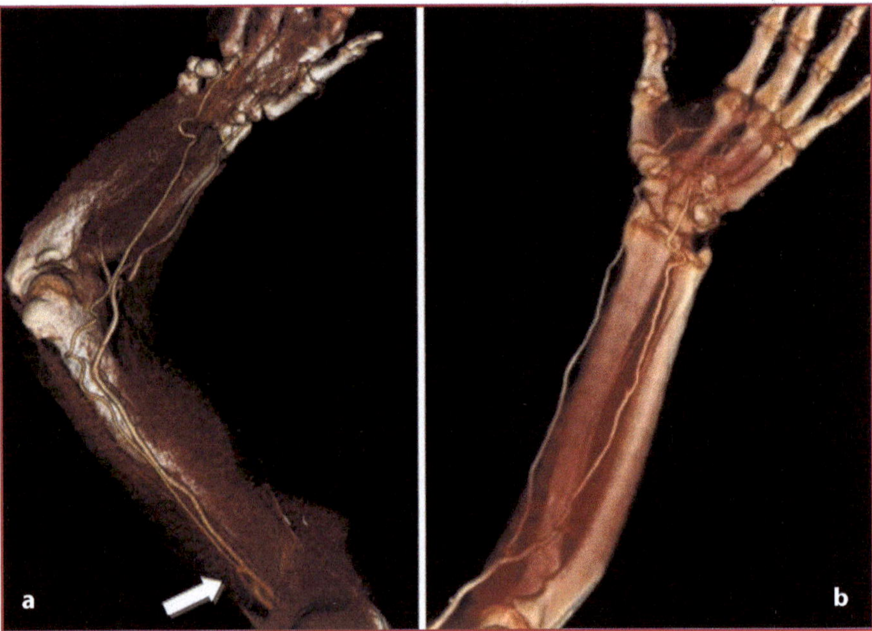

Fig. 12.6 a Origine precoce dell'arteria ulnare dal terzo prossimale dell'arteria omerale (*freccia*); **b** origine regolare a livello della piega di flessione del gomito

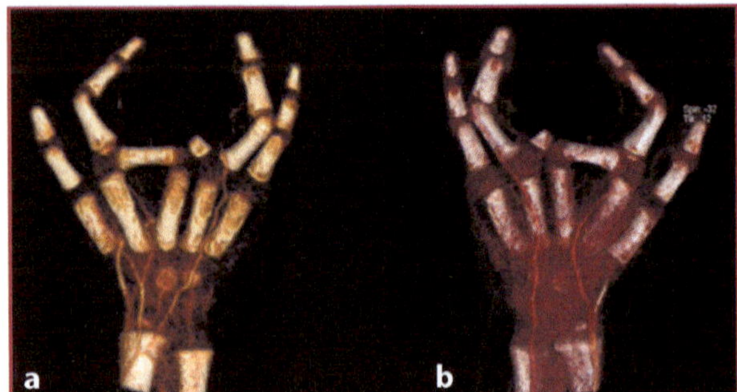

Fig. 12.7 Condizione di agenesia delle falangi intermedia e distale del III raggio. Mano destra: superficie palmare (**a**) e dorsale (**b**). L'arcata palmare fornisce rami per il I raggio e per il IV e V. L'arteria radiale fornisce rami per il III raggio e l'arteria ulnare per i raggi I, II, IV e V

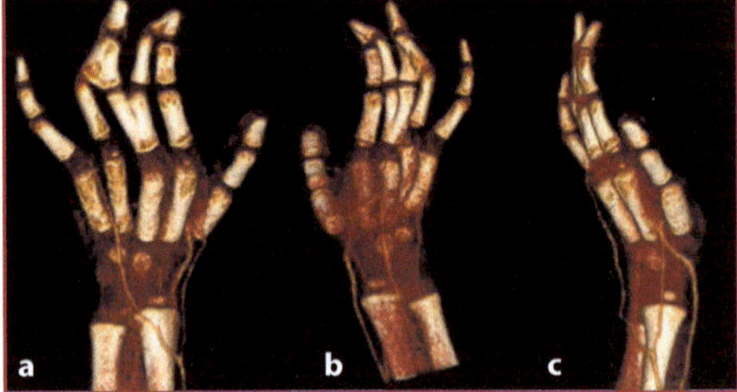

Fig. 12.8 Polidattilia con fusione di alcuni elementi falangei. Mano sinistra: **a** superficie dorsale, **b** superficie palmare, **c** superficie mediale. L'arcata palmare fornisce rami terminali per tutti i raggi, tranne il V, che è rifornito dall'arteria ulnare

12.2 Tecnica di studio TC

Nelle Tabelle 12.7, 12.8 sono riportati i parametri tecnici di base utilizzati e le strategie di somministrazione del mezzo di contrasto (mdc).

Tutti i valori riportati sono riferiti ad un soggetto con un peso corporeo pari a circa 70 kg. I dati possono essere consultati in maniera più completa sul sito www.MDCT.net.

Preparazione del paziente

- Posizionare il paziente prono o supino, con l'estremità che si vuole analizzare al centro del gantry. L'arto interessato dovrebbe essere esteso, con il palmo rivolto verso il lettino porta-paziente, quello controlaterale dovrebbe giacere lungo il

Tabella 12.7 Parametri tecnici di base utilizzati con diversi tomografi

	4 strati	16 strati	64 strati	128 strati	Dual source
kVp	120	120	120	120	120
mAs	200-300	200-300	180-200	180	120-180
Collimazione	4 x 2,5	16 x 0,75	64 x 0,625	128 x 0,6	64 x 0,6 x 2
Spessore di strato (mm)	1-3	0,625-1	0,5-1	0,6	0,6
Recon increment (mm)	0,4 x 0,6	0,5-1	0,5	0,4	0,4

Tabella 12.8 Strategia di somministrazione del mdc con differenti tomografi

Mdc	4 strati	16 strati	64 strati	128 strati	Dual source
Concentrazione mdc (mgI/mL)	350-400	350-400	350-400	350-400	350-400
Volume mdc (mL)	120	120	110	110	110
Volume soluzione fisiologica (mL)	50	50	50	50	50
Velocità di flusso (mL/s)	4	4	4-5	4-5	4-5

corpo. Cuscini o supporti possono essere utilizzati per aiutare il paziente a mantenere la posizione e ad estendere quanto più possibile l'arto superiore (Fig. 12.9).

- Per la sindrome da egresso toracico l'esame va effettuato dapprima in posizione neutra, con gli arti posizionati lungo il corpo del paziente supino, e poi con l'arto interessato esteso in alto e la testa ruotata controlateralmente, come da manovra provocativa.
- È importante che l'accesso venoso periferico (18-20 G) sia a livello dell'arto controlaterale all'arto da studiare, per evitare artefatti durante il passaggio del mdc.
- Rimuovere qualsiasi materiale metallico presente nella regione del collo, del torace e dell'arto interessato.

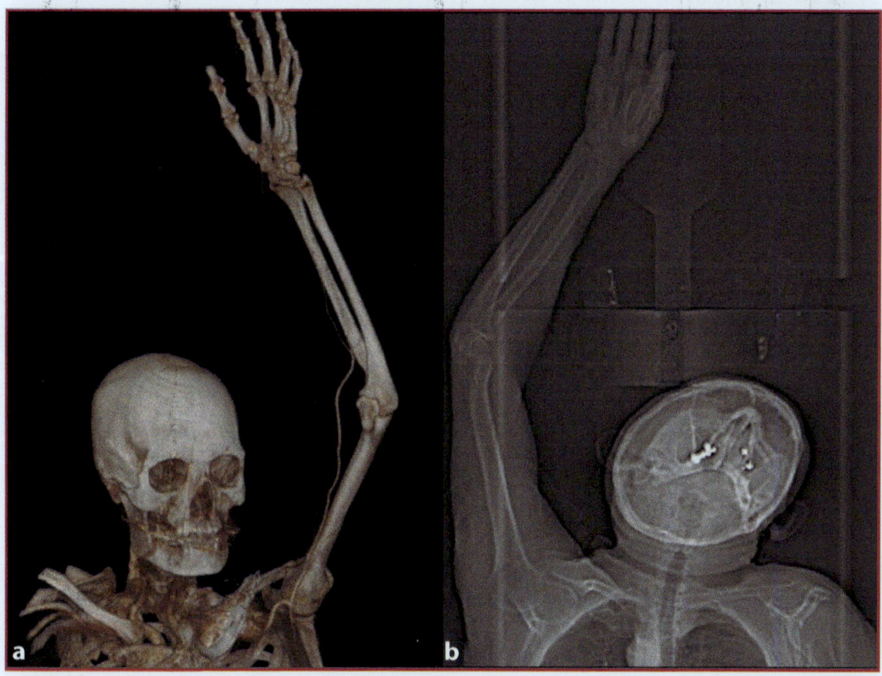

Fig. 12.9 a Paziente posizionato supino per lo studio dell'arto superiore sinistro; ricostruzione *Volume Rendering* (VR). **b** Topogram di un paziente posizionato prono per lo studio dell'arto superiore sinistro

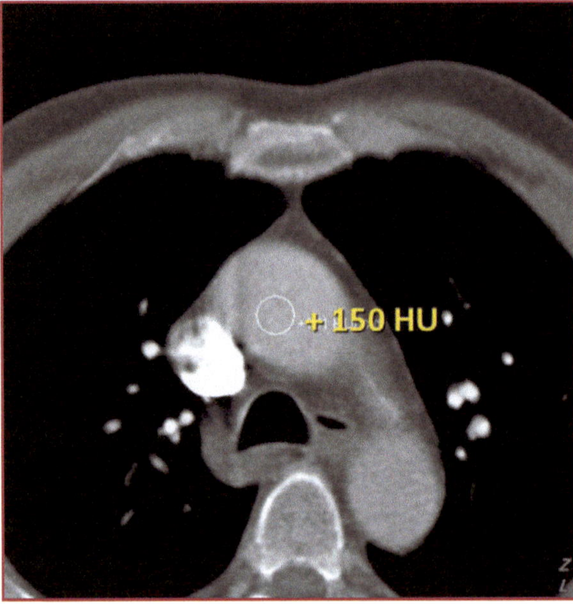

Fig. 12.10 Corretto posizionamento della RoI sull'arco aortico

Acquisizione delle immagini

1) Acquisizione del topogram sul piano coronale.
2) Posizionamento del pacchetto di scansione (dall'arco aortico alle dita).
3) Posizionamento della *Region of Interest* (RoI) a livello dell'arco aortico (Fig. 12.10).
4) Inizio della scansione ad un valore di circa 150 HU.
5) Acquisizione delle immagini in direzione caudo-craniale.

- Flussi di iniezione veloci.
- Mdc ad alta concentrazione di iodio.
- Adeguata durata della scansione (25-30 secondi).

La durata della scansione deve essere adeguata ad ottenere la corretta opacizzazione dei vasi con il mdc. Condizioni quali una scansione troppo rapida, o un flusso rallentato per alterazioni patologiche del vaso, possono far sorpassare il bolo di mdc, non permettendo la visualizzazione dei rami più distali. In questo caso è possibile, analogamente a quanto avviene nell'esame effettuato per lo studio degli arti inferiori, effettuare una scansione in senso cranio-caudale, per acquisire le immagini con opacizzazione vascolare adeguata. Una scansione troppo lenta porta invece all'opacizzazione del distretto venoso.

12.3 Tecnica di studio RM

Preparazione del paziente

- Posizionare il paziente prono, con il braccio esteso e il palmo rivolto verso il basso, con la bobina a coprire l'arto interessato.
- L'accesso venoso periferico (18-20 G) deve essere a livello dell'arto controlaterale all'arto da studiare.
- Rimuovere qualsiasi materiale metallico presente a livello dell'arto interessato.

Acquisizione delle immagini

Attualmente le sequenze ToF (2D o 3D) trovano indicazione prevalentemente nella valutazione dell'imaging dell'arto superiore, in pazienti con controindicazione o in-

Tabella 12.9 Parametri tecnici

TR (msec)	11
TE (msec)	6,9
FoV (mm)	450 x 450
Spessore di strato (mm)	5
Matrice	384 x 384
Tempo di acquisizione (sec)	135

Tabella 12.10 Parametri tecnici

TR (msec)	3.5
TE (msec)	1,2
FoV (mm)	140 x 180
Spessore di strato (mm)	1
Matrice	384 x 384
Tempo di acquisizione (sec)	14

tolleranza ai mdc paramagnetici, o nella valutazione delle fistole chirurgiche artero-venose nei pazienti dializzati. Le sequenze ToF risentono di lunghi tempi di acquisizione, di artefatti determinati da flusso particolarmente tortuoso; va tenuto presente che tendono a sovrastimare le stenosi severe. Nella Tabella 12.9 sono riportati i parametri tecnici relativi a questa metodica.

Sequenze Time of Flight (ToF)

- Acquisizione di un localizer sul piano coronale.
- Posizionamento del pacchetto della sequenza perpendicolarmente alla direzione del flusso.

Sequenze 3D Gradient Echo (GRE) T1

Sono le sequenze più utilizzate per la valutazione delle patologie vascolari dell'arto superiore.

- Acquisizione di un localizer sul piano coronale.
- Acquisizione della maschera (GRE 3D) sul piano coronale.
- Visualizzazione dell'arrivo del mdc mediante una tecnica di fluoro-RM (multiple immagini a bassa risoluzione spaziale, eseguite a livello dell'aorta discendente toracica, che permettono di visualizzare in tempo reale l'arrivo del mdc).
- Acquisizione della sequenza postcontrastografica (GRE 3D identica alla maschera) nel momento in cui si visualizza l'arco aortico.
- Facoltativamente si può eseguire la sottrazione della sequenza post-contrastografica dalla maschera.

  Nella Tabella 12.10 sono riportati i parametri relativi alla tecnica utilizzata.

12.4 Occlusione arteriosa acuta

Quadro clinico e diagnosi

L'occlusione arteriosa acuta riconosce due eziologie primarie: embolia e trombosi in situ (Tabella 12.11, Figg. 12.11, 12.12).

Gli emboli arteriosi originano prevalentemente a livello cardiaco, dall'aorta e dai grossi vasi. La comparsa di embolie distali fa seguito talora anche a focolai aterosclerotici in sede prossimale, o alla presenza di aneurismi dell'aorta e dei grossi vasi. Gli emboli arteriosi tendono ad arrestarsi nei punti di biforcazione, ove il calibro del vaso è minore.

La trombosi arteriosa acuta in situ colpisce di solito vasi aterosclerotici all'altezza di una stenosi o di un aneurisma, nonché by-pass arteriosi; anche eventi traumatici a

Tabella 12.11 Cause di occlusione arteriosa acuta

Cause di occlusione arteriosa acuta
Embolia
Trombosi acuta
Spasmo arterioso
Compressione intrinseca
Aneurisma dissecante

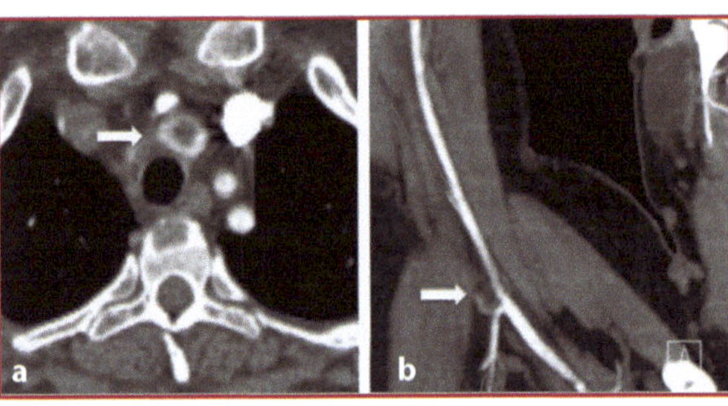

Fig. 12.11 **a** Paziente con trombo dell'arteria anonima fino alla succlavia destra (*freccia*); **b** formazione trombotica a livello dell'arteria circonflessa dell'omero (*freccia*)

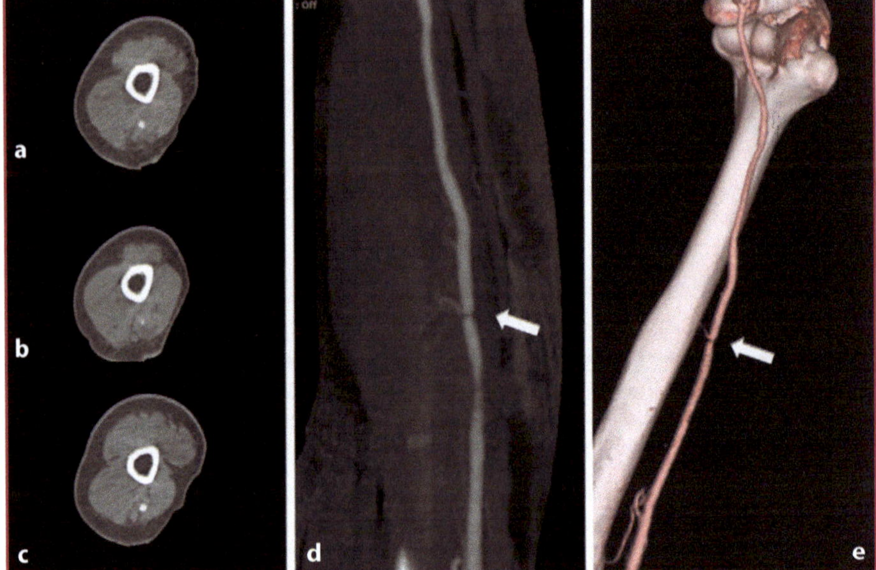

Fig. 12.12 Paziente con dissezione dell'arteria omerale nel terzo medio, postcateterismo arterioso che ha causato occlusione arteriosa acuta: piano assiale a monte della dissezione (**a**), a livello (**b**) e a valle (**c**) di essa. Ricostruzioni *Maximum Intensity Projection* (MIP) (**d**) e VR (**e**) sul piano coronale: le *frecce* indicano la dissezione

carico di un vaso arterioso danno luogo talora alla formazione acuta di un trombo endoarterioso.

Imaging e refertazione

L'angio-TC si configura metodica di elezione nell'imaging dell'occlusione arteriosa acuta, data la sua capacità di acquisire grandi volumi in un breve lasso di tempo, fornendo inoltre una mappatura vascolare necessaria ad un adeguato planning terapeutico. L'analisi delle immagini dovrà concentrarsi sulla localizzazione dell'occlusione arteriosa, sulla capacità del vaso a monte e sulla completa o incompleta presenza di flusso sanguigno nel territorio vascolare a valle.

Trattamento

Chirurgico o endovascolare.

12.5 Malattia di Raynaud

Due condizioni patologiche ad andamento cronico sono da considerare malattie ischemizzanti degli arti superiori (Tabelle 12.12-12.15):

- la prima, su base prettamente funzionale, è la malattia di Raynaud;
- la seconda, su base organica, è sostenuta da meccanismi compressivi di diversa natura ed è definibile fenomeno di Raynaud secondario, che rientra nella sindrome neuro-vascolare dell'arto superiore o sindrome dell'egresso toracico.

Quadro clinico e diagnosi

La malattia di Raynaud (Tabelle 12.12, 12.13, Fig. 12.13) è una microangiopatia funzionale, con disturbi circolatori interessanti parti simmetriche delle mani e, meno fre-

Tabella 12.12 Sintomatologia della sindrome di Raynaud

Sintomatologia:
Spasmi arteriolari
Pallore cereo
Fase pre-sincopale (estremità fredde e con sensazione di dito morto)
Fase asfittica (i capillari si dilatano ed il colore delle dita da pallido diventa cianotico con aggravamento ulteriore dell'ipossia dei tessuti)

Tabella 12.13 Prova di Adson

Consiste nel far compiere al paziente un'inspirazione profonda e contemporaneamente la rotazione forzata del capo verso il lato in esame. Se la manovra è positiva si riduce o scompare il polso arterioso radiale, il che deve far sospettare la presenza di una sindrome dello scaleno anteriore e/o di una costa cervicale

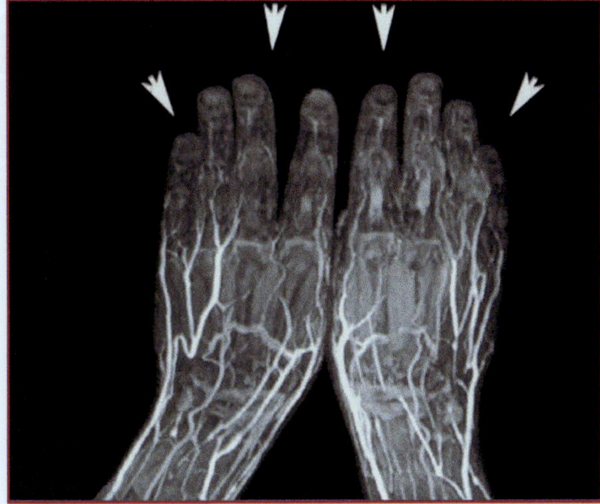

Fig. 12.13 Paziente con malattia di Raynaud. All'esame con risonanza magnetica il circolo di mano non appare visualizzabile in entrambi gli arti (*punte di freccia*)

quentemente, dei piedi, provocati da spasmi delle arteriole, con un quadro clinico caratterizzato da pallore (fase sincopale), cianosi (fase asfittica) e iperidrosi, con possibile successiva evoluzione verso disturbi trofici, fino alle ulcerazioni e alle gangrene parcellari (necrosi). La malattia di Raynaud consiste, quindi, in alterazioni funzionali a carico del microcircolo, in genere delle dita delle mani, che tipicamente si manifesta con la seguente sequenza: pallore, cianosi, iperemia. Questa sequenza viene definita fenomeno di Raynaud. L'eziologia ancor oggi non è nota; tra i fattori patogenetici delle crisi vasomotorie hanno certamente importanza il freddo, gli stimoli emotivi e lo status ormonale.

Imaging e refertazione

Dato il piccolo calibro dei vasi interessati dalla patologia l'imaging della malattia di Raynaud è limitato prevalentemente ad escludere che il sintomo derivi da un interessamento dei grossi vasi a monte. La RM con sequenze angiografiche e GRE 3D può tuttavia documentare una ridotta vascolarizzazione periferica.

Trattamento

Prevalentemente medico.

12.6 Sindrome dell'egresso toracico superiore

Si tratta di una sindrome determinata dalla *compressione* di varia natura del *plesso brachiale,* dell'*arteria succlavia* e, raramente, anche della *vena anonima* (Tabelle 12.14, 12.15, Fig. 12.14).

Quadro clinico e diagnosi

Questa sindrome è determinata dalla compressione, spontanea o secondaria a manovre provocative, del fascio vascolo-nervoso dell'arto superiore nello spazio compreso tra la clavicola e la prima costa (plesso brachiale, arteria succlavia, vena succlavia).

Tabella 12.14 Sindrome dell'egresso toracico. Eziologia

Compressioni scheletriche
• Costa cervicale • Megapofisi trasversa C7 • Patologia (fratture, esostosi) della clavicola • Patologia della I costa
Compressioni muscolari
• Scaleno anteriore e medio • M. piccolo pettorale e lig. costo-coracoide • Membrana costo-clavicolare • M. succlavio
Compressioni di altro tipo
• Spalle "cascanti" • Traumi

Tabella 12.15 Sindrome dell'egresso toracico. Sintomatologia

Disturbi nervosi (i sintomi si esacerbano in rapporto a determinati atteggiamenti del capo e della spalla)	Disturbi vascolari
Ipoestesia	Fenomeno di Raynaud
Dolore	Pesantezza dell'arto
Ipotrofia muscolare da compressione nervosa	Turgore delle vene superficiali
Parestesie	Cianosi
	Edema

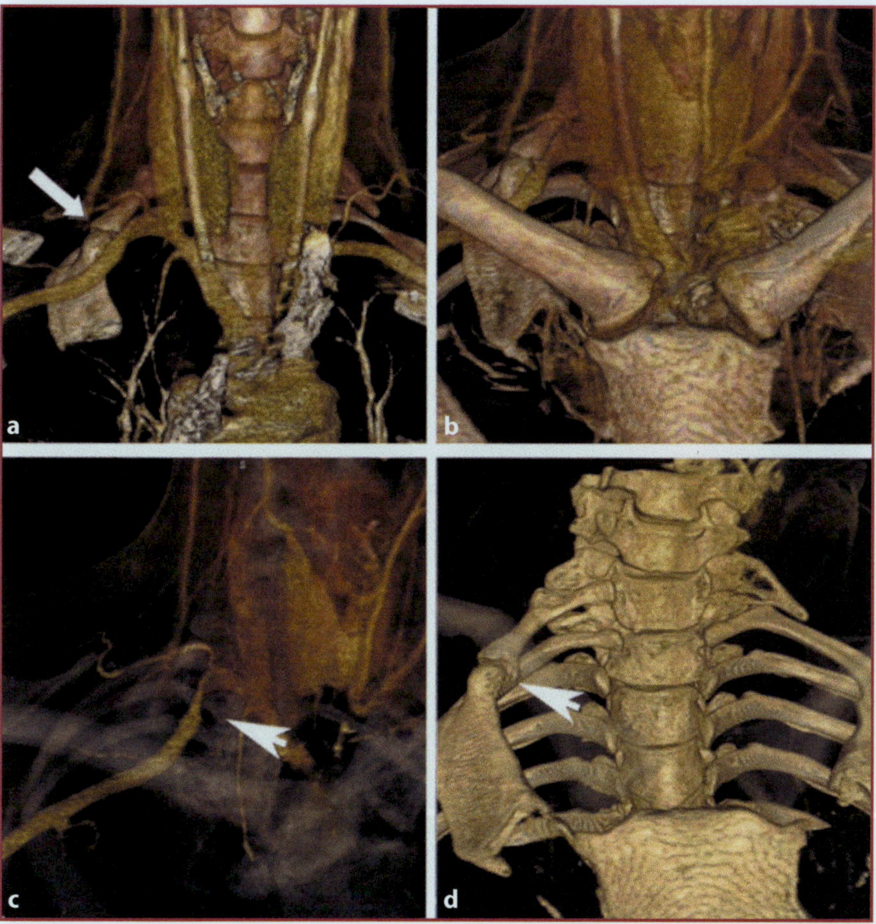

Fig. 12.14 a, b Paziente con compressione all'origine dell'arteria succlavia di destra causata dalla fusione tra una mega-apofisi trasversa della VII costa cervicale destra e l'arco posteriore della I costa (*freccia*). **c** Particolare delle strutture vascolari (*punta di freccia*). **d** Particolare delle strutture scheletriche (*punta di freccia*)

Rispetto alle altre strutture la vena succlavia è interessata più raramente; quando la compressione interessa principalmente la vena, la sintomatologia è generalmente rappresentata da gonfiori transitori e turgore delle vene del braccio e della mano; l'ostacolato transito venoso determina un rallentamento del flusso, che può condurre, in pazienti predisposti, al verificarsi di fenomeni trombotici a livello del sistema profondo.

Le cause più comuni della sindrome sono costituite da: ipertrofia del muscolo scaleno medio a livello dell'inserzione clavicolare; coste soprannumerarie o setti fibrosi tra la prima costa e la clavicola; ipertrofia del muscolo piccolo pettorale; anomalie anatomiche nel decorso o nella morfologia della prima costa o della clavicola.

Imaging e refertazione

La diagnosi è per lo più clinica, ma l'esame angiografico con RM o TC è necessario per valutare la localizzazione e l'estensione della compressione, il distretto o i distretti maggiormante interessati (venoso, nervoso o una comobinazione di essi) e la causa della compressione stessa.

Trattamento

Chirurgico.

12.7 Fistole artero-venose dialitiche

Quadro clinico e diagnosi

I soggetti nefropatici cronici, sottoposti alla terapia di emodialisi extracorporea, necessitano di un accesso vascolare adeguato, duraturo e non traumatico, per l'esecuzione di un efficace trattamento.

Per questo motivo bisogna disporre di un vaso che abbia un'alta portata e un'alta pressione, da cui poter agevolmente prelevare il sangue, e di un vaso di grosso calibro, elevata portata e bassa pressione, per il ritorno al paziente di sangue già dializzato.

A tal proposito la fistola artero-venosa proposta da Cimino e Brescia rimane a tutt'oggi l'accesso permanente di prima scelta; essa può essere confezionata a livello del polso (fistola distale) o a livello della faccia anteriore del gomito (fistola prossimale) tra arteria radiale e vena cefalica.

La tecnica chirurgica consiste nell'anastomosi di un vaso arterioso donatore e un vaso venoso adiacente e può essere eseguita secondo diverse modalità: latero-laterale, latero-terminale, termino-terminale (Tabella 12.16, Figg. 12.15-12.16).

Le complicanze dell'accesso vascolare permanente consistono principalmente in:

- trombosi;
- infezioni;
- ischemia;
- aneurismi e pseudoaneurismi.

La bassa sopravvivenza delle fistole endogene è da ricollegarsi principalmente alla

Tabella 12.16 Fistole dialitiche

Tipo di fistola	Descrizione
Latero (arteria) - laterale (vena)	È il tipo tecnicamente più agevole; vena ed arteria sono affiancate longitudinalmente
Latero (arteria) - terminale (vena)	Il vaso venoso viene connesso lungo il diametro trasversale all'arteria tramite arteriotomia longitudinale
Termino (arteria) - terminale (vena)	I due vasi si affrontano secondo il diametro trasversale del loro lume

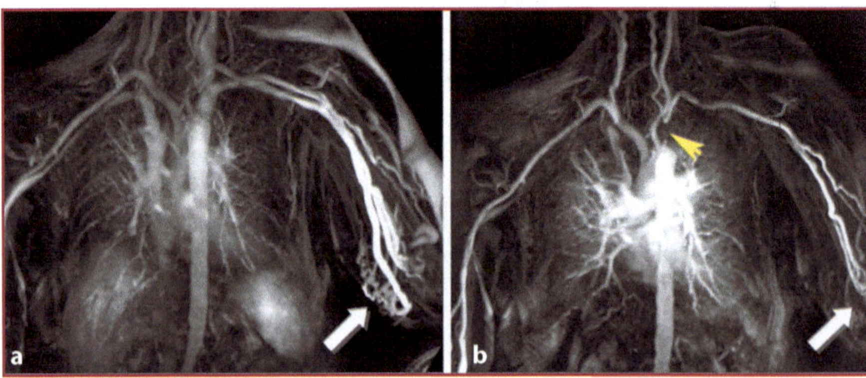

Fig. 12.15 a Paziente con fistola artero-venosa brachiale da emodialisi, con flusso ben evidente soltanto nella fase venosa di circolo (*frecce*). **b** Nella fase arteriosa di circolo è evidente l'ostruzione all'origine dell'arteria succlavia di sinistra (*punta di freccia gialla*), che determina furto del flusso vertebrale per shunt retrogrado. Si noti come nella fase arteriosa di circolo la fistola sia ipoperfusa per riduzione dell'afflusso ematico dal distretto succlavio (*freccia bianca*)

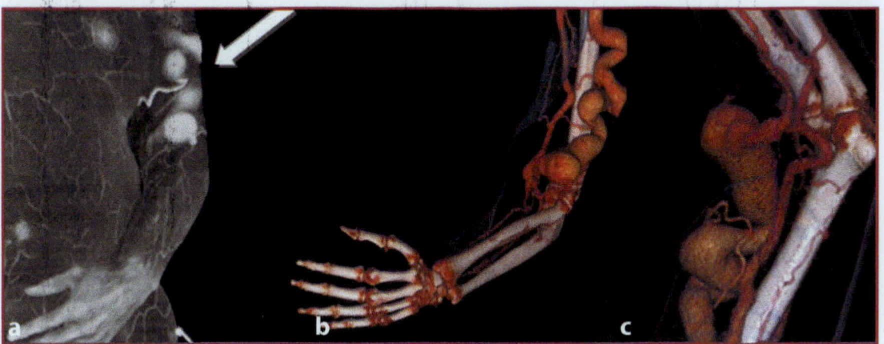

Fig. 12.16 Paziente con fistola dialitica latero-laterale prossimale (*freccia*) normofunzionante; ricostruzioni MIP (**a**) e VR (**b, c**)

precoce chiusura, di solito entro il primo mese dall'intervento; nessuna differenza di sopravvivenza è stata osservata tra le fistole distali e quelle prossimali.

Imaging e refertazione

L'imaging viene comunemente utilizzato, nella pratica clinica, per la valutazione delle fistole nei pazienti dializzati, al fine di valutarne la funzionalità e prevenirne l'eventuale insufficienza.

12.8 Aneurismi

Quadro clinico e diagnosi

L'aneurisma è una dilatazione patologica circoscritta a carico della parete di un vaso (Tabella 12.17, Fig.12.17); se l'aneurisma è delimitato dai componenti della parete vascolare viene chiamato *vero aneurisma.* Un falso aneurisma (chiamato anche pseudoaneurisma) è costituito da una breccia nella parete vascolare, che determina la formazione di un ematoma extravascolare che comunica liberamente con la cavità luminale.

A scopo descrittivo, gli aneurismi possono essere classificati secondo l'aspetto macroscopico. Gli aneurismi *sacciformi* sono essenzialmente sferici (poiché interessano solo una porzione della parete del vaso) e possono essere parzialmente o totalmente riempiti da un trombo, mentre i *fusiformi* interessano un lungo segmento del vaso.

Meno frequenti degli aneurismi delle arterie degli arti inferiori, sono in genere dovuti ad *eventi traumatici;* più raramente hanno eziologia aterosclerotica o micotica.

Imaging e refertazione

Un ritardo lievemente superiore alla norma (3-4 s) può migliorare la qualità delle immagini acquisite, soprattutto nei casi di aneurismi voluminosi in cui il flusso risulta particolarmente turbolento.

Tabella 12.17 Cause principali di aneurisma

Arteria succlavia	Tratto pre-scalenico	Aterosclerotici Micotici
	Porzione distale	Post-stenotici (presenza costa cervicale o altra azione compressiva sull'arteria) Secondari a traumi penetranti
Arteria ascellare		Post-traumatici (Uso abituale di grucce)
Arteria radiale e ulnare (e della mano)		Secondari a traumi ripetuti da strumenti di lavoro

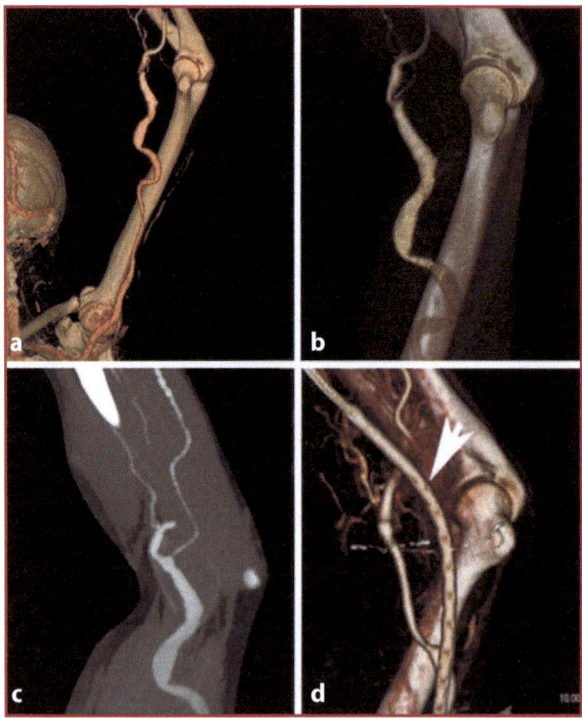

Fig. 12.17 Paziente con aneurisma dell'arteria omerale. Ricostruzioni VR (**a, b**) e MIP (**c**). Successivamente il paziente è stato trattato mediante posizionamento di by-pass omero-omerale (**d**)

Eseguire una fase vascolare più tardiva nel caso in cui non si abbia un'opacizzazione completa dell'aneurisma a causa del flusso turbolento.

Può essere utile programmare una seconda acquisizione delle immagini in caso di rallentamento significativo del flusso. Sarà necessario descrivere sede, estensione, dimensioni e morfologia dell'aneurisma specificando l'eventuale coinvolgimento di altri vasi, la presenza di un'eventuale apposizione trombotica (concentrica/eccentrica), riportare i diametri dei vasi a monte e a valle dell'aneurisma (colletto).

Trattamento

Chirurgico o endovascolare.

12.9 Sindrome del furto della succlavia

Quadro clinico e diagnosi

Si tratta di una particolare situazione emodinamica in cui si viene a trovare il circolo epiaortico nel caso di una stenosi prevertebrale dell'arteria succlavia (Figg. 12.18-12.20, Tabella 12.18); la causa è normalmente l'aterosclerosi.

La succlavia di sinistra è coinvolta con frequenza tre volte maggiore della controlaterale; le lesioni interessano soprattutto il tratto iniziale del vaso; nella maggior parte dei casi questa sindrome si presenta in maniera asintomatica.

Quando entrambe le vertebrali sono pervie e una succlavia è ostruita (per esempio la sinistra) nel suo tratto prossimale, il flusso ematico scorre dalla succlavia controlaterale (destra), che è normalmente canalizzata, nella vertebrale dello stesso lato (destro) diretto, come normalmente avviene, in senso centrifugo.

Dato che il torrente ematico scorre per gradienti di pressione, a livello del poligono di Willis il flusso si inverte per tornare indietro verso la vertebrale a bassa pressione

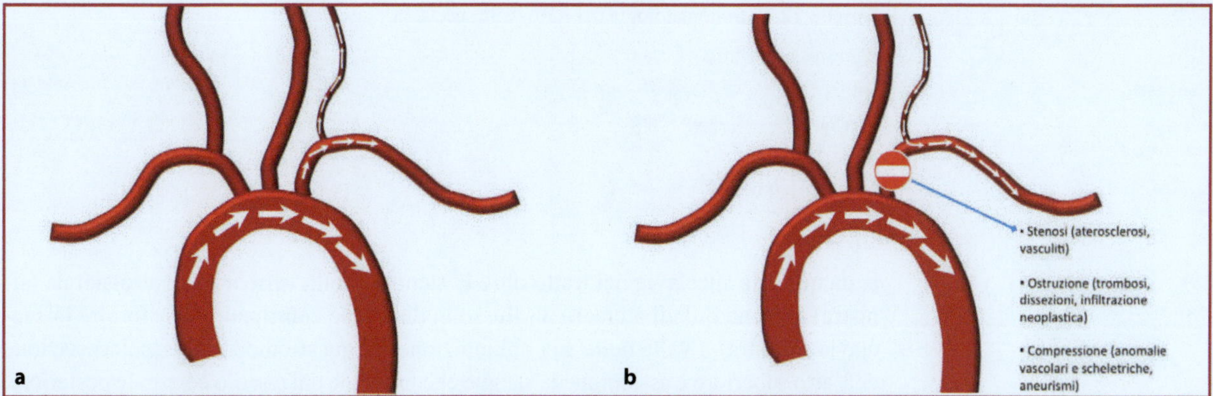

Fig. 12.18 a Direzione normale di flusso nella succlavia e nell'arteria vertebrale; **b** alterazioni da furto della succlavia

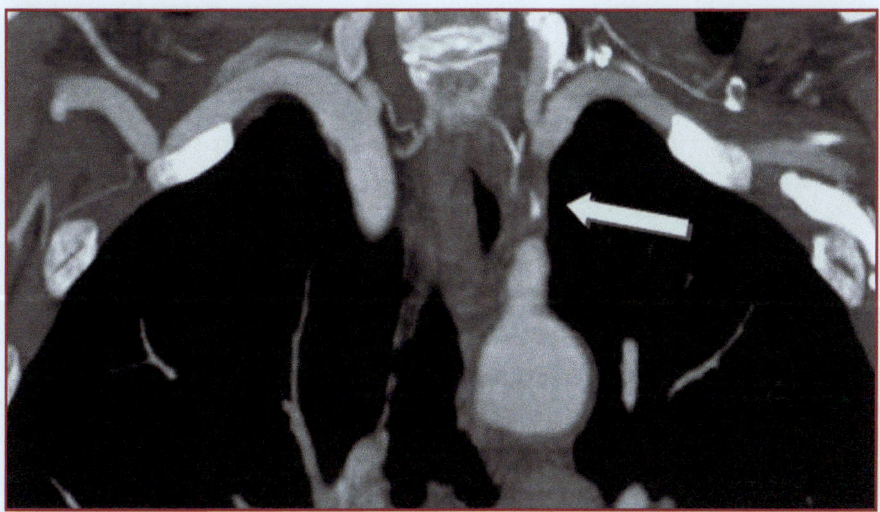

Fig. 12.19 Paziente con ostruzione dell'arteria succlavia sinistra a monte dell'origine della vertebrale omolaterale (*freccia*)

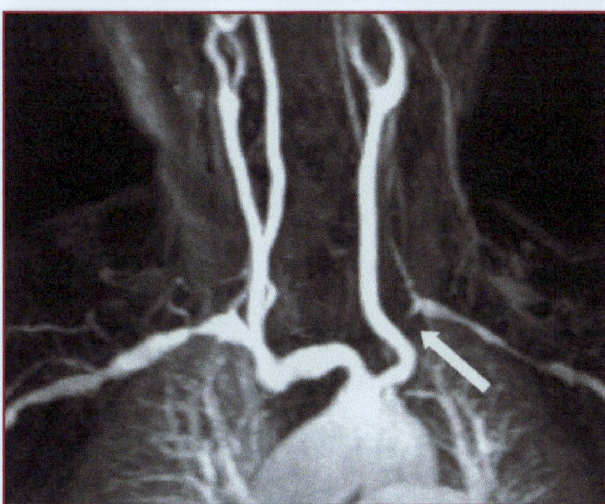

Fig. 12.20 Paziente con occlusione dell'arteria succlavia sinistra, che coinvolge a monte l'origine dell'arteria vertebrale (*freccia*). Concomitano riduzioni di calibro diffuse, come da condizione vasculitica

Tabella 12.18 Sintomatologia del furto della succlavia

Sintomatologia del furto della succlavia
Parestesie dell'arto
TIA
Vertigini
Lipotimia
Disturbi del visus

e, da qui, alla succlavia nel tratto oltre la stenosi. Nella vertebrale controlaterale (sinistra) si viene quindi a creare un flusso in direzione centripeta, per rifornire la succlavia (sinistra) a valle della sua obliterazione. In questo modo la vascolarizzazione dell'arto superiore è assicurata da sangue che proviene dal circolo cerebrale posteriore. Tale fenomeno prende il nome di furto della succlavia.

La sintomatologia relativa a tale furto potrà essere scatenata da un impegno muscolare dell'arto interessato dalla stenosi (che comporta un volume di furto maggiore per sopperire all'impegno iperemico della succlavia che deve fornire i muscoli del braccio), o nel caso dell'assenza di un valido circolo collaterale.

Imaging e refertazione

L'esame TC/RM dovrà contenere il territorio vascolare compreso tra l'origine dei vasi epiaortici (arco aoritico) e il poligono di Willis. Dovrà poi essere specificato il grado e la lunghezza della stenosi dell'arteria succlavia, controllando anche l'eventuale presenza di lesioni aterosclerotiche sull'arteria vertebrale omolaterale.

Trattamento

Chirurgico o endovascolare.

12.10 Aterosclerosi

Quadro clinico e diagnosi

La patologia occlusiva aterosclerotica (per gli aspetti eziologici vedi Tabella 12.19) non è comune nell'arto superiore.

Le lesioni aterosclerotiche si caratterizzano, dal punto di vista morfologico, per essere per lo più eccentriche e irregolari; presentano frequentemente ulcerazioni.

La più comune localizzazione nell'arto superiore riguarda l'arteria brachicefalica e l'arteria succlavia; ma l'aterosclerosi può anche causare ostruzione di piccoli vasi.

Imaging e refertazione

Il ruolo dell'imaging è identificare la localizzazione, l'estensione e il grado di stenosi, descrivendo anche la morfologia della lesione aterosclerotica (regolare, ulcerata, calcifica) ed elencando eventuali altre lesioni associate.

Trattamento

Medico, endovascolare o chirurgico.

Tabella 12.19 Fattori di rischio per aterosclerosi

Fattori di rischio per aterosclerosi
Età
Sesso maschile
Fumo
Diabete mellito
Ipercolesterolemia
Ipertensione

Arti inferiori 13

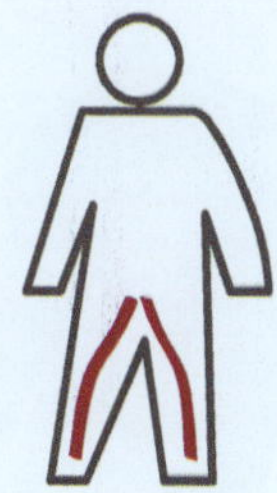

Beatrice Cavallo Marincola, Giulia Brachetti, Carlo Catalano

Tra le molteplici cause di arteriopatia periferica, la patologia in assoluto più frequente è quella aterosclerotica. Alterazioni steno-ostruttive del circolo arterioso periferico si riscontrano spesso in pazienti adulti con patologia diabetica, sindrome metabolica o in stadi avanzati di nefropatia cronica, ma anche in soggetti più giovani con vasculiti o sindromi paraneoplastiche. Le attuali tecniche di imaging del circolo arterioso periferico – angiografia con tomografia computerizzata (angio-TC) e angiografia con risonanza magnetica (angio-RM) – consentono non solo una valutazione dei vasi arteriosi di grande e medio calibro, ma anche una dettagliata visualizzazione dei piccoli vasi più distali di gamba e piede, sostituendosi ormai completamente all'angiografia convenzionale (Fig. 13.1).

13.1 Anatomia e varianti anatomiche

Per l'anatomia del circolo arterioso periferico si vedano le seguenti figure e tabelle:

- circolo iliaco-femorale (Figg. 13.2, 13.3; Tabelle 13.1, 13.2);

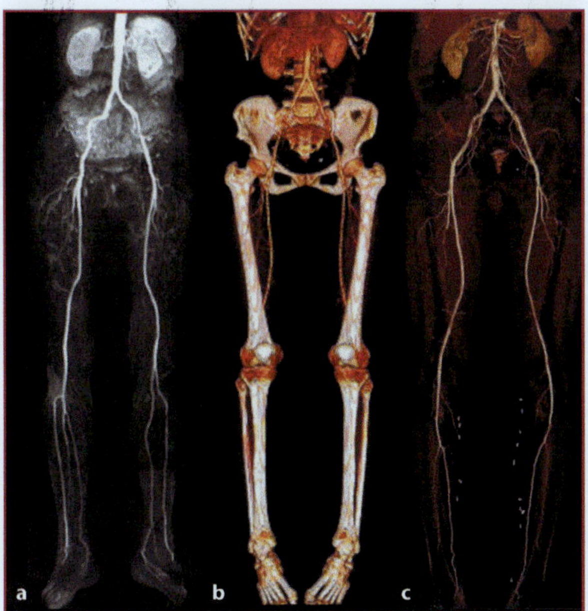

Fig. 13.1 Studio del circolo periferico. **a** Angio-RM. **b** Angio-TC. **c** Angio-TC con rimozione dell'osso

C. Catalano, M. Anzidei, A. Napoli, *Imaging Cardiovascolare TC e RM*,

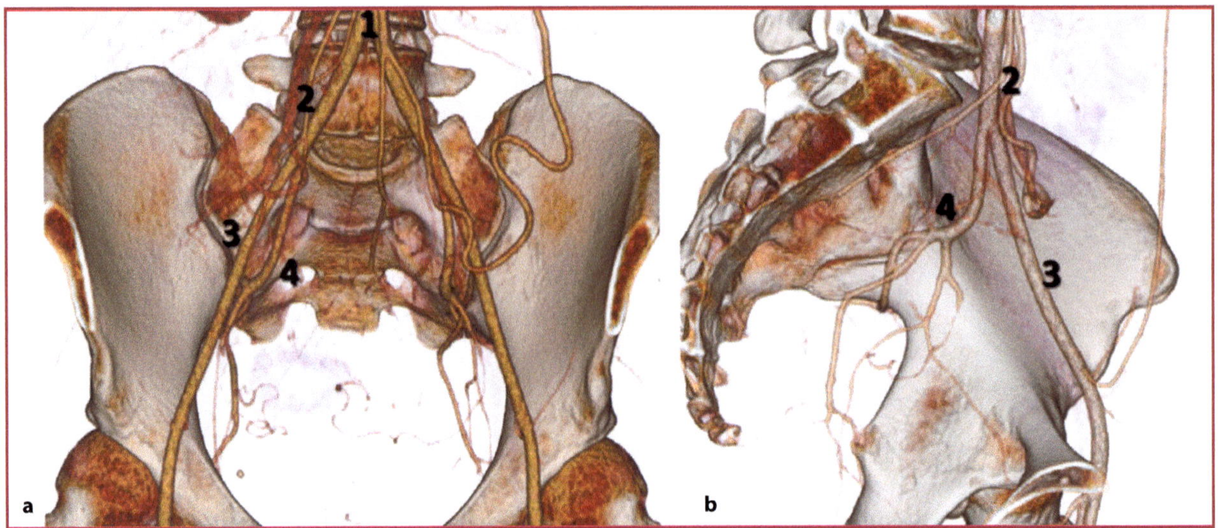

Fig. 13.2 Anatomia del circolo iliaco-femorale. **a** Piano coronale. **b** Piano sagittale. *1* aorta addominale; *2* arteria iliaca comune; *3* arteria iliaca esterna; *4* arteria iliaca interna

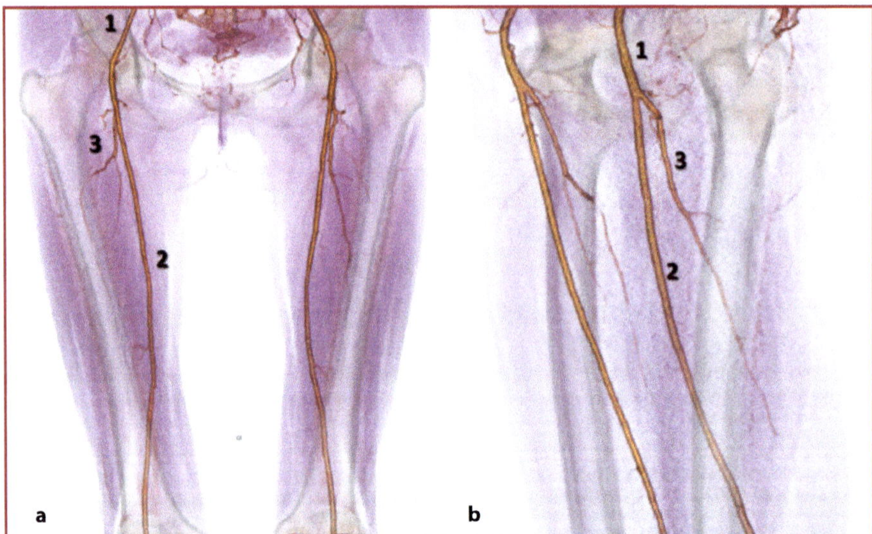

Fig. 13.3 Anatomia del circolo femorale. **a** Piano coronale. **b** Piano sagittale obliquo. *1* arteria femorale comune; *2* arteria femorale superficiale; *3* arteria femorale profonda

- arteria poplitea e circolo di gamba (Figg. 13.4, 13.5; Tabella 13.3);
- circolo arterioso di piede (Fig. 13.6, Tabella 13.4).

Le anomalie congenite del circolo periferico sono decisamente più rare rispetto a quelle che comunemente si ritrovano nello studio dei vasi epiaortici o dei vasi splancnici. Tra esse le più frequenti sono rappresentate dalla biforcazione precoce dell'arteria femorale comune o superficiale (Fig. 13.7) e dall'origine alta dell'arteria tibiale anteriore in sede poplitea (Fig. 13.8).

Una rarissima anomalia congenita (incidenza 0,025-0,04%) è rappresentata dalla "persistenza dell'arteria sciatica", arteria che rappresenta la continuazione dell'iliaca

Tabella 13.1 Arterie iliache e rami collaterali

Comune		
Esterna	Arteria epigastrica inferiore	Arteria cremasterica (arteria spermatica esterna)
	Arteria iliaca circonflessa profonda	
Interna	Ramo anteriore	Arteria vescicale superiore, media, inferiore
		Arteria emorroidaria media
		Arteria otturatoria
		Arteria pudenda interna
		Arteria glutea inferiore
		Arteria uterina
		Arteria vaginale
	Ramo posteriore	Arteria ileo-lombare
		Arteria sacrale laterale
		Arteria glutea superiore

Tabella 13.2 Arterie femorali e rami collaterali

Comune	Arteria epigastrica superficiale
	Arteria iliaca circonflessa superficiale
	Arteria pudenda esterna superficiale
	Arteria pudenda esterna profonda
Profonda	Arteria circonflessa laterale del femore
	Arteria circonflessa mediale del femore
	Rami perforanti (in genere 4)
	Rami muscolari (muscoli sartorio, vasto mediale e adduttori)
Superficiale	Arteria genicolata superficiale

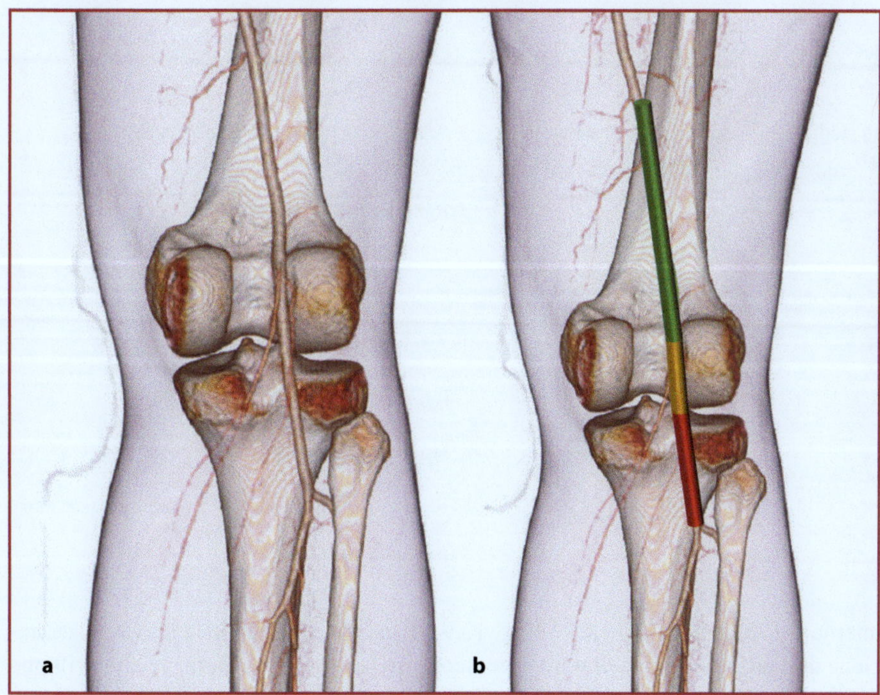

Fig. 13.4 a Anatomia dell'arteria poplitea. **b** Sono evidenziati in colori diversi i segmenti dell'arteria: *verde* tratto sovrarticolare; *giallo* tratto articolare; *rosso* tratto sottoarticolare

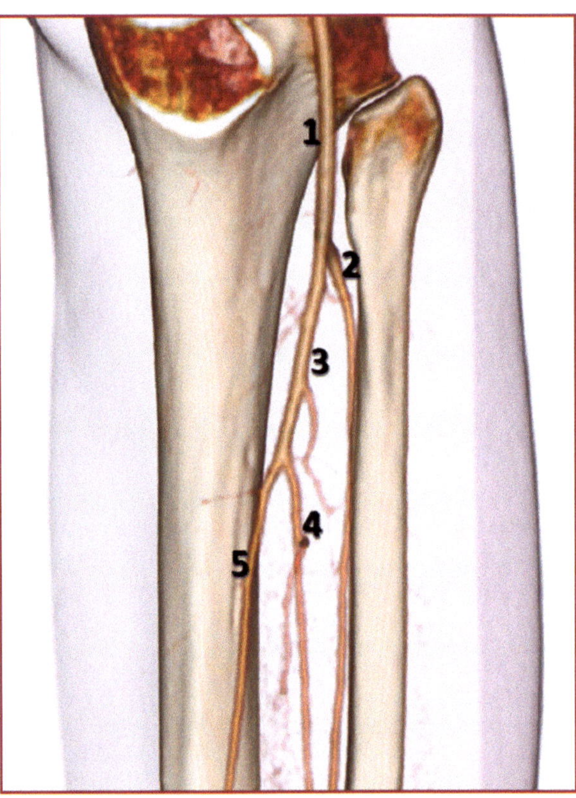

Fig. 13.5 Anatomia del circolo di gamba. *1* arteria poplitea; *2* arteria tibiale anteriore; *3* tronco tibio-peroniero; *4* arteria interossea; *5* arteria tibiale posteriore

Tabella 13.3 Circolo arterioso di gamba e rami collaterali

Arteria poplitea	Arteria genicolata superiore mediale	Tronco tibio-peroniero	
	Arteria genicolata superiore laterale		
	Arteria genicolata media	Arteria tibiale posteriore	Arteria malleolare posteriore mediale
	Arteria genicolata inferiore mediale		Arteria calcaneale mediale
	Arteria genicolata inferiore laterale		Rami muscolari
	Arterie surali		Rami comunicanti
Arteria tibiale anteriore	Arteria ricorrente tibiale posteriore	Rami nutritizi per la tibia	
	Arteria circonflessa fibulare	Arteria interossea (peronea)	Arteria calcaneare laterale
	Arteria ricorrente tibiale anteriore		Rami nutritizi per la fibula
	Arteria malleolare anteriore mediale		Rami perforanti per la membrana interossea
	Arteria malleolare anteriore laterale		Rami comunicanti per l'arteria tibiale posteriore
	Rami muscolari		Rami muscolari

interna e dà origine alla poplitea (Fig. 13.9). Il vaso, responsabile della vascolarizzazione dell'arto inferiore nell'embrione, scompare contemporaneamente allo sviluppo dell'arteria iliaca esterna. Questo tipo di anomalia è generalmente un reperto accidentale, sebbene possa essere sintomatica a seguito di fenomeni emboligeni che si manifestano nel caso di aneurismi coesistenti.

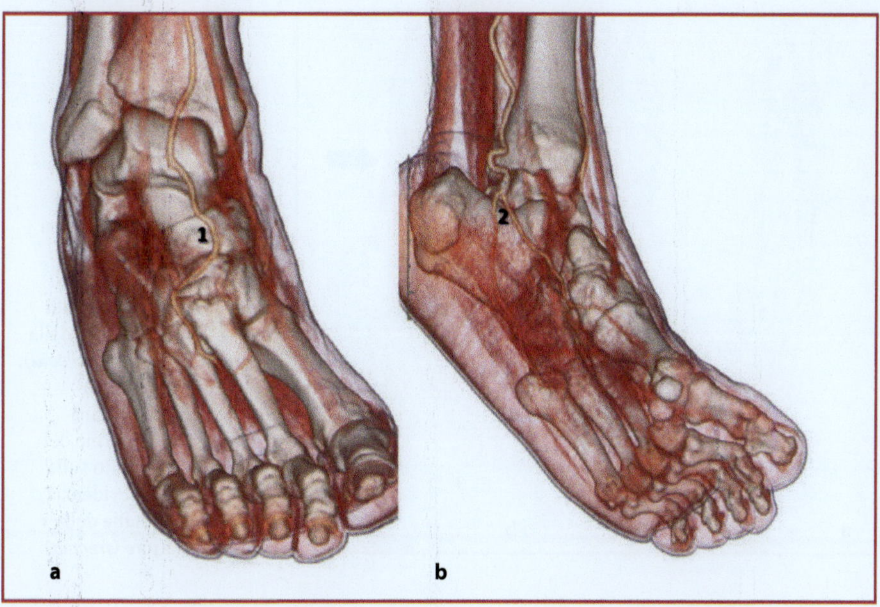

Fig. 13.6 Anatomia del circolo dorsale (a) e plantare (b). *1* circolo dorsale; *2* circolo plantare

Tabella 13.4 Circolo arterioso di piede e rami collaterali

Arteria tibiale anteriore	Circolo dorsale	Arterie tarsali mediale e laterale
		Arteria arcuata
		Arterie metatarsali dorsali
		Arteria plantare profonda
		Arterie digitali dorsali
Arteria tibiale posteriore	Circolo plantare mediale e laterale	Arterie plantari metatarsali
		Rami digitali
		Rami perforanti

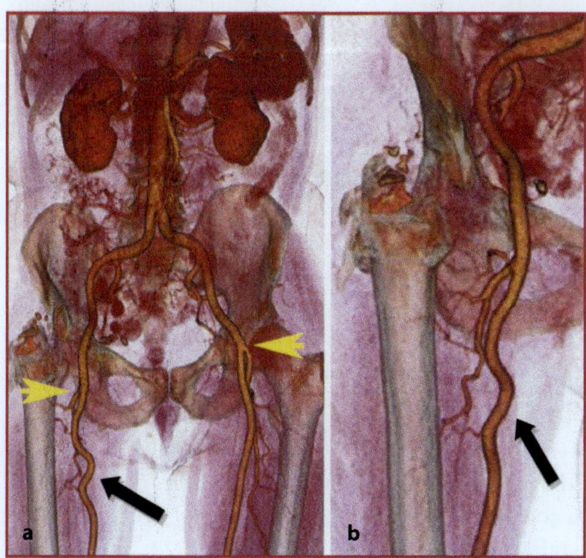

Fig. 13.7 a Biforcazione precoce dell'arteria femorale comune sinistra rispetto alla controlaterale (*punte di freccia*). b Un dettaglio a livello del tratto prossimale dell'arteria femorale superficiale destra mostra inoltre un decorso tortuoso del vaso (*freccia*)

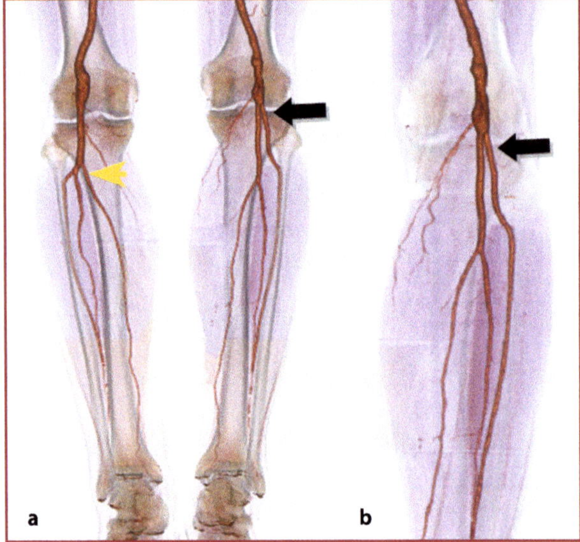

Fig. 13.8 **a** Nello stesso paziente si osservano una triforcazione dell'arteria poplitea destra (*punta di freccia*) e un'origine alta della tibiale anteriore dalla poplitea articolare (*freccia*); entrambe le poplitee mostrano, inoltre, una dilatazione fusiforme del lume. **b** Il dettaglio sulla gamba sinistra evidenzia meglio l'anomalia della tibiale anteriore (*freccia*)

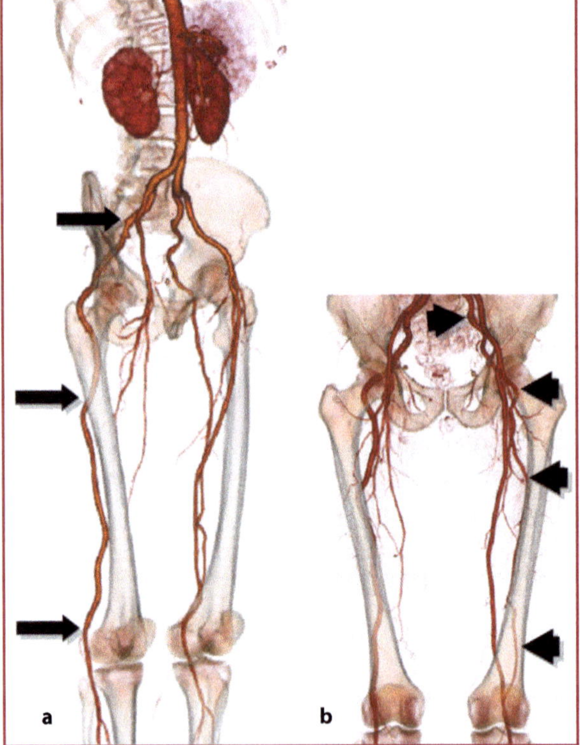

Fig. 13.9 Persistenza dell'arteria sciatica. **a** Si osserva persistenza completa dell'arteria sciatica (*frecce*), che si presenta come continuazione dell'iliaca interna, decorre posteriormente in sede glutea e retrofemorale e dà origine alla poplitea e al circolo distale di gamba. Le arterie femorali superficiale e profonda terminano a livello del terzo medio di coscia. **b** Si osserva una condizione di persistenza incompleta, in cui l'arteria sciatica prosegue fino in sede femorale distale (*punte di freccia*) senza tuttavia dare origine alla poplitea; quest'ultima, infatti, origina regolarmente dalla femorale superficiale

13.2 Tecnica di studio TC

Preparazione del paziente

- Paziente supino, con gli arti inferiori rivolti verso il gantry (*supine, feet first*).
- Arti inferiori vicini tra loro con i piedi lievemente intraruotati.
- Accesso venoso periferico (almeno 18 G).

- Rimuovere qualsiasi materiale metallico presente nella regione di studio (addome-arti inferiori).

Acquisizione delle immagini

- Acquisizione del topogram sul piano coronale e posizionamento del volume di scansione (dal diaframma ai piedi; circa 130 cm di estensione) (Fig. 13.10).
- Posizionamento della regione di interesse (RoI) a livello dell'aorta addominale sovrarenale evitando eventuali calcificazioni parietali (nel caso in cui si utilizzi il sistema di calcolo del ritardo con bolus tracking) e inizio della scansione a un valore di attenuazione pari a circa 150-200 HU. In presenza di un aneurisma aortico è consigliabile posizionare la RoI al suo interno, al fine di ottenere un'opacizzazione ottimale dell'aneurisma e di evitare un'acquisizione troppo veloce rispetto alla velocità di circolo del mezzo di contrasto (mdc) nel tratto aneurismatico, a livello del quale la turbolenza di flusso può rallentare considerevolmente la velocità e determinare la diluizione del mdc.
- Acquisizione delle immagini in direzione cranio-caudale.

Nello studio del circolo periferico è fondamentale avere (Tabelle 13.5, 13.6):

- flussi di iniezione veloci (almeno 4 mL/s), se si utilizzano tomografi di ultima generazione (64 strati, 128 strati, dual source);
- mdc ad alta concentrazione di iodio (370-400 mgI/mL);
- tempi di scansione non troppo lenti né troppo rapidi (circa 38-40 s).

La durata della scansione è fondamentale al fine di ottenere un'opacizzazione ottimale delle strutture arteriose, in particolare a livello della gamba e del piede dove le arterie hanno un calibro molto ridotto e possono risultare difficili da valutare in caso di patologia diffusa. Nel caso di una scansione troppo lenta, infatti, si avrà un'opaciz-

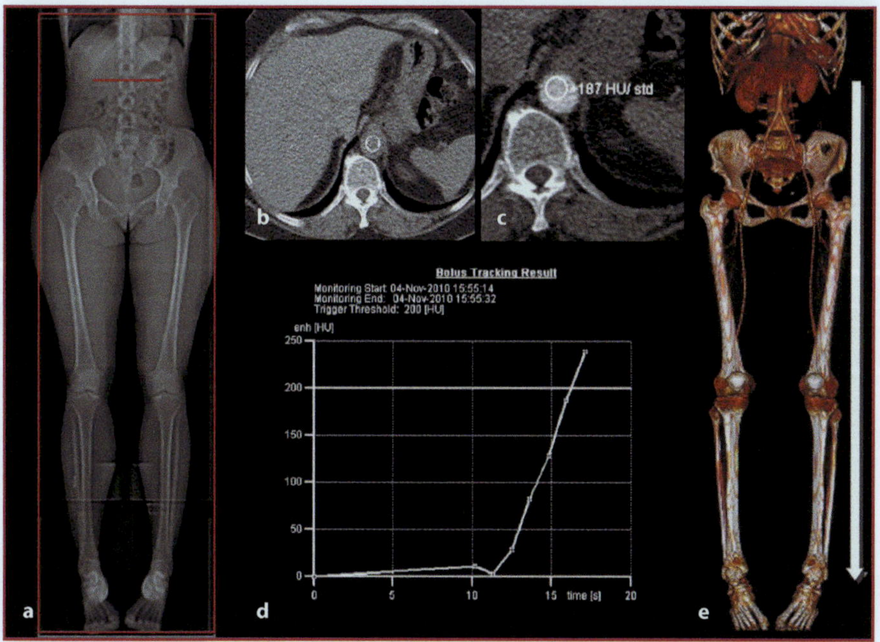

Fig. 13.10 Tecnica di studio angio-TC del circolo periferico. **a** Acquisizione del topogram sul piano coronale, posizionamento del volume di scansione (*riquadro rosso*) e del premonitoring (*linea rossa*). **b** Posizionamento della RoI. **c**, **d** Inizio della scansione a un valore di attenuazione pari a circa 150-200 HU. **e** Acquisizione delle immagini in direzione cranio-caudale

Tabella 13.5 Parametri tecnici di base utilizzati con differenti tomografi

	4 strati	16 strati	64 strati	128 strati	Dual source
kVp	120	120	120	120	120
mAs	140	160	190*	190*	190*
Collimazione	4 x 2,5	16 x 1,5	64 x 0,6	128 x 0,6	64 x 0,6 x 2
Spessore di strato (mm)	3	2	2	1	1
Recon increment (mm)	2	1	1	1	1

* Modulazione della dose.

Tabella 13.6 Strategie di somministrazione del mdc con differenti tomografi

mdc	4 strati	16 strati	64 strati	128 strati	Dual source
Concentrazione mdc (mgI/mL)	370-400	370-400	370-400	370-400	370-400
Volume mdc (mL)	125	120	115	115	115
Volume soluzione fisiologica (mL)	50	50	50	50	50
Velocità di flusso (mL/s)	2,5	3	4,5	4,5	4,5

Tutti i valori riportati sono riferiti a un soggetto con peso corporeo pari a circa 70 kg.

zazione anche delle strutture venose, che potranno risultare mal differenziabili dalle arterie di piccolo calibro; una scansione troppo rapida, invece, può determinare un'acquisizione dei dati in anticipo rispetto all'opacizzazione delle arterie, soprattutto a livello più distale (Fig. 13.11). In quest'ultimo caso può essere utile, al fine di recuperare

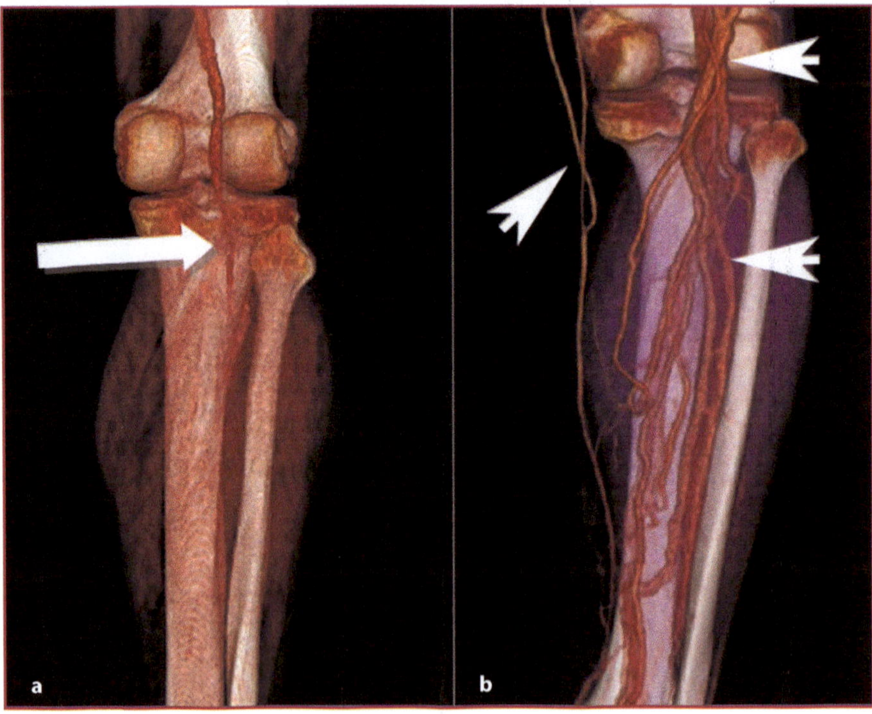

Fig. 13.11 Ricostruzione *Volume Rendering* (VR) di esame angio-TC del circolo periferico. **a** Una scansione troppo rapida può comportare il superamento del bolo di mdc e quindi una mancata opacizzazione dei vasi arteriosi distali di gamba (*freccia*) e piede; ciò si verifica soprattutto nei pazienti che, a causa di una severa arteriopatia periferica (multiple stenosi o aneurismi dell'asse iliaco-femoro-popliteo), presentano tempi di circolo periferico rallentati. **b** Viceversa, una scansione troppo lenta può comportare l'opacizzazione delle strutture venose distali di gamba (*punte di freccia*) e conseguentemente una maggiore difficoltà nella valutazione dei vasi arteriosi di gamba e piede

preziose informazioni diagnostiche, impostare una seconda scansione che inizi immediatamente al termine della prima, con direzione di acquisizione caudo-craniale, acquisendo dati adeguati anche in presenza di circolo lento e mancata opacizzazione durante la prima scansione. Questo accorgimento può essere particolarmente vantaggioso nei casi di rallentamento del circolo causato dalla presenza di una patologia aterosclerotica severa (con stenosi o aneurismi) o di protesi vascolari (ad esempio bypass). Pur prestando la massima attenzione per ottenere il timing ottimale nello studio del circolo periferico, a volte è inevitabile che l'opacizzazione risulti differente nei due arti inferiori. Ciò può accadere per la presenza di una patologia monolaterale che determina un rallentamento del circolo di un solo arto (Fig. 13.12) oppure, viceversa, per la presenza di un circolo monolaterale particolarmente rapido, come può avvenire in condizioni di iperemia e flogosi (Fig. 13.13).

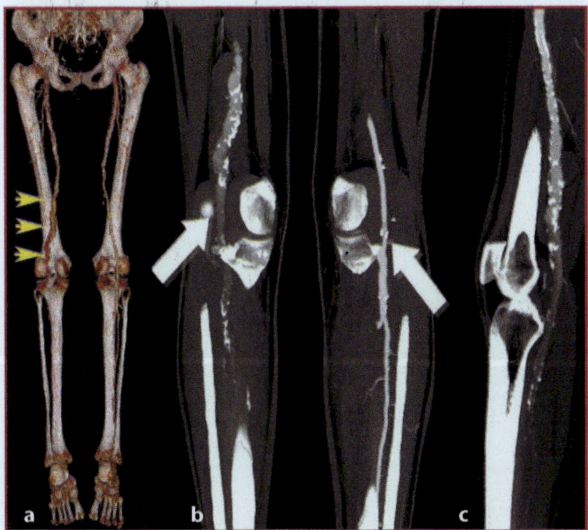

Fig. 13.12 Paziente con aneurisma dell'arteria femorale superficiale sinistra. **a** Le ricostruzioni VR dello studio angio-TC mostrano la presenza di un'asimmetria di circolo monolaterale, causata da un aneurisma del tratto distale dell'arteria femorale superficiale sinistra, esteso all'arteria poplitea (*punte di freccia*). **b** La dilatazione causa una turbolenza di flusso responsabile della perdita progressiva dell'opacizzazione del vaso in sede distale rispetto al controlaterale (*frecce*). **c** Dettaglio in MIP dell'arteria poplitea sinistra

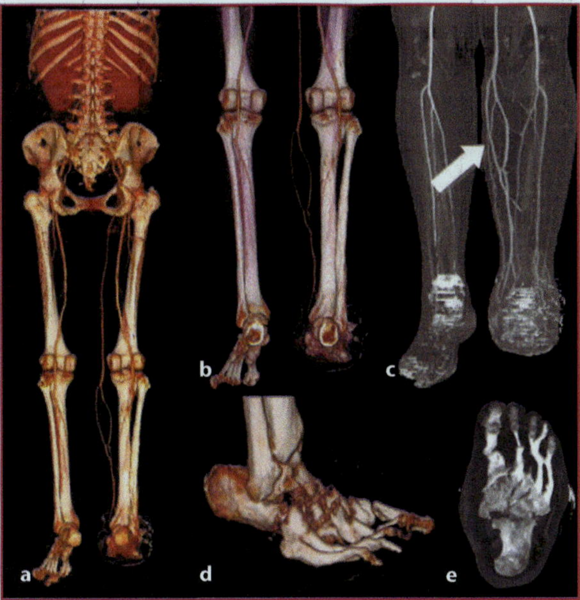

Fig. 13.13 Paziente con asimmetria di circolo monolaterale visibile sia nelle ricostruzioni VR (**a, b**) sia nelle ricostruzioni MIP (**c**). In questo caso la precoce opacizzazione venosa evidente a sinistra (*freccia*) non è dovuta a una scansione tardiva, ma a un'iperemia del circolo arterioso destro e alla dilatazione dei capillari periferici conseguente a multiple fratture ossee ed esiti di osteomielite (**d, e**)

13.3 Tecnica di studio RM

Preparazione del paziente

- Paziente supino, con gli arti inferiori rivolti verso il gantry.
- Accesso venoso periferico (20-22 G).
- Rimuovere eventuali protesi dentarie mobili o qualsiasi altro materiale metallico presente nella regione dell'addome e degli arti inferiori.
- Bobine di superficie per l'addome e il circolo periferico.

Acquisizione delle immagini

Sequenze Time of Flight (ToF)

Attualmente possono essere indicate solo nello studio dei vasi distali, in particolare del circolo di gamba e piede (Fig. 13.14). Il loro utilizzo nello studio del circolo periferico è stato notevolmente ridimensionato per alcuni limiti intrinseci (Tabella 13.7):

- tempi di acquisizione particolarmente lunghi;
- possibilità di perdita del segnale a causa di flusso turbolento o di un errato posizionamento della sequenza rispetto alla direzione del flusso;
- possibilità di artefatti da saturazione dei protoni all'interno di uno strato (flow void) o da pulsatilità (ghosting);
- acquisizione di un localizer sui tre piani dello spazio;
- posizionamento del volume di acquisizione della sequenza sul piano trasversale (è necessario che la direzione del flusso da studiare sia perpendicolare al piano della sequenza).

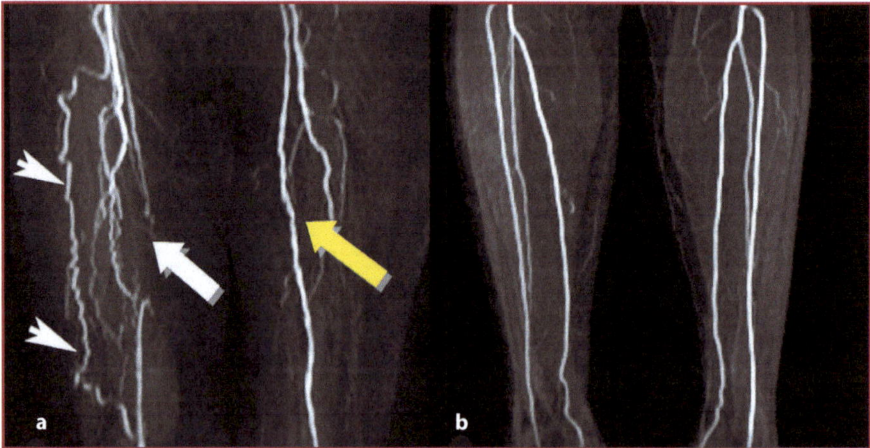

Fig. 13.14 Paziente con claudicatio intermittens (Fontaine IIa). Lo studio angio-RM eseguito con sequenze ToF, pertanto senza l'utilizzo di mdc, evidenzia un'ostruzione segmentaria dell'arteria femorale superficiale destra (**a** *freccia bianca*) e un'ipertrofia compensatoria della femorale profonda che rivascolarizza il circolo tramite rami collaterali (*punte di freccia*). A sinistra il circolo femorale superficiale è pervio, seppur in presenza di numerose irregolarità parietali di grado lieve (*freccia gialla*). Il circolo di gamba risulta regolarmente pervio e ben visibile sul piano coronale (**b**)

Tabella 13.7 Parametri tecnici delle sequenze ToF

Tempo di ripetizione (ms)	30
Tempo di eco (ms)	3,9
FoV (mm)	180 x 140
Spessore di strato (mm)	1
Matrice	256 x 224
Tempo di acquisizione (min)	5

Tabella 13.8 Somministrazione di mdc nelle sequenze GRE T1 pesate

Concentrazione mdc (M)	0,5
Volume mdc (mL)	15 (circa 0,2 mL/kg)
Volume soluzione fisiologica (mL)	20
Velocità di flusso (mL/s)	1,5-2

Tabella 13.9 Parametri tecnici delle sequenze GRE T1

	Addome	Coscia	Gamba
Tempo di ripetizione (ms)	3	3	3
Tempo di eco (ms)	0,9	0,9	1,4
Flip angle	25°	25°	25°
Spessore di strato (mm)	1,4	1,4	1,2
Matrice	384 x 384	384 x 384	512 x 512
Tempo di acquisizione (s)	15	16	21

Sequenze 3D Gradient Echo (GRE) T1 pesate

Sono le sequenze più utilizzate nello studio angio-RM poiché consentono di ottenere immagini ad alta risoluzione spaziale e di contrasto che su apparecchiature allo stato dell'arte possono raggiungere un'accuratezza diagnostica simile a quella dell'angiografia tradizionale. Possono essere usate in combinazione con le sequenze time-resolved (si veda "Protocollo ibrido").

Nella Tabella 13.8 sono indicati i criteri per la somministrazione del mdc nelle sequenze GRE T1 pesate; nella Tabella 13.9 i parametri tecnici.

Protocollo tre step (Fig. 13.15)

- Acquisizione di un localizer sui tre piani dello spazio in tre regioni diverse: addome, coscia e gamba.

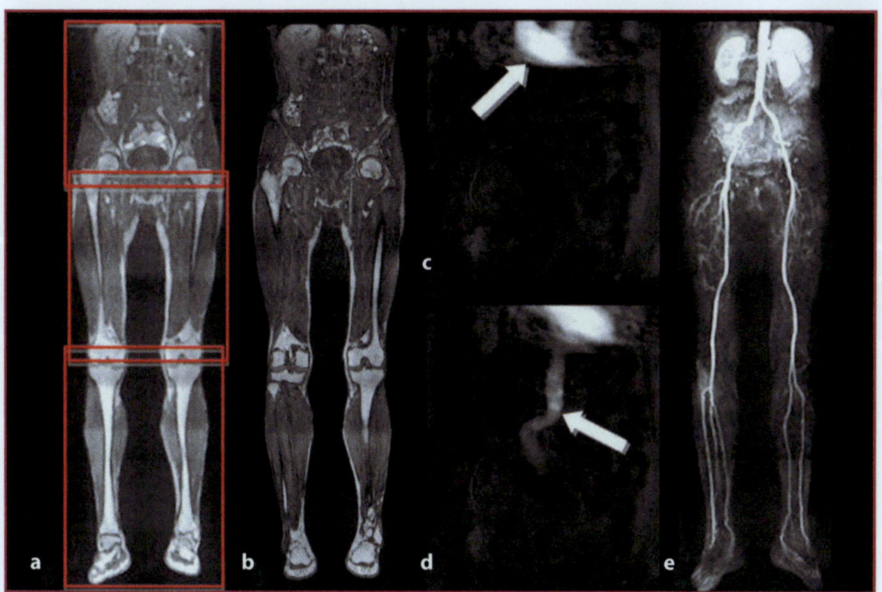

Fig. 13.15 Tecnica di studio angio-RM del circolo periferico. **a** Acquisizione del localizer sui tre piani dello spazio in tre regioni diverse: addome, coscia e gamba. **b** Acquisizione della maschera. **c, d** Visualizzazione dell'arrivo del mdc mediante tecnica di fluoro-RM. **e** Acquisizione della sequenza post-contrastografica nel momento in cui si visualizza l'aorta addominale e sottrazione della sequenza post-contrastografica dalla maschera

- Acquisizione della maschera (GRE 3D) sul piano coronale per ciascuno dei tre distretti, analogamente ai localizer.
- Visualizzazione dell'arrivo del mdc mediante una tecnica di fluoro-RM.
- Acquisizione della sequenza post-contrastografica (GRE 3D identica alla maschera) nel momento in cui si visualizza l'aorta addominale. Le immagini vengono acquisite nei tre distretti in direzione cranio-caudale.
- Sottrazione della sequenza post-contrastografica dalla maschera.

Protocollo ibrido (Fig. 13.16)
Meno utilizzato rispetto al precedente, può essere molto utile nei soggetti che presentano un'asimmetria dei tempi di circolo periferico (ad esempio per la presenza di bypass monolaterali o di iperemia su base infiammatoria) o nei pazienti in cui può risultare difficoltoso ottenere una buona fase arteriosa in sede distale (ad esempio pazienti diabetici). Favorisce, inoltre, la visualizzazione di vasi collaterali anche di piccolo calibro che possono non essere identificati nella sola fase di primo passaggio.

- Acquisizione di immagini angio-RM mediante l'utilizzo di sequenze time-resolved eseguite sul distretto distale di gamba e piede con un piccolo bolo di mdc (8-10 mL).
- Acquisizione di immagini angio-RM sui restanti due distretti (addome e coscia) mediante sequenze angiografiche convenzionali (GRE 3D) e un secondo bolo di mdc (10-15 mL).

  I parametri tecnici sono gli stessi delle sequenze GRE e time-resolved.

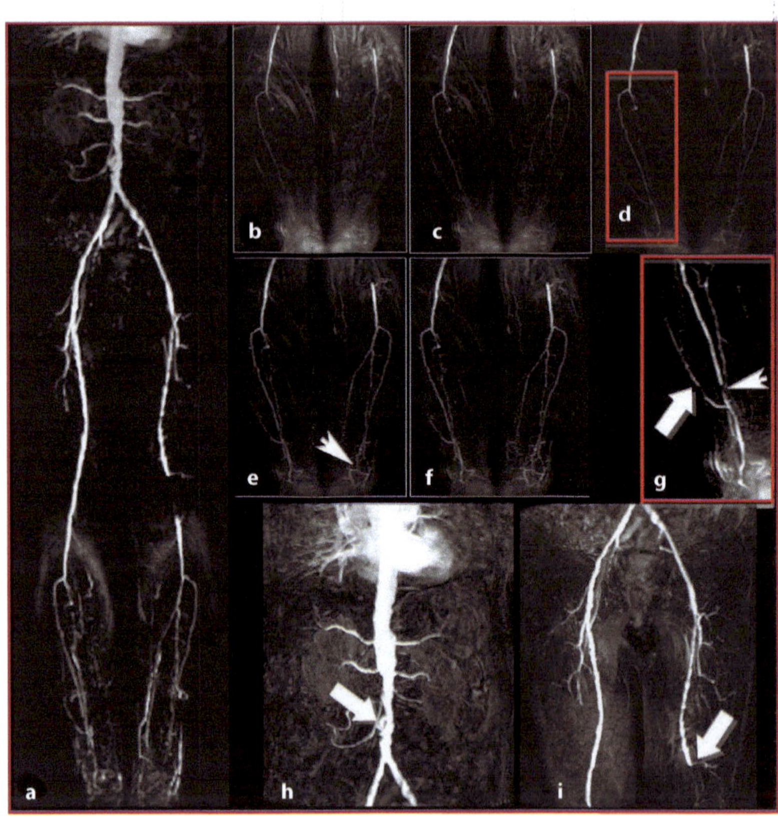

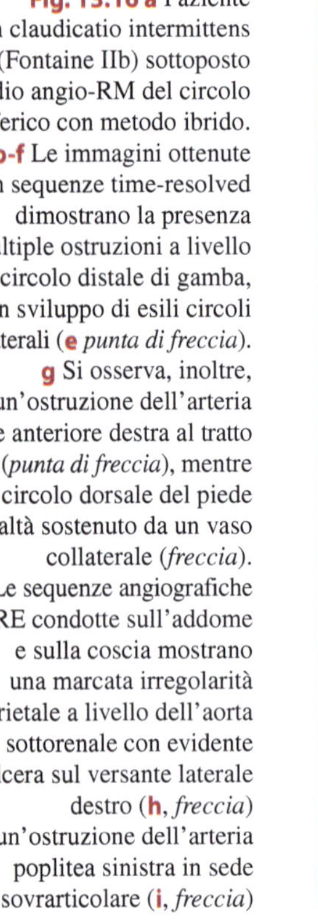

Fig. 13.16 a Paziente con claudicatio intermittens (Fontaine IIb) sottoposto a studio angio-RM del circolo periferico con metodo ibrido. **b-f** Le immagini ottenute con sequenze time-resolved dimostrano la presenza di multiple ostruzioni a livello del circolo distale di gamba, con sviluppo di esili circoli collaterali (**e** *punta di freccia*). **g** Si osserva, inoltre, un'ostruzione dell'arteria tibiale anteriore destra al tratto distale (*punta di freccia*), mentre il circolo dorsale del piede è in realtà sostenuto da un vaso collaterale (*freccia*). **h, i** Le sequenze angiografiche GRE condotte sull'addome e sulla coscia mostrano una marcata irregolarità parietale a livello dell'aorta sottorenale con evidente ulcera sul versante laterale destro (**h**, *freccia*) e un'ostruzione dell'arteria poplitea sinistra in sede sovrarticolare (**i**, *freccia*)

Sequenze time-resolved

Oltre al loro utilizzo nell'angiografia acquisita con metodo ibrido precedentemente descritto, queste sequenze vengono impiegate soprattutto nello studio di malformazioni vascolari e fistole artero-venose, ove è importante ottenere informazioni precise sulla direzione del flusso (Fig. 13.17).

- Acquisizione di un localizer sui tre piani dello spazio.
- Acquisizione della maschera sul piano coronale.
- Contemporanea somministrazione del mdc e acquisizione delle immagini.
- Facoltativamente si può eseguire la sottrazione della sequenza post-contrastografica dalla maschera e ottenere ricostruzioni in *Maximum Intensity Projection* (MIP) che facilitano la visualizzazione delle singole acquisizioni aumentando il contrasto dell'immagine.

I parametri tecnici delle sequenze time-resolved sono indicati nella Tabella 13.10.

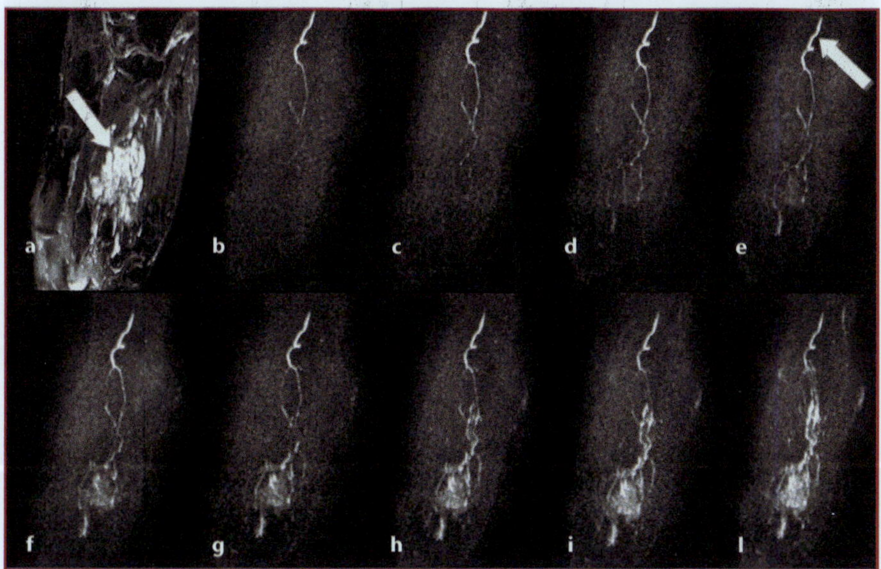

Fig. 13.17 a Paziente con linfangioma della pianta del piede, ben visibile nelle sequenze basali T2 pesate con saturazione del grasso (*freccia*). **b-l** L'angio-RM condotta con sequenze time-resolved ha permesso di studiare la vascolarizzazione della malformazione vascolare, che risulta essere rifornita da rami arteriosi provenienti dall'arteria tibiale posteriore (**e**, *freccia*); i rami venosi drenano attraverso varici tributarie della vena tibiale posteriore

Tabella 13.10 Parametri tecnici delle sequenze time-resolved

	Twist (Siemens)	Tricks (GE)	4D-Trak (Philips)
Tempo di ripetizione (ms)	2,7	5,5	2,2
Tempo di eco (ms)	1,1	1,2	0,9
Flip angle	20°	30°	15°
Spessore di strato (mm)	1,8	1,8	1,1
Matrice	384 x 384	384 x 384	224 x 178

Sequenze ad alta risoluzione (Steady State)

Già ampiamente utilizzate nell'imaging carotideo, queste sequenze risultano molto utili nello studio del circolo periferico, in particolare di quello distale (Fig. 13.18). Poste a confronto con l'angiografia tradizionale e con le immagini RM convenzionali, le sequenze acquisite durante la fase di equilibrio del mdc hanno mostrato un incremento della sensibilità e specificità nell'identificazione delle stenosi significative del circolo femorale e di gamba. L'unico svantaggio di tali sequenze è costituito da un allungamento nei tempi dell'esame. L'uso di queste sequenze è possibile solo con l'impiego di mdc intravascolari o ad alta relassività.

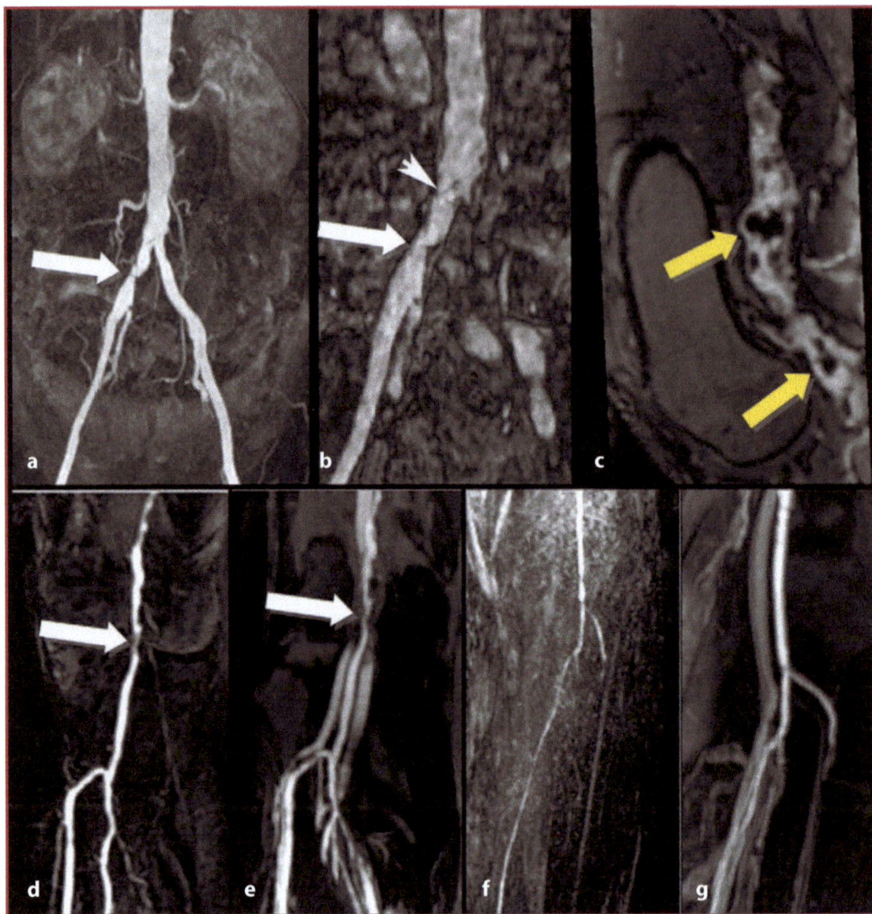

Fig. 13.18 Le sequenze acquisite allo stato di equilibrio del mdc possono fornire informazioni aggiuntive a livello di tutto il distretto periferico. **a** Paziente con stenosi severa dell'iliaca comune destra identificata nella sola fase arteriosa (*freccia*). **b** Le immagini dello stesso paziente ottenute durante lo stato stazionario del mdc mostrano, oltre alla stenosi (*freccia*), anche una diffusa irregolarità della parete vascolare all'origine del vaso (*punta di freccia*), mal visualizzabile nello studio di primo passaggio. **c** Paziente con ostruzioni multiple dell'asse femorale; sono visibili i trombi intraluminali (*frecce gialle*). **d, e** L'elevata risoluzione delle immagini permette una dettagliata visualizzazione anche dei vasi distali; si osserva, infatti, una stenosi severa dell'arteria poplitea visualizzabile, rispettivamente, nella fase arteriosa e allo stato stazionario (*frecce*) **f, g**. Un ulteriore vantaggio di queste sequenze consiste nella possibilità di valutare meglio il lume vascolare nei casi in cui la qualità diagnostica della fase arteriosa è inficiata da un errato timing. **f** Fase arteriosa. **g** Stato stazionario

- Acquisizione delle immagini su qualsiasi piano dello spazio, cercando di mantenere limitato lo spessore e il numero di strati da acquisire.
  I parametri tecnici sono indicati nella Tabella 13.11.

Tabella 13.11 Parametri tecnici delle sequenze GRE T1 ad alta risoluzione

Tempo di ripetizione (ms)	7,5
Tempo di eco (ms)	2,3
Flip angle	30°
Spessore di strato (mm)	0,7
Matrice	512 x 512
Tempo di acquisizione (s)	240

13.4 Patologia aterosclerotica

Attualmente è impossibile fornire una valutazione precisa dell'incidenza dell'arteriopatia periferica nella popolazione, poiché nelle fasi iniziali la malattia è asintomatica o paucisintomatica e, pertanto, nella maggior parte dei casi viene diagnosticata già in fase avanzata. Tuttavia da diversi studi epidemiologici è stata calcolata una prevalenza complessiva della patologia compresa tra il 3% e il 10% nella popolazione occidentale sotto i 70 anni, che aumenta al 15-20% dopo i 70 anni.

Claudicatio intermittens

La forma tipica (circa il 30% dei casi) è caratterizzata da dolenzia e crampi muscolari a livello del comparto posteriore della gamba; si manifesta con l'esercizio fisico e si risolve dopo 10 minuti di riposo (Fig. 13.19). Nella Tabella 13.12 ne sono sintetizzate le cause; nella Tabella 13.13 si riporta la sintomatologia dell'arteriopatia cronica ostruttiva; nella Tabella 13.14 si riassumono i fattori di rischio per l'arteriopatia periferica da aterosclerosi.

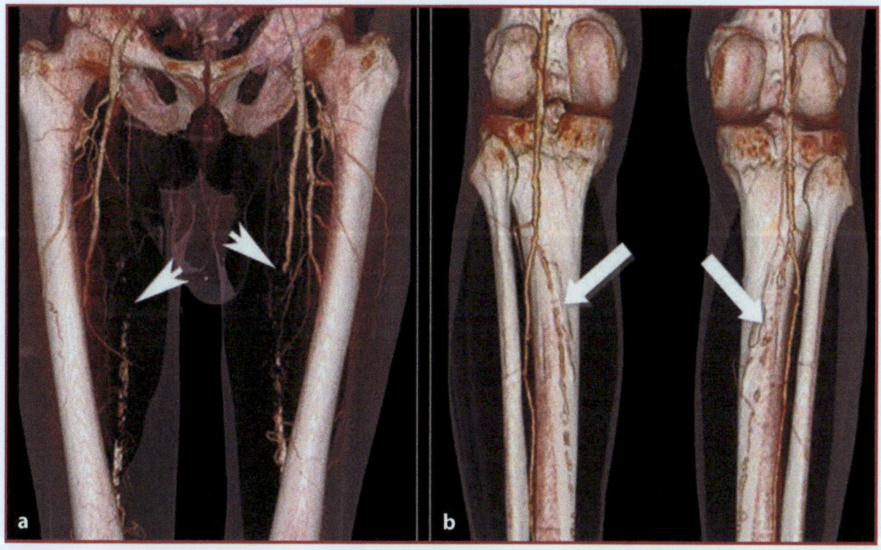

Fig. 13.19 Paziente con claudicatio intermittens (Fontaine IIb). **a** L'angio-TC ha dimostrato la presenza di un'ostruzione bilaterale delle arterie femorali superficiali a causa di numerose placche fibrocalcifiche (*punte di freccia*). **b** Si possono inoltre osservare diffuse irregolarità parietali a livello delle arterie poplitee e un'ostruzione bilaterale delle arterie tibiali posteriori (*frecce*). Il paziente è stato trattato con bypass femoro-popliteo bilaterale

Tabella 13.12 Cause di claudicatio intermittens da ostruzione arteriosa

Aterosclerosi	Coartazione dell'aorta (congenita e acquisita)
Arteriti	Endofibrosi dell'arteria iliaca esterna
Fibrodisplasia muscolare	Cisti avventiziale dell'arteria poplitea
Embolia periferica	Tumori primitivi vascolari
Aneurisma popliteo	Pseudoxanthoma elasticum
Entrapment popliteo	Persistenza dell'arteria sciatica con trombosi
Tromboangioite obliterante (morbo di Bürger)	Esiti di pregresso trauma o irradiazione

Tabella 13.13 Sintomatologia dell'arteriopatia cronica ostruttiva*

Claudicatio intermittens
Fatica
Dolenzia
Crampi
Limitazione funzionale

* I sintomi sono più spesso riferiti a livello del polpaccio, ma possono anche presentarsi in sede più prossimale, come a livello della coscia o del gluteo.

Tabella 13.14 Fattori di rischio per l'arteriopatia periferica da aterosclerosi

Sesso	Dislipidemia
Età	Indici di flogosi
Fumo	Ipercoagulabilità
Diabete mellito	Iperomocisteinemia
Ipertensione arteriosa	Insufficienza renale cronica

Tabella 13.15 Classificazione secondo Fontaine

Stadio	Clinica
I	Asintomatica
IIA	Claudicatio lieve (>200 m)
IIB	Claudicatio moderata-severa (<200 m)
III	Dolore ischemico a riposo
IV	Ulcera o gangrena

Tabella 13.16 Classificazione secondo Rutherford

Grado	Categoria	Clinica
0	0	Asintomatica
I	1	Claudicatio lieve
I	2	Claudicatio moderata
I	3	Claudicatio severa
II	4	Dolore ischemico a riposo
III	5	Perdita dei tessuti superficiali
III	6	Perdita dei tessuti profondi

Le due classificazioni cliniche più utilizzate, di Fontaine (Tabella 13.15) e Rutherford (Tabella 13.16), consentono una corretta stadiazione della patologia, particolarmente utile ai fini di un eventuale approfondimento diagnostico con l'imaging.

Quadro clinico e diagnosi

I parametri da considerare nella valutazione della placca aterosclerotica del circolo periferico e nella quantificazione del grado di stenosi sono analoghi a quelli utilizzati per il distretto carotideo. In particolare, devono essere analizzati (Tabella 13.17):
- lunghezza;
- morfologia;
- composizione;
- grado di stenosi.

In sede di refertazione può essere utile seguire alcuni consigli:
- Descrivere la presenza di eventuali anomalie di origine o decorso dei vasi fino alle estremità più distali.

Imaging e refertazione

- Valutare la presenza di un'eventuale stenosi vascolare utilizzando ricostruzioni su diversi piani dello spazio e riformattazioni 3D.

Tabella 13.17 Valutazione della placca

Lunghezza	Corta (<1 cm) Lunga (>1 cm) Coinvolgente l'intero segmento
Morfologia	Regolare Irregolare Ulcerata
Composizione	Morbida (fibrolipidica) Mista (fibrocalcifica) Calcifica
Grado di stenosi	Lieve (1-49%) Moderata (50-69%) Severa (70-99%) Ostruzione (100%)

- Descrivere le caratteristiche della placca (lunghezza, composizione, morfologia) e il grado di stenosi.
- Valutare il calibro e la morfologia del vaso a monte e a valle della stenosi.
- In caso di ostruzione, descrivere la sede, l'eventuale riabitazione del circolo arterioso e specificare da dove esso provenga (ad esempio, nei casi di ostruzione dell'arteria femorale superficiale si può osservare un'ipertrofia dell'arteria femorale profonda che rivascolarizza l'arteria poplitea tramite circoli collaterali).
- Ai fini di una rivascolarizzazione è importante fornire al chirurgo o all'interventista alcune indicazioni sulla circolazione omolaterale, ad esempio sullo stato dell'inflow (per evitare il verificarsi di una restenosi precoce dopo il trattamento è importante sapere se è presente un buon flusso ematico in sede iliaca) e dell'out-flow o del circolo distale, sulla presenza di ulteriori placche e sulla loro composizione (ad esempio, la presenza di estese calcificazioni vascolari nella sede dell'anastomosi distale di un eventuale bypass potrebbe aumentare il rischio di restenosi precoce, oltre a costituire una maggiore difficoltà in sede intraoperatoria).
- Per quanto osservabile in una fase contrastografica arteriosa precoce, prestare attenzione ai reperti extravascolari (basi polmonari, organi addominali, osso e tessuti molli, linfoadenopatie) (Fig. 13.20).

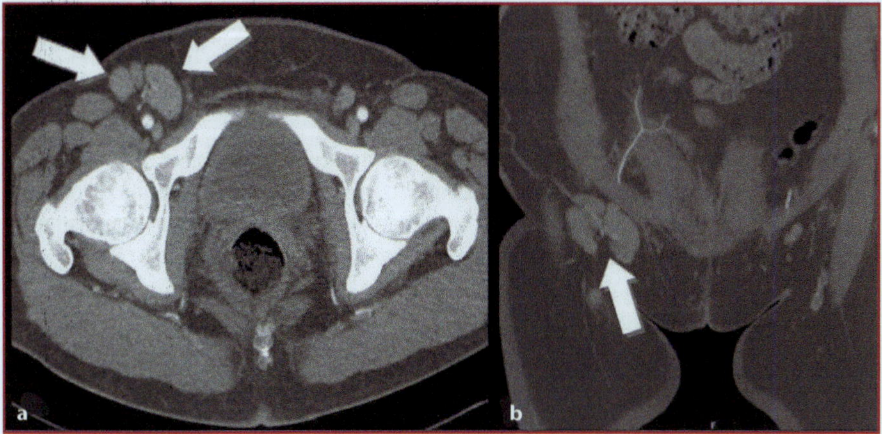

Fig. 13.20 Paziente con arteriopatia periferica (Fontaine IIa). **a** Durante lo studio TC è stata osservata una voluminosa linfadenopatia in sede inguinale superficiale destra (*freccia*). **b** La linfoadenopatia è visualizzata sul piano coronale (*freccia*). Alla paziente è stato in seguito diagnosticato un linfoma non Hodgkin

Tabella 13.18 Principali informazioni da riportare nel referto radiologico, utili all'interventista o al chirurgo ai fini di una rivascolarizzazione

Sede	
Lunghezza	Breve Lunga
Morfologia	Regolare Irregolare Ulcerata
Composizione	Fibrolipidica Fibrocalcifica Calcifica
In-flow	Eventuali alterazioni di aorta e asse iliaco
Run-off	Eventuali alterazioni dell'asse femorale, popliteo e del circolo distale di gamba

Per una sintesi delle principali informazioni da riportare nel referto radiologico si veda la Tabella 13.18.

Trattamento

Le attuali linee guida dell'Inter-Society Consensus for the Management of Peripheral Arterial Disease (TASC II) del 2007 classificano le lesioni vascolari sulla base di un possibile approccio terapeutico, in particolare endovascolare.

- Lesioni di tipo A: l'approccio endovascolare costituisce il trattamento di scelta.
- Lesioni di tipo B: ottengono risultati adeguati con la terapia endovascolare che, quindi, costituisce la prima scelta; la rivascolarizzazione chirurgica è richiesta nei casi in cui siano presenti ulteriori lesioni nella stessa area anatomica.
- Lesioni di tipo C: il trattamento di prima scelta è quello chirurgico; l'approccio endovascolare è riservato ai casi in cui sussista un alto rischio operatorio.
- Lesioni di tipo D: non trattabili con l'approccio endovascolare.

Nel caso di lesioni di tipo B o C la scelta definitiva del tipo di trattamento dovrà tenere conto anche di altri fattori, tra cui la presenza di comorbilità, le preferenze del paziente e la capacità degli operatori.

In base a questa classificazione, sono state suddivise lesioni dell'inflow (aorta e arterie iliache) e del run-off (arterie femorali e poplitee) (Tabella 13.19).

Ischemia critica

Quadro clinico e diagnosi

Vengono inclusi in questa categoria i pazienti con arteriopatia ostruttiva cronica, in cui la sintomatologia sia presente da almeno 2 settimane e caratterizzata da:

- dolore ischemico a riposo (Fontaine III, Rutherford II) (Fig. 13.21);
- lesioni ischemiche cutanee (Fontaine IV, Rutherford III) (Fig. 13.22).

Imaging e refertazione

Il ruolo dell'imaging in questo caso è particolarmente importante: un'attenta valutazione del circolo arterioso periferico può indirizzare o non indirizzare alle procedure di rivascolarizzazione. Bisogna infatti considerare che per tali pazienti esiste un elevato rischio di amputazione parziale o totale dell'arto inferiore.

Per una sintesi delle principali informazioni da riportare nel referto radiologico si veda il paragrafo precedente (Claudicatio intermittens).

Trattamento

I diversi approcci terapeutici sono rappresentati da:

- Riabilitazione.
- Terapia farmacologica e non farmacologica (camera iperbarica, stimolazione spinale).
- Rivascolarizzazione endovascolare (angioplastica con palloncino, stent, plaque debulking) (si vedano anche le linee guida TASC precedentemente descritte).

Tabella 13.19 Classificazione TASC (*continua*)

Patologia dell'in-flow (aorta-arterie iliache)		
Tipo A	• Stenosi uni/bilaterale dell'AIC • Stenosi breve (≤3 cm) uni/bilaterale dell'AIE	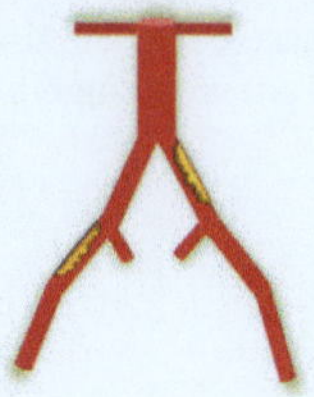
Tipo B	• Stenosi breve (≤3 cm) dell'aorta infrarenale • Ostruzione unilaterale dell'AIC • Stenosi singole/multiple per un totale di 3-10 cm coinvolgenti l'AIE senza estendersi all'AFC • Ostruzione unilaterale dell'AIE che non coinvolge l'origine dell'AII o dell'AFC	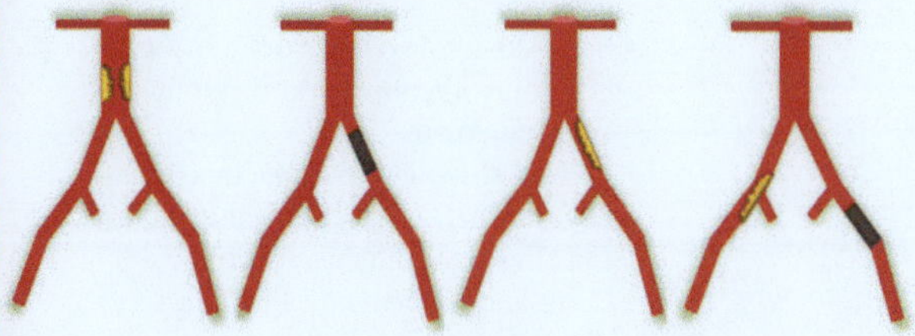
Tipo C	• Ostruzione bilaterale dell'AIC • Stenosi bilaterale lunga circa 3-10 cm dell'AIE che non si estende all'AFC • Stenosi monolaterale dell'AIE che si estende all'AFC • Ostruzione monolaterale dell'AIE che coinvolge l'origine dell'AII e/o dell'AFC • Ostruzione monolaterale ampiamente calcifica dell'AIE con/senza coinvolgimento dell'origine dell'AII e/o dell'AFC	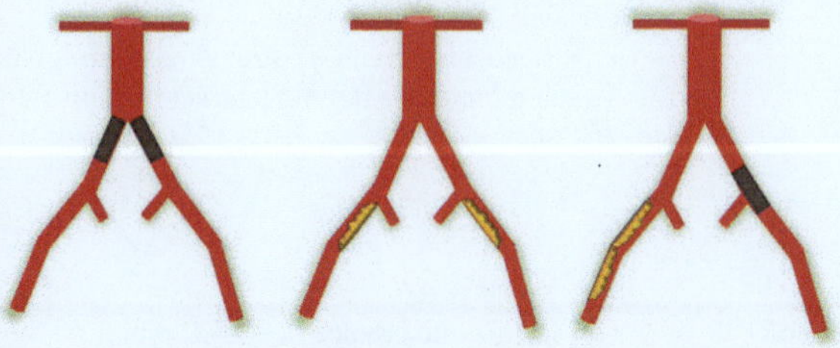
Tipo D	• Ostruzione aorto-iliaca (sottorenale) • Malattia diffusa coinvolgente l'aorta ed entrambe le arterie iliache che richiede trattamento • Multiple e diffuse stenosi coinvolgenti monolateralmente l'AIC, l'AIE e l'AFC • Ostruzione monolaterale di entrambe le AIC e le AIE • Ostruzione bilaterale dell'AIE • Stenosi iliache in pazienti con AAA che necessita di trattamento e non candidati al posizionamento di endoprotesi o altre lesioni che richiedono una chirurgia open aortica o iliaca	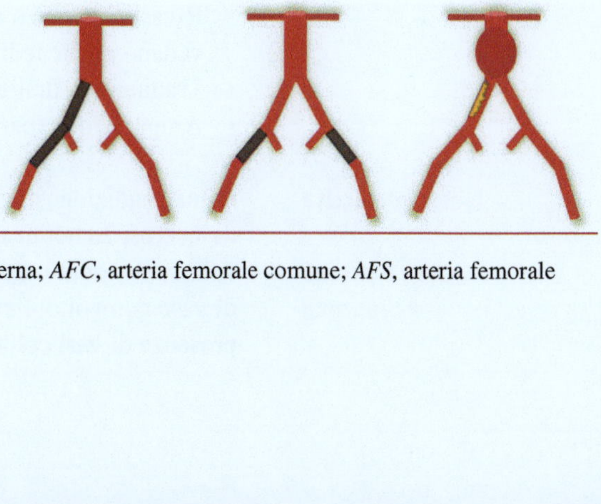

AIC, arteria iliaca comune; *AIE*, arteria iliaca esterna; *AII*, arteria iliaca interna; *AFC*, arteria femorale comune; *AFS*, arteria femorale superficiale; *AAA*, aneurisma dell'aorta addominale.

Tabella 13.19 Classificazione TASC (*segue*)

Patologia del run-off (arterie femorali e poplitee)		
Tipo A	• Stenosi singola ≤10 cm di lunghezza • Ostruzione singola ≤5 cm di lunghezza	
Tipo B	• Multiple lesioni (stenosi o ostruzioni) ciascuna ≤5 cm • Stenosi singola o ostruzione ≤15 cm non coinvolgente le arterie poplitee infragenicolate • Lesioni singole o multiple in assenza di vasi tibiali continui che migliorino l'in-flow per un bypass distale • Ostruzione fortemente calcifica ≤5 cm di lunghezza • Stenosi singola poplitea	
Tipo C	• Multiple stenosi o ostruzioni per un totale >15 cm con/senza ampie calcificazioni • Stenosi ricorrenti o ostruzioni che necessitano di trattamento dopo 2 interventi endovascolari	
Tipo D	• Ostruzione cronica dell'AFC o dell'AFS (>20 cm, coinvolgente l'arteria poplitea) • Ostruzione cronica dell'arteria poplitea e prossimale della triforcazione dei vasi	

AIC, arteria iliaca comune; *AIE*, arteria iliaca esterna; *AII*, arteria iliaca interna; *AFC*, arteria femorale comune; *AFS*, arteria femorale superficiale; *AAA*, aneurisma dell'aorta addominale.

- Rivascolarizzazione chirurgica (endoarterectomia, bypass autologo/sintetico) (si vedano anche le linee guida TASC precedentemente descritte).
- Trattamento dell'ulcera.
- Amputazione (parziale, completa).

Ischemia acuta

Quadro clinico e diagnosi

È una condizione di ipoperfusione dell'arto inferiore con potenziale danno permanente da necrosi ischemica (Fig. 13.23). La sintomatologia si manifesta entro 2 settimane dall'evento acuto. Le manifestazioni cliniche dipendono da vari fattori, tra cui il tipo di vaso coinvolto, l'entità dell'ostruzione, la rapidità di insorgenza e progressione, la presenza di vasi collaterali (Tabelle 13.20, 13.21).

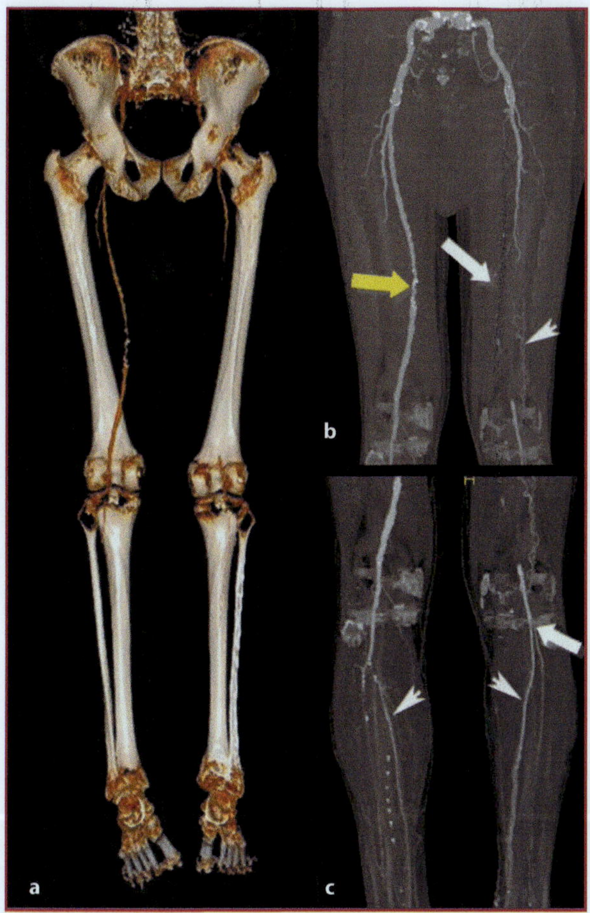

Fig. 13.21 Paziente con arteriopatia periferica (Fontaine III). **a** Studio angio-TC del circolo periferico. **b** Lo studio ha documentato un'ostruzione dell'arteria femorale superficiale destra (*freccia bianca*) con riabitazione della poplitea sovrarticolare a opera di esili circoli collaterali (*punta di freccia*). L'arteria femorale superficiale sinistra mostra multiple placche fibrocalcifiche al terzo medio di coscia, che determinano severe stenosi focali del lume (*freccia gialla*). **c** Lo studio del circolo di gamba ha mostrato la presenza di un'ostruzione bilaterale dei vasi a eccezione delle tibiali posteriori (*punte di freccia*). Si osserva l'origine alta della tibiale anteriore dalla poplitea (*freccia*). Il trattamento ha previsto il posizionamento di uno stent in femorale sinistra e un bypass femoro-popliteo a destra

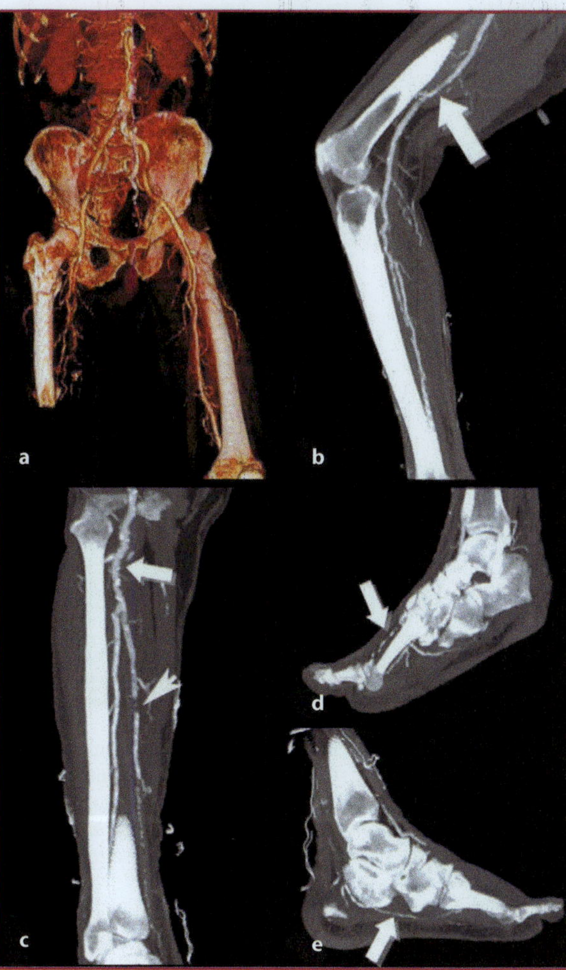

Fig. 13.22 a Paziente con ischemia critica (Fontaine IV) e precedente amputazione distale destra. Lo studio angio-TC del circolo periferico ha mostrato la presenza di multiple placche ateromasiche fibrocalcifiche lungo l'asse arterioso femoro-popliteo (**b** *freccia*) e soprattutto in sede distale, dove sono evidenti stenosi severe del tronco tibio-peroniero (**c** *freccia*) e ostruzioni focali della tibiale posteriore (*punta di freccia*). Si può notare, infine, la presenza di multiple ostruzioni dell'arteria pedidia (**d** *freccia*) e del circolo plantare (**e** *freccia*). A causa delle numerose alterazioni, il paziente è stato nuovamente sottoposto ad amputazione di gamba

Imaging e refertazione

Per una sintesi delle principali informazioni da riportare nel referto radiologico si veda il paragrafo precedente (Claudicatio intermittens).

Trattamento

Le diverse opzioni terapeutiche sono rappresentate da:

- Trombolisi farmacologica.
- Trombectomia percutanea.
- Chirurgia.

Dati dalla letteratura

L'angiografia convenzionale a sottrazione digitale (DSA) è ancora oggi considerata il gold standard nella valutazione del circolo arterioso periferico, potendo avere un ruolo

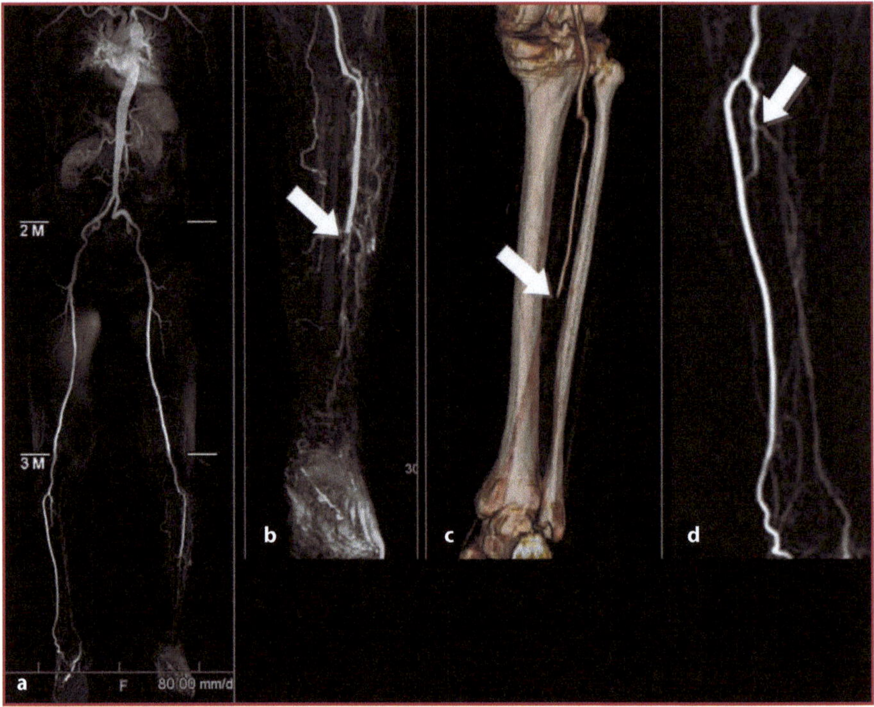

Fig. 13.23 Paziente con ischemia acuta degli arti sinistra. Lo studio angio-RM del circolo periferico (**a**) ha documentato un'ostruzione acuta del circolo di gamba sinistra (**b** *freccia*), confermato anche all'esame angio-TC (**c** *freccia*). Si può notare, inoltre, un'ostruzione cronica dei vasi di gamba a destra (**d** *freccia*) causata dalla patologia di base del paziente (vasculite sistemica); in tale sede la circolazione arteriosa del piede è sostenuta dalla sola arteria tibiale anteriore

Tabella 13.20 Le cinque "P" dell'ischemia acuta

Pain (dolore)
Polso assente
Pallore
Parestesia
Paralisi

Tabella 13.21 Cause e insorgenza dell'ischemia acuta dell'arto inferiore

Cause	Insorgenza
Embolia	Precoce
Trombosi acuta	Media/tardiva
Trombosi post-rivascolarizzazione	Media/tardiva
Aneurisma periferico con trombosi e/o embolia	Precoce
Trauma	Precoce

Precoce = ore; tardiva = giorni.

sia diagnostico sia terapeutico. Tra le possibili complicanze di questa metodica si possono ricordare un rischio pari allo 0,16% di mortalità, oltre a complicanze minori come dissezione arteriosa, embolia o complicanze nel sito di accesso (pseudoaneurismi, fistole artero-venose, ematomi).

Attualmente, però, sia l'angio-TC sia l'angio-RM rappresentano valide alternative alla DSA. L'angio-TC viene spesso utilizzata come prima indagine diagnostica: due dei suoi maggiori vantaggi sono, infatti, la rapidità di acquisizione delle immagini (l'aorta e l'intero circolo periferico vengono acquisiti in una singola apnea respiratoria) e la possibilità di eseguire una scansione con voxel submillimetrici. Nella nostra esperienza, inoltre, l'angio-TC è anche la modalità di imaging con cui il chirurgo e il clinico hanno maggiore confidenza. Tra gli svantaggi di questa tecnica (utilizzo di mdc iodato, radiazioni ionizzanti) bisogna ricordare quello causato dalla presenza del calcio. Quest'ultimo, infatti, può causare un artefatto da blooming e limitare la visualizzazione dei vasi e la conseguente quantificazione del grado di stenosi. Analogamente al calcio, anche gli stent possono determinare artefatti, tuttavia in entrambi i casi la capacità di valutazione è dipendente dalla tecnica adoperata (livello e ampiezza della finestra, filtro di convoluzione, ricostruzioni in MIP, *Volume Rendering* o VR, *Multiplanar Reconstruction* o MPR ecc.) (Fig. 13.24). Grazie a questi accorgimenti tecnici si può aggirare quasi completamente il problema degli artefatti, soprattutto nei casi dovuti alla presenza di materiali metallici: l'angio-TC risulta infatti indicata anche nello studio dei vasi periferici in presenza di protesi o mezzi di osteosintesi (Fig. 13.25), contrariamente all'angio-RM in cui gli artefatti sarebbero troppo estesi. Per quanto riguarda l'accuratezza diagnostica dell'angio-TC, una recente metanalisi ha riportato valori di sensibilità e specificità che variano dal 73% al 100% per le stenosi severe (superiori al 75%); gli stessi valori risultano rispettivamente pari al 92% e al 93% per le stenosi moderate (circa 50%), in assenza di differenze statisticamente significative tra i diversi tratti studiati (aorto-iliaco, femoro-popliteo e infrapopliteo).

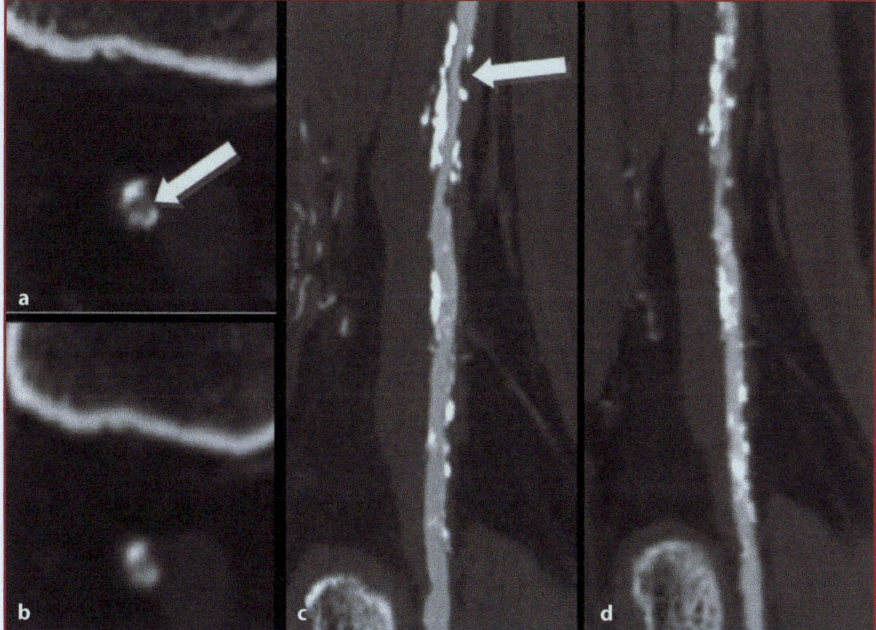

Fig. 13.24 Paziente con multiple placche fibrocalcifiche a livello del tratto femoro-popliteo. Le immagini TC su piani assiali (**a, b**) e coronali (**c, d**) mostrano la differenza tra due filtri di convoluzione, più duro (**a, c**) e più morbido (**b, d**), nella visualizzazione delle arterie in casi di estesa patologia calcifica. La ricostruzione delle immagini con un filtro più duro può ridurre l'effetto blooming del calcio e aiutare a identificare l'eventuale componente lipidica mascherata dal calcio stesso (*frecce*)

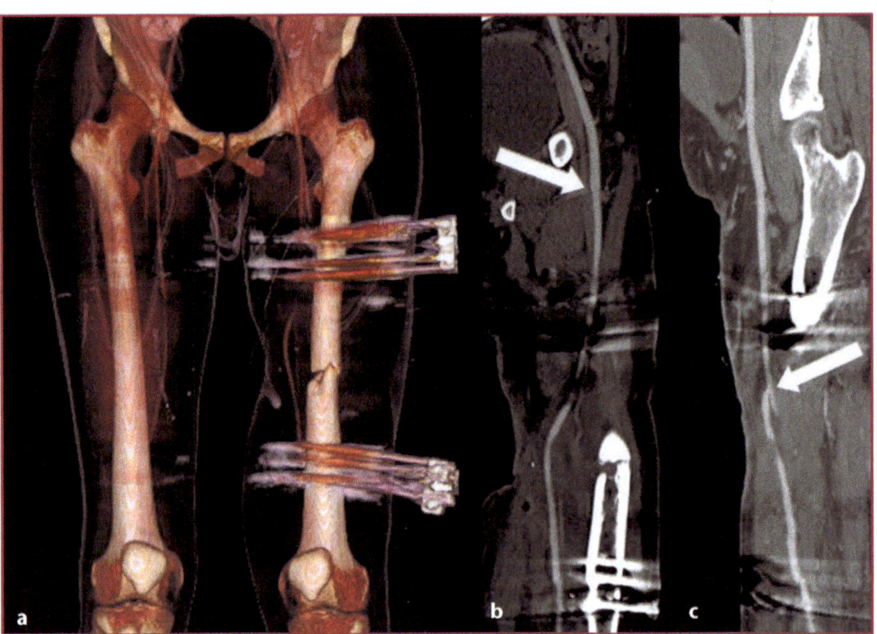

Fig. 13.25 Paziente con bypass femoro-popliteo sinistro; le immagini dimostrano come lo studio angio-TC permetta una buona visualizzazione dei vasi anche in presenza di strutture metalliche che causano artefatti. **a** Fissatori metallici esterni per una frattura della tibia. **b** Anastomosi prossimale del bypass (*freccia*). **c** Anastomosi distale del bypass (*freccia*)

L'angio-RM costituisce attualmente una valida tecnica di imaging alternativa all'angio-TC. Tra i suoi vantaggi, infatti, si può ricordare la possibilità di ottenere immagini multiplanari ad alta risoluzione e in tempi brevi. La possibilità di evitare l'utilizzo di radiazioni ionizzanti e di mdc iodato rende questa tecnica particolarmente utile nello studio di patologie del soggetto giovane (ad esempio nello studio di vasculiti o nel post-trauma) e nella valutazione pretrattamento. Rispetto all'angio-TC, la presenza di calcio nei vasi non causa artefatti e ciò risulta utile nello studio di patologie caratterizzate da estese calcificazioni vascolari (pazienti diabetici o con insufficienza renale cronica) (Fig. 13.26). Nonostante l'angio-RM preveda la possibilità di evitare il mdc (sequenze ToF), queste tecniche risultano attualmente poco utilizzate per limiti tecnici; inoltre, l'impiego del mdc ha aumentato notevolmente l'accuratezza diagnostica dell'angio-RM. La recente introduzione delle sequenze dinamiche time-resolved comporta un ulteriore vantaggio, in quanto permette di valutare anche la direzione del flusso e l'emodinamica del circolo, soprattutto nei vasi distali di gamba e piede, in cui può essere difficile ottenere un timing ottimale. Gli svantaggi dell'angio-RM sono costituiti dalla presenza di controindicazioni generali all'esecuzione di un esame RM (presenza di defibrillatori, clip cerebrali ecc.). In aggiunta, la presenza di estese strutture metalliche (protesi ossee, mezzi di osteosintesi) e gli stent vascolari possono causare artefatti da suscettibilità magnetica che rendono difficoltosa la valutazione della pervietà vascolare.

Riguardo all'accuratezza diagnostica, l'angio-RM ha mostrato valori di sensibilità e specificità, rispettivamente, del 100% e del 96,6% nell'identificazione delle stenosi e dell'82% e 91% nel distinguere placche significative da quelle meno significative. Tuttavia l'accuratezza diagnostica dell'angio-RM è risultata significativamente minore

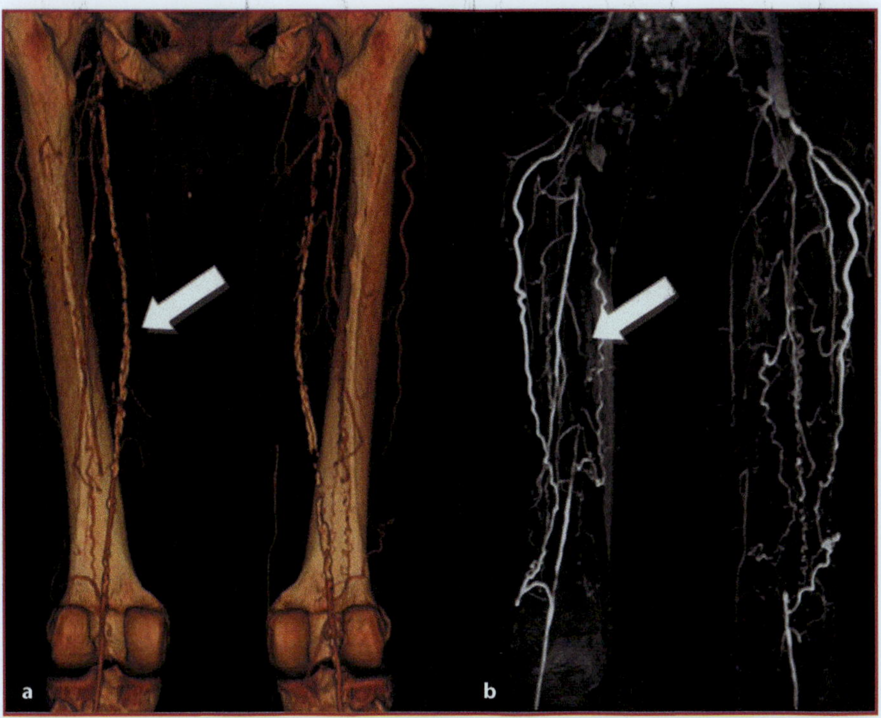

Fig. 13.26 Paziente con diffusa arteriopatia femorale. **a** Nel caso di estese calcificazioni vascolari, l'angio-TC può far erroneamente diagnosticare una pervietà dei vasi (*freccia*). **b** In tal caso lo studio angio-RM può essere preferito, permettendo così di dimostrare l'ostruzione di entrambe le femorali superficiali (*freccia*)

in distretti arteriosi distali all'arteria poplitea, dove i vasi hanno un calibro piccolo e i circoli collaterali sono spesso difficili da riconoscere; in tali distretti l'angio-RM mostra una tendenza a sovrastimare le stenosi severe. Tali dati sono riconducibili sostanzialmente a una risoluzione spaziale inferiore dell'angio-RM rispetto all'angio-TC.

13.5 Imaging postoperatorio

Angioplastica con stenting

L'obiettivo primario di qualsiasi trattamento nei pazienti con arteriopatia ostruttiva periferica è il miglioramento della sintomatologia, oltre che il mantenimento della vascolarizzazione dell'arto. Con l'introduzione e il miglioramento delle tecniche interventistiche, la terapia endovascolare è diventata in molti casi il primo approccio nel trattamento dell'arteriopatia ostruttiva periferica (Figg. 13.27, 13.28), nonostante la chirurgia sia stata e rimanga il trattamento standard nel momento in cui i sintomi non possono essere controllati modificando i fattori di rischio o tramite terapia fisica o farmacologica (Figg. 13.29-13.36).

In particolare, la ricanalizzazione percutanea dell'ostruzione dell'arteria iliaca è oggi considerata metodo di scelta nella maggior parte dei casi; il successo tecnico e clinico dell'angioplastica con stenting delle stenosi iliache risulta superiore al 90% e, nel caso di stenosi brevi, pari al 100%, mentre il successo tecnico di ricanalizzazione di un'occlusione iliaca è pari circa all'80-85%. Il successo tecnico dell'angioplastica transluminale percutanea (PTA) femorale con stenting e la sua durata nel tempo cor-

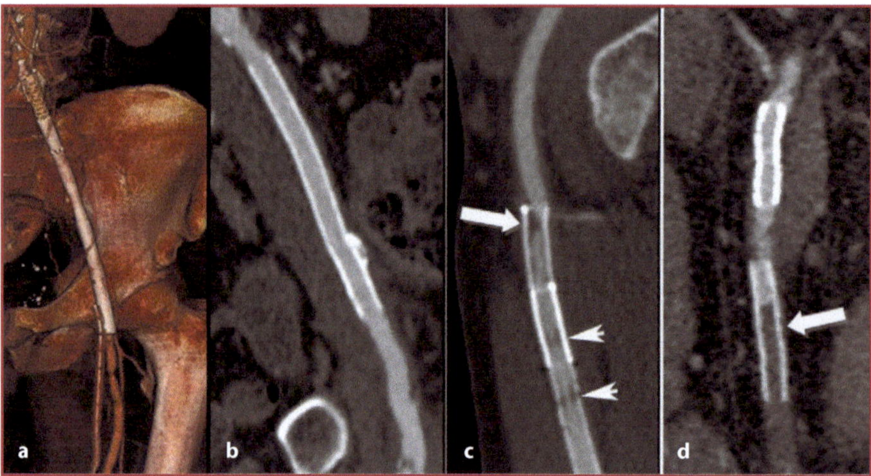

Fig. 13.27 Immagini di stent in angio-TC. **a** Ricostruzione VR di stent posizionati lungo le arterie iliache comune ed esterna sinistra. **b** Stent metallico lungo, ben posizionato, pervio. **c** Restenosi severa intrastent al tratto prossimale (*freccia*) e alterazioni minori da proliferazione neointimale al tratto medio e distale (*punte di freccia*). **d** Due stent corti separati tra loro, con ostruzione del tratto medio-distale (*freccia*)

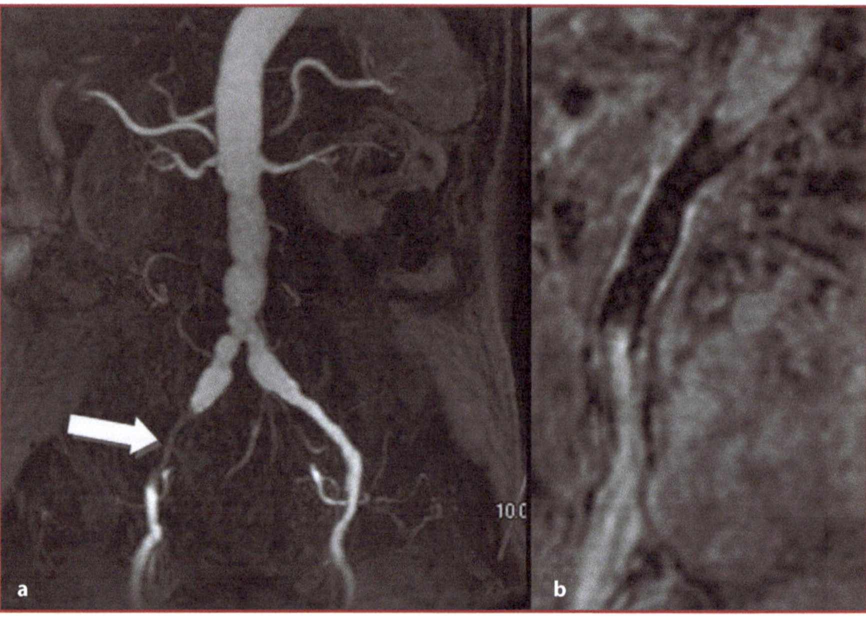

Fig. 13.28 Paziente con stent iliaco destro. **a** Le immagini angio-RM acquisite durante il primo passaggio del mdc mostrano una perdita del segnale dovuta alla presenza dello stent in corrispondenza dell'arteria iliaca esterna destra; il lume vascolare è comunque parzialmente visualizzabile (*freccia*). **b** Le immagini GRE T1 ad alta risoluzione acquisite durante la fase di ricircolo del mdc evidenziano meglio la presenza dello stent, ma non permettono una corretta valutazione del lume vascolare

relano fortemente con la morfologia della lesione, risultando pari all'87% a 1 anno e al 55% a 5 anni.

In RM la presenza del materiale metallico componente lo stent può determinare una perdita del segnale in relazione al tipo di stent utilizzato. L'angio-RM è pertanto meno indicata rispetto all'angio-TC per la valutazione della pervietà degli stent e soprattutto nella valutazione di eventuali restenosi intrastent, tuttavia può essere utile nella valutazione dei tratti craniale e caudale a esso (Fig. 13.28).

Endoarterectomia

È una procedura chirurgica consistente nell'asportazione della placca aterosclerotica insieme alla tonaca intima del vaso. È una tecnica utilizzata soprattutto in presenza di

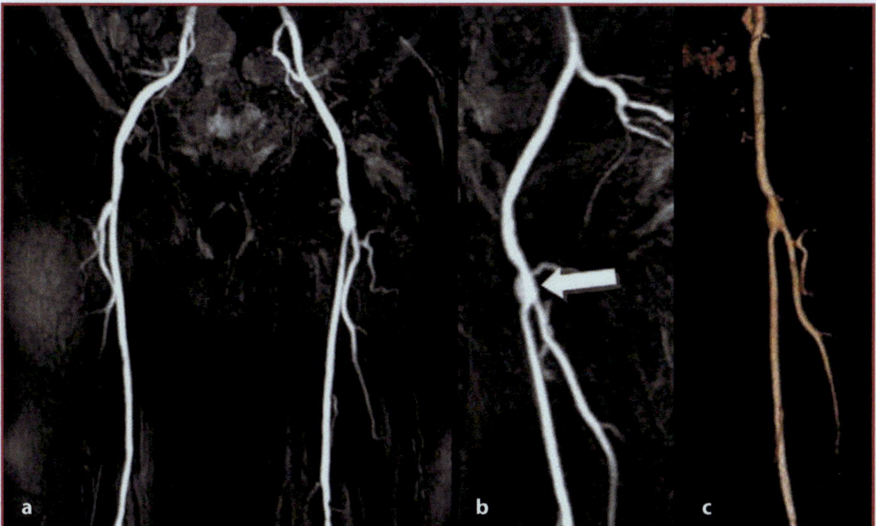

Fig. 13.29 Paziente sottoposto a tromboendoarterectomia femorale sinistra: le immagini GRE angio-RM sul piano coronale (**a**) e sagittale (**b**) mostrano un'alterazione del profilo dell'arteria femorale comune sinistra con morfologia sacciforme (*freccia*), compatibile con l'esito della procedura chirurgica. Il reperto è anche visibile nella ricostruzione in VR (**c**)

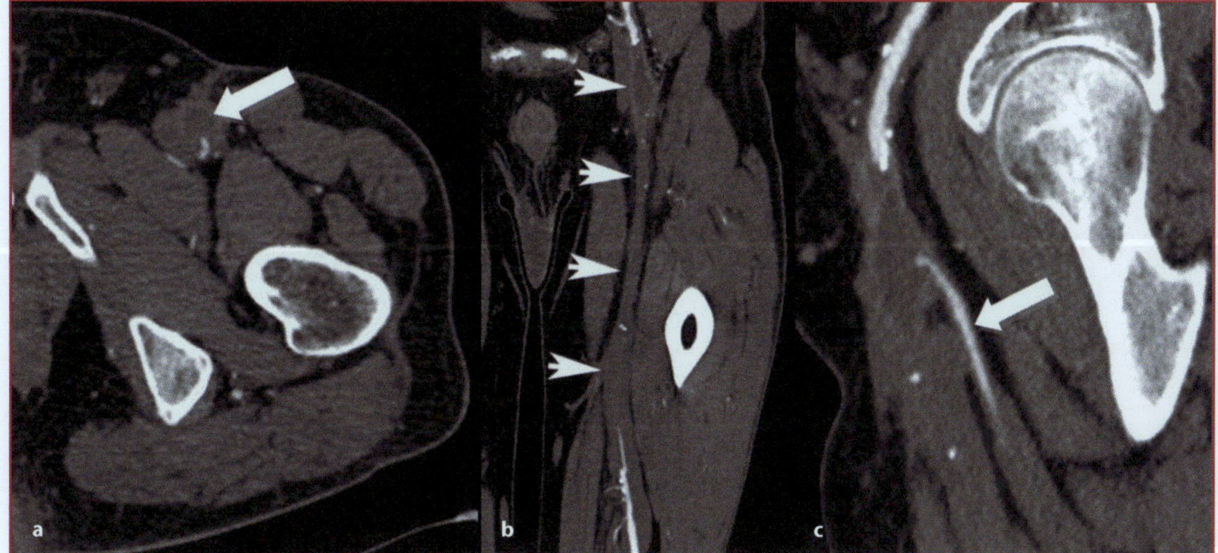

Fig. 13.30 Paziente con claudicatio intermittens (Fontaine IIb). **a** L'immagine TC sul piano assiale mostra un'ostruzione dell'arteria femorale comune sinistra (*freccia*) dopo procedura di tromboendoarterectomia. Il lume vascolare risulta occupato da materiale trombotico. **b** La ricostruzione sul piano coronale dimostra come l'ostruzione si estenda a coinvolgere l'intero decorso dell'arteria femorale superficiale (*punte di freccia*) fino all'uscita dal canale degli adduttori. **c** La ricostruzione sul piano sagittale mostra la pervietà dell'arteria femorale profonda omolaterale (*freccia*), riabitata da circoli collaterali

lesioni aterosclerotiche segmentarie brevi (Fig. 13.29), tuttavia non trova vasto impiego nel circolo periferico per la possibilità relativamente alta di restenosi. A seguito di tromboendoarterectomia, una possibile complicanza è costituita dalla restenosi, dalla trombosi del lume trattato, con possibile estensione lungo il decorso del vaso (Fig. 13.30).

Bypass

È una tecnica utilizzata in presenza di diffuse alterazioni aterosclerotiche coinvolgenti più segmenti.

La tecnica prevede l'utilizzo di un materiale autologo (vena safena) o protesico (politetrafluoroetilene); in genere, nel primo caso si ottengono risultati lievemente migliori.

Nella valutazione preoperatoria è importante descrivere accuratamente sede, estensione e severità delle alterazioni al fine di eseguire un corretto planning terapeutico. Infatti, per il chirurgo è molto importante conoscere lo stato delle arterie a monte e a valle dell'area da trattare, per assicurare la stabilità nel tempo delle anastomosi prossimale e distale. Inoltre, è di fondamentale importanza che il circolo a valle dell'area da trattare sia pervio e di buon calibro.

Nei bypass distali (femoro-tibiale, femoro-peroniero) non c'è differenza tra arteria tibiale e interossea, avendo entrambe lo stesso calibro.

Bypass in crossover femoro-femorale: utilizzato nei casi di ostruzione monolaterale dell'asse iliaco, con evidenza di buon circolo femorale. Generalmente si tratta di un graft protesico (Fig. 13.31).

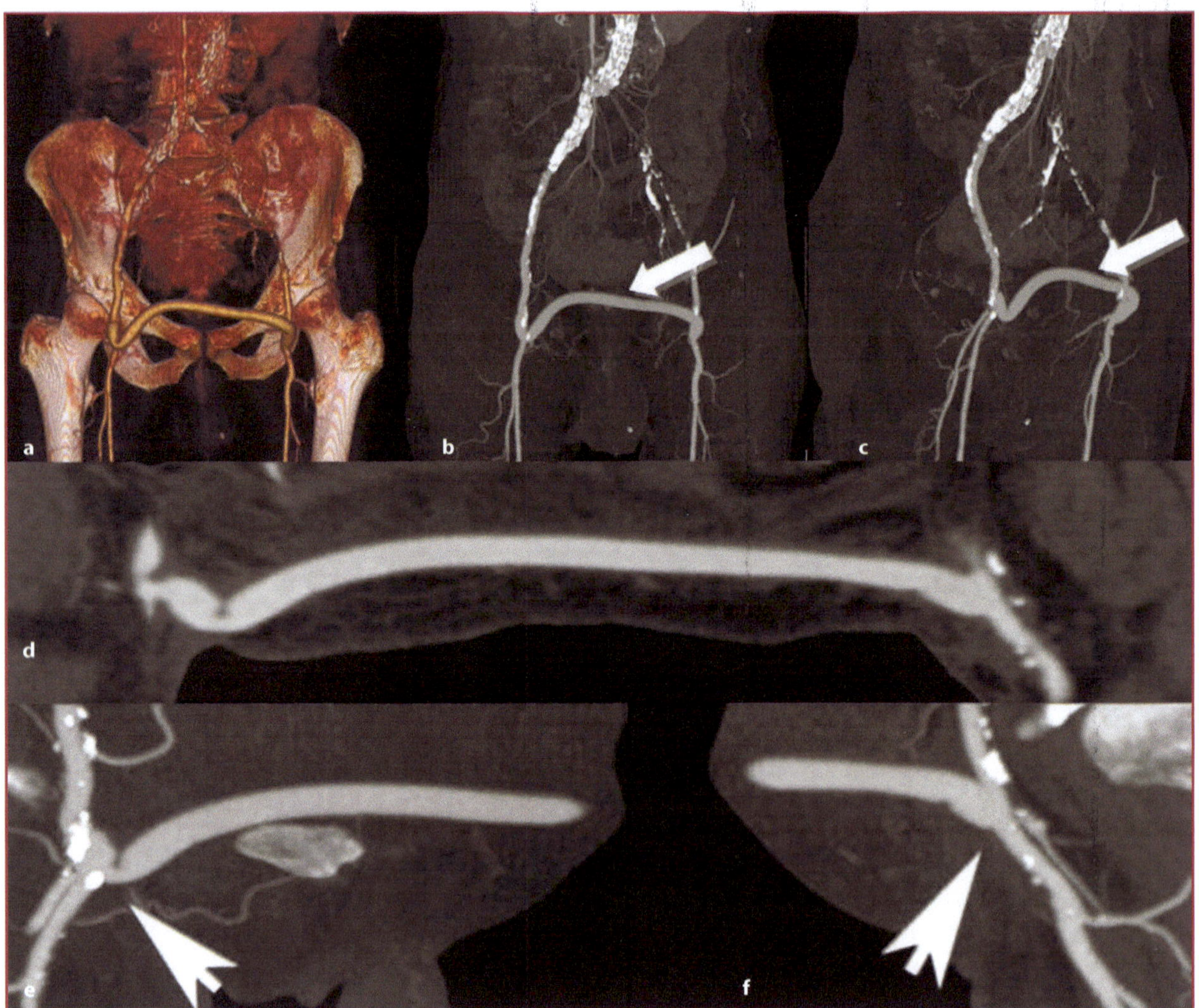

Fig. 13.31 Paziente sottoposto a bypass femoro-femorale in crossover. **a** Ricostruzione VR sul piano coronale. **b, c** Le ricostruzioni in MIP sui piani, rispettivamente, coronale e obliquo dimostrano il posizionamento del graft nel contesto del tessuto sottocutaneo lungo la parete addominale anteriore (*frecce*). **d** Ricostruzione in dettaglio sul graft. **e, f** Ricostruzioni in dettaglio sulle anastomosi destra e sinistra (*punte di freccia*)

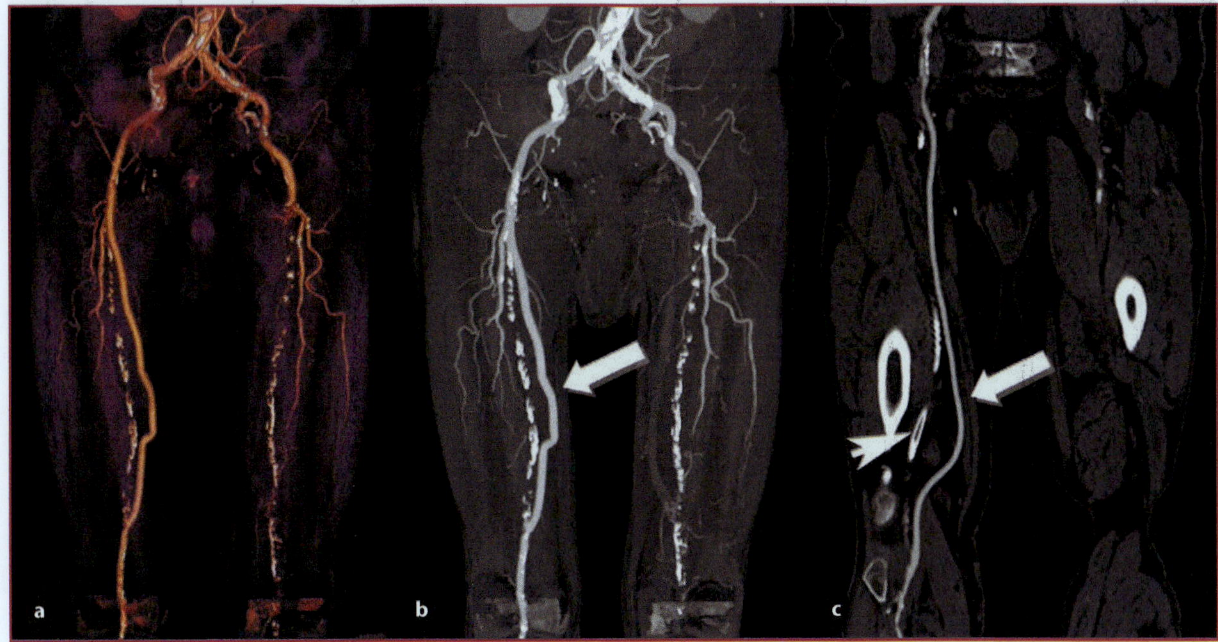

Fig. 13.32 **a** Paziente sottoposto a bypass femoro-popliteo destro. **b** La ricostruzione MIP sul piano coronale mostra la presenza del bypass, che appare regolarmente pervio (*freccia*). **c** La ricostruzione *Curved Planar Reformation* (CPR) lungo l'asse longitudinale del bypass in un altro paziente mostra il decorso del graft nel contesto dei tessuti molli sottocutanei della regione antero-mediale della coscia (*freccia*). In questo caso il paziente era stato precedentemente sottoposto a posizionamento di stent, in seguito ostruiti (*punta di freccia*)

Bypass femoro-popliteo: utilizzato nei casi di diffusa ateromasia dell'arteria femorale superficiale o di restenosi di stent, in cui sia presente una buona rappresentazione del run-off distale (arteria poplitea e circolo di gamba). Viene eseguito generalmente con vena grande safena (Fig. 13.32).

Bypass femoro-tibiale: utilizzato nei casi di ateromasia dell'arteria femorale superficiale coinvolgente anche la poplitea, ma con buon calibro in sede tibiale.

Bypass femoro-peroniero: analogamente al precedente, è utilizzato nei casi di ateromasia dell'arteria femorale superficiale coinvolgente anche la poplitea, ma con buon calibro in sede peroneale (Fig. 13.33).

Le differenze nell'outcome dei pazienti correlano con l'indicazione alla chirurgia, la qualità del circolo vascolare e l'eventuale presenza di comorbilità.

Le complicanze del bypass possono essere costituite da:

- ostruzione acuta a valle del graft (Fig. 13.34);
- ostruzione del graft (Fig. 13.35);
- infezione del graft (Fig. 13.36).

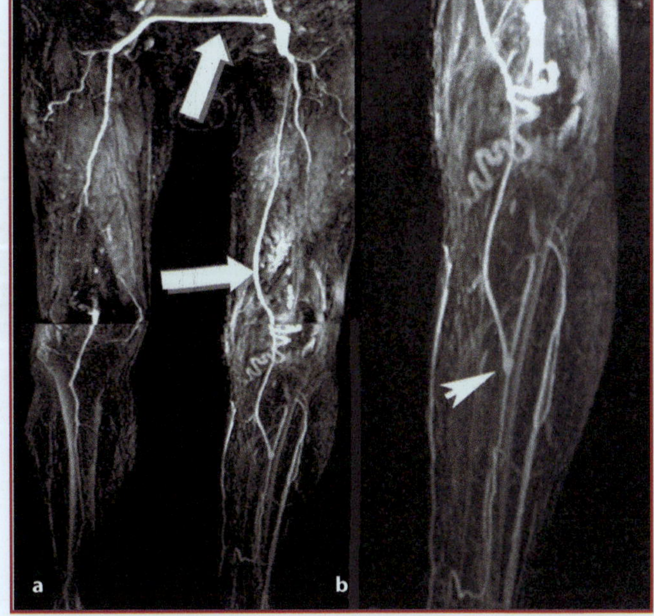

Fig. 13.33 **a** Paziente sottoposto a studio angio-RM per la valutazione di un bypass femoro-femorale in crossover e uno femoro-peroniero sinistro (*frecce*). **b** La ricostruzione MIP mostra in dettaglio l'anastomosi distale in corrispondenza dell'arteria interossea (*punta di freccia*)

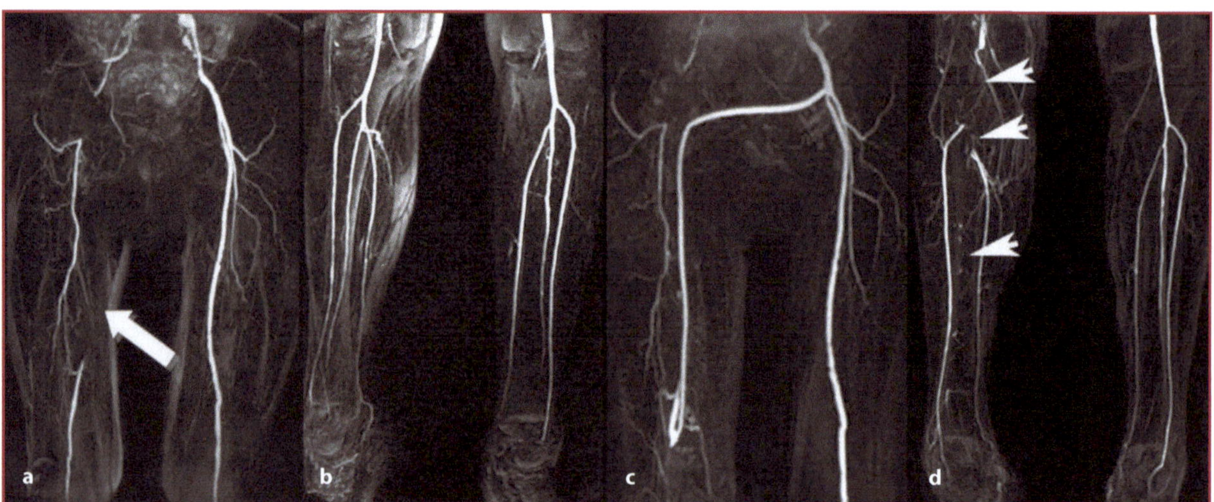

Fig. 13.34 Paziente con claudicatio intermittens (Fontaine IIa). **a, b** Lo studio angio-RM preoperatorio evidenzia un'ostruzione dell'arteria femorale superficiale destra (*freccia*) e regolare pervietà del circolo di gamba. **c, d** Lo studio RM di controllo postoperatorio dopo posizionamento di un bypass combinato femorale sinistro-popliteo destro mostra una trombosi acuta con occlusione dell'arteria poplitea, del tronco tibio-peroniero e dell'arteria interossea destra (*punte di freccia*)

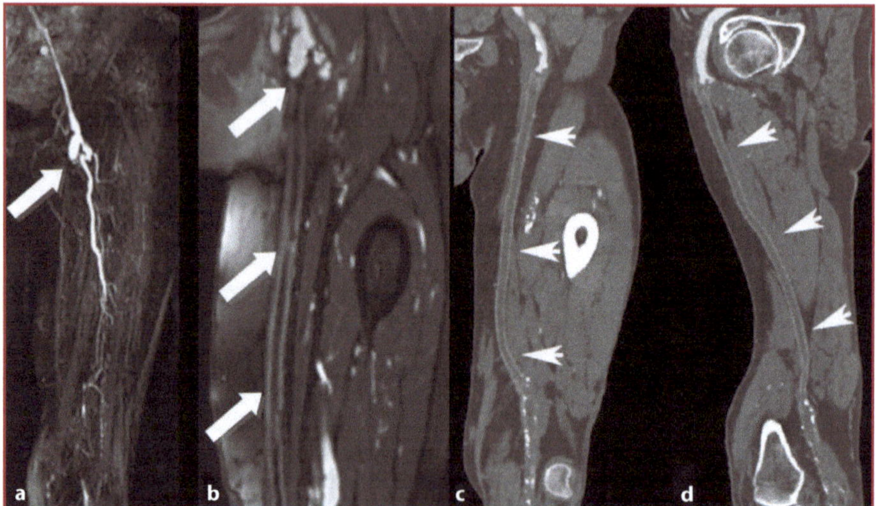

Fig. 13.35 Paziente sottoposto a intervento di bypass femoro-popliteo sinistro. **a** Allo studio angio-RM di controllo si osserva, nella fase di primo passaggio del mdc, un'ostruzione del graft lungo tutto il suo decorso (*freccia*). **b** L'alterazione è meglio visualizzabile nelle sequenze GRE T1 ad alta risoluzione acquisite nella fase all'equilibrio del mdc (*frecce*). **c, d** Studio angio-TC in un paziente differente con ostruzione del bypass femoro-popliteo sinistro visibile, rispettivamente, sul piano coronale e sagittale (*punte di freccia*)

13.6 Patologia aneurismatica

Quadro clinico e diagnosi

È la dilatazione del lume vascolare >1,5 cm per le arterie iliache e femorali e >0,7 cm per le arterie poplitee (Figg. 13.37-13.40). Nella maggior parte dei casi gli aneurismi

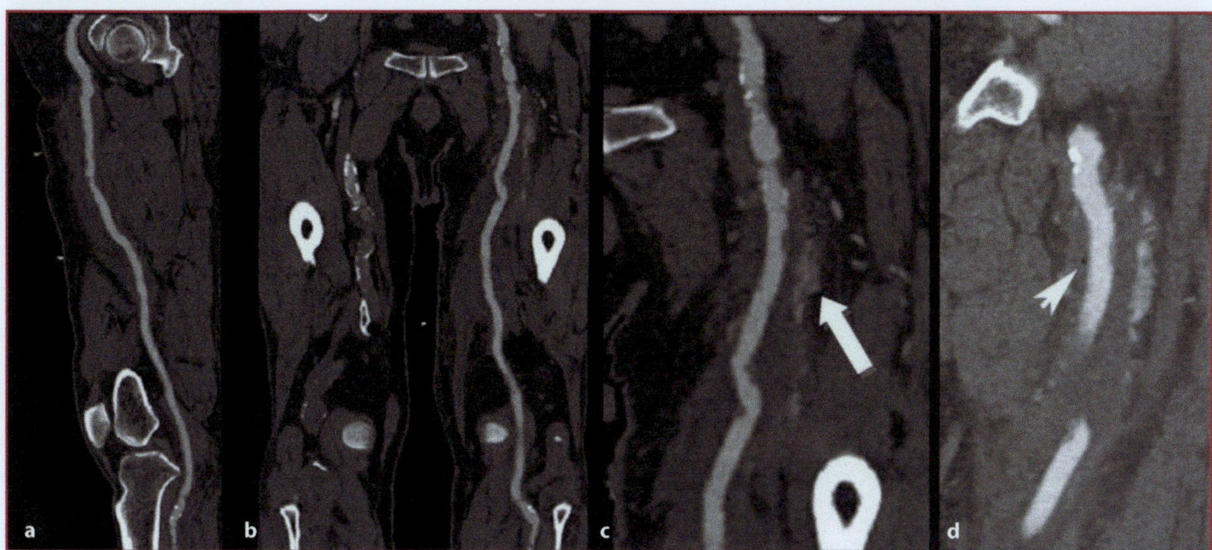

Fig. 13.36 Paziente sottoposto a posizionamento di bypass femoro-popliteo sinistro. **a, b** Nello studio angio-TC di controllo il graft risulta regolarmente pervio e ben valutabile sulle ricostruzioni, rispettivamente, in sagittale e in coronale. **c** Nel tratto prossimale, tuttavia, è presente una raccolta fluida circostante con potenziamento post-contrastografico dei tessuti molli (*freccia*). **d** La ricostruzione in dettaglio mostra inoltre alcune piccole bolle aeree all'interno della raccolta (*punta di freccia*)

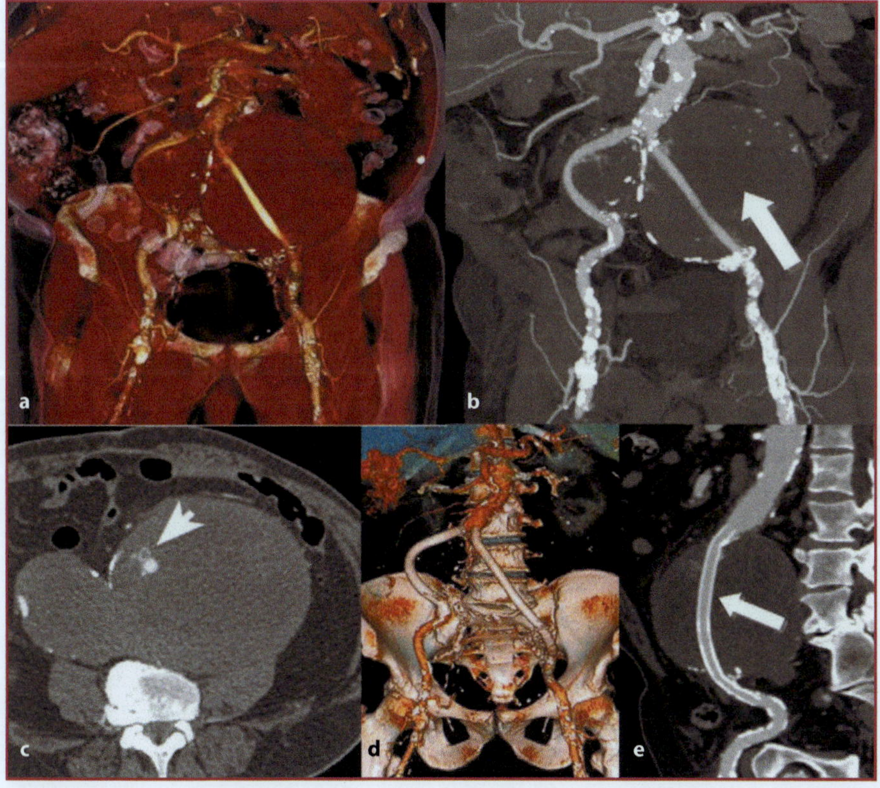

Fig. 13.37 Paziente sottoposto a posizionamento di protesi chirurgica aorto-bisiliaca. **a, b** Lo studio angio-TC postoperatorio dimostra la presenza di due voluminose dilatazioni aneurismatiche delle arterie iliache con estesa componente trombotica interna (*freccia*). **c** L'immagine TC assiale mostra, inoltre, iniziali segni di stravaso di mdc in sede periprotesica per difetto della protesi (*punta di freccia*). **d, e** Il paziente è stato quindi sottoposto a posizionamento di endoprotesi bisiliaca (*freccia*)

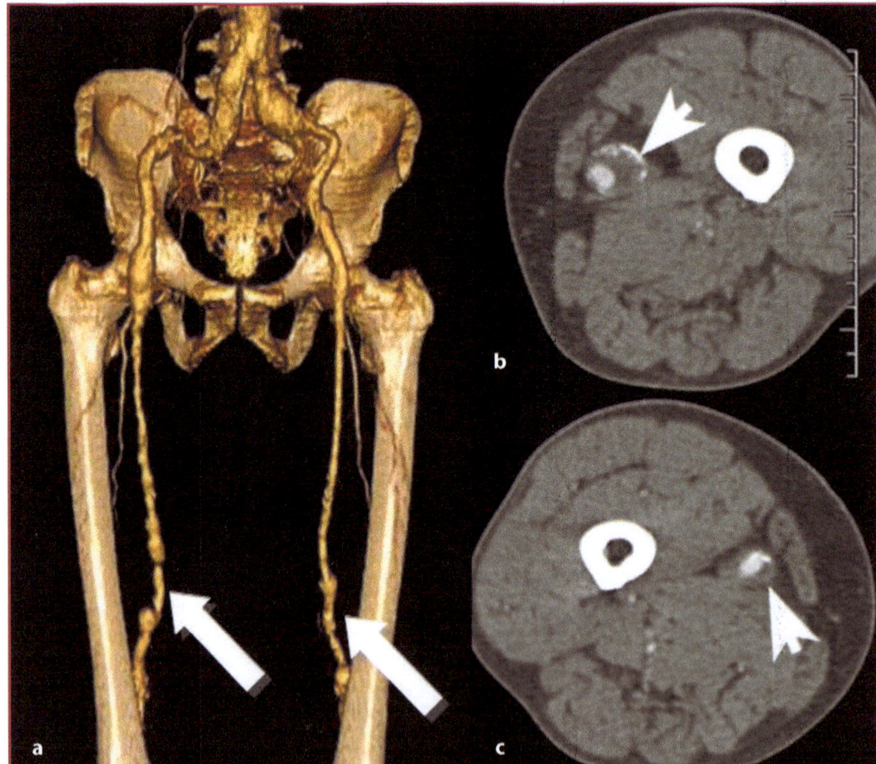

Fig. 13.38 a Paziente con dilatazione aneurismatica di entrambe le arterie femorali superficiali lungo tutto il loro decorso, con multiple irregolarità parietali e focali dilatazioni sacciformi (*frecce*). **b, c** Il lume residuo delle arterie risulta parzialmente ridotto da apposizioni trombotiche eccentriche (*punte di freccia*)

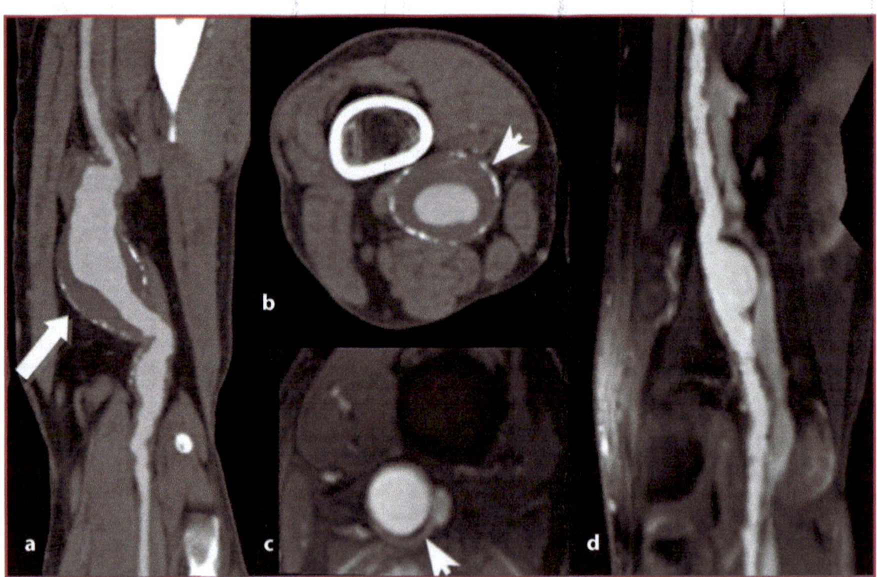

Fig. 13.39 a, b Paziente con aneurisma popliteo a morfologia fusiforme. Le ricostruzioni sul piano coronale dello studio angio-TC dimostrano la presenza di una dilatazione aneurismatica coinvolgente il tratto sovrarticolare dell'arteria poplitea (*freccia*); le immagini assiali evidenziano la presenza di una discreta apposizione trombotica concentrica con focali calcificazioni parietali (*punta di freccia*). **c** Angio-RM in un paziente diverso con aneurisma popliteo sovrarticolare a morfologia sacciforme; in questo caso le ricostruzioni sul piano assiale mostrano l'assenza quasi completa dell'apposizione trombotica interna (*punta di freccia*). **d** Le immagini coronali mostrano l'estensione longitudinale della dilatazione

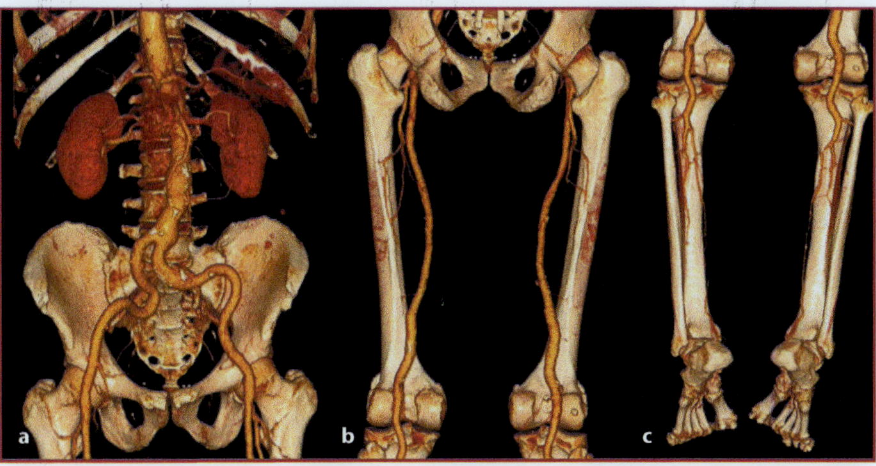

Fig. 13.40 Paziente con arteriomegalia. a-c Lo studio angio-TC e le ricostruzioni sul piano coronale dimostrano un'estesa ectasia coinvolgente l'intero circolo periferico

delle arterie iliache sono associati a un aneurisma dell'aorta addominale; meno frequente è l'associazione tra quest'ultimo e l'aneurisma popliteo.

La causa più comune è l'aterosclerosi; altre cause includono i traumi, le infezioni, le dissezioni e alcune sindromi come quella di Marfan.

- Massa palpabile pulsante.
- Possibili sintomi neurologici, gastroenterologici o genitourinari da compressione (in caso di aneurisma delle arterie iliache).
- Sintomatologia ostruttiva da trombosi del lume.
- Rottura e sanguinamento.
- Asintomatica.

Imaging e refertazione

- Nella scansione in fase arteriosa un ritardo lievemente superiore alla norma (3-4 s) può migliorare la qualità delle immagini acquisite, soprattutto nel caso di aneurismi voluminosi in cui il flusso risulta particolarmente turbolento.
- Eseguire una fase vascolare più tardiva nel caso in cui non si abbia un'opacizzazione completa dell'aneurisma a causa del flusso turbolento.
- Nel caso di aneurismi estesi (ad esempio, coinvolgenti tutto l'asse iliaco-femorale o poplitei) può essere utile programmare una seconda acquisizione delle immagini in caso di rallentamento significativo del flusso.
- Descrivere sede, estensione, dimensioni e morfologia dell'aneurisma specificando l'eventuale coinvolgimento di altri vasi.
- Descrivere la presenza di un'eventuale apposizione trombotica (concentrica/eccentrica).
- Riportare i diametri dei vasi a monte e a valle dell'aneurisma (colletto).
- Individuare, se presenti, segni di rottura, fissurazione o infezione della parete vasale.
- Segnalare eventuali effetti compressivi sulle strutture circostanti (in particolare sulle vene).

Trattamento

Rivascolarizzazione percutanea o chirurgica indicata in caso di dilatazione >3 cm per il rischio di rottura.

13.7 Patologia malformativa

Entrapment

È l'anomalo rapporto tra vasi poplitei e strutture muscolari adiacenti con conseguente stenosi *ab extrinseco* del lume vascolare.

Quadro clinico e diagnosi

Un'anomalia di decorso e di inserzione del muscolo gastrocnemio determina una deviazione e compressione dell'arteria poplitea. In casi più rari la compressione può derivare da un'anomalia di decorso del muscolo popliteo o dalla presenza di una benderella fibrosa.

La patologia si presenta con claudicatio distale e, raramente, ischemia. Le tromboflebiti ricorrenti si verificano nel caso in cui ci sia un coinvolgimento venoso.

Imaging e refertazione

L'angio-RM è spesso preferita in considerazione della giovane età dei pazienti colpiti dalla patologia. Durante l'esecuzione dell'esame può essere utile acquisire le immagini post-contrastografiche durante manovra evocativa (contrazione dei muscoli del polpaccio).

Se ne riconoscono sei varianti (Fig. 13.41).

- I tipo: il capo mediale del muscolo gastrocnemio è normale e l'arteria poplitea è posizionata medialmente attorno e al di sotto del muscolo.
- II tipo: il capo mediale del muscolo gastrocnemio origina da una posizione anomala laterale; l'arteria poplitea ha un decorso regolare, ma passa medialmente al muscolo che ne determina la compressione sul condilo femorale mediale.
- III tipo: l'arteria poplitea è compressa da un fascio muscolare anomalo del gastrocnemio.
- IV tipo: l'arteria poplitea è intrappolata da una benderella fibrosa o dal muscolo popliteo.

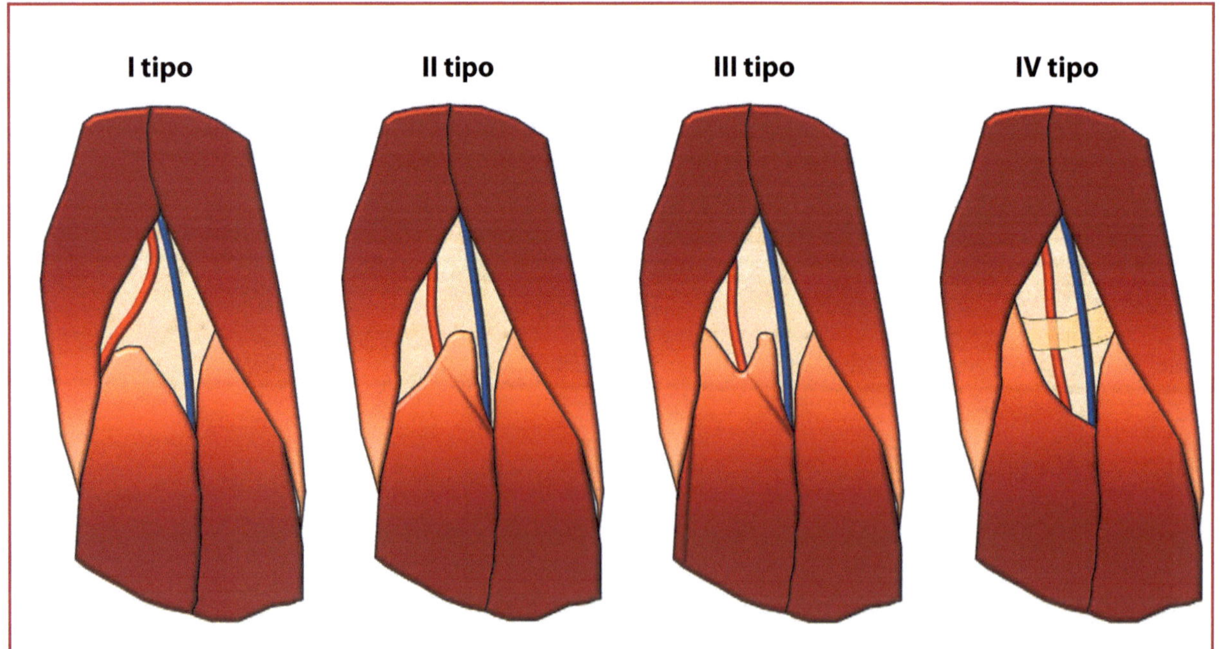

Fig. 13.41 Diversi tipi di entrapment

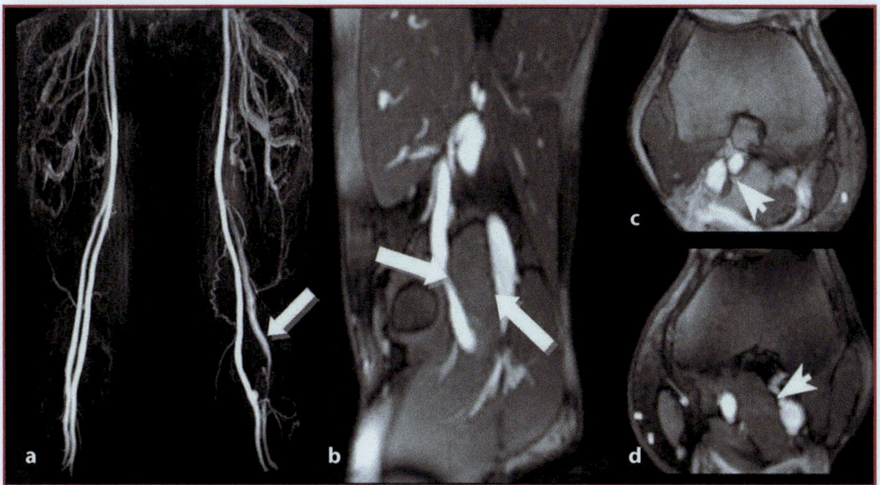

Fig. 13.42 Paziente con dolore e gonfiore del polpaccio a seguito di sforzi muscolari. Le immagini angio-RM dimostrano la presenza di una sindrome da entrapment popliteo a sinistra. **a** Le immagini acquisite a riposo in fase venosa mostrano un'asimmetria dell'asse popliteo sinistro rispetto al controlato, con depiazzamento dell'arteria poplitea sinistra rispetto alla vena e compressione su quest'ultima (*freccia*). **b** Le immagini ad alta risoluzione acquisite durante contrazione muscolare nella fase di equilibrio del mdc permettono di valutare anche l'anatomia muscolare e in particolare l'origine anomala laterale del capo mediale del muscolo gastrocnemio (*frecce*); ciò determina una compressione dell'arteria poplitea sul condilo femorale mediale durante la contrazione muscolare e della vena poplitea anche in fase di riposo muscolare. **c, d** Le immagini RM assiali mostrano, rispettivamente, l'anatomia normale destra e anomala sinistra in corrispondenza del cavo popliteo (*punte di freccia*). L'angio-RM ha quindi permesso di identificare una sindrome da entrapment popliteo di V tipo

- V tipo: qualsiasi tipo che includa la vena poplitea (Fig. 13.42);
- VI tipo: variante funzionale in cui l'anatomia è normale ma si ha una compressione dovuta a ipertrofia di un muscolo.

Trattamento

Resezione e ricostruzione delle strutture muscolari; bypass dell'arteria poplitea; trombolisi.

13.8 Patologia traumatica

Quadro clinico e diagnosi

La dissezione delle arterie del circolo periferico si manifesta nella quasi totalità dei casi come conseguenza di una dissezione dell'aorta addominale che si estende in direzione caudale (si veda Cap. 10) (Figg. 13.43, 13.44).

Nella maggior parte dei casi la sintomatologia è quella relativa alla dissezione aortica (si veda Cap. 10).

Imaging e refertazione

Sia in TC che in RM lo studio della dissezione periferica deve sempre comprendere l'aorta per stabilire l'origine della dissezione. Generalmente lo studio deve essere condotto fino all'origine delle arterie femorali superficiali, in quanto le dissezioni terminano spontaneamente a livello delle arterie femorali comuni nella maggioranza dei casi. Meno frequente, ma sempre possibile, è la presenza di una dissezione focale dell'arteria femorale comune a seguito di una procedura percutanea transarteriosa.

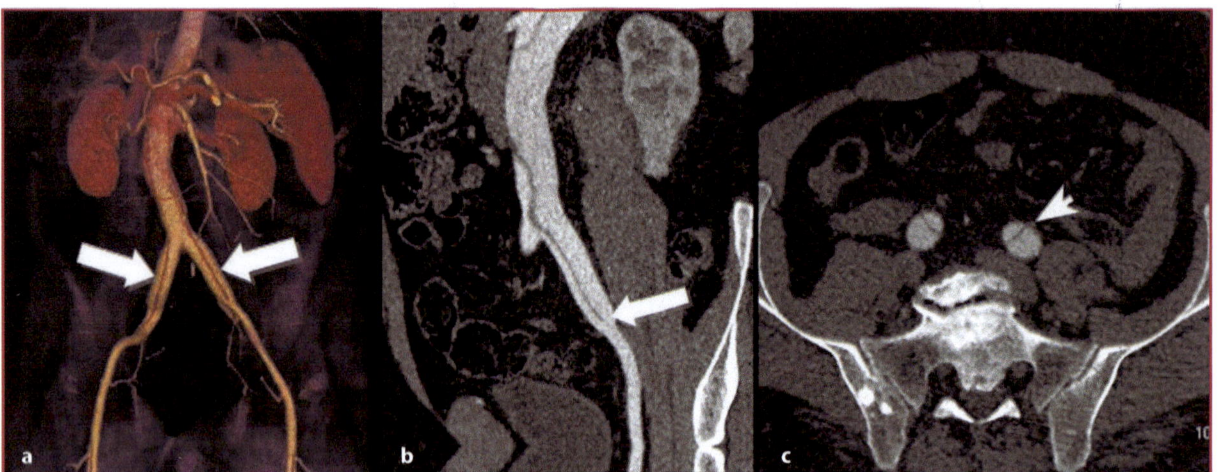

Fig. 13.43 Paziente con dissezione dell'aorta addominale. **a** La ricostruzione VR dello studio angio-TC mostra l'estensione longitudinale della dissezione fino alle arterie iliache comuni (*frecce*). **b** In questo caso la dissezione delle arterie iliache è dovuta a un'estensione della lacerazione intimale dall'aorta, che prosegue in direzione caudale terminando con lembo libero nel lume (*freccia*). **c** L'immagine assiale conferma il coinvolgimento di entrambe le arterie iliache (*punta di freccia*)

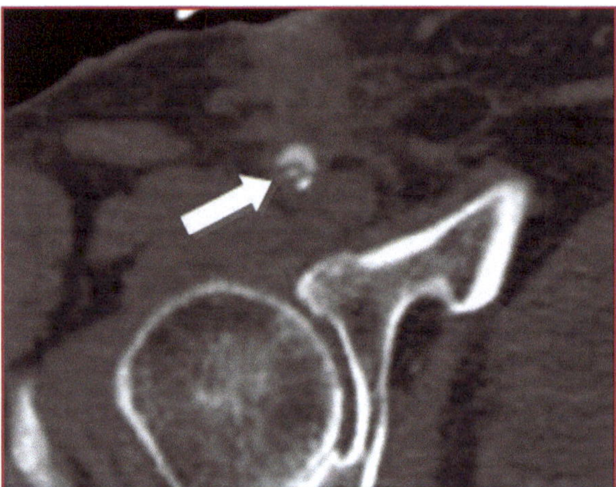

Fig. 13.44 Paziente con dissezione dell'arteria femorale comune (*freccia*). Quest'alterazione può manifestarsi come coinvolgimento secondario a una dissezione aortica con estensione fino a livello femorale o, in una minoranza di casi, come complicanza nella sede dell'accesso percutaneo

- TC: una scansione precontrastografica può essere utile per l'identificazione di calcificazioni intimali al fine di differenziare lume vero e lume falso.
- RM: all'angiografia con RM tradizionale si possono aggiungere sequenze T1 e T2 pesate prima del mdc per mettere in evidenza un flap intimale. Le sequenze time-resolved possono essere utili nel differenziare asimmetrie di circolo dovute alla presenza del falso lume.

Nel caso di una dissezione aortica con estensione iliaca e femorale è importante descrivere la presenza di un eventuale flap di rientro e la sua morfologia (ad esempio, flap libero flottante nel lume vascolare).

Trattamento

Generalmente nelle forme di dissezione isolata (asintomatiche) non è richiesto alcun tipo di trattamento.

13.9 Conclusioni

In conclusione, nello studio del circolo periferico sia l'angio-TC sia l'angio-RM costituiscono una tecnica di imaging particolarmente valida; la scelta dell'una o dell'altra metodica può essere indicata in relazione allo specifico caso in esame (Fig. 13.45). In circostanze particolari, tuttavia, può essere utile l'integrazione diagnostica con entrambe le metodiche.

Le Tabelle 13.22 e 13.23 mostrano, rispettivamente, i vantaggi e gli svantaggi tecnici dell'angio-TC e dell'angio-RM e alcune loro possibili applicazioni cliniche.

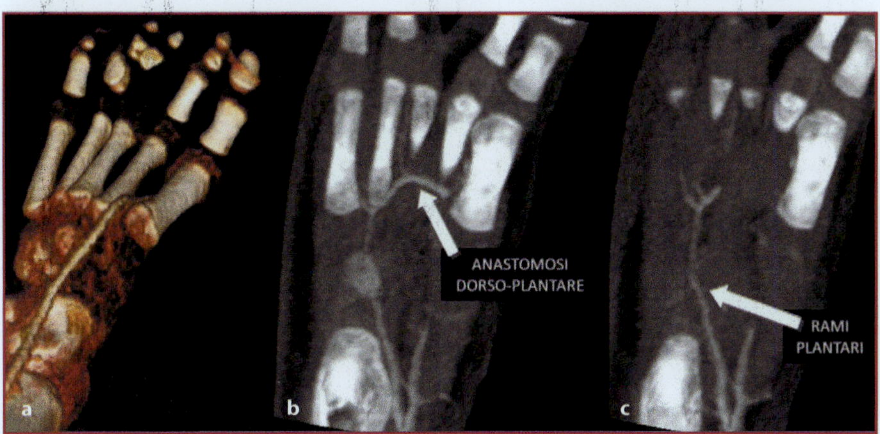

Fig. 13.45 a-c Paziente pediatrico con patologia malformativa ossea. Lo studio angio-TC è stato necessario per studiare l'anatomia vascolare (numero e localizzazione) del circolo arterioso del piede. In questo caso, nonostante l'utilizzo di radiazioni ionizzanti, è stato preferito lo studio TC per due motivi fondamentali: la possibilità di studiare contemporaneamente il circolo arterioso e la malformazione ossea; la possibilità di ottenere la risoluzione spaziale più elevata possibile (essendo il piede e, soprattutto, i vasi particolarmente piccoli) al fine di identificare anche i rami arteriosi digitali

Tabella 13.22 Vantaggi e svantaggi dell'angio-TC e dell'angio-RM

	Angio-TC	Angio-RM
Vantaggi	Maggiore risoluzione spaziale Maggiore risoluzione temporale Visualizzazione del calcio Minore costo	Assenza di radiazioni ionizzanti Possibilità di eseguire studi dinamici Assenza di artefatti da calcio Angiografia senza mdc
Svantaggi	Radiazioni ionizzanti Artefatti da calcio Impossibilità di eseguire studi dinamici Insufficienza renale cronica	Maggiore costo Mancata visualizzazione del calcio Controindicazioni generali Fibrosi nefrogenica sistemica

Tabella 13.23 Esempi di possibili applicazioni cliniche per cui generalmente si preferisce una metodica rispetto all'altra

Angio-TC	Urgenza/politrauma Pazienti non collaboranti Valutazione dell'osso (malformazioni congenite)
Angio-RM	Pazienti giovani Entrapment popliteo Follow-up e controlli frequenti

Whole body

14

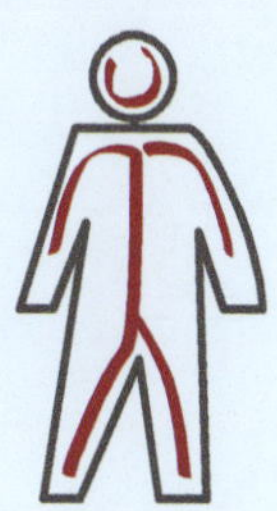

Alessandro Napoli, Fulvio Zaccagna, Luisa Di Mare, Flavio Malpassini

Per la distribuzione polidistrettuale della malattia aterosclerotica, l'approccio diagnostico segmentario dei tradizionali metodi, limitato alla sola valutazione dei distretti vascolari sintomatici, è ormai ritenuto insufficiente per una corretta classificazione del paziente.

In tempi recenti, fin dall'introduzione degli scanner a 16 strati, sono stati messi a punto protocolli di angiografia con tomografia computerizzata (angio-TC) che permettono di studiare in un solo esame tanto il circolo coronarico quanto il distretto extracoronarico.

Ancor più recentemente l'utilizzo di sistemi integrati di bobine, delle tecniche di imaging parallelo e, in parte, dei mezzi di contrasto (mdc) intravascolari ha consentito all'angiografia con risonanza magnetica (angio-RM) di raggiungere risultati comparabili a quelli dell'angio-TC nella diagnostica vascolare, proponendosi come complemento, e talvolta come vera e propria alternativa, a quest'ultima nello studio del distretto extracoronarico.

Tali progressi permettono un nuovo approccio alla stratificazione del rischio dei pazienti che può basarsi non più solo su scale di rischio cliniche, ma altresì sulla presenza oggettiva di lesioni aterosclerotiche mono o polidistrettuali anche asintomatiche.

14.1 Tecnica di studio TC

L'esame angio-TC *Whole Body* (WB) è costituito dalla combinazione di due protocolli di scansione che si susseguono di pochi secondi, per la valutazione indipendente del circolo coronarico e del circolo sistemico.

Preparazione del paziente

- Posizionare un accesso venoso (18-20 G) nella vena antecubitale del braccio destro.
- Rimuovere eventuali oggetti metallici, protesi dentarie o indumenti che possano creare artefatti da indurimento del fascio.
- Somministrare beta-bloccanti nel caso la frequenza cardiaca sia >75 bpm.

Per i dettagli sulla preparazione del paziente per l'acquisizione coronarica si rimanda al capitolo dedicato.

Acquisizione delle immagini

Riguardo alla somministrazione del mdc è necessario considerare che la tecnica di acquisizione WB sfrutta il principio del ricircolo del mdc dopo il suo ritorno al cuore:

C. Catalano, M. Anzidei, A. Napoli, *Imaging Cardiovascolare TC e RM*,

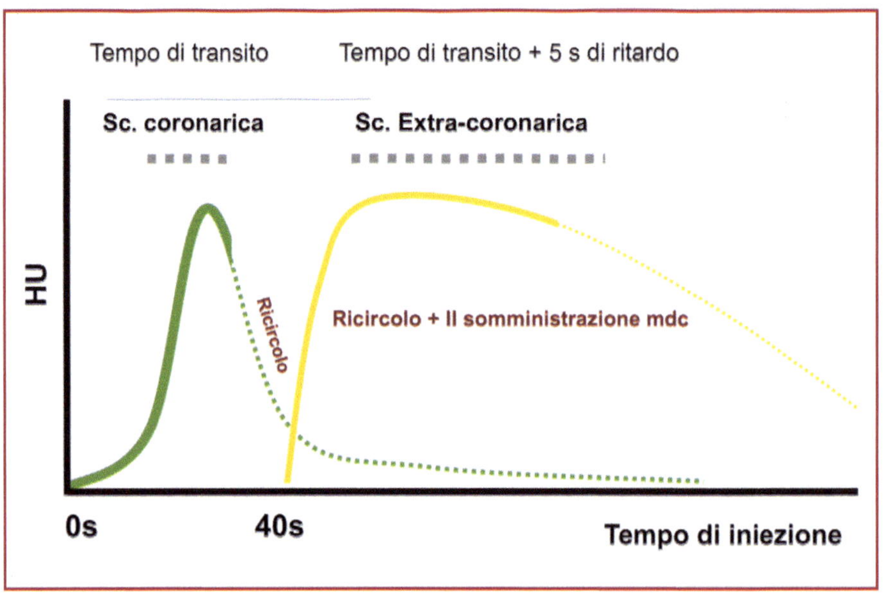

Fig. 14.1 Dinamica del mdc negli esami angio-TC WB. Dopo il passaggio nel circolo arterioso, il primo bolo di mdc (*in verde*) utilizzato per la scansione del circolo coronarico (*Sc. coronarica*) giungerà nuovamente alle camere cardiache di destra per effetto del ricircolo, dove si sommerà al secondo bolo (*in giallo*) somministrato dopo circa 40 s dal primo, divenendo nuovamente disponibile. In tal modo il secondo bolo sarà potenziato dal primo e permetterà una buona opacizzazione del circolo arterioso extracoronarico, consentendo una valida acquisizione del circolo extracoronarico (*Sc. extracoronarica*) con limitazione della dose totale di mdc impiegata per l'esame

Tabella 14.1 Somministrazione del mdc per esami angio-TC WB con circolo coronarico

	Acquisizione coronarica	Acquisizione extracoronarica
Volume (mL/s)	(Velocità di flusso x durata dell'acquisizione) + (Velocità di flusso x pausa preacquisizione)	40-60
Flusso (mL/s)	4-6	4-6
Soluzione fisiologica	Da 30 mL/s a 4 mL/s	Da 50 mL/s a 4 mL/s
Ritardo	Bolus tracking >150 HU	Bolus tracking >150 HU

da un punto di vista pratico ciò si traduce nella somministrazione combinata di due boli indipendenti di mdc (Fig. 14.1, Tabella 14.1).

Il primo bolo di mdc, utilizzato per l'acquisizione coronarica, dopo il suo passaggio nel circolo arterioso ritorna nelle camere cardiache destre, ove va a sommarsi al secondo bolo garantendo un adeguato enhancement vascolare dei distretti extracoronarici.

Il successo tecnico dell'esame è basato su un accurato calcolo dei tempi di ritardo tra la somministrazione del mdc e l'inizio della scansione.

Il ritardo dell'acquisizione coronarica è calcolato con la tecnica del bolus tracking; dopo circa 40 s il primo bolo di mdc sarà nuovamente disponibile per un passaggio arterioso e in tale momento sarà necessario somministrare il secondo bolo per lo studio extracoronarico.

Tabella 14.2 Parametri di scansione del circolo coronarico

Circolo coronarico	TC 16 strati	TC da 32 a 40 strati	TC 64 strati
Collimazione (mm)	1,0-1,5	0,5-0,625	0,5-0,625
Slice increment (mm)	1,0-1,3	0,4-0,6	0,4-0,6
Spessore di strato (mm)	1,5-2,0	0,6-0,9	0,6-0,9
Tempo di rotazione	0,37-0,5	0,37-0,4	0,33-0,4
kV	120	120	120
mA	300-540	375-540	375-600
mAs (mA x T rot)	150-200	150-200	150-200
mAs effettivi	430-800	600-800	600-990
Pitch	0,25-0,35	0,20-0,30	0,20-0,30
Table speed (mm/s)	12-16	10-15	15-22
Direzione di scansione	Cranio-caudale	Cranio-caudale	Cranio-caudale

Tabella 14.3 Parametri di scansione del circolo extracoronarico

Circolo extracoronarico	TC 16 strati	TC da 32 a 40 strati	TC 64 strati
Collimazione (mm)	1,0-1,5	0,5-0,625	0,5-0,625
Slice increment (mm)	1,0	1,0	1,0
Spessore di strato (mm)	1,5-2,0	1,0-1,3	1,0-1,3
Tempo di rotazione	0,37-0,5	0,37-0,5	0,33-0,5
kV	100	100	100
mA	50-100	60-120	66-130
mAs (mA x T rot)	115-140	115-140	115-140
mAs effettivi	200-320	225-330	240-350
Pitch	0,9-1,2	0,9-1,2	0,9-1,2
Table speed (mm/s)	20-40	20-40	20-40
Direzione di scansione	Cranio-caudale	Cranio-caudale	Cranio-caudale

Il ritardo dell'acquisizione extracoronarica richiede un calcolo complesso: il valore complessivo del ritardo è dato, infatti, dalla somma del tempo di transito dall'accesso venoso sino all'aorta (uguale a quello coronarico in precedenza calcolato con la tecnica del bolus tracking) e del tempo di ricircolo fisiologico del primo bolo (circa 40 s).

Se, ad esempio, il ritardo tra la somministrazione del primo bolo e l'inizio della scansione coronarica è di circa 15 s (variabile in relazione alle caratteristiche emodinamiche del paziente), il ritardo per l'inizio della seconda acquisizione sarà di 15 s + 40 s.

I parametri di scansione del circolo coronarico sono riportati nella Tabella 14.2. I parametri di scansione del circolo extracoronarico sono riportati nella Tabella 14.3.

Preparazione del paziente

- Posizionare il paziente supino sul lettino portapaziente con le braccia abdotte dietro la testa. Qualora il paziente non possa distendere le braccia, è consigliabile porle sull'addome e non lungo i fianchi in modo da ridurre gli artefatti e non compromettere la valutazione dell'aorta addominale.
- Disposizione degli elettrodi per il monitoraggio dell'elettrocardiogramma.
- Acquisizione del tomogramma (>170 cm) (Fig. 14.2).
- Acquisizione del circolo coronarico in senso cranio-caudale con tecnica bolus tracking (Fig. 14.3).
- *40 s di attesa.*
- Acquisizione del circolo extracoronarico in senso cranio-caudale.

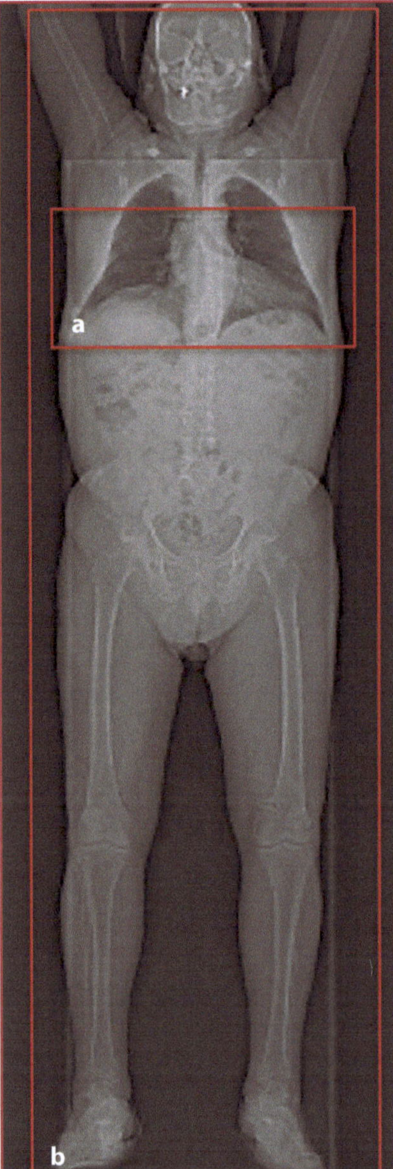

Fig. 14.2 (*sinistra*) Topogram di un esame angio-TC WB. **a** Campo di scansione dell'acquisizione coronarica. **b** Campo di scansione dell'acquisizione extracoronarica. Nei pazienti che sono stati sottoposti a intervento di bypass coronarico l'acquisizione cardiosincronizzata deve essere estesa a comprendere le arterie mammarie interne dall'origine o l'eventuale differente origine del bypass

Fig. 14.3 (*sotto*) Bolus tracking di angio-TC WB. La regione di interesse circolare viene posizionata all'interno dell'aorta ascendente, a valle del bulbo aortico. **a** La scansione può essere avviata automaticamente al superamento del limite di HU impostato (>150 HU) o (**b, c**) manualmente qualora lo scanner non permetta il calcolo istantaneo delle HU quando si osserva una buona opacizzazione dell'aorta toracica

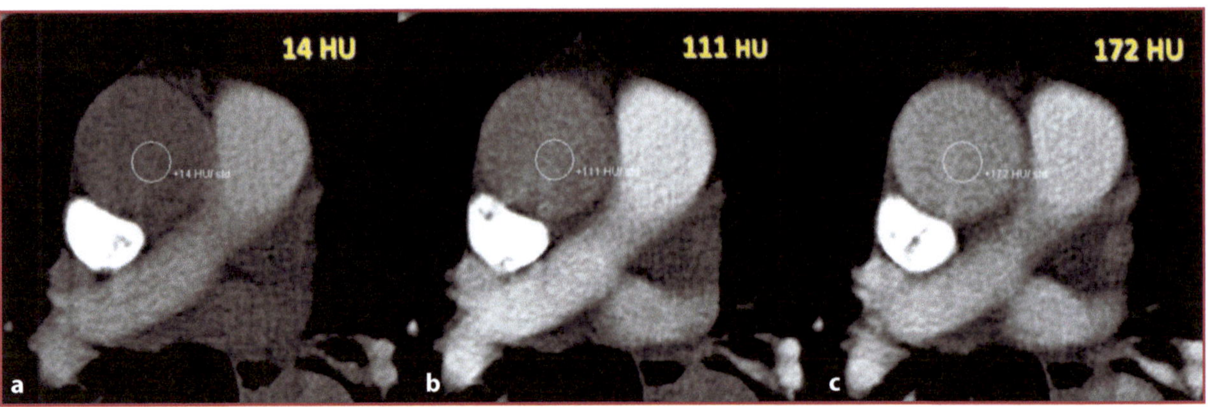

14.2 Tecnica di studio RM

Preparazione del paziente

- Posizionare un accesso venoso (18-20 G) nella vena antecubitale del braccio destro.
- Rimuovere eventuali oggetti metallici, protesi dentarie o indumenti che possano creare artefatti.
- Istruire il paziente affinché collabori durante l'esame.
- Posizionare il paziente con il cranio in direzione del gantry.
- Posizionare le bobine (Fig. 14.4).

Nonostante le nuove apparecchiature per RM abbiano tempi di acquisizione notevolmente ridotti rispetto alle precedenti, rimangono comunque nell'ordine dei 10-20 s per distretto. Pertanto la collaborazione del paziente, sia con le fasi del respiro sia con l'immobilità, è fondamentale.

Per consentire un più alto grado di immobilità, e quindi ridurre gli eventuali artefatti da movimento, si consiglia l'utilizzo di dispositivi di contenzione quali cunei/cuscini dedicati, che possono essere posizionati all'interno della bobina, per il cranio, o sotto la bobina, per il periferico.

Si sconsiglia, invece, l'uso di fasce elastiche per immobilizzare gli arti inferiori in quanto potrebbero causare alterazioni del circolo locale e, quindi, inficiare l'esame.

Analogamente a quanto descritto per gli esami angio-RM dei singoli distretti anatomici, per lo studio WB è indispensabile il ricorso al mdc (Tabella 14.4).

Per i mdc blood-pool si veda la Tabella 14.5.

Acquisizione delle immagini

L'intero albero circolatorio del paziente viene studiato acquisendo in momenti successivi quattro distretti anatomici con *fields of view* di circa 45-50 cm ciascuno.

Esistono due tecniche di acquisizione WB, che differiscono a seconda dell'ordine di acquisizione delle regioni: la tecnica sequenziale e la tecnica ibrida (Tabella 14.6).

La tecnica sequenziale è di più semplice esecuzione e riproducibilità con gli scan-

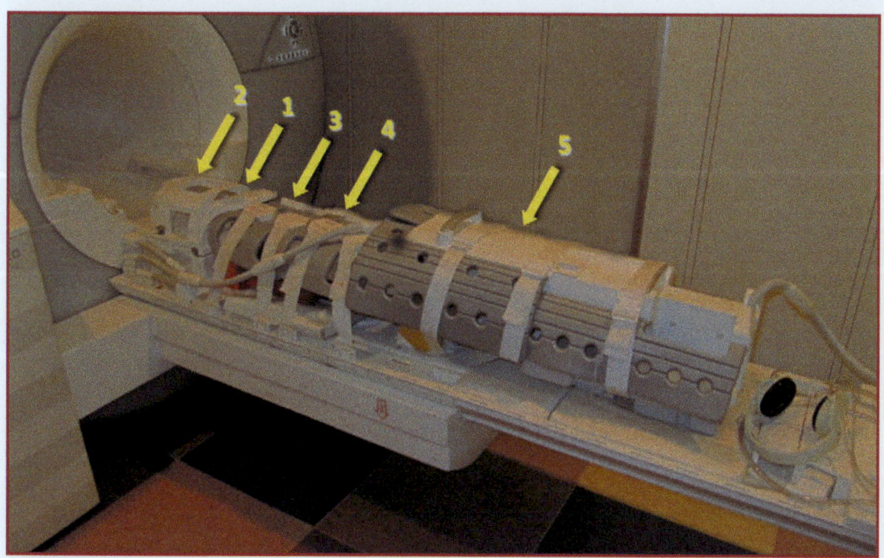

Fig. 14.4 Disposizione delle bobine per un esame angio-RM WB. Si posizionano in sequenza: la bobina per il collo (*1*), la bobina per l'encefalo (*2*), due bobine di superficie per il torace (*3*) e l'addome (*4*) e, infine, la bobina per il circolo periferico (*5*)

Tabella 14.4 Somministrazione del mdc per esami angio-RM WB

Tecnica monofasica	Singola somministrazione di mdc	• Volume: 0,2 mmol/kg • Flusso: - 40% del volume a 1-1,5 mL/s - 60% del volume a 0,4-0,5 mL/s
	Soluzione fisiologica	• Volume: 20 mL • Flusso: 0,5 mL/s
Tecnica bifasica	1ª somministrazione di mdc	• Volume: 60% del volume totale (0,2 mmol/kg) • Flusso: - 50% del volume a 1-1,5 mL/s - 50% del volume a 0,3-0,4 mL/s
	1° bolo di soluzione fisiologica	• Volume: 20 mL • Flusso: 0,5 mL/s
	2ª somministrazione di mdc	• Volume: 40% del volume totale (0,2 mmol/kg) • Flusso: - 50% del volume a 1-1,5 mL/s - 50% del volume a 0,3-0,4 mL/s
	2ª somministrazione di mdc	• Volume: 20 mL • Flusso: 0,5 mL/s

Tabella 14.5 Somministrazione del mdc blood-pool per esami angio-RM WB

Volume (mL/kg)	0,1
Flusso (mL/s)	0,3-0,5
Soluzione fisiologica	20 mL a 0,5 mL/s

Tabella 14.6 Tecniche di acquisizione

Tecnica sequenziale	Somministrazione del mdc Acquisizione: 1. Tronchi epiaortici + aorta toracica 2. Aorta addominale 3. Circolo di coscia 4. Circolo di gamba
Tecnica ibrida	Prima somministrazione del mdc Acquisizione: 1. Aorta addominale 2. Circolo di coscia 3. Circolo di gamba Seconda somministrazione del mdc Acquisizione tronchi epiaortici + aorta toracica

ner di ultima generazione; con apparecchiature non performanti, invece, questa tecnica può implicare la necessità di acquisire alcune stazioni (in particolare collo e gamba) con risoluzione spaziale subottimale. Indipendentemente dalla sequenza dei pacchetti, tuttavia, la tecnica d'esecuzione non cambia.

- Acquisizione del localizer per ciascun distretto anatomico.
- Acquisizione della maschera con sequenze 3D *Gradient Echo* (GRE) T1 pesate orientate su piani di scansioni coronali.
- Visualizzazione dell'arrivo del mdc con tecnica fluoroscopica (sequenze *fast 2D spoiled GRE*) con avvio della scansione all'arrivo del mdc all'arco aortico (Fig. 14.5).
- Acquisizione delle sequenze post-contrastografiche (3D GRE T1) configurata con gli stessi parametri della maschera.
- Sottrazione della maschera dalle sequenze post-contrastografiche.
- Ricostruzione dell'immagine WB sottrattra (Fig. 14.6).

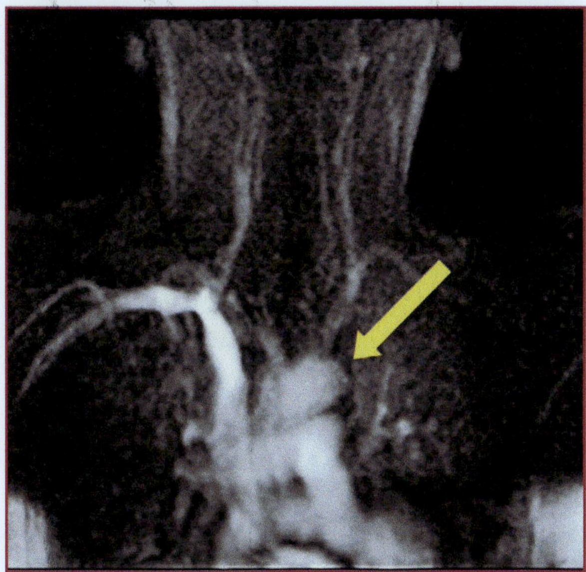

Fig. 14.5 Immagine di fluoro-RM ottenuta durante un esame angio-RM WB con sequenze fast 2D spoiled GRE. L'utilizzo del care-bolus permette di vedere in tempo reale l'arrivo del mdc e di avviare la scansione manualmente quando il mdc inizia a essere visualizzato nell'arco aortico

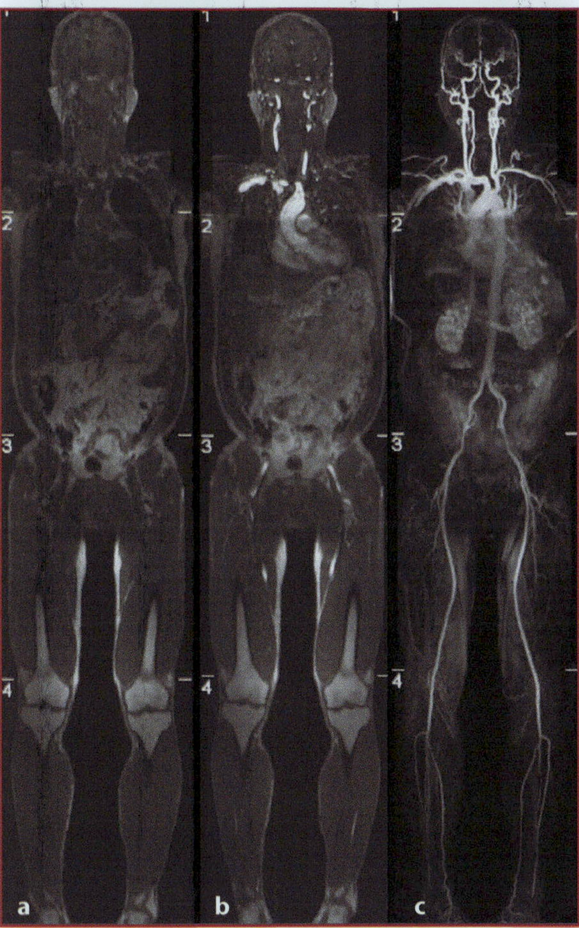

Fig. 14.6 Esame angio-RM WB ricostruito con tecnica *Maximum Intensity Projection* (MIP). **a** Sequenza 3D GRE T1 pesata (maschera). **b** Sequenza 3D GRE T1 pesata ottenuta dopo somministrazione di gadolinio. **c** Ricostruzione MIP ottenuta dopo sottrazione della maschera dalla sequenza post-gadolinio. Per una corretta sottrazione della maschera è fondamentale che i pacchetti dell'acquisizione pre e post-gadolinio siano perfettamente identici e che le acquisizioni siano leggermente sovrapposte

Si consiglia di acquisire i distretti testa-collo e torace-addome invitando il paziente a mantenere un'apnea espiratoria al fine di ridurre gli artefatti da movimento respiratorio.

I parametri di acquisizione sono riportati nella Tabella 14.7.

Le Figg. 14.7-14.20 mostrano esami angio-TC e angio-RM Whole Body in pazientei con differenti indicazioni cliniche.

Tabella 14.7 Parametri di acquisizione RM per i diversi distretti anatomici

Parametri	Collo	Torace/Addome	Coscia	Gamba
Tempo di eco (ms)	1	90	97	1
Tempo di ripetizione (ms)	3	270	3	3
Tempo di acquisizione (s)	12	14	13	17
Flip angle	25°	25°	25°	25°
Matrice	448 x 448	384 x 384	448 x 448	512 x 512
Slice (SL/TK) (mm)	1,2	1,5	1,4	1,3

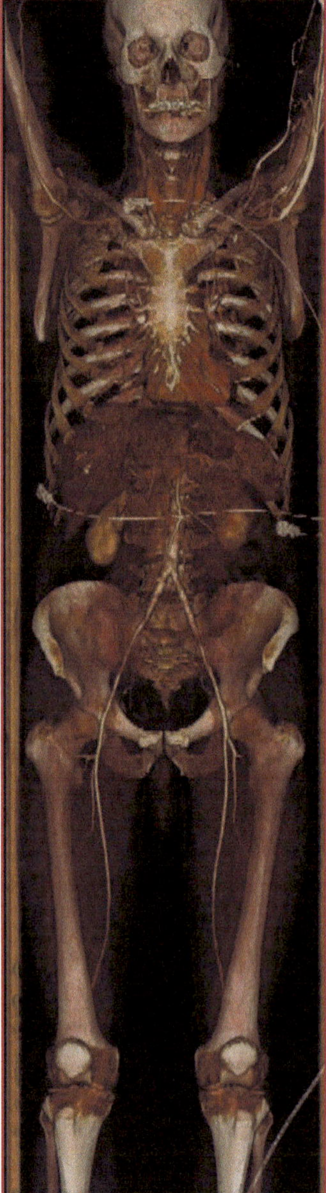

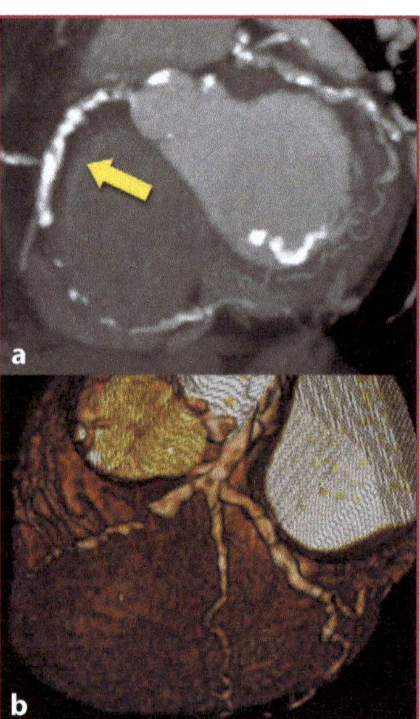

Fig. 14.7 Paziente con test da sforzo cicloergometrico dubbio. Esame angio-TC WB; acquisizione coronarica ricostruita con tecnica MIP (**a**) e 3D *Volume Rendering* (VR) (**b**). La coronaria destra appare ostruita poco dopo la sua origine per multiple apposizioni calcifiche (*freccia*). A valle il vaso è riabitato, tramite il ramo interventricolare posteriore, per circoli collaterali eterocoronarici provenienti dalla circonflessa

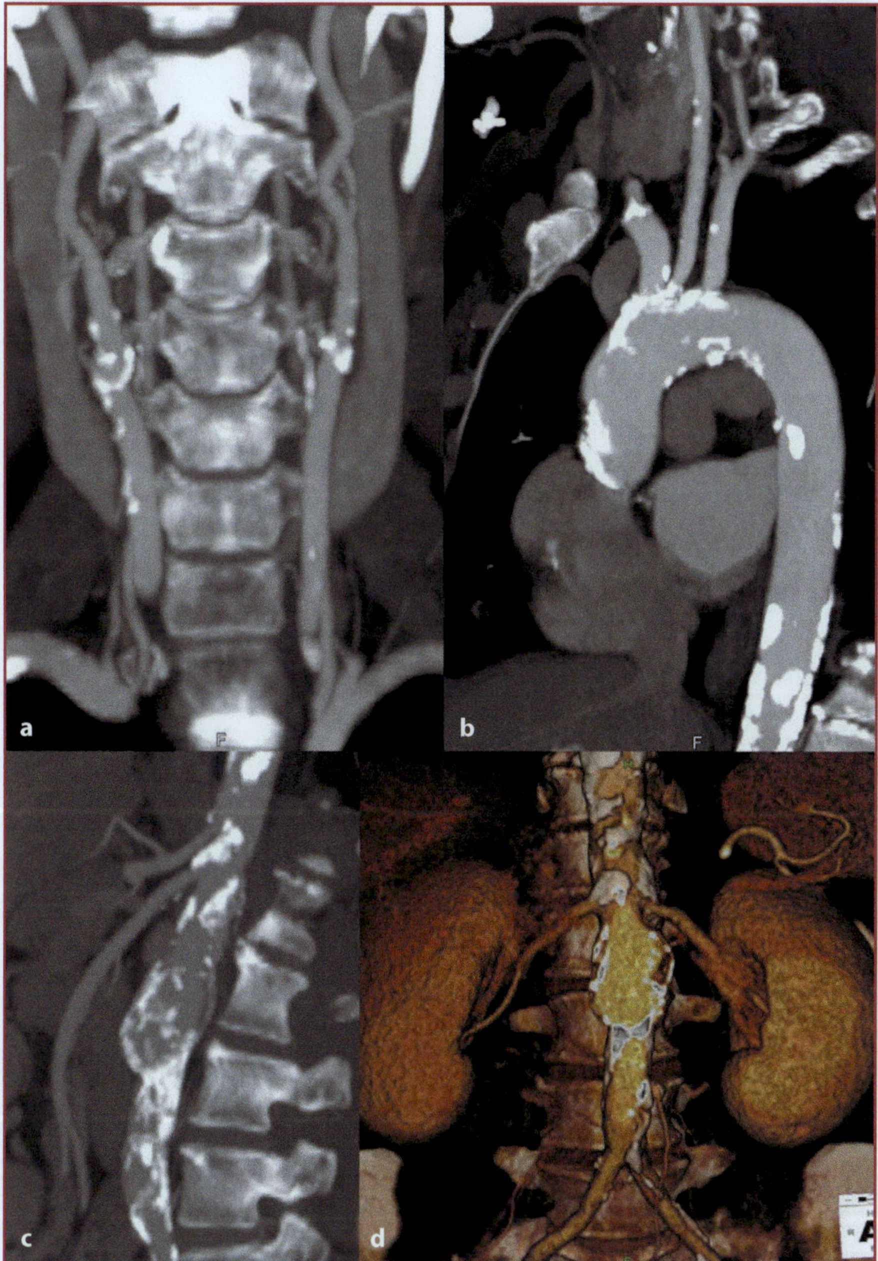

Fig. 14.8 Paziente con test da sforzo cicloergometrico dubbio. Ricostruzioni con tecnica MIP degli assi carotidei su piani coronali (**a**), dell'aorta toracica (**b**) e addominale (**c**) su piani sagittali e con tecnica 3D VR dell'aorta addominale e delle arterie renali su piani coronali (**d**). Sono evidenti multiple apposizioni parietali eccentriche, calcifiche, ubiquitariamente distribuite in tutti i distretti vascolari esplorati, seppur in assenza di stenosi significative. L'aorta addominale, nel suo tratto sottorenale, presenta una dilatazione aneurismatica a pareti parzialmente calcifiche che non coinvolge il carrefour

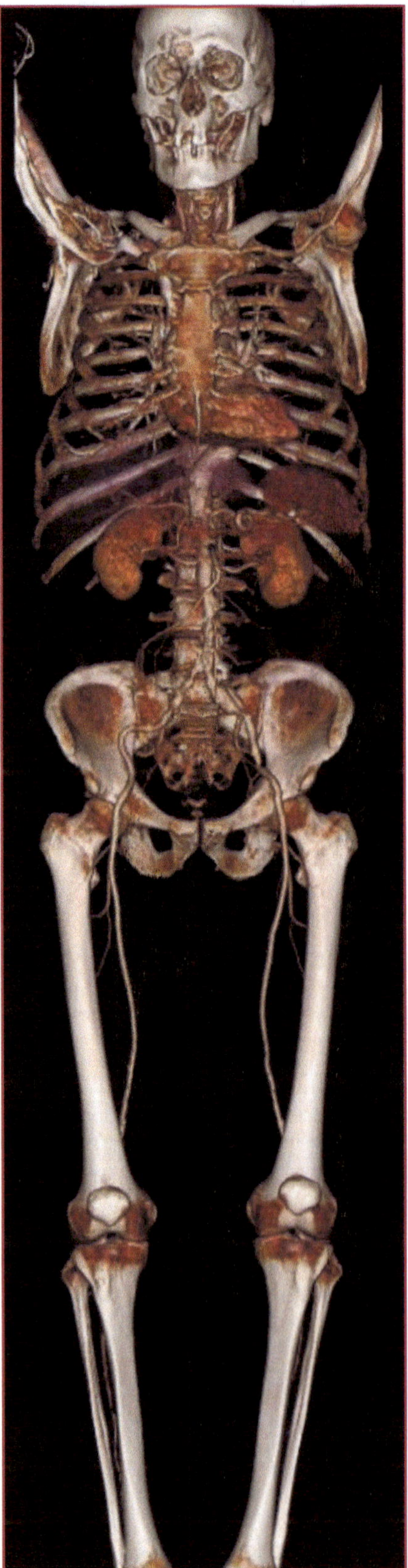

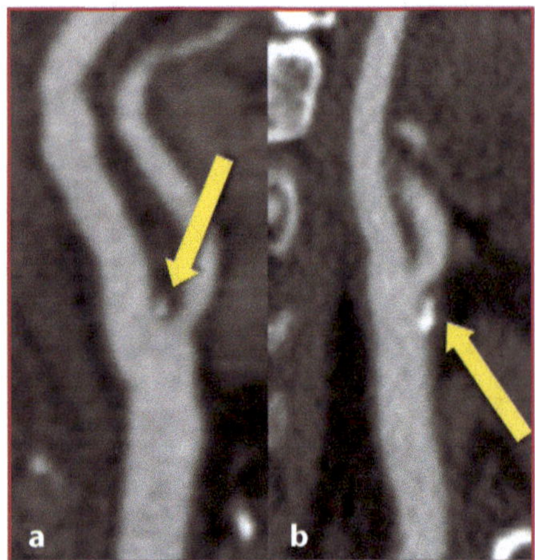

Fig. 14.9 Paziente con claudicatio, stadio IIa secondo Fontaine. Esame angio-TC WB ricostruito con tecnica *Curved Planar Reformation* (CPR) a livello delle arterie carotidi comuni. **a** A livello della biforcazione carotidea di destra si riscontra un'alterazione parietale eccentrica, di tipo misto, non stenosante, che presenta una focale ulcerazione sul versante prossimale (*freccia*). **b** La biforcazione carotidea di sinistra presenta un'apposizione di tipo misto che si estende a coinvolgere l'origine della carotide esterna di sinistra causandone stenosi di grado lieve (*freccia*)

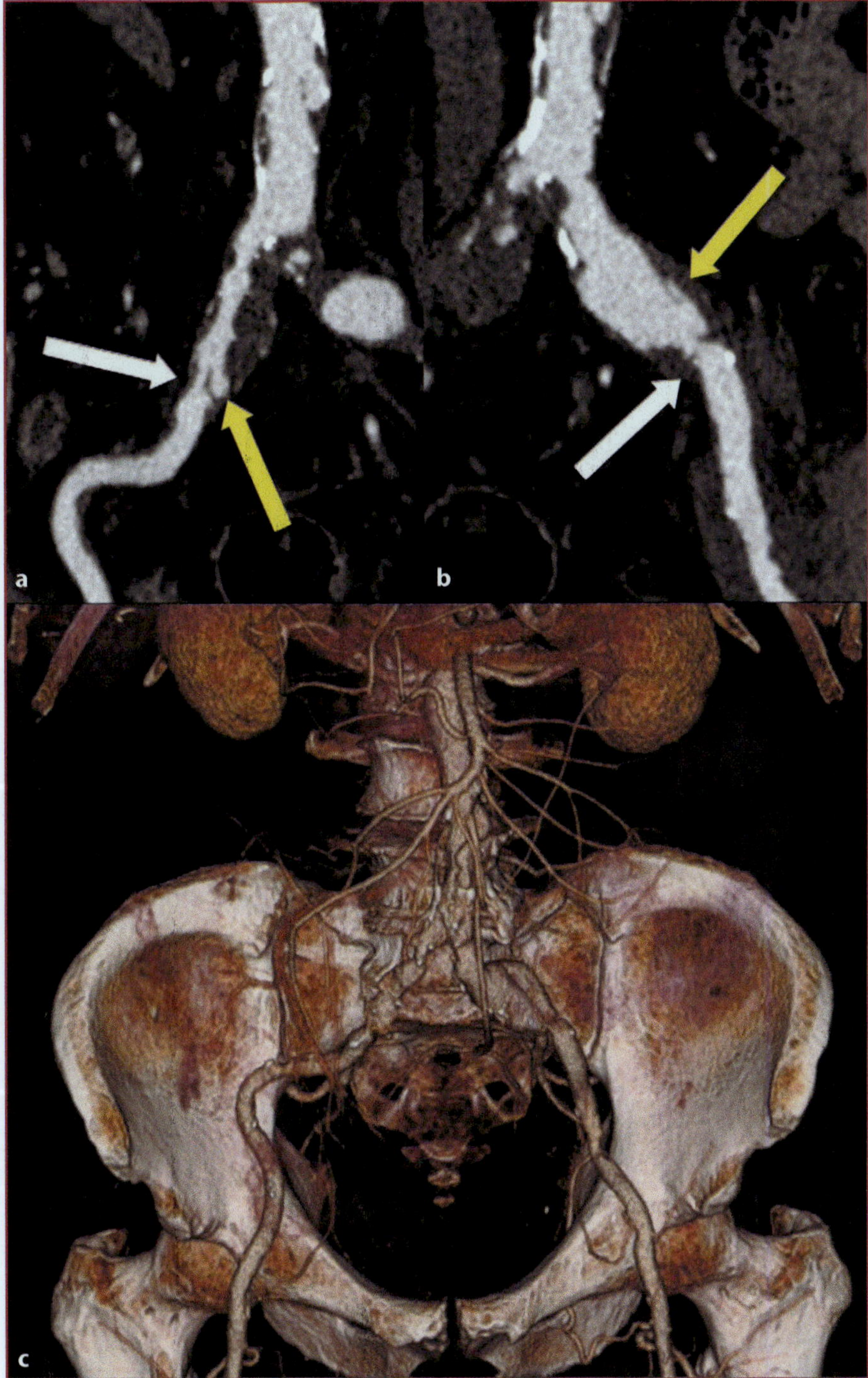

Fig. 14.10 Paziente con claudicatio, stadio IIa secondo Fontaine. Esame angio-TC WB ricostruito con tecnica CPR a livello dei vasi iliaci (**a, b**) e con tecnica 3D VR (**c**). Entrambe le arterie iliache comuni appaiono dilatate. A sinistra è presente una minima apposizione trombotica sulle pareti dell'aneurisma; si segnala, tuttavia, iniziale flap intimale del vaso a tale livello (*freccia gialla*). La dilatazione aneurismatica a carico dell'iliaca comune di destra appare diffusamente trombizzata in presenza di multiple ulcerazioni del trombo, con riduzione del lume utile del 50-60% circa. Severamente stenotica l'origine delle iliache esterne bilateralmente (*frecce bianche*)

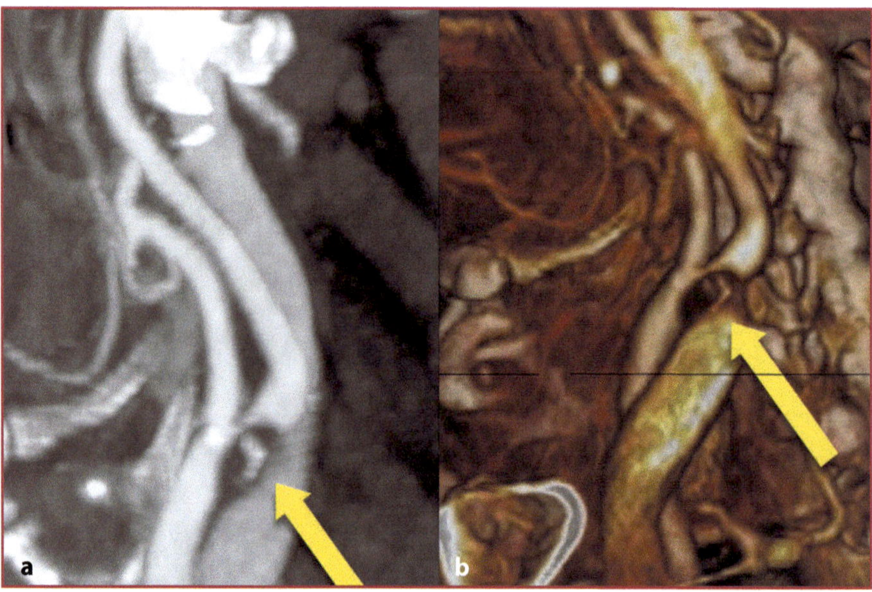

Fig. 14.11 Paziente dislipidemico con stenosi carotidea visualizzata all'esame ecocolor-Doppler. Esame angio-TC WB ricostruito con tecnica MIP (**a**) e 3D VR (**b**). A livello della biforcazione carotidea di sinistra è presente un'apposizione parietale eccentrica (*freccia*) prevalentemente fibrolipidica, che si estende alla radice della carotide interna omolaterale causandone stenosi di grado severo (preocclusiva)

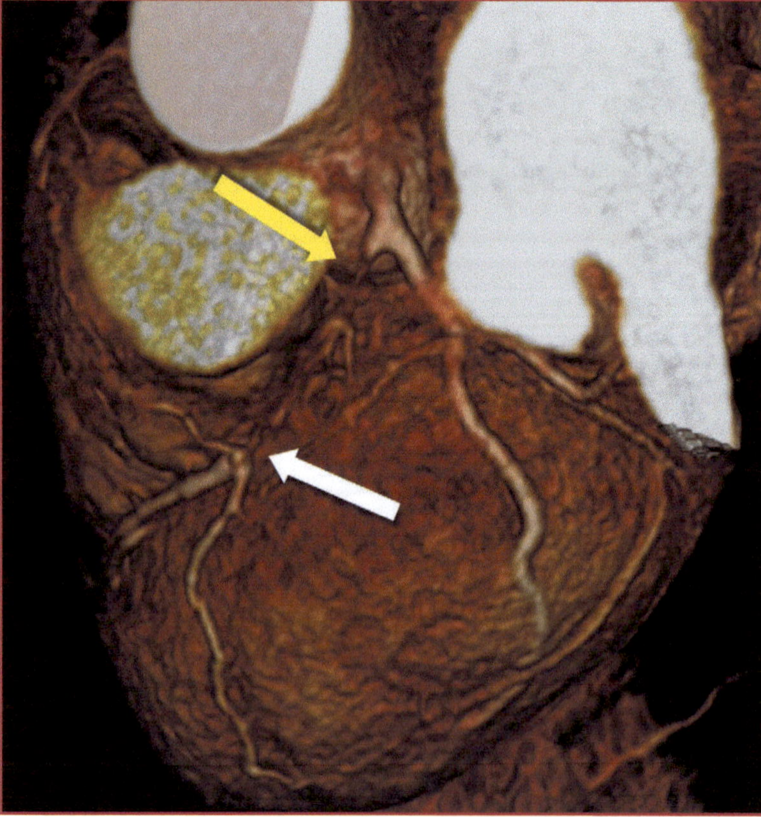

Fig. 14.12 Paziente con test da sforzo cicloergometrico dubbio. Esame angio-TC ricostruito con tecnica 3D VR. La ricostruzione 3D VR a livello dell'albero coronarico di sinistra dimostra l'occlusione della discendente anteriore (*freccia gialla*) subito a valle della sua origine dal tronco comune. Il vaso riabita in corrispondenza dell'origine del primo ramo diagonale (*freccia bianca*) verosimilmente per via retrograda dal primo ramo marginale dell'arteria circonflessa

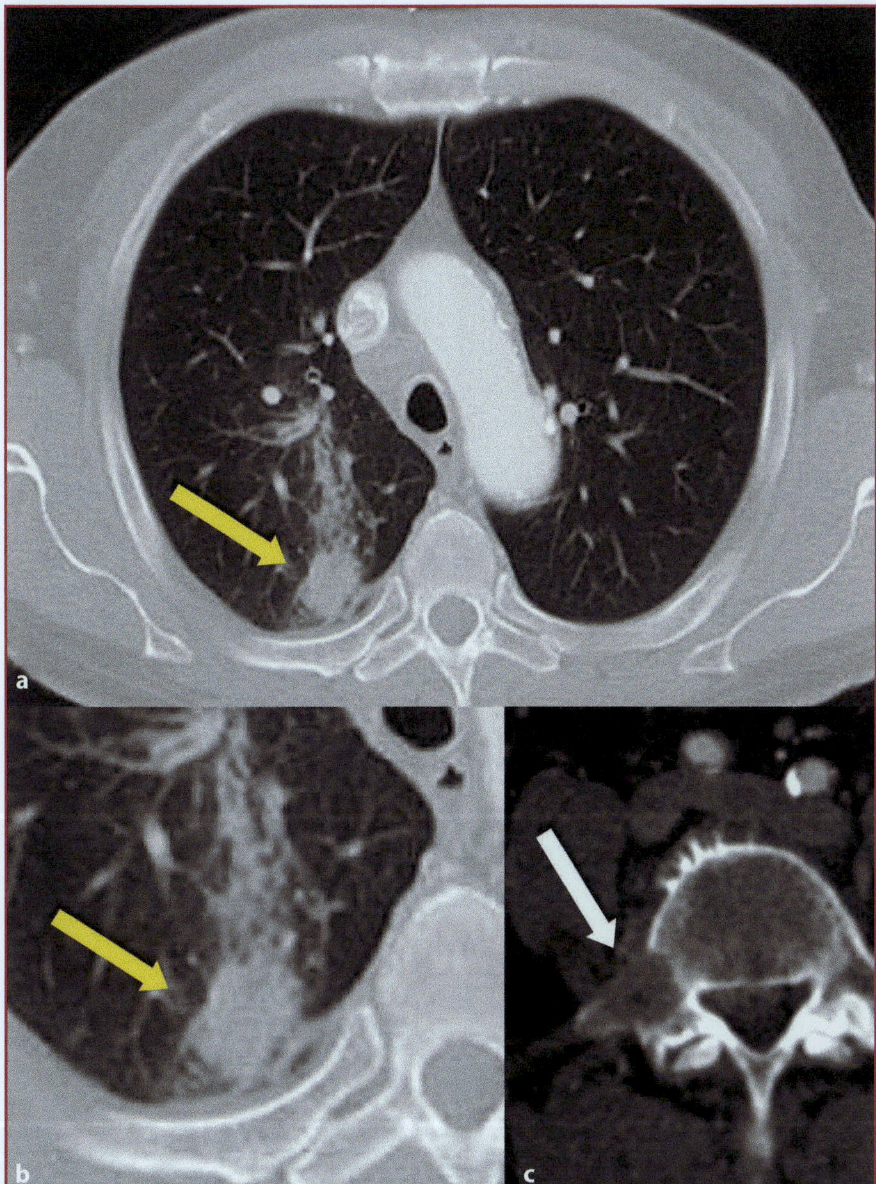

Fig. 14.13 Paziente con test da sforzo cicloergometrico dubbio. Esame angio-TC WB ricostruito con filtro di convoluzione per il parenchima polmonare (**a, b**) e per i tessuti molli (**c**). Come reperto collaterale, a livello del segmento superiore del lobo inferiore di destra, si è osservata la presenza di una grossolana neoformazione a margini regolari (*freccia gialla*), subpleurica, con alcuni fenomeni linfangitici viciniori di verosimile natura discariocinetica primitiva. A conferma della natura della lesione, inoltre, il paziente presentava un'alterazione di natura secondaria a livello del peduncolo destro della quarta vertebra lombare (*freccia bianca*) con coinvolgimento del processo trasverso

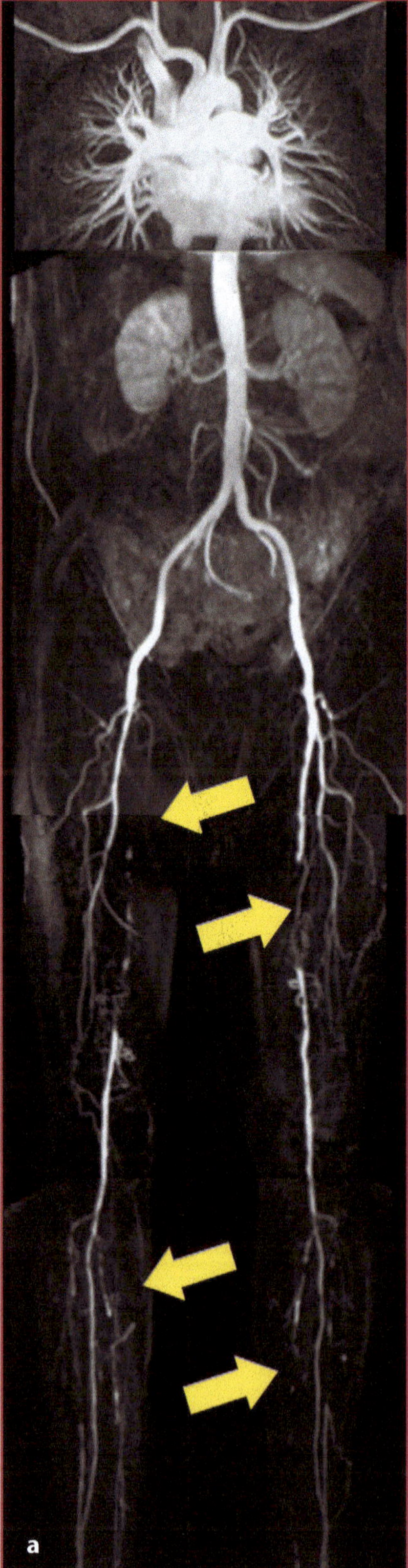

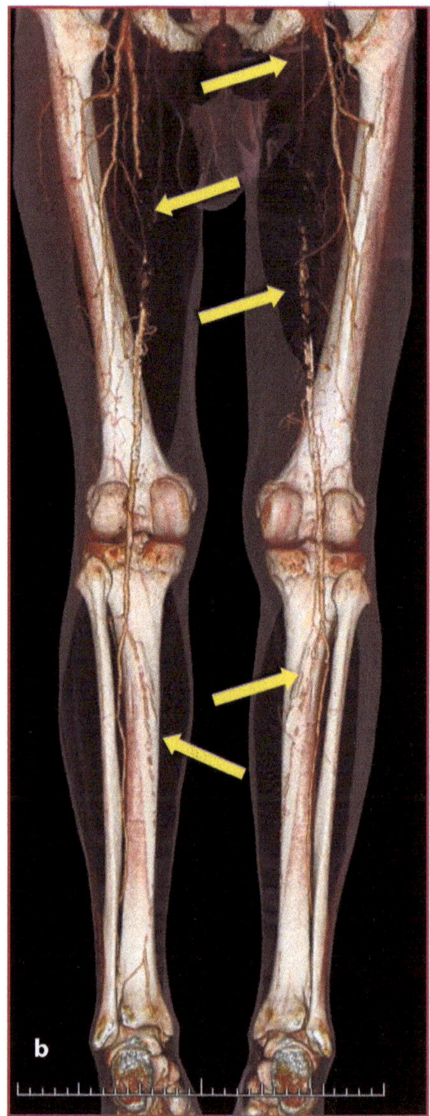

Fig. 14.14 Paziente con claudicatio, stadio III di Fontaine. **a** Esame angio-RM WB ricostruito con tecnica MIP dopo sottrazione della maschera dalle sequenze post-gadolinio. **b** Esame angio-TC ricostruito con tecnica 3D VR. Bilateralmente si osserva occlusione lunga delle arterie femorali superficiali (tipo D secondo la classificazione del *TransAtlantic Inter-Society Consensus*, TASC) (*frecce*) e delle arterie tibiali posteriori. Si noti come l'esame RM, grazie alla sottrazione della maschera, permetta di ottenere immagini di più immediata interpretazione rispetto alla TC, soprattutto in presenza di placche aterosclerotiche a densità calcifica

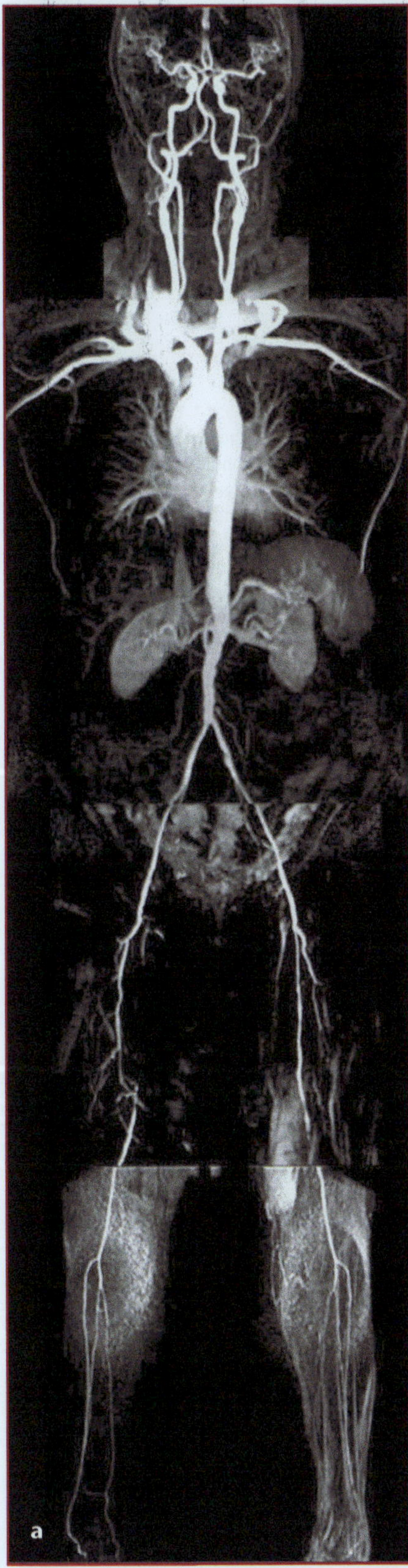

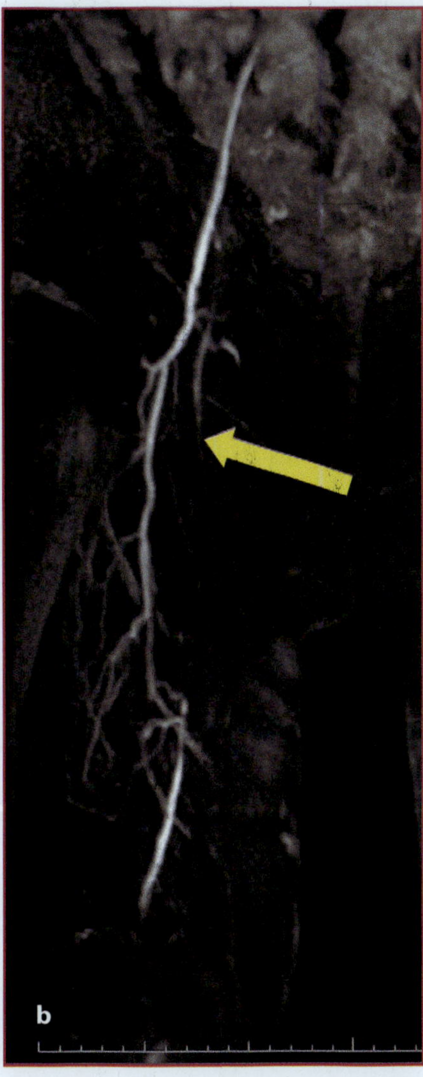

Fig. 14.15 Paziente con claudicatio, stadio IIb di Fontaine. **a** L'esame angio-RM WB è stato eseguito a completamento, dopo un esame angio-TC, per stadiare meglio la compromissione aterosclerotica del paziente, data la natura prevalentemente calcifica delle apposizioni parietali. **b** Occlusione all'origine dell'arteria femorale superficiale di destra (*freccia*) (occlusione tipo TASC D); il vaso riabita all'Hunter a opera di circoli collaterali della femorale profonda

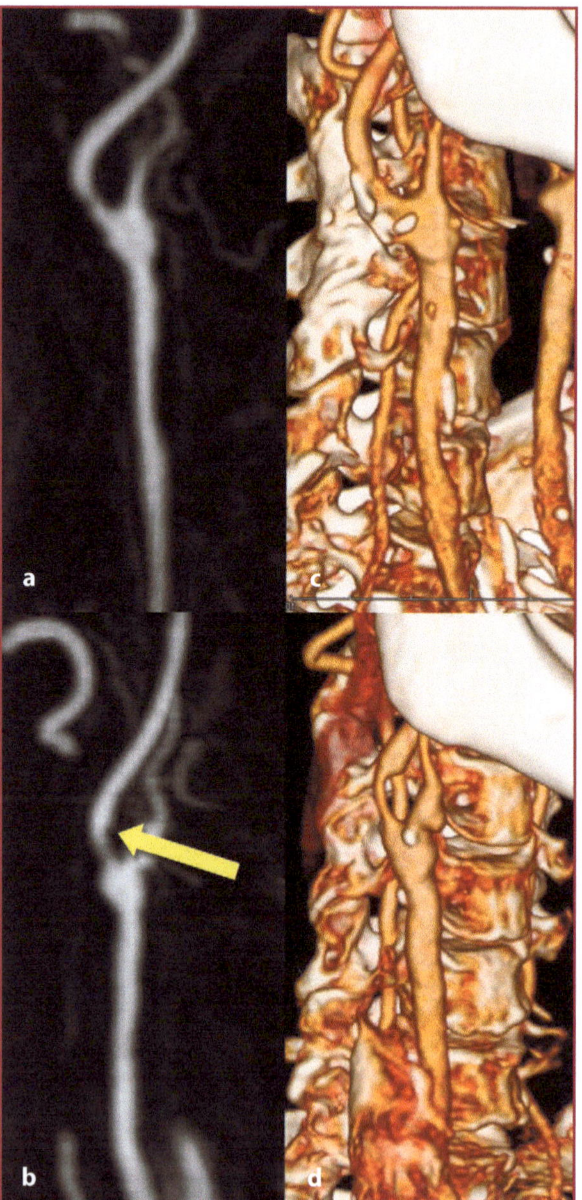

Fig. 14.16 Paziente con claudicatio, stadio IIb di Fontaine. **a, b** Esame angio-RM ricostruito con tecnica MIP dopo sottrazione della maschera dalle immagini post-gadolinio. **c, d** Esame angio-TC ricostruito con tecnica 3D VR (**a, c** biforcazione carotidea sinistra; **b, d** biforcazione carotidea destra). A sinistra l'esame angio-RM (**a**) permette una migliore valutazione del lume vasale, che appare regolarmente pervio. A destra si osserva un'alterazione parietale eccentrica che presenta una focale ulcerazione nel suo tratto distale (*freccia*); la focale ulcerazione non è evidente all'esame angio-TC. La stenosi carotidea destra appare maggiormente severa all'esame angio-TC, il reperto è stato confermato dall'angiografia a sottrazione digitale

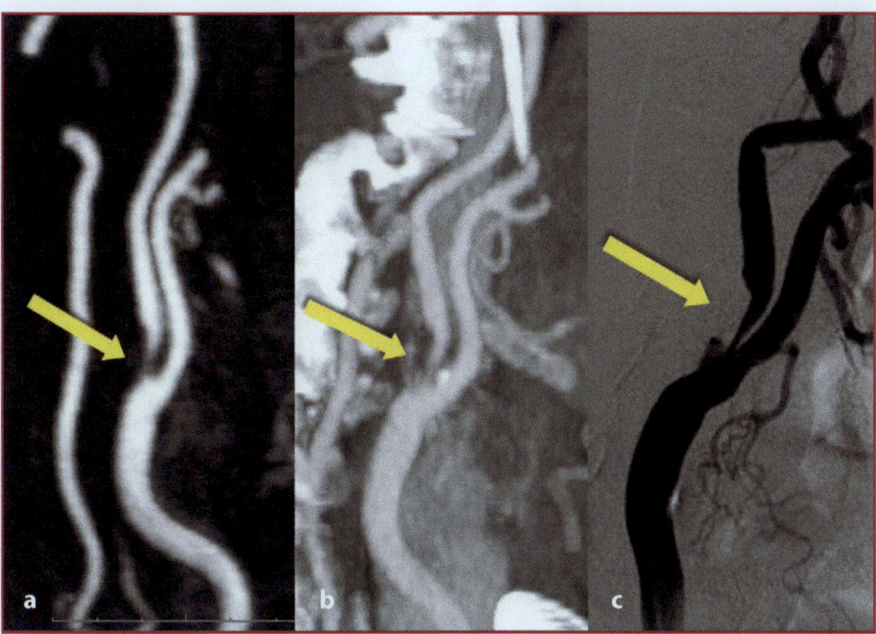

Fig. 14.17 Paziente con stenosi carotidea evidenziata a un esame ecocolor-Doppler. **a** Angio-RM WB ricostruita con tecnica MIP. **b** Angio-TC carotidea ricostruita con tecnica MIP. **c** Angiografia a sottrazione digitale. All'origine dell'arteria carotide interna di destra è presente un'apposizione parietale di tipo fibrolipidico che si estende per circa 15 mm causando stenosi di grado severo del vaso. Il reperto è ben evidente in tutte e tre le metodiche, confermando l'elevata accuratezza dell'angio-RM per lo studio del distretto vascolare

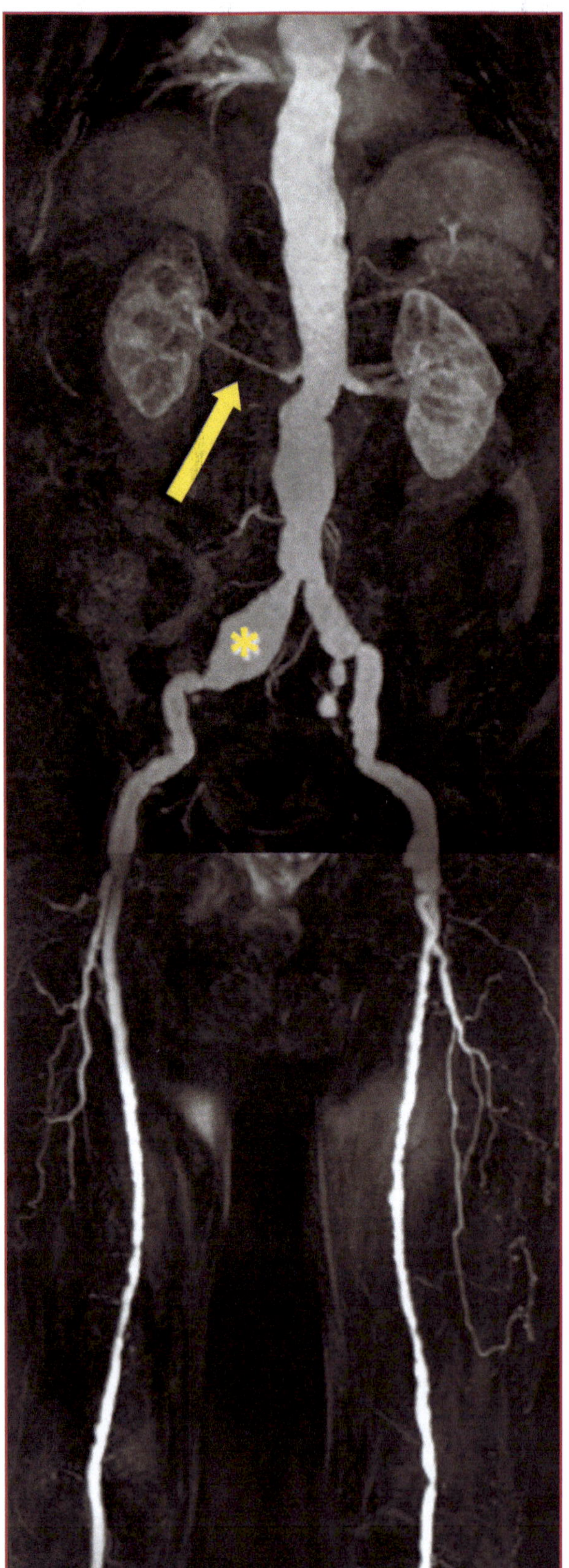

Fig. 14.18 Paziente con sospetta ipertensione nefrovascolare. Esame angio-RM WB ricostruito con tecnica MIP. L'aorta addominale è diffusamente irregolare, in particolar modo nel suo tratto sottorenale. Multiple irregolarità sono evidenti anche a carico dell'asse iliaco femorale bilateralmente. Dilatazione aneurismatica (*asterisco*) a carico dell'iliaca comune di destra; ectasico il vaso controlaterale. L'arteria renale di destra, peraltro singola, appare filiforme lungo tutto il suo decorso (*freccia*) del distretto vascolare

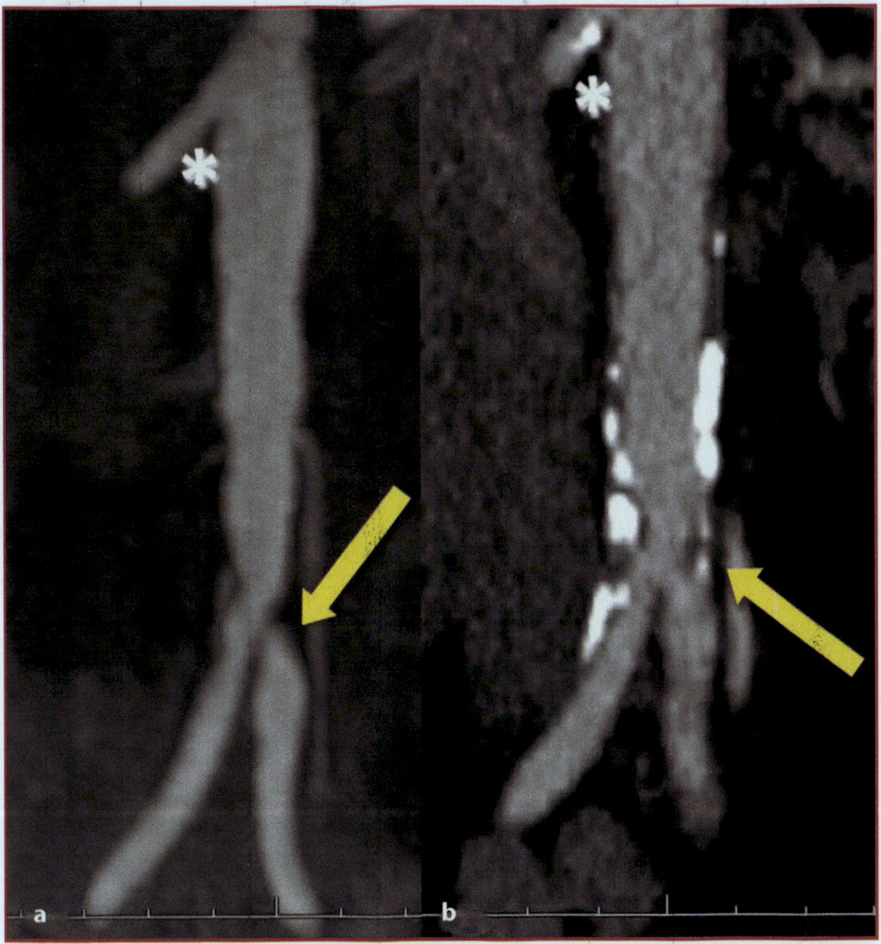

Fig. 14.19 Paziente con claudicatio, stadio IIa di Fontaine. **a** Esame angio-RM WB ricostruito con tecnica MIP. **b** Esame angio-TC ricostruito con tecnica *Multiplanar Reconstruction* (MPR). Il tratto prebifurcale dell'aorta addominale è sede di diffuse alterazioni parietali di tipo misto, concentriche, che si estendono al carrefour aortico causando stenosi focale severa bilateralmente. La stenosi dell'iliaca comune di sinistra è sovrastimata all'esame angio-RM, in cui appare preocclusiva. Regolare l'origine della renale di destra, seppur in presenza di un'alterazione parietale eccentrica, calcifica (*asterisco*)

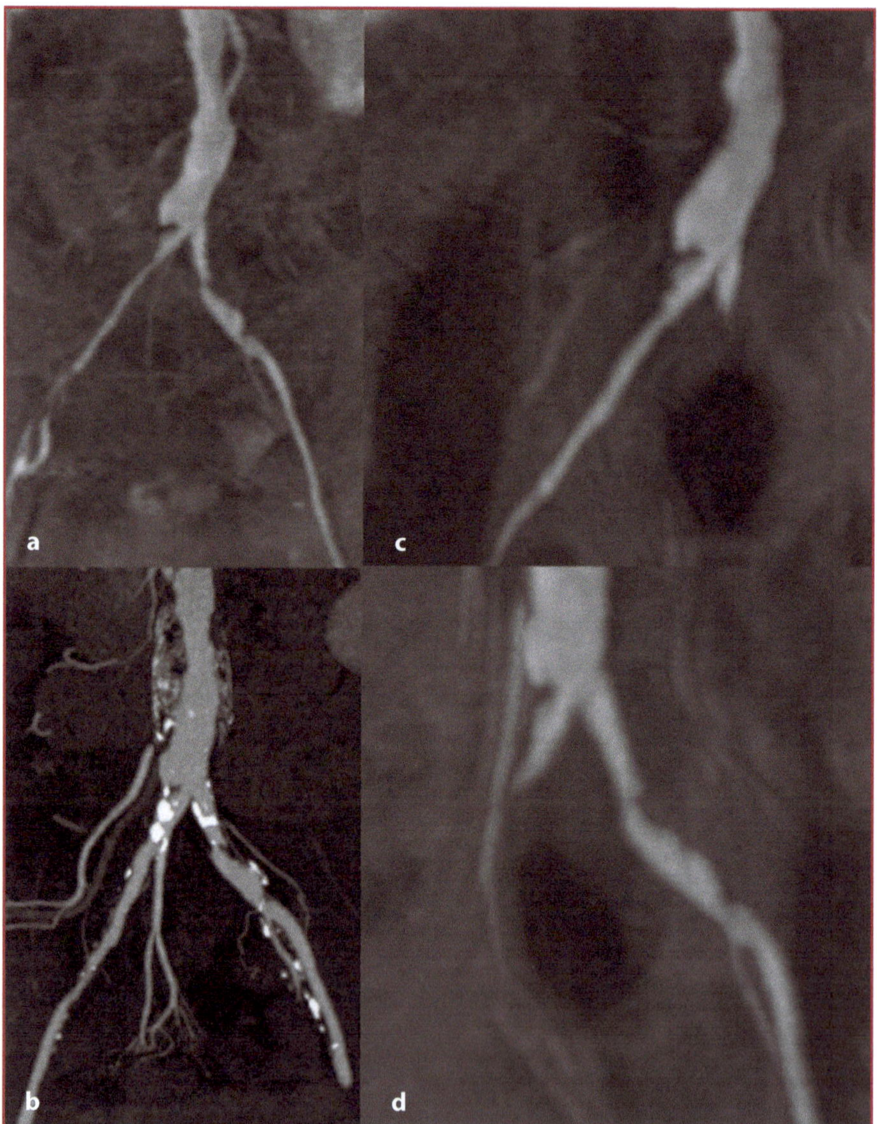

Fig. 14.20 a-c Angio-RM dell'asse iliaco ricostruito con tecnica MIP (**a**): i particolari dell'arteria iliaca comune destra (**c**) e sinistra (**d**) mostrano rispettivamente stenosi severa e moderata del vaso, come visibile nello studio angio -TC (**b**)

Malformazioni artero-venose

15

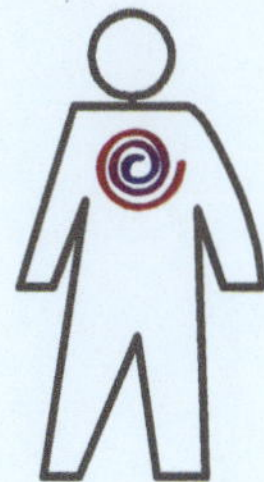

Fabrizio Fanelli, Pierleone Lucatelli, Massimiliano Allegritti

Quadro clinico e diagnosi

Per malformazioni vascolari si intendono le anomalie congenite dello sviluppo embrionale delle strutture vascolari. A differenza degli emangiomi, neoplasie vascolari benigne, le malformazioni vascolari non sono caratterizzate da un'aumentata proliferazione cellulare; sono sempre presenti sin dalla nascita, seppur diagnosticate tardivamente in relazione alla loro manifestazione clinica, e non regrediscono spontaneamente (Tabella 15.1).

Classificazione

Le malformazioni vascolari possono essere suddivise in: capillari, venose, arteriose, linfatiche, miste. Tuttavia, in base alle loro caratteristiche emodinamiche, possono essere classificate in "ad alto flusso" e "a basso flusso".

Le malformazioni vascolari ad alto flusso comprendono quelle con componente arteriosa (macrofistole, microfistole attraverso il nidus); si intendono a basso flusso quelle senza componente arteriosa, come le venose e le capillari, e le malformazioni linfatiche.

Questo tipo di classificazione permette di definire in maniera adeguata il tipo di trattamento più efficace (Tabella 15.2).

Tabella 15.1 Differenze tra emangioma e malformazioni vascolari

Emangioma	Malformazioni vascolari
Rapporto femmine/maschi 5:1	Rapporto femmine/maschi 1:1
Proliferazione cellulare endoteliale	Crescita endoteliale normale
Presenti alla nascita (40%)	Presenti alla nascita (90%)
Fase proliferativa Fase involutiva	Proliferazione parallela alla crescita del bambino

Tabella 15.2 Classificazione e trattamento delle malformazioni vascolari

Classificazione			Trattamento
Basso flusso	Venose	Cavitarie Spugnose Dismorfiche	Sclerotizzazione
	Linfatiche	Macrocistiche (>2 cm^2) Microcistiche (<2 cm^2)	
	Capillari		
Alto flusso	MAV	Stadio 1 = Quiescente Stadio 2 = Espansivo Stadio 3 = Destruente Stadio 4 = Decompensato	Embolizzazione
Miste			Combinato

Clinica

Le principali manifestazioni cliniche delle malformazioni artero-venose (MAV) sono rappresentate da: inestetismi, compressioni o depiazzamento di strutture vascolari, nervose o delle vie aeree, dolore, stasi venosa, ischemia, anomalie scheletriche, coagulopatie, aumentato rischio di sanguinamento.

Tale quadro clinico è di frequente riscontro in seguito alla crescita della malformazione che avviene con lo sviluppo del bambino e può essere esacerbata da una sepsi, un trauma o da squilibri ormonali.

Diagnosi

La diagnostica per immagini non invasiva – ecocolor-Doppler, angio-TC, angio-RM – rappresenta un cardine nel planning terapeutico del paziente. La distinzione tra lesioni ad alto flusso e a basso flusso, infatti, permette di pianificare il trattamento più adeguato.

Le lesioni ad alto flusso sono suscettibili di trattamento endovascolare (embolizzazione), eventualmente associato a intervento chirurgico; le lesioni a basso flusso sono generalmente trattate con sclerotizzazione percutanea o laserterapia.

L'ecocolor-Doppler costituisce l'indagine di prima linea nello studio di queste malformazioni, seguito da esami di secondo livello (TC, RM). L'esame angiografico è prevalentemente indicato per il trattamento.

Imaging e refertazione

Preparazione del paziente

- Paziente prono o supino a seconda della localizzazione della malformazione.
- Accesso venoso periferico (22-20 G), in arto controlaterale rispetto alla localizzazione della malformazione onde evitare artefatti.
- Rimozione di eventuali protesi dentarie mobili e di qualsiasi altro materiale metallico presente nella regione da studiare.
- Bobine di superficie.

Tecnica di studio TC

Alla TC le MAV appaiono come lesioni disomogeneamente ipodense, che dopo somministrazione di mezzo di contrasto (mdc) presentano enhancement caratteristico del tipo di malformazione (precoce, tardiva).

La TC permette di valutarne l'estensione, tuttavia la RM consente, grazie alla sua risoluzione di contrasto, una migliore identificazione senza esposizione a radiazioni ionizzanti (Fig. 15.1).

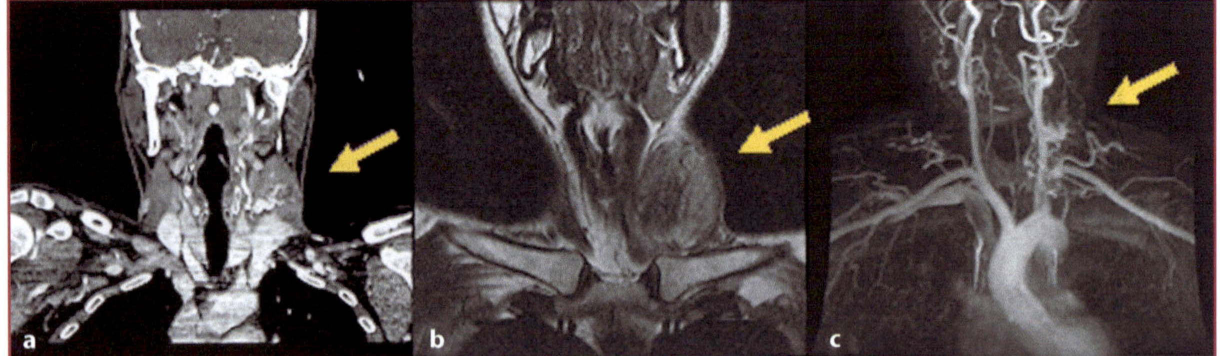

Fig. 15.1 Paziente maschio di 38 anni con tumefazione palpabile in sede laterocervicale sinistra. **a** Immagine coronale TC dopo somministrazione di mdc che evidenzia MAV di 8 cm del muscolo sternocleidomastoideo di sinistra (*freccia*). **b** Sequenza T2 FSE coronale che evidenzia i rapporti della MAV con le strutture anatomiche circostanti (*freccia*). **c** Sequenza time-resolved che evidenzia le afferenze arteriose e le efferenze venose (*freccia*)

Tecnica di studio RM

La RM è una metodica eccellente nel valutare le malformazioni vascolari, definendone le dimensioni e i rapporti con le strutture limitrofe (muscolari, ossee, tendinee, nervose). Il protocollo d'esame prevede: sequenze *Fast Spin-Echo* (FSE) T1 e T2 pesate con e senza soppressione del grasso per una valutazione anatomica di base; sequenze time-resolved 3D T1 pesate prima e dopo la somministrazione di mdc (Fig. 15.2).

Le MAV sono solitamente ipo-isointense nelle sequenze T1 pesate e in caso di emorragia o trombosi si può osservare un segnale eterogeneo. Nelle sequenze T2 pesate le lesioni appaiono solitamente iperintense, mentre aree di ipointensità sono correlate alla presenza di trombi, di setti interni alla malformazione o fleboliti (Tabelle 15.3, 15.4). Inoltre, le sequenze T2 permettono di identificare agevolmente l'estensione e i rapporti della malformazione con le strutture adiacenti.

In presenza di emorragia il segnale, nelle sequenze T1 e T2 pesate, varia in relazione allo stato di degradazione dell'emoglobina e dei suoi derivati (si veda la Tabella 4.7 nel capitolo dedicato alla placca aterosclerotica).

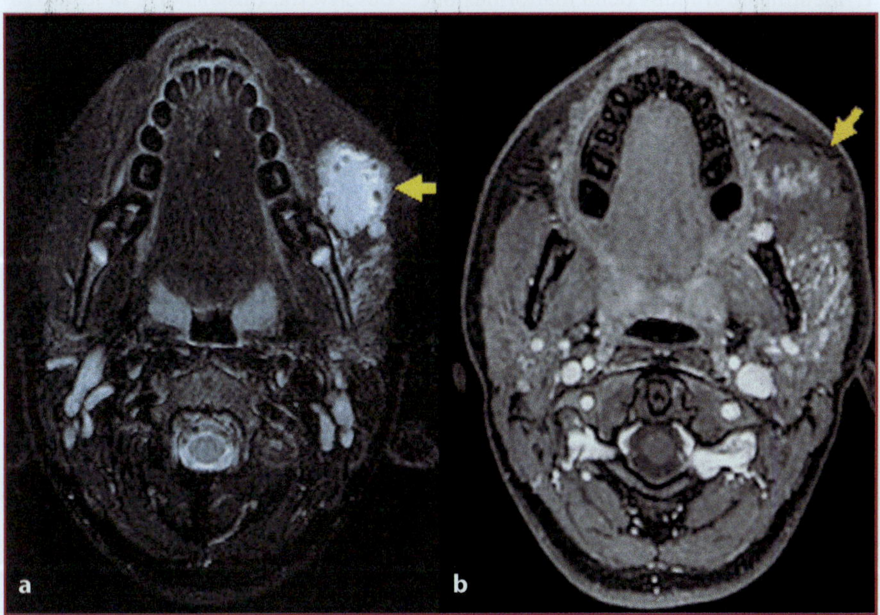

Fig. 15.2 Paziente femmina di 13 anni con malformazione vascolare a lento flusso della guancia di sinistra. **a** Sequenza T2 FSE con soppressione del grasso che dimostra la presenza, all'interno della lesione, di alcune aeree ipointense (flow voids) riferibili a trombi intralesionali (*freccia*). **b** Sequenza T1 pesata GRE acquisita in fase tardiva che dimostra solo parziale riempimento della lesione (*freccia*), classificando dunque la malformazione venosa "a lento flusso"

Tabella 15.3 Caratteristiche RM

Sequenze T1 pesate	Iso-ipointense; segnale eterogeneo in caso di emorragie o trombosi
Sequenze T2 pesate	Iperintense con ipointensità focali per la presenza di trombi, fleboliti o setti interni
Sequenze time-resolved 3D T1 pesate prima e dopo somministrazione di mdc	Immagini similfluoroscopiche funzionali

Tabella 15.4 Protocollo RM e parametri tecnici

Sequenze	Tempo di ripetizione (ms)	Tempo di eco (ms)	Flip angle	Spessore di strato (mm)	Tempo di acquisizione (s)
2D-3D T1 pesate spin-echo (con e senza soppressione del grasso)	4	2	12°	6	58
T2 pesate fast spin-echo (con e senza soppressione del grasso)	1240	79	90°	5	42
2D-3D T1 pesate time-resolved	3,6	1,4	30°	1,5	180

Infine, per lo studio delle caratteristiche emodinamiche è necessaria l'integrazione con sequenze time-resolved 3D T1 pesate con somministrazione di mdc. Non è indicato, infatti, eseguire l'imaging vascolare mono o bifasico, né utilizzare sequenze angiografiche senza mdc (*Time of Flight* e *Phase Contrast*) in quanto le sole sequenze dinamiche permettono una definizione adeguata dell'anatomia e della fisiologia dei flussi.

Punti essenziali nella refertazione

1. Identificare il nidus della malformazione e descriverne l'estensione, la localizzazione e le dimensioni.
2. Valutare i rapporti con le strutture limitrofe (vascolari, nervose, vie aeree ecc.) onde chiarire un'eventuale sintomatologia clinica associata e guidare un'eventuale escissione chirurgica.
3. Definire, qualora presente, l'eventuale coinvolgimento di strutture muscolari, ossee e dei tessuti molli circostanti.
4. Identificare la provenienza, la morfologia e il calibro dei feeder arteriosi del nidus (Fig. 15.3).
5. Identificare il drenaggio venoso del nidus e dei vasi venosi tributari, valutare la presenza di laghi venosi e di flow voids nelle sequenze basali.
6. Distinguere l'emodinamica della malformazione in alto o basso flusso per indirizzare il paziente verso un trattamento esclusivamente di tipo transarterioso di embolizzazione o combinato percutaneo di sclerotizzazione e transarterioso.
7. Valutare la presenza di trombosi.

Diagnosi differenziale

Dal punto di vista dell'imaging radiologico è di fondamentale importanza la diagnosi differenziale tra le MAV e le fistole artero-venose (Fig. 15.4). Mentre le prime sono costituite da un numero più o meno grande di feeder arteriosi tributari di un nidus con scarico precoce in una o più vene di drenaggio, nelle seconde si osserva una comunicazione patologica diretta tra letto arterioso e venoso.

Inoltre, dal punto di vista clinico, le fistole artero-venose sono spesso di origine traumatica o iatrogena (biopsie, interventi chirurgici) e hanno dimensioni superiori (Figg. 15.5-15.7).

Trattamento

Il trattamento delle MAV può essere chirurgico o di tipo endovascolare e/o percutaneo.

L'approccio chirurgico, seppur radicale, può essere limitato dalla sede della malformazione e dall'elevato rischio di sanguinamento.

Le procedure interventistiche, da sole o in combinazione con la chirurgia, sono pianificate in base alle caratteristiche emodinamiche. Prevedono un approccio percutaneo quando la malformazione è a basso flusso, un approccio endovascolare e/o combinato quando la malformazione è ad alto flusso e spesso richiedono un numero

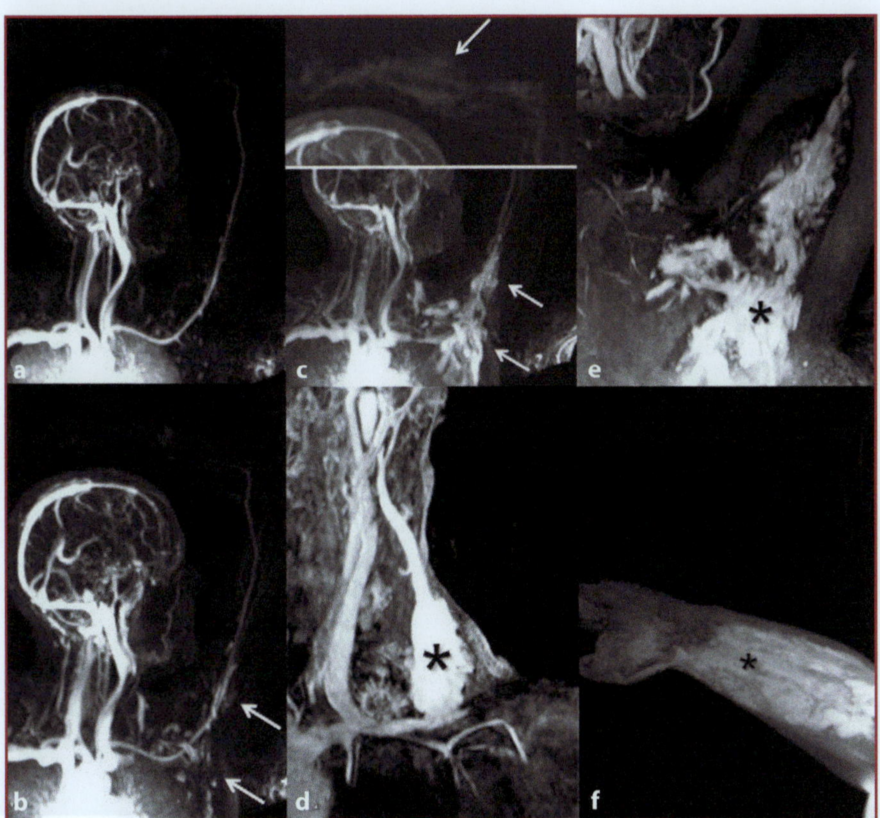

Fig. 15.3 Paziente femmina di 32 anni, con dolore all'avambraccio destro. **a-c** Sequenze time-resolved che dimostrano un'estesa MAV che coinvolge i tessuti molli della spalla edell'avambraccio sinistro (*frecce*). I feeder arteriosi provengono dall'arteria succlavia e dalle arterie dell'avambraccio. **d-f** Sequenze T1 ad alta risoluzione che dimostrano la reale estensione della MAV (*asterischi*)

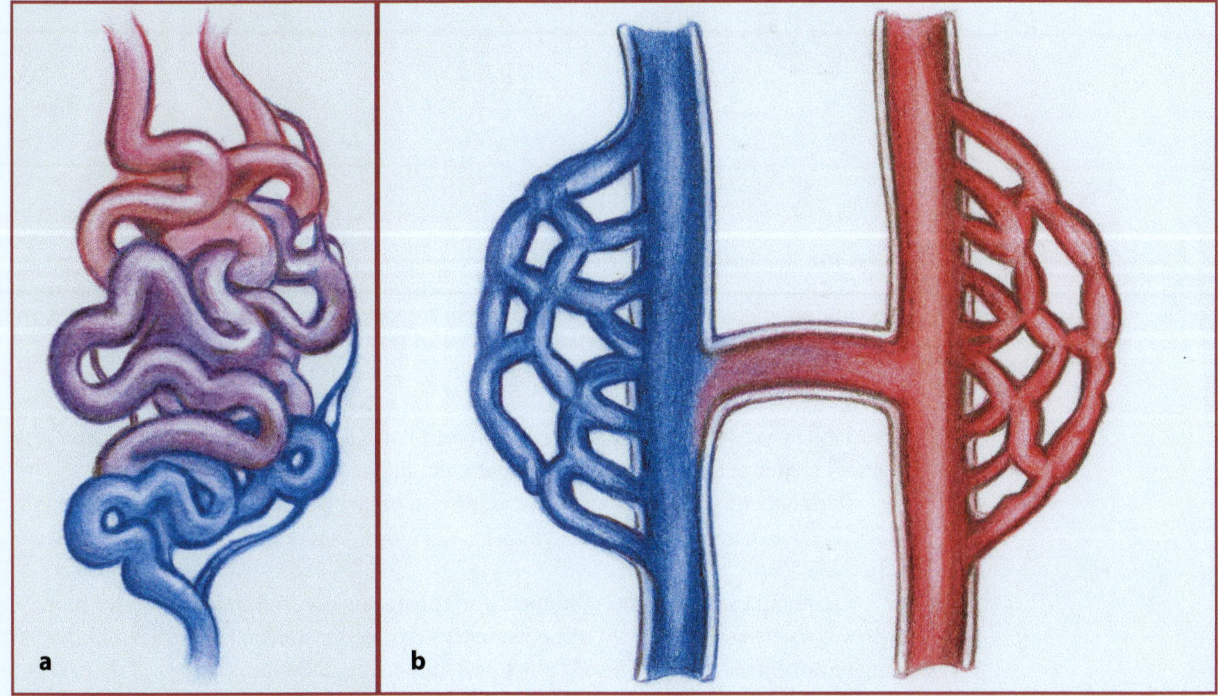

Fig. 15.4 a Schema della struttura di un nidus. **b** Schema della struttura di una fistola artero-venosa

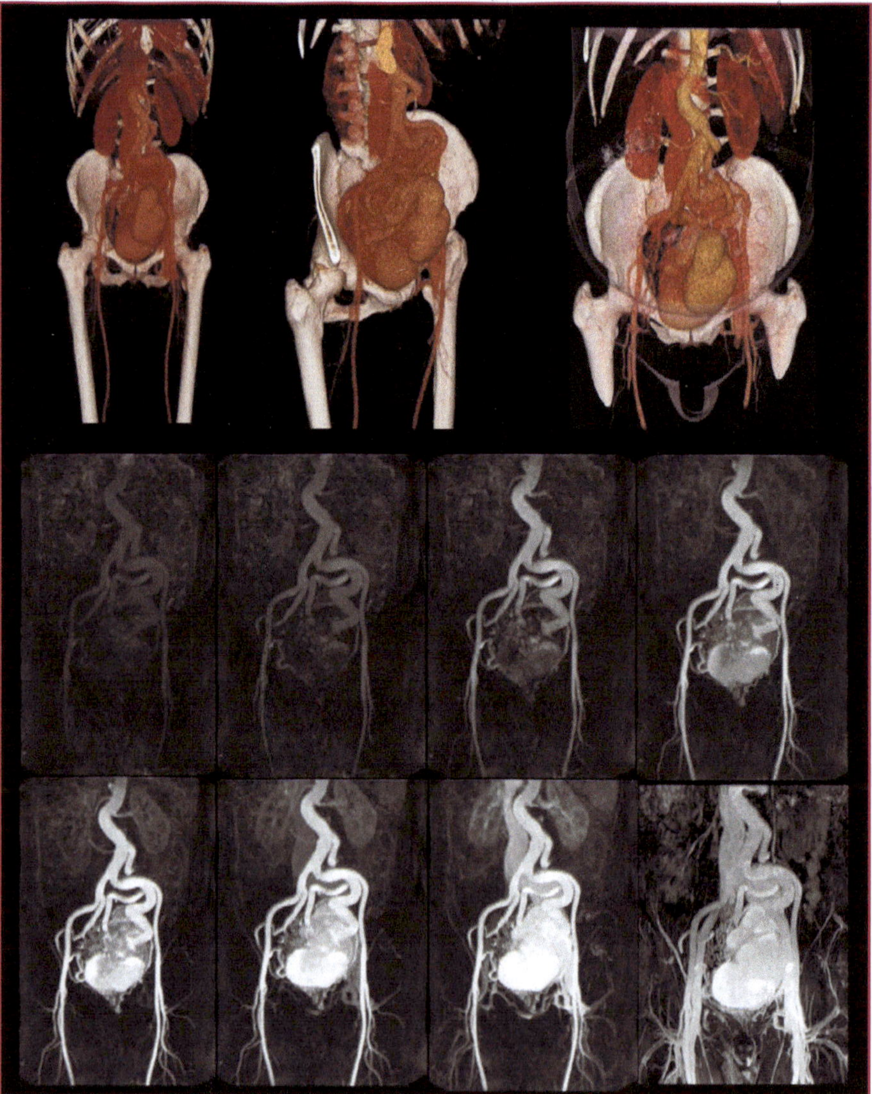

Fig. 15.5 Sequenze angio-TC e angio-RM che mostrano la presenza di voluminosa formazione vascolare con aspetto varicoso che si sviluppa in sede pelvica. Le sequenze time-resolved dimostrano in maniera similfluoroscopica l'afferenza (arteria mesenterica inferiore e ipogastrica sinistra, entrambe ipertrofiche e con decorso tortuoso) e tributari venosi

variabile di sedute di trattamento. Si assiste, infatti, a un fenomeno di reclutamento di nuovi feeder per neoangiogenesi da parte del nidus.

Il trattamento di sclerotizzazione viene effettuato con aghi di calibro variabile (18-25 G) e consiste nella puntura percutanea del nidus e successiva iniezione di alcol etilico al 95%.

L'embolizzazione viene solitamente effettuata con accesso arterioso transfemorale, previo cateterismo selettivo e superselettivo dei feeder mediante l'utilizzo di diversi materiali embolizzanti (Onyx®, alcol polivinilico, cianoacrilati) (Figg. 15.8, 15.9).

Complicanze postprocedurali sono il dolore, l'edema perilesionale con tumefazione, ulcerazione cutanea, l'embolizzazione di vasi non target.

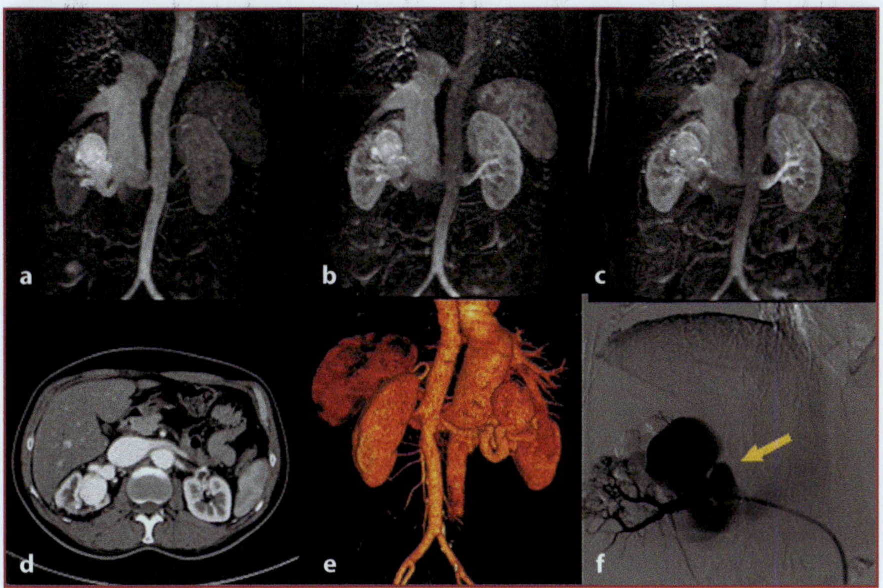

Fig. 15.6 Paziente maschio di 35 anni. **a-c** Angio-RM, sequenza time-resolved che dimostra fistola artero-venosa tra l'arteria renale di destra e la vena renale marcatamente dilatata, con megacava. **d** Immagine TC ottenuta in fase arteriosa che conferma fistola renale destra. **e** I reperti sono confermati dalla ricostruzione volume rendering. **f** Angiografia a sottrazione digitale che dimostra il tramite fistoloso (*freccia*) e la conseguente dilatazione venosa

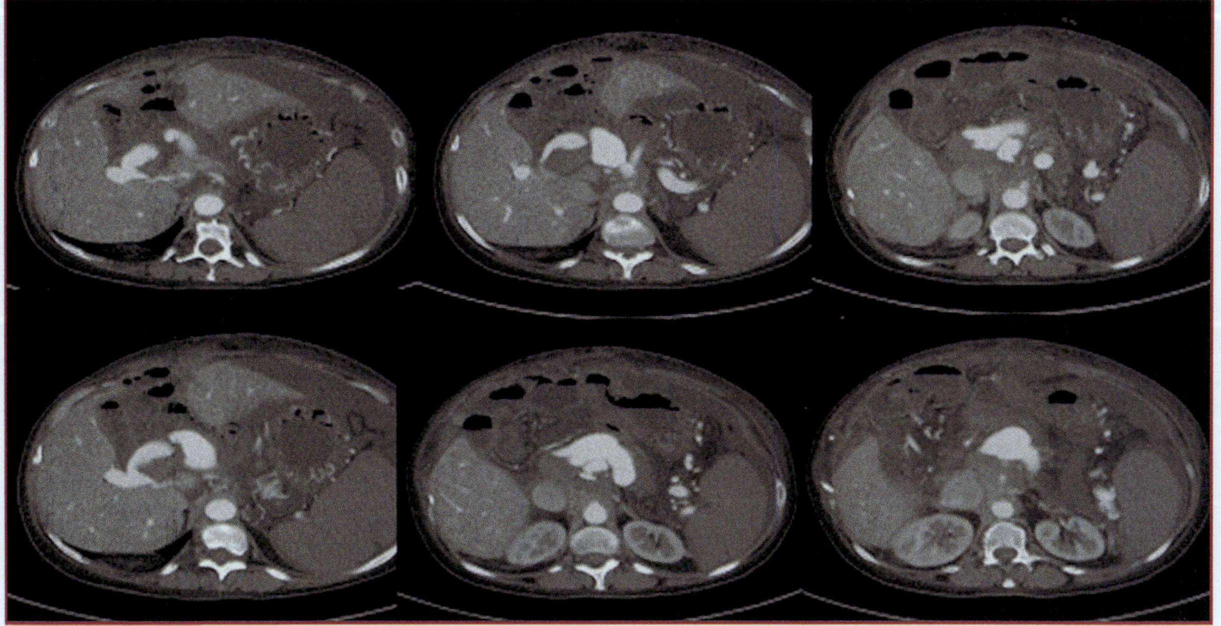

Fig. 15.7 Paziente femmina di 45 anni. Le immagini TC ottenute in fase arteriosa dimostrano la presenza di fistola artero-venosa fra il tripode celiaco e la confluenza venosa spleno-mesenterica, che appare marcatamente dilatata

L'imaging del follow-up dopo trattamento delle MAV non differisce, per caratteristiche tecniche nell'esecuzione dell'esame, da quello preoperatorio.

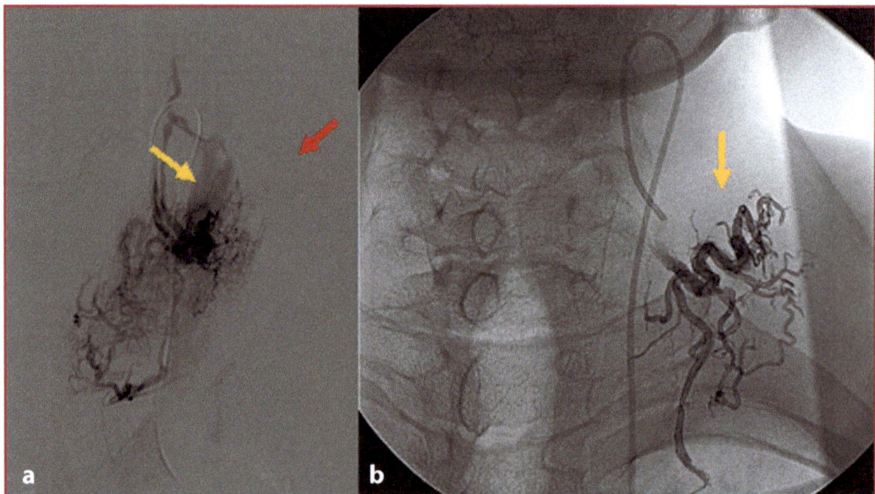

Fig. 15.8 Paziente maschio di 39 anni con tumefazione della regione sovrascapolare sinistra. **a** Angiografia a sottrazione digitale che dimostra voluminosa MAV ad alto flusso rifornita dall'arteria tiroidea superiore (*freccia gialla*). Il nidus è tributario della vena giugulare interna (*freccia rossa*). **b** Al termine dell'embolizzazione del nidus mediante 4 mL di Onyx®-34 (MicroTherapeutics, Irvine, CA, USA) è apprezzabile la diffusione del materiale embolizzante a livello di tutte le ramificazioni arteriose (*freccia gialla*)

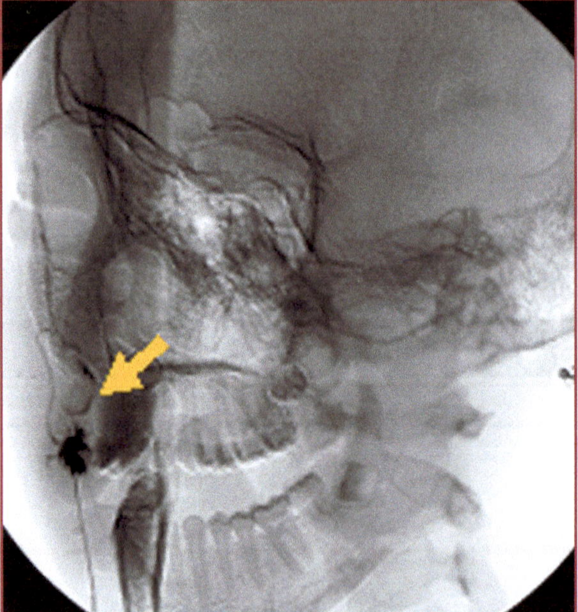

Fig. 15.9 Paziente maschio di 19 anni con MAV a basso flusso a livello dell'emilabbro di destra. Si esegue sclerotizzazione del nidus mediante alcol etilico al 95% con approccio percutaneo (ago da 19 G) (*freccia*)

La refertazione deve essere centrata sulla valutazione delle dimensioni e dell'estensione della malformazione identificando:

- come successo tecnico una riduzione dimensionale del nidus;
- l'eventuale modificazione dell'emodinamica della malformazione per la presenza di nuovi feeder;

- la presenza di trombosi all'interno del nidus, diretta conseguenza del trattamento (Fig. 15.10).

Casi clinici

- Le Figg. 15.11-15.13 illustrano un caso di malformazione vascolare della regione mascellare e mandibolare di destra.
- Nelle Figg. 15.14-15.16 è descritto un caso di malformazione ad alto flusso dell'avambraccio e del polso di sinistra.
- Le Figg. 15.17-15.19 concernono un caso di malformazione ad alto flusso a livello dell'emivolto destro, con associata ectasia venosa in corrispondenza dell'arcata mandibolare destra.

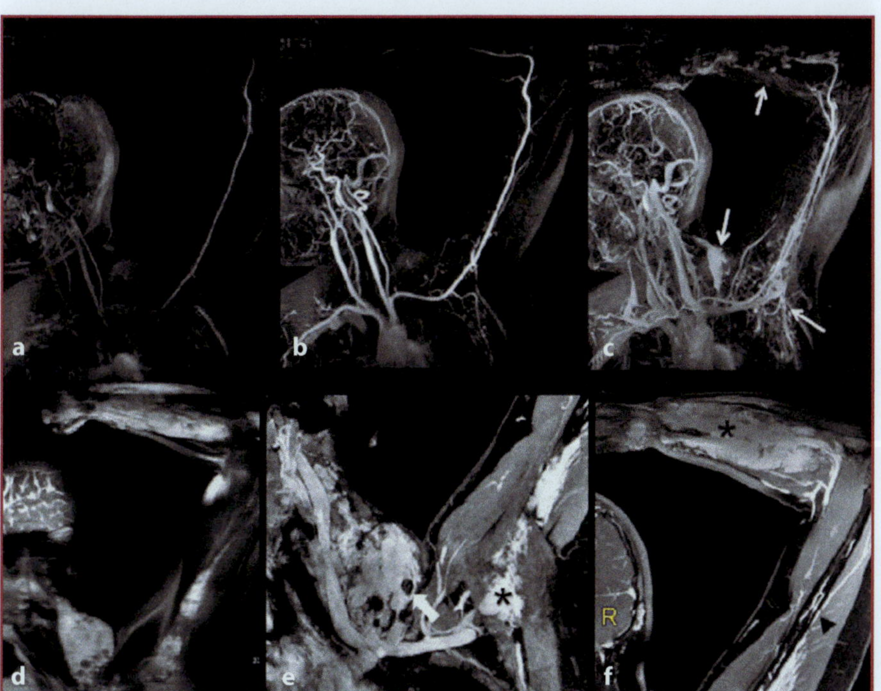

Fig. 15.10 Paziente femmina di 32 anni. Studio RM a un mese dal trattamento endovascolare. **a-c** Sequenze time-resolved che dimostrano il riempimento tardivo della MAV (*frecce*). **d** Si osserva, inoltre, una riduzione dell'estensione della malformazione nelle sequenze T2 pesate. **e, f** Le sequenze T1 ad alta risoluzione evidenziano la presenza di una trombosi focale conseguente al trattamento (*freccia grande*), porzioni della malformazione volumetricamente aumentate (*asterischi*) e ipertrofia dei vasi intracorticali (*punta di freccia*)

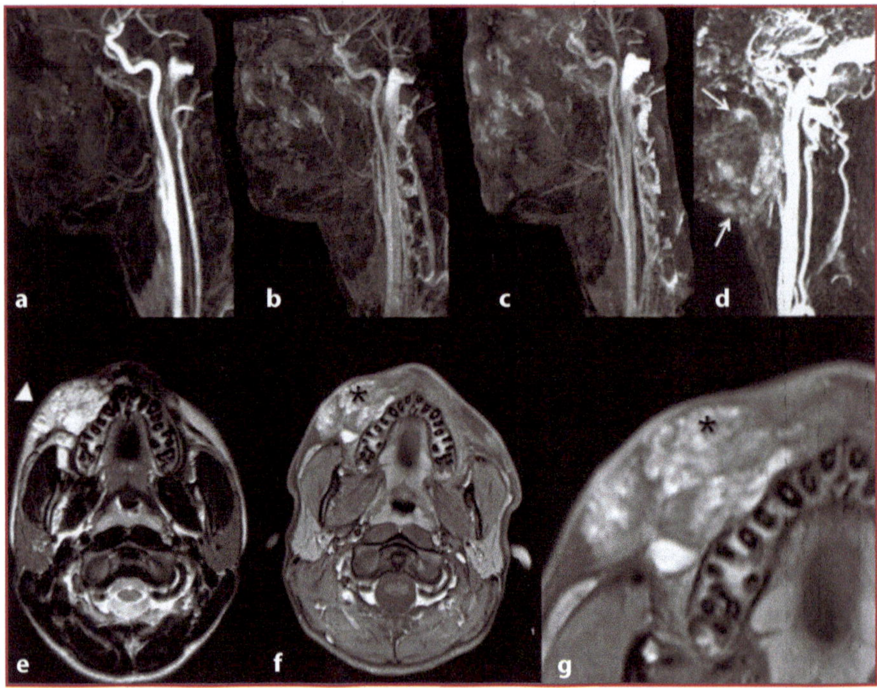

Fig. 15.11 Paziente maschio di 21 anni con malformazione vascolare della regione mascellare e mandibolare di destra. **a-d** Sequenze time-resolved che dimostrano la presenza di alcuni feeder arteriosi (arteria mascellare interna e faciale) e le loro ramificazioni (*frecce*). **e** Coinvolgimento della regione mandibolare (*punta di freccia*). **f, g** Le acquisizioni più tardive, con sequenze ad alta risoluzione, evidenziano il rifornimento della componente venosa del nidus (*asterisco*)

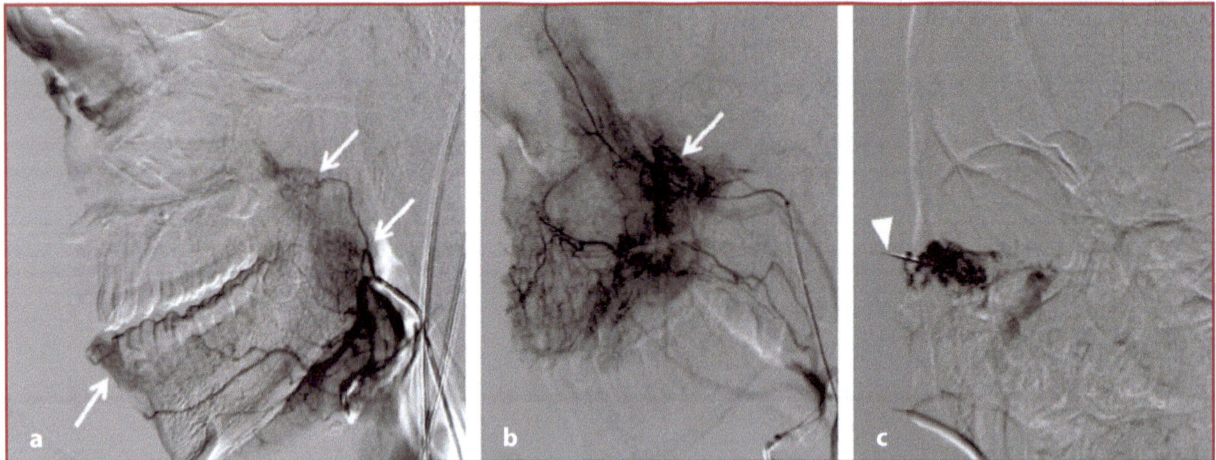

Fig. 15.12 a, b Angiografia a sottrazione digitale dell'asse carotideo di destra che dimostra scarse afferenze arteriose della malformazione vascolare classificandola come a lento flusso (*frecce*). **c** Si procede, pertanto, ad alcolizzazione percutanea (*punta di freccia*)

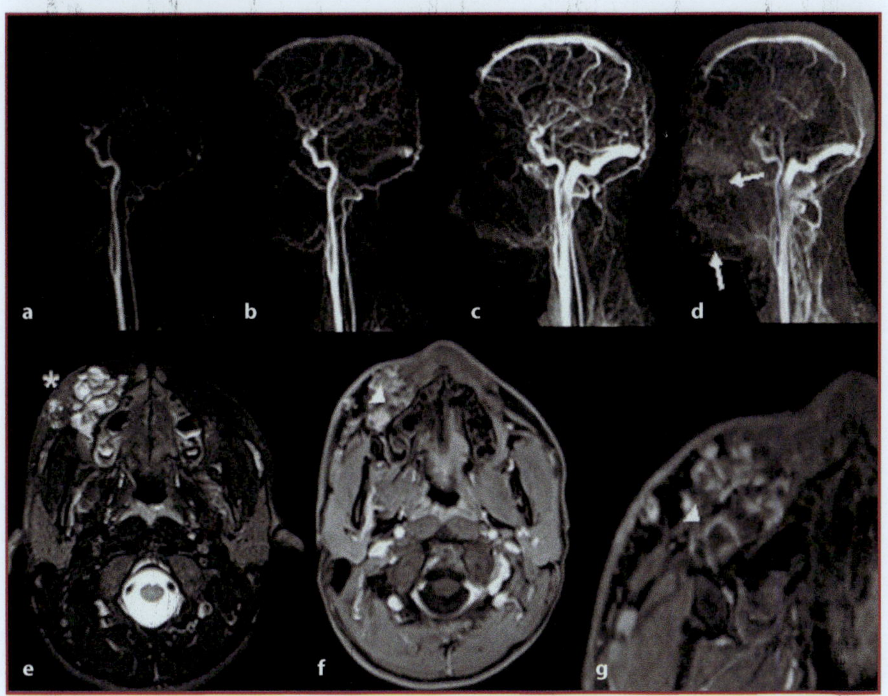

Fig. 15.13 Studio RM post-trattamento che mostra la riduzione volumetrica della malformazione vascolare, visualizzata nelle sequenze time-resolved (**a-d**) e T2 pesate (**e** *asterisco*). Le sequenze T1 pesate ad alta risoluzione (**f, g**) mostrano, inoltre, la presenza di multipli trombi intralesionali, esiti del trattamento (*punte di freccia*)

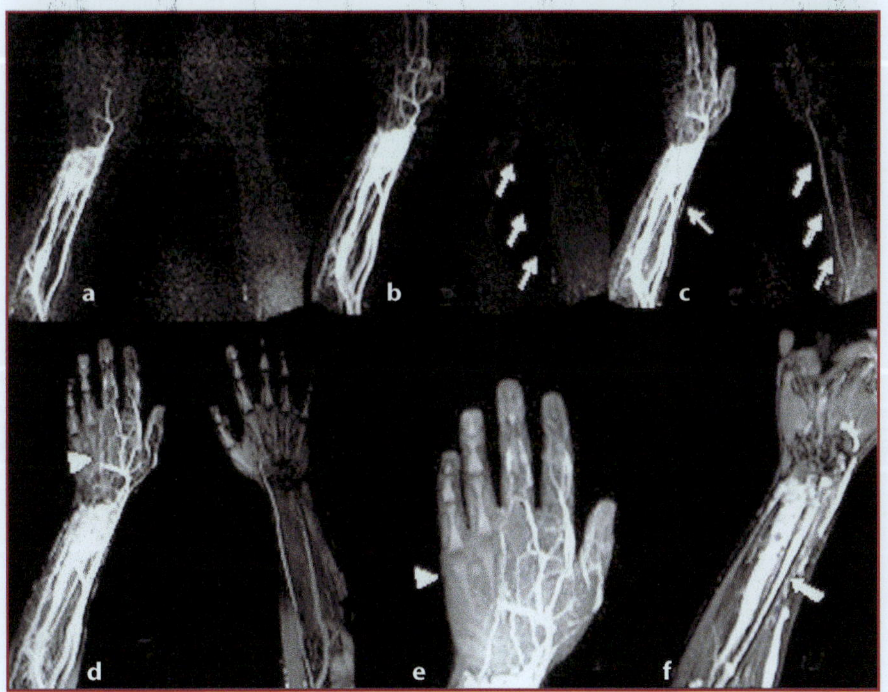

Fig. 15.14 Paziente femmina di 18 anni. **a-c** Le sequenze time-resolved evidenziano una malformazione ad alto flusso a carico dell'avambraccio sinistro, rifornita dai tre rami arteriosi dell'avambraccio. **d, e** Il flusso che rifornisce il nidus è cosi alto da determinare furto di sangue dal braccio controlaterale e dalle ultime due dita (*punte di freccia*); la sequenza T1 ad alta risoluzione dimostra il coinvolgimento del radio **f** (*freccia grande*)

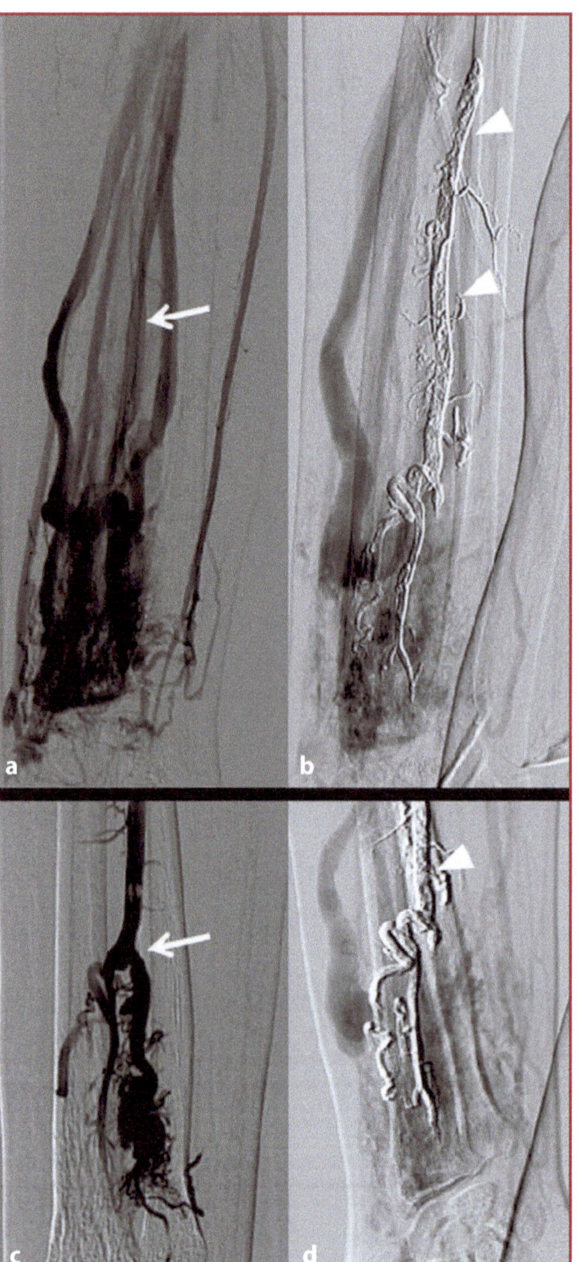

Fig. 15.15 Angiografia a sottrazione digitale che conferma la presenza di una malformazione ad alto flusso dell'avambraccio e del polso di sinistra. **a, c** Il nidus è rifornito principalmente dall'arteria interossea, che appare ectasica e tortuosa. **b, d** Dopo cateterizzazione superselettiva dell'arteria interossea si procede alla sua embolizzazione mediante 3 mL of Onyx®-34 (Micro-Therapeutics, Irvine, CA, USA). **b, d** L'angiografia successiva dimostra la completa esclusione del principale feeder del nidus (*punte di freccia*)

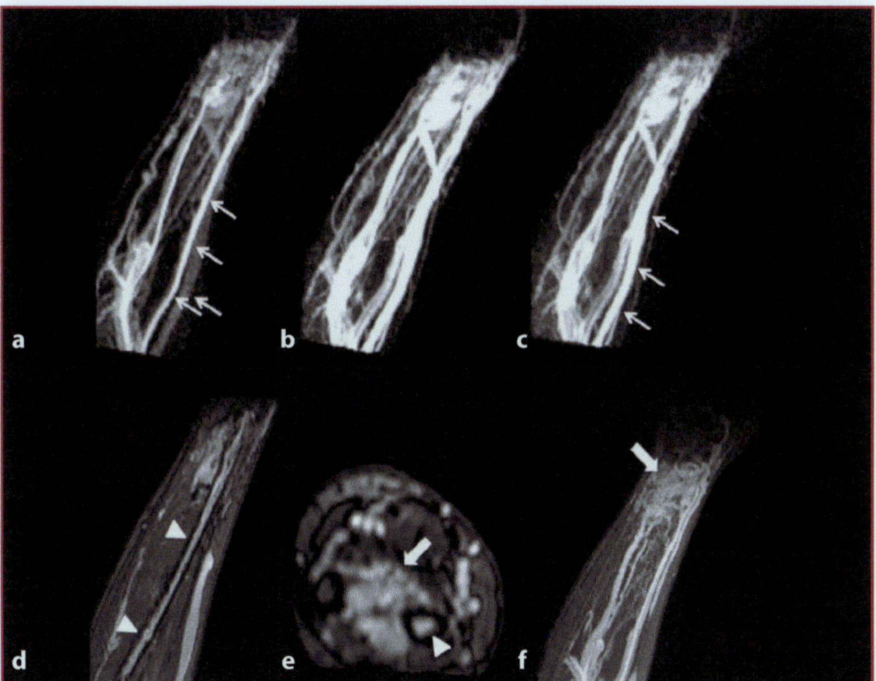

Fig. 15.16 Studio RM a 6 mesi dall'intervento: la malformazione appare sostanzialmente stabile in dimensioni. **a-c** Le sequenze time-resolved dimostrano la presenza di altri feeder arteriosi e la dilatazione delle vene tributarie (*frecce*). **d, e** Le sequenze ad alta risoluzione confermano il coinvolgimento del radio (*punte di freccia e freccia*). **e, f** Non sono evidenti segni di trombosi del nidus (*freccia grande*)

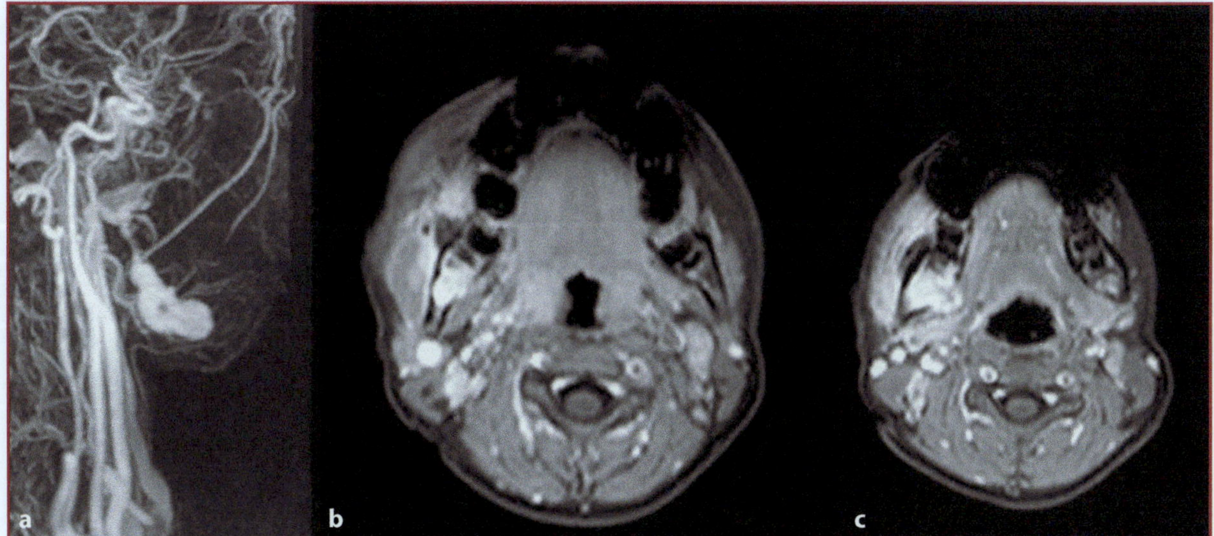

Fig. 15.17 Paziente femmina di 12 anni. **a** Le sequenze time-resolved e T1 GRE (**b, c**) dimostrano la presenza di malformazione ad alto flusso a livello dell'emivolto destro, con associata ectasia venosa in corrispondenza dell'arcata mandibolare destra. I feeder arteriosi provengono dall'arteria linguale e dall'arteria mandibolare. Il drenaggio venoso è di pertinenza della vena giugulare interna

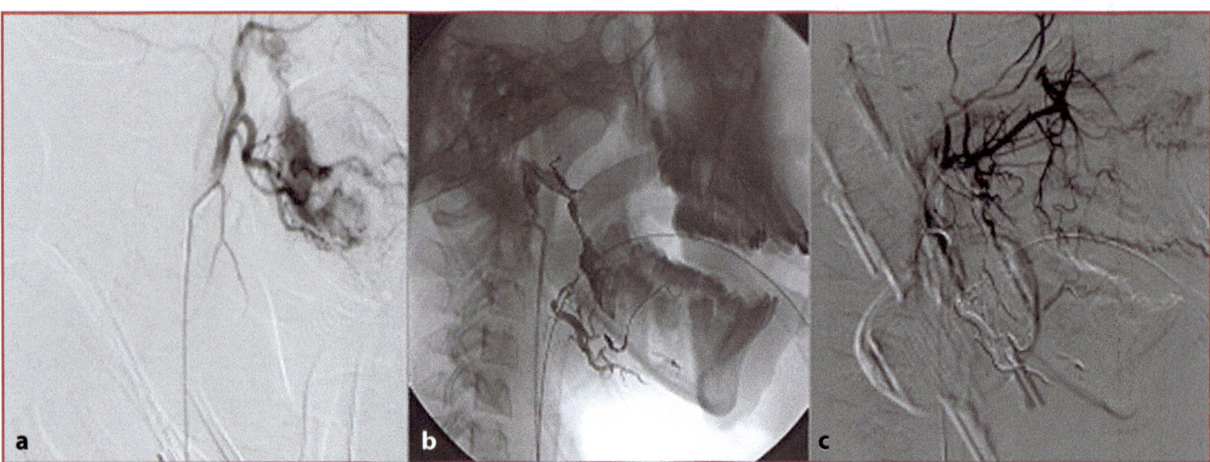

Fig. 15.18 L'angiografia conferma la provenienza dei feeder arteriosi dall'arteria linguale e dall'arteria mandibolare del drenaggio venoso della vena giugulare interna. **a** Angiografia con sottrazione digitale. **b** Angiografia senza sottrazione digitale. Si procede quindi, con doppio approccio trans-arterioso e trans-venoso, all'embolizzazione del nidus mediante spirali metalliche e Onyx®-34 (MicroTherapeutics, Irvine, CA, USA). **c** L'angiografia con sottrazione digitale al termine della procedura dimostra la completa esclusione del nidus della MAV

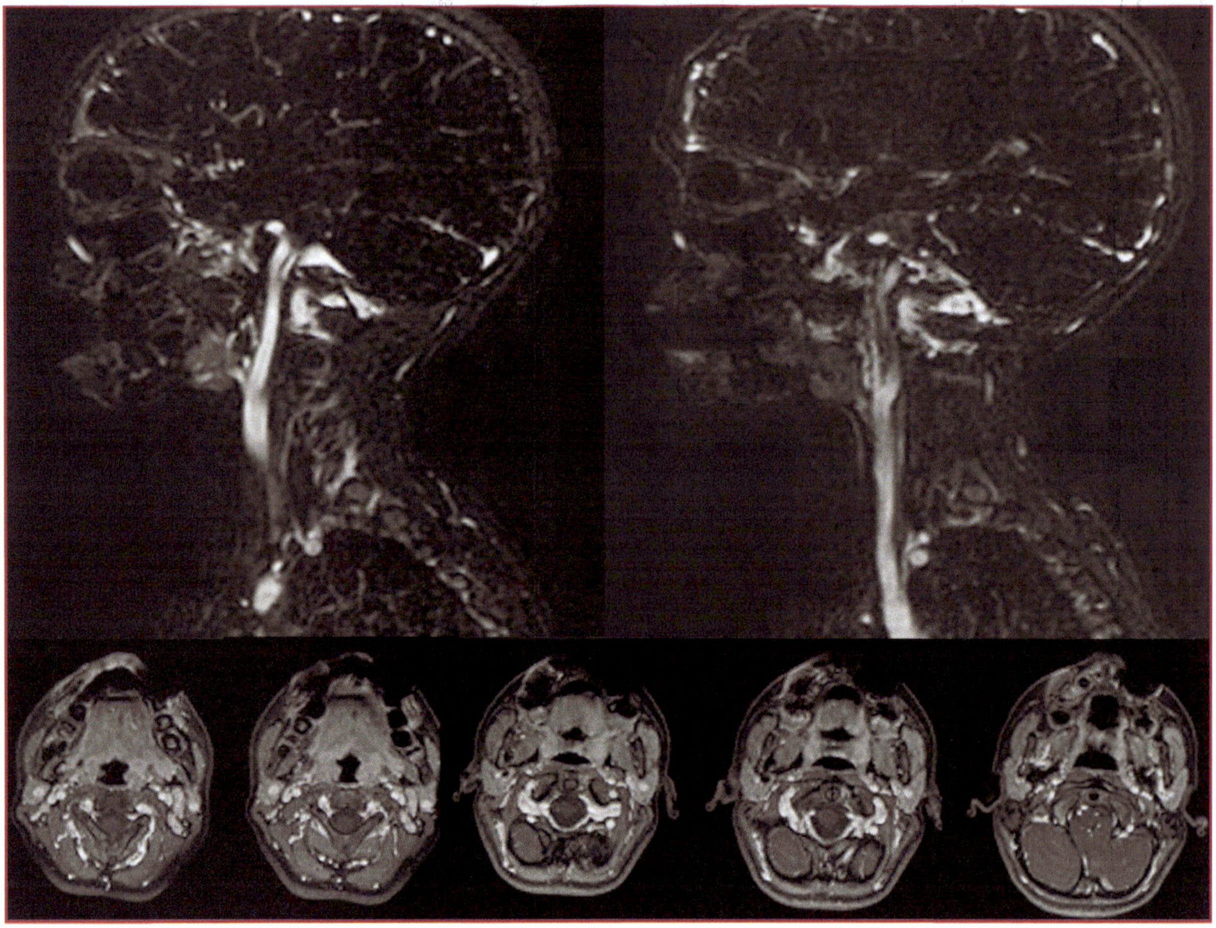

Fig. 15.19 Studio RM a 6 mesi dall'intervento: le sequenze time-resolved in proiezione sagittale e assiale dimostrano la completa esclusione del nidus della malformazione

Vasculiti

16

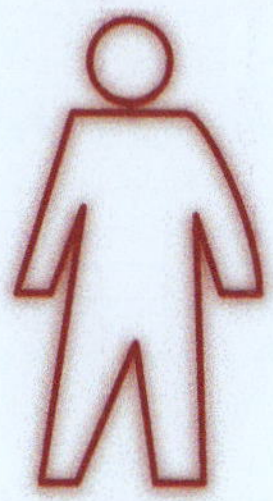

Chiara Zini, Vincenzo Noce, Fabrizio Boni

Nella definizione di *vasculite* (infiammazione dei vasi sanguigni) si annovera un gruppo eterogeneo di patologie con eziologie differenti. Secondo il *Chapel Hill International Consensus* le vasculiti si classificano in primitive e secondarie (ad esempio causate da processi infettivi o associate a malattie reumatiche); le primitive sono suddivise, in relazione al distretto coinvolto, in arteriti dei grossi, dei medi e dei piccoli vasi (Fig. 16.1).

In questo capitolo verranno trattate le forme più frequenti di vasculiti primitive e in particolare quelle dei vasi di grosso e medio calibro: in questi casi, infatti, le alterazioni vascolari presentano caratteri peculiari rilevabili all'imaging.

Le vasculiti dei grossi vasi sono denominate LIA, acronimo inglese per *Large Inflammatory Arteritis*, corrispondente all'ormai desueto termine di aortite; sono patologie rare, rappresentate dall'arterite di Takayasu (TA) e dall'arterite gigantocellulare (GCA) o arterite di Horton.

Le vasculiti dei vasi di medio calibro sono rappresentate principalmente dalla malattia di Kawasaki (KD), che colpisce le arterie coronarie, e dalla panarterite nodosa (PAN), tipica dei vasi mesenterici.

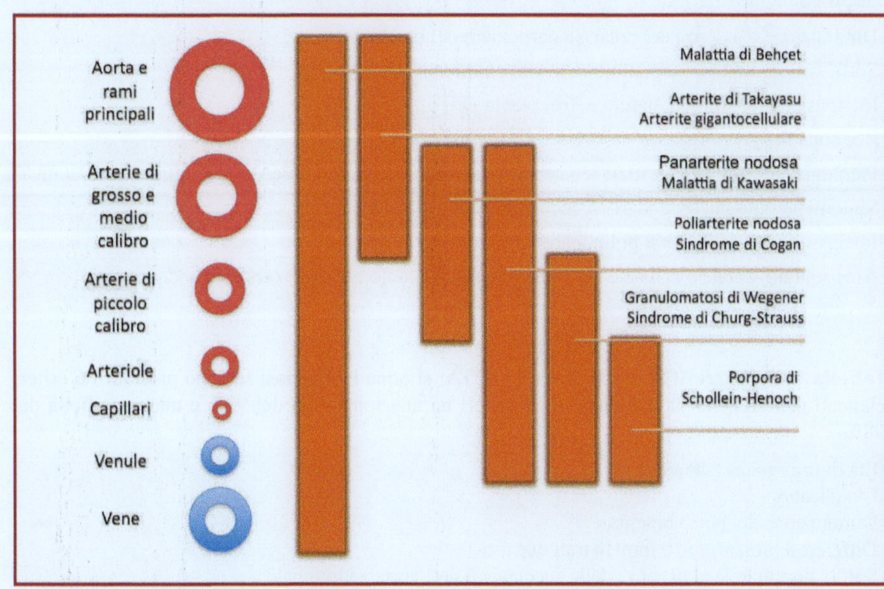

Fig. 16.1 Classificazioni delle vasculiti

Trattamento

Il trattamento delle vasculiti è prevalentemente farmacologico (nella maggior parte dei casi rappresentato da farmaci steroidei fino a quelli immunosoppressori). Nei casi in cui l'infiammazione comporti una significativa stenosi vascolare, il trattamento diventa interventistico/chirurgico.

16.1 Arterite di Takayasu

Quadro clinico e diagnosi

Descritta per la prima volta nel 1830 da Yamamoto, la TA deve il suo nome al professore Takayasu che nel 1905 descrisse il caso di una paziente di 21 anni con anastomosi artero-venose a livello del fondo oculare. Solo nel 1951 Shimizu e Samo sintetizzarono i segni clinici di questa panarterite in quella che chiamarono "sindrome senza polso" per la caratteristica localizzazione delle lesioni stenotiche a livello dell'arteria succlavia.

La TA è una patologia rara, con età d'insorgenza tra i 10 e i 40 anni e una maggiore prevalenza nella popolazione asiatica. Hall et al. riportano un'incidenza di 2,6/milione/anno nella popolazione statunitense; non esistono dati epidemiologici riguardanti l'incidenza nella popolazione europea.

Il quadro clinico dei pazienti con TA è caratterizzato da segni e sintomi espressione delle alterazioni dei vasi compromessi dalla patologia (Tabella 16.1). I quadri sono spesso sfumati e rendono difficile il corretto inquadramento della patologia.

La diagnosi di TA si basa su criteri clinici e radiologici.

Nella Tabella 16.2 sono riportati i criteri dell'American College of Rheumatology (ACR) per la diagnosi di TA; nella Tabella 16.3 i criteri proposti da Ishikawa.

Le alterazioni morfologiche tipiche della TA sono state riassunte da Vanoli et al., in una revisione condotta su 104 pazienti che presentavano stenosi nel 93% dei casi, oc-

Tabella 16.1 Clinica di TA

Segni e sintomi
Diminuzione o assenza dei polsi (in particolare del brachiale)
Soffi, spesso multipli, soprattutto a livello carotideo
Ipertensione (di solito di natura nefrovascolare)
Retinopatia
Patologie cardiache congestizie legate a ipertensione, rigurgito aortico e cardiomiopatia dilatativa
Sintomi neurologici secondari all'ipertensione e/o all'ischemia
Interessamento dell'arteria polmonare
Altri sintomi: cefalea, dispnea, ischemia miocardica, dolore toracico eritema nodoso

Tabella 16.2 Criteri ACR per la diagnosi di TA: si pone la diagnosi se sono presenti i 6 criteri elencati nella tabella; la presenza di ≥3 criteri ha una sensibilità del 91% e una specificità del 98%

Età di insorgenza ≥40 anni
Claudicatio
Diminuzione del polso brachiale
Differenza pressoria >10 mmHg tra i due arti
Soffio auscultabile al di sopra della succlavia o dell'aorta addominale
Alterazioni angiografiche quali stenosi o occlusione dell'aorta e/o dei suoi rami principali

Tabella 16.3 Criteri diagnostici per arterite di Takayasu formulati da Ishikawa e modificati da Sharma et al.

Criteri maggiori	Criteri minori
Evidenza di alterazioni di calibro a livello dell'arteria succlavia sinistra	Velocità di sedimentazione eritrocitaria >20 mm/h (metodo Westergren)
Evidenza di alterazioni di calibro a livello dell'arteria succlavia destra	Pulsatilità carotidea
Segni e sintomi all'incirca da ≥1 mese	Ipertensione: pressione >140/90 mmHg a livello brachiale o >160/90 mmHg a livello popliteo
	Rigurgito aortico all'auscultazione, all'ecocardiografia o in angiografia
	Alterazioni di calibro dell'arteria polmonare
	Alterazioni di calibro della carotide comune di sinistra
	Alterazioni di calibro del tronco brachiocefalico a livello distale
	Alterazioni di calibro dell'aorta addominale
	Alterazioni di calibro a livello delle coronarie

clusione nel 53% dei casi, dilatazione nel 16% dei casi e aneurismi nel 7% dei casi. È stato dimostrato che tali alterazioni riflettono l'evoluzione istologica della patologia: gli aspetti microscopici tipici della TA sono rappresentati da un infiltrato infiammatorio (prevalentemente linfociti, macrofagi e cellule giganti) a livello della tonaca *media-avventizia*.

Secondo Matsunaga et al. si individuano due diverse fasi cronologiche, corrispondenti a un diverso stato evolutivo del coinvolgimento parietale (Tabella 16.4):

- *early phase*, caratterizzata da un'infiammazione da flogosi con prevalente coinvolgimento della tonaca media e dell'avventizia che si manifesta come ispessimento parietale concentrico all'angiografia con tomografia computerizzata (angio-TC) e con risonanza magnetica (angio-RM), ma di difficile identificazione con l'angiografia tradizionale perché non determinante stenosi;
- *late phase*, caratterizzata dalla distruzione delle fibre elastiche delle arterie con successiva fibrosi dell'intima e dell'avventizia e riduzione dello spessore della media. La fase tardiva della TA correla con i sintomi tipici (si veda "Criteri clinici") ed è caratterizzata morfologicamente dalla stenosi o più raramente da dilatazione/aneurisma dei vasi, conseguente alla perdita di fibre elastiche (Fig. 16.2). La severità dei reperti tipici della *late phase* è direttamente proporzionale al tempo intercorrente tra la diagnosi e l'inizio della terapia.

In accordo con le linee guida EULAR/PRINTO/PRES, presso il nostro istituto viene utilizzata l'angio-RM *Whole Body* (WB), come esame di primo approccio sia per la diagnosi che per il follow-up della TA, in particolare nei pazienti pediatrici.

L'angio-TC può essere impiegata come alternativa diagnostica nei pazienti non collaboranti e per lo studio delle coronarie e delle arterie polmonari qualora indicato (per i protocolli si rimanda ai capitoli dedicati).

Imaging e refertazione

Le lesioni vascolari caratteristiche della TA presentano una localizzazione tipica. La classificazione più recente è stata proposta nel 1996 da Numano et al. e individua sei diverse classi anatomiche (Fig. 16.3):

- *tipo I*, vasi sovraortici;
- *tipo IIa*, aorta ascendente e/o arco aortico (i vasi sovraortici possono essere coinvolti);

Tabella 16.4 Caratteristiche radiologiche della *early phase* e della *late phase*

	Angio-TC		Angio-RM		Angiografia
Early phase	**Senza mdc** Parete vascolare distinguibile per intensità pari o maggiore al muscolo	**Con mdc** *Double ring sign*, segno del doppio anello dovuto all'infarcimento mucoide dell'intima. Potenziamento parietale da congestione dei vasa vasorum	**Senza mdc** Edema perivascolare (può essere studiato con sequenze STIR)	**Con mdc** *Double ring sign*, segno del doppio anello dovuto all'infarcimento mucoide dell'intima. Potenziamento parietale da congestione dei vasa vasorum	*Negativa* nella maggior parte dei casi, perché le alterazioni parietali sono solo ed esclusivamente a livello murale
Late phase	**Senza mdc** Più sensibile della RM per l'identificazione delle calcificazioni	**Con mdc** Secondo Yamada et al. la TC è capace di individuare le alterazioni di calibro dei vasi con sensibilità del 93% e specificità del 98%	**Senza mdc** Edema perivascolare (può essere studiato con sequenze STIR)	**Con mdc** Secondo Yamada et al. la sensibilità e la specificità dell'angio-RM nell'individuare alterazioni di calibro vasale sono del 90-100% se paragonate allo standard di riferimento	*Gold standard* per la valutazione delle alterazioni del calibro dei vasi. È infatti il criterio radiologico per la diagnosi di arterite di Takayasu sia per l'ACR sia nella classificazione di Ishikawa

STIR, Short Tau Inversion Recovery.

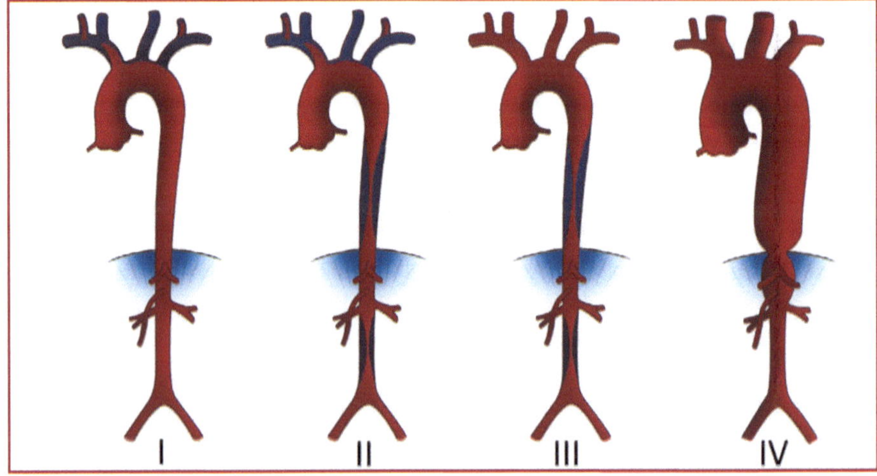

Fig. 16.2 Classificazione di Fukushima per la *late phase*: tipo I (solo vasi sovraortici), tipo II (vasi sovraortici + aorta addominale), tipo III (aorta addominale), tipo IV (aneurisma)

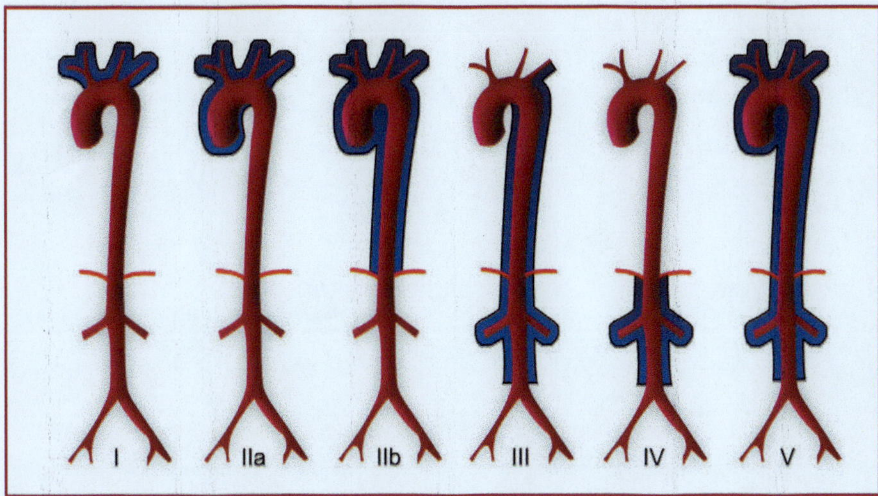

Fig. 16.3 Classificazione del gruppo di Numano per l'arterite di Takayasu

- *tipo IIb*, aorta discendente con o senza coinvolgimento dell'aorta ascendente e/o dei vasi sovraortici;
- *tipo III*, aorta discendente, aorta toracica e/o arterie renali (l'aorta ascendente, l'arco aortico e i suoi rami non sono coinvolti);
- *tipo IV*, solo aorta addominale e/o arterie renali;
- *tipo V*, generalizzato con coinvolgimento di più distretti.

Il coinvolgimento delle coronarie e delle arterie polmonari si indica, rispettivamente, con C(+) e P(+).

Lo studio angiografico di Kerr et al. su un campione di 60 pazienti (Fig. 16.4) ha evidenziato l'interessamento dell'arteria succlavia (93% dei casi), dell'aorta (65%), della carotide comune (58%), dell'arteria renale (38%), dell'arteria vertebrale (35%),

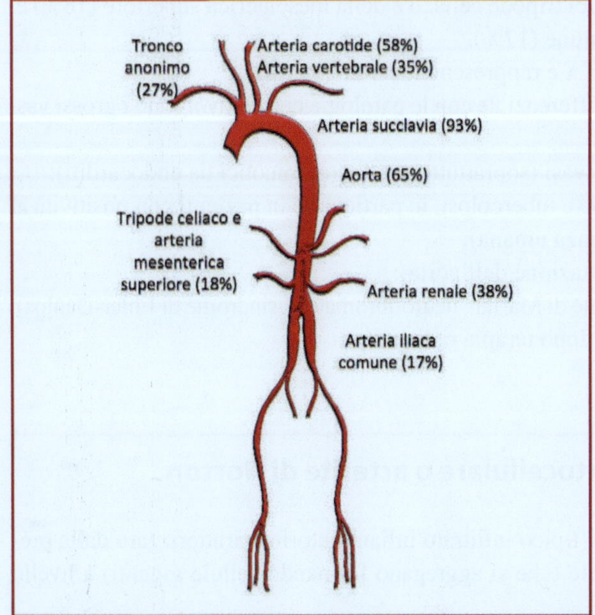

Fig. 16.4 Studio angiografico di Kerr

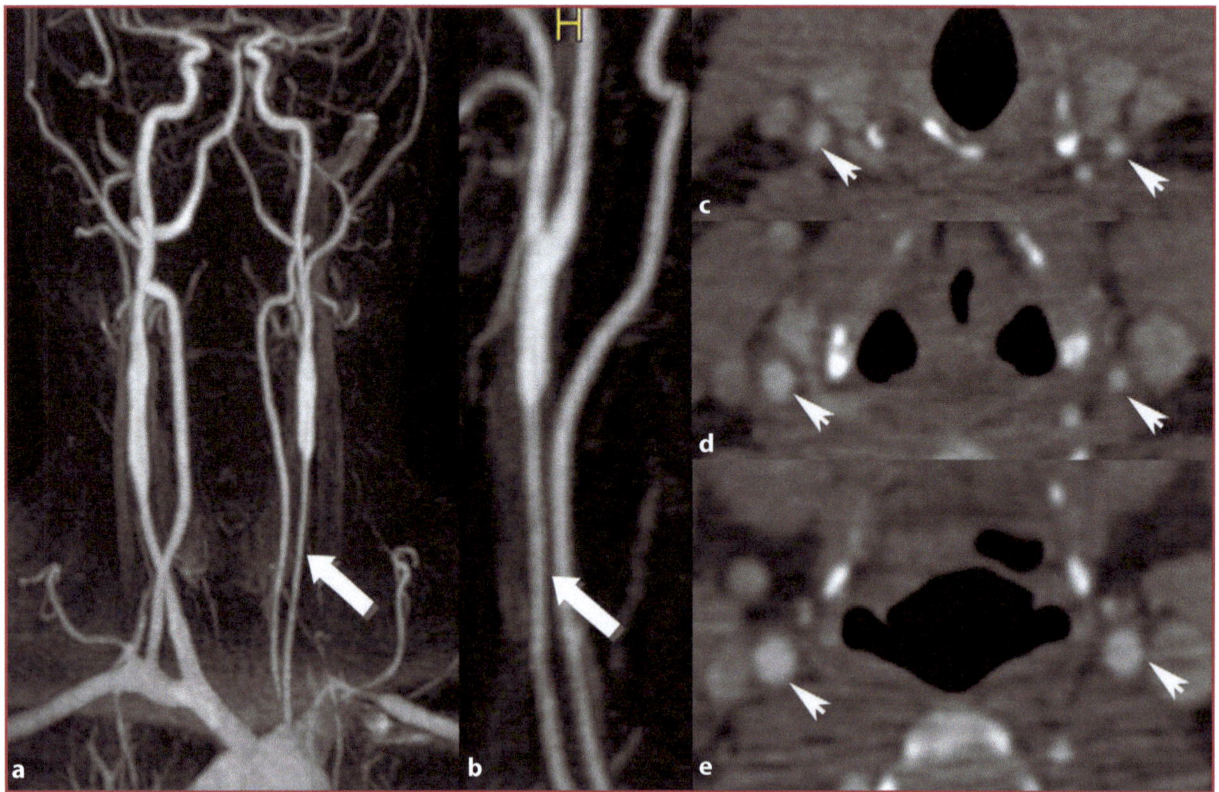

Fig. 16.5 Paziente di 22 anni con arterite di Takayasu sottoposto ad esame di angio-RM. **a** Nella sequenza angiografica eseguita sul piano coronale si apprezza stenosi bilaterale dell'arteria carotide comune, più evidente a sinistra (*freccia*). **b** Dettaglio sulla stenosi carotidea (*freccia*). **c, d** Le ricostruzioni sul piano assiale confermano la stenosi del lume bilateralmente (*punte di freccia*). **e** Entrambe le carotidi comuni presentano normale calibro poco prima della biforcazione (*punte di freccia*).

del tronco anonimo (27%), del tripode celiaco e della mesenterica superiore (18%) e, infine, dell'arteria iliaca comune (17%).

Un tipico quadro RM di TA è rappresentato nella Fig. 16.5.

La TA entra in diagnosi differenziale con le patologie che coinvolgono i grossi vasi in età pediatrica-giovanile:

- infezioni acute dei grossi vasi (soprattutto aneurismi micotici da endocarditi);
- infezioni croniche (sifilide e tubercolosi, in particolare in pazienti con positività al virus dell'immunodeficienza umana);
- patologie congenite (coartazione dell'aorta);
- disordini ereditari (sindrome di Marfan, neurofibromatosi, sindrome di Ehler-Danlos);
- displasia fibromuscolare dopo terapia radiante;
- aterosclerosi giovanile.

16.2 Arterite gigantocellulare o arterite di Horton

Quadro clinico e diagnosi

La GCA deve il suo nome al tipico infiltrato infiammatorio, caratterizzato dalla presenza di cellule mononucleate (che si aggregano formando cellule giganti) a livello della tonaca media.

Tabella 16.5 Clinica di GCA secondo Schmidt et al.

Cefalea, tipicamente localizzata a livello temporale, più raramente a livello occipitale, resistente ai farmaci sintomatici, che può associarsi a un'arteria temporale ispessita e dolente
Febbre elevata (>38°C) con sudorazioni notturne
Astenia
Interessamento oculare nel 35% dei casi, con deficit visivi dovuti a coinvolgimento dell'arteria oftalmica
Complicazioni neurologiche (14% dei pazienti) rappresentate essenzialmente da sindromi neuropatiche periferiche
Disfunzioni audiovestibolari in oltre il 90% dei casi, che normalmente regrediscono in pochi mesi dopo terapia corticosteroidea

Tabella 16.6 Criteri ACR per la diagnosi di GCA: la presenza di ≥3 criteri ha una sensibilità del 94% e una specificità del 91%

Età di insorgenza ≥50 anni
Cefalea di nuova insorgenza
Velocità di eritrosedimentazione ≥50 mm/h (metodo Westergren)
Anomalie istologiche alla biopsia dell'arteria temporale

L'incidenza è maggiore nella popolazione femminile di età superiore a 50 anni e negli Stati Uniti è stimata attorno ai 200 casi per milione di persone/anno.

Le manifestazioni cliniche sono determinate dall'infiammazione di parete dei vasi di medio-grosso calibro e in particolare dei rami terminali del distretto carotideo (poiché l'arteria temporale è la più colpita, la GCA è definita anche "arterite temporale"); nella Tabella 16.5 è riassunto il quadro clinico tipico secondo Schmidt et al.

L'ACR ha proposto cinque criteri diagnostici, riassunti nella Tabella 16.6.

Il gold standard diagnostico è rappresentato dall'esame istologico; questa tecnica invasiva può risultare falsamente negativa nel 15% dei casi. Per aumentare la specificità diagnostica è stato proposto in vari studi di guidare il prelievo tramite ecocolor-Doppler; l'edema di parete determina, infatti, il caratteristico *halo sign* (stenosi concentrica del vaso sfumatamente ipoecogena).

Presso il nostro istituto, i pazienti affetti da GCA sono studiati con angio-TC e/o angio-RM con tecnica WB, al fine di evidenziare anche eventuali lesioni extracraniche. L'importanza di una corretta diagnosi nei pazienti con GCA è in relazione all'eventuale diagnosi differenziale con l'aterosclerosi. Le stenosi e gli aneurismi tipici della GCA, analogamente a quelli aterosclerotici, possono presentare calcificazioni (espressione di una patologia cronica), ma la localizzazione delle lesioni (tipicamente l'arteria temporale nella GCA, lesioni ubiquitarie nell'aterosclerosi) può consentire un corretto inquadramento diagnostico.

Imaging e refertazione

La semeiotica radiologica della GCA è simile a quella della TA: è tipica la riduzione di calibro dei vasi dovuta all'infiammazione della tonaca media (prevalentemente a livello delle arterie temporali, retiniche e oftalmiche). Anche le dilatazioni aneurismatiche sono frequenti (Fig. 16.6).

Nella Tabella 16.7 sono riassunte le caratteristiche radiologiche della GCA nelle varie fasi.

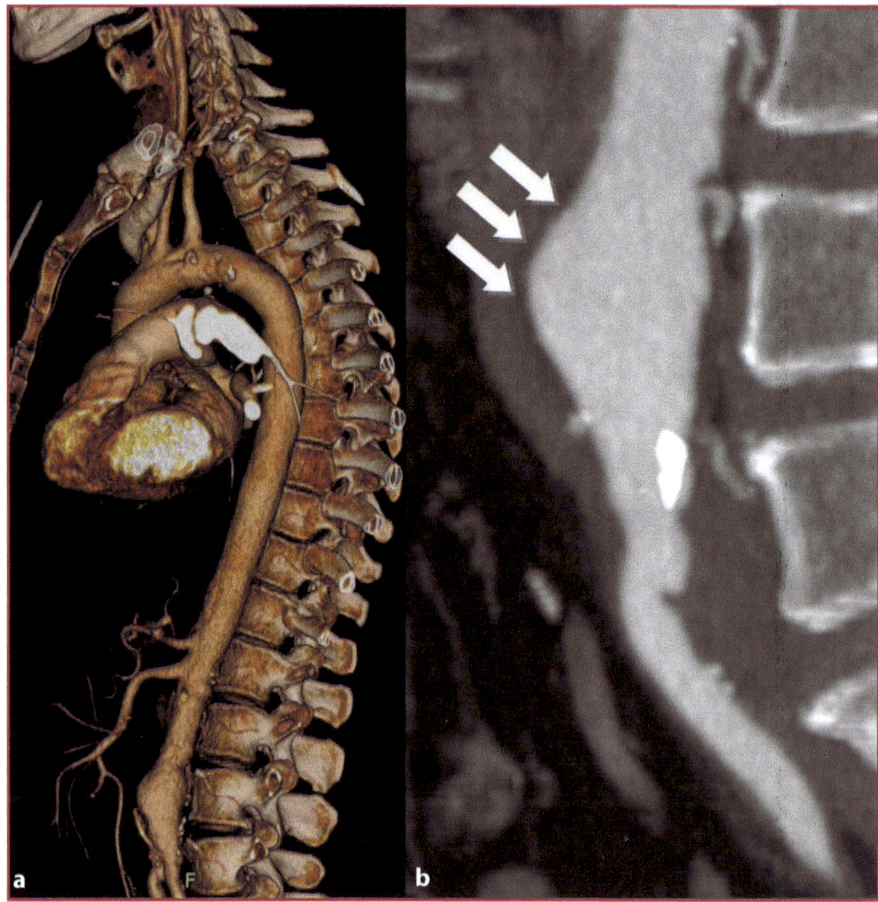

Fig. 16.6 Paziente con GCA e aneurisma dell'aorta addominale. **a** Ricostruzione *Volume Rendering* (VR). **b** Ricostruzione con tecnica *Multiplanar Reconstruction* (MPR). Si noti come l'aneurisma mostri un "doppio anello" (*frecce*) a significare l'impegno infiammatorio della tonaca media

Tabella 16.7 Sintesi delle caratteristiche radiologiche dall'arterite gigantocellulare nelle varie fasi

	Fisiopatologia	Clinica	Angio-TC	Angio-RM
Fase acuta	Flogosi parietale	Spesso asintomatica	Enhancement della parete	Enhancement della parete
Fase cronica	Perdita di fibre	Sintomi legati alla stenosi/aneurisma*	Stenosi/aneurisma*	Stenosi/aneurisma*

*Rischio maggiore (rispetto a una popolazione di pari età senza GCA) di sviluppare un aneurisma a livello dell'aorta toracica (17,3 volte) e dell'aorta addominale (2,4 volte) [Castaner]. Gli aneurismi toracici in pazienti con GCA hanno, inoltre, un aumentato rischio di dissezione.

16.3 Malattia di Kawasaki

Quadro clinico e diagnosi

La KD (o febbre linfoghiandolare mucocutanea) è stata segnalata per la prima volta in Giappone da Tomisaku Kawasaki nel 1967.

È una vasculite acuta sistemica (colpisce vasi di medio calibro di tutti i distretti anatomici), a eziologia sconosciuta, tipica dei lattanti e della prima infanzia.

L'incidenza annua della KD in Giappone è di 150 casi ogni 100.000 pazienti e negli Stati Uniti di 10-15 casi ogni 100.000 pazienti di età <5 anni.

La KD è delle principali cause di patologie cardiache acquisite nei Paesi industrializzati: il 15-25% dei pazienti non trattati sviluppa, infatti, ectasie/aneurismi delle arterie coronarie con aumento del rischio di insorgenza di ischemia miocardica.

Il quadro clinico tipico della KD è riassunto nella Tabella 16.8.

Secondo le linee guida dell'American Heart Association (AHA), la diagnosi si basa sulla combinazione di criteri clinici e radiologici.

I criteri AHA per la diagnosi di KD sono riportati nella Tabella 16.9.

Accanto alla forma "tipica", si individuano anche quadri nosologici differenti:

- *forma atipica*, ad esempio con un coinvolgimento renale;
- *forma incompleta*, colpisce i bambini molto piccoli e viene definita incompleta perché non soddisfa tutti i criteri clinici per la KD. Secondo l'AHA deve essere considerata in tutti i bambini con febbre apparentemente *sine causa* di durata <5 giorni associata a 2 o 3 delle principali caratteristiche cliniche della forma tipica, e in ogni lattante (di età <6 mesi) con febbre di durata >7 giorni e infiammazione sistemica documentata.

Imaging e refertazione

Lo sviluppo di *aneurismi* delle arterie coronarie inizia in fase subacuta. L'AHA definisce l'ecocardiografia come la metodica ideale per la valutazione delle arterie coronarie in pazienti con KD, in quanto non invasiva, ripetibile e dotata di alta sensibilità e specificità per lo studio dei tratti prossimali delle arterie coronarie. I parametri da

Tabella 16.8 Clinica dell'arterite di Kawasaki

Febbre elevata (>39 °C), remittente
Congiuntivite non essudativa bilaterale non dolorosa (di solito compare dopo la febbre); tipico è il risparmio del limbus (zona di transizione avascolare tra cornea e sclera)
Eritema della mucosa orale e delle labbra: secchezza, iperemia, fessurazioni, desquamazione, emorragie, lingua "a fragola", eritema della mucosa orofaringea
Anomalie delle estremità: eritema palmo-plantare e/o edema duro, a volte doloroso, delle mani e dei piedi, in fase acuta; la desquamazione periungueale delle dita (2-3 settimane dopo l'esordio della febbre) e le linee di Beau (solchi trasversali profondi a livello ungueale) sono tipiche della fase tardiva
Rash cutaneo di solito maculo-papuloso oppure scarlattiniforme o orticarioide, che interessa tronco ed estremità e si manifesta entro la quinta giornata
Linfoadenopatia cervicale di solito unilaterale, con diametro >1,5 cm, non mobile sui piani sottostanti e di consistenza parenchimatosa

Tabella 16.9 Criteri AHA per la diagnosi di KD

Febbre ≥5 giorni + ≤4 criteri tra	1. Congiuntivite bilaterale 2. Eritema della mucosa orale e delle labbra 3. Anomalie delle estremità 4. Rash cutaneo 5. Linfoadenopatia laterocervicale
Febbre ≤5 giorni + ≤4 criteri tra i fattori indicati nella colonna di destra + aneurisma delle coronarie (all'ecocardiografia o alla coronarografia)	1. Congiuntivite bilaterale 2. Eritema della mucosa orale e delle labbra 3. Anomalie delle estremità 4. Rash cutaneo 5. Linfoadenopatia laterocervicale

Tabella 16.10 Parametri radiologici per la valutazione di KD

US TC RM	Morfologia delle arterie coronarie	• Numero di aneurismi* • Localizzazione degli aneurismi • Dimensione degli aneurismi
US (RM)	Movimento del ventricolo sinistro e sua funzionalità	
US (RM)	Movimento di ogni singola regione cardiaca	
US (RM)	Miocardio nel sospetto di miocardite (50-70% dei casi)	
US (TC e RM)	Pericardio nel sospetto di pericardite	
US (RM e TC)	Arco aortico che spesso appare dilatato, anch'esso con successiva insufficienza valvolare (5% dei pazienti)	

*Secondo l'AHA si parla di piccolo aneurisma se il diametro interno è <5 mm, medio tra 5 e 8 mm e gigante se >8 mm. Il Ministero della Salute giapponese classifica anormali coronarie con diametro interno >3 mm nei bambini di età <5 anni e >4 mm nei bambini di età ≥5 anni; inoltre un segmento coronarico più grande di 1,5 rispetto a un segmento adiacente è definito patologico, indipendentemente dall'età.

valutare al tempo zero e nei successivi follow-up sono riassunti nella Tabella 16.10.

Gli stessi parametri possono essere valutati anche con TC e RM: esse consentono una visualizzazione integrale delle arterie coronarie con possibilità di individuare anche gli aneurismi più distali. È possibile associare allo studio coronarico una valutazione WB per la diagnosi di aneurismi extracoronarici (arteria succlavia, brachiale, ascellare, iliaca, femorale; più rari sono gli aneurismi dell'aorta addominale e delle renali). L'utilizzo dell'angiografia è limitato a pazienti con quadri estremamente complessi e con indicazione al trattamento endovascolare degli aneurismi coronarici. Le alterazioni coronariche evidenziate all'imaging determinano la stratificazione del rischio di ciascun paziente e la successiva impostazione della terapia (Fig. 16.7).

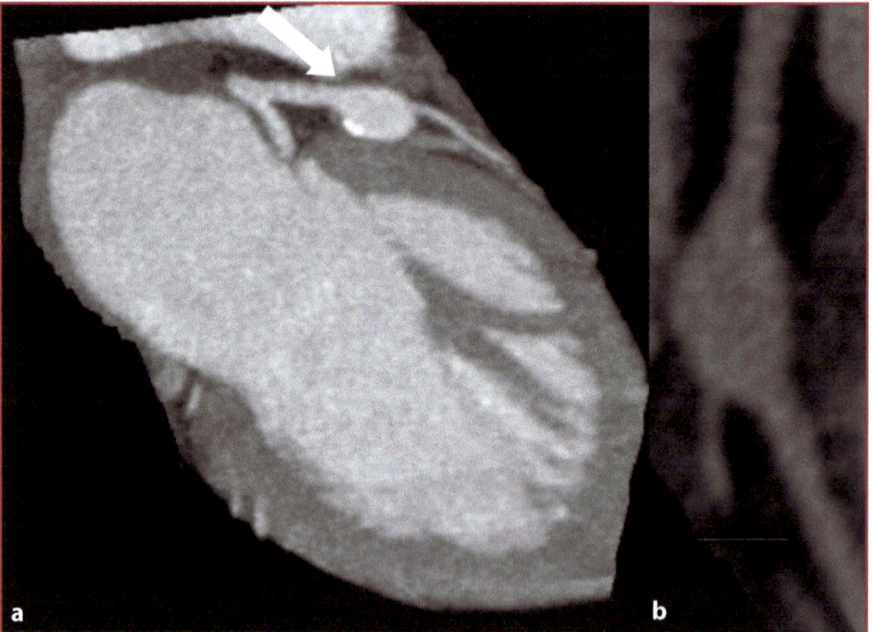

Fig. 16.7 Paziente con KD e aneurisma della discendente anteriore. **a** Nell'immagine MIP a due camere è ben evidente la calcificazione posteriore (*freccia*). **b** La valutazione dell'aneurisma è facilitata dall'MPR curva

Una corretta diagnosi di KD è indispensabile al fine di impostare una terapia e un follow-up adeguata. Entrano in diagnosi differenziale con la KD:

- infezioni virali (virus di Epstein-Barr, adenovirus ed enterovirus);
- scarlattina;
- *staphylococcal scalded skin syndrome*;
- sindrome da shock tossico;
- linfoadenite cervicale batterica;
- reazioni da ipersensibilità a farmaci;
- sindrome di Stevens-Johnson;
- artrite reumatoide giovanile;
- febbre delle Montagne Rocciose;
- leptospirosi;
- acrodinia (reazione da ipersensibilità al mercurio).

16.4 Poliarterite nodosa

Quadro clinico e diagnosi

La poliartrite nodosa (PAN) è una vasculite necrotizzante delle arterie di medio-piccolo calibro con risparmio della vascolarizzazione glomerulare delle arteriole e dei capillari. La PAN classica, descritta originariamente da Kussmaul e Maier nel 1866, va distinta dalla micropoliangioite o poliarterite (poliangioite) microscopica (PAM).

La PAN è una malattia rara, con uguale frequenza in entrambi i sessi ed età d'esordio più frequente fra i 40 e i 60 anni.

Nella maggior parte dei casi l'eziologia della PAN è sconosciuta, ma in alcuni può essere riconosciuta un'eziologia virale (virus dell'epatite B e C) o una connessione con la leucemia a cellule capellute (vasculite sistemica PAN-like).

Le modalità d'esordio della PAN sono riportate nella Tabella 16.11.

Il quadro clinico può essere associato ad alterazioni di laboratorio poco specifiche, quali aumento della velocità di eritrosedimentazione (VES) e della proteina C reattiva (PCR), anemia normocromica normocitica, piastrinosi e ipoalbuminemia nella fase

Tabella 16.11 Modalità d'esordio di PAN

Segni e sintomi	Frequenza (%)
Febbre, astenia, malessere generale e calo ponderale	70
Artralgie e mialgie	50
Manifestazioni cutanee (porpora palpabile, ulcere, livedo reticularis, noduli sottocutanei e alterazioni ischemiche delle estremità delle dita)	25-60
Poliartrite asimmetrica, episodica, non deformante, prevalentemente a carico delle grosse articolazioni degli arti inferiori	25
Neuropatia periferica	50-70
Interessamento dell'apparato gastrointestinale (angina abdominis, diarrea, infarto intestinale e da manifestazioni emorragiche)	23-70
Interessamento renale (lesioni a carattere stenosante delle arterie interlobulari e arciformi con ischemia secondaria dei glomeruli dipendenti e conseguente insufficienza renale cronica (nefropatia vascolare)	35
Orchite	20
Interessamento cardiaco	10

Tabella 16.12 Criteri ACR per la diagnosi di PAN: la presenza di ≥3 criteri ha una sensibilità dell'82,2% e una specificità dell'86,6%

Perdita di peso >4 kg (dall'inizio della malattia e non dovuto a dieta o ad altri fattori)
Livedo reticularis
Dolore/dolorabilità alla palpazione del testicolo (non da infezione, trauma o altro)
Mialgie, debolezza muscolare o dolorabilità alla palpazione dei muscoli delle gambe (mialgie diffuse con risparmio dei cingoli scapolare e pelvico)
Mononeuropatia o polineuropatia
Pressione arteriosa diastolica >90 mmHg
Aumento dell'azotemia (>40 mg/dL) o della creatinina (>1,5 mg/dL) (non dovuto a disidratazione o a ostruzione)
Positività di HBV (presenza di HBsAg o anti-HBsAg)
Alterazioni angiografiche (presenza di aneurismi o occlusioni delle arterie viscerali non dovuta ad arteriosclerosi, displasia fibromuscolare o altre cause non infiammatorie)
Biopsia di un'arteria di piccolo o medio calibro contenente polimorfonucleati

di attività di malattia. Può essere dimostrata una positività del fattore reumatoide, spesso associata alla presenza di crioglobuline e, meno frequentemente, di anticorpi antinucleo a basso titolo.

L'esame delle urine può dimostrare proteinuria.

Secondo i criteri classificativi dell'ACR la diagnosi di PAN necessita di almeno 3 dei 10 criteri elencati in Tabella 16.12.

Il sospetto clinico di PAN deve essere confermato, se possibile, dalla biopsia di un organo interessato dalla malattia o da uno studio di imaging vascolare che documentino, rispettivamente, le tipiche alterazioni istologiche e morfologiche di questa vasculite. La biopsia può essere effettuata a livello cutaneo, testicolare, nervoso o muscolare.

L'esame istologico dimostra interessamento di tutto lo spessore di parete ("panarterite") delle arterie di piccolo-medio calibro con necrosi fibrinoide e infiltrato infiammatorio polimorfo.

Imaging e refertazione

Secondo lo studio angiografico di Stanson et al. condotto su 56 pazienti con PAN, le alterazioni tipiche sono:

- *aneurismi/ectasia del vaso* (61%);
- *stenosi/occlusione del vaso* (39%).

L'angiografia rappresenta, a oggi, il gold standard per l'imaging della PAN con sensibilità dell'89% e specificità del 90% rispetto all'esame istologico. Benché non esistano dati sull'accuratezza dell'angio-TC e dell'angio-RM nella diagnosi di questa patologia, entrambe le metodiche possono essere utilizzate per documentarne le peculiari alterazioni morfologiche. In considerazione delle piccole dimensioni dei vasi coinvolti e degli aneurismi tipici della PAN, la metodica preferibile in virtù della maggiore risoluzione spaziale è l'angio-TC (Fig. 16.8).

La diagnosi differenziale va posta con:

- altre vasculiti sistemiche quali la PAM, la granulomatosi di Wegener, la sindrome di Churg-Strauss (si vedano i relativi capitoli);
- vasculite secondaria a infezioni (*Cytomegalovirus*, *Parvovirus B19*, *Staphylococcus*, *Streptococcus*, *Rickettsia*, *Klebsiella*, *Pseudomonas*, *Yersinia*, *Borrelia burgdorferi*);
- PAN secondaria a malattie autoimmuni o ematologiche.

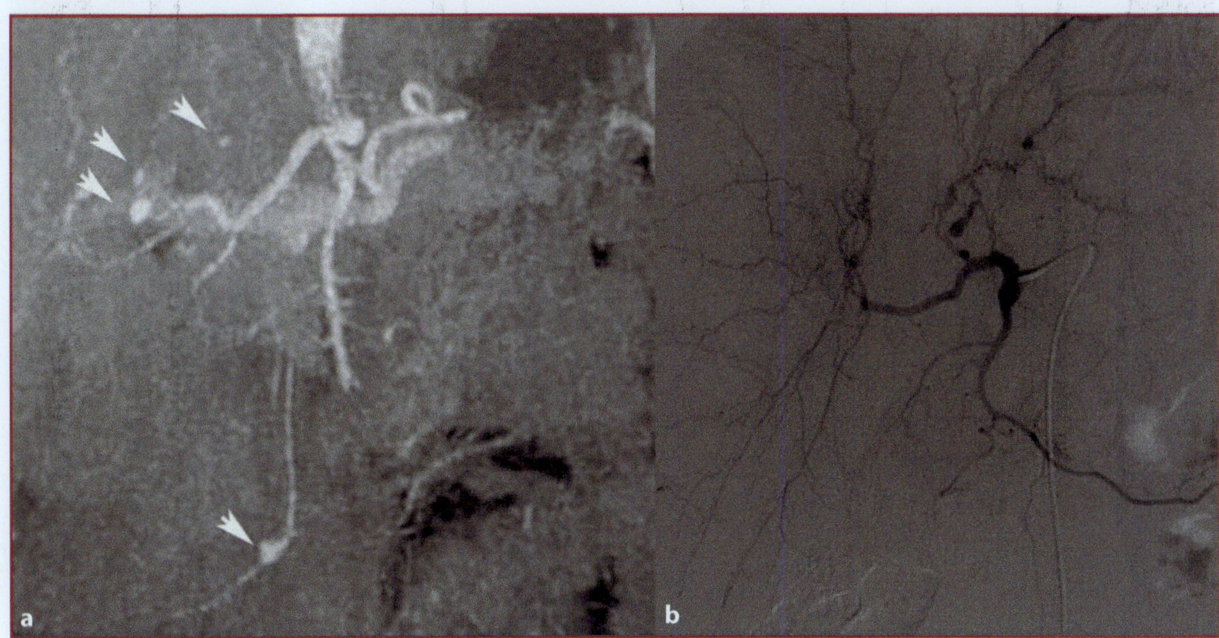

Fig. 16.8 **a** Paziente con aneurisma dell'arteria epatica propria e dell'arteria mesenterica superiore (*punte di freccia*) all'angio-TC ricostruita con tecnica MIP. **b** Il quadro è confermato dall'angiografia eseguita in sede di embolizzazione

Nella diagnostica differenziale devono, infine, essere considerate varie patologie che possono simulare alcuni aspetti clinici della PAN (mixoma dell'atrio sinistro, emboli di colesterolo, infezioni da *Staphylococcus* o *Gonococcus*, malattia di Lyme, endocardite infettiva, neoplasie maligne, ergotismo).

Sistema venoso

17

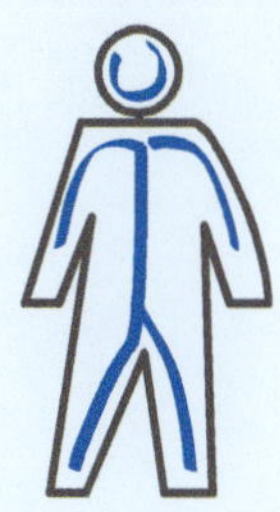

Francesco Fraioli, Goffredo Serra, Matteo Paoletti

La venografia con TC o con RM, in confronto alle altre metodiche di imaging per lo studio del sistema venoso (ecografia, venografia), offre i significativi vantaggi di un ampio campo di vista, un eccellente dettaglio nella definizione anatomica e di contrasto rispetto alle strutture circostanti, l'identificazione e la caratterizzazione di processi patologici a origine sia extravenosa sia intraluminale, la delineazione di circoli collaterali (Tabella 17.1) .

17.1 Anatomia e varianti anatomiche

La venografia TC e RM permette una visione dettagliata dell'anatomia venosa e dei suoi quadri patologici; una conoscenza approfondita dell'anatomia è perciò necessaria per la corretta interpretazione di uno studio venografico. I paragrafi che seguono riportano brevi richiami anatomici per il sistema venoso periferico.

Tabella 17.1 Anatomia venosa del collo

Vene giugulari interne (*verde*)	Seno trasverso Vena facciale Vene faringee Vena del canale pterigoideo Vena linguale Vene tiroidee superiori Vena tiroidea inferiore
Vene giugulari esterne (*rosso*)	Vena auricolare posteriore Vena retromandibolare
Vene giugulari anteriori (*blu*)	Ramuscoli cutanei
Vene anonime (*giallo*)	Vena tiroidea inferiore Vena tiroidea ima Vena vertebrale
Vene succlavie (*rosa*)	Diretta continuazione della vena ascellare; insieme alla vena giugulare esterna forma la vena anonima Vena giugulare esterna Vena cervicale superficiale Vena soprascapolare Vena trasversa del collo

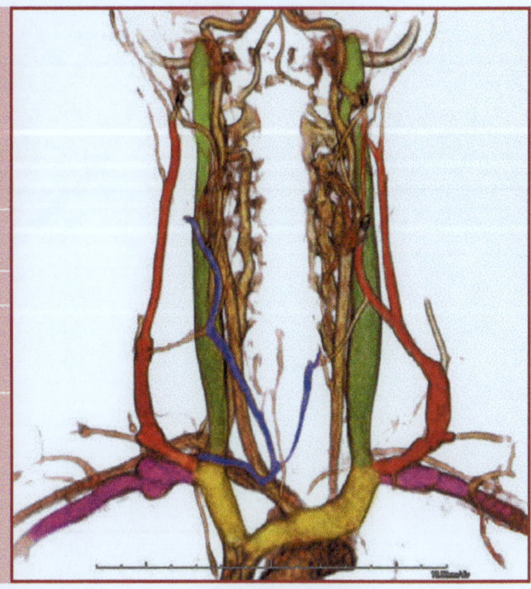

Fig. 17.1

Vene del collo

I principali vasi venosi del collo sono rappresentati dal sistema delle vene giugulari (Tabella 17.1, Fig. 17.1). Queste consistono di tre paia di vene, distinte in: vena giugulare interna, vena giugulare esterna e vena giugulare anteriore.

La vena giugulare interna decorre lateralmente all'arteria carotide comune e con essa costituisce il fascio vascolo-nervoso del collo; rappresenta il principale vaso di drenaggio venoso del collo e del cranio.

La vena giugulare esterna ha calibro minore e decorre più superficialmente lungo la superficie del muscolo sternocleidomastoideo.

La vena giugulare anteriore, infine, ha un decorso più mediale lungo il muscolo sternoioideo e raccoglie il sangue refluo dalla regione sottomandibolare.

Le vene giugulari interne si uniscono alle vene succlavie di ciascun lato costituendo le vene anonime, che sboccano in atrio destro. I principali quadri patologici che coinvolgono il sistema delle giugulari sono rappresentati da trombosi e stenosi luminali.

Vene degli arti superiori

Il sistema venoso degli arti superiori, come quello degli arti inferiori, è costituito da due sistemi indipendenti e ampiamente interconnessi, costituiti dalle vene superficiali e dalle vene profonde (Tabella 17.2, Fig. 17.2).

Tabella 17.2 Anatomia venosa degli arti superiori

Vena cefalica (*rosso*)	Rete venosa dorsale della mano Archi venosi digitali Vene intercapitolari
Vena basilica della mano (*giallo*)	Rami cutanei del dorso
Vena basilica mediana (*arancio*)	Variabili
Vena mediana (*blu*)	Variabili

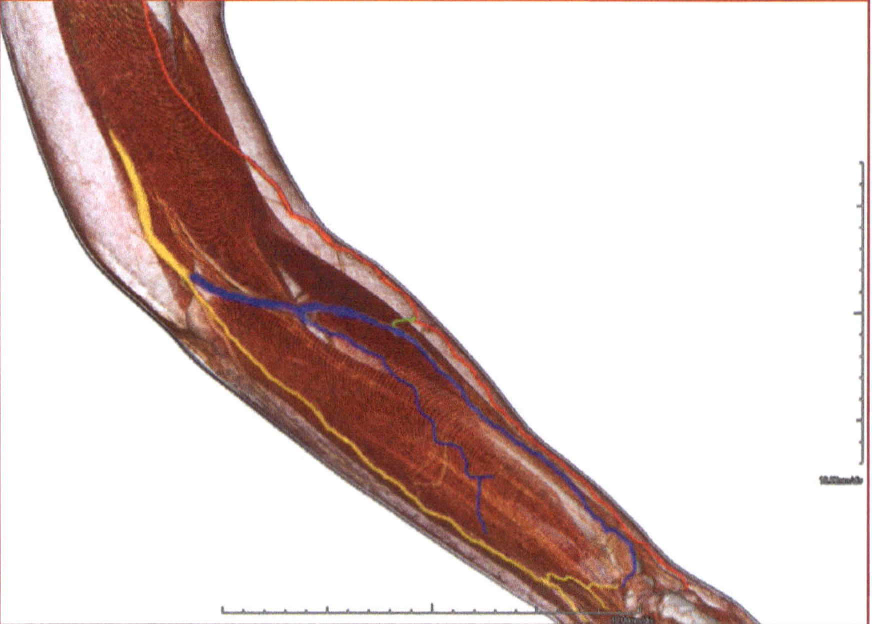

Fig. 17.2 Venografia TC con tecnica diretta del sistema venoso dell'avambraccio in paziente con pregressi fenomeni trombotici. Lo studio dimostra la pervietà del distretto venoso del braccio e dell'avambraccio

Le vene profonde sono affiancate dalle arterie omonime, sono spesso doppie e tra loro connesse da muscoli trasversali. I principali vasi venosi del sistema superficiale sono la vena cefalica e la vena basilica.

La vena cefalica si costituisce sul versante radiale dell'avambraccio e si porta prossimalmente decorrendo davanti alla piega del gomito e poi nel braccio tra i muscoli brachioradiale e bicipite. Infine, confluisce nella vena ascellare subito al di sotto della clavicola.

La vena basilica origina sul versante ulnare dell'avambraccio e risale sulla superficie postero-mediale dell'avambraccio; risale con decorso obliquo anteriormente al gomito e poi decorre tra i muscoli bicipite e pronatore rotondo incrociando l'arteria brachiale. A livello del margine inferiore del muscolo grande rotondo si continua nella vena ascellare.

Vene degli arti inferiori

La conoscenza appropriata del sistema venoso degli arti inferiori e la distinzione tra distretto superficiale e distretto profondo è di cruciale importanza non solo dal punto di vista anatomico e funzionale, ma anche clinico. Il distretto profondo, infatti, è principalmente interessato da fenomeni trombotici (trombosi venosa profonda, TVP), il cui riconoscimento riveste fondamentale rilevanza in quanto può esitare in fenomeni tromboembolici a distanza. Il distretto superficiale, invece, è più comunemente interessato da varici venose e flebiti; più rare, e con conseguenze meno significative, sono le trombosi. I due sistemi sono tra loro connessi da una moltitudine di vasi anastomotici.

Il sangue drenato dal sistema superficiale confluisce, attraverso le vene perforanti, al sistema profondo e da esso alla cava e quindi al cuore. I vasi del sistema venoso profondo decorrono affiancati dalle omonime arterie. I due vasi principali che costituiscono il sistema delle vene superficiali sono la grande safena (VGS) e la piccola safena (VPS).

La VPS origina dal versante laterale del piede e risale in sede postero-laterale rispetto al tendine di Achille; una volta raggiunto il cavo popliteo, fra i due capi del muscolo gastrocnemio, termina confluendo nella vena poplitea (Tabella 17.3, Fig. 17.3).

La VGS (Tabella 17.3, Figg. 17.4, 17.5) origina dal versante mediale del piede e decorre anteriormente al malleolo mediano risalendo la gamba fino al ginocchio, dove si localizza in sede mediale; a livello della coscia il suo decorso continua in direzione antero-mediale fino ad attraversare il forame ovale e terminare nella vena femorale comune (giunzione safeno-femorale).

Cenni di sviluppo embrionale del sistema venoso

Le vene cardinali rappresentano i principali vasi venosi dell'apparato di drenaggio dell'embrione (Figg. 17.6, 17.7). Le vene cardinali anteriori e posteriori, decorrenti

Tabella 17.3 Anatomia venosa degli arti inferiori

Vena grande safena	Rete venosa dorsale del piede (margine mediale) Arco venoso dorsale del piede Vena epigastrica superficiale Vena iliaca circonflessa superficiale Vene scrotali (o labiali anteriori)
Vena piccola safena	Vene del ginocchio Vene digitali plantari

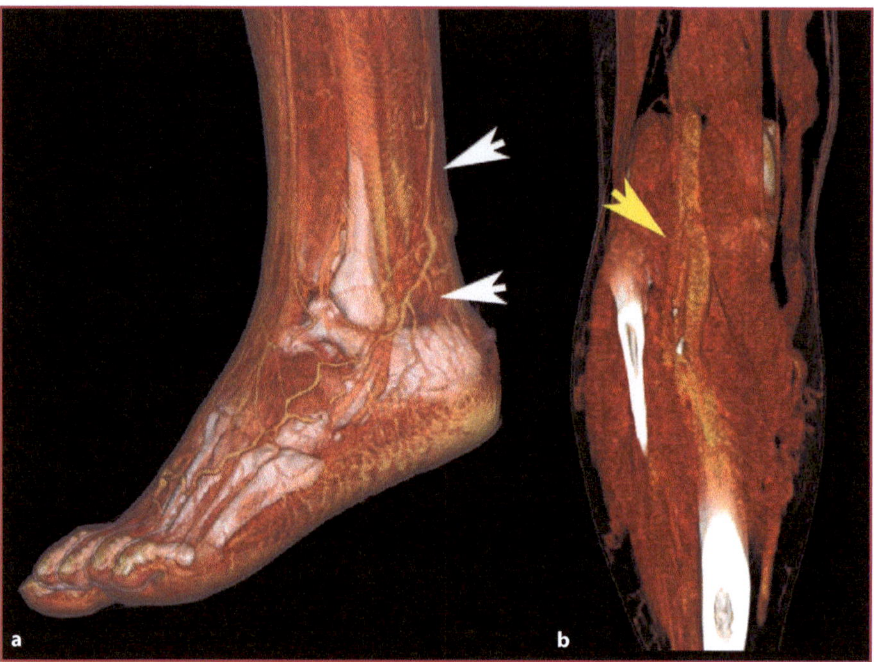

Fig. 17.3 VPS all'origine e alla sua terminazione a livello del cavo popliteo in uno studio di venografia TC. **a** Posteriormente al malleolo laterale si osservano multipli ramuscoli venosi derivati dalla circolazione superficiale della regione del piede che confluiscono a formare il ramo della VPS (*punte di frecce bianche*). **b** Si evidenzia la giunzione safeno-poplitea (*punta di freccia gialla*), terminazione della VPS che confluisce nella vena poplitea

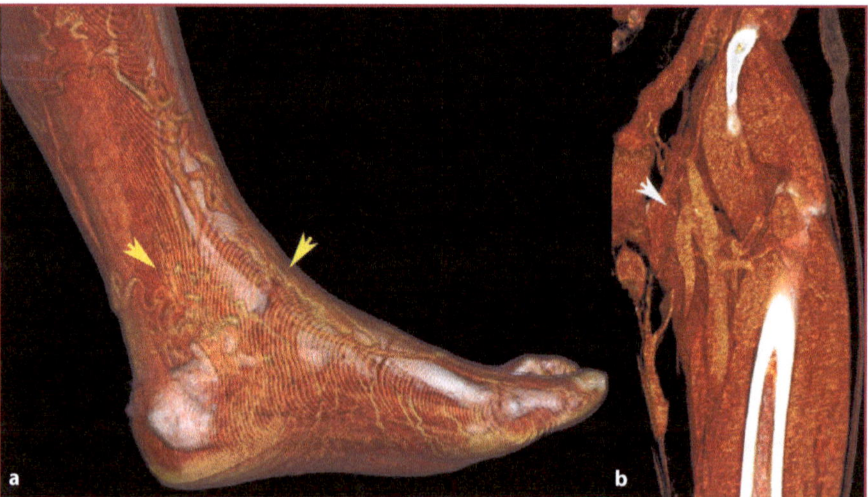

Fig. 17.4 VGS all'origine e alla sua terminazione a livello della vena femorale in uno studio di venografia TC in un paziente con insufficienza venosa. **a** Si evidenziano multipli ramuscoli venosi a origine dalle regioni dorsali e ventrali del piede (*punte di freccia*) che confluiscono a formare la VGS. **b** Si delinea la terminazione della VGS al completamento del suo decorso lungo l'intero arto inferiore a livello della giunzione safeno-femorale (*punta di freccia*)

in posizione ventrale e dorsale rispetto alle cardinali comuni, confluiscono in esse prima del loro ingresso nel seno venoso. Durante l'VIII settimana di sviluppo le vene

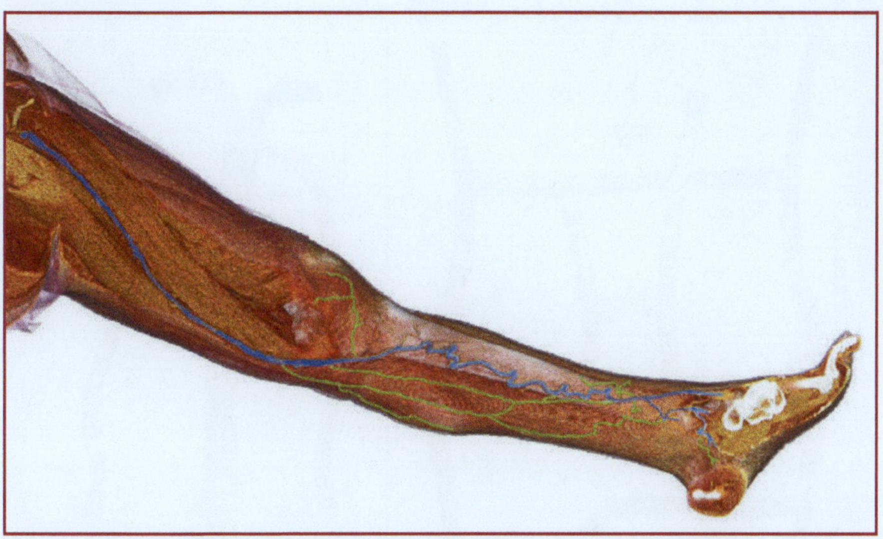

Fig. 17.5 Venografia TC del sistema della VGS in un paziente con insufficienza venosa e pregressi episodi di TVP. L'indagine dimostra la VGS in tutto il suo decorso (*blu*), dalla regione mediale e dorsale del piede fino alla giunzione safeno-femorale, a livello della radice della coscia. A livello della gamba il vaso assume decorso tortuoso e presenta lieve aumento di calibro. Sono evidenziati i multipli vasi collaterali (*verde*), che mostrano un decorso estremamente variabile da soggetto a soggetto

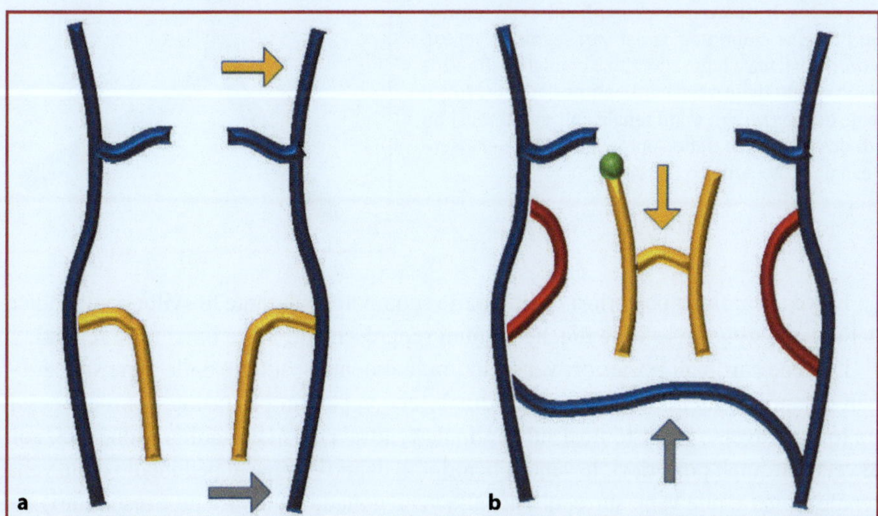

Fig. 17.6 Sistema venoso embrionale. **a** Alla V settimana di sviluppo si osservano: le vene cardinali comuni (*blu*), in cui si distinguono un tratto caudale con le vene cardinali posteriori (*freccia grigia*) e un tratto craniale con le vene cardinali superiori (*freccia gialla*) e le vene subcardinali (*giallo*). **b** Alla VI settimana di sviluppo si osservano l'anastomosi tra le due vene cardinali posteriori (*freccia gialla*) e le vene subcardinali (*freccia grigia*), il canale epato-cardiaco (*verde*) e le vene sopracardinali (*rosso*)

cardinali anteriori si uniscono attraverso un'anastomosi obliqua, che costituisce l'abbozzo della definitiva vena brachiocefalica di sinistra a degenerazione completa della parte distale della vena cardinale anteriore.

La vena cava superiore (VCS) si forma dalla vena cardinale anteriore di destra e dalla vena cardinale comune di destra.

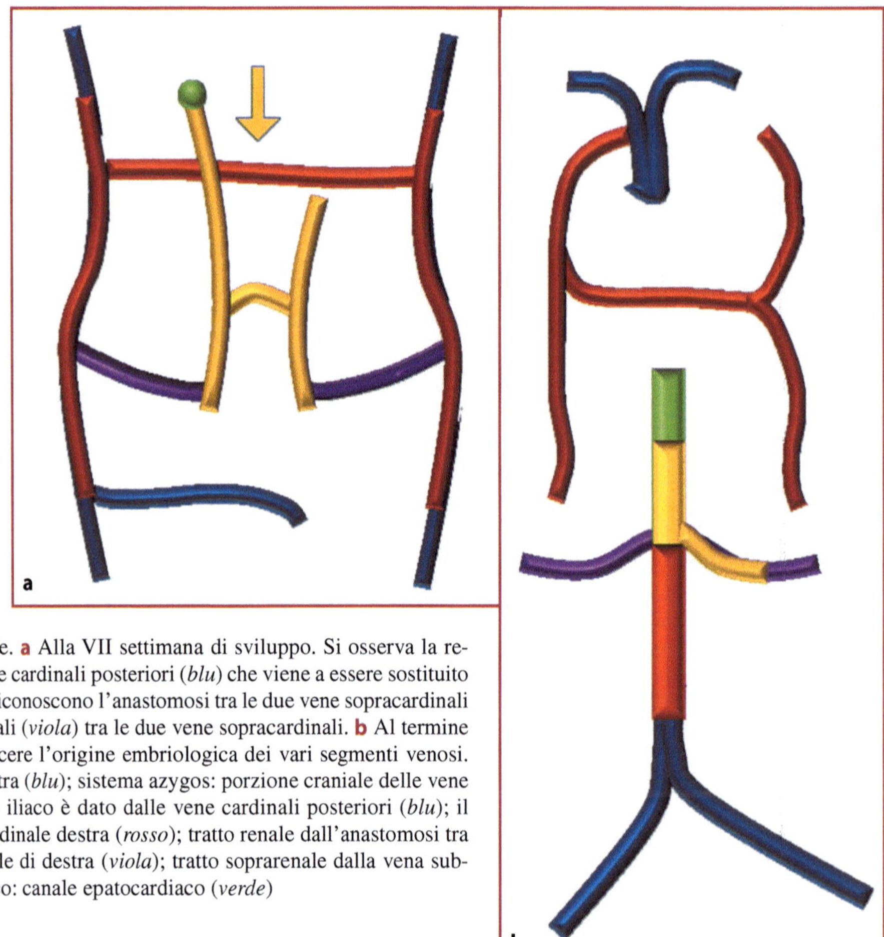

Fig. 17.7 Sistema venoso embrionale. **a** Alla VII settimana di sviluppo. Si osserva la regressione del tratto craniale delle vene cardinali posteriori (*blu*) che viene a essere sostituito dalle vene sopracardinali (*rosso*). Si riconoscono l'anastomosi tra le due vene sopracardinali (*freccia*) e le comunicazioni trasversali (*viola*) tra le due vene sopracardinali. **b** Al termine dello sviluppo si può quindi riconoscere l'origine embriologica dei vari segmenti venosi. VCS: vena cardinale anteriore di destra (*blu*); sistema azygos: porzione craniale delle vene sopracardinali (*rosso*). VCI: il tratto iliaco è dato dalle vene cardinali posteriori (*blu*); il tratto sottorenale dalla vena sopracardinale destra (*rosso*); tratto renale dall'anastomosi tra le vene sopra cardinale e subcardinale di destra (*viola*); tratto soprarenale dalla vena subcardinale destra (*giallo*); tratto epatico: canale epatocardiaco (*verde*)

Le vene cardinali posteriori in gran parte scompaiono durante lo sviluppo; la radice della vena azygos e le vene iliache comuni rappresentano i loro unici rami residui.

Le vene cardinali posteriori vengono gradualmente sostituite dalle vene subcardinali e sopracardinali. Le vene subcardinali, che appaiono per prime, sono connesse tra loro attraverso l'anastomosi subcardinale e, attraverso i sinusoidi mesonefrici, con le vene cardinali posteriori; le vene subcardinali danno origine al peduncolo della vena renale sinistra, alle vene surrenaliche, alle vene gonadiche (ovariche e testicolari) e a un tratto della vena cava inferiore (VCI).

Le vene sopracardinali si sviluppano più tardivamente, terminando in corrispondenza della regione renale; subito superiormente esse si riuniscono secondo un'anastomosi che a sviluppo completato va a costituire le vene azygos ed emiazygos.

Caudalmente ai reni, la vena sopracardinale sinistra regredisce, ma la vena sopracardinale destra diviene parte dalle VCI.

La VCS origina dalla vena cardinale anteriore di destra e dalla vena cardinale comune dello stesso lato.

Sviluppo della vena cava inferiore

La VCI viene a essere quindi composta da quattro segmenti embrionali principali (Fig. 17.7):

- un segmento epatico che deriva dal canale epatocardiaco;

- un segmento soprarenale derivato dalla vena subcardinale destra;
- un segmento renale derivato dall'anastomosi subcardinale e sopracardinale;
- un segmento sottorenale derivato dalla vena sopracardinale destra.

17.2 Principali anomalie congenite

Visto il complesso sviluppo del sistema venoso, possono verificarsi molte varianti anomale nella sua struttura definitiva, di non frequente riscontro. Nella maggior parte dei casi, questi quadri sono asintomatici e di scarso significato clinico; tuttavia è importante conoscere le principali anomalie per essere in grado di individuarle in studi di imaging effettuati per altre ragioni (dati rilevanti in pazienti candidati a chirurgia), quando queste rientrano in quadri sindromici malformativi o quando un vaso venoso anomalo è alla base della sintomatologia clinica per i suoi rapporti con altre strutture anatomiche normali (sindrome del giunto pielo-ureterale, Fig. 17.8).

Vena cava superiore

L'anomalia più comune è costituita dalla persistenza della VCS sinistra. Quest'anomalia, che determina la presenza di una doppia VCS, deriva dalla persistenza della vena cardinale anteriore di sinistra. L'anastomosi che generalmente forma la vena brachiocefalica sinistra è piccola o assente (Fig. 17.9). Quando la persistenza della VCS sinistra è accompagnata dalla degenerazione delle vene cardinali comune e anteriore di destra (che normalmente vanno a formare la VCS destra), si assiste alla presenza di un'unica VCS sinistra.

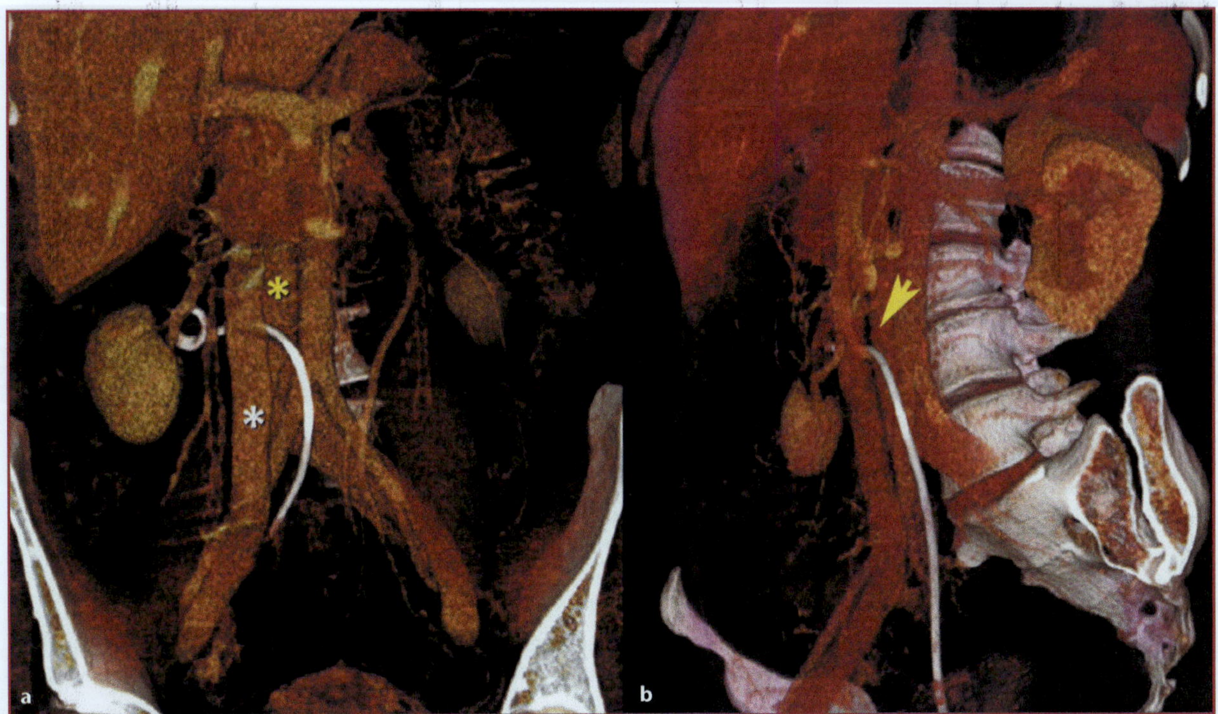

Fig. 17.8 Venografia TC in paziente con doppia VCI determinante sindrome del giunto pielo-ureterale, trattata con posizionamento di catetere. **a** Si evidenziano i due rami (*asterischi*) della VCI nel suo tratto sottoepatico. **b** Sede della compressione ureterale fra i due rami venosi (*punta di freccia*)

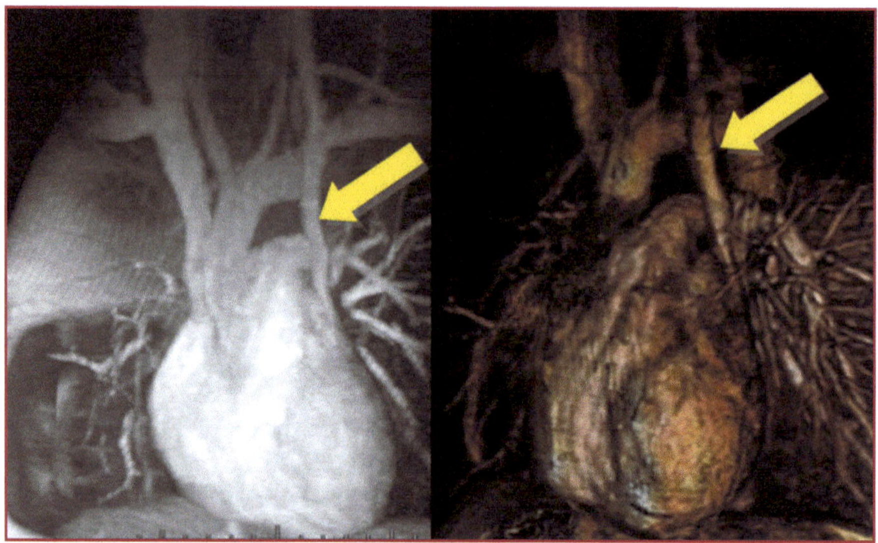

Fig. 17.9 La venografia RM dopo mezzo di contrasto (mdc) con ricostruzioni *Maximum Intensity Projection* (MIP) e *Volume Rendering* (VR) dimostra una doppia VCS con sbocco posteriore nel seno coronarico (*frecce*)

Lo studio delle anomalie del distretto cavale superiore è indicato in pazienti candidati al posizionamento di dispositivi endovascolari ad accesso venoso succlavio o giugulare, come il catetere venoso centrale o il port-a-cath.

Vena cava inferiore

La VCI, invece, può presentare alcune anomalie nello sviluppo del suo decorso addominale, che risulta a tratti interrotto; quando ciò avviene, il sangue drenato dalle regioni degli arti inferiori, dell'addome e della pelvi si riversa nel sistema delle vene azygos attraverso circoli collaterali. I principali quadri clinici associati dipendono dal reflusso ostacolato e rallentato del sangue degli arti inferiori verso il cuore; ciò può determinare, in soggetti predisposti, fenomeni di TVP a livello degli assi iliaci e profondi degli arti inferiori.

- *Azygos continuation della VCI (assenza del tratto epatico della VCI)*: quest'anomalia, derivata dalla mancata congiunzione tra la vena vitellina di destra e la vena subcardinale omolaterale, fa sì che il drenaggio sanguigno dai distretti corporei inferiori sia a carico del sistema delle vene azygos, con sbocco in atrio destro; le vene sovraepatiche si aprono nello stesso atrio in maniera indipendente. Può essere associata ad anomalie spleniche (asplenia, polisplenia) e/o cardiache.
- *Doppia VCI*: quest'anomalia, molto rara, deriva dalla persistenza della parte caudale della vena sopracardinale sinistra e comporta che il sistema cavale, inferiormente alle vene renali, sia formato da due vasi, di cui il sinistro è generalmente più piccolo.
- *VCI sinistra*: deriva dalla regressione della vena sopracardinale destra con la persistenza della vena sopracardinale sinistra. Tipicamente la VCI sinistra si unisce con la vena renale di sinistra, che, insieme alla vena renale controlaterale, va a costituire una VCI normalmente posizionata a destra nel tratto soprarenale.
- *Agenesia di tratti sottoepatici della VCI*: quest'anomalia conduce alla formazione di multipli circoli collaterali nei sistemi venosi lombari, sacrali ed epigastrici inferiori (Figg. 17.10, 17.11).

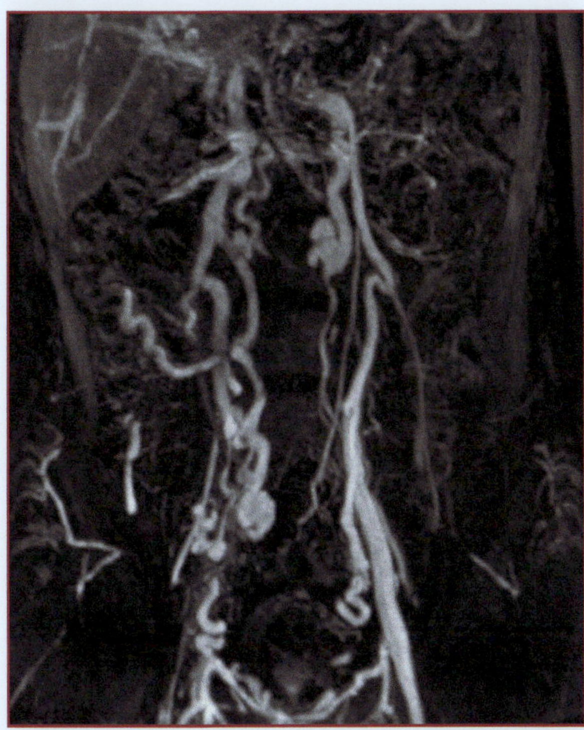

Fig. 17.10 Venografia RM con mdc: lo studio dimostra l'assenza del tratto sottoepatico della VCI con la formazione di multipli circoli

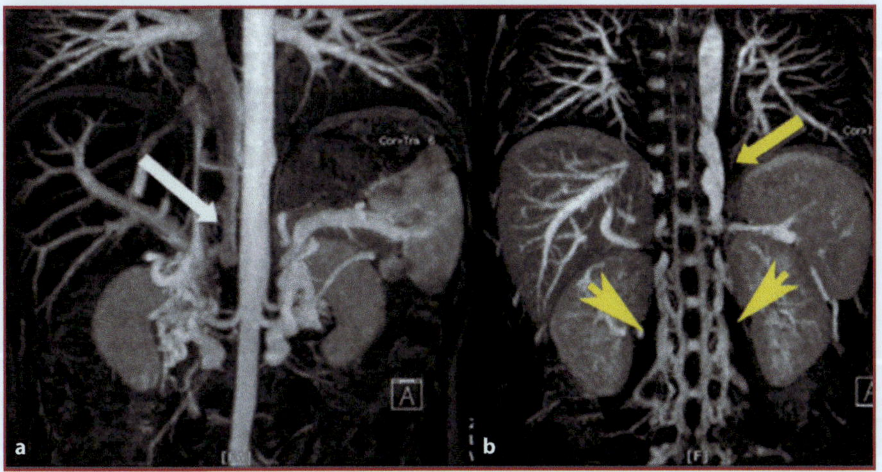

Fig. 17.11 Venografia RM. **a** Le ricostruzioni MIP dimostrano assenza del tratto renale e sottorenale della VCI (*freccia bianca*). **b** L'esame evidenzia multipli circoli di compenso sostenuti dai plessi lombari (*punte di freccia*) e dell'emiazygos, che presenta calibro aumentato (*freccia gialla*)

Vene renali

Le vene renali possono essere anomale per numero e possono presentare multiple anomalie di decorso, contraendo differenti rapporti con altre strutture anatomiche distrettuali, prima fra tutte l'aorta. Il riconoscimento di tali anomalie è di fondamentale importanza nel planning chirurgico renale (nefrectomia, tumorectomie, trapianti).

- *Vena renale sinistra retroaortica*: deriva dalla persistenza dell'arco dorsale del collare renale con la regressione dell'anastomosi intersubcardinale.

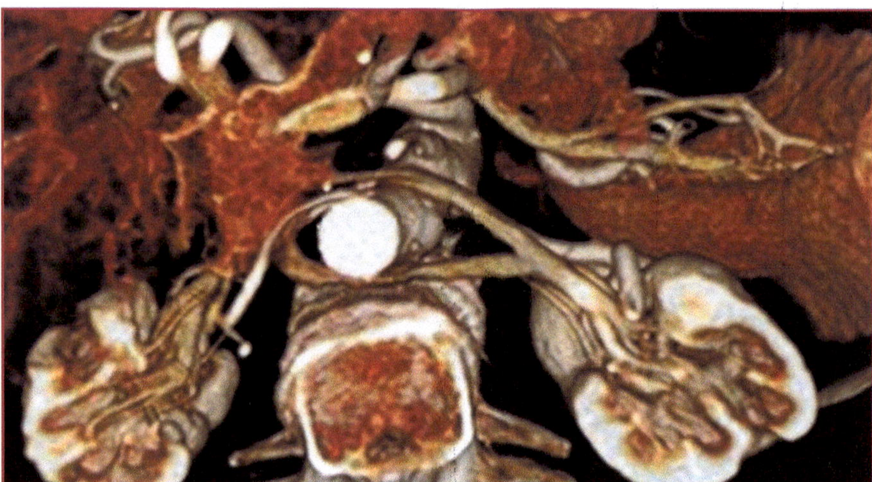

Fig. 17.12 Venografia TC in un paziente con doppia vena renale sinistra: la ricostruzione VR permette una visualizzazione anatomicamente dettagliata del circolo renale arterioso e venoso. A sinistra si osserva anomalia della vena renale con decorso circumaortico: un ramo posteriore decorre tra l'aorta e la colonna vertebrale, un ramo anteriore decorre regolarmente davanti l'aorta. Entrambi i rami confluiscono nella VCI

- *Vena renale sinistra circumaortica* (Fig. 17.12): in presenza di quest'anomalia, la vena situata superiormente riceve la vena surrenalica e decorre anteriormente all'aorta; la vena situata inferiormente riceve la vena gonadica e ha decorso retroaortico.

17.3 Tecnica di studio TC

La venografia TC può essere effettuata con tecnica diretta o con tecnica indiretta.

Nella venografia diretta il mdc viene iniettato direttamente nel sistema venoso di interesse attraverso un adeguato accesso in una vena periferica (mano o piede). La scansione inizia verso il termine dell'infusione del mdc, in modo da effettuare un'acquisizione durante la fase di primo passaggio nel lume vascolare: si ottiene, così, uno studio selettivo dei vasi venosi di interesse. Per una migliore resa dello studio è necessario diluire il mdc con soluzione fisiologica (1:5); la dose somministrata non deve superare il quantitativo sufficiente a opacizzare il vaso (solitamente non più di 55 mL) e il mdc deve essere somministrato a bassa velocità di flusso (1-2 mL/s).

Con la tecnica indiretta (l'approccio più comunemente utilizzato), invece, lo studio viene acquisito dopo che il mdc ha superato una fase arteriosa e viene quindi a opacizzarsi il circolo venoso. La dose di mdc è pari a 2 mg/kg (100-150 mg); con questo dosaggio risulteranno adeguatamente opacizzati anche i vasi più distali degli arti. Nella valutazione dell'apparato venoso la velocità di flusso, a differenza di quanto accade negli studi arteriosi, non deve essere elevata, variando in un range tra 2 e 3 mL/s. Il ritardo di scansione ottimale viene stabilito empiricamente, poiché varia sensibilmente da paziente a paziente in base allo status cardiovascolare. Generalmente un ritardo di circa 60 s è sufficiente per ottenere una buona opacizzazione dei circoli venosi degli arti superiori, del torace e dell'addome fino alla pelvi; per i vasi degli arti inferiori la scansione avrà inizio ad almeno 3-3,5 min dall'inizio della somministrazione del mdc (Tabella 17.4). Il picco di potenziamento venoso distale è molto variabile da paziente a paziente, riflettendo primariamente lo stato del sistema arterioso ed eventuali ostacoli

Tabella 17.4 Modalità e tempi di somministrazione del mdc nell'acquisizione di uno studio di venografia TC con tecnica diretta e indiretta

	Venografia diretta	Venografia indiretta
Dose mdc	50-55 ml	100-150 ml
Ritardo di scansione	Verso il termine della somministrazione	60 secondi: arti superiori, torace addome e pelvi; 3-3,5 minuti: arti inferiori
Flusso mdc	1-2 ml/sec	2-3 ml/sec

Tabella 17.5 Vantaggi e svantaggi dell'acquisizione di uno studio di venografia TC con tecnica diretta e indiretta

Venografia diretta		Venografia indiretta	
Vantaggi	Svantaggi	Vantaggi	Svantaggi
Migliore opacizzazione	Studio mono-distrettuale	Studio del sistema venoso in toto	Tempo ottimale di opacizzazione variabile da paziente a paziente
Minore dose di mdc	Accesso in una vena periferica	Possibilità di studio del distretto venoso sistemico e polmonare	Grado di opacizzazione non prevedibile

(trombi cavali, compressioni) al reflusso verso la cavità cardiaca; una volta raggiunto il picco (in alcuni pazienti già dopo 120 s), questo si mantiene in un plateau prolungato nel tempo che permette una certa elasticità nella scelta del ritardo di scansione.

La venografia indiretta offre alcuni vantaggi rispetto a quella diretta: prima di tutto la possibilità di valutare nello stesso studio anche le strutture vascolari polmonari e arteriose sistemiche; viene inoltre evitata l'iniezione di mdc in una vena periferica della mano o del piede, talvolta di difficile accesso (Tabella 17.5).

17.4 Tecnica di studio RM

Senza mezzo di contrasto

Tra le sequenze senza somministrazione di mdc a "sangue bianco" sono principalmente applicate le *Steady-State Free Precession* (SSFP) o le *Time of Flight* (ToF); per un'ottimizzazione della tecnica nello studio del sistema venoso il tempo di ripetizione può essere fissato nel range 10-40 ms.

Studi a "sangue nero" delle vene sono solitamente ottenuti con l'utilizzo di acquisizioni *Fast Spin Echo* (FSE) T2 pesate. Queste sequenze, non concepite inizialmente per studi vascolari, permettono una buona valutazione delle pareti vasali. La presenza di aree di iperintensità all'interno del lume nero è indicativa di fenomeni trombotici; bisogna però prestare particolare cautela nel formulare questa conclusione in regioni a flusso rallentato, dove il segnale iperintenso può essere generato dal sangue in lento movimento o a flusso stazionario.

Con mezzo di contrasto

Le acquisizioni post-contrastografiche rappresentano la metodica maggiormente utilizzata negli studi di venografia RM; tecnicamente sono sovrapponibili alle sequenze di angio-RM per lo studio dei distretti arteriosi.

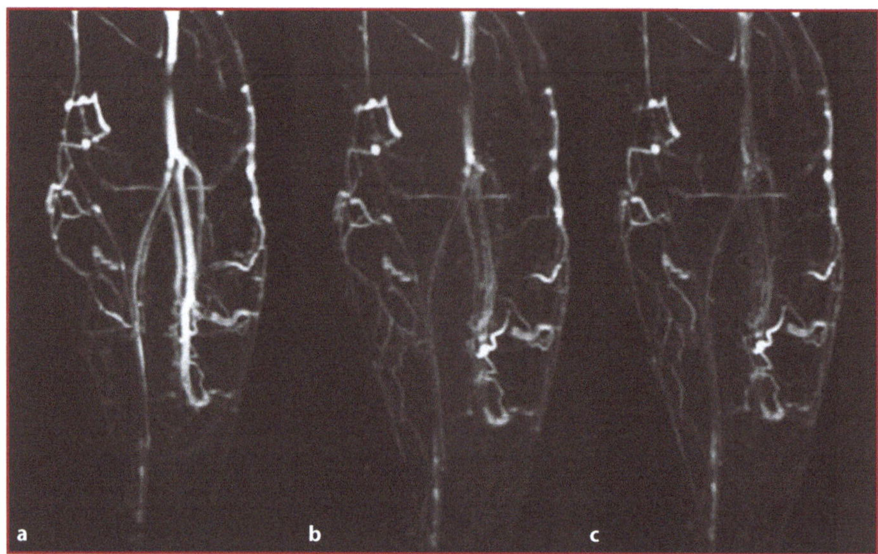

Fig. 17.13 Venografia RM diretta dopo mdc. **a** Buona opacizzazione del sistema venoso superficiale e profondo della gamba sinistra con multiple vene varicose a carico sia del distretto della VGS (in sede mediale) sia della VPS (in sede laterale). **b, c** Progressivo svuotamento del circolo profondo con permanenza di mdc a livello delle varici per stasi sanguigna e incompetenza del sistema delle perforanti

La tecnica più semplice e immediata è costituita dall'aggiunta di una o più acquisizioni dopo lo studio angio-RM. Per limitare il numero di acquisizioni è possibile utilizzare una tecnica di test-bolus con la regione di interesse (RoI) fissata sul vaso venoso in studio.

Un limite deriva dal fatto che il mdc giunge nel sistema venoso in una frazione diluita: il potenziamento post-contrastografico venoso è quindi minore rispetto a quello raggiunto nel sistema arterioso.

Anche in RM, come in TC, è possibile effettuare una venografia "diretta" dopo somministrazione del mdc (adeguatamente diluito in proporzione 1:20 con soluzione salina) direttamente nel ramo venoso di interesse durante l'acquisizione (Fig. 17.13). Questa tecnica permette di superare il limite della diluizione del contrasto che avviene nella venografia indiretta al raggiungimento della fase venosa. Come già discusso nella venografia diretta in TC, i limiti della venografia diretta in RM sono rappresentati dalla necessità di stabilire un adeguato accesso in una vena periferica (mano o piede) e dalla scarsa opacizzazione delle vene dell'arto controlaterale.

17.5 Sindrome dello "schiaccianoci"

Il fenomeno dello "schiaccianoci" (Fig. 17.14), noto come sindrome da compressione della vena renale sinistra, consiste in un ostacolato deflusso di sangue dalla vena renale sinistra nella VCI a causa della compressione estrinseca della stessa, spesso accompagnata da dilatazione laterale (ilare) e restringimento mediale (mesoaortico).

Nella maggior parte dei casi il quadro è determinato dalla compressione della vena renale sinistra tra l'aorta posteriormente e l'arteria mesenterica superiore anteriormente. La frequenza e la gravità della sindrome sono variabili, oscillando dalla presenza di microematuria asintomatica a quadri di grave congestione pelvica.

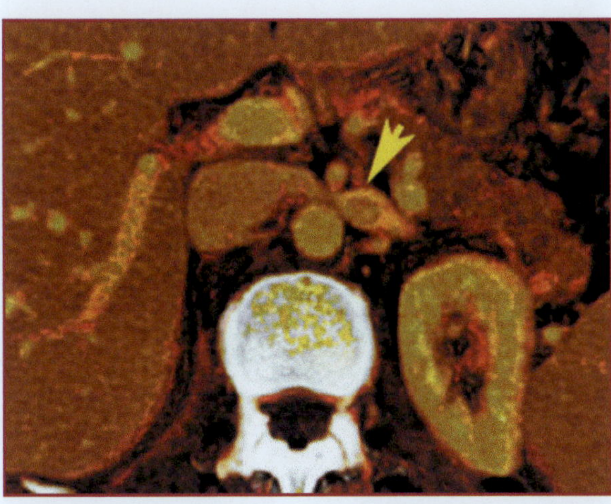

Fig. 17.14 Il quadro TC evidenzia la compressione della vena renale sinistra tra l'aorta posteriormente e il primo tratto dell'arteria mesenterica superiore anteriormente. La vena renale coinvolta appare dilatata con restringimento brusco a livello della compressione (*punta di freccia*)

17.6 Sindrome dell'egresso toracico superiore

Quadro clinico e diagnosi

Questa sindrome è determinata dalla compressione, spontanea o secondaria a manovre provocative, del fascio vascolo-nervoso dell'arto superiore nello spazio compreso tra la clavicola e la prima costa (plesso brachiale, arteria succlavia, vena succlavia).

Rispetto alle altre strutture la vena succlavia è interessata più raramente; quando la compressione interessa principalmente la vena, la sintomatologia è generalmente rappresentata da gonfiori transitori e turgore delle vene del braccio e della mano (Fig. 17.15); l'ostacolato transito venoso determina un rallentamento del flusso, che può condurre, in pazienti predisposti, al verificarsi di fenomeni trombotici a livello del sistema venoso profondo.

Imaging e refertazione

La diagnosi è per lo più clinica, ma l'esame angiografico con RM o TC è necessario per valutare la localizzazione e l'estensione della compressione, il distretto o i distretti maggiormente interessati (venoso, arterioso, nervoso o una combinazione di essi) e la causa della compressione stessa.

Le cause più comuni della sindrome sono costituite da: ipertrofia del muscolo scaleno medio a livello dell'inserzione clavicolare; coste soprannumerarie o setti fibrosi

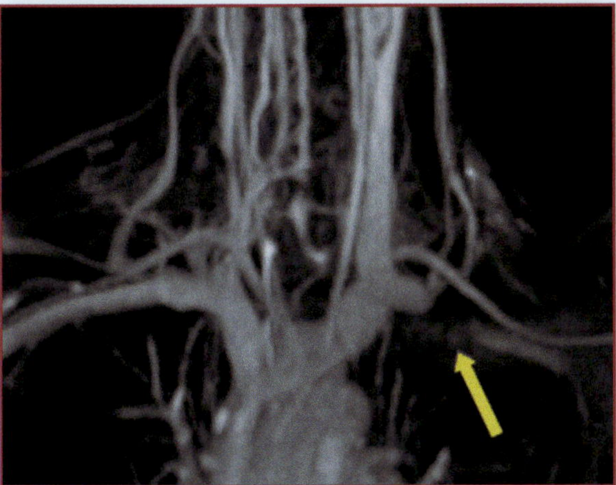

Fig. 17.15 Venografia RM dopo mdc: ricostruzione MIP in una paziente con sindrome dell'egresso toracico superiore. Lo studio dimostra, in seguito a manovre provocative (abduzione dell'arto superiore sinistro), una compressione della vena succlavia di sinistra per un tratto di circa 2 cm (*freccia*). Regolare l'opacizzazione dell'arteria succlavia omolaterale e del circolo venoso e arterioso di destra. La compressione era determinata da un'ipertrofia del muscolo scaleno medio

tra la prima costa e la clavicola; ipertrofia del muscolo piccolo pettorale; anomalie anatomiche nel decorso o nella morfologia della prima costa o della clavicola.

Trattamento

Nei casi più gravi è prevalentemente chirurgico.

17.7 Insufficienza venosa

Quadro clinico e diagnosi

Le vene varicose sono vene a decorso tortuoso, dilatate, che vengono a costituirsi in condizioni di prolungato aumento della pressione intraluminale e di perdita della regolare resistenza della parete vasale. I distretti maggiormente interessati sono costituiti dai circoli venosi superficiali degli arti inferiori. Questa condizione è molto più frequente in soggetti di sesso femminile, obesi, di età superiore a 50 anni.

Le vene varicose sono sede di stasi venosa, congestione, edema e predispongono a fenomeni di trombosi. Nonostante la frequenza della trombosi, tuttavia, è rara l'evenienza di embolia, molto più comune in casi di trombosi delle vene profonde (per la mobilitazione del trombo dovuta all'attività dei muscoli circostanti).

Imaging e refertazione

Nello studio dell'insufficienza venosa la venografia TC o RM può valutare la presenza e l'estensione di varicosità venose e la presenza di eventuali complicanze (Fig. 17.16).

Trattamento

Chirurgico o medico.

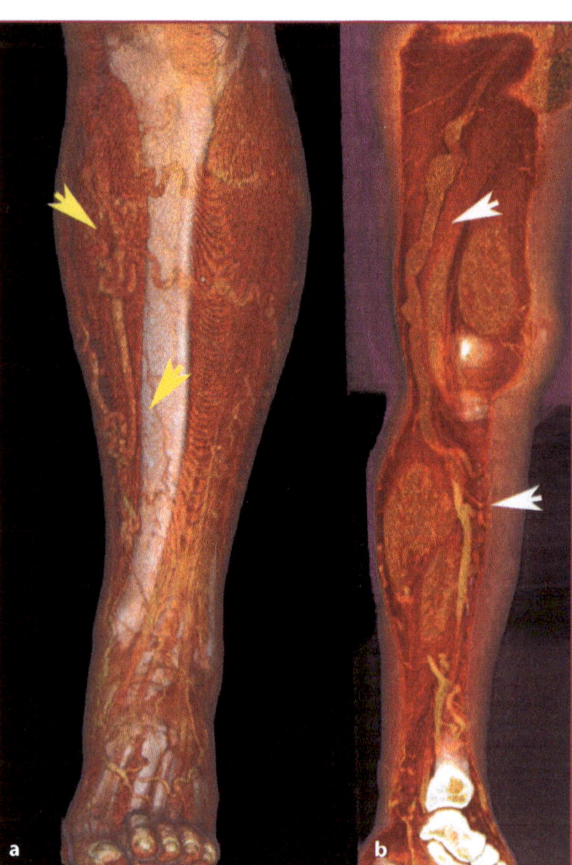

Fig. 17.16 Venografia TC in un paziente con insufficienza venosa. **a** Si osservano multiple vene varicose a carico del circolo di gamba della VGS. **b** Si osserva una diffusa ectasia della VGS che interessa il vaso lungo tutta la sua estensione

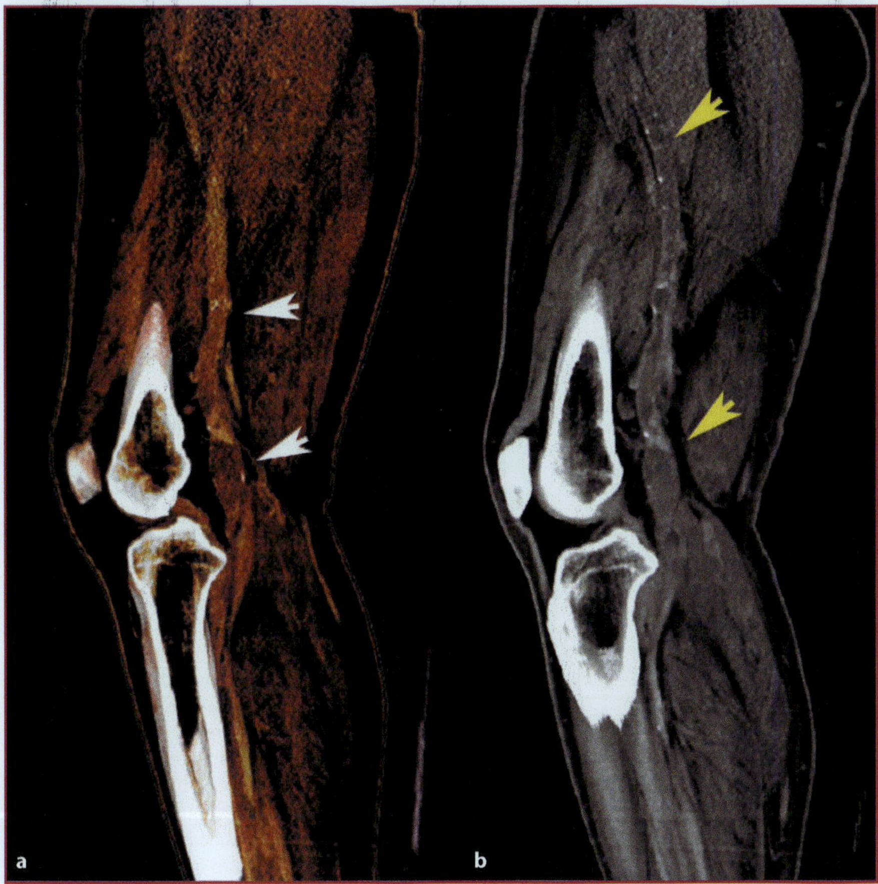

Fig. 17.17 Venografia TC degli arti inferiori. Estesa trombosi cronica dell'asse popliteo in ricostruzioni MIP e VR. **b** Si evidenzia l'interessamento del III medio-distale della vena femorale con diffuse calcificazioni parietali (*punte di freccia*)

17.8 Trombosi venosa

Quadro clinico e diagnosi

La trombosi venosa può essere distinta in acuta e cronica; i due quadri differiscono sia dal punto di vista clinico sia per alcuni caratteri nell'imaging TC e RM (Fig. 17.17). La trombosi venosa (o flebotrombosi) colpisce nel 90% dei casi i vasi delle estremità inferiori, a livello del circolo sia superficiale sia profondo. I trombi del sistema superficiale si formano di solito nel sistema della grande e piccola safena, soprattutto in corrispondenza di vasi varicosi; raramente provocano embolia.

I trombi profondi, invece, possono formarsi a livello delle vene maggiori della gamba e sopra il ginocchio (vene iliache, poplitee, femorali) e sono più temibili perché tendono a embolizzare (Fig. 17.18). Attualmente si stima che l'incidenza di embolia polmonare derivata da TVP degli arti superiori (Fig. 17.19) ammonti al 5-10% dei casi. Inoltre, il crescente utilizzo di cateteri intravenosi è associato a un'aumentata incidenza di trombosi degli arti superiori. Le localizzazioni trombotiche più rischiose per l'insorgenza di embolia sono quelle a livello succlavio e delle vene brachicefaliche.

Più raramente fenomeni embolici possono originare da vasi venosi del plesso periprostatico, dalle vene ovariche e dalle vene periuterine (Fig. 17.20).

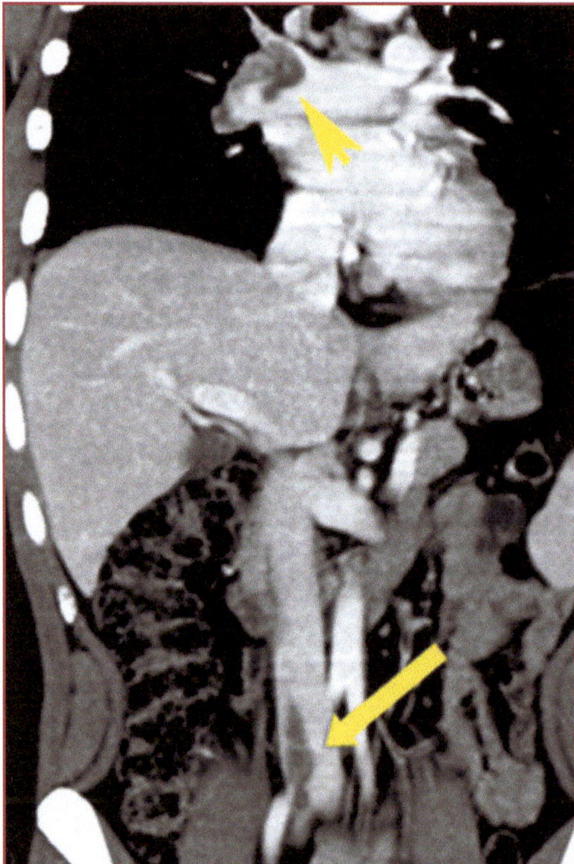

Fig. 17.18 Lo studio TC con ricostruzione coronale dimostra fenomeni trombotici a livello della VCI prima della biforcazione (*freccia*) con distacco di emboli che hanno determinato tromboembolia polmonare a carico del ramo destro (*punta di freccia*)

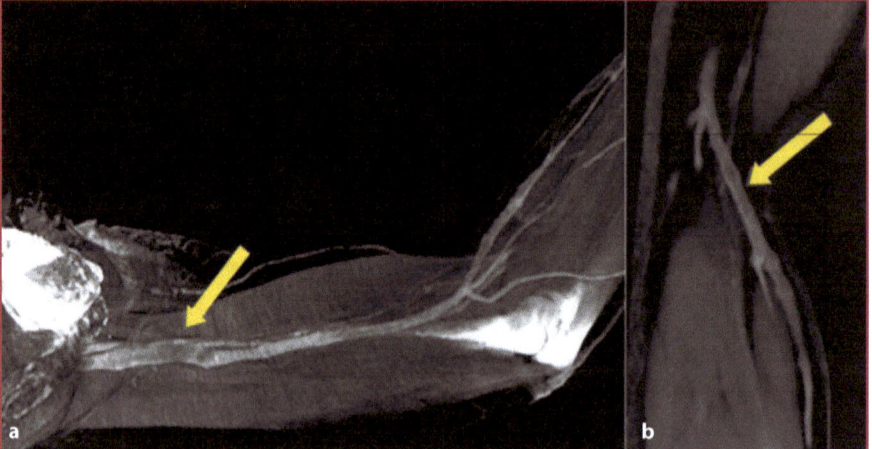

Fig. 17.19 a, b Studio di venografia TC con ricostruzioni MIP multiplanari: l'indagine ha evidenziato estesi fenomeni trombotici a carattere subacuto a livello della vena brachiale (*frecce*)

Il trombo, una volta formatosi, evolve secondo una combinazione delle quattro possibilità descritte qui di seguito.

- Propagazione: il trombo cresce fino a provocare un'occlusione del vaso.
- Embolizzazione: i trombi possono distaccarsi dal sito d'origine e localizzarsi a distanza.

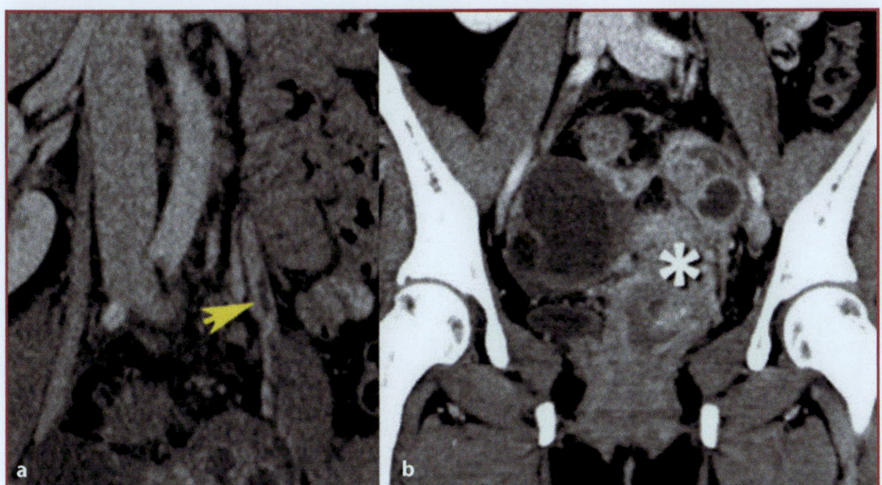

Fig. 17.20 Stati infiammatori acuti possono favorire la formazione di trombi venosi. **a** Lo studio TC con ricostruzioni MIP sul piano coronale dimostra trombosi della vena ovarica sinistra (*punta di freccia*) in una giovane paziente. **b** Si associa condizione infiammatoria pelvica (*asterisco*)

- Dissoluzione: il trombo regredisce per l'attività fibrinolitica.
- Organizzazione e ricanalizzazione: i trombi possono provocare infiammazione e fibrosi e infine ricanalizzarsi, ripristinando il flusso sanguigno e incorporandosi nel vaso sotto forma di ispessimento parietale.

La trombosi acuta si presenta tipicamente come un difetto di riempimento centrale con dilatazione del lume; il trombo può essere completamente o parzialmente occlusivo. In caso di trombosi cronica, invece, il lume venoso si presenta il più delle volte ridotto; in alcuni casi il quadro può esitare, con il trascorrere del tempo, in un cordone fibroso. La formazione di circoli collaterali circostanti sono un segno secondario di trombosi e il fenomeno è indicativo di un'occlusione a carattere subacuto o cronico.

Con il tempo il trombo subisce modificazioni e si "organizza", con la possibilità di ripristino della canalizzazione. Al termine del processo di organizzazione il residuo trombotico si dispone circonferenzialmente lungo le pareti vasali.

Imaging e refertazione

Con la TC, la trombosi venosa può essere diagnosticata quando viene visualizzato un difetto di riempimento (con occlusione parziale o completa) all'interno di un vaso venoso opacizzato dopo somministrazione di mdc.

Segni indiretti possono essere costituiti da imbibizione e edema dei tessuti molli circostanti e potenziamento murale.

L'accuratezza della TC nella distinzione tra trombosi acuta e cronica non è nota; quella acuta può essere riconosciuta con l'utilizzo di scansioni precontrastografiche, le quali metteranno in evidenza aree intraluminali di aumentata densità. I trombi cronici possono invece presentare calcificazioni, fenomeni di ricanalizzazione, strutture venose piccole e collabite, circoli collaterali multipli (Figg. 17.21, 17.22).

La RM è in grado di fornire informazioni significative sull'età del trombo, basate principalmente sui differenti caratteri del segnale derivato dall'emoglobina nei successivi stadi di ossidazione. Il trombo acuto presenta segnale T1 intermedio e iperintensità T2; dopo una settimana si assiste a un incremento del segnale T1 (dovuto alla formazione di metaemoglobina) e T2 (correlato all'aumento del contenuto di acqua a livello degli eritrociti danneggiati). Col trascorrere del tempo (fino a 3 settimane dal-

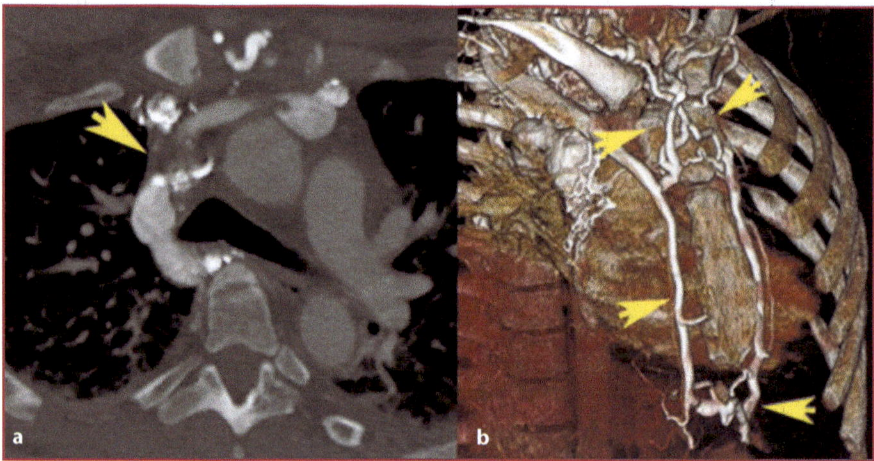

Fig. 17.21 Trombosi della VCS in TC: il cronico ostacolo al flusso determinato dalla trombosi (**a** *punta di freccia*) ha determinato la formazione di multipli circoli collaterali a carico dei vasi venosi parasternali e toracici interni con complesse reti anastomotiche con il sistema cavale inferiore (**b** *punte di freccia*)

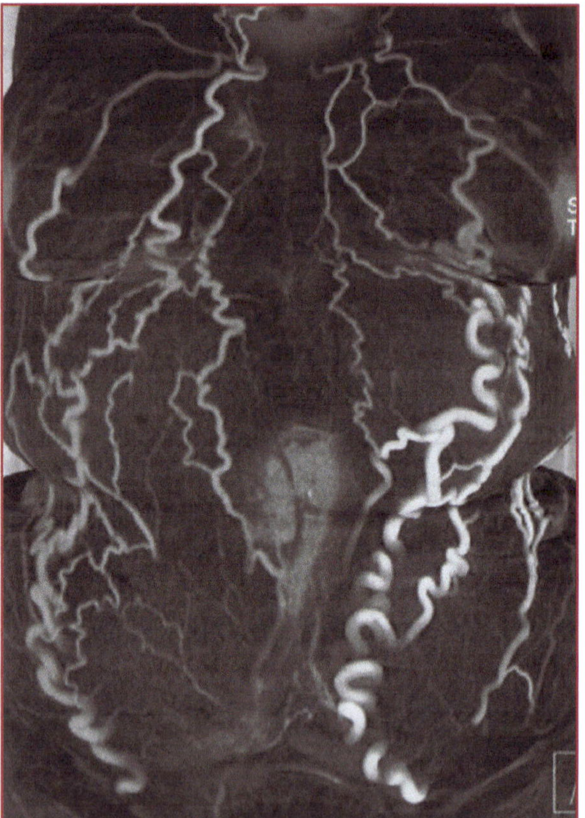

Fig. 17.22 Le ricostruzioni TC permettono di delineare una vasta rete di circoli collaterali di compenso venutasi a costituire in presenza di trombosi cronica della VCI. I circoli collaterali bypassano l'ostacolo permettendo una comunicazione tra sistema dei vasi venosi profondi di pelvi e arti inferiori e il sistema della VCI

l'evento acuto) persiste l'incremento di segnale T1 e T2; il segnale si riduce nel trombo cronico (6 settimane), con la presenza di un livello di segnale sia T1 sia T2 intermedio (Fig. 17.23). Nel processo di organizzazione (generalmente a partire dal quinto giorno), il trombo risulta strettamente adeso alle pareti del vaso, rendendo complessa

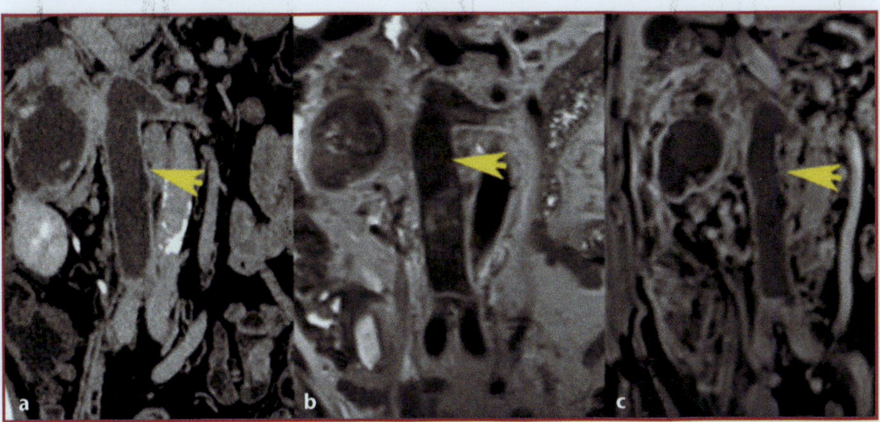

Fig. 17.23 Lo studio TC (**a**) dimostra trombosi massiva non neoplastica della VCI in un paziente affetto da tumore del rene (*punta di freccia*); la VCI è interessata fino alla biforcazione con coinvolgimento del tratto prossimale della vena renale controlaterale. In RM il trombo presenta caratteri di cronicità, con segnale ipointenso sia in sequenze T2 pesate (**b**) sia in sequenze T1 pesate (**c** *punte di freccia*). Lo studio con mdc dimostra completa occlusione al flusso

la sua corretta identificazione. Un trombo organizzato può, infatti, essere identificabile solamente come un focale ispessimento delle pareti venose, senza alcuna differenza significativa nel segnale. Un trombo parzialmente occlusivo si presenta come un difetto di riempimento circondato da flusso periferico, visualizzabile come una rima di iperintensità circostante sia con sequenze ToF sia con sequenze *Gradient Echo* (GRE) T1 pesate post-contrastografiche. In caso di trombosi completamente occlusiva, si assiste alla totale assenza di flusso.

Nel corso di trombosi acuta si verifica anche un aumento del segnale T2 localizzato a livello delle pareti vasali interessate, dovuto presumibilmente alla presenza di edema infiammatorio secondario. Anche nelle sequenze T1 pesate post-contrastografiche può essere osservata un'iperintensità di segnale nelle sedi di adesione del trombo alla parete. La forte risposta infiammatoria perivascolare conduce, inoltre, a uno stravaso di gadolinio dalle pareti vasali con aumento del segnale.

Nel corso di 2 settimane il segnale decresce, con l'incorporamento del trombo nella parete. Questo decadimento del segnale può essere utilizzato per differenziare cronologicamente un evento trombotico acuto da uno subacuto o cronico.

In caso di trombosi subacuta o cronica il trombo può presentare caratteri di segnale molto variabili ed eterogenei. Un trombo subacuto può presentarsi iperintenso in sequenze GRE T1 pesate, ToF e *True-Fast Imaging with Steady-state Precession* (True-FISP). Nelle sequenze SSFP il segnale intenso del trombo può sovrapporsi al segnale del sangue, rendendolo non identificabile.

Il trombo cronico solitamente presenta segnale molto basso in sequenze sia T1 sia T2 pesate.

Caratterizzazione del trombo

Un problema estremamente rilevante nella pratica clinica è rappresentato dalla necessità di differenziare un trombo semplice da un trombo neoplastico; il trombo semplice, infatti, può essere trattato con terapia anticoagulante e fibrinolitica – oppure, quando indicato, con posizionamento di filtri per prevenire fenomeni embolici (Fig. 17.24) – mentre il trattamento di una trombosi di natura neoplastica deve essere valutata caso per caso a seconda del tumore di origine.

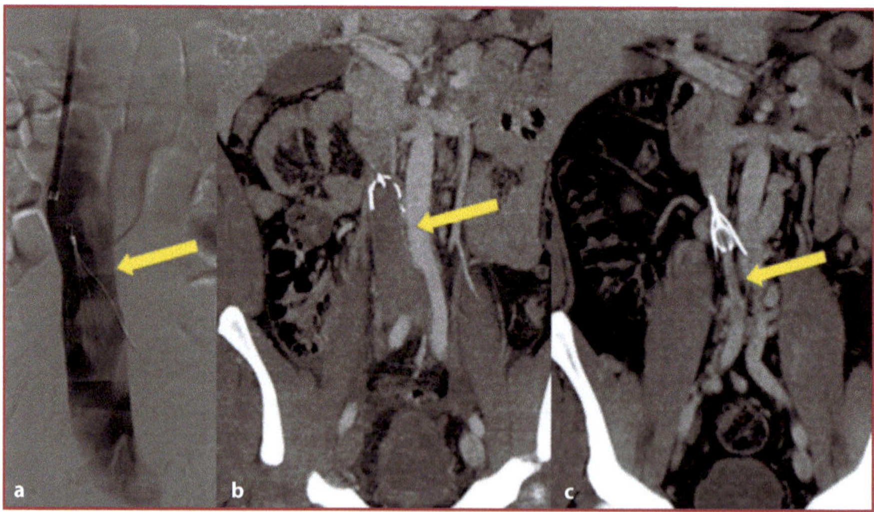

Fig. 17.24 Paziente con pregressi fenomeni di tromboembolia polmonare recidivanti. **a** Lo studio angiografico dimostra il corretto posizionamento di un filtro cavale e la pervietà della VCI (*freccia*). **b** Al successivo controllo TC si è dimostrata completa occlusione della VCI al di sotto del filtro per presenza di estesa trombosi (*freccia*). **c** Il processo di trombosi, cronicizzato, ha portato a occlusione completa del vaso, ridotto a un cordone fibroso (*freccia*) notevolmente diminuito di calibro

Trombo semplice

Con questa definizione si indica qualsiasi difetto di riempimento all'interno di un vaso non costituito da cellule neoplastiche.

Il principale reperto di imaging di un trombo semplice è costituito dall'assenza di potenziamento dopo somministrazione del mdc.

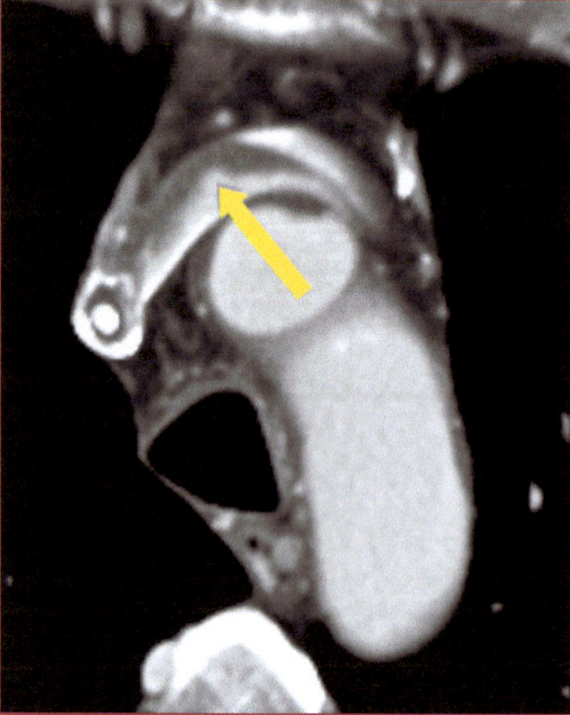

Fig. 17.25 Trombosi del port-a-cath a livello della vena brachiocefalica di sinistra e della VCS in una paziente in chemioterapia per tumore della mammella (*freccia*)

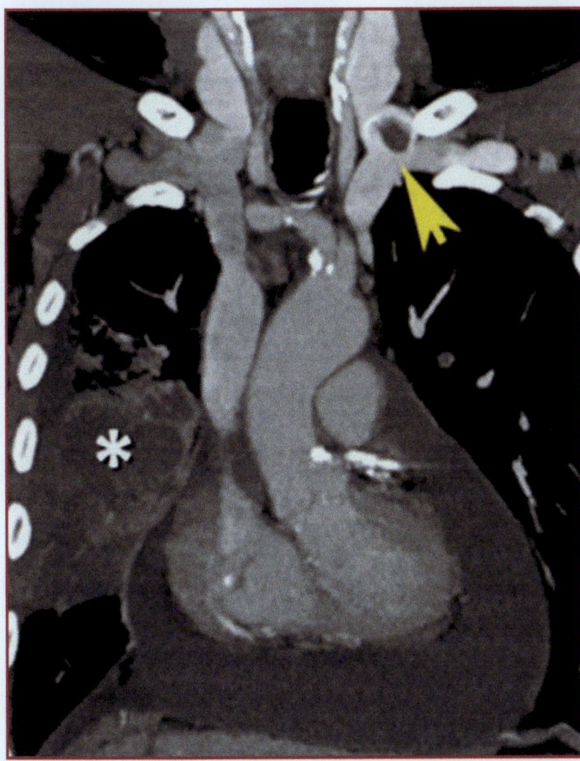

Fig. 17.26 Studio TC in un paziente con tumore del polmone (*asterisco*) e trombosi della vena giugulare interna di sinistra alla confluenza con la vena succlavia (*punta di freccia*). Molti quadri oncologici e le terapie intraprese rappresentano condizioni predisponenti al verificarsi di fenomeni trombotici

La distinzione fra trombo semplice e neoplastico rimane comunque complessa in pazienti affetti da patologie tumorali, laddove la neoplasia stessa o le terapie intraprese possano condurre a uno stato di ipercoagulabilità del plasma (Figg. 17.25, 17.26).

In RM, la presenza o assenza di potenziamento post-contrastografico può essere facilmente valutata utilizzando tecniche di sottrazione, in cui il trombo semplice appare come un difetto di riempimento nero all'interno del vaso. Se, per la scarsa collaborazione del paziente, non è possibile realizzare un'adeguata sottrazione delle immagini, si può effettuare una misurazione dell'intensità di segnale nelle sequenze pre e post-contrastografiche posizionando una RoI sulla formazione trombotica.

Trombo neoplastico

Il trombo neoplastico, a differenza del trombo semplice, è costituito da un raggruppamento di cellule neoplastiche che hanno invaso il lume vascolare. La sua caratterizzazione è fondamentale nella programmazione di un adeguato piano terapeutico, di tipo clinico o chirurgico (Fig. 17.27).

I tumori che più frequentemente danno luogo all'insorgenza di trombosi neoplastica sono l'epatocarcinoma e il tumore renale (Fig. 17.28). Il potenziamento post-contrastografico rappresenta un segno altamente indicativo di trombosi neoplastica, ed è spiegato dal necessario apporto vascolare della massa di cellule tumorali che formano il trombo stesso; è stato però osservato che anche alcuni trombi semplici in fase avanzata di organizzazione possono presentare uno spiccato potenziamento dopo somministrazione di gadolinio.

I tumori maligni che presentano più frequentemente fenomeni di trombosi neoplastica sono costituiti dal tumore a cellule renali e dall'epatocarcinoma.

Il segnale RM del trombo tumorale può mostrare caratteri intensitometrici simili a quelli della lesione primitiva in sequenze a differente pesatura; nelle sequenze T2 pe-

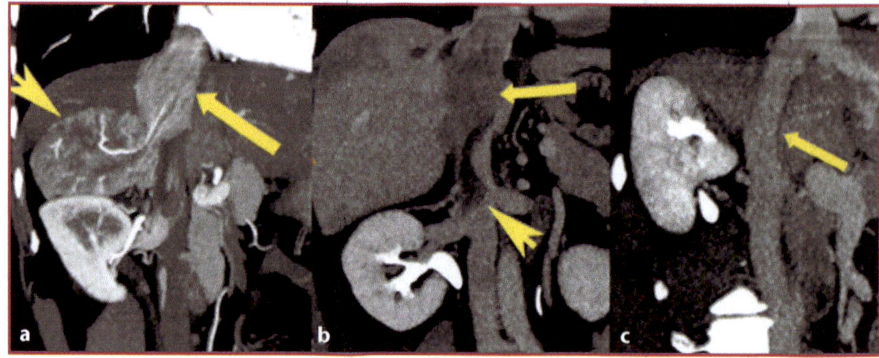

Fig. 17.27 a Studio TC in paziente affetto da tumore surrenalico maligno (*punta di freccia*). Lo studio in fase arteriosa evidenzia l'invasione della VCI con trombosi tumorale che si estende fino in atrio destro (*freccia*). Il trombo presenta caratteri post-contrastografici sovrapponibili alla massa di origine con delineazione di alcuni vasi nutritizi. **b** In fase venosa tardiva si evidenzia una duplice composizione del trombo: superiormente (*freccia*) il trombo neoplastico, inferiormente un trombo semplice (*punta di freccia*), ipodenso. **c** Lo studio post-intervento di surrenectomia e trombectomia dimostra la completa pervietà della VCI in fase venosa tardiva

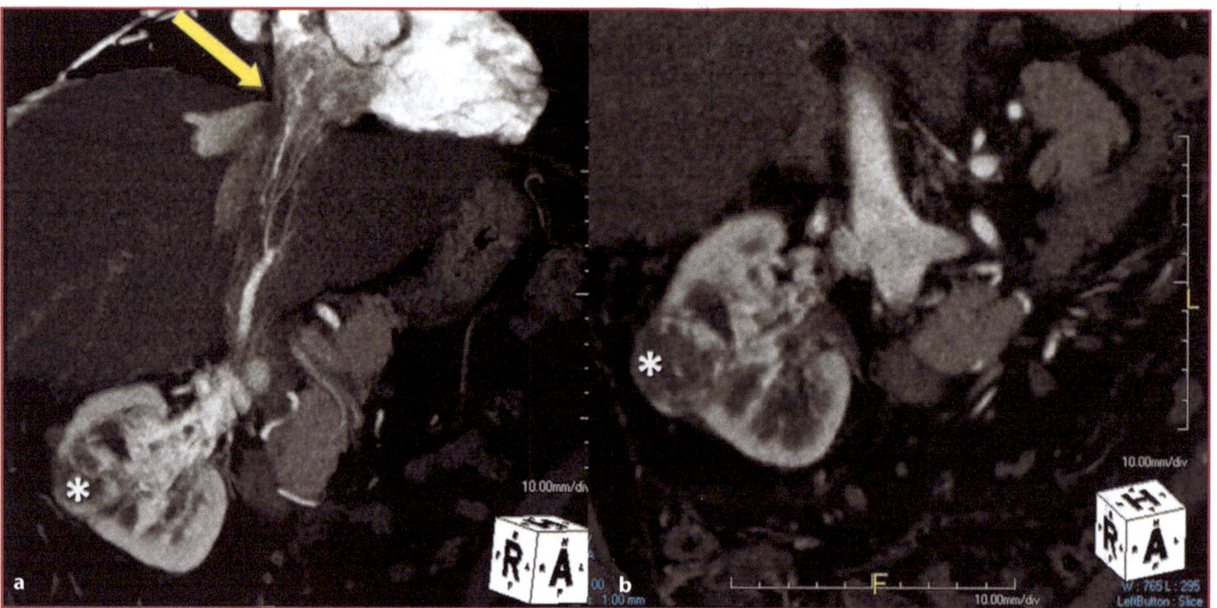

Fig. 17.28 Studio TC in fase arteriosa (**a**) e venosa (**b**) in un paziente affetto da tumore del rene. L'indagine dimostra la lesione primitiva a livello del polo medio-superiore del rene destro (*asterisco*) con estesa trombosi neoplastica (segni di vascolarizzazione arteriosa tipica del tessuto neoplastico a origine renale) che si estende in VCI fino al livello dell'atrio di destra (*freccia*)

sate si osserva tipicamente un'iperintensità del segnale a livello sia della lesione tumorale sia del trombo (Fig. 17.29).

La trombosi neoplastica non è necessariamente associata alla presenza di lesioni tumorali maligne: anche alcuni tumori benigni intravascolari, infatti, possono apparire come difetti di riempimento intraluminali, manifestando anche, in alcuni casi, un lieve potenziamento post-contrastografico alla RM (lipomi, iperplasia endoteliale, papillare, intravascolare ecc.).

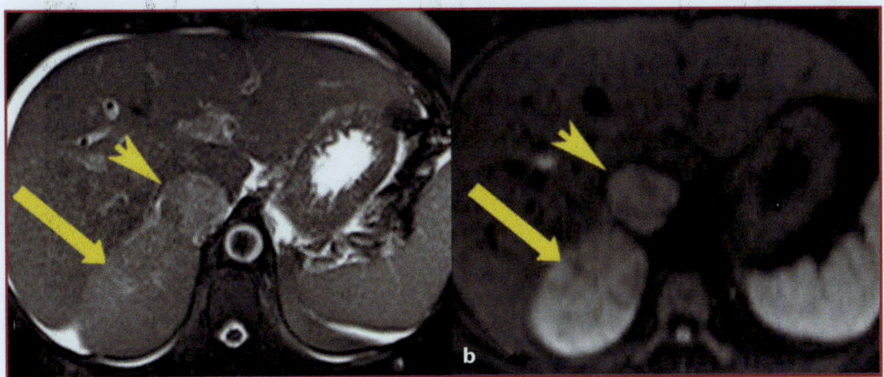

Fig. 17.29 Studio RM in un paziente affetto da tumore maligno del surrene con trombosi neoplastica della VCI. **a** Nelle sequenze T2 pesate si osserva un'omogenea iperintensità di segnale a livello sia del trombo (*punta di freccia*) sia della lesione primitiva (*freccia*). **b** Nello studio sono state incluse anche sequenze pesate in diffusione (*Diffusion-Weighted Imaging*, DWI), che dimostrano una restrizione sovrapponibile della diffusione, con iperintensità del segnale, a carico sia del trombo (*punta di freccia*) sia della massa tumorale (*freccia*)

Letture consigliate

Anderson SW, Foster BR, Soto JA (2008) Upper extremity CT angiography in penetrating trauma: use of 64-section multidetector CT. Radiology 249:1064-1073

Anzalone N, Scomazzoni F, Castellano R et al (2005) Carotid artery stenosis: intraindividual correlations of 3D time-of-flight MR angiography, contrast-enhanced MR angiography, conventional DSA, and rotational angiography for detection and grading. Radiology 236:204-213

Anzidei M, Cavallo Marincola B, Napoli A et al (2011) Low-dose contrast-enhanced time-resolved MR angiography at 3T: diagnostic accuracy for treatment planning and follow-up of vascular malformations. Clin Radiol 66:1181-92.

Babar JL, Jones RG, Hudsmith L et al (2010) Application of MR imaging in assessment and follow-up of congenital heart disease in adults. Radiographics 30:1145

Baden JG, Racy DJ, Grist TM (1999) Contrast-enhanced three-dimensional magnetic resonance angiography of the mesenteric vasculature. J Magn Reson Imaging 10:369-375

Bae KT (2010) Intravenous contrast medium administration and scan timing at CT: considerations and approaches. Radiology 256:32-61

Bae KT, Heiken JP (2005) Scan and contrast administration principles of MDCT. Eur Radiol 15(Suppl 5):E46-59

Bass JE, Redwine MD, Kramer LA et al (2000) Spectrum of congenital anomalies of the inferior vena cava: cross-sectional imaging findings. Radiographics 20:639-652

Bean MJ, Johnson PT, Roseborough GS et al (2008) Thoracic aortic stent-grafts: utility of multidetector CT for pre- and postprocedure evaluation. Radiographics 28:1835-1851

Benini K, Marini M, Del Greco M et al (2008) Role of multidetector computed tomography in the anatomical definition of the left atrium-pulmonary vein complex in patients with atrial fibrillation. Personal experience and pictorial assay. Radiol Med 113:779-798

Boll DT, Merkle EM, Lewin JS (2004) Low-flow vascular malformations: MR-guided percutaneous sclerotherapy in qualitative and quantitative assessment of therapy and outcome. Radiology 233:376-384

Boyle GE, Ahern M, Cooke J et al (2006) An interactive taxonomy of MR imaging sequences. Radiographics 26:e24

Bracard S, Anxionnat R, Picard L (2006) Current diagnostic modalities for intracranial aneurysms. Neuroimaging Clin N Am 16:397-411

Brewster DC, Cronenwett JL, Hallett JW Jr et al; Joint Council of the American Association for Vascular Surgery and Society for Vascular Surgery (2003) Guidelines for the treatment of abdominal aortic aneurysms. Report of a subcommittee of the Joint Council of the American Association for Vascular Surgery and Society for Vascular Surgery. J Vasc Surg 37:1106-1117

Butty S, Hagspiel KD, Leung DA et al (2002) Body MR venography. Radiol Clin North Am 40:899-919

Cademartiri F, Casolo G, Midiri M (2007) La TC del cuore nella pratica clinica. Springer, Milano

Cademartiri F, La Grutta L, Palumbo A et al (2007) Imaging techniques for the vulnerable coronary plaque. Radiol Med 112:637-59

Cai JM, Hatsukami TS, Ferguson MS et al (2002) Classification of human carotid atherosclerotic lesions with in vivo multicontrast magnetic resonance imaging. Circulation 106:1368-1373

Catalano C, Fraioli F, Laghi A et al (2004) Infrarenal aortic and lower-extremity arterial disease: diagnostic performance of multi-detector row CT angiography. Radiology 231:555-563

Cavagna E, D'Andrea P, Schiavon F et al (2000) Failing hemodialysis arteriovenous fistula and percutaneous treatment: imaging with CT, MRI and digital subtraction angiography. Cardiovasc Intervent Radiol 23:262-265

Chappell FM, Wardlaw JM, Young GR et al (2009) Carotid artery stenosis: accuracy of noninvasive tests—Individual patient data meta-analysis. Radiology 251:493-502

Cody DD (2002) AAPM/RSNA physics tutorial for residents: topics in CT. Image processing in CT. Radiographics 22:1255-1268

Connell DA, Koulouris G, Thorn DA et al (2002) Contrast-enhanced MR angiography of the hand. Radiographics 22:583-599

Cotroneo A R, Iezzi R, Giancristofaro D et al (2006) Endovascular abdominal aortic aneurysm repair: how many patients are eligible for endovascular repair? Radiol Med 111:597-606

de Weert TT, Cretier S, Groen HC et al (2009) Atherosclerotic plaque surface morphology in the carotid bifurcation assessed with multidetector computed tomography angiography. Stroke 40:1334-1340

Do YS, Yakes WF, Shin SW et al (2005) Ethanol embolization of arteriovenous malformations: interim results. Radiology 235:674-682

Dormandy JA, Rutherford RB (2000) Management of peripheral arterial disease (PAD). TASC Working Group. TransAtlantic Inter-Society Consensus (TASC). J Vasc Surg 31:S1-S296

European Carotid Surgery Trial (1998) Randomised trial of endarterectomy for recently symptomatic carotid stenosis: final results of the MRC European Carotid Surgery Trial (ECST). Lancet 351:1379-1387

Fayad ZA, Fuster V (2001) Clinical imaging of the high-risk or vulnerable atherosclerotic plaque. Circ Res 89:305-316

Fenchel M, Scheule AM, Stauder NI et al (2006) Atherosclerotic disease: whole-body cardiovascular imaging with MR system with 32 receiver channels and total-body surface coil technology—Initial clinical results. Radiology 238:280-291

Ferguson EC, Krishnamurthy R, Oldham SA (2007) Classic imaging signs of congenital cardiovascular abnormalities. Radiographics 27:1323-1334

Fishman EK, Ney DR, Heath DG et al (2006) Volume rendering versus maximum intensity projection in CT angiography: what works best, when, and why. Radiographics 26:905-922

Fleischmann D (2003) Multiple detector-row CT angiography of the renal and mesenteric vessels. Eur J Radiol 45 Suppl 1:S79-S87

Fleischmann D (2005) How to design injection protocols for multiple detector-row CT angiography (MDCTA). Eur Radiol 15(Suppl 5):E60-65

Fleischmann D, Hallett RL, Rubin GD (2006) CT angiography of peripheral arterial disease. J Vasc Interv Radiol 17:3-26

Flors L, Leiva-Salinas C, Maged IM et al (2011) MR imaging of soft-tissue vascular malformations: diagnosis, classification, and therapy follow-up. Radiographics 31:1321-41

Fox K, Garcia MA, Ardissino D et al (2006) Guidelines on the management of stable angina pectoris: executive summary: The Task Force on the Management of Stable Angina Pectoris of the European Society of Cardiology. Eur Heart J 27:1341-1381

Frauenfelder T, Wildermuth S, Marincek B et al (2004) Nontraumatic emergent abdominal vascular conditions: advantages of multi-detector row CT and three-dimensional imaging. Radiographics 24:481-496

Geibprasert S, Pongpech S, Jiarakongmun P et al (2010) Radiologic assessment of brain arteriovenous malformations: what clinicians need to know. Radiographics 30:483-501

Ghaye B, Ghuysen A, Bruyere PJ et al (2006) Can CT pulmonary angiography allow assessment of severity and prognosis in patients presenting with pulmonary embolism? What the radiologist needs to know. Radiographics 26:23-39

Goldman JP (2003) New techniques and applications for magnetic resonance angiography. Mt Sinai J Med 70:375-385

Goodman LR, Sostman HD, Stein PD et al (2009) CT venography: a necessary adjunct to CT pulmonary angiography or a waste of time, money, and radiation? Radiology 250:327-330

Gornik HL, Creager MA (2008) Aortitis. Circulation 117:3039-3051

Goyen M, Herborn CU, Kröger K et al (2006) Total-body 3D magnetic resonance angiography influences the management of patients with peripheral arterial occlusive disease. Eur Radiol 16:685-691

Greenfield LJ, Rajagopalan S, Olin JW (2002) Upper extremity arterial disease. Cardiol Clin 20:623-631

Gruppo di Lavoro SIRM-SIAARTI-SIN-AINR (2009) I mezzi di contrasto in diagnostica per immagini. Raccomandazioni all'uso, reazioni avverse e trattamento. Omicron Editrice, Genova

Halpern EJ (2009) Triple-rule-out CT angiography for evaluation of acute chest pain and possible acute coronary syndrome. Radiology 252:332-345

Han D, Lee KS, Franquet T et al (2003) Thrombotic and nonthrombotic pulmonary arterial embolism: spectrum of imaging findings. Radiographics 23:1521-1539

Jabara R, Chronos N, Klein L et al (2007) Comparison of multidetector 64-slice computed tomographic angiography to coronary angiography to assess the patency of coronary artery bypass grafts. Am J Cardiol 99:1529-1534

Jennette JC, Falk RJ, Andrassy K et al (1994) Nomenclature of systemic vasculitides. Proposal of an international consensus conference. Arthritis Rheum 37:187-192

Kaufman JA (2004) Upper-extermity arteries. In: Kaufman JA, Lee MJ (eds) Vascular and Interventional Radiology: The requisites. Mosby, Philadelphia, PA, pp. 142-162

Kirkpatrick ID, Kroeker MA, Greenberg HM (2003) Biphasic CT with mesenteric CT angiography in the evaluation of acute mesenteric ischemia: initial experience. Radiology 229:91-98

Klein C, Gebker R, Kokocinski T et al (2008) Combined magnetic resonance coronary artery imaging, myocardial perfusion and late gadolinium enhancement in patients with suspected coronary artery disease. J Cardiovasc Magn Reson 10:45

Kolodgie FD, Nakazawa G, Sangiorgi G et al (2007) Pathology of atherosclerosis and stenting. Neuroimaging Clin N Am 17:285-301

Kramer H, Morana G (2007) Whole-body magnetic resonance angiography with blood-pool agents. Eur Radiol 17(Suppl 2):B24-B29

Laghi A, Iannaccone R, Catalano C et al (2001) Multislice spiral computed tomography angiography of mesenteric arteries. Lancet 358:638-639

Lee WK, Mossop PJ, Little AF et al (2008) Infected (mycotic) aneurysms: spectrum of imaging appearances and management. Radiographics 28:1853-1868

Lell MM, Anders K, Uder M et al (2006) New techniques in CT angiography. Radiographics 26(Suppl 1):S45-62

Lin J, Zhou KR, Chen ZW et al (2005) Vena cava 3D contrast-enhanced MR venography: a pictorial review. Cardiovasc Intervent Radiol 28:795-805

Lombardi M, Bartolozzi C (2005) MRI of the heart and vessels. Springer, Berlin Heidelberg New York

Maffei E, Martini C, Tedeschi C et al. (2011) Diagnostic accuracy of 64-slice computed tomography coronary angiography in a large population of patients without revascularisation: registry data in NSTEMI acute coronary syndrome and influence of gender and risk factors. Radiol Med. 116:1014-26

Matsunaga N, Hayashi K, Sakamoto I et al (1997) Takayasu arteritis: protean radiologic manifestations and diagnosis. Radiographics 17:579-594

McMahon MA, Squirrell CA (2010) Multidetector CT of aortic dissection: a pictorial review. Radiographics 30:445-460

Mitchell DG (1999-2001) Principi di risonanza magnetica. Centro Scientifico Editore, Torino

Morgan TA, Steenburg SD, Siegel EL et al (2010) Acute traumatic aortic injuries: post-therapy multidetector CT findings. Radiographics 30:851-867

Mulliken JB, Glowacki J (1982) Hemangiomas and vascular malformations in infants and children: a classification based on endothelial characteristics. Plast Reconstr Surg 69:412-422

Napoli A, Anzidei M, Cavallo Marincola B et al (2009) Optimisation of a high-resolution whole-body MR angiography protocol with parallel imaging and biphasic administration of a single bolus of Gd-BOPTA: preliminary experience in the systemic evaluation of atherosclerotic burden in patients referred for endovascular procedures. Radiol Med 114:538-552

Napoli A, Anzidei M, Zaccagna F et al (2011) Peripheral arterial occlusive disease: diagnostic performance and effect on therapeutic management of 64-Section CT Angiography. Radiology 261:976-86

Napoli A, Catalano C, Francone M et al (2009) Imaging coronary and extracoronary atherosclerosis: feasibility and impact of whole-body computed tomography angiography. Eur Radiol 19:1704-1714

Napoli A, Fleischmann D, Chan FP et al (2004) Computed tomography angiography: state-of-the-art imaging using multidetector-row technology. J Comput Assist Tomogr 28(Suppl 1):S32-45

Nelemans PJ, Leiner T, de Vet HC et al (2000) Peripheral arterial disease: meta-analysis of the diagnostic performance of MR angiography. Radiology 217:105-114

North American Symptomatic Carotid Endarterectomy Trial Collaborators (1991) Beneficial effect of carotid endarterectomy in symptomatic patients with high-grade carotid stenosis. N Engl J Med 325:445-453

Orbell JH, Smith A, Burnand KG et al (2008) Imaging of deep vein thrombosis. Br J Surg 95:137-146

Ota H, Takase K, Rikimaru H et al (2005) Quantitative vascular measurements in arterial occlusive disease. Radiographics 25:1141-1158

Pipitone N, Salvarani C (2008) Role of imaging in vasculitis and connective tissue diseases. Best Pract Res Clin Rheumatol 22:1075-1091

Rakita D, Newatia A, Hines JJ et al (2007) Spectrum of CT findings in rupture and impending rupture of abdominal aortic aneurysms. Radiographics 27:497-507

Randoux B, Marro B, Koskas F et al (2001) Carotid artery stenosis: prospective comparison of CT, three-dimensional gadolinium-enhanced MR, and conventional angiography. Radiology 220:179-185

Rodallec MH, Krainik A, Feydy A et al (2006) Cerebral venous thrombosis and multidetector CT angiography: tips and tricks. Radiographics 26(Suppl 1):S5-S18

Rubin GD (2003) 3-D imaging with MDCT. Eur J Radiol 45(Suppl 1):S37-S41

Rubini G, Niccoli Asabella A, Stabile Ianora A et al (2007) Acute pulmonary embolism: comparison and integration of perfusion lung scintigraphy with multislice spiral CT. Radiol Med 112:174-184

Saba L, Sanfilippo R, Pirisi R et al (2007) Multidetector-row CT angiography in the study of atherosclerotic carotid arteries. Neuroradiology 49:623-637

Salgado R, Mulkens T, Ozsarlak O et al (2003) CT angiography: basic principles and post-processing applications. JBR-BTR 86:336-340

Schmidt WA, Gromnica-Ihle E (2005) What is the best approach to diagnosing large-vessel vasculitis? Best Pract Res Clin Rheumatol 19:223-242

Schneider G, Ahlhelm F, Seidel R et al (2003) Contrast-enhanced cardiovascular magnetic resonance imaging. Top Magn Reson Imaging 14:386-402

Schneider G, Prince MR, Meaney JFM et al (2005) Magnetic resonance angiography. Springer, Berlin Heidelberg New York

Schoenberg SO, Rieger J, Nittka M et al (2003) Renal MR angiography: current debates and developments in imaging of renal artery stenosis. Semin Ultrasound CT MR 24:255-267

Sebastià C, Pallisa E, Quiroga S et al (1999) Aortic dissection: diagnosis and follow-up with helical CT. Radiographics 19:45-60

Secchi F, Iozzelli A, Papini GD et al (2009) MR imaging of aortic coarctation. Radiol Med 114:524-537

Simonetti G, Gandini R, Versaci F et al (2009) Carotid artery stenting: findings based on 8 years' experience. Radiol Med 114:95-110

Srinivasan A, Goyal M, Al Azri F et al (2006) State-of-the-art imaging of acute stroke. Radiographics 26(Suppl 1):S75-S9

Stacul F, Gava S, Belgrano M et al (2008) Renal artery stenosis: comparative evaluation of gadolinium-enhanced MRA and DSA. Radiol Med 113:529-546

Steenburg SD, Ravenel JG, Ikonomidis JS et al (2008) Acute traumatic aortic injury: imaging evaluation and management. Radiology 248:748-762

Tatli S, Lipton MJ, Davison BD et al (2003) From the RSNA refresher courses: MR imaging of aortic and peripheral vascular disease. Radiographics 23(Spec No):S59-S78

Underhill HR, Yarnykh VL, Hatsukami TS et al (2008) Carotid plaque morphology and composition: initial comparison between 1.5- and 3.0-T magnetic field strengths. Radiology 248:550-560

Vanhoenacker PK, Heijenbrok-Kal MH, Van Heste R et al (2007) Diagnostic performance of multidetector CT angiography for assessment of coronary artery disease: meta-analysis. Radiology 244:419-428

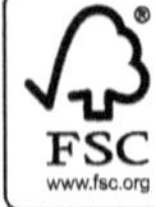

MIX
Papier aus verantwortungsvollen Quellen
Paper from responsible sources
FSC® C105338

If you have any concerns about our products,
you can contact us on
ProductSafety@springernature.com

In case Publisher is established outside the EU,
the EU authorized representative is:
Springer Nature Customer Service Center GmbH
Europaplatz 3, 69115 Heidelberg, Germany

Printed by Libri Plureos GmbH
in Hamburg, Germany